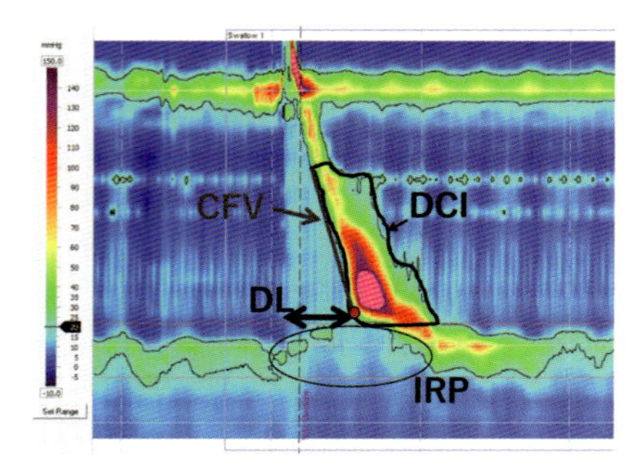

口絵 1　HRM におけるカラープロットによる圧表記（本文 p.23）
高圧が赤，低圧が青で表示されている．

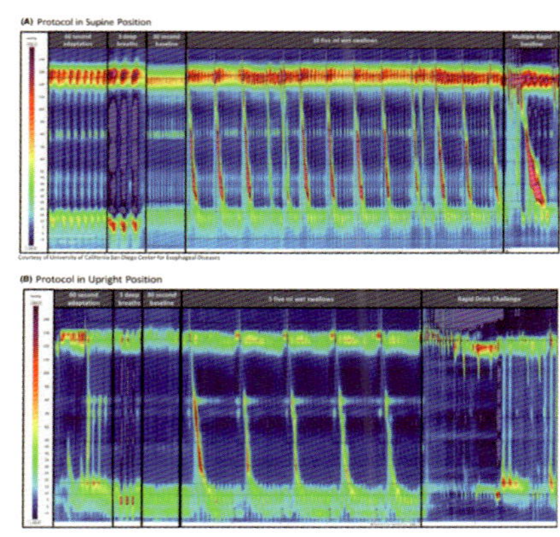

口絵 2　シカゴ分類 v4.0 における標準プロトコル（本文 p.24）
上が臥位，下が坐位での標準プロトコル．

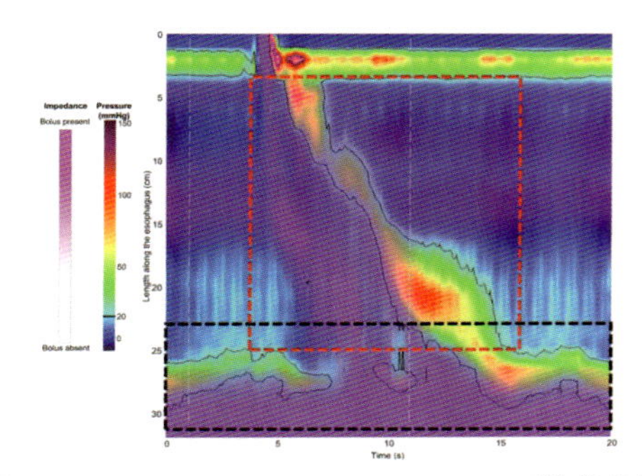

口絵 3　high-resolution impedance manometry で検出された一次蠕動波とボーラスの動態[2]（本文 p.25）
高圧を赤，低圧を青，インピーダンス低値を紫，インピーダンス高値を白で表示している．

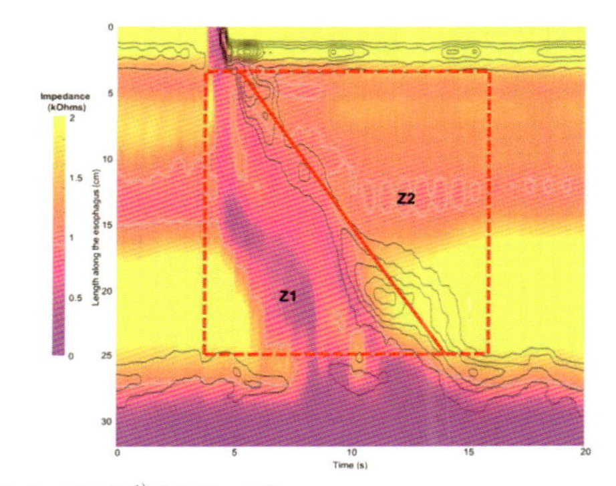

コ絵 4　EII 比[1]（本文 p.25）
圧を等圧線で表示し，インピーダンス低値をピンク，インピーダンス高値を黄色で表示している．

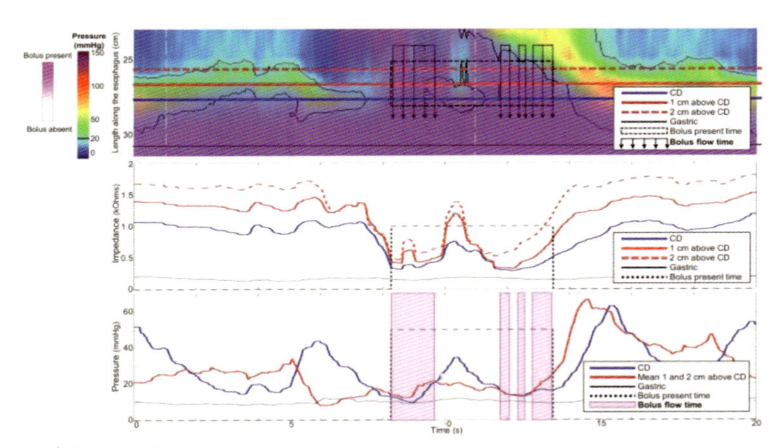

口絵 5　bolus flow time[1]（本文 p.26）
上：CD（横隔膜脚）の位置を青の実線，横隔膜脚の 1 cm 口側を赤の実線，横隔膜脚の 2 cm 口側を赤の点線，胃内圧測定部を黒の実線で表示しており，食道胃接合部にボーラスが存在する時間を黒の点線で囲んでおり，bolus flow time を下向きの矢印で表記している．
中：横隔膜脚（青の実線）と横隔膜脚の 1 cm 口側（赤の実線），2 cm 口側（赤の点線），胃内圧（黒の実線）の圧変化を圧トレースで表示している．また，上の図と同様に，食道胃接合部にボーラスが存在する時間を黒の点線で囲まれた四角で囲んでいる．
下：横隔膜脚圧を青の実線，横隔膜脚の 1 cm 口側と 2 cm 口側の圧の平均値を赤の実線で，胃内圧を黒の実線で表示し，上の図と同様に，食道胃接合部にボーラスが存在する時間を黒の点線で囲まれた四角で囲んでいる．横隔膜脚の上の圧が横隔膜脚圧より高い場合に下向きの圧勾配が生じてボーラスが食道から胃内に流れることから，その時間を bolus flow time としてピンクの四角で囲んでいる．

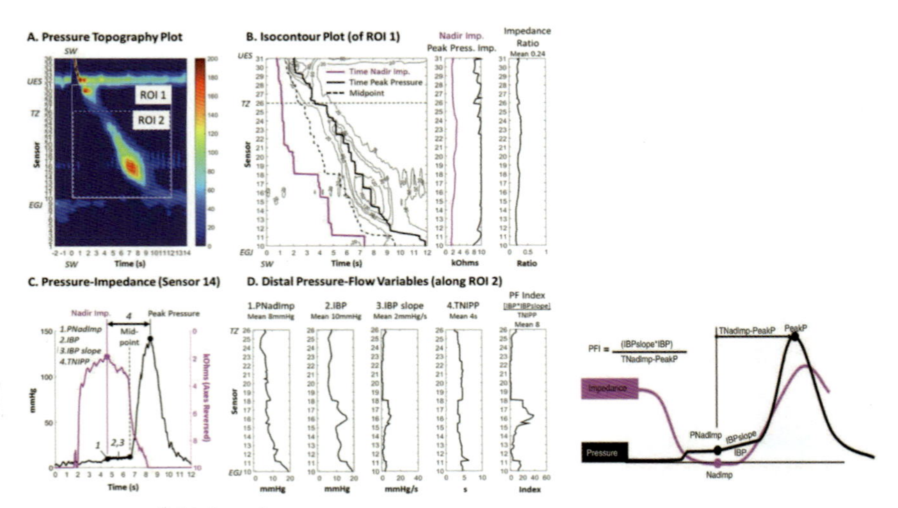

口絵 6　pressure flow analysis [1]（本文 p.27）

A：健常人が 5 mL の生理食塩水を服用した際の圧変化.

B 左：一次蠕動波の圧を等圧線で示し，インピーダンスの最低値を示した場所と時間を紫の実線，圧の最高値の場所と時間を黒の実線，インピーダンスの最低値を呈した時間と圧の最高値を呈した時間との中間点を黒の点線で示している.

B 中：それぞれの部位でのインピーダンス値.

B 右：インピーダンスの最低値/圧の最高値を示したときのインピーダンス値を impedance ratio として示している.

C：嚥下開始（0 s）から 12 秒間のインピーダンス値を紫の実線，圧を黒の実線で示している.

D：ROI 2 のそれぞれのセンサーにおける C で示した各パラメータの値とその平均値.

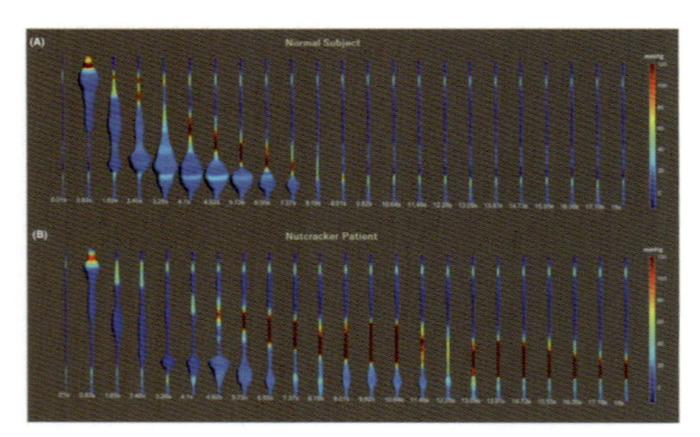

口絵 7　健常人とナットクラッカー食道患者での distention-contraction profile の違い [7]（本文 p.28）

高圧が赤，低圧が青で示されている.

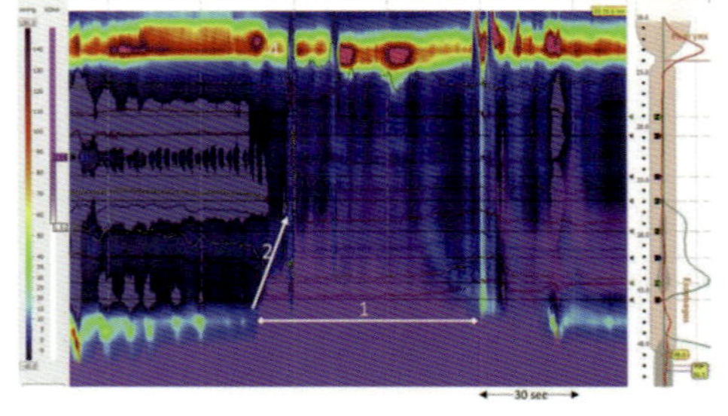

口絵 8　high-resolution impedance manometry で検出された一過性下部食道括約部弛緩と胃食道逆流 [10]（本文 p.28）

10 秒以上の食道胃接合部の弛緩が認められ（矢印 1），胃内容物が食道内に逆流している（矢印 2）.

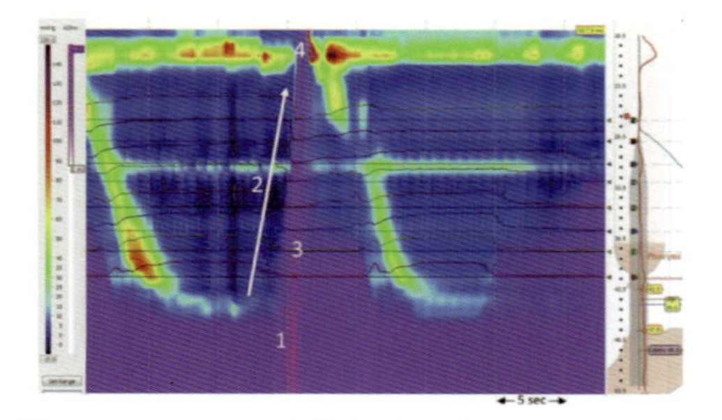

口絵 9　rumination の 1 例 [10]（本文 p.28）

ベースラインより 30 mmHg 以上の胃内圧の上昇が認められ（矢印 1），胃内容物が上部食道括約部まで逆流し（矢印 2），逆流に伴う食道内圧の上昇がみられ（矢印 3），上部食道括約部の弛緩がみられている（矢印 4）.

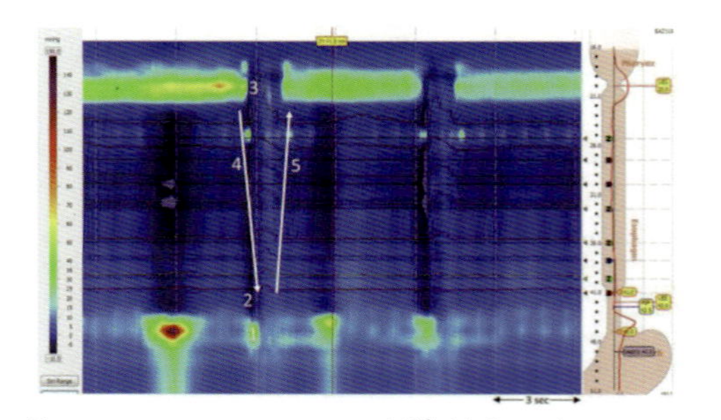

口絵 10　supra-gastric belch の 1 例 [10]（本文 p.29）

食道胃接合部の収縮（1）に伴い，胸腔内圧の陰圧が増大し（2），上部食道括約部の弛緩が生じ（3），近位から遠位に向かってインピーダンス値が上昇し（矢印 4），その後遠位から近位に向かってインピーダンス値が低下している（矢印 5）.

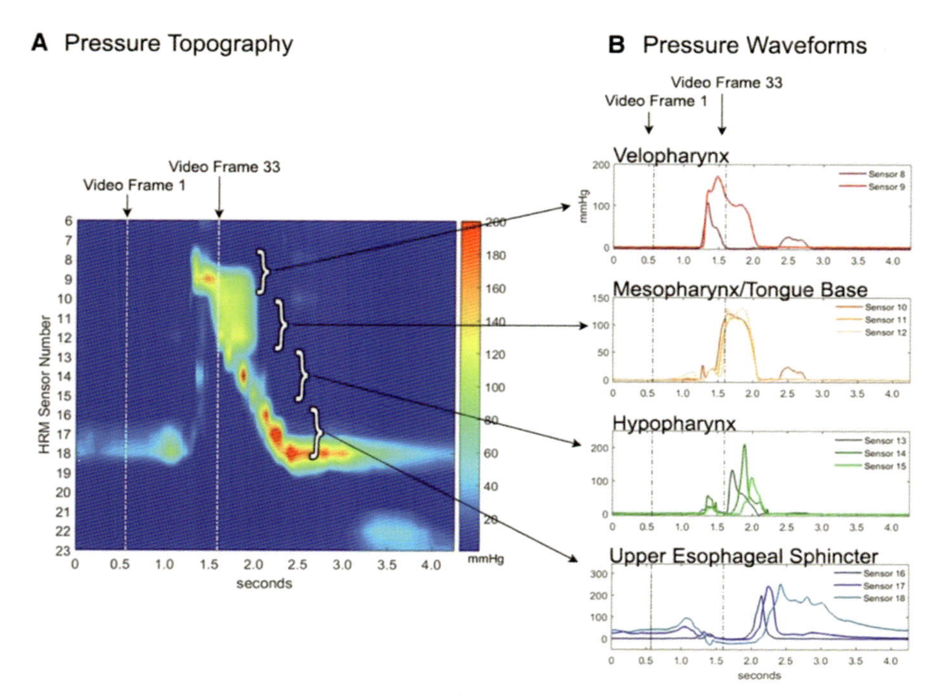

口絵 11　10 mL のバリウムを服用した際の咽頭内圧の圧変化[13]（本文 p.29）

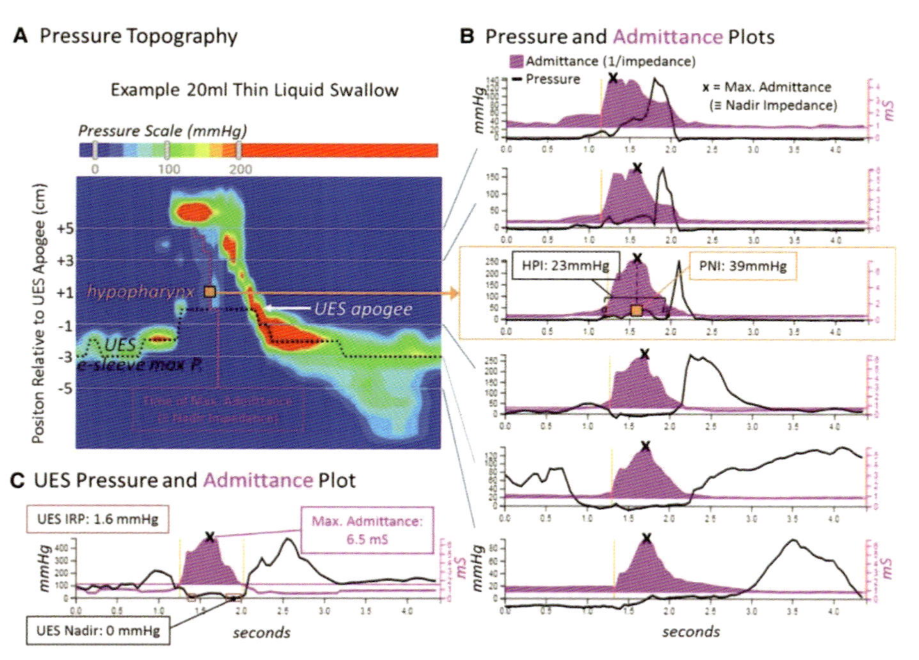

口絵 12　high-resolution pharyngeal impedance manometry で検出した嚥下に伴う圧とインピーダンスの変化[13]（本文 p.30）
A：20 mL のバリウムを服用した際の咽頭および上部食道括約部の圧変化をカラー表示している．
B：それぞれの部位での圧変化（黒の実線）とアドミッタンス（ピンク）を表示している．なお，アドミッタンス値は 1/ インピーダンス値で計算される．X はアドミッタンスの最大値（インピーダンスの最低値）を示しており，それぞれの部位でのボーラスによる最大伸展時を表している．インピーダンスの最低値を示すときの圧を PNI（the pressure at nadir impedance）としており，上部食道括約部の最高点から 1 cm 口側で測定された PNI が pharyngeal flow resistance（オレンジの四角）の検証されたマーカーである．その他のマーカーとして，20 mmHg 以上の咽頭収縮圧の平均値の HPI（hypopharyngeal pressure increment）である．

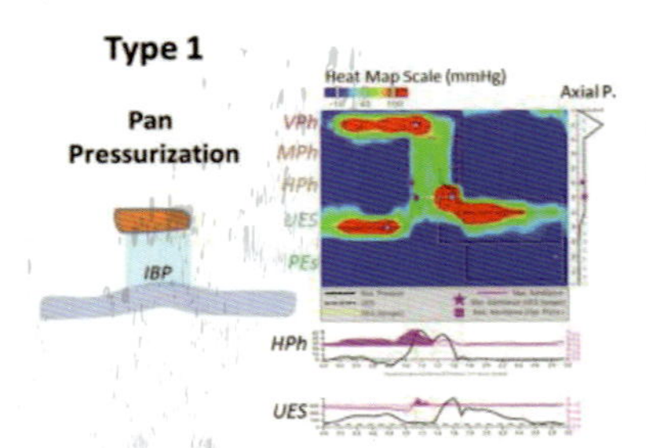

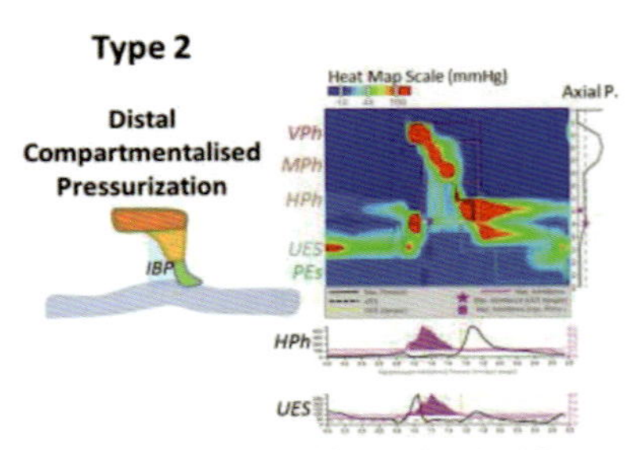

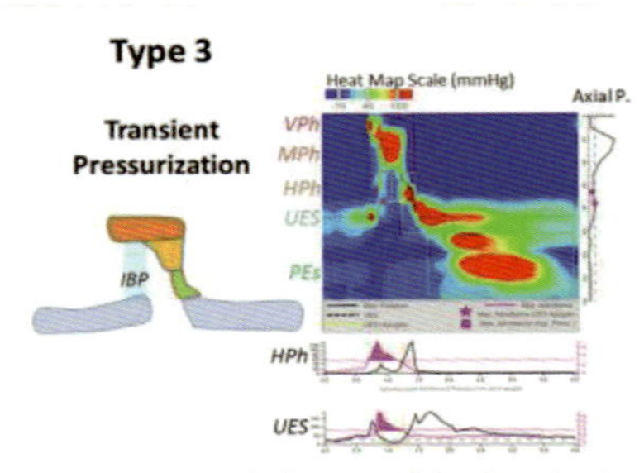

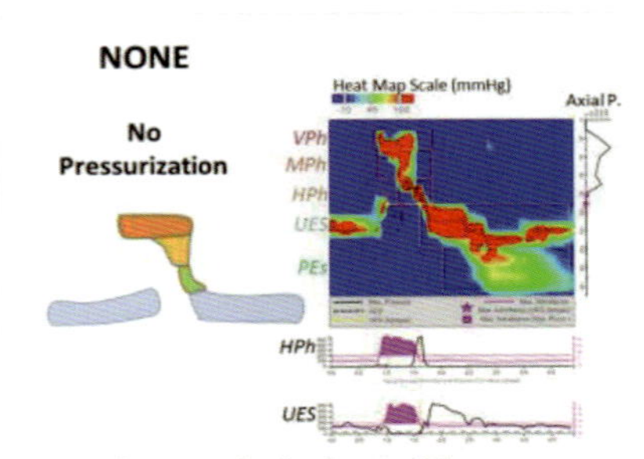

口絵 13　high-resolution pharyngeal manometry で認められた pharyngeal pressurization のパターン[13]（本文 p.31）

Type 1：咽頭の伝播する収縮が実質的に消失し，上部食道括約部弛緩の間，持続的に口蓋帆咽頭から上部食道括約部との間に圧上昇が認められる．

Type 2：中咽頭の真ん中から，もしくはその下から始まる伝播する収縮が認められるものの，上部食道括約部弛緩の間，持続的に口蓋帆咽頭から上部食道括約部との間に圧上昇が認められる．

Type 3：上部食道括約部弛緩の前または間に咽頭全体または一部に圧上昇がみられるが，上部食道括約部弛緩の間は圧上昇が持続しない．

NONE：咽頭に pressurization がみられない．

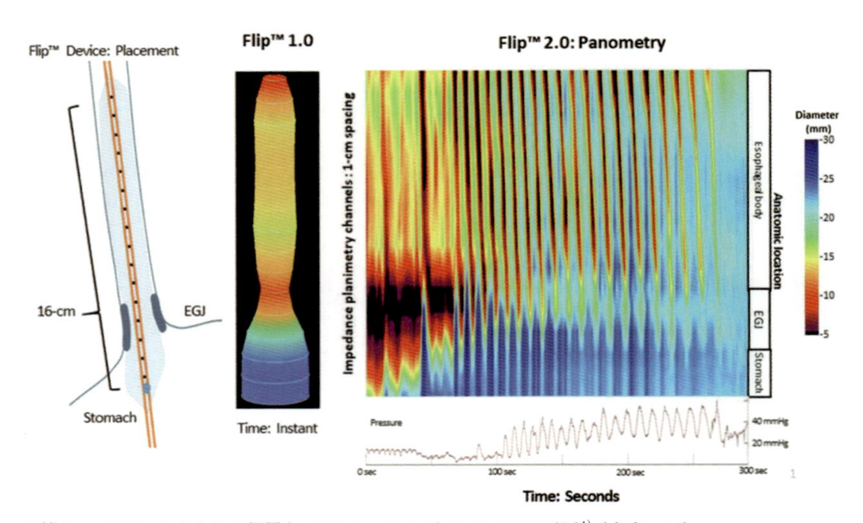

口絵 14　FLIP デバイスの設置と FLIP 1.0 および FLIP 2.0 の画面[1]（本文 p.34）

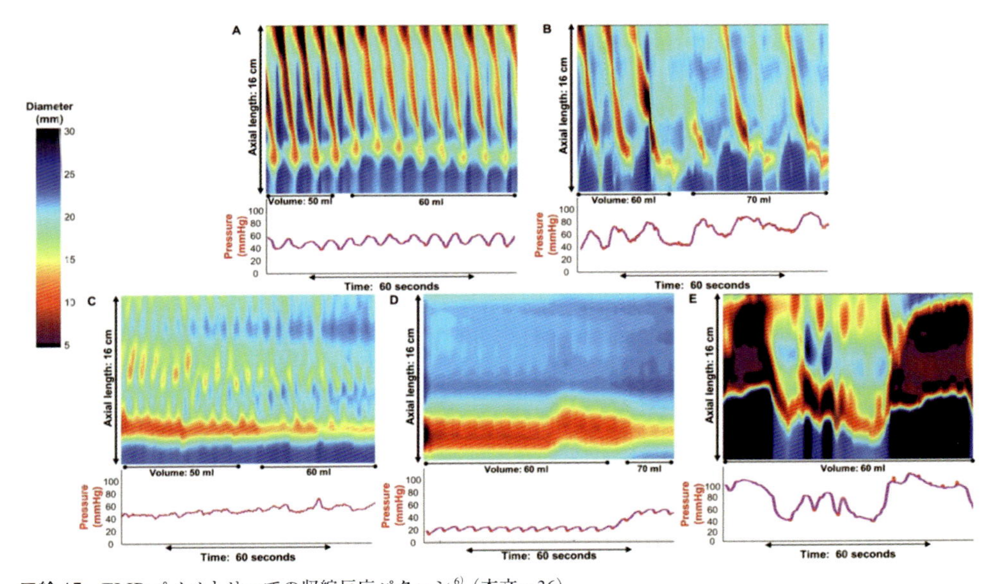

口絵 15 FLIP パノメトリーでの収縮反応パターン[6)]（本文 p.36）
A. 正常, B. ボーダーラインの収縮, C. 障害のある収縮, D. 無収縮, E. 痙攣反応性収縮

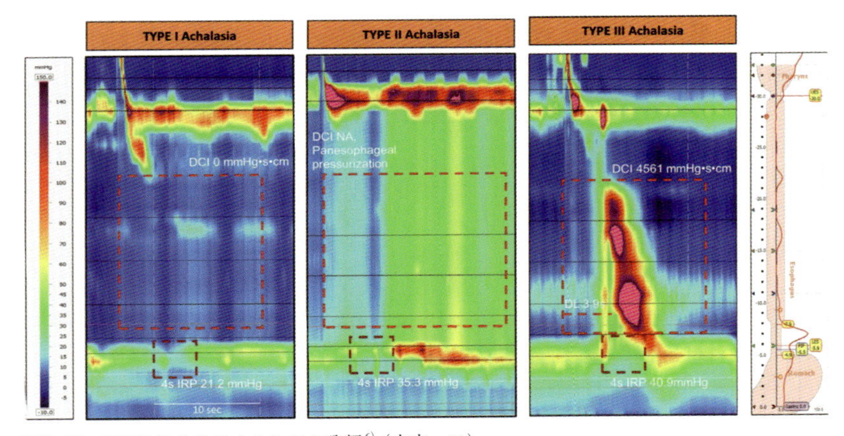

口絵 16 HRM によるアカラシアの分類[6)]（本文 p.70）

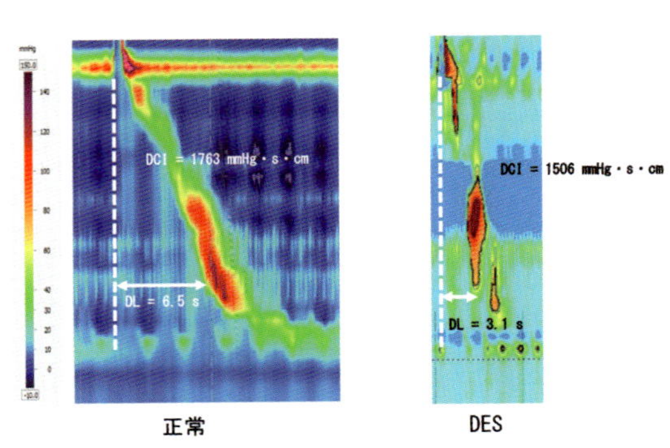

口絵 17 正常およびびまん性食道痙攣（DES）症例の HRM 所見（本文 p.75）

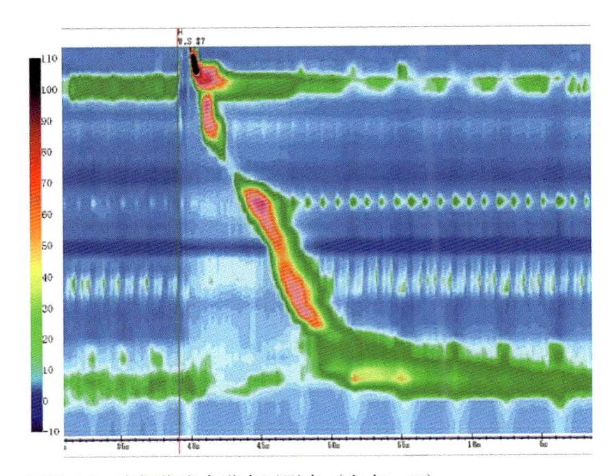

口絵 18 高解像度食道内圧測定（本文 p.82）

口絵 19　正常食道の HRM 所見（本文 p.86）

HRM では圧をカラーで表示する．2 つの高圧帯があり，上部の高圧帯は上部食道括約部，下部の高圧帯は食道胃接合部である．嚥下をすると咽頭の収縮に引き続き，上部から下部に伝播する蠕動波が認められる．食道胃接合部の弛緩評価には IRP，蠕動波の収縮力の評価には DCI，嚥下してから蠕動波が下部食道胃に到達するまでの時間を DL と定義して一次蠕動波を評価する．

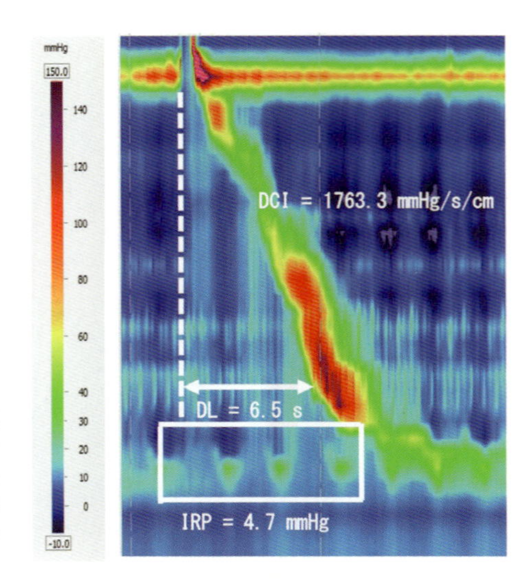

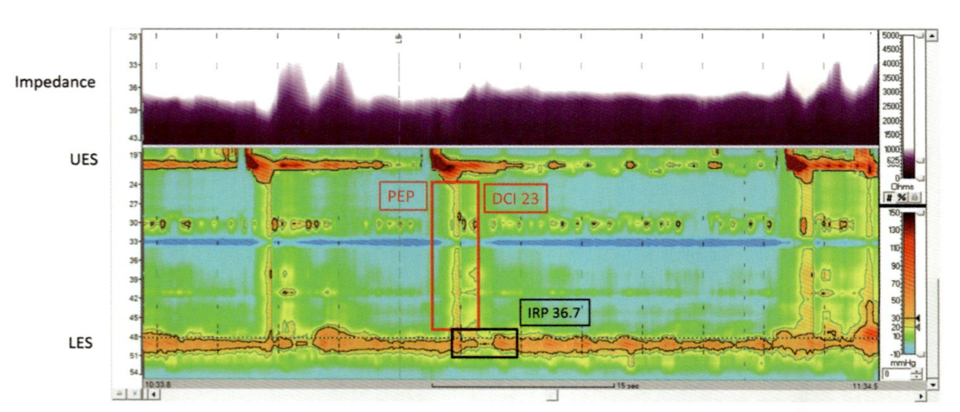

LESが弛緩せず(IRP 36.7)、全てのの蠕動がfailed(DCI<100 mmHg/s/cm)もしくはpremature (DL<4.5s)であり、水嚥下試験の20%以上でPanesophageal pressurization (PEP)を認める

UES; upper lower esophageal sphincter
LES; lower esophageal sphincter

口絵 20　アカラシア Type II　高解像度食道内圧インピーダンス（HRIM）検査（本文 p.88）

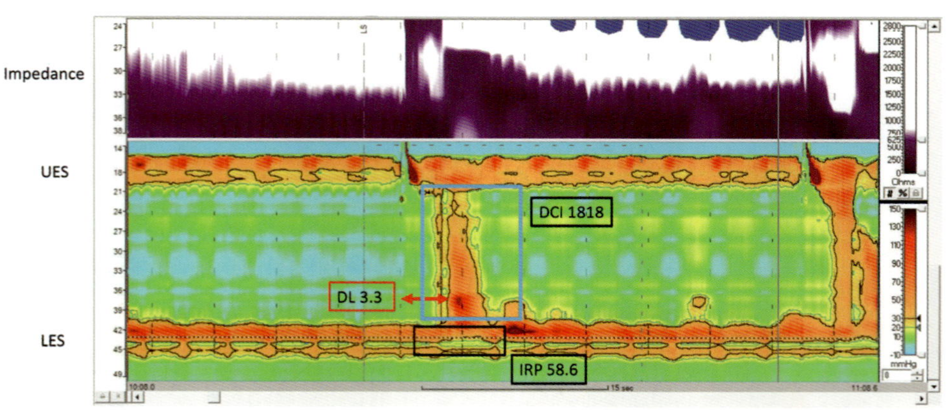

LESが弛緩せず(IRP 36.7)、全てのの蠕動がfailed(DCI<100 mmHg/s/cm)もしくはpremature (DL<4.5s)であり、水嚥下試験の20%以上でpremature contractionsを認める

UES; upper lower esophageal sphincter
LES; lower esophageal sphincter

口絵 21　アカラシア Type III　高解像度食道内圧インピーダンス（HRIM）検査（本文 p.89）

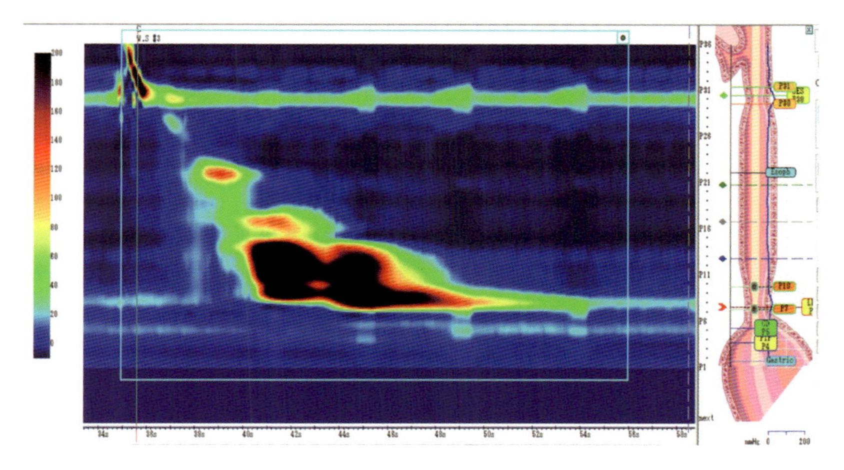

口絵 22 hypercontractile esophagus（ジャックハンマー食道）の高解像度食道内圧（HRM）検査（本文 p.90）

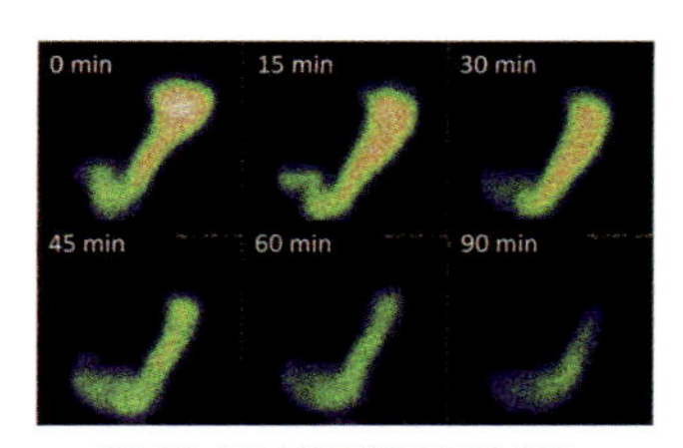

健康成人：固形食摂取後は胃底部に集積

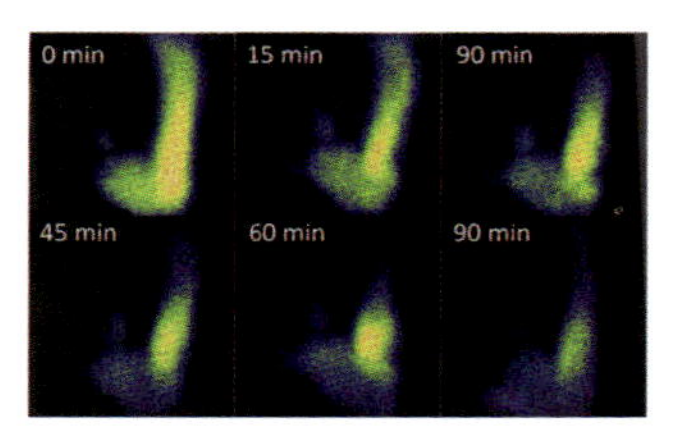

機能性ディスペプシア患者：適応性弛緩反応障害を認める患者が20～40%存在する

口絵 23 胃シンチグラフィ検査における経時的胃運動機能パターン（本文 p.108）

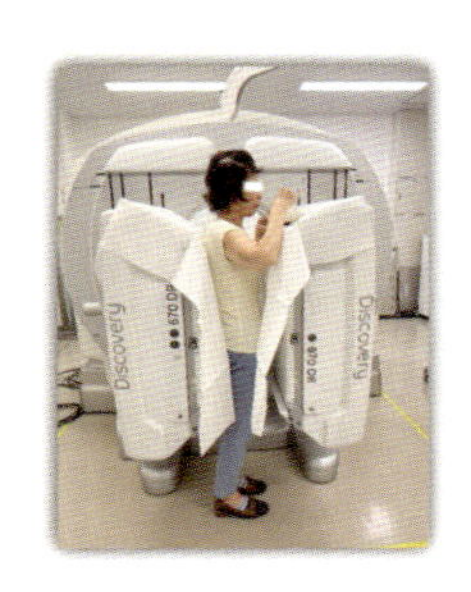

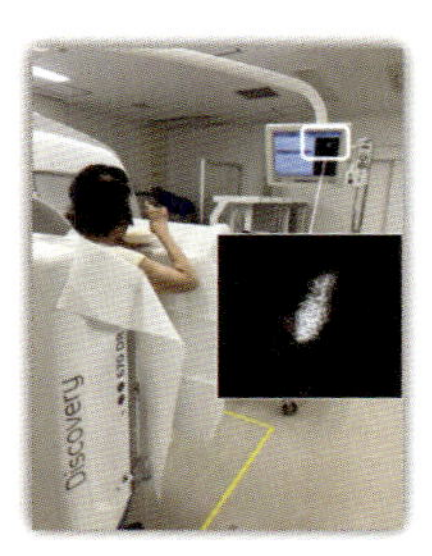

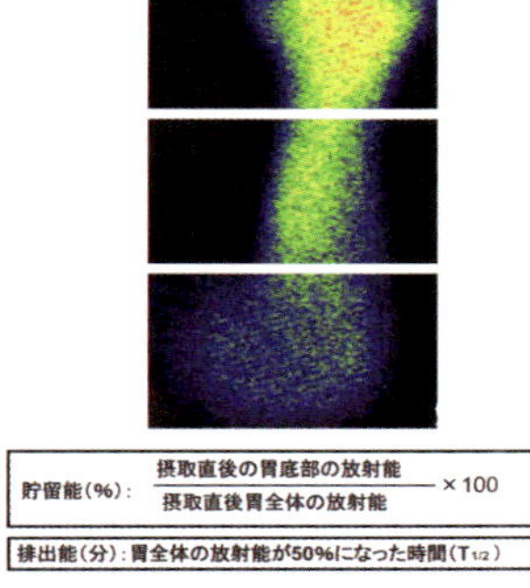

口絵 24 胃シンチグラフィによる関心領域の設定・定量化[4]（本文 p.108）

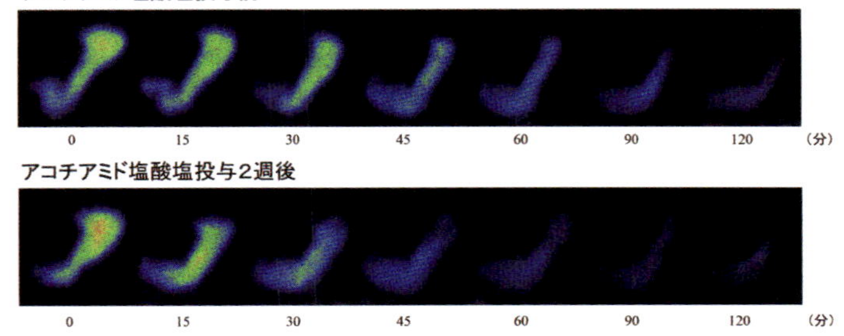

口絵 25 薬剤投与前後での胃運動機能[5]（本文 p.109）

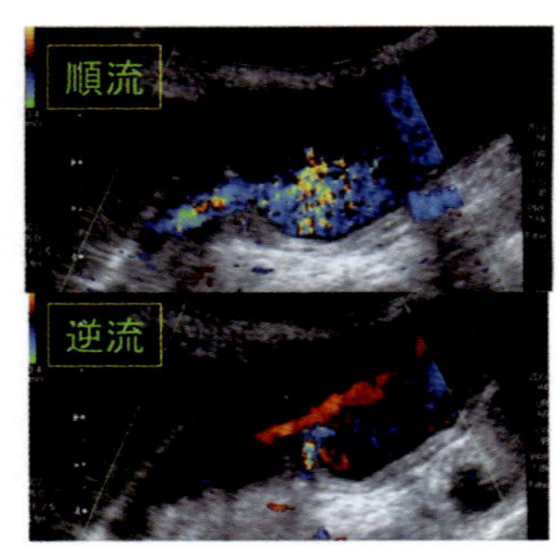

口絵 26　幽門輪を介した試験食（コンソメスープ）の移動をドプラ法で観察する際の超音波画像（本文 p.117）

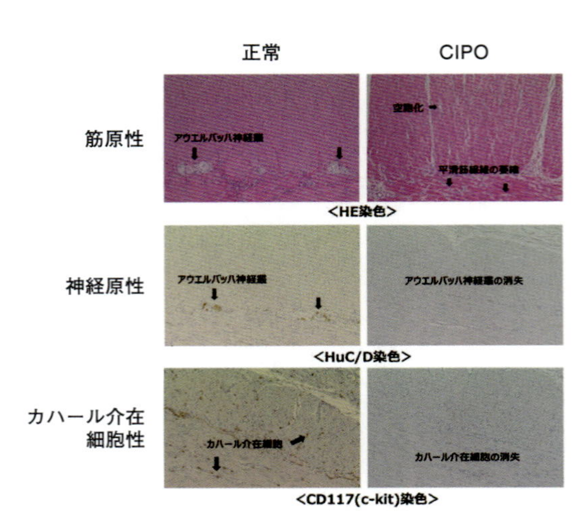

口絵 27　CIPO の典型的な病理所見（本文 p.202）

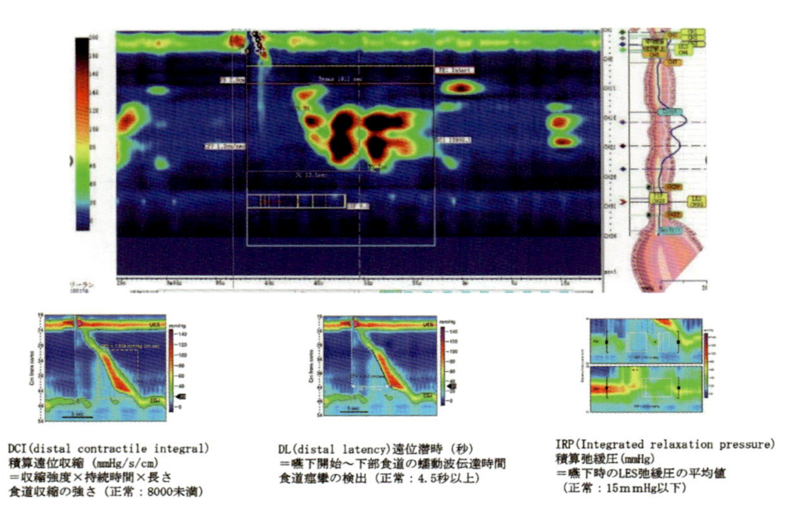

DCI(distal contractile integral)
積算遠位収縮（mmHg/s/cm）
＝収縮強度×持続時間×長さ
食道収縮の強さ（正常：8000未満）
DL(distal latency)遠位潜時（秒）
＝嚥下開始～下部食道の蠕動波伝達時間
食道痙攣の検出（正常：4.5秒以上）
IRP(Integrated relaxation pressure)
積算弛緩圧(mmHg)
＝嚥下時のLES弛緩圧の平均値
（正常：15mmHg以下）

口絵 28　症例 1 の食道内圧波形（DCI＝7181.4 と上昇，DCI 8000 以上が 4/10 回で過剰収縮食道と診断）（本文 p.330．動画）

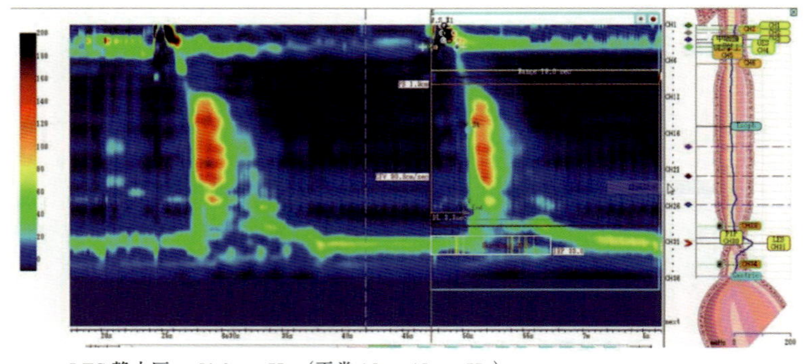

LES 静止圧＝ 51.0 mmHg（正常 15 ～ 45 mmHg）
LES 積算弛緩圧（IRP）＝ 32.8 mmHg（正常 15 mmHg 以下）
遠位潜時（DL）＝ 3.5 秒（4.5 秒未満が 70％）
遠位積算収縮（DCI）＝ 2877 mmHg/s/cm（正常 8000 以下）

口絵 29　症例 2 の再燃時の食道内圧波形（IRP＝32.8 と軽度上昇，DL3.5 秒と短縮）（本文 p.331．動画）

機能性消化管疾患の診断と治療

神経消化器病学への招待

編
金子　宏・千葉俊美
福土　審・前田耕太郎・三輪洋人

disorders of
gut-brain
interaction: DGBI

朝倉書店

巻　頭　言

消化管疾患は感染，腫瘍など目にみえる「器質的消化管疾患」と症状を説明できる形態学的異常が検出困難である「機能性消化管疾患」に大別される．前者については，内視鏡検査に代表される形態異常検出検査の本邦での進歩は目覚ましく，世界をリードする教科書は多くみられる．一方，目にみえない機能性消化管疾患は過敏性腸症候群，機能性ディスペプシアなどが代表的疾患であるが，生活の質・社会経済活動の低下をきたし，生物・心理・社会的影響が大きい．欧米の消化器病学では，機能性消化管疾患も古くから注目され，「神経消化器病学」（neurogastroenterology）のおもな対象疾患として発展してきた．本邦においても生活の質を重視する，「やまいをもつヒト」を診療する全人的医療への国民的要求の高まりから，重要視されてきている．医療系教育では機能性消化管疾患が取り上げられつつあるが，多くの医療関係者は目にみえない病気に対しては，その病因，治療法が明確になっていない，生命予後に関係が少ないということに加えて，正しい知識が不足していることも関係してか，患者の要求に十分応えられていない現状がある．すなわち，患者－医療者間の認識のずれが問題となる．

腸管は小さな脳・第二の脳ともよばれ，脳腸相関の概念が最近さらに注目されてきている．具体的には，消化管運動における脳腸ペプチドとの密接な関係が明らかとなり，それをつなぐ神経や心身医学との関係の解明も行われ，腸内細菌が脳腸相関に関わっている可能性も指摘されているが，機能性消化管疾患に関する教科書が本邦ではほとんどない．このような背景から，病因・病態が多岐にわたる機能性消化管疾患の知識をまとめ，臨床に役立つ内容とすることを目的として本書を編集・作成した．

本書の構成としては，第 1 章から第 4 章まではそれぞれ食道，胃・十二指腸，小腸・大腸そして直腸・肛門を対象としており，各章は基礎編と実践編に分かれ，基礎編では消化管運動に関係する解剖，生理学および運動機能検査についてまとめている．実践編では個別の機能性消化管疾患を取り上げ，各疾患の概念，疫学，病因・病態生理，診断基準・検査，鑑別診断・合併症，治療について可能な限り詳細に記載している．第 5 章では「診療の実際」のタイトルで，心身医学，腹部の理学的所見，難治性腹痛への対応，家庭医診療，漢方治療など，より実践的な内容を網羅している．各章の実践編にある Case Discussion は本書の特徴でもあり，具体的な症例を通じて多角的視点からやまいをもつ患者理解を図ることを目的とした．トピックスでは最近注目されている話題や専門医が知っておきたい事項を提示している．第 6 章の「エキスパートへの道：専門医を目指して」は，問題・解答・解説の形式で知識を再確認することで，各章の重要事項および疾患の理解をより深めるために設定した．図約 260，表約 80　合計約 340 を取り入れ，視覚的に機能性疾患を理解できる教科書の作成のために，カラー口絵およびデジタル付録も準備し，神経消化器病学をより理解しやすい本邦初の書籍となることを目標として編集作成した．

最後に，執筆者の皆様，朝倉書店の担当の方々に心から感謝申し上げます．

2024 年 8 月

編集者一同

本書のデジタル付録は，こちらのQRコードからご参照ください．
https://www.asakura.co.jp/websupport/978-4-254-32272-9/

編　集　者

金　子　　　宏　医療法人東恵会星ヶ丘マタニティ病院内科・心療内科
千　葉　俊　美　岩手医科大学口腔医学講座関連医学分野
福　土　　　審　石巻赤十字病院心療内科
前　田　耕太郎　医療法人社団健育会湘南慶育病院外科・消化器外科
三　輪　洋　人　川西市立総合医療センター

執　筆　者

阿　川　周　平　日本医科大学武蔵小杉病院消化器内科
秋　山　純　一　国立国際医療研究センター病院消化器内科
浅　川　明　弘　鹿児島大学大学院医歯学総合研究科心身内科学分野
安　部　達　也　医療法人健康会くにもと病院肛門外科
網　谷　東　方　鹿児島大学大学院医歯学総合研究科心身内科学分野
新　井　誠　人　東京女子医科大学八千代医療センター消化器内科
飯　島　克　則　秋田大学大学院医学系研究科消化器内科学神経内科学講座
石　王　応　知　旭川医科大学病院総合診療部
稲　森　正　彦　横浜市立大学医学部医学教育学
伊　原　栄　吉　九州大学大学院医学研究院病態制御内科学
岩　切　勝　彦　日本医科大学消化器内科学
上　原　　　聡　医療法人社団上原内科クリニック
碓　井　彰　大　帝京大学ちば総合医療センター外科
瓜　田　純　久　東邦大学医学部名誉教授
大久保　秀　則　さがみ林間病院消化器内科
大　島　忠　之　岡崎市医師会公衆衛生センター
小笠原　尚　高　愛知医科大学内科学講座消化管内科
奥　見　裕　邦　医療法人医方会奥見診療所
奥　村　利　勝　旭川医科大学
春日井　邦　夫　愛知医科大学内科学講座消化管内科
勝　野　秀　稔　藤田医科大学岡崎医療センター外科
加　藤　元　嗣　公益財団法人北海道対がん協会
金　澤　　　素　東北大学大学院医学系研究科心療内科学分野
*金　子　　　宏　医療法人東恵会星ヶ丘マタニティ病院内科・心療内科
鎌　田　和　浩　パナソニック健康保険組合松下記念病院消化器内科
神　谷　　　武　名古屋市立大学大学院医学研究科次世代医療開発学
川　見　典　之　日本医科大学消化器内科学
楠　　　裕　明　淳風会健康管理センター倉敷・淳風会倉敷クリニック
久　保　公　利　国立病院機構函館医療センター消化器科
栗　林　志　行　群馬大学大学院医学系研究科消化器・肝臓内科学
黒　水　丈　次　医療法人恵仁会松島病院名誉院長
結　束　貴　臣　国際医療福祉大学成田病院緩和医療科
小　池　智　幸　東北大学病院消化器内科
小　泉　重　仁　医療法人小泉病院
幸　田　圭　史　帝京大学ちば総合医療センター外科
小　杉　千　弘　帝京大学ちば総合医療センター外科

齊　藤　真　弘　東北大学病院消化器内科
榊　原　隆　次　同和会千葉病院脳神経内科
佐　藤　　　研　弘前大学保健管理センター
塩　谷　昭　子　川崎医科大学消化器内科
鈴　木　秀　和　東海大学医学部内科学系消化器内科学
高　野　正　太　社会医療法人社団高野会大腸肛門病センター高野病院
高　橋　知　子　亀田総合病院消化器外科
武　田　宏　司　社会医療法人社団カレスサッポロ時計台記念病院消化器内科
田　中　史　生　大阪公立大学大学院医学研究科消化器内科学
*千　葉　俊　美　岩手医科大学口腔医学講座関連医学分野
辻　仲　眞　康　東北医科薬科大学消化器外科
津　田　桃　子　公益財団法人北海道対がん協会札幌がん検診センター
土　田　　　治　社会福祉法人恩賜財団済生会支部福岡県済生会飯塚嘉穂病院心療内科
富　田　寿　彦　兵庫医科大学内視鏡センター・健康医療学
富　永　和　作　社会福祉法人大阪暁明館大阪暁明館病院消化器内科
内　藤　裕　二　京都府立医科大学大学院医学研究科生体免疫栄養学講座
中　野　美和子　神戸学園神戸動植物環境専門学校
永　原　章　仁　順天堂大学医学部消化器内科
野　明　俊　裕　社会医療法人社団高野会くるめ病院
野　津　　　司　旭川医科大学地域医療教育学講座
野　村　泰　輔　医療法人社団太平会のむら内科心療内科クリニック
福　井　義　一　甲南大学文学部
*福　土　　　審　石巻赤十字病院心療内科
福　永　幹　彦　京都翔医会西京都病院総合診療科・心療内科
藤　原　靖　弘　大阪公立大学大学院医学研究科消化器内科学
二　神　生　爾　日本医科大学武蔵小杉病院消化器内科
舟　木　　　康　愛知医科大学メディカルセンター消化器科
冬　木　晶　子　新百合ヶ丘総合病院緩和ケア内科
北　條　麻理子　順天堂大学医学部消化器内科
保　坂　浩　子　群馬大学大学院医学系研究科消化器・肝臓内科学
星　川　吉　正　日本医科大学消化器内科学
本　郷　道　夫　東北大学名誉教授
本　間　祐　子　自治医科大学消化器一般移植外科
*前　田　耕太郎　医療法人社団健育会湘南慶育病院外科・消化器外科
正　岡　建　洋　川崎市立川崎病院内視鏡センター
町　田　貴　胤　独立行政法人労働者健康安全機構東北労災病院心療内科
町　田　知　美　独立行政法人労働者健康安全機構東北労災病院心療内科
松　嶋　成　志　東海大学医学部内科学系消化器内科学
眞　部　紀　明　川崎医科大学検査診断学（内視鏡・超音波）
水　上　　　健　国立病院機構久里浜医療センター内視鏡検診センター
三　原　　　弘　札幌医科大学医療人育成センター教育開発研究部門
味　村　俊　樹　自治医科大学消化器一般移植外科
*三　輪　洋　人　川西市立総合医療センター
森　谷　　　満　北海道医療大学予防医療科学センター
山　本　さゆり　愛知医科大学総合診療医学講座・内科学講座消化管内科
山　本　貴　嗣　帝京大学医学部内科学講座

（五十音順．＊は編集者）

目　　次

第 0 章

概　論

0-1 機能性消化管疾患概論 1：神経消化器病学と Rome 基準

はじめに

神経消化器病学（neurogastroenterology）とは，神経系と消化器の双方向の関係性がいかに人間に健康と疾病をもたらすかを追求する学問である．神経系のもっとも大きな塊は脳と脊髄であり，中枢神経系（central nervous system: CNS）に位置付けられる[1]．消化器官の臓器内にも神経細胞とグリアが存在する．とくに消化管には消化管神経系（enteric nervous system: ENS）が存在することで，消化管の知覚と運動が制御されている[2]．CNS と ENS の間には自律神経系（autonomic nervous system: ANS）が介在しており，両者を神経分布によって連結している[3]．また，神経系と消化器がおもに体循環を介して発する，ホルモンやサイトカインを中心とする生理活性物質や免疫担当細胞は，隣接・近接臓器のみならず，相互の機能変容，場合により形態の変化をもたらして影響を与える[4]．Rome 委員会は機能性消化管疾患（functional gastrointestinal disorders: FGIDs）の診断基準を国際的に統一する機運から発足した組織であるが，上記のような科学的理解が進んだことにより，扱う疾患群の名称を，神経消化器病（neurogastroenterological diseases）ともいえる脳腸相関疾患（あるいは腸脳相関疾患．disorders of gut-brain interaction: DGBI）に変更することが推奨されている[5]．現在，累積されてきた研究結果をもとに，診断基準を Rome IV から Rome V に改訂する作業が進められている．本稿では神経消化器病学の国際的潮流を示すものとする．

a. Rome 診断基準とは何か

DGBI とは，「消化器症状が慢性・再発性に持続する一方で，その症状が通常の臨床検査で検出される器質的疾患によるものではない」という概念の疾患群である[5]．その代表的な疾患が過敏性腸症候群（irritable bowel syndrome: IBS）である[6]．IBS の中核の症状は腹痛とそれに関連した便通異常であるが，大腸内視鏡検査では異常がみられない[6]．これらの疾患群は特定の検査値によって診断できるものではないために，国により，また，立場や見解の相違によって診断が異なるという事態を生み，それがまた，特異的な病態生理の同定を阻むという事態を招いていた[7]．

この事態が動いたのが，1988 年のローマにおける国際消化器病学会である[5]．このときに，IBS の国際的な診断ガイドラインが提唱され，翌年に公表された．IBS が明快に定義されると，「IBS に類似しているが，IBS とはいえない多くの疾患」を同時に定義する必要が生じる．たとえば，腹痛・腹部不快感のない下痢は IBS ではない．これを機能性下痢と定義する．同様に，腹痛・腹部不快感のない便秘は IBS ではない．これは機能性便秘である．これらの疾患群が機能性腸疾患である．機能性腸疾患がこのように明快に同定されると，「機能性腸疾患に類似しているが，症状をつくりだす消化管の部位が異なるほかの疾患」も同時に定義しなくてはならない．たとえば，便通異常のない腹痛は機能性腸疾患ではない．このような患者は機能性腹痛症候群と診断すべきである．このようにして，multinational working team である Rome 委員会が結成され，その最初の国際的な診断基準である Rome 基準が 1990 年に発表，1992 年に誌上公刊された後[8]，1994 年に成書となった[5]．これを契機として，FGID の診断基準統一の気運が高まり，改訂版である Rome II 基準が 1999 年に公表された[9]．Rome II 基準は国際的に普及し，FGID の診断，治療，研究，創薬などあらゆる面を活性化した．

その改訂版が 2006 年に公刊された．これが Rome III 基準である[10]．この間，診断基準としての Rome 基準の版を明示して FGID（近年は DGBI）を扱う手法が一般的となった．そのさらなる改訂版が 2016 年に公刊された．これが Rome IV 基準である[5,11]．これらの成立過程には本邦の委員も参画している[12]．

b. Rome 診断基準の特色

代表的なDGBIは，成人の食道疾患，胃十二指腸疾患，腸疾患，消化管痛中枢神経疾患，胆道・オッディ括約筋疾患，直腸肛門疾患の6疾患，ならびに，新生児・幼児と小児・思春期の2疾患の合計8疾患からなる（**表1**）[5]．そのすべての障害の診断基準が国際的に統一されている．以上から，国により，また，立場や見解の相違によって診断が異なるという事態はすでに過去のものとなったといえよう．

c. Rome IV の特徴

Rome IV は Gastroenterology にて公刊され，また，シリーズで成書も公刊されている（**図1**）．Rome IV は診断基準集というイメージをもつ読者が多いかもしれない．Rome IV は診断基準だけではなく，Rome I-II-III と改訂を重ねたなかで蓄積された基礎的ならびに臨床的研究成果を総論として包含したDGBIの知識体系である（**表2**）．したがって，全貌を把握しておくことに意味がある．Rome 診断基

表1 脳腸相関疾患（disorders of gut-brain interaction: DGBI）
Rome IV 基準，Drossman DA, Hasler WL. Rome IV—Functional GI Disorders: Disorders of Gut-Brain Interaction. Gastroenterology 2016; 150: 1257-1261, Elsevier より許可を得て引用

A. 機能性食道疾患　functional esophageal disorders
- A1. 機能性胸痛　functional chest pain
- A2. 機能性胸やけ　functional heartburn
- A3. 逆流過敏症　reflux hypersensitivity
- A4. 食道球　globus
- A5. 機能性嚥下困難　functional dysphagia

B. 機能性胃十二指腸疾患　functional gastroduodenal disorders
- B1. 機能性ディスペプシア　functional dyspepsia
  - B1a. 食後不快症候群　postprandial distress syndrome (PDS)
  - B1b. 上腹部痛症候群　epigastric pain syndrome (EPS)
- B2. 曖気疾患　belching disorders
  - B2a. 過剰胃前性曖気　excessive supragastric belching
  - B2b. 過剰胃性曖気　excessive gastric belching
- B3. 悪心嘔吐疾患　nausea and vomiting disorders
  - B3a. 慢性悪心嘔吐症候群　chronic nausea vomiting syndrome (CNVS)
  - B3b. 周期性嘔吐症候群　cyclic vomiting syndrome (CVS)
  - B3c. カンナビノイド嘔吐症候群　cannabinoid hyperemesis syndrome (CHS)
- B4. 反芻症侯群　rumination syndrome

C. 機能性腸疾患　functional bowel disorders
- C1. 過敏性腸症侯群　irritable bowel syndrome (IBS)
  - 便秘型過敏性腸症侯群　IBS with predominant constipation (IBS-C)
  - 下痢型過敏性腸症侯群　IBS with predominant diarrhea (IBS-D)
  - 混合型過敏性腸症侯群　IBS with mixed bowel habits (IBS-M)
  - 分類不能型過敏性腸症侯群　IBS unclassified (IBS-U)
- C2. 機能性便秘　functional constipation
- C3. 機能性下痢　functional diarrhea
- C4. 機能性腹部膨満/膨隆　functional abdominal bloating/distention
- C5. 非特異機能性腸疾患　unspecified functional bowel disorder
- C6. オピオイド誘発性便秘　opioid-induced constipation

D. 中枢性消化管痛疾患　centrally mediated disorders of gastrointestinal pain
- D1. 中枢性腹痛症候群　centrally mediated abdominal pain syndrome (CAPS)
- D2. 麻薬性腸症候群　narcotic bowel syndrome (NBS)
  - オピオイド発性消化管知覚過敏　opioid-induced GI hyperalgesia

E. 機能性胆嚢・オッディ括約筋疾患　functional gallbladder and sphincter of Oddi disorders
- E1. 胆道痛　biliary pain
  - E1a. 機能性胆嚢障害　functional gallbladder disorder
  - E1b. 機能性胆道オッディ括約筋疾患　functional biliary sphincter of Oddi disorder
- E2. 機能性膵臓オッディ括約筋疾患　functional pancreatic sphincter of Oddi disorder

F. 機能性直腸肛門疾患　functional anorectal disorders
- F1. 便失禁　fecal incontinence
- F2. 機能性直腸肛門痛　functional anorectal pain
  - F2a. 肛門挙筋症侯群　levator ani syndrome
  - F2b. 非特異機能性直腸肛門痛　unspecified functional anorectal pain

F2c. 消散性直腸肛門痛　proctalgia Fugax
F3. 機能性排便疾患　functional defecation disorders
F3a. 不適切排便推進症　inadequate defecatory propulsion
F3b. 失調性排便　dyssynergic defecation
G. 新生児・幼児機能性消化管疾患　functional gastrointestinal disorders: neonates and toddlers
G1. 乳児逆流症　infant regurgitation
G2. 反芻症侯群　rumination syndrome
G3. 周期性嘔吐症候群　cyclic vomiting syndrome (CVS)
G4. 乳児腹痛　infant colic
G5. 機能性下痢　functional diarrhea
G6. 乳児排便困難　infant dyschezia
G7. 機能性便秘　functional constipation
H. 小児・思春期消化管機能疾患　childhood functional gastrointestinal disorders: child/adolescent
H1. 機能性悪心嘔吐疾患　functional nausea and vomiting disorders
H1a. 周期性嘔吐症候群　cyclic vomiting syndrome
H1b. 機能性悪心と機能性嘔吐　functional nausea and functional vomiting
H1b1. 機能性悪心　functional nausea
H1b2. 機能性嘔吐　functional vomiting
H1c. 反芻症侯群　rumination syndrome
H1d. 空気嚥下症　aerophagia
H2. 機能性腹痛疾患　functional abdominal pain disorders
H2a. 機能性ディスペプシア　functional dyspepsia
H2a1. 食後不快症候群　postprandial distress syndrome (PDS)
H2a2. 上腹部痛症候群　epigastric pain syndrome (EPS)
H2b. 過敏性腸症侯群　irritable bowel syndrome (IBS)
H2c. 腹部片頭痛　abdominal migraine
H2d. 非特異機能性腹痛　functional abdominal pain – NOS
H2d1. 小児機能性腹痛症候群　childhood functional abdominal pain syndrome
H3. 機能性排便疾患　functional defecation disorders
H3a. 機能性便秘　functional constipation
H3b. 非貯留性便失禁　non-retentive fecal incontinence

*これらは国際的には決して特殊な病名ではないことに注意．内科の日常臨床で極めて高頻度に遭遇する疾患群である．これらすべての疾患に診断基準が設定されている．詳細はRome IVを参照のこと．

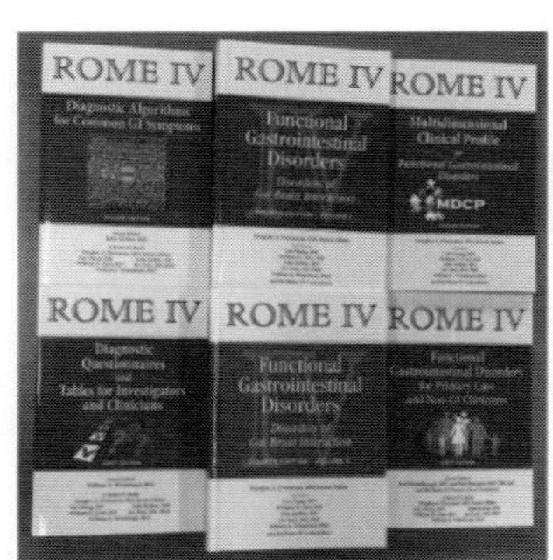

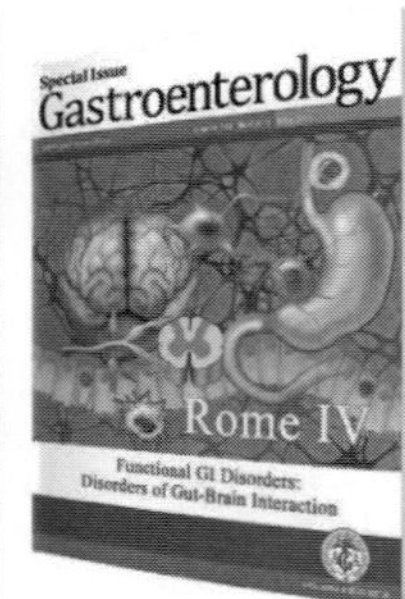

図1　Rome IV成書（左）とGastroenterology版（右）

準の提唱により，領域の知見が長足の進歩を遂げたことは特筆するべきであろう．とくにIBSの研究の進歩は著しく，論文数の増大が顕著である[13]．

IBSは主要文明国にて高頻度であり，やや女性に多い．IBSは良性疾患であるが，患者の生活の質（QOL）を障害することから，適切なケアを必要とする．IBSの発生機序は不明であるが，感染性腸炎に罹患し，回復した後の発症が知られている（post-infectious IBS）．IBSの病態生理として，中枢機能と消化管機能の関連（脳腸相関）が重視されている．脳腸相関の病態の詳細は，1）消化管運動の異常，2）消化管知覚過敏，3）心理的異常の3つであるが，さらに，4）粘膜微小炎症，5）粘膜透過性亢進，6）腸内細菌，7）食物，8）ストレス，9）自律神経－内分泌，10）中枢応答，11）ゲノムが関与して病的状態をつくりあげる．その成果はDGBIだけでなく，ほかの疾患群にも次々に応用されている．また，Rome IVに基づいた正確な疫学研究が世界的に展開され，IBSの世界有病率は4.1%，DGBI全体の有病率は40.3%と判明した[14]．

DGBI研究が成果を上げた例を1つだけ挙げると，patient reported outcome（PRO）を用い，症状を定量化する心理測量学により，新しい治療法を開発する手法の源流はIBSにある．IBSの診断と治療については，日本消化器病学会をはじめ，各国のIBS診療ガイドラインが公刊されている[6]．診断は

表2 Rome IV の各章

1. The Functional Gastrointestinal Disorders and the Rome IV Process
2. Fundamentals of Neurogastroenterology — Basic Science
3. Fundamentals of Neurogastroenterology — Physiology/Motility-Sensation
4. Intestinal Microenvironment and Functional GI Disorders
5. Pharmacological, Pharmacokinetic and Pharmacogenomic Aspects of Functional GI Disorders
6. Age, Gender, Woman's Health and the Patient
7. Multi-cultural Aspects of Functional Gastrointestinal Disorders
8. Biopsychosoclal Aspects of Functional Gastrointestinal Disorders
9. Functional Esophageal Disorders
10. Functional Gastroduodenal Disorders
11. Functional Bowel Disorders
12. Centrally Mediated Disorders of Gastrointestinal Pain
13. Functional Gallbladder and Sphincter of Oddi Disorders
14. Functional Anorectal Disorders
15. Childhood Functional Gastrointestinal Disorders: Neonate/Toddler
16. Childhood Functional Gastrointestinal Disorders: Child/Adolescent
17. Design of Treatment Trials for Functional Gastrointestinal Disorders
18. Development and Validation of the Rome IV Diagnostic Questionnaire
19. History of Functional GI Disorders and the Rome Foundation

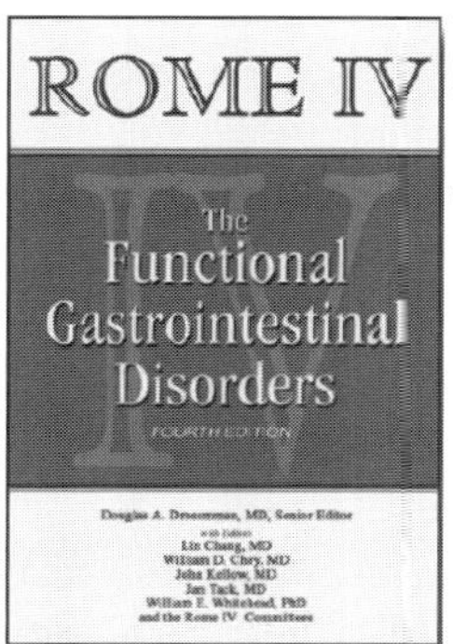

図2 Rome IV のオンライン版，質問票，アルゴリズム

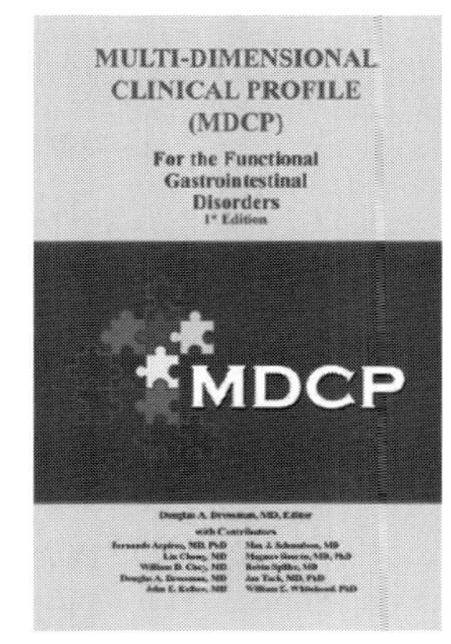
MULTI-DIMENSIONAL CLINICAL PROFILE (MDCP)
For the Functional Gastrointestinal Disorders
MDCP
Aim: To develop a multi-component assessment system for FGIDs that can be used to characterize the full dimensionality of the patient's illness state, and which will be applied in treatment planning and research.
There are five dimensions:
Category A. Rome診断
Category B. 追加診断で治療上有用なもの
e.g., IBS-D or IBS-C; sphincter of Oddi dysfunction (SOD) I or II;
functional dyspepsia EPS; or PDS
Category C. 患者個人への疾患の影響
Category D. 心理社会的要因
Category E. 生理検査所見、生物学的マーカー

図3 Multi-Dimensional Cinical Profile（MDCP）

Rome IV に沿って実施する．治療に際しては，第一段階において，消化管を標的とした薬物療法を一般的な心身医学的配慮とともに行う．これが無効であれば，第二段階に進み，抗うつ薬を用いるが，漢方薬が奏効する症例がある．薬物療法が無効なときには第三段階に進み，認知行動療法などの心身医学

表 3　MDCP による診療の具体例

Category A. IBS Category B. ・General Modifiers - Functional Somatic Syndromes Fibromyalgia, Chronic Fatigue, etc. - Narcotic Bowel Syndrome - Fatigue-Sleep disturbance ・Clinical Modifiers - Post-infectious - Postprandial symptoms - FODMAP sensitive - Stool pattern - IBS-D, -C, -M or -U - With urgency - With fecal incontinence - With pain-predominance - Frequent vs. sporadic - With bloating - IBD-IBS	Category C.- none/mild/moderate/severe Category D. Psychosocial influences - Anxiety　- Depression - Suicidal Ideation　- Abuse and trauma - Partner abuse　- Pain - Somatic symptoms associated with distress and health concerns - Pain or other symptoms - Drug/Alcohol abuse Category E. ・Wall structure and activity: Manometry, MRI ・Movement of contents: Radio-opaque markers, Scintigraphy, Smart Pill, MRI ・Sensitivity: Barostat ・Evidence of inflammation: Histology, Calprotectin, Perfusion/diffusion, Cytokines, mRNA, Histology ・Other analytical techniques (disease specific): Permeability, Fecal tryptase, Microbiota (HIT-Chip)

的治療を実施する．この考えは，Multi-Dimensional Clinical Profile（MDCP）に沿っている（**図 3**）.

MDCP とは，1 人の FGBI 患者を Category A：Rome 診断，Category B：追加診断で治療上有用なもの（例：IBS-D [下痢型] or IBS-C [便秘型]），Category C：患者個人への疾患の影響（軽症，中等症，重症），Category D：心理社会的要因（例：うつ，不安），Category E：生理検査所見（例：消化管内圧，バロスタット），生物学的マーカー（例：粘膜透過性，腸内細菌）に分けて分析し，その所見に応じて治療する（**表 3**）.

終わりに

IBS をはじめとする DGBI は，消化管生理学，脳画像，免疫学，細菌学，遺伝学，臨床疫学，心身医学の集学的動員による克服の途上にある．今後，さらに消化器病学の中の重要領域としての位置を占めるであろう．　［福土　審］

文　献

1) Kandel ER et al. Principles of Neural Science, 6th ed. McGraw-Hill; 2021.
2) Christensen J et al. A Guide to Gastrointestinal Motility. John Wright; 1983.
3) Fukudo S. IBS: Autonomic dysregulation in IBS. Nat Rev Gastroenterol Hepatol. 2013; 10: 569-571.
4) Fukudo S. Hypothalamic-pituitary-adrenal axis in gastrointestinal physiology. Johnson L ed. Physiology of the Gastrointestinal Tract, 5th ed. Elsevier; 2012: 795-815.
5) Drossman DA et al. Rome IV—functional GI disorders: Disorders of gut-brain interaction. Gastroenterol. 2016; 150: 1257-1261.
6) Fukudo S et al. Evidence-based clinical practice guidelines for irritable bowel syndrome 2020. J Gastroenterol. 2021; 56: 193-217.
7) Whitehead WE et al. Irritable bowel syndrome: Definition of the syndrome and relation to other disorders. Physiological and psychological mechanism. Whitehead WE et al. eds. Gastrointestinal Disorders: Behavioral and Physiological Basis for Treatment. Academic Press; 1985: 155-209.
8) Thompson WG et al. Functional bowel disease and functional abdominal pain. Gastroenterol Int. 1992; 5; 75-91.
9) Thompson WG et al. Functional bowel disorders and functional abdominal pain. Gut. 1999; 45 (Suppl II): II43-II47.
10) Longstreth GF et al. Functional bowel disorders. Gastroenterol. 2006; 130: 1480-1491.
11) Lacy BE et al. Bowel disorders. Gastroenterol. 2016; 150: 1393-1407.
12) Francisconi CF et al. Multicultural aspects in functional gastrointestinal disorders (FGIDs). Gastroenterol. 2016; 150: 1344-1354.
13) Thompson WG. The road to Rome. Gastroenterol. 2006; 130: 1552-1556.
14) Sperber AD et al. Worldwide prevalence and burden of functional gastrointestinal disorders, results of Rome Foundation global study. Gastroenterol. 2021; 160: 99-114.e3.

0-2 機能性消化管疾患概論 2：進化する消化器病学における機能性消化管疾患の位置付け

はじめに

本邦では形態的異常を伴う疾患（消化性潰瘍，胃がん，炎症性腸疾患，大腸がんなど）の診断学の発展には目を見張るものが多く，消化管造影検査，さらには消化管内視鏡検査は世界のトップランナーである．半面，日本の消化器臨床は形態学により大きな重心を置くこととなり，消化管機能の役割は重要視されなかった．しかし，実際，外来を受診する慢性・反復性の腹痛が主訴の場合，過敏性腸症候群（irritable bowel syndrome: IBS）の占める割合が大きい．また，胃痛・胃もたれ感の場合は機能性ディスペプシア（functional dyspepsia: FD）が半数以上を占める．IBS，FD は腹部症状があるものの，それを説明するに足りる形態的異常がない，いわゆる機能性消化管疾患（functional gastrointestinal disorders: FGID あるいは腸脳相関疾患 disorders of gut–brain interaction: DGBI）の代表的疾患である．FD は 2013 年に保険病名とされ，同年上市されたアコチアミドが現時点では FD の保険適用を有する唯一の薬剤であり，実臨床での FD 患者には「慢性胃炎（に伴う上腹部愁訴)」の保険病名があてられてきた．後者は慣用的に用いられてきたが，前者の診断には内視鏡検査で粘膜所見がないことの確認が要求され，形態診断に軸足を置く日本の消化器臨床の視点が反映されている．FGID は死に至るものではなく，本邦ではあまり重視されてこなかった．しかし，患者の生活の質の低下，社会生産性の低下が注目されるなかで，見過ごせない疾患としてこの 30 年間で病態理解を含めた治療戦略が徐々に明らかにされてきた．本書では形態学的異常を呈さない病態である FGID と消化管運動障害(gastrointestinal motility disorders: GIMD）を中心とした周辺疾患の病態，診断，治療を取り上げる．

a. 実臨床とのギャップ

実臨床では，慢性的な胸やけを訴える患者のうち内視鏡的に確認できる粘膜傷害がみられるびらん性食道炎・食道潰瘍は少なく，非びらん性胃食道逆流症（non–erosive reflux disorder: NERD）などの粘膜傷害を伴わない患者が多数を占める．厳密に NERD と診断するためには，胃食道逆流の存在が必須条件であるが，実臨床では内視鏡検査で粘膜傷害がないことを確認後に酸分泌抑制剤への反応があれば NERD として治療をすることが多い．NERD は食道 pH・インピーダンスモニタリング検査で過剰な胃内容の逆流を確認できるものと，そうでないものとがあり，前者は狭義または真の NERD，後者は逆流過敏症または機能性胸やけと分類される[1]．

FGID では疾患によって違いはあるが，胃腸に働く薬剤で症状の改善がみられない場合には，心身医学的治療や向精神薬（抗不安薬・抗うつ薬）処方が推奨されている．本邦の内科認定医を対象とした調査では，FD 患者に向精神薬を使用している医師の割合は抗不安薬が 25.1%，抗うつ薬が 12.2% であった[2]．また，IBS の原因として実地医家が重視しているのは精神的因子であるという[3]．患者は精神的との解釈，向精神薬使用に抵抗することが少なくないのが実際である．この患者と医療者の認識のギャップが起こっていることを，医療者は認識しておくことが必要である．患者の満足度をアウトカムとする臨床研究と，時間に追われる実臨床とのギャップともいえる．

b. 時代の変遷に伴う症状のとらえ方の変化

心窩部痛，心窩部不快感は患者の主訴（おもな悩み）として遭遇する頻度が高い．慢性・反復的であれば，多くの症例では上部消化管内視鏡検査を受けることになる．その結果，症状を説明するに足りる内視鏡的粘膜異常がみられない場合は，FD と診断される．現実には「慢性胃炎」の保険病名で治療されるのが一般的である[2]．

図 1 にディスペプシアが主訴で肉眼的粘膜異常

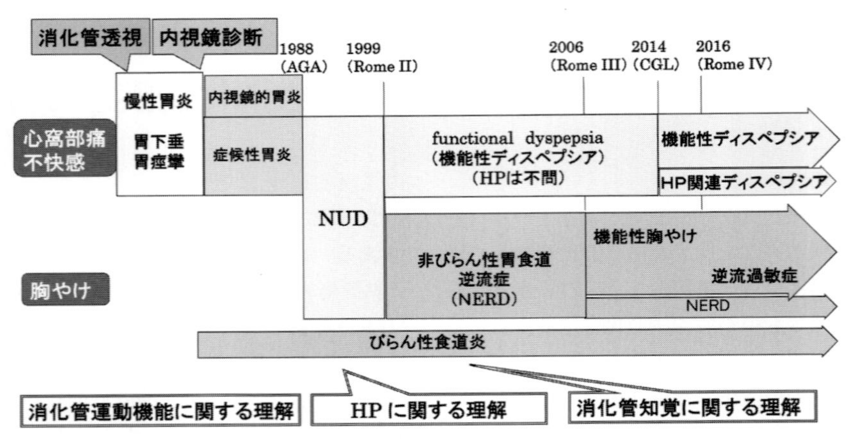

図1　上部消化管由来の症状における臨床診断名の変遷
NUD: non-ulcer dyspepsia, NERD: non-erosive reflux disorder, HP: *Helicobacter pylori*
AGA：米国消化器病学会，Rome：ローマ委員会，CGL：診療ガイドライン

がみられない場合の疾患のとらえかたの変遷を示す[4]．消化管透視（上部消化管造影検査）により，潰瘍性あるいは腫瘍性病変の器質的病変をはじめ，胃下垂，胃痙攣などと診断されていた．上部消化管内視鏡診断の進歩で粘膜観察が可能となり，発赤，腫脹，びらんの所見から慢性胃炎（内視鏡的胃炎）が容易に診断できるようになった．一方で，症状はあるが粘膜異常がない慢性胃炎（症候性胃炎：今日での FD に相当）もある．1988 年には米国消化器病学会の作業部会で「消化性潰瘍が存在しないのにディスペプシア（胸やけを含むさまざまな上部消化管に由来する症状）が慢性的に続く状態」を NUD（non-ulcer dyspepsia）と呼称することが提案された．当時は消化管運動異常の考えかたが主流だった．1990 年代後半からは *Helicobacter pylori*（HP）と FD の関連の研究がなされた．

NUD のサブタイプには逆流型があったが，Rome II 以降，逆流型は胃食道逆流症（gastroesophageal reflux disorder: GERD）として別に扱われるようになった．なお，消化管知覚過敏の概念が導入されたことで，Rome IV では逆流過敏症が追加となった．また，HP 感染陽性の場合はまず除菌治療が施行され，この治療により症状の消失がみられる場合は HP 関連ディスペプシアと分類されることになっている．FD における食後膨満感，上腹部膨満感，早期満腹感に有効であるアコチアミドは，2021 年刊行の機能性ディスペプシア診療ガイドラインでは一次治療薬となっている．病態解明，治療薬の進歩も含めて今後もとらえかたの変更があることが推定される．

c. 消化管運動機能検査の変遷

消化管運動機能検査の変遷を**図2**に示す[5]．消化管機能検査は，平滑筋機能の評価として，①消化管内圧測定，②摂取内容物移動状況の直接的判定，③摂取内容物移動に伴う物理生理学的変化，④平滑筋機能以外の機能評価，の4つに大きく分けられる．欧米ではすでに 1950 年代に微小バルーンによる検査が行われ[6]，胃電図は 1922 年の Alvarez の報告[7]に始まり，その後 Sarna，Stern，Koch，Duthie[8]，本郷，Chen の研究につながった．胃運動は Beaumont が開放性胃瘻をつくった負傷兵で観察したことが報告され，Beaumont（1833 年）はこのとき，emotion（感情，情動）が酸分泌および胃運動に影響することを併せて記述し，消化器心身医学の源流のような報告をしている[9]．その後，1960 年代に pressure radiotelemetry capsules が報告され[10]，1970 年から 1980 年代にかけて消化管内圧測定[11-13]および摂取内容物移動状況の直接的判定[14-16]が可能になった．直腸・肛門機能検査においては 1960 年代後半に内圧測定検査[17]が，1980 年代に排便造影[18]

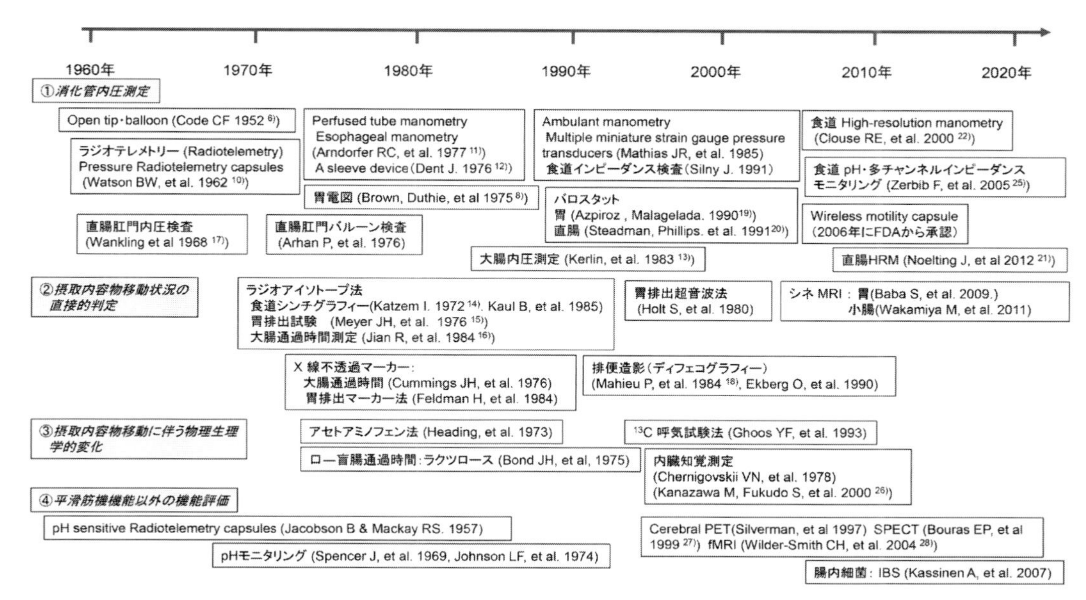

図2 消化管運動検査の変遷（Arhan P, et al. J Appl Physiol 1976; 41: 677–682. Baba S, et al. Gastroenterol Hepatol 2009; 24: 1401–1406. Bond JH, et al. J Lab Clin Med 1975; 85: 546–555. Chernigovskii VN, et al. Neurosci Behav Physiol 1978; 9: 273–282. Cummings JH, et al. Am J Clin Nutr 1976; 29: 1468–1473. Ekberg O, et al. Radiology 1985; 155: 45–48. Feldman M, et al. Gastroenterology 1984; 87: 895–902. Ghoos YF, et al. Gastroenterology 1993; 104: 1640–1647. Heading RC, et al. Br J Pharmacol 1973; 47: 415–421. Holt S, et al. Dig Dis Sci 1990; 35: 1345–1351. Johnson LF, et al. Am J Gastroenterol 1974; 62: 325–332. Kaul B, et al. Scand J Gastroenterol 1986; 21: 31–34. Kassinen A, et al. Gastroenterology 2007; 133: 24–33. Mackey RS and Jacobson B. Nature 1957; 179: 1239–1240. Mathias JR, et al. Gastroenterology 1985; 88: 101–107. Silverman DH, et al. Gastroenterology 1997; 112: 64–72. Spencer J. Br J Surg 1969; 56: 912–914. Silny J. J Gastrointest Motil 1991; 3: 151–162. Wakamiya M, et al. JMRI 2011; 33: 1235–1240）

が報告されている．1990年から胃および直腸バロスタットの報告[19, 20]がなされるとともに，消化管感覚機能障害や消化管知覚過敏の概念が提唱され，高解像度内圧検査（high-resolution manometry: HRM）による直腸・肛門内圧の正常値が示されている[21]．

とくに食道の運動機能検査は2000年に食道トポグラフィーが報告され，高解像度食道内圧検査が開発・普及することで新しい概念の病態生理学的所見が確認され[22]，2008年にシカゴ分類が提唱されるに至った[23]．シカゴ分類の最新版は第4版であり，食道運動障害をDisorders of EGJ Outflow（EGJ通過障害）およびDisorders of Peristalsis（蠕動の疾患）に分類し，臨床所見に即したフローチャートを示している[24]．さらに，食道pH・多チャネルインピーダンスモニタリングにより逆流の種類（液体, 気体）および逆行性もしくは順行性のインピーダンスの変化と症状との関連性の評価が可能となった[25]．

Evoked potentialによる内臓知覚評価について，1970年代に最初の報告があり，2000年に金澤と福土がFDにおける知覚過敏評価法として報告している[26]．

2024年8月現在，本邦において保険に収載されている消化管運動機能検査は，食道内圧測定，食道pHモニタリング，直腸肛門内圧検査のみであり，食道および直腸・肛門以外の消化管内圧測定は保険収載されていない．また，胃排出能検査に用いる^{13}C化合物，大腸通過時間測定に使用するX線不透過マーカーのSitzmarksは薬事未承認であり，超音波法による胃排出能検査，小腸・大腸運動測定のシネMRI検査などは保険適用外の検査である．今後取り組むべくFGID/DGBIの解明には，脳波や単光子放出コンピュータ断層撮影法（single photon emission computed tomography: SPECT），機能的磁気共鳴画像（functional magnetic resonance imaging: fMRI）が有用である[27, 28]．

表 1　おもな腸管内分泌細胞，局在，機能

細胞	ホルモン	局　在	機　能
A	グレリン，ネスファチン	胃	食欲，成長ホルモン分泌
D	ソマトスタチン	胃，腸	酸分泌抑制，インスリン
EC	セロトニン	小腸，大腸	食欲，消化管運動
G	ガストリン	胃	酸分泌亢進
I	コレシストキニン	近位小腸	食欲，胆汁分泌，消化管運動
K	GIP	近位小腸	インスリン
L	GLP-1，GLP-2，PYY オキシントモジュリン	回腸末端，結腸，直腸	インスリン，食欲，消化管運動
M	モチリン	小腸，大腸	消化管運動
N	ニューロテンシン	回腸	消化管運動
P	レプチン	胃	食欲
S	セクレチン	十二指腸，小腸，大腸	膵外分泌（重炭酸分泌）

EC：エンテロクロマフィン，GIP：グルコース依存性インスリン分泌刺激ポリペプチド，GLP：グルカゴン様ペプチド，PYY：ペプチドYY（Laurila S et al. Pleiotropic Effects of Secretin: A Potential Drug Candidate in the Treatment of Obesity? Front Endocrinol (Lausanne). 2021; 12: 737686. Sun L-J et all. Gut hormones in microbiota-gut-brain cross-talk. Chin Med J. 2020; 133: 826-833 から作成）

d. 脳腸ホルモン

腸管内分泌細胞（enteroendocrine cell: EEC）は消化管に散在し，全消化管粘膜細胞の1%を占める．消化管内腔の物質（管腔内pH，管腔内糖質や脂質などの栄養素）が刺激となり，特定の脳腸ホルモンを分泌して消化管運動，食欲，ホルモン分泌につながる（**表 1**）．1902年，最初に発見されたセクレチンをはじめ，多くのホルモンは腸で発見され，後に脳にも存在することとから，脳腸ホルモン（あるいは腸管ホルモン，腸管ペプチド）と呼称される．1980年代は数多くの消化管ホルモン研究が推進され，なかでもモチリンによる空腹期運動の研究は本邦が世界をリードした．1999年に発見された食欲増進作用のあるグレリンは胃体部のX/A様細胞におもに存在し，腸管での含有量が多い．したがって腸管は「第2の脳」，「小さな脳」といわれてきたが，発生学的にも腸管が首座といえる．現在，脳腸ホルモンは20種類以上存在し，栄養，消化吸収，インスリン分泌調整などが役割であるが，不安，抑うつの調整作用もわかってきた．近年，腸内細菌叢（microbiota: マイクロバイオータ）が腸管疾患のみならず，循環器疾患・腎疾患・神経疾患・神経発達障害・精神疾患に深く関与していることが解明されてきている．すなわち，腸内細菌・腸・脳の相互作用が注目されている．

ただ，治療の観点からは，保険適用品目としては，甲状腺刺激ホルモン放出ホルモン製剤（1978年）が脊髄小脳変性症・遷延性意識障害に，ソマトスタチン誘導体（1989年）が消化管ホルモン産生腫瘍および緩和医療における消化管閉塞に伴う消化器症状の改善などに限られていた．近年は糖尿病治療薬として，GLP-1（2021年），GIP/GLP-1（2023年）製剤が発売となった．なお，これらの製剤の副作用（あるいは生理作用）は食欲低下である．

e. 本邦での学術活動の変遷（図 3）

日本国際消化管運動研究会（代表幹事：三輪剛から本郷道夫）は，約6年間活動を続けた日本消化器病学会の付置研究会「消化管運動研究会」を継承する形で，2008年7月，日本消化器病学会の関連研究会として設立された．消化管運動を中心とした基礎的および臨床的研究の振興を目的として，日本国内外の知識の交流を図ると同時に，人類の健康の増進および福祉の増大に寄与することを目指し，2009年4月の第1回研究会から毎年春に年次集会が開催された．FDの日本語病名を機能性ディスペプシアあるいは機能性胃腸症とすべきかの激論もそこで交わされた．

日本Neurogastroenterology（神経消化器病）学会（理事長：三輪剛から佐藤信紘）は，神経－消化

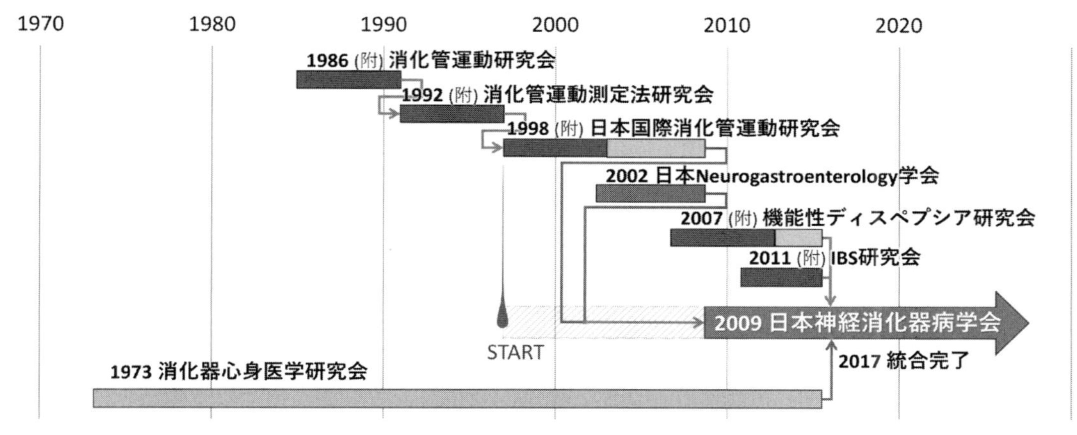

図3 本邦での学術活動の変遷（本郷道夫東北大学名誉教授から提供改変）

器臓器機能相関という新しい視野に基づいて消化器系の機能性および器質性疾患の発症・進展治癒機構を解析し，その統合的理解を試みることにより，消化器疾患病態の解明・治療に資することを目的とする．すなわち，「神経消化器病」という新しい研究分野を発展させることを目的として，2002年10月に第1回大会が開催された．Proceedingを兼ねて『消化管運動―目にみえない消化器疾患を追う』（メディカルレビュー社）が発行された（編集主幹：佐藤信紘，編集委員：川野淳，原澤茂，本郷道夫，松枝啓）．

日本消化器病学会の関連研究会から発足した消化器心身医学研究会（発足当初は消化器PSM研究会：並木正義創設）は1973年3月から年2回，日本消化器病学会時期に開催された．消化器疾患における心身医学的諸問題を検討し，臨床医学の発展・向上に寄与することを目的とした（最後の代表幹事：金子宏）．第44回（1994年）では，日本神経消化器病学会の元理事長である本郷道夫会長が「消化器心身症―その機能異常の側面―」をテーマとして取り上げた．これはRome基準の初版が公刊された年である．その後，FGIDを脳腸相関・心身医学的立場から紐解く研究発表が中核となった．第70回（2008年）からは，一般演題のうちとくに秀逸な1演題には，研究会の発展に多大なる貢献をした故・並木正義旭川医大名誉教授に由来する「並木賞」が贈られ，研究者育成につながっている．

2009年4月には日本Neurogastroenterology（神経消化器病）学会と日本国際消化管運動研究会が統合されて日本神経消化器病学会（Japanese Society of Neurogastroenterology and Motility）となった．神経消化器の臓器機能相関という新しい観点から消化器および神経系の機能性および器質性疾患の発症・進展治癒機構を解析し，その統合的理解を試みることにより，基礎的・臨床的に消化器および神経系疾患病態を解明し，その治療に寄与する．神経消化器病という新しい研究分野を発展させることを目的とする．同年9月に第11回日本神経消化器病学会が開催された．さらに2017年にはそれまで別個に活動していた機能性ディスペプシア（FD）研究会，消化器心身医学研究会，IBS研究会も統合して一本化された．

f. Rome IV 基準の機能性消化管疾患と周辺疾患の位置付け

機能性消化管疾患（FGID）の概念が，運動と知覚であることが，消化管運動障害（GIMD）ではなく機能性疾患の概念構築の原動力である．DGBIは末梢の知覚過敏では説明のできないものに対して中枢機能が関与することを付加した概念ととらえるべきである．

本書で取り上げる疾患を，「機能性消化管疾患：FGID（すなわちRome IVでいう腸脳関連疾患：DGBI）」を中心に置き，「消化管運動障害（GIMD）」を主体とした周辺疾患を含めて図示した（**図4**）．「機能性消化管疾患（Rome IVでのDGBI）」は症状を説明するに足りる形態的異常がマクロレベルでみられないものであり，症状の発症には脳腸あるいは腸

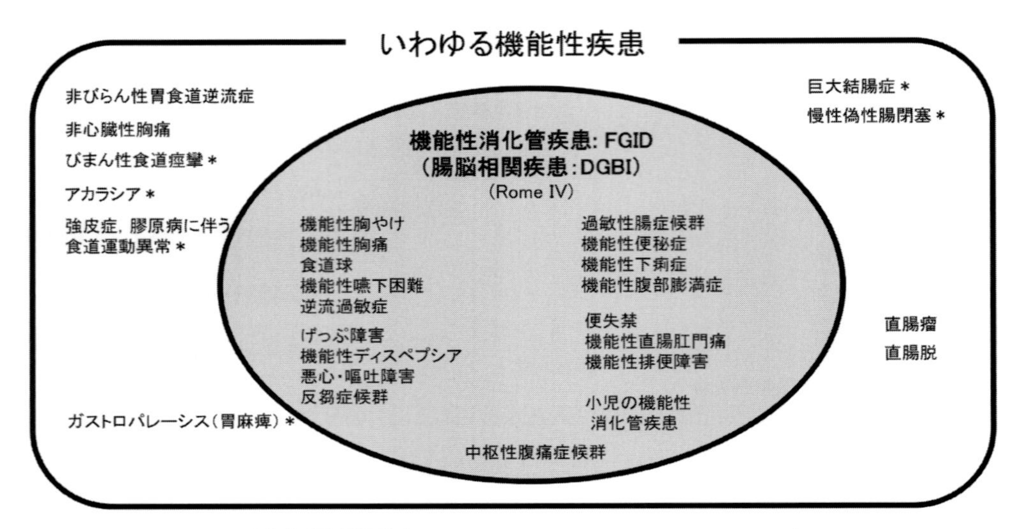

図4　本書で取り上げる機能性消化管疾患と周辺疾患

脳の相互作用が存在する疾患である．一方，単純X線撮影，CT，消化管内視鏡検査，消化管造影検査などで何かしら異常所見を呈し，消化管運動機能障害を認める疾患を「消化管運動障害 GIMD」とした．非びらん性胃食道逆流症（NERD），非心臓性胸痛，直腸瘤，直腸脱は GIMD ではないが，本書では臨床現場を考慮して FGID 周辺疾患として取り上げた．

まとめ

FGID を定義しているのが Rome 基準であり，改訂を重ねている．腸脳相関疾患（DGBI）と腸脳あるいは脳腸相関を主体とした病名に変化してきている．また，病態解明あるいは診断のための消化管機能検査の進歩が挙げられる．欧米では FGID と周辺疾患を取り扱う学問として神経消化器病学が発展しているが，本邦ではまだその歴史が浅く，今後ますますの発展が期待される．

［金子　宏・千葉俊美］

文　献

1) Aziz Q. Gastroenterology. 2016; 150: 1368–1379.
2) Kaneko H et al. J Neurogastroenterol Motil. 2014; 20: 94–103.
3) Mujagic Z et al. Eur J Gastorenterol Hepatol. 2017; 29: 651–656.
4) 金子　宏．消化器心身医学．2014; 21; 28–32.
5) Kumar D et al. ed. An Illustrated Guide to Gastrointestinal Motility. Churchill Livingstone; 1993: 165–318.
6) Code CF. Am J Med. 1952; 13: 328–351.
7) Alvarez WC. JAMA. 1922; 78: 1116–1118.
8) Brown BH et al. Med Biol Eng. 1975: 13; 97–103.
9) Haubrich WS. Gastroenterology. 1999; 116: 14 (Original: Beaumont W. New York: Plattsburgh, 1833).
10) Watson BW et al. Gut. 1962; 3: 181–186.
11) Arndorfer RC et al. Gastroenterol. 1977; 73: 23–27.
12) Dent J. Gastroenterol. 1976; 71: 263–267.
13) Kerlin P et al. Aust N Z J Med. 1983; 13: 591–593.
14) Katzem I. AJR. 1972; 115: 681–689.
15) Meyer JH et al. Am J Dig Dis. 1976; 21: 296–304.
16) Jian R et al. Gut. 1984; 25: 728–731.
17) Wankling WJ et al. Gut. 1968; 9: 457–460.
18) Mahieu P et al. Gastrointest Radiol. 1984; 9: 253–261.
19) Azpiroz F et al. Gastroenterol. 1990; 98: 1193–1198.
20) Steadman CJ et al. Gastroenterol. 1991; 101: 373–381.
21) Noelting J et al. Am J Gastroenterol. 2012; 107: 1530–1536.
22) Clouse RE et al. Am J Gastroenterol. 2000; 95: 2720–2730.
23) Kahrilas PJ et al. J Clin Gastroenterol. 2008; 42; 627–635.
24) Yadlapati R et al. Neurogastroenterol Motil. 2021; 33: e14058.
25) Zerbib F et al. Aliment Pharmacol Therap. 2005; 22: 1011–1021.
26) Kanazawa M et al. Neurogastroenterol Motil. 2000; 12: 87–94.
27) Bouras EP et al. Am J Physiol. 1999; 277: G687–G694.
28) Wilder-Smith CH et al. Gut. 2004; 53: 1595–1601.

第 1 章

食　道

1-1 食道の解剖，消化管運動の生理学，ペプチド

a. 食道の解剖

食道は咽頭から胃に至る長さ約 25 cm の管状の器官である．上部は輪状軟骨下縁，第六胸椎レベルに一致し，横隔膜の食道裂孔を通って第 11 ～ 12 胸椎レベルで食道胃接合部を経て胃噴門につながる．

食道は大きく頸部・胸部および腹部の 3 部位に分かれる．頸部食道（cervical esophagus: Ce）は，輪状軟骨下縁から胸骨上縁の高さまで，椎骨の腹側，気管の背側を下行する 5 ～ 6 cm の部位である．食道と気管のあいだを反回神経が走行し，食道の両側に総頸動脈，内頸静脈および迷走神経が存在する．胸部食道（thoracic esophagus: Te）は胸骨上縁から横隔膜までの長さ 15 ～ 18 cm の部位であり，さらに気管分岐部下縁までの胸部上部食道（upper thoracic esophagus: Ut），気管分岐部下縁からの二等分した上半分の胸部中部食道（middle thoracic esophagus: Mt）および下半分の胸部下部食道（lower thoracic esophagus: Lt）に細分される．胸部食道は気管および心臓の背側を下行しながら，下行大動脈の右側より徐々に左側に位置を移し，大動脈左前方で横隔膜の食道裂孔より腹腔に入る．腹部食道（abdominal esophagus: Ae）は横隔膜裂孔から胃の噴門に連なる長さ 2 ～ 3 cm の部位である．

食道は内容物がない状態では腹背方向に圧排された扁平な形状をしているが，食物が通過する際には内腔が拡張する．食道には生理的に 3 つの狭窄部位が存在する．第一狭窄部は切歯から約 15 cm，食道の上端で咽頭に連なる部分であり，輪状軟骨狭窄部とも呼ばれる．輪状軟骨に付着している下咽頭収縮筋の収縮による狭窄と考えられている．第二狭窄部は切歯から約 25 cm，大動脈と左気管支が交差して食道を圧迫する部分であり，大動脈狭窄部と呼ばれる．第三狭窄部は切歯から約 40 cm，横隔膜を貫く部位であり，横隔膜狭窄部と呼ばれる．これらの狭窄部は食物が通過する際に拡張が生じにくく，通過障害や遅延が生じやすい[1]（**図 1**）．

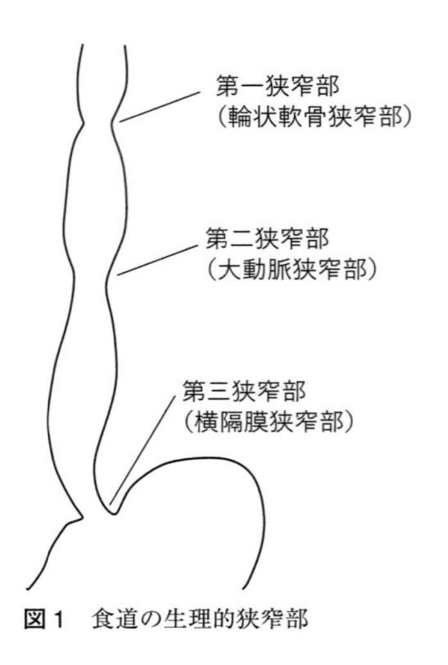

図 1　食道の生理的狭窄部

b. 食道壁の構造

食道壁は厚さ 4 ～ 5 mm で，他の管腔臓器と同様に同心円状の層構造を基本とし，内腔から外表面にかけて順に，粘膜，粘膜下組織，内側輪状筋層（内輪筋），外側縦走筋層（外縦筋），外膜で構成されている．粘膜は粘膜上皮，粘膜固有層，粘膜筋板からなる．粘膜上皮は機械的刺激や摩擦に対応するため重層扁平上皮で構成されている．粘膜固有層は疎性結合組織を主体とする組織であり，毛細血管網やリンパ管が発達している．粘膜筋板は粘膜固有層と粘膜下組織の境界を形成する平滑筋の層である．粘膜下層は弾性線維を含む疎性結合組織で，血管やリンパ管，神経，固有食道腺が存在している．粘膜下神経叢（マイスネル神経叢）は粘膜筋板の運動や腺分泌の神経性調節に関与していると考えられている．筋層は他の腸管壁と比較して発達しており，とくに外側の縦走筋層の発達が良好である．縦走筋・輪状筋ともに上部は横紋筋，下部は平滑筋で構成されている．筋層間には神経叢（アウエルバッハ神経叢）が存在する．他の消化管臓器と異なり外側を漿膜で覆われておらず，周囲組織と結合織で疎に結合している．

食道の特徴として上下端に括約機能を有すること

が挙げられる．上部食道括約部（upper esophageal sphincter: UES）は，おもに下咽頭収縮筋および輪状咽頭筋が協調して働くことで括約機能を発揮している．下部食道括約部（lower esophageal sphincter: LES）は，食道下部の肥厚した輪状筋および横隔膜脚によって形成されている．安静時に約 4 cm にわたって 20 mmHg 程度の高圧が維持されており，胃内容物の食道への逆流を防止するとともに，嚥下に伴い弛緩して食物の胃への流入を助ける[2]．

c. 食道の血管・リンパ管

食道は，上 1/3 を鎖骨下動脈と甲状頸動脈の分枝である下甲状腺動脈，中 1/3 を胸部大動脈の分枝である食道動脈，下 1/3 を腹部大動脈と腹腔動脈の分枝である左胃動脈が栄養する．静脈血は，上 1/3 は下甲状腺静脈に，中 1/3 は奇静脈・半奇静脈に，下 1/3 は左胃静脈に流入する．食道中部と下部の静脈は時に吻合して奇静脈と左胃静脈を連絡するため，肝硬変症など門脈圧が亢進した状態では，門脈血が吻合を通して奇静脈から上大静脈へ流入する．この状態では，食道下部を中心に粘膜直下の静脈が拡張して静脈瘤を生じ，消化管出血の原因となる．

リンパ管は食道上部では下甲状腺動脈に伴走し，その始部近傍の深頸リンパ節に連絡する．中部では食道動脈に沿って走行し，大動脈腹側の縦隔後部リンパ節を経て鎖骨上リンパ節に流入する．下部のリンパ管は左胃動脈に伴走し，大動脈腹側にある腹腔リンパ節に流入する[1]．

d. 食道の神経系

消化管の神経系は，神経ニューロンが消化管外に存在する外来性感覚神経系として，交感神経と副交感神経が分布している．交感神経はアドレナリン作動性ニューロンが神経叢内のシナプス前線維に終末を置き，作用する．副交感神経はコリン作動性ニューロンが神経叢内でシナプスを形成している．消化管運動はアドレナリン作動性の抑制神経系，コリン作動性の興奮神経系と両者の相互作用により制御されている．食道の副交感神経はおもに迷走神経であるが，中枢に情報を伝える求心性神経（孤束核に入る）と遠心性神経（延髄の背側核より始まる）で構成されている，左右の迷走神経は気管支の背側を下行し食道に沿って腹腔に到達する．これらは食道で数本の幹枝を分岐し，分岐した幹枝がそれぞれ連絡して食道神経叢を形成する．神経叢には交感神経線維（大内臓神経）も連絡する[2]．

食道では上部と下部で神経支配の様子が異なることが知られている．上部食道の筋層は横紋筋であり，おもに疑核および顔面神経核後核からの有髄迷走神経の下位運動ニューロンが支配している．神経伝達物質はアセチルコリンであり，同部の収縮を担っている．同部の迷走神経に電気刺激を与えると，近位部と遠位部が同時に収縮する．また迷走神経を中枢側で両側切断すると蠕動は消失するが，片側の切断では蠕動が保たれることから，食道壁内で広範に交差支配を受けていることが推測されている．抑制系の神経支配については，以前は存在しないと考えられていたが，最近ではその存在が報告されている[3]．

中下部食道の筋層は平滑筋で形成されている．横紋筋部とは異なり，この部分の運動には中枢神経のみではなく消化管壁内の内在性神経系も関与している．中枢神経としては迷走神経背側運動核からのニューロンが節後神経を介して作用しており，一次蠕動波の形成および伝播を担っている．平滑筋部の迷走神経を刺激すると，横紋筋部のような同時収縮ではなく，近位部から遠位部へ時間差がある収縮，つまり蠕動波を生じる．しかし，壁外神経を取り除いた状態でも食道への電気刺激で蠕動波が生じることから，末梢レベルの神経コントロールが関与していると考えられる．さらに，神経コントロールを薬剤で遮断した場合も，平滑筋部への直接的な電気刺激によって蠕動波が生じることから，壁内の直接的な伝播も関与していることが推測される．平滑筋部での神経伝達物質としては，興奮系ではおもにアセチルコリンが，抑制系では一酸化窒素（NO）が関与していることが明らかになっているが，そのほかサブスタンス P，血管作動性腸管ペプチド（vasoactive intestinal peptide: VIP），アデノシン三リン酸（adenosine triphosphate: ATP）などの関与も報告されている．この興奮神経系と抑制神経系の二重支配により，迷走神経を刺激するとまず弛緩が，その後に収縮が生じる．このような機序が蠕動運動による近位と遠位の筋収縮の時間差を生じる一因と推測されている[4]．

消化管には外来性感覚神経系のほかに内在神経系として，縦走筋層と輪状筋層の間に存在する筋層間神経叢，および粘膜機能の神経系として粘膜下神経叢が存在する．両者は神経吻合により相互連絡を行いながら機能している．

e. 上部食道括約部の運動

UESは関連する筋群の協調運動により括約機能を発揮している．約4 cmにわたり安静時に高圧を示しており，上部食道高圧帯と呼ばれている．そのおもな役割は，吸気時など胸腔内が陰圧になる際の空気の食道内への流入を防ぐこと，および食道で蠕動が生じた際に内容物の咽喉頭への逆流を防ぐことである．

UESは嚥下に大きく関与している．嚥下は，食塊が口腔から咽頭に随意的に移送される口腔期（第一期），食塊が咽頭を経由し弛緩したUESを通り上部食道へ不随意に移送される咽頭期（第二期），食塊がLESを通り胃に流入する食道期（第三期）に大別される．咽頭期には，①舌が食塊を口腔咽頭に押し出す，②軟口蓋が上咽頭を閉じ，喉頭蓋が下方に傾きはじめる，③軟口蓋が舌根に接近し，上咽頭括約筋の収縮により口腔咽頭腔が閉鎖され，気管側が喉頭蓋により閉鎖され，UESが弛緩する，④食塊が食道に入る，といった過程を経て，食塊が食道へ流入する．

UESを形成する下咽頭収縮筋および輪状咽頭筋は，咽頭期に関連する口腔底筋（オトガイ舌骨筋，顎舌骨筋，顎二腹筋），外舌筋（茎突舌筋，舌骨舌筋），軟口蓋の筋群，咽頭の動きを制御する中咽頭収縮筋などと繊細かつ緻密な協調運動を行っている．この複雑な運動は，嚥下反射として延髄の疑核・孤束核を中心とした嚥下中枢において行われる．食塊による嚥下反射誘発部の刺激により，中枢性パターン形成器（central pattern generator: CPG）が活性化する．CPGは嚥下運動を実行する運動神経系においてパターン化した嚥下反射を惹起し，また呼吸中枢にも作用して嚥下時の一時的な呼吸停止を生じる[5]．

f. 食道体部の運動

食道体部では食物により腸管が伸展すると蠕動運動が生じる．食物口側の収縮および肛門側の弛緩が起こり，収縮波が口側から肛門側に向かって進むことで，内容物が肛門側に移動する．腸管平滑筋が興奮すると，神経刺激を介して，あるいはその刺激が細胞間ギャップ結合を通して連続性に伝わり，蠕動運動が伝播する．

食道では蠕動運動のおもな刺激は嚥下であり，嚥下に伴い生じる蠕動波を一次蠕動波という．嚥下の際には咽頭の収縮に伴いUESが弛緩して食塊が食道内に流入し，さらに食塊は蠕動波によって胃に向かって運ばれる．LESは嚥下の際に弛緩し，食塊の胃への流入を容易にする．一次蠕動波の伝達速度は2.5～5 cm/秒で，中部食道で速く，上部および下部食道ではやや遅い．平均圧は下部食道で高く，平均で70 mmHg程度である[6]．伝播速度や収縮圧は食塊の量や性状，温度などにより影響を受け，量が多いと伝播速度は遅く，収縮圧は高くなる[7]．食道壁の伸展刺激などで誘発される，嚥下と関連しない蠕動波を二次蠕動波という．

食道縦走筋の収縮により食道が短縮し，同時に内腔径が増大し容積が増加する．また径の増大に伴い局所の内圧が低下するため，輪状筋収縮の際の内圧上昇を抑制する．縦走筋は迷走神経支配であり，おもな神経伝達物質はアセチルコリンであるが，そのほかカプサイシン感受性ニューロンから放出されるサブスタンスPの関与が報告されている[8,9]．

g. 下部食道括約部の運動

LESは食道の他部位と比較して高い静止圧を保っており，食物や胃酸などの胃内容物の食道への逆流を防ぐ機能を有している（**図2**）．筋原性のほか，神経性の要素が関与しており，同部の筋細胞の静止膜電位が高く脱分極が大きく生じること，明確な細胞間シグナル経路が存在すること，などが明らかになっている[4]．下部食道括約筋の神経支配は食道下部と同様に迷走神経が節後神経を介して関与しており，興奮系および抑制系の二重支配となっている．また胃以下の消化管において生じる空腹期伝播性強収縮運動（interdigestive migrating myoelectrical contraction: IMMC）はLESより生じる[10]．IMMCは約70～80分の休止期を経て，約20分間持続する強い収縮力をもった収縮波が，LESから始まり，

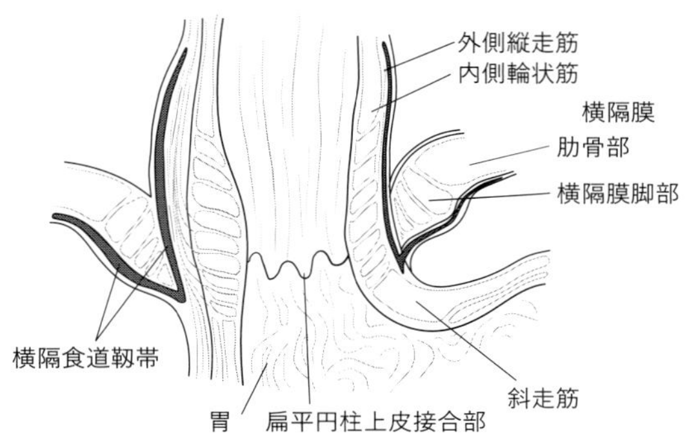

図2 下部食道括約部
(GI Motility online (May 2006) | doi:10.1038/gimo14)

胃を経て小腸の肛門側へと伝播する．IMMCは消化管ホルモンであるモチリンによって調節されている．生理学的には，腸管内容物を肛門側へ排出し，次の食物を受け入れるための準備と考えられている．

横隔膜脚は食道胃接合部で食道を取り巻くように存在しており，下部食道括約筋とともに共同して括約機能を果たしている．横隔膜は横紋筋であり，横隔膜神経支配である．急激に腹圧が上昇した場合には，横隔膜脚が迅速に収縮して食道胃接合部の圧を上昇し逆流を防いでいる．嚥下や食道壁の伸展刺激により，食道縦走筋の収縮とともに横隔膜脚は弛緩する．

嚥下や咽頭刺激に伴いLESは弛緩する．嚥下後2秒以内に始まり，6～10秒程度で蠕動波がLESに到達して終了する．弛緩後には10秒程度の弛緩後収縮が生じる[11]．嚥下のほか，迷走神経刺激や食道体部の伸展などでもLESの弛緩が生じる．おもな神経伝達物資としてはNOである．

胃の伸展刺激によってもLESの弛緩が生じる．この現象は嚥下とは無関係であり，一過性下部食道括約部弛緩（transient lower esophageal sphincter relaxation: TLESR）と呼ばれており，おくび（げっぷ）の機序と考えられている．TLESRは，① LES弛緩開始前後に嚥下がないこと，② 1 mmHg/秒以上のLES圧低下がみられること，③ LES弛緩開始から完全に弛緩するまで10秒以内であること，④ LES弛緩中の最低圧が2 mmHg以下であること，と定義されている[12]．TLESRの際には下部食道括約筋の弛緩と同時に横隔膜脚の弛緩と縦走筋の収縮が生じ，食道が短縮することにより，食道胃接合部が開大する．TLESRは嚥下に伴うLES弛緩より長く続くことが知られており，10～45秒程度持続する．胃酸の食道への逆流に関連しており，健常人の胃食道逆流の多くはこの現象に伴うものである[13]．TLESRは迷走神経刺激によって生じ，NOが下部食道括約筋および横隔膜脚の弛緩に関与していることが報告されている．また，γアミノ酪酸（GABA）作動薬，グルタミン酸，カンナビノイド受容体作動薬，コレシストキニンA受容体拮抗薬，アトロピン，モルヒネなどがTLESRの頻度を減少させることが報告されており，胃の伸展刺激に対する圧受容体の感度低下，迷走神経背側運動核に対する抑制，食道壁内の神経叢の運動ニューロンの抑制，などの機序が推測されている[4]．

h. 内臓感覚の伝達とイオンチャネル

消化管から中枢へ向かう求心性感覚刺激は，脊髄神経の感覚ニューロン，脊髄後角ニューロンを経由し，対側の脊髄視床路，脊髄網様体路を経て視床へと伝達され，体性感覚野，島，前頭前野などに投射される．中枢神経の興奮によって抑制系が賦活化し，内因性オピオイド，ノルアドレナリンおよびセロトニンニューロンを介して内臓知覚を抑制する．また，消化管粘膜への直接の物理的・化学的刺激は，迷走神経求心路を活性化し，脳内におけるさまざまな神経伝達物質の合成を引き起こす[14]．

近年，内臓感覚の伝達において，さまざまなイオンチャネルが発現し消化管の生理や病理，とくに痛みの発症に重要な役割を担っていることが示された．治療や創薬のターゲットとしても注目を浴びており，なかでもtransient receptor potential（TRP）チャネルは神経細胞だけでなく消化管の粘膜上皮細胞などにも発現していることが明らかになってきた．

食道粘膜では上皮細胞に，カルシウム感知受容体（calcium sensing receptor: CaSR），プロテアゼ活性化受容体（protease-activated receptor 2: PAR2），上皮性ナトリウムチャネル（epithelial sodium channel: ENaC），酸感受性イオンチャネル（acid-sensing ion channel: ASIC），TRPなどのイオンチャネル受容体が発現している．TRPチャネルは6回の膜貫通領域を有する非選択性陽イオンチャネルであり，温度感受性 TRP チャネルとして，1997 年に TRPV1（TRP vanilloid 1）がクローニングされた．TRPV1 は痛み受容体としての役目が推測され，その後 TRP チャネルスーパーファミリーメンバーの発見につながった．現在哺乳類の TRP チャネルは 28 ものメンバーを擁するスーパーファミリーであることが明らかになっており，ankyrin（TRPA1），canonical（TRPC1 ～ 7），melastatin（TRPM1 ～ 8），mucolipin（TRPML1 ～ 3），polycystin（TRPP1 ～ 3），vanilloid（TRPV1 ～ 6）の 6 つのサブファミリーに分けられている．これらは消化管を含む体内のほぼすべての細胞に存在しており，恒常性維持，およびさまざまな疾患の発症に関与していることが示唆されるが，いまだ不明の部分も多く残されている[15]．

消化管においては複数の TRP チャネルが神経のほか粘膜上皮細胞などに発現している．TRPV1 の活性化は温度や酸，カプサイシンなどにより生じ，その刺激が胃や食道で迷走神経由来の外来性感覚神経を介して痛みとして知覚される．高温刺激に関して，TRPV1 の活性化温度閾値は約 43℃と体温以上であるが，炎症時に傷害部位から放出される炎症関連メディエータによって TRPV1 が感作されると，温度閾値が低下し，正常体温でも活性化して痛みを惹起する．さらに TRPV1 の活性化による細胞内 Ca^{2+} 濃度の上昇によりカルシトニン遺伝子関連ペプチド（calcitonin gene-related peptide: CGRP）やサブスタンス P などが放出され，血管拡張や血管透過性を亢進する．このような機序が機能性消化管障害における症状発症の機序として推測されている．機能性ディスペプシアにおいて，TRPV1 のカプサイシンに対する反応性が増大していることが報告されている．また GERD 患者の食道においては，食道粘膜に TRPV1 が過剰に発現しており，酸逆流に対する知覚過敏が生じていることが示唆されている[15]．

TRPA1 は外来性感覚神経におもに発現しており，17℃以下の侵害性冷刺激やワサビなどの食物成分，炎症関連メディエータによって活性化する．TRPA1 と TRPV1 は相互に作用して感覚神経の感受性を増大させる．TRPA1 の作用薬であるアリルイソチオシアネートによって，感覚神経や骨盤神経を介する機械刺激伝達が活性化され，この反応が TRPA1 遺伝子欠損動物で消失することなどから，おもに機械刺激による内臓感覚に影響していることが推察されている．また TRPA1 は神経以外にも上皮や EC 細胞に発現しており，食物の胃排出などにも関わっていることが示唆されている．

TRPV4 は外来性感覚神経のみならず，食道の上皮細胞にも発現し，機械刺激や創傷治癒など広範囲に影響していることが示唆されている[16]．TRPV4 を調整する薬剤は，心不全，呼吸器疾患，消化器疾患，関節炎などさまざまな領域での治療に有効な可能性が期待されている．

胃食道逆流症は，胃酸や機械刺激，熱刺激などにより惹起される多因子疾患であり，イオンチャネルの変化が影響していることが報告されている[17]．TRPV2 は腸管神経系に多く発現しており，食道運動に関与していることが示唆されている．とくに LES において TRPV2 の発現により NO 由来の弛緩を生じ，酸逆流を惹起していることが推測される．TRPC は迷走神経，腸管神経，平滑筋細胞および間質カハール介在細胞に発現しており，なんらかの関与が考えられる．そのほか，TRPM4 や TRPV2 は消化管に浸潤する特殊な肥満細胞から遊離する炎症関連メディエータにより感作されるが，その結果，神経活性化が生じ，さらに肥満細胞が活性化される，といった相互作用が報告されている[18]．TRPV3，TRPM5 なども消化管に多く発現していることがわかっているものの，その詳細はまだわかっておらず，今後の検討が期待される．

まとめ

食道の解剖および運動生理について概説した．食道の運動の基礎的知識でありご承知いただきたい．最近注目度が高く，情報が蓄積されつつあるイオンチャネルについては，現在も精力的に研究が進められており，今後の研究成果が期待される．

［山本貴嗣］

文　献

1) 伊藤隆原著，高野廣子改訂．食道．解剖学講義，改訂 3 版．南山堂；2012: 282-285.
2) 本間研一監修．消化と吸収の一般原理．標準生理学，第 9 版．医学書院；2019: 830-849.
3) Kallmunzer B et al. Enteric co-innervation of striated muscle fibres in human oesophagus. Neurogastroenterol Motil. 2008; 29: 597-610.

4) 栗林志行ほか．胃腸障害を理解するための消化管収縮機能；食道運動．日本消化器病学会雑誌．2021; 118: 114-125.
5) 本間研一監修．食物の摂取と輸送．標準生理学，第 9 版．医学書院；2019: 850-854.
6) Hollis JB et al. Effect of dry swallows and wet swallows of different volumes on esophageal peristalsis. J Appl Physiol. 1975; 38: 1161-1164.
7) Ren J et al. Determinants of intrabolus pressure during esophageal peristatic bolus transport. Am J Physiol. 1993; 264; G407-G413.
8) Sugarbaker DJ et al. Swallowing induces sequential activation of esophageal longitudinal smooth muscle. Am J Physiol. 1984; 247: G515-G519.
9) Cris J, et al. Role of substance P nerves in longitudinal smooth muscle contractions of the esophagus. Am J Physiol. 1986; 250: G336-G343.
10) Dent J et al. Interdigestive phasic contractions of the human lower esophageal sphincter. Gastroenterology. 1983; 84: 453-460.
11) Mittal RK et al. Characteristics of lower esophageal sphincter relaxation induced by pharyngeal stimulation with minute amounts of water. Gastroenterology. 1996; 111: 378-384.
12) Holloway RH et al. Criteria for objective definition of transient lower esophageal sphincter relaxation. Am J Physiol. 1995; 268: G128-G133.
13) Dodds WJ, et al. Mechanisms of gastroesophageal reflux in patients with reflux esophagitis. N Engl J Med. 1982; 307: 154701552.
14) 金沢素ほか．中枢神経の変化—機能性消化管障害における脳腸相関の脳機能イメージング—．日本消化器病学会雑誌．2013, 102: 17-24.
15) Boudaka A et al. Physiological and pathological significance of esophageal TRP channels: special focus on TRPV4 in esophageal epithelial cells. Int J Mol Sci. 2022; 4550.
16) Guarino MPL et al. Increased TRPV1 gene expression in esophageal mucosa of patients with non-erosive and erosive reflux disease. Neurogastroenterol Motil. 2010; 22: 746-752.
17) Ueda T et al. TRPV4 channel is a novel regulator of intracellular Ca^{2+} in human esophageal epithelial cells. Am J Physiol Gastrointest Liver Physiol. 2011; 301: G138-147.
18) van Diest SA et al. Relevance of mast cell-nerve interactions in intestinal nociception. Biochemi Biophys Acta. 2012; 1822; 74-84.

1-2 食道の運動機能検査

1-2-1 食道内圧測定検査
esophageal manometry

a. 食道の運動

食道内圧測定検査では，以下に示す嚥下に伴う食道体部の運動と食道胃接合部の弛緩を評価し，食道運動障害を診断する．

1）食道体部の運動

嚥下を行うと食道には上から下に伝播する蠕動波が生じる．この嚥下に伴う蠕動波を一次蠕動波と呼ぶ（**図 1**）．一方，嚥下に関係なく蠕動波が生じることがあるが，この嚥下に関係ない蠕動波は二次蠕動波と呼ばれる．二次蠕動波は伸展刺激などにより誘発される．食道内圧測定検査では通常一次蠕動波を評価して食道運動障害を診断するが，胃食道逆流症などでは二次蠕動波の異常が生じることも知られている．

2）食道胃接合部の運動

食道胃接合部（esophagogastric junction: EGJ）は下部食道括約部（lower esophageal sphincter: LES）と横隔膜脚により通常高圧帯を形成し，胃内容物の逆流を防止している（1-1 の**図 2** 参照）．一方，嚥下を行うと一過性に食道胃接合部が弛緩し，食道内を 1 次蠕動波によって運ばれてきたボーラスが胃内に流入することができる（**図 1**）．食道アカラシアではこの嚥下による食道胃接合部の弛緩が障害される．

b. 食道内圧測定検査の方法

食道内圧測定検査の方法には，infused catheter 法

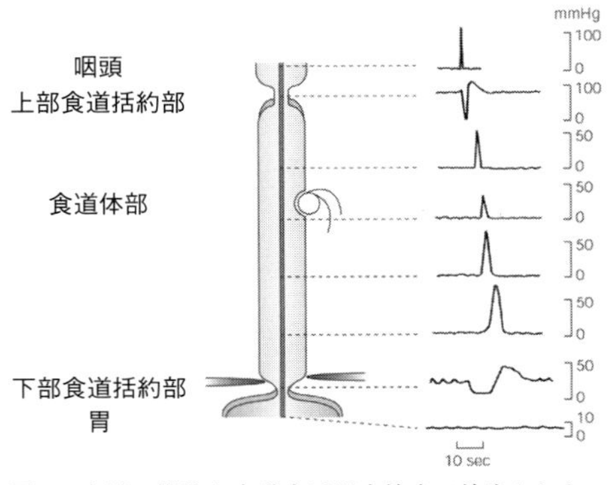

図 1 食道の構造と食道内圧測定検査で検出された一次蠕動波
（GI Motility online (May 2006) | doi:10.1038/gimo14）

と intraluminal transducer 法がある．それぞれ利点と欠点があり，従来は infused catheter 法が広く行われていたが，最近は intraluminal transducer 法が主流となっている．

1） infused catheter 法

ポリビニール製の細い管のなかに微量の水を流して，側孔からの水の流出を妨げる力を測定する方法である．カテーテルは細い管を束ねた形になっており，それぞれの管の出口は側孔として異なる部位に位置する．水はポンプで注入するが，圧を測定するトランスデューサーはポンプに装着されている．通常は食道体部の 3 ～ 5 か所と EGJ，胃の内圧を測定する．咽頭の内圧については，咽頭部の側孔を用いて内圧を測定する方法と，筋電図を用いて咽頭運動を評価する方法がある．infused catheter 法では後述するスリーブセンサー（sleeve sensor）を用いることができることと，カテーテルが安価であることが利点である．また，空いている側孔を用いて食道内に空気や液体を注入して，反射性の食道運動や食道の知覚を評価することもできる．infused catheter 法ではトランスデューサーと側孔との高さの違いにより測定値が影響を受けるため，通常は仰臥位で検査を行う．

2） intraluminal transducer 法

カテーテルに直接トランスデューサーを付けて内圧を測定する方法である．水による影響はないこと，重力による影響を受けないことが利点であるが，トランスデューサーが壊れやすく高価であることが欠点である．また，呼吸性に位置が変動する EGJ を持続的に測定するためには下記のスリーブセンサーが必要であったが，intraluminal transducer 法ではスリーブセンサーが使用できないことが大きな問題であった．近年，1 cm 間隔でトランスデューサーを配置した高解像度食道内圧測定検査（HRM）において後述する e-sleeve 機能が開発され，EGJ での持続測定が可能となった．

c. 食道胃接合部圧の測定方法

1） スリーブセンサー

EGJ は呼吸性に位置が変化することから，1 ポイントでの圧測定では食道胃接合部を持続的に測定することができない．そこで，6 cm の受圧面をもつスリーブセンサー（Dentsleeve）が開発され，EGJ を持続的に測定することができるようになった．スリーブセンサーは infused catheter 法で受圧面の下に水を流すことで，受圧面のどこでも圧を測定することが可能となり，受圧面にかかる最大圧を測定する（**図 2**，**図 3**）．なお，食道内圧は大気圧を基準とするが，EGJ 圧は胃内圧を基準とする．

2） e-sleeve 機能

intraluminal transducer 法ではスリーブセンサーが使用できないため，EGJ を持続的に測定することができなかった．しかし，HRM では 1 cm 間隔でセンサーを配置していることから，EGJ に位置する複数のセンサーの最大値を測定することにより，スリーブセンサーの代用ができる（e-sleeve 機能）ことが明らかになり，HRM で EGJ の持続測定が

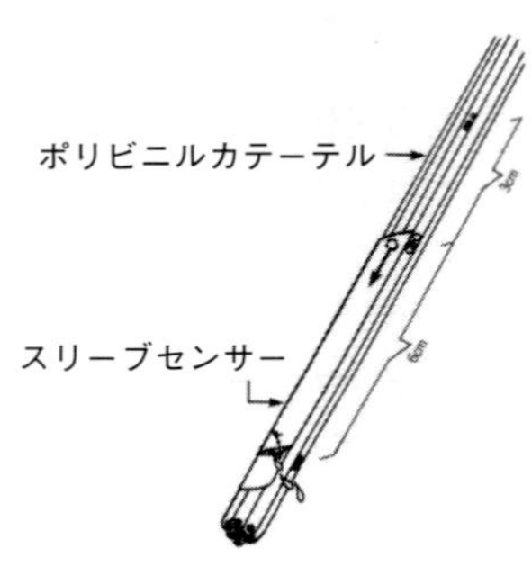

図 2　スリーブセンサーの構造（常岡健二ほか，上部消化管運動障害—病態とその治療—，文光堂；1985）
infused catheter 法では，カテーテル内に微量の水を流しておき，水の流れを妨げる圧を測定する．カテーテルに受圧面をもつスリーブセンサー（dent sleeve）が取り付けられており，スリーブセンサーの下に水を流すことにより，受圧面にかかる最大圧を測定することができる．

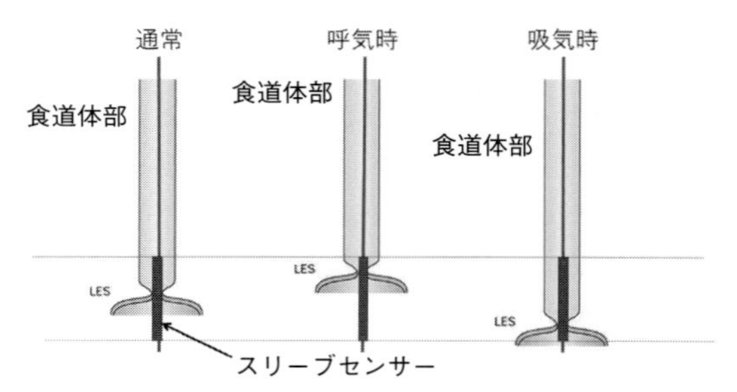

図 3　LES の呼吸性変動とスリーブセンサーによる測定原理（食道運動障害診療指針より）
LES は呼気時には近位に，吸気時には遠位に位置が変化する．このように LES の位置は呼吸性に変化するため，1 点での圧測定では LES 圧を持続的に測定することができない．6 cm の受圧面を持つスリーブセンサーを用いると，LES の位置が呼吸性変動しても，持続的に LES 圧を測定することができる．

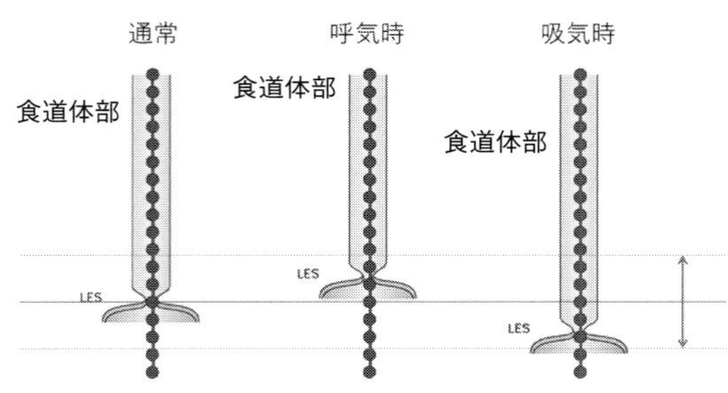

図 4 LES の呼吸性変動と e-sleeve 機能による測定原理（食道運動障害診療指針より）
1 cm 間隔で圧センサーが配置されており，一定の間隔における最大圧を計算することにより，持続的に LES 圧を測定することができる．

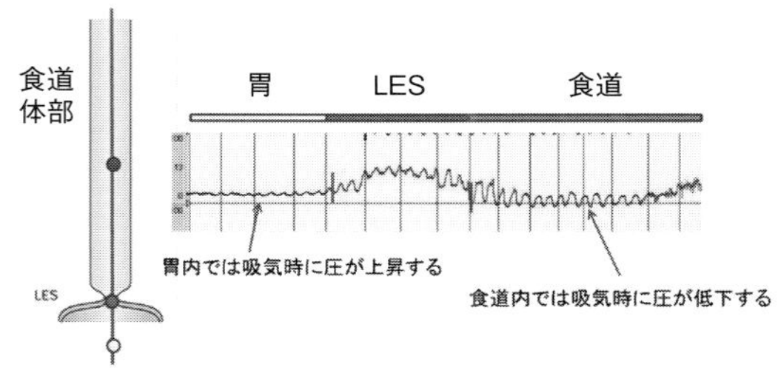

図 5 食道胃接合部の圧変化（GI Motility online (May 2006) | doi:10.1038/gimo14）
圧センサーを胃内に挿入し，徐々に引き抜いた際の食道胃接合部の圧変化を示す．胃や食道の内圧に比べて LES では高圧を呈し，LES の部位を同定することができる．

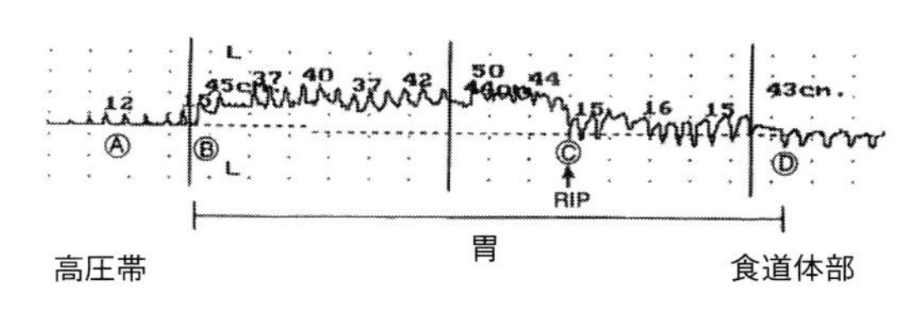

図 6 respiratory inversion point の解説（GI Motility online (May 2006) | doi:10.1038/gimo14）
圧センサーを胃内に挿入し，徐々に引き抜いた際の食道胃接合部の圧変化を示す．胃では腹圧を反映して吸気時に高圧を呈するが，食道では胸腔内圧を反映して吸気時に陰圧を呈する．圧センサーを胃から食道に徐々に引き抜くと，この圧変化の変換点が認められ，この部位を respiratory inversion point（RIP）と呼んでいる．

可能となった（**図 5**）．

d. 食道内圧測定検査の実際

1) 従来の食道内圧検査

従来は食道内の数か所の内圧を測定して食道運動を評価しており，スリーブセンサーが使用できることから，infused catheter 法で行うことがゴールドスタンダードであった．スリーブセンサーを用いる場合には，まずスリーブセンサーを EGJ に位置させることが必要になる．カテーテルをまず胃内に十分挿入し，胃から食道に引き抜きながら圧変化を測定する（pull-through 法）．胃から食道に引き抜くと，EGJ で圧が上昇して，食道になると圧が低下する（**図 5**）．なお，吸気時には胃内圧は腹圧を反映して上昇するが，食道内圧は胸腔内圧を反映して逆に低下する（**図 5**）．胃から食道に測定ポイントを引き抜くと，吸気時の圧変化が上昇から低下に変化するが，その変換点を respiratory inversion point（RIP）または pressure inversion point（PIP）と呼ばれている（**図 6**）．なお，pull-through 法には呼吸を止めて早く引き抜く rapid pull-through 法（**図 7**）とゆっくり引き抜く station pull-through 法（**図 8**）がある．この圧変化から EGJ の位置を特定する作業は慣れが必要であり，初級者にはやや難しい．また，測定された食道内圧は脳波のような波形で表示されるため，食道内圧検査に精通していないと蠕動波の評価が困難である（**図 9**）．

従来の食道内圧検査では嚥下時の EGJ 弛緩に加えて，一次蠕動波の蠕動波高と伝播速度，同期性収縮の有無などを評価する．EGJ 圧は呼吸性に変動しているが，通常呼気終末の圧を EGJ 静止圧とする．EGJ 静止圧が 5 mmHg 未満の場合は異常とされている．嚥下時の EGJ 弛緩時の最低圧が 7 mmHg 以下である場合には EGJ 弛緩は正常と判定する．また，通常嚥下時の EGJ 弛緩時間は 8 秒未満である．蠕動波高は蠕動波の最高値をもって収縮の強弱を判定しており，蠕動波高が 180 mmHg を超えている場合には高圧（hypertensive）とされている．また，食道内のボーラスを運ぶには下部食道で 30 mmHg，上部食道で 12 mmHg の蠕動波高が必要とされており，下部食道の蠕動波高が 30 mmHg 未満の場合には低圧（hypotensive），10 mmHg 未満を failed peristalsis としている．蠕動波は通常シングルピークであるが，3 相波以上のマルチピークを呈する場合があり，こうした蠕動波は異常とされている．蠕動波の伝播速度は通常 2 〜 4 cm/秒である．伝播速度が 6 cm/秒以上ではクリアランスが不良であることが報告されている．

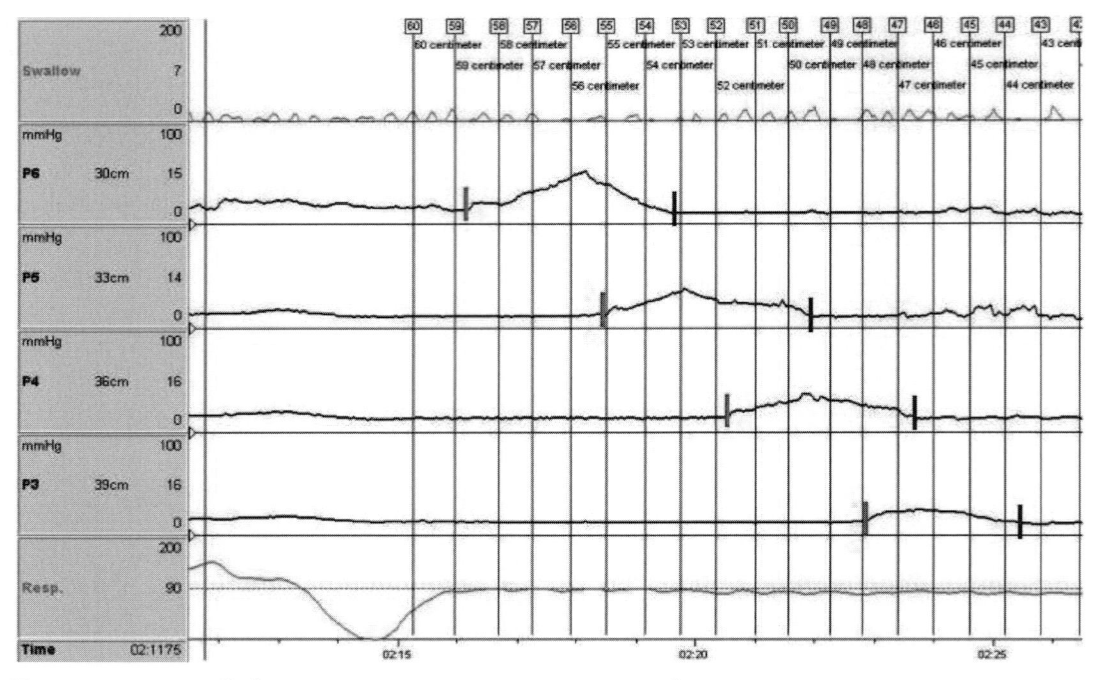

図7 rapid pull-through 法（GI Motility online (May 2006) | doi:10.1038/gimo14）
呼気時に呼吸を止めさせてカテーテルを引き抜き，LES 圧を測定する．LES の位置と LES 圧を測定することができる．

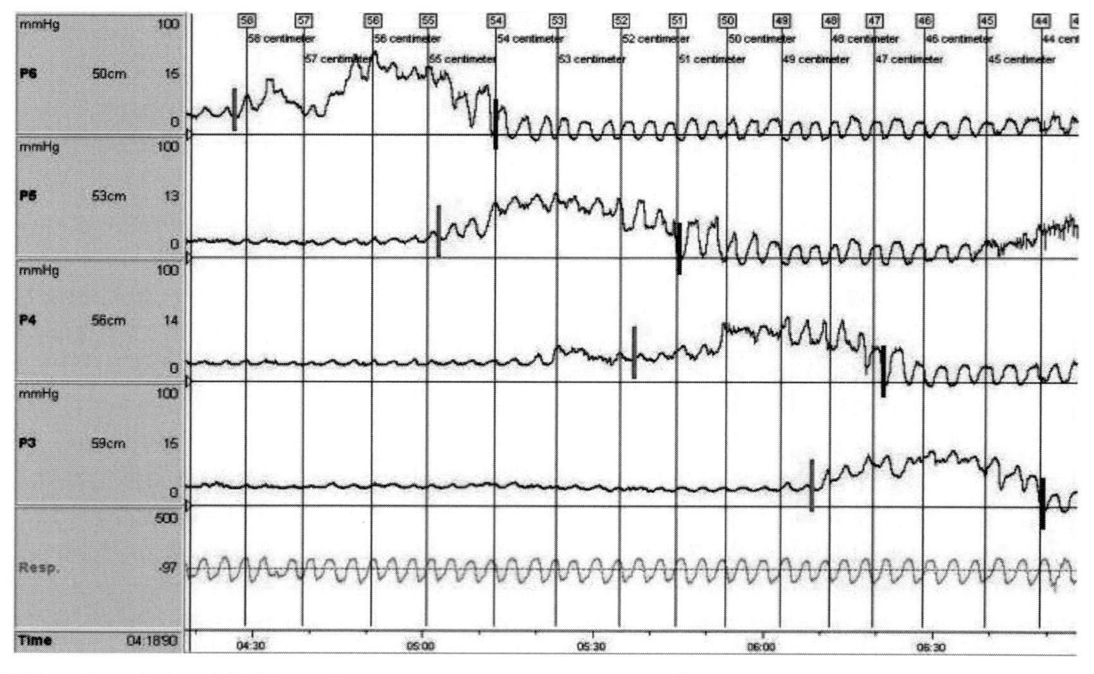

図8 station pull-through 法（GI Motility online (May 2006) | doi:10.1038/gimo14）
呼吸を止めないでゆっくりカテーテルを引き抜き，内圧を測定する．内圧の呼吸性変動も測定することができ，LES の位置および LES 圧だけではなく，respiratory inversion point（RIP）も同定することができる．

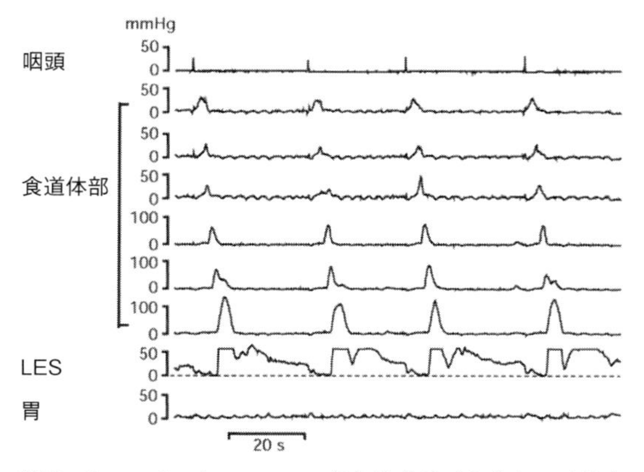

図 9　Conventional manometry におけるライントレースによる圧表記
嚥下による咽頭の収縮後に上部食道から下部食道に伝播する一次蠕動波がみられる．下部食道括約部（LES）圧は嚥下後に一度低下し（嚥下後の LES 弛緩），蠕動波が到達すると圧の上昇がみられている．

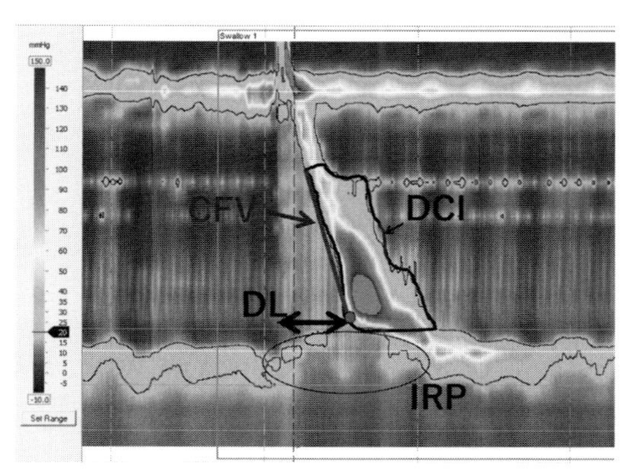

図 10　HRM におけるカラープロットによる圧表記（口絵 1）
高圧が赤，低圧が青で表示されている．上部と下部に 2 つの高圧帯が認められており，上部の高圧帯が上部食道括約部（UES），下部の高圧帯が食道胃接合部（EGJ）である．嚥下に伴い咽頭の収縮と UES の弛緩が生じ，その後上部から下部に伝播する一次蠕動が認められる．また，嚥下に伴い，EGJ 圧は低下している．シカゴ分類では，一次蠕動波の伝達速度を CFV，一次蠕動波高を DCI，嚥下から一次蠕動波が下部食道に到達するまでの時間を DL，嚥下に伴う EGJ 弛緩を IRP というパラメータで評価している．

なお，蠕動波高はマス目の数と増幅値から，伝達速度は測定点間の距離と蠕動波の到達時間から手動で計算していたが，コンピュータに波形を入力できるようになり，これらの値をコンピュータ上で測定できるようになっている．

2）　高解像度食道内圧測定検査

1 ～ 2 cm 間隔で多くの部位の内圧を測定するものを高解像度食道内圧測定検査（high-resolution esophageal manometry: HREM）と呼んでいる．現在では標準的に行われており，intraluminal transducer 法を用いることが多い．infused catheter 法でも多数の管を使用して HRM を行うことも可能であるが，注入する水の影響が無視できなくなってしまうことが問題である．HRM ではカテーテルを挿入しただけで，上部食道括約部（upper esophageal sphincter: UES）や EGJ の位置が確認できるため，conventional manometry で必要な，厳密なカテーテルの位置調整は必要ない．ただし，嚥下が評価できるように UES 圧を，EGJ 圧を評価できるように胃内圧を測定できるようにカテーテルの位置を調整する必要はある．conventional manometry では圧波形を脳波のようなトレースで表示していたが，HRM では圧をカラーで表示できるようになり，全体の圧変化が非常にわかりやすくなった（**図 10**）．

HRM では一次蠕動波の各要素を解析ソフトで自動計算できるようになっている．嚥下時の弛緩の評価に関しては，嚥下後 10 秒間の EGJ 圧のうちの任意の 4 秒間の最低値を用いて評価する（integrated relaxation pressure: IRP）．収縮の強弱に関しては，conventional manometry では 1 点での蠕動波高で評価していたが，HRM では蠕動波の 20 mmHg 以上の部分の体積を用いて評価する（distal contractile integral: DCI）．一次蠕動波の伝達速度については，当初蠕動波の傾きを評価していたが（contractile front velocity: CFV），蠕動波に大きな break がある場合には CFV では正確な評価ができないことがあり，蠕動波が嚥下から下部食道まで到達する時間を用いて評価するようになった（distal latency: DL）．これらのパラメータのカットオフ値については，使用する HRM 機器で異なることが報告されているが，全世界で広く使用されている ManoScan™ では，IRP は 15 mmHg，DCI は 100 mmHg 未満が failed，450 mmHg 未満が ineffective，8000 mmHg 以上が hypercontractile，DL は 4.5 秒未満が premature とされている．

e. 検査プロトコル

食道内圧検査では 5 mL の水嚥下で一次蠕動波を

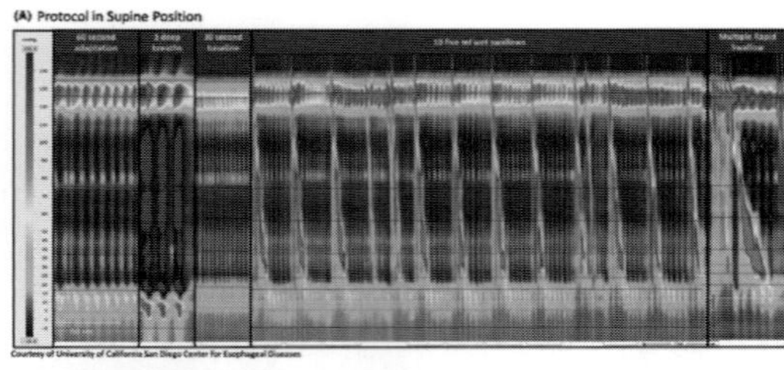

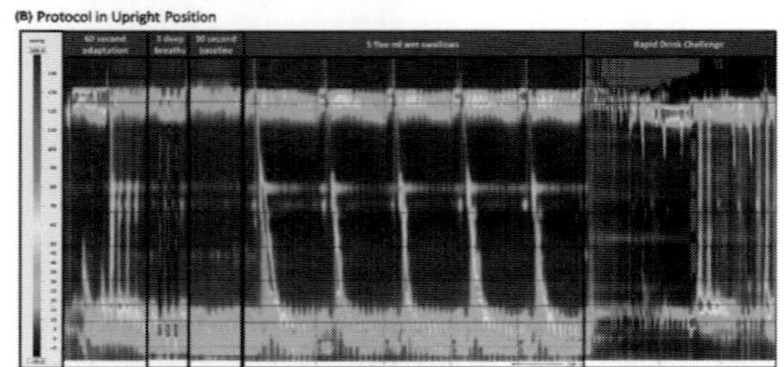

図 11　シカゴ分類 v4.0 における標準プロトコル（口絵 2）
上が臥位での標準プロトコル，下が坐位での標準プロトコルである．
上：カテーテル挿入後に臥位となり，60 秒間の順応時間の後に 3 回の深呼吸を行い，その後 30 秒間のベースラインの測定を行う．その後 10 回の 5 mL の水嚥下を行った後に，multiple rapid swallows を行う．
下：臥位での検査後に体位を坐位に変換し，再び 60 秒間の順応時間と 3 回の深呼吸を行った後に，30 秒間のベースラインの測定を行う．その後 5 回の 5 mL の水嚥下を行った後に，rapid drink challenge を行う．

評価する．健常人でも，嚥下をしても一次蠕動波が出現しない failed peristalsis となったり，蠕動波がみられてもその形は毎回異なることから，少なくとも 10 回の水嚥下を評価する必要がある．唾液を嚥下することを水嚥下に対比して空嚥下と呼び，以前は空嚥下も評価していたが，最近は空嚥下を評価しなくなっている．HRM を用いたシカゴ分類 v3.0 の標準プロトコルでは，臥位での水嚥下を 10 回行うことになっていた[1]．しかし，臥位のみの評価では十分に EGJ 弛緩を評価することができないケースが少なくないこと，健常人でも蠕動波高が低く ineffective esophageal motility（IEM）を呈する症例があることから，シカゴ分類 ver4.0 では臥位（**図 11(A)**）に加えて，坐位（**図 11(B)**）の評価や負荷テストが標準プロトコルに加えられた[2]．

take-home message

被験者はカテーテルの違和感から嚥下を繰り返してしまうことが多い．1 回目の嚥下後すぐに 2 回目の嚥下を行ってしまうと，1 回目の 1 次蠕動波が 2 回目の嚥下によって抑制されてしまう（degultitive inhibition）．そのため，食道内圧測定を行う際の注意点としては，1 回の水嚥下の際に複数回嚥下しないように被験者に説明するとともに，複数回嚥下してしまった場合にはそのデータを解析から除外する必要がある．

［栗林志行］

文　献

1) Kahrilas PJ et al. The Chicago Classification of esophageal motility disorders, v3.0. Neurogastroenterol Motil. 2015; 27: 160–174.
2) Yadlapati R et al. Esophageal motility disorders on high-resolution manometry: Chicago classification version 4.0((c)). Neurogastroenterol Motil. 2021; 33: e14058.

1-2-2 高解像度インピーダンス食道内圧測定検査

high-resolution impedance manometry

a. 高解像度インピーダンス食道内圧測定検査について

食道内圧測定検査では高解像度食道内圧測定検査（high-resolution manometry: HRM）が標準的に行われるようになったが，多くの HRM システムでは圧測定だけではなく，インピーダンス測定もできるようになっている．36 チャネルの solid state sensor が配置されている ManoScan™ などの高解像度インピーダンス食道内圧測定検査（high-resolution impedance manometry: HRIM）では，2 cm 間隔の 18 か所でインピーダンス測定を行うことができる（**図 1**）．圧とインピーダンスの両者を測定することにより，ボーラスの移動や管腔の断面積（cross-sectional area: CSA）を評価することができ，これらの評価を利用した HRIM の有用性が報告されている．

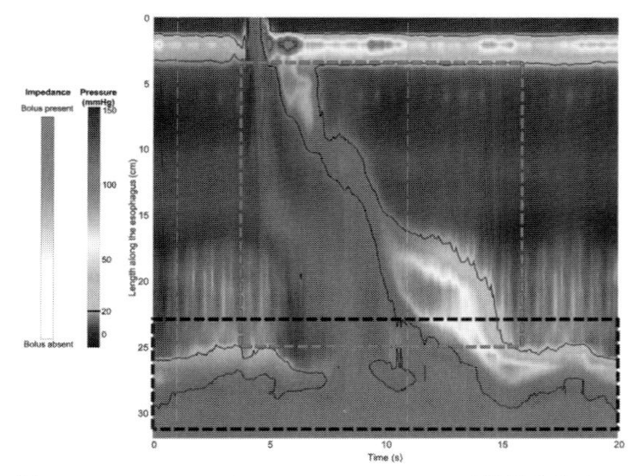

図 1　high-resolution impedance manometry で検出された一次蠕動波とボーラスの動態[2]（口絵 3）

high-resolution impedance manometry で測定された圧とインピーダンスをカラーで表示している．なお，高圧を赤，低圧を青，インピーダンス低値を紫，インピーダンス高値を白で表示している．

嚥下に伴って食道内に流入したボーラスが一次蠕動波によって食道内を運ばれ，胃内に流入している様子が観察できる．

b. ボーラス貯留の評価

1）　検査プロトコル

カテーテルを留置した後に，2 分間のベースライン測定を行い，0.45％の生理食塩水 5 mL を臥位で 10 回，坐位で 5 回嚥下する．

2）　食道内ボーラス貯留の評価項目

i）　EII 比　　縦軸は上部食道括約部（upper esophageal sphincter: UES）の下縁から食道胃接合部（esophago-gastric junction: EGJ）の上縁まで，横軸は嚥下に伴う UES 弛緩から一次蠕動波が終了するまで，または UES 弛緩から 12 秒間の領域を，一次蠕動波の前（Z1）と後（Z2）に分けて，インピーダンス値×時間×縦軸の長さ（esophageal impedance integral: EII）を測定する．EII-Z2/EII-Z1 を EII ratio として計算し，EII ratio が高値を示す場合には食道内のボーラス貯留が多いことを示す（**図 2**）．

ii）　bolus flow time（BFT）　　横隔膜脚圧の上下の圧とインピーダンスを測定した際に，ボーラスがあり，さらに横隔膜脚の口側から横隔膜脚，胃と圧勾配が認められる時間を bolus flow time（BFT）と定義する（**図 3**）．BFT が低値を呈する場合にはボーラスの通過が障害されていることを示す．

iii）　インピーダンス比（IR）　　EII 比の算出と同様に，縦軸は UES の下縁から EGJ の上縁まで，横軸は嚥下に伴う UES 弛緩から一次蠕動波が終了するまで，または UES 弛緩から 12 秒間の領域を設定する．それぞれの部位において，インピーダンス値の最低値/最大圧時のインピーダンス値を算出し，インピーダンス比（impedance ratio: IR）とする（**図 4**）．IR が高いほど，食道内のボーラス貯留が多い．

3）　各パラメータの有用性

HRM でメジャーな食道運動障害を認めない患者

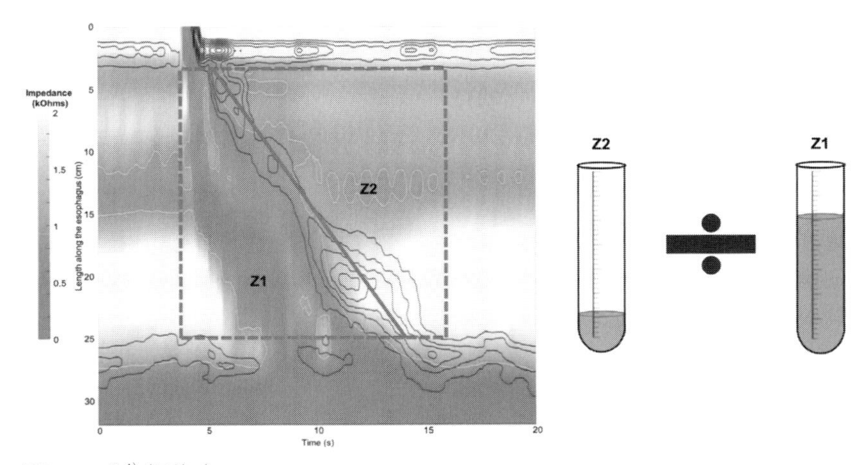

図 2　EII 比[1]（口絵 4）

圧を等圧線で表示し，インピーダンス低値をピンク，インピーダンス高値を黄色で表示している．
一次蠕動波の前の領域を Z1，一次蠕動波の後の領域を Z2 として，それぞれのインピーダンス値×長さ×時間を計算し（esophageal impedance integral: EII），Z2 の EII/Z1 の EII を EII 比としている．

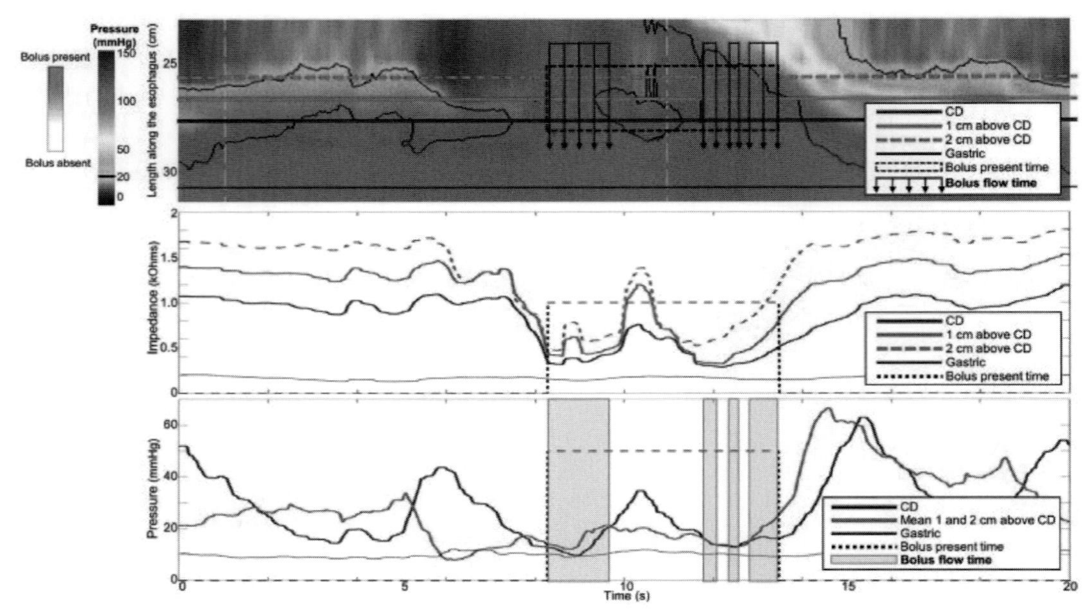

図 3　bolus flow time[1]（口絵 5）

上：high-resolution impedance manometry で測定された嚥下後の食道胃接合部の圧とインピーダンスの変化．CD（横隔膜脚）の位置を青の実線，横隔膜脚の 1 cm 口側を赤の実線，横隔膜脚の 2 cm 口側を赤の点線，胃内圧測定部を黒の実線で表示しており，食道胃接合部にボーラスが存在する時間を黒の点線で囲んでおり，bolus flow time を下向きの矢印で表記している．

中：横隔膜脚（青の実線）と横隔膜脚の 1 cm 口側（赤の実線），2 cm 口側（赤の点線），胃内圧（黒の実線）の圧変化を圧トレースで表示している．また，上の図と同様に，食道胃接合部にボーラスが存在する時間を黒の点線で囲まれた四角で囲んでいる．

下：横隔膜脚圧を青の実線，横隔膜脚の 1 cm 口側と 2 cm 口側の圧の平均値を赤の実線で，胃内圧を黒の実線で表示し，上の図と同様に，食道胃接合部にボーラスが存在する時間を黒の点線で囲まれた四角で囲んでいる．横隔膜脚の上の圧が横隔膜脚圧より高い場合に下向きの圧勾配が生じてボーラスが食道から胃内に流れることから，その時間を bolus flow time としてピンクの四角で囲んでいる．

で，これらのパラメータを比較した検討では，EII 比が食道内ボーラス貯留をもっとも正確に反映していた[1]．また，BFT および integrated relaxation pressure（IRP），EGJ 静止圧，EGJ contractile integral（EGJ-CI）などの既存の圧パラメータと食道アカラシアの治療効果とを比較した検討では，BFT がもっともよく治療効果を反映していた[2]．さらに，EII 比および食道造影検査所見と食道アカラシアの治療効果を比較した検討では，EII 比が食道造影検査所見より治療効果をよく反映していた[3]．このように，HRIM を用いた食道内ボーラス貯留の評価は有用である．

c. 食道の伸展性評価

1）　pressure-flow analysis

i）　検査プロトコル　臥位で頭部を 30° 挙上した状態で，10 分間安静にした後に，0.9% の生理食塩水を 5 mL および 10 mL，450 K cPs のビスカスを 5 mL および 10 mL，2 cm^2 および 4 cm^2 の固形食をそれぞれ 5 回ずつ嚥下するプロトコルが用いられていた（**図 4**）．ただし，検査プロトコルは検討によって異なっており，下記の pressure-flow metrics と EII 比や BFT と比較した検討では，0.45% の生理食塩水の 5 mL を臥位で 10 回，坐位で 5 回嚥下するプロトコルが採用されている[1]．

ii）　pressure-flow metrics　食道内をボーラスが通過する際には，食道がもっとも伸展されるときにインピーダンスが最低値を示す．インピーダンスと圧の変化から，インピーダンスが最低値を示すときの圧を PNadImp，ボーラスによる圧上昇（intrabolus pressure: IBP），インピーダンスが最低値を示す時間からインピーダンス最低値を示す時間と最大圧を示す時間の中間点までの時間を IBP slope，インピーダンス最低値から最大圧までの時間を TNIPP とすると，pressure-flow index（PFI）

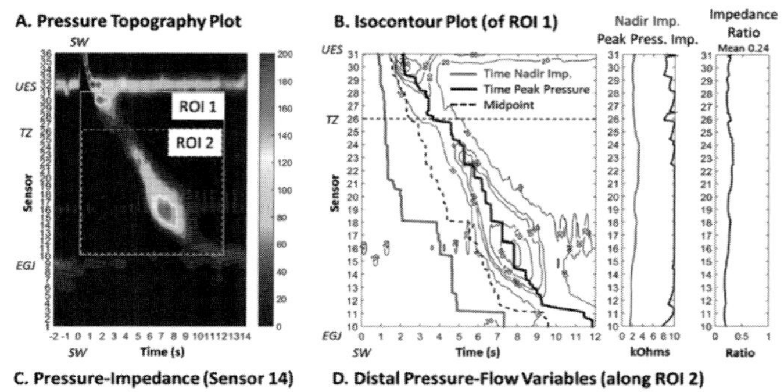

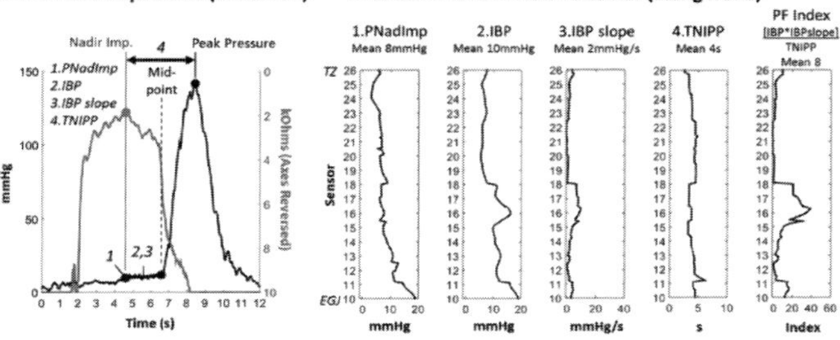

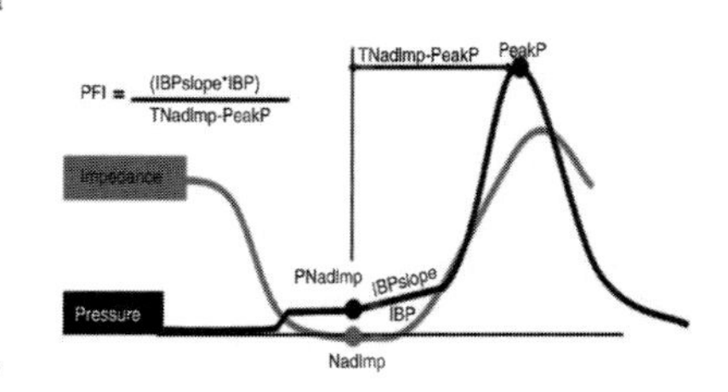

図4 pressure flow analysis[1]（口絵6）

A：健常人が5 mLの生理食塩水を服用した際の圧変化をカラーで表示している．2つのregion of interest（ROI）に分けており，上部食道括約部の下縁から食道胃接合部の上縁までをROI 1，transition zoneから食道胃接合部の上縁までをROI 2としている．

B左：一次蠕動波の圧を等圧線で示し，インピーダンスの最低値を示した場所と時間を紫の実線，圧の最高値の場所と時間を黒の実線，インピーダンスの最低値を呈した時間と圧の最高値を呈した時間との中間点を黒の点線で示している．なお，インピーダンスの最低値はボーラスによる伸展のタイミングを，圧の最高値は収縮の最大値を示している．

B中：それぞれの部位でのインピーダンス値を示している．

B右：インピーダンスの最低値/圧の最高値を示した時のインピーダンス値をimpedance ratioとして示している．

C：センサー14で測定されたインピーダンスと圧である．嚥下開始（0s）から12秒間のインピーダンス値を紫の実線，圧を黒の実線で示している．なお，インピーダンスは表示しやすいように反転しており，最低値が上になっている．この図は以下の4つの主要なパラメータが計算されている代表的な例である．

PNadImp（pressure at nadir impedance）は内腔が最大に伸展した際の内圧，IBP（intrabolus pressure）はインピーダンスの最低値からインピーダンス最低値と最大圧の中間点までの時間の圧の中央値，IBP slopeはインピーダンスの最低値からインピーダンス最低値と最大圧の中間点までの時間の圧変化の勾配，TNIPP（the time from nadir impedance to peak pressure）はインピーダンスの最低値から最大圧までの時間であり，最大伸展時から最大収縮までの時間を示している．

D：ROI 2のそれぞれのセンサーにおけるCで示した各パラメータの値とその平均値を示している．pressure flow（PF）indexはIBP×IBP slope/TNIPPとして計算される．センサー18の下の位置ではIBPが著明に増加し，TNIPPが短くなっている．これは，食道胃接合部の通過障害が存在し，食道内に貯留したボーラスによって食道体部に限局性の圧上昇が生じていることを示している．

右の図：CのシェーマとPFI（PF index）．

を（IBP×IBP slope）/（TNIPP）として算出する（**図4**）．このPFIが嚥下困難の症状と相関することが報告されている[5]．

2）distension-contraction profile

i）検査プロトコル　カテーテルを挿入した後に，－15°のトレンデレンブルグ体位（頭部が足より下になる体位）で37℃に温めた0.5規定の生理食塩水10 mLの嚥下を8～10回繰り返す．通常のシカゴ分類のプロトコルとは体位や1回の嚥下量が異なることに注意が必要である．とくに体位については，臥位では嚥下したときに飲み込んでしまう空気が正確なCSAの評価を妨げてしまうため，トレンデレンブルグ体位が適しているとされている[6]．

ii）distension-contraction profileの有用性　ナットクラッカー食道患者と健常人を比較したところ，ナットクラッカー食道では蠕動波高が高いだけではなく，ボーラス通過時のCSAが小さく，ボーラスの通過が早かった（**図5**）[7]．つかえ感がみられるものの，通常のHRMでは異常がみられなかった患者に対してdistension-contraction profileを評価した検討でも，健常人に比べて患者ではボーラス通過時のCSAが小さかった[8]．このように収縮だ

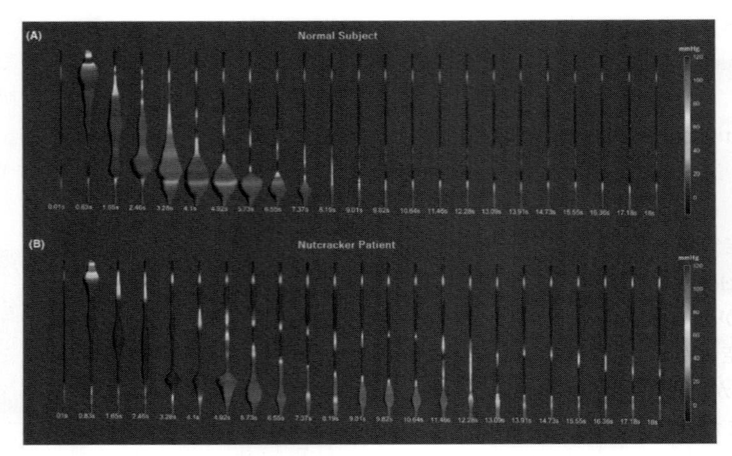

図5 健常人とナットクラッカー食道患者での Distention-contraction profile の違い[7]（口絵7）
圧はカラーで表示されており，高圧が赤，低圧が青で示されている．食道内のボーラスによる食道の伸展が時系列で表示されている．ナットクラッカー食道患者では健常人に比べて，ボーラスが早く下部食道に到達し，ボーラスによる食道の伸展度が小さく，食道の伸展が断片化（拡張する部位と拡張しない部位が混在している）している．

けではなく，伸展性の異常がつかえ感の原因になっている可能性が指摘されている．

d. 食事負荷を併用した評価

1) 検査プロトコル

シカゴ分類 ver4.0 では食事負荷による HRIM のプロトコルが紹介されており，200 g の柔らかい固形食または症状を誘発する食事を摂取した後に，最低 10 分間観察するとされている[9]．

2) 評価項目

i) 運動障害の有無　負荷食を摂取した後に，通常は異常な食道運動はみられない．また，健常人でも食後には一過性下部食道括約部弛緩（transient lower esophageal relaxation: TLESR）が生じるが（**図6**），シカゴ分類 ver4.0 では食後 10 分間に 4 回までが正常とされている[9]．

ii) 反芻　反芻（rumination）は摂取した胃内容物が口まで上がってくる状態である．HRIM ではボーラスも検出できることから，胃内容物が UES を超えて逆流する様子を検出することができる（**図7**）．HRIM では，逆行した圧勾配を伴うベースラインから 30 mmHg 以上の胃内圧の上昇と，胃内圧上昇後 10 秒以内に嘔気を伴わず胃内容物が UES の口側に逆流する現象と定義されている[10]．rumination syndrome は慢性的に反すうが認められ

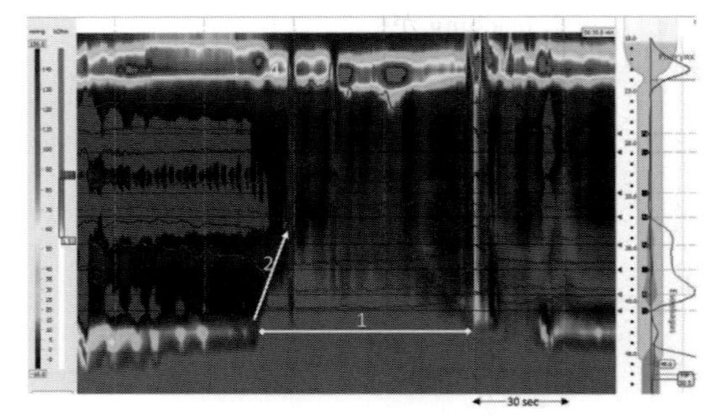

図6 high-resolution impedance manometry で検出された一過性下部食道括約部弛緩と胃食道逆流[10]（口絵8）
10 秒以上の食道胃接合部の弛緩が認められ（矢印1），胃内容物が食道内に逆流している（矢印2）．

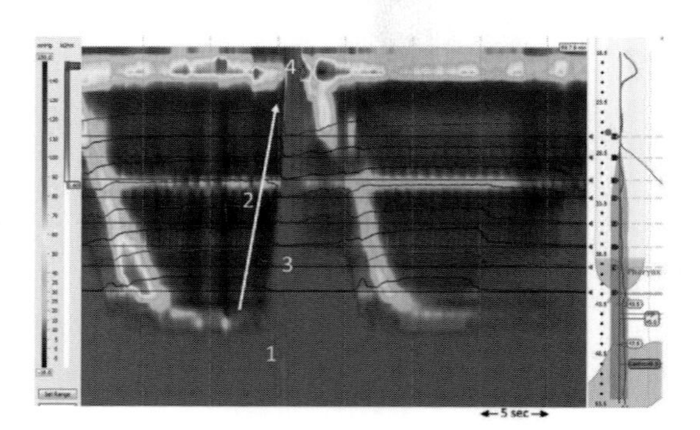

図7 rumination の 1 例[10]（口絵9）
ベースラインより 30 mmHg 以上の胃内圧の上昇が認められ（矢印1），胃内容物が上部食道括約部まで逆流し（矢印2），逆流に伴う食道内圧の上昇がみられ（矢印3），上部食道括約部の弛緩がみられている（矢印4）．

る状態とされており，シカゴ分類 ver4.0 では食後 10 分間には rumination が生じないことが正常とされている[9]．

iii） supra-gastric belching　曖気（げっぷ）には 2 種類あり，通常の曖気は胃内に貯留した空気が口腔内に上がってくる現象である．一方，食道内に貯留した空気が口腔内に上がってくる状態を supra-gastric belching と呼んでおり，これが頻回に生じる病態が知られている[11]．HRIM では，UES 弛緩に伴い空気が食道内に流入し，その後すぐに食道から空気が排出される現象と定義されており，EGJ の収縮または胸腔内圧の陰圧，およびこの両者を伴う（**図 8**）[10]．通常のインピーダンスモニタリングでも supra-gastric belching は検出可能であるが，HRIM では supra-gastric belching 発生時の UES 弛緩や胸腔内圧の変化をとらえることができる[10]．シカゴ分類 ver4.0 では食後 10 分間には supra-gastric belching が生じないことが正常とされている[9]．

3） 食事負荷後の HRIM の有用性

プロトンポンプ阻害薬（PPI）で症状が改善しない 94 人の患者に対して，食事負荷を用いた HRIM を行い，TLESR と supra-gastric belching，反芻の回数を評価したところ 76％で異常が認められ，

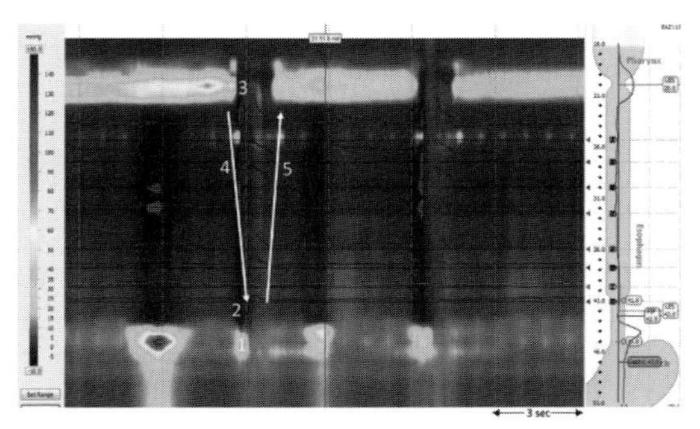

図 8　supra-gastric belch の 1 例[10]（口絵 10）
食道胃接合部の収縮（1）に伴い，胸腔内圧の陰圧が増大し（2），上部食道括約部の弛緩が生じ（3），近位から遠位に向かってインピーダンス値が上昇し（矢印 4），その後遠位から近位に向かってインピーダンス値が低下している（矢印 5）．

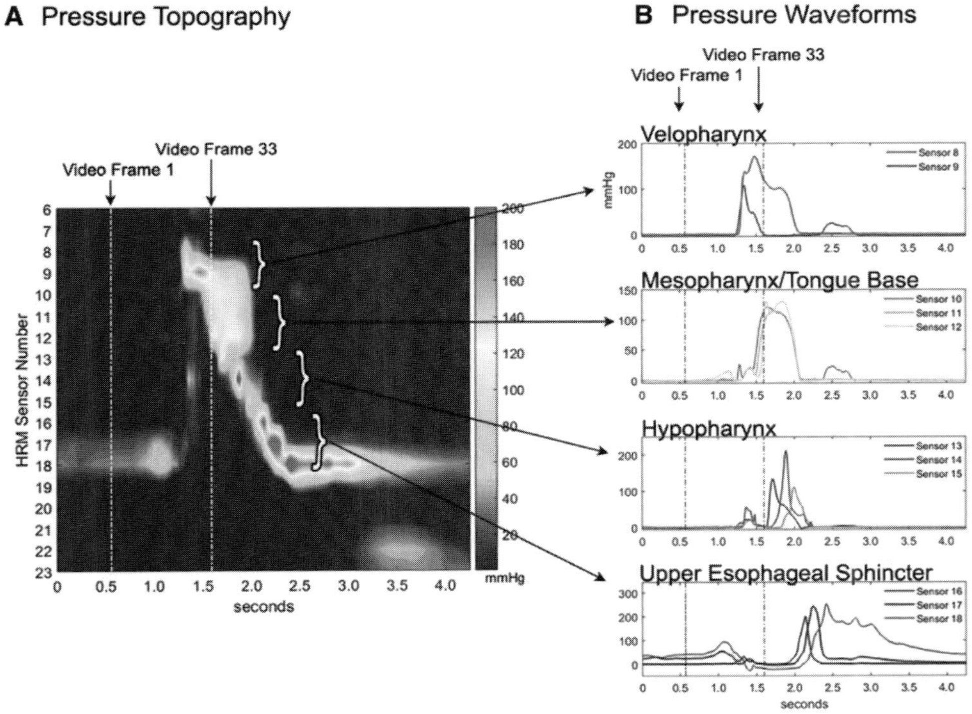

図 9　10 mL のバリウムを服用した際の咽頭内圧の圧変化[13]（口絵 11）
嚥下を行うと，口蓋帆咽頭から中咽頭/舌根，下咽頭と伝播する圧変化が生じる．上部食道括約部はいったん弛緩し，その後咽頭を伝播した収縮波が上部食道括約部に到達する．A は圧をカラー表示しており，B はそれぞれの部位での圧変化を圧トレースで表示している．

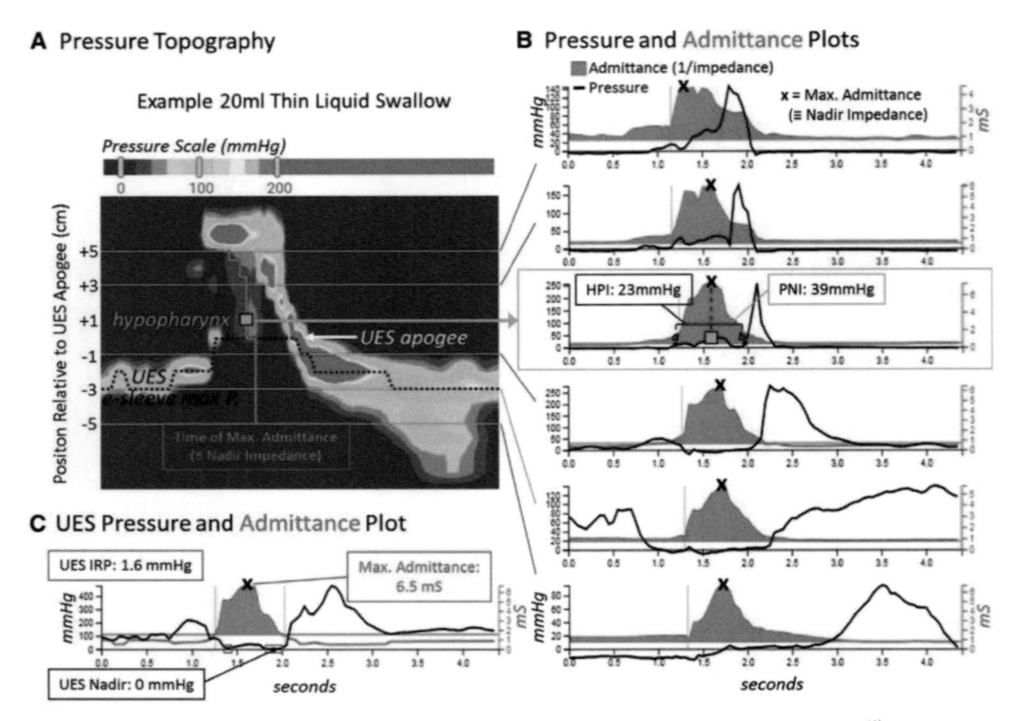

図 10　high-resolution pharyngeal impedance manometry で検出した嚥下に伴う圧とインピーダンスの変化[13]（口絵 12）
A：20 mL のバリウムを服用した際の咽頭および上部食道括約部の圧変化をカラー表示している．嚥下後に咽頭に生じる収縮と上部食道括約部弛緩が認められる．
B:それぞれの部位での圧変化（黒の実線）とアドミッタンス（ピンク）を表示している．なお，アドミッタンス値は 1/ インピーダンス値で計算される．X はアドミッタンスの最大値（インピーダンスの最低値）を示しており，それぞれの部位でのボーラスによる最大伸展時を表している．インピーダンスの最低値を示すときの圧を PNI（the pressure at nadir impedance）としており，上部食道括約部の最高点から 1 cm 口側で測定された PNI が pharyngeal flow resistance（オレンジの四角）の検証されたマーカーである．その他のマーカーとして，20 mmHg 以上の咽頭収縮圧の平均値の HPI（hypopharyngeal pressure increment）である．

42% で supra-gastric belching，20% で反芻，14% で逆流（過剰な TLESR）が認められた[10]．また，supra-gastric belching と rumination の検出に関して，食事負荷後の HRIM とインピーダンス-pH モニタリングを比較した検討では，診断の正確性と検者間の信頼性はインピーダンス-pH モニタリングのほうが HRIM に比べて高かったが，supra-gastric belching や反芻は HRIM でより頻回に認められた[12]．なお，これらの検討ではシカゴ分類 ver4.0 と異なり，食事負荷後 20 ～ 90 分検査を行っており，TLESR は 6 回/時より多い，supra-gastric belching は 2 回/時より多い，反芻は 1 回/時以上の場合に異常としている．

e. 咽喉頭機能評価

咽喉頭および UES の嚥下機能評価としては，誤嚥も評価することができる造影検査がゴールドスタンダードとして行われているが，近年，食道と同様に HRM による評価が行われるようになっている．さらに，HRM にインピーダンス測定を併用すると（pharyngeal high-resolution manometry impedance: P-HRM-I），伸展性も評価できることから，咽喉頭機能異常の診断における有用性が報告されている．

1）検査プロトコル

high-resolution pharyngeal manometry（HRPM）International Working Group が HRPM における推奨プロトコルを提案している[13]．HRM システムとしては，1 cm 間隔で少なくとも 10 個の solid state sensor をもつ HRM システムを推奨しており，インピーダンスが測定できる HRM では 2 cm 間隔でインピーダンス測定を行う．カテーテルの挿入については食道における HRM と同様に鼻腔を麻酔してから経鼻経路で挿入する．カテーテル留置後 5 分間

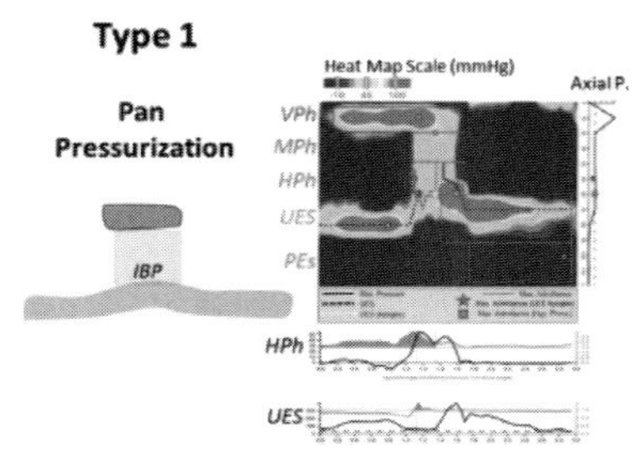

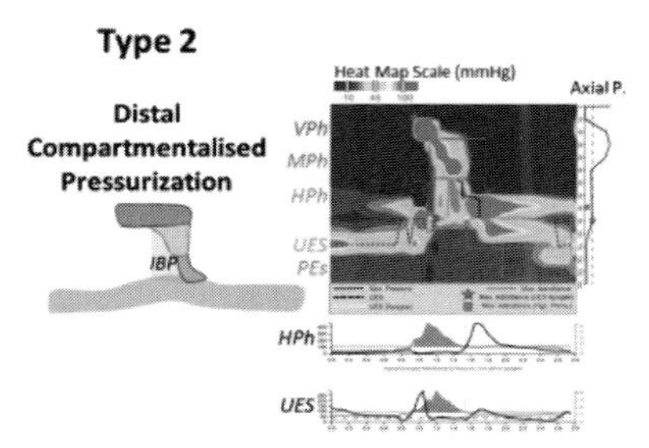

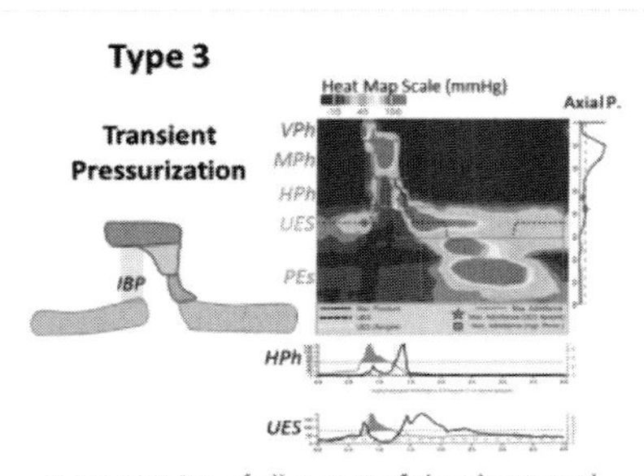

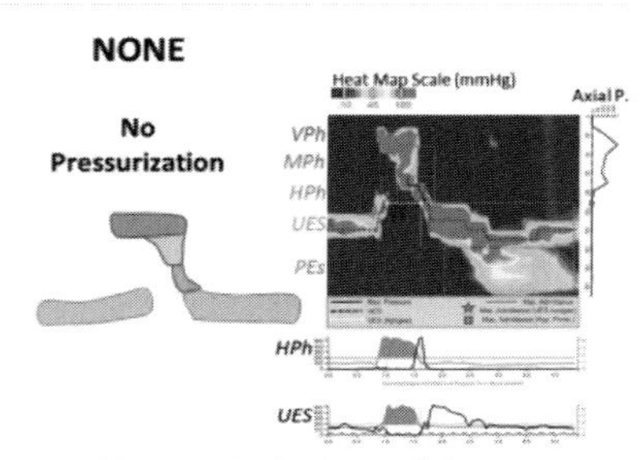

図 11 high-resolution pharyngeal manometry で認められた pharyngeal pressurization のパターン[13]（口絵 13）
Type 1：咽頭の伝播する収縮が実質的に消失し，上部食道括約部弛緩の間，持続的に口蓋帆咽頭から上部食道括約部との間に圧上昇が認められる．
Type 2：中咽頭の真ん中から，もしくはその下から始まる伝播する収縮が認められるものの，上部食道括約部弛緩の間，持続的に口蓋帆咽頭から上部食道括約部との間に圧上昇が認められる．
Type 3：上部食道括約部弛緩の前または間に咽頭全体または一部に圧上昇がみられるが，上部食道括約部弛緩の間は圧上昇が持続しない．
NONE：咽頭に pressurization がみられない．

待ってから，検査を行う．体位は頭部をまっすぐにした状態で坐位で行い，シリンジでテストボーラスを注入する．テストボーラスは 5 または 10 mL（時に 20 mL）で，最低 3 回嚥下を繰り返すが，症例によって調整することが許容されている．

2) 評価項目

HRPM International Working Group では，下記の 3 つの要素における 8 つの評価パラメータを評価することを推奨している[13]．

i) 咽頭内腔収縮圧　食道のシカゴ分類と同様に収縮圧を contractile integral（CI）で評価し，pharyngeal CI（PhCI），velopharyngeal CI（VCI），mesopharyngeal CI（MCI），hypopharyngeal CI（HCI）の 4 つのパラメータで評価する（**図 9**）．

ii) 下咽頭の intrabolus distension pressure
下咽頭の intrabolus pressure（hypopharyngeal intrabolus pressure）でボーラスによる圧変化を評価する（**図 10**）．

iii) UES 弛緩と開大　食道のシカゴ分類と同様に，UES 弛緩を integrated relaxation pressure（IRP）で評価する．EGJ における IRP は 4s-IRP であるが，UES IRP では非連続の 0.20 ～ 0.25 秒間における IRP を評価する．嚥下時には UES の位置が変化することから，1 点での圧測定より e-sleeve 機能を使用した IRP のほうが正確に UES の弛緩を評価することができる．また，UES の弛緩時間（UES relaxation time）や UES maximum admittance（UES MaxAd）も評価パラメータとして推奨されている

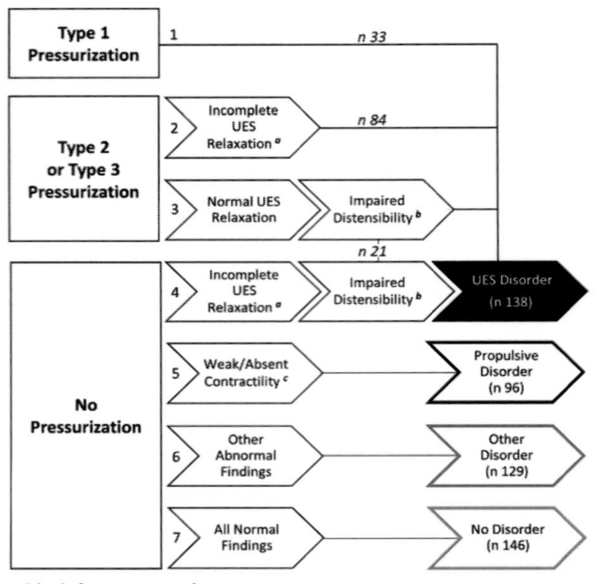

図 12 上部食道括約部障害のシェーマ[13)]

Type 1 の圧上昇（レベル 1）は上部食道括約部障害を示唆しており，健常人では認められない．Type 2 または 3 の圧上昇は不完全な上部食道括約部弛緩（レベル 2），または上部食道括約部弛緩は保たれている場合には伸展障害（レベル 3）を示唆している．圧上昇がみられない場合（レベル 4-7）には，不完全な上部食道括約部弛緩は伸展性の障害（レベル 4）を示唆しており，収縮が弱いまたは収縮がないもの（レベル 5）は推進力障害を示唆する．他の異常所見（レベル 6）がみられる場合には他の障害を示唆し，すべてが正常である（レベル 7）は障害がみられないことを示唆している．

（**図 10**）．なお，admittance はインピーダンスの逆数で示される．

3） P-HRM-I の有用性

IBP 高値と UES MaxAd が低値であると，UES 弛緩に異常がみられることが多い．上記のパラメータは正常値が示されており，加齢による影響や治療効果の評価にも有用であることが示されている．上記のパラメータに加えて，咽頭の pressurization のパターンが UES 弛緩の評価に有用であり，pressurization のパターンは pan pressurization を認めるタイプ 1，distal compartmentalized pressurization を認めるタイプ 2，transient pressurization を認めるタイプ 3 に分類することできる（**図 11**）[14)]．Pressurization がみられない患者では UES 弛緩異常を認めた患者の割合は 9% であったのに対して，タイプ 1 と 2 では 70 ～ 80% の患者で，タイプ 3 では 30% の患者で UES 弛緩に異常を認めたと報告されている．なお，この検討における各パラメータのカットオフ値は，high UES IRP ＞ 8 mmHg，high IBP ＞ 25 mmHg，low UES MaxAd ＜ 3.7mS と設定されている．さらに，UES 弛緩だけではなく，咽頭の収縮圧低下も嚥下障害では重要であり，low peak pressure ＜ 61 mmHg を異常として，診断フローチャートが示されている（**図 12**）．

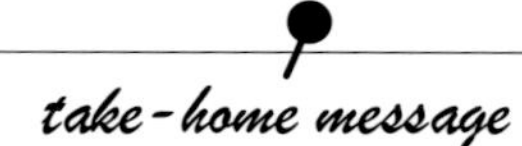

インピーダンス測定では電気抵抗を測定することから，蒸留水や水道水を使用するとインピーダンス値を正確に測定することができない．そのため，食道 HRM-インピーダンス測定検査では，生理食塩水などを使用する必要がある．

［栗林志行］

文 献

1) Carlson DA et al. High-resolution impedance manometry parameters enhance the esophageal motility evaluation in non-obstructive dysphagia patients without a major Chicago Classification motility disorder. Neurogastroenterol Motil.

2017; 29.
2) Carlson DA et al. High-resolution impedance manometry metrics of the esophagogastric junction for the assessment of treatment response in achalasia. Am J Gastroenterol. 2016; 111: 1702-1710.
3) Carlson DA et al. Improved assessment of bolus clearance in patients with achalasia using high-resolution impedance manometry. Clin Gastroenterol Hepatol. 2018; 16: 672-680 e1.
4) Omari T et al. Impedance as an adjunct to manometric testing to investigate symptoms of dysphagia: What it has failed to do and what it may tell us in the future. United European Gastroenterol J. 2014; 2: 355-366.
5) Nguyen NQ et al. Automated impedance-manometry analysis detects esophageal motor dysfunction in patients who have non-obstructive dysphagia with normal manometry. Neurogastroenterol Motil. 2013; 25: 238-245, e164.
6) Zifan A et al. Measurement of peak esophageal luminal cross-sectional area utilizing nadir intraluminal impedance. Neurogastroenterol Motil. 2015; 27: 971-980.
7) Zifan A et al. Distension-contraction profile of peristalsis in patients with nutcracker esophagus. Neurogastroenterol Motil. 2021; 33: e14138.
8) Mittal RK, et al. Abnormal esophageal distension profiles in patients with functional dysphagia: a possible mechanism of dysphagia. Gastroenterology 2021; 160: 1847-1849 e2.
9) Yadlapati R et al. Esophageal motility disorders on high-resolution manometry: Chicago classification version 4.0((c)). Neurogastroenterol Motil. 2021; 33: e14058.
10) Yadlapati R et al. Postprandial high-resolution impedance manometry identifies mechanisms of nonresponse to proton pump inhibitors. Clin Gastroenterol Hepatol. 2018; 16: 211-218 e1.
11) Stanghellini V et al. Gastroduodenal disorders. Gastroenterology 2016; 150: 1380-92.
12) DeLay K et al. Diagnostic yield and reliability of post-prandial high-resolution manometry and impedance-ph for detecting rumination and supragastric belching in PPI non-responders. Neurogastroenterol Motil. 2021; 33: e14106.
13) Omari TI et al. High-resolution pharyngeal manometry and impedance: protocols and metrics-recommendations of a High-Resolution Pharyngeal Manometry International Working Group. Dysphagia. 2020; 35: 281-295.
14) Omari T, Cock C, Wu P, et al. Using high resolution manometry impedance to diagnose upper esophageal sphincter and pharyngeal motor disorders. Neurogastroenterol Motil 2023; 35: e14461.

1-2-3 EndoFLIP

EndoFLIP

はじめに

食道運動障害は以前から食道バリウム造影を行うことにより食道運動を視覚的にとらえることで診断されてきたが，食道内圧検査が登場し，定量的・客観的な評価が行えるようになったことにより，診断学に著しい進歩が起こった分野である．現在ではより詳細な評価が行える，高解像度食道内圧測定検査（high resolution manometry: HRM）による診断がゴールドスタンダードとなっている．

HRMを含む内圧検査は，圧力センサーのついたカテーテルで経時的に変化する食道内腔の圧を測定し，圧の変化で食道内を通過する食物や液体の輸送能の評価や，過収縮などによる胸痛などの症状の原因を探る検査である．しかし，HRMでは異常がないにもかかわらず，食道のつかえ感や胸痛を訴える患者も存在する．その理由として，HRMではセンサーカテーテルに接触している部分の圧，もしくは閉鎖腔となった空間の圧上昇をとらえることしかできないために食道内腔の状態を正しく評価できていない可能性が指摘されている．また，HRMでは食物や液体が入ってきた際の伸展性（distensibility）についての評価はできない．本稿では，食道の伸展性を評価するために開発された検査法であるEndoFLIPについて概説する．

a. FLIPとは

FLIP（functional luminal imaging probe）とはimpedance planimetry法を用いて，消化管内腔の断面積（cross-sectional area: CSA）と圧を同時に測定する新しいデバイスである．複数のインピーダンス電極をもつカテーテルはバルーンで覆われており，特殊なポンプでバルーン内への液体の注入速度と量をコントロールできる（**図1**）[1]．

FLIPを用いた現行の検査機器であるEndoFLIPでは，8 cm（0.5 cmごとに16個のセンサー）と16 cm（1 cmごとに16個のセンサー）の検査用バルーンカテーテルと，バルーン拡張術を施行するために用いる治療用カテーテルが存在するが，以下は16 cm検査用カテーテルを用いての検査について述べる．

FLIP 1.0モジュールでは，インピーダンス情報をCSAに変換して，カテーテル全体の測定値をリアルタイムで3D表示する．また，FLIP 2.0モジュールでは，食道胃接合部（EGJ）の伸展性およびバルーンの膨張により誘発された食道体部の収縮パターンを評価するものであり，FLIPパノメトリーと呼ばれている（**図1**）．

なお，FLIPがよい適応となる場面としては，

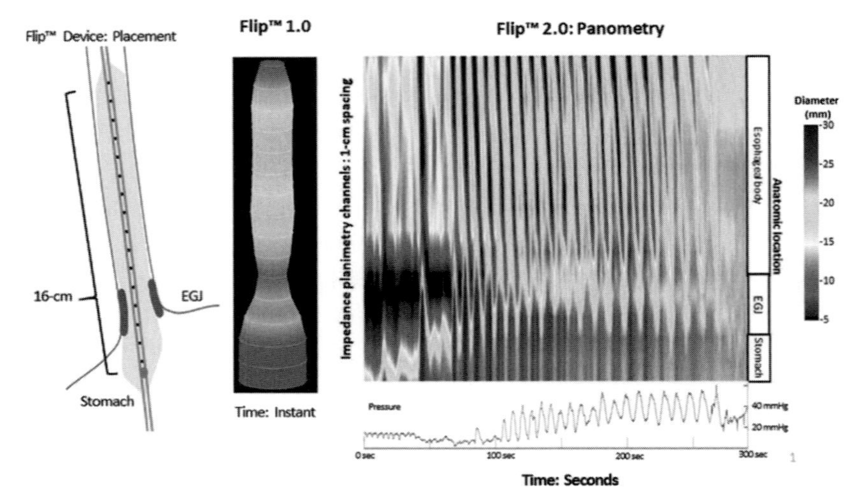

図 1　FLIP デバイスの設置と FLIP 1.0 および FLIP 2.0 の画面[1]（口絵 14）

HRM で"inconclusive"と判定された後の追加検査，アカラシアの治療効果判定 GERD や食道運動障害に対する治療および噴門形成術における術中の調整，好酸球性食道炎における狭窄の評価などである．

b. 検査プロトコル

FLIP は，上部消化管内視鏡（EGD）を行う当日に，EGD に引き続いて以下のように行う．

1. 鎮静下，左側臥位で行う．

（内視鏡による器質的疾患の除外＋食道内の残渣の洗浄吸引＋切歯から EGJ までの距離の確認）

2. 経口的に FLIP バルーンを挿入し，くびれの位置を確認しながら，1 ～ 3 個のインピーダンス電極が胃内に入るように留置．

3. バルーンを 30 ～ 60 秒ごとに 10 mL ずつ膨らませ，60 ～ 70 mL まで膨張させる．

4. 検査中，誘発された食道体部の収縮パターンを観察し，60 mL の時点で EGJ distensibility index（EGJ-DI）を確認する．

c. FLIP パノメトリー解析

FLIP パノメトリーの解析は，EGJ の伸展性とバルーン膨張による食道体部の収縮パターンに基づいて行う．最近の FLIP パノメトリーに関する分類として，2020 年 Savarino らのコンセンサス[1]，2021 年 Carlson らの多施設共同試験[2]がある．

1）EGJ の伸展性の評価

EGJ の伸展性は，EGJ distensibility index（EGJ-DI）と EGJ diameter の 2 つの指標を用いて評価する．EGJ-DI は，バルーンを膨張させた際に，もっとも CSA の小さい部位を EGJ として，EGJ-DI＝CSA/pressure（mm^2/mmHg）で計算する．また，EGJ diameter は，バルーンの圧が 20 mmHg 以上となったときの EGJ における最大径を用いる．食道アカラシアを対象とした研究では 2.8 mm^2/mmHg 未満を伸展不良とすると，症状や，timed barium esophagogram（TBE）での異常所見との相関もよいと報告されている（**図 2**）[3-5]．2020 年の FLIP に関するコンセンサスでは，EGJ-DI の正常値は > 3 mm^2/mmHg，< 2 mm^2/mmHg は異常，2 ～ 3 mm^2/mmHg はボーダーラインとしており，また EGJ Diameter は，> 18 mm は正常，< 13 mm^2/mmHg は異常である可能性が高く，13 ～ 18 mm^2/mmHg はボーダーラインとしている[1]．また，2021 年の多施設共同試験では，EGJ opening を 4 つに分類し，normal EGJ opening（NEO）は，EGJ-DI ≧ 2.0 mm^2/mmHg＋max EGJ diameter ≧ 16 mm，また borderline EGJ opening は EGJ-DI $<$ 2.0 mm^2/mmHg＋max EGJ diameter $<$ 16 mm（reduced EGJ opening: REO の基準を満たさないもの）とし，さらに borderline normal EGJ opening（bnEO）と borderline reduced EGJ opening（brEO）に分けて

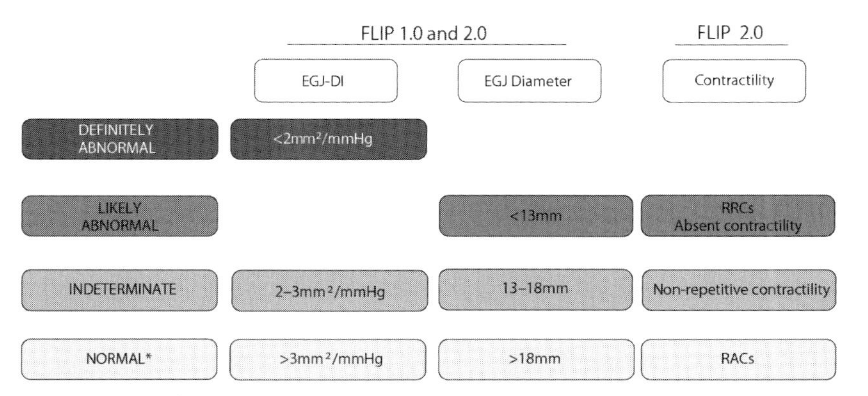

図 2 FLIP の解釈[1)]
EGJ-DI は，> 3 mm²/mmHg 正常，2 ～ 3 mm²/mmHg ボーダーライン，< 2 mm²/mmHg 異常．
EGJ Diameter は，> 18 mm 正常，13 ～ 18 mm ボーダーライン，< 13 mm 異常である可能性が高い．
収縮は，RACs 正常，RRCs や無収縮は異常である可能性が高い．

表 1 FLIP パノメトリーによる食道運動の評価[2)]

食道（体部）収縮パターン	Definition
正常な収縮	Repetitive Antegrade Contraction (RACs), defined by the RAC Rule of 6s (Ro6s): • ≧ 6 consecutive antegrade contractions of • ≧ 6 cm in axial length occurring at • 6 ± 3 antegrade contractions per minute regular rate
境界域の収縮	• Not meeting RAC Ro6s • Distinct antegrade contractions of at least 6 cm axial length present • Not SRCR
障害のある収縮	• No distinct antegrade contractions • May have sporadic or chaotic contractions not meeting antegrade contractions • Not SRCR
無収縮	• No contractile activity in the esophageal body
痙攣反応性収縮	• Presence of any of the following features: • Sustained occluding contractions or • Sustained lower esophageal sphincter (LES) contractions or • Repetitive retrograde contractions (RRCs), defined by at least 6 consecutive retrograde contractions occurring at a rate of > 9 contractions per minute
EGJ opening（伸展性）	
EGJ opening の低下	• EGJ-DI < 2.0 mm²/mmHg AND • Maximum EGJ diameter <12 mm
境界域 - 低下した EGJ opening	• EGJ-DI < 2.0 mm²/mmHg OR • Maximum EGJ diameter < 14 mm, • but not REO
境界域 - 正常の EGJ opening	• Maximum EGJ diameter 14 ～ 16 mm OR • EGJ-DI < 2.0 mm²/mmHg and maximum EGJ diameter ≧ 16 mm
正常な EGJ opening	• EGJ-DI ≧ 2.0 mm²/mmHg AND • Maximum EGJ diameter ≧ 16 mm

いる（**表 1**）[2)]．

2）バルーン膨張による食道体部収縮パターンの評価

通常，食道体部の伸展刺激によって，食道には二次性蠕動波と呼ばれる，嚥下を伴わない蠕動波が出現する．FLIP によるバルーンの膨張によっても，二次性蠕動波が誘発される．

食道収縮によって内腔径は減少するため，FLIP で表示される CSA の減少によって，間接的に食道の収縮を評価することができる．

バルーンの 50 〜 70 mL の膨張により誘発される収縮パターンとして，以下の 4 つがある．①反復性順行性収縮（repetitive antegrade contractions: RACs）：連続して 6 回以上，6 cm 以上伝播，6 ± 3 回/分の RACs が出現する場合は正常，② 反復性逆行性収縮（repetitive retrograde contractions: RRCs）：アカラシア，スパスム，術後 esophagogastric junction outflow obstruction（EGJOO）でみられるもの，③無収縮（absent contractility）：無蠕動，強皮症，ineffective esophageal motility でみられるもの，④ diminished or disordered contractile response（DDCR）：軽症の運動障害の可能性があるもの[1]．また，2021 年の多施設共同試験では，normal contractile response（NCR），borderline contractile response（BCR），impaired/disordered contractile response（IDCR），absent contractile response（ACR），spastic-reactive contractile response（SRCR）の 5 つに分類している（**表 1**）[2]（**図 3**）[6]．

3） FLIP パノメトリー分類

伸展性の評価とバルーン膨張による食道体部収縮パターンを加味して，FLIP パノメトリー分類は，normal, weak, obstruction with normal CR, obstruction with weak CR, spastic-reactive の 5 つに分類（**図 4**）し，おのおのの臨床的意義についても検討されている（**図 5**）[2]．

d. FLIP の優位性

FLIP は内視鏡検査に引き続いて鎮静下で行うため，被験者の忍容性が高い．また，HRM では圧センサーの存在するカテーテルに接触しなければ圧を感知することができないため，伸展性が不良であり食物などの通過が困難であっても，異常な圧上昇がなければ異常として検出できない．したがって，HRM で異常を指摘できなかった症例でも FLIP を用いると食道運動障害がみとめられた症例が 3 割近く存在したことが報告されている[6]．さらに，好酸球性食道炎などの長期間にわたる炎症による線維化に起因する食道壁の伸展不良についても HRM では異常を検出することが難しいが，FLIP により好

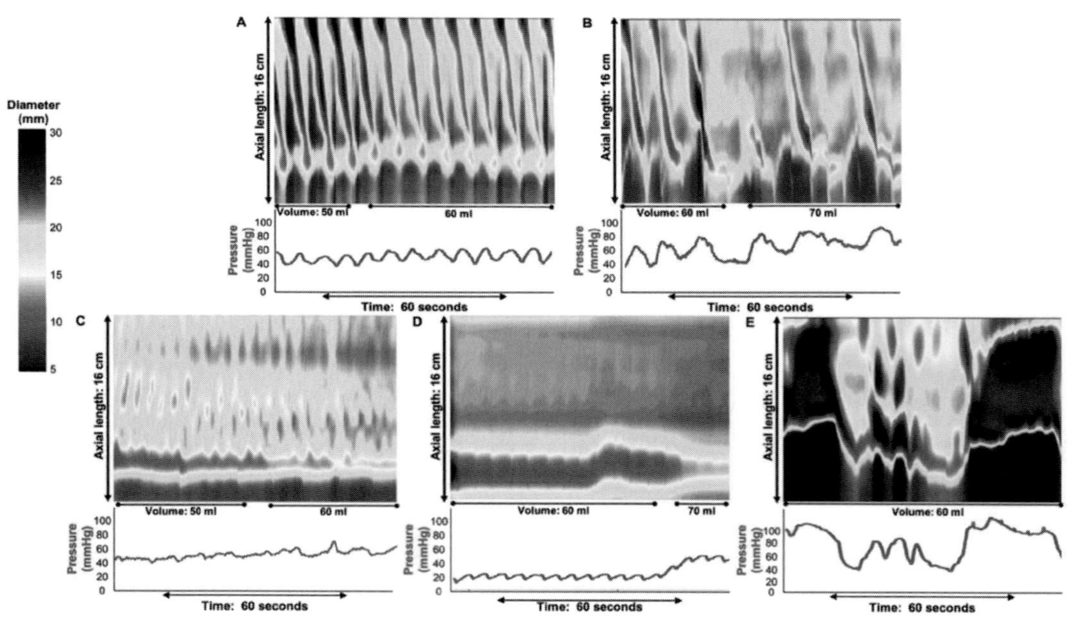

図 3 FLIP パノメトリーでの収縮反応パターン[6]（口絵 15）
A. 正常（normal contractile response: NCR）
B. ボーダーラインの収縮（borderline contractile response: BCR）
C. 障害のある収縮（impaired disordered contractile response: IDCR）
D. 無収縮（absent contractile response: ACR）
E. 痙攣反応性収縮（spastic-reactive contractile response: SRCR）

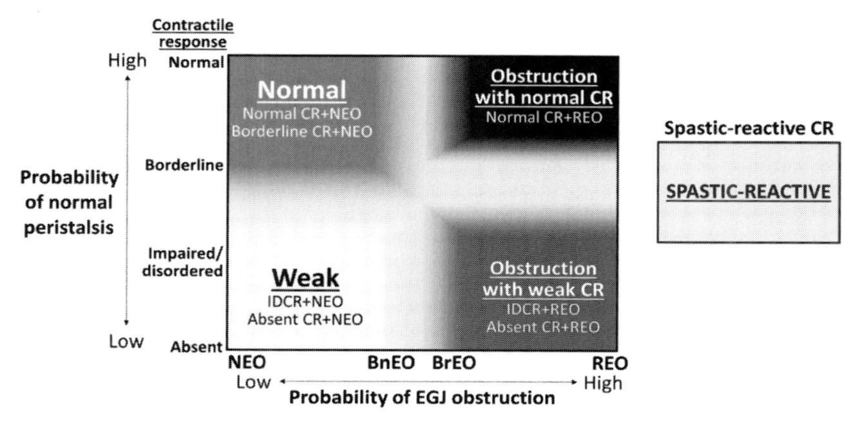

図 4 食道運動の FLIP パノメトリー分類
FLIP パノメトリーによる食道体部収縮パターンと EGJ の伸展性により，食道運動を分類する．

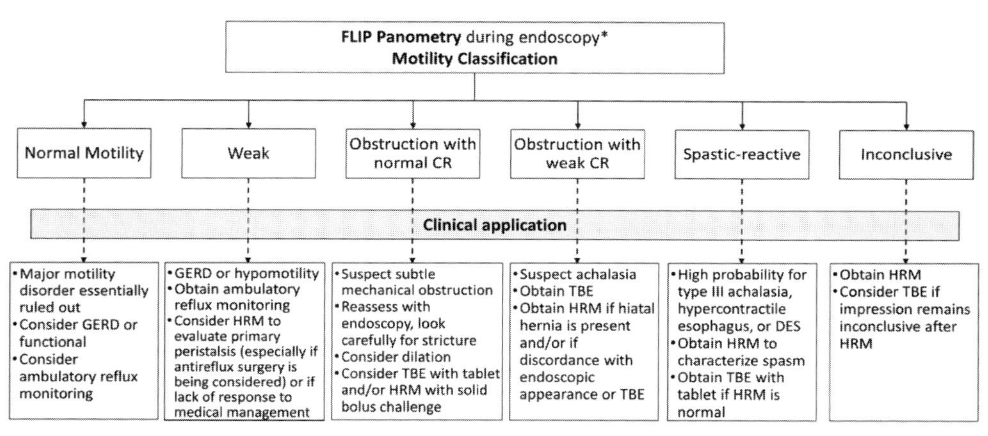

図 5 FLIP パノメトリー所見の臨床応用

酸球性食道炎による食道壁の伸展性の低下や，年齢や病悩期間による伸展障害の進行についても評価可能である[7,8]．

また，食道運動障害に対する薬剤の効果の評価のみならず，食道運動障害や GERD に対する治療についてもバルーン拡張術や筋層切開術，もしくは噴門形成術の術中に FLIP を使用し，適切な内腔径を設定する際にも有用である[9]．

e. FLIP 法の欠点

FLIP による伸展性の評価については，嚥下による蠕動運動とボーラスによる生理的状態を反映できていないという意見もある．生理的状態では，食物や液体の食道内の通過時には食道壁は一度進展して食道内に内容物を受容し，収縮により肛門側へ内容物を輸送する．バルーンによる伸展では持続的に伸展刺激を加えていることになり生理的な状態を評価しているとはいいがたい．

f. 本邦での使用について

このように FLIP は食道運動機能検査のなかで，HRM と並び重要な役割を担いつつあるが，本邦では 2023 年 8 月現在，EndoFLIP を使用している施設はない．薬事承認を受けていないことや，販売元の Medtronic 社からメンテナンス業務などを受けられないことから，残念ながら研究用としての個人輸入もできない状況にある．

最後に

FLIPは，HRMではとらえることができない食道の伸展性を評価することができ，食道運動機能の診断のみならず，治療面における活用も期待されている．今後の本邦においても導入が切望される．

take-home message

食道運動障害の新しい検査法であるFLIPは，消化管内腔の断面積と圧を同時に測定する新しいデバイスである．EndoFLIP食道胃接合部（EGJ）の伸展性およびバルーンの膨張により誘発された食道体部の収縮パターンを評価することが可能である．HRMで"inconclusive"と判定された後の追加検査，アカラシアの治療効果判定，GERDや食道運動障害に対する治療および噴門形成術における術中の調整，好酸球性食道炎における狭窄の評価などに有用である．

［秋山純一・保坂浩子］

文　献

1) Savarino E et al. Use of the functional lumen imaging probe in clinical esophagology. Am J Gastroenterol. 2020; 115: 1786–1796.
2) Carlson D.A et al. Classifying esophageal motility by FLIP panometry: a study of 722 subjects with manometry. Am J Gastroenterol. 2021; 116: 2357–2366.
3) Pandolfino JE et al. Distensibility of the esophagogastric junction assessed with the functional lumen imaging probe (FLIP) in achalasia patients. Neurogastroenterol Motil. 2013; 25: 496–501.
4) Carlson DA et al. Esophageal motility classification can be established at the time of endoscopy: a study evaluating real-time functional luminal imaging probe panometry. Gastrointest Endosc. 2019; 90: 915–923 e1.
5) Carlson DA et al. Evaluation of esophageal motility utilizing the functional lumen imaging probe. Am J Gastroenterol. 2016; 111: 1726–1735.
6) Carlson DA et al. Evaluating esophageal motility beyond primary peristalsis: Assessing esophagogastric junction opening mechanics and secondary peristalsis in patients with normal manometry. Neurogastroenterol Motil. 2021; 33: e14116.
7) Menard-Katcher C et al. Influence of age and eosinophilic esophagitis on esophageal distensibility in a pediatric cohort. Am J Gastroenterol. 2017; 112: 1466–1473.
8) Kwiatek M.A., et al., Mechanical properties of the esophagus in eosinophilic esophagitis. Gastroenterology, 2011. 140: p. 82–90.
9) Hsing LC et al. The predictive value of intraoperative esophageal functional luminal imaging probe panometry in patients with achalasia undergoing peroral endoscopic myotomy: a single-center experience. J Neurogastroenterol Motil. 2022; 28: 474–482.

1-2-4 食道造影検査

esophagram

a. 食道造影検査

食道造影検査は食道の運動だけではなく，食道内のボーラスの動きを実際にみることができる．食道運動障害の診断には食道内圧測定検査が行われるが，施行できる施設は限られている．一方，食道造影検査は多くの施設で施行可能であり，食道運動障害の検出や治療効果判定に有用である．

食道アカラシアでは食道胃接合部で"bird's beak"所見（**図1**）を，びまん性食道痙攣ではコークスクリュー所見（**図2**）を認めるが，これらは定性的評価であり，診断感度は56〜69％とされている[1]．食道造影検査の定量的評価としては，下記のtimed barium esophagram（TBE）が標準的に行われているが，新たな定量的評価として腹臥位での嚥下評価の有用性も報告されている[2]．腹臥位でバリウムを嚥下して，食道の通過時間が40秒より長い場合にはHRMで正常の1次蠕動波がみられず，40秒未満の患者に比べて1次蠕動波の異常のオッズ比が6倍高かった．

b. timed barium esophagram（TBE）

1）プロトコル

45 weight/volume％の薄い濃度のバリウム100〜200 mLを30〜40秒かけて服用して，1分後，2分後，5分後に右前斜位で撮影し，食道内に貯留したバリウムの幅と高さを測定する[3, 4]．ただし，バリウムの量や服用時間は標準化されておらず，TBEの方法や有用性をまとめたレビューでは，100〜250 mLを15〜20秒で服用すると記載されている[5]．このように，従来はバリウムの量が標準化されていなかったが，最近は8オンス（236 mL）のバリウムを使用して検査を行うことが推奨されている[1, 6, 7]．なお，健常人ではバリウム服用1分後および5分後ともにバリウムの貯留はみられない[8]．

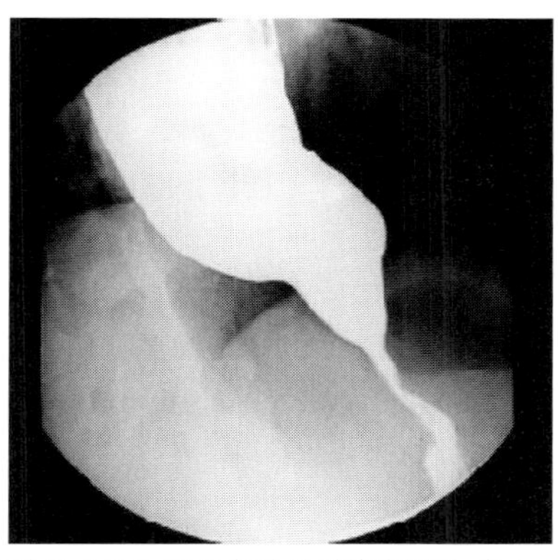

図1 食道アカラシアの食道造影検査所見（https://radiologyspot.weebly.com/b.html）
食道アカラシア患者で食道胃接合部に“bird's beak”所見がみられる．

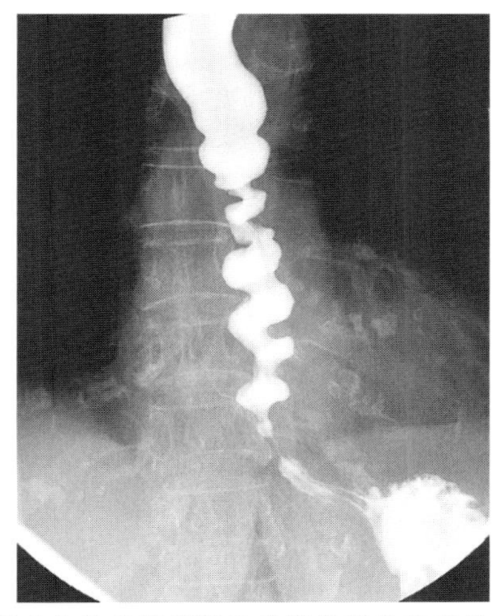

図2 びまん性食道痙攣の食道造影検査所見（https://radrounds.com/radiology-case-images-teaching-file/diffuse-esophageal-spasm/#google_vignette）
コークスクリュー所見がみられる．

2）評価法と有用性

The International Society for Diseases of the Esophagus（ISDE）のアカラシアのガイドラインでは，病態評価や治療効果判定には，食道造影検査による定性的評価ではなく，TBEを行うことが推奨されている[4]．

i）食道運動障害の検出　TBEでは定量的評価が可能であり，高解像度食道内圧測定検査（high-resolution manometry: HRM）を用いて診断された未治療のアカラシアとesophagogastric junction outflow obstruction（EGJOO），非アカラシアの嚥下障害患者に対して，8オンス（236ml）のバリウムを用いて評価を行った検討では，バリウム服用1分後に食道内に貯留したバリウムの高さが5 cm認められた場合，感度94%，特異度71%で未治療のアカラシアを他疾患（EGJOOや非アカラシアの嚥下障害）と鑑別することができた．またこの検討では，5分後に2 cmみられた場合の感度は85%，特異度は86%であった．以上から，食道内に貯留したバリウムの高さがバリウム服用1分後に5 cm，5分後に2 cmをカットオフ値とすることが提唱されている[6]．

ii）治療後評価　バルーン拡張術（pneumatic dilation: PD）を行った患者を対象に，治療前後の症状とTBEでのバリウム服用5分後のバリウム高との関連を調べた検討では，90%以上の症状改善がみられた患者のうち，3割の患者では治療後のバリウム高が治療前にくらべて50%未満にとどまっていた[8]．なお，一時的な症状改善が得られたものの治療後のバリウム貯留に改善が得られなかった症例の90%での12か月以内に症状が再燃していた[9]．また，症状と治療後のバリウム貯留の両者が改善した症例の77%は，治療後6年間にわたって症状改善が得られていたのに対して，一時的な症状改善が得られたものの治療後のバリウム貯留に改善が得られなかった症例では，6年間症状改善が得られた患者はいなかった[9]．さらに別の検討では，PDによる治療後のバリウム服用5分後のバリウム高が5 cm未満であった症例では，PDを再施行しなければならない必要性が有意に低かった（ハザード比0.80，95%信頼区間：0.66～0.97）[10]．

TBEと食道内圧検査所見の比較では，アカラシア患者41例でTBEによるバリウム服用5分後のバリウム高＞5 cmと下部食道括約部（lower esophageal sphincter: LES）圧＞10 mmHgによる治療効果をみた検討において，TBEによる評価のほうがLES圧評価より治療効果の予測に有用であった[11]．PDまたは腹腔鏡下筋層切開術（laparoscopic Heller myotomy: LHM）を行ったアカラシア患者に対してHRMとTBEで評価したところ，バリウム服用5分後のバリウム高が5 cm以上であった13例のうち，7例（54%）は治療後にも症状が残存しており，6例（46%）は症状が改善していた[12]．症状が残存していた7例中6例はHRMで治療後integrated relaxation pressure（IRP）＞ 15 mmHg であり，症状が改善していた 6 例中 4 例は IRP ＜ 15 mmHg であった．治療後にバリウム服用 5 分後のバリウム高が 5 cm 未満となった 12 例のうち，9 例は症状改善と IRP ＜ 15 mmHg がみられ，1 例は症状の改善がみられず，IRP ＞ 15 mmHg であった．また，2 例は IRP ＜ 15 mmHg であったが，症状の改善が得られず，こうした症例では食道胃接合部の伸展性評価が有用ではないかとしている．

上記のように，TBE の治療後評価としては，治療前後のバリウム貯留の変化を評価する方法と，治療後のバリウム貯留量を評価する方法がある．PD と LHM，per-oral endoscopic myotomy（POEM）で治療したアカラシア患者において，治療前後の変化量（バリウム服用 5 分後のバリウムの高さから算出）と治療後の絶対量（バリウム服用 5 分後のバリウムの高さ）を比較した検討では，治療後にバリウム貯留量が治療前に比べて 3％以上減少した場合の治療効果の感度は 60％で，特異度は 99％であった．一方，バリウム服用 5 分後のバリウム高＞ 5 cm であった場合の治療効果の感度は 70％，特異度は 75％であり，治療前後の変化量を評価するほうが，治療効果をよく反映していた[13]．PD または POEM で治療したアカラシア患者の治療効果に関して，治療前後の変化量と治療後の絶対量を比較した別の検討でも，バリウム服用 5 分後のバリウム高が治療前にくらべて 38％以上低下した場合の治療効果の感度は 100％で，特異度は 65％であった．一方，バリウム服用 5 分後のバリウム高＞ 5 cm であった場合の感度は 75％で，特異度は 45％であり，やはり治療前後の変化量が治療効果予測に有用であった[14]．

3）拡張型と拡張度の評価

i）プロトコル　食道アカラシア取り扱い規約第 4 版には，「100 weight/volume％のバリウム 100 mL をなるべく早く服用して，服用 1 分後に撮影する」と記載されている[15]．

ii）拡張型　食道アカラシア取り扱い規約の第 1 版から第 3 版では，食道の拡張度を紡錘型（spindle type），フラスコ型（flask type），シグモイド型（sigmoid type）の 3 つに分類していたが，紡錘型とフラスコ型の相違は病態的に明確ではなく，欧米では両者を区別していない．一方で，シグモイド型に関しては偏位の程度や上部食道の蛇行も治療成績に影響を与える可能性があり，第 4 版では直線型（straight type: St 型）とシグモイド型（sigmoid type: Sg 型）の 2 つに分類した[15]．シグモイド型でも，とくに食道右側への蛇行が強く，L 字型を呈する場合を，進行シグモイド型（advanced sigmoid type: aSg 型）としている（**図 3**）．こうした拡張型の評価には食道内圧検査より TBE が有用とされている[4]．また，食道が蛇行していると食道内圧検査のカテーテルが食道胃接合部から胃に挿入できないケースも少なくない．

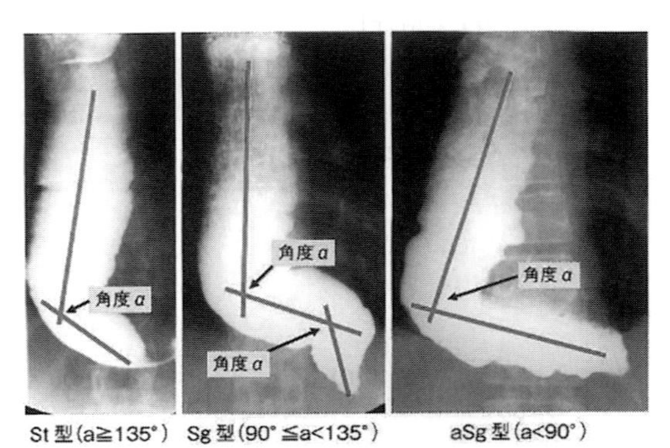

図 3　食道アカラシアの形態分類（食道アカラシア取り扱い規約の第 4 版より）
食道アカラシアは食道造影検査による食道屈曲の有無から，直線型（straight type: St 型）とシグモイド型（sigmoid type: Sg 型）およびシグモイド型でも，特に食道右側への蛇行が強く，L 字型を呈する場合を，進行シグモイド型（advanced sigmoid type: asg 型）に分類されている．

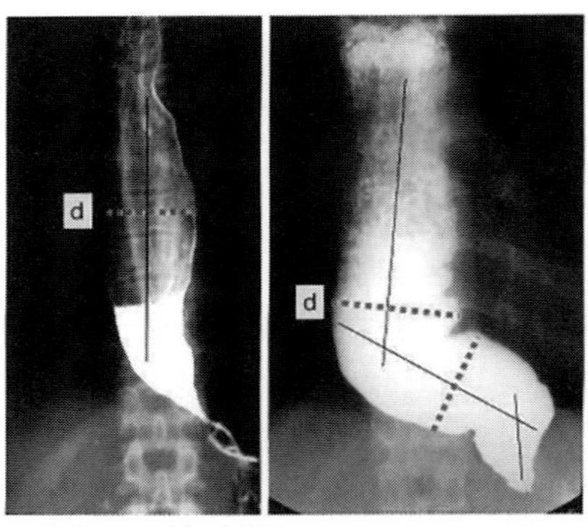

図 4　食道アカラシアの食道拡張度分類（食道アカラシア取り扱い規約第 4 版より）
食道長軸に直交する最大食道横径（d）により，d ＜ 3.5 cm の場合を I 度（Grade I），3.5 ≦ d ＜ 6.0 cm を II 度（Grade II），6.0 cm ≦ d を III 度（Grade III）と分類している．

iii）拡張度　食道アカラシア取り扱い規約第4版では，食道長軸に直交する最大食道横径（d）により，d < 3.5 cm の場合をI度（Grade I），3.5 ≦ d < 6.0 cm をII度（Grade II），6.0 cm ≦ d をIII度（Grade III）と分類している（**図4**）[15]．なお，胸部上部食道の蛇行と左側への食道の蛇行，横隔膜上憩室（圧出性憩室）の合併，食道がんの合併（部位と大きさ，深達度など）が付記項目に挙げられている．

iv）拡張型による治療成績の違い　食道拡張径＞7 cm のIII度の患者9人に対して，35 mm バルーンを用いたPDを施行した検討では，偶発症なく施行でき，いずれの症例も少なくとも12か月間は有効性が得られた[16]．また，PDの長期成績に関する検討でも，食道の拡張は治療成績不良の要因となっていなかった[17]．ただし，一般的には食道が著明に拡張・蛇行している患者では，PDで一時的に効果が得られても，すぐに再燃してしまうことが少なくない．

Sg型に対するLHMの長期成績をまとめた検討では，術後9年後でも71%の患者で症状改善が維持されており（Eckardt score < 3），再治療も必要なかった．非Sg型の患者にくらべると治療成績は有意に悪かったものの，Sg型でも良好な治療成績が得られることが示された[18]．

当初aSg型はPOEMの適応から除外されていたが[19]，その後のaSg型を含めた検討でも安全性および有効性ともに問題なかった[20]．Sg型31例に対するPOEMの治療成績について前向きに評価した検討でも奏効率は96.8%であり，aSg型3例についても症状の改善が得られた[21]．しかし，各国12施設1826例のPOEMの治療成績についてまとめた多施設共同研究では，粘膜損傷や術中および術後の偶発症の発生率がSg型で有意に多かった[22]．以上から，POEM診療ガイドラインのステートメントは，「シグモイド型に対するPOEMは高度な技術が要求されるため，十分な経験のもとに行う」と記載されている[23]．

c. 固形物・固形食を用いた食道造影検査

1）バリウムタブレット

13 mm のバリウムタブレットを服用して食道から胃に通過するかをみる．上記のHRMを用いて診断された未治療のアカラシアとesophagogastric junction outflow obstruction（EGJOO），非アカラシアの嚥下障害患者の評価を行った検討では，通常のTBEに13 mm のタブレットによる評価を併用することにより，未治療のアカラシアの診断率が79.5%から100%に，EGJOOの診断率が48.9%から60%に向上した[6]．この結果から，American College of Gastroenterology（ACG）のガイドラインでは，低濃度のバリウムを用いたTBEに加えて，13 mm のバリウムタブレットによる評価を併用することが推奨されている[7]．

2）マシュマロ

嚥下障害の原因精査目的に，食道造影検査時にバリウムでコーティングしたマシュマロが使用されてきた．上部消化管内視鏡検査およびバリウムのみを使用した食道造影検査，従来の食道内圧検査で異常が認められなかった37人の患者に対して，5 cm^3 のマシュマロを用いた食道造影検査を行ったところ，バリウムのみでは9%の患者で嚥下障害が出現したが，マシュマロでは89%の患者で嚥下障害が出現し，これらの患者では非特異的食道運動障害が疑われた[24]．胃食道逆流症の術前の食運運動評価に関して，HRMとマシュマロを用いた食道造影検査を比較した検討では，マシュマロが食道胃接合部を通過した18人中，術後に嚥下障害が出現したのは3人であり，マシュマロが通過した場合の術後嚥下障害が出現しないことに対する陽性的中率は0.833であった．また，HRMで異常が認められた27人中でマシュマロが通過しなかったのは23人であり，HRMで異常所見が認められることに対するマシュマロが通過しない陰性的中率は0.767であった．なお，この検討では通常のマシュマロを半分にしたものが使用されており，体位は立位だけでなく，臥位やトレンデレンブルク体位で検査が行われている[25]．

3）おにぎり

本邦からおにぎりを用いた食道造影検査の有用性が報告されている[26]．まず，100 weight/volume%の液体のバリウムを10 mL服用し，食道胃接合部を通過しない場合をOL4として，その後バリウムパウダーをまぶした10 gのおにぎりを15回嚙んで嚥下した際に，食道胃接合部を通過する場合をOL0,

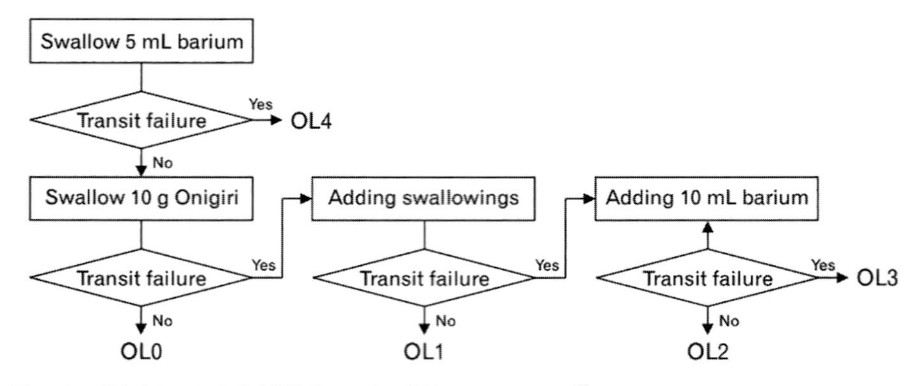

図 5　おにぎりを用いた食道造影検査における診断フローチャート[26)]
100 weight/volume%の液体のバリウムを 5 mL 服用し，食道胃接合部を通過しない場合を OL4 として，その後バリウムパウダーをまぶした 10 g のおにぎりを 15 回嚙んで嚥下した際に，食道胃接合部を通過する場合を OL0，通過しないが嚥下を追加することで通過する場合を OL1，10 mL の液体のバリウムの服用を追加して通過する場合を OL2，液体バリウムを追加しても通過しない場合を OL3 と分類している．

通過しないが嚥下動作を追加することで通過する場合を OL1，10 mL の液体のバリウムの服用を追加して通過する場合を OL2，液体バリウムを追加しても通過しない場合を OL3 と分類している（**図 5**）．HRM で食道運動障害が認められた患者の割合は，OL0 で 32.3%，OL1 で 50.0%，OL2 で 88.0%，OL3 および OL4 では 100%であった．HRM で食道運動障害が検出されることに対する OL1 以上の所見の感度は 87.3%，特異度は 61.3%であり，OL1 をカットオフとして使用することが提案されている．

take-home message

正面像で撮影されるケースをよく見かけるが，正面像では食道と脊椎が重なってしまい，観察しにくくなってしまうため，第 1 斜位（右前斜位）で撮影したほうがよい．また，食道造影検査ではバリウムを使用するため，われわれは検査後に下剤を処方している．

［栗林志行］

文　献

1）Patel DA et al. Esophageal motility disorders: current approach to diagnostics and therapeutics. Gastroenterology 2022; 162: 1617-1634.
2）Razia D et al. Association of bolus transit time on barium esophagram with esophageal peristalsis on high-resolution manometry and nonobstructive dysphagia. J Clin Gastroenterol. 2022; 56: 748-755.
3）de Oliveira JM et al. Timed barium swallow: a simple technique for evaluating esophageal emptying in patients with achalasia. Am J Roentgenol. 1997; 169: 473-479.
4）Zaninotto G et al. The 2018 ISDE achalasia guidelines. Dis Esophagus. 2018; 31.
5）Neyaz Z et al. How to perform and interpret timed barium esophagogram. J Neurogastroenterol Motil. 2013; 19: 251-256.
6）Blonski W et al. Timed barium swallow: diagnostic role and predictive value in untreated achalasia, esophagogastric junction outflow obstruction, and non-achalasia dysphagia. Am J Gastroenterol. 2018; 113: 196-203.
7）Gyawali CP et al. ACG clinical guidelines: clinical use of esophageal Physiologic Testing. Am J Gastroenterol. 2020; 115: 1412-1428.
8）Vaezi MF et al. Assessment of esophageal emptying post-pneumatic dilation: use of the timed barium esophagram. Am J Gastroenterol. 1999; 94: 1802-1807.
9）Vaezi MF et al. Timed barium oesophagram: better predictor of long term success after pneumatic dilation in achalasia than symptom assessment. Gut. 2002; 50: 765-770.
10）Farhoomand K et al. Predictors of outcome of pneumatic dilation in achalasia. Clin Gastroenterol Hepatol. 2004; 2: 389-394.
11）Rohof WO et al. Esophageal stasis on a timed barium esophagogram predicts recurrent symptoms in patients with long-standing achalasia. Am J Gastroenterol. 2013; 108: 49-55.
12）Nicodeme F et al. A comparison of symptom severity and bolus retention with Chicago classification esophageal pressure topography metrics in patients with achalasia. Clin Gastroenterol Hepatol. 2013; 11: 131-137.
13）Blonski W et al. Timed barium swallow for assessing long-term treatment response in patients with achalasia: Absolute cutoff versus percent change — A cross-sectional analytic study. Neurogastroenterol Motil. 2021; 33: e14005.
14）Sanagapalli S et al. The timed barium swallow and its relationship to symptoms in achalasia: Analysis of surface area and emptying rate. Neurogastroenterol Motil. 2020; 32:

e13928.
15) 日本食道学会編．食道アカラシア取り扱い規約，第4版．金原出版；2012.
16) Khan AA et al. Massively dilated esophagus in achalasia: response to pneumatic balloon dilation. Am J Gastroenterol. 1999; 94: 2363–2366.
17) Ghoshal UC et al. Long-term follow-up after pneumatic dilation for achalasia cardia: factors associated with treatment failure and recurrence. Am J Gastroenterol. 2004; 99: 2304–2310.
18) Salvador R et al. Laparoscopic Heller–Dor is an effective long-term treatment for end-stage achalasia. Surg Endosc. 2023; 37: 1742–1748.
19) Inoue H et al. Peroral endoscopic myotomy (POEM) for esophageal achalasia. Endoscopy. 2010; 42: 265–271.
20) Inoue H et al. Per-oral endoscopic myotomy: a series of 500 patients. J Am Coll Surg. 2015; 221: 256–264.
21) Li QL et al. Clinical impact of submucosal tunneling endoscopic resection for the treatment of gastric submucosal tumors originating from the muscularis propria layer (with video). Surg Endosc. 2015; 29: 3640–3646.
22) Haito-Chavez Y et al. Comprehensive analysis of adverse events associated with per oral endoscopic myotomy in 1826 patients: an international multicenter study. Am J Gastroenterol. 2017; 112: 1267–1276.
23) 井上晴洋ほか．POEM診療ガイドライン．日本消化器内視鏡学会雑誌．2018; 60: 1251–1271.
24) Meshkinpour H et al. Unexplained dysphagia: viscous swallow-induced esophageal dysmotility. Dysphagia. 1996; 11: 125–128.
25) Caudell CW et al. Can the marshmallow esophagram replace high-resolution manometry as an appropriate screening for esophageal motility prior to anti-reflux surgery? Am J Surg. 2022; 224: 1366–1369.
26) Hamada S et al. Onigiri esophagography as a screening test for esophageal motility disorders. J Neurogastroenterol Motil. 2022; 28: 43–52.

1-3 食道の機能性疾患の診断と治療

Introduction

食道に関わる主症状は胸やけ，胸痛，嚥下困難などであり，その症状発現には，嚥下機能，上部食道括約筋部（UES）圧，食道一次蠕動波，下部食道括約筋（LES）圧が関与し，胃内容物などの逆流が関わり，さらに心理的要因が影響している．

機能性消化管障害（functional gastrointestinal disorder: FGID）は原因不明の症状に基づく疾患

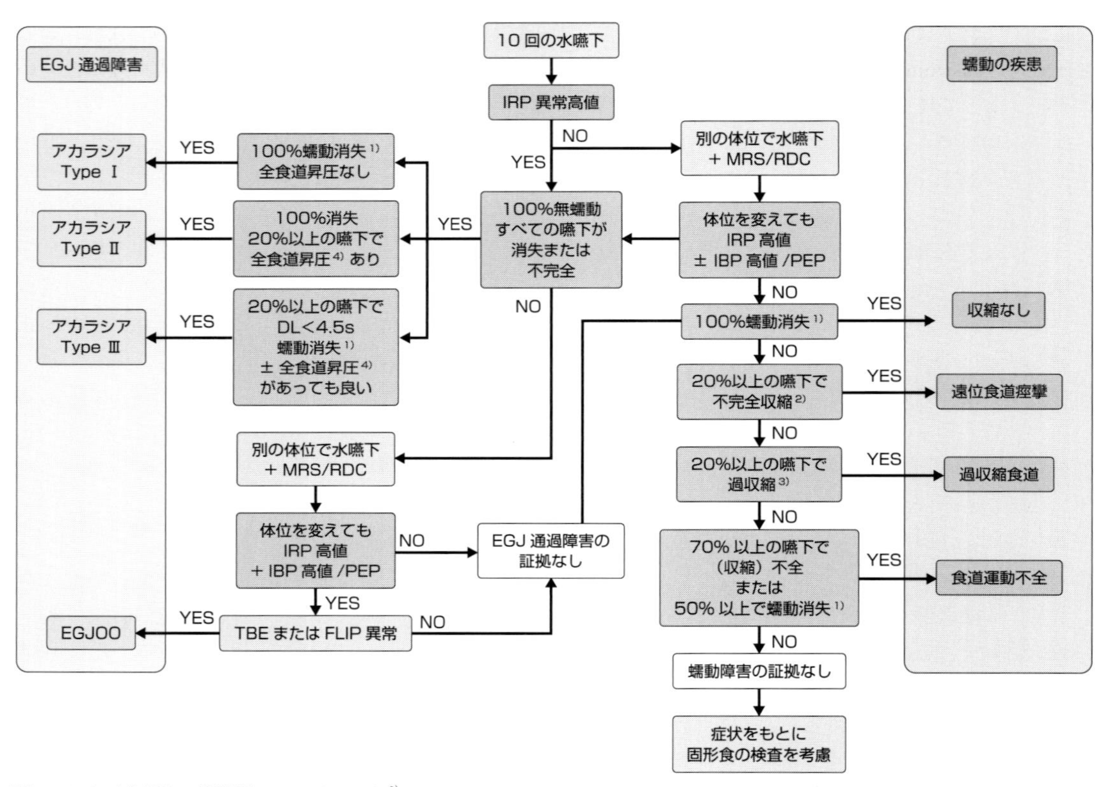

図 1 シカゴ分類第 4 版診断フローチャート[2)]

EGJ: 食道胃接合部
DL: 遠位潜時 (distal latency)
MRS: multiple rapid swallow；2 mL の水を 2 ～ 3 秒間隔で 5 回嚥下をすると，嚥下中には蠕動波が抑制され，嚥下終了後に単回の嚥下に比べて積算遠位収縮 (DCI) が高い蠕動波が認められる
RDC: rapid drink challenge；200 mL の水をできるだけ早く飲むと，EGJ の通過障害があると全食道昇圧がみられることがある
IBP：intrabolus pressure；食道内のボーラスによる食道内圧上昇
IRP: 積算弛緩圧 (integrated relaxation pressure)
TBE: timed barium esophagram；バリウムを服用後，定量的に食道接合部の通過障害の程度を評価する
FLIP: functional lumen imaging probe；食道体部や食道胃接合部の伸展性を評価する
1）蠕動波が生じない状態 (圧変化があっても DCI ＜ 100 mmHg/s/cm)
2）DL ＜ 4.5 s の食道攣縮が認められる状態
3）DCI ＞ 8000 mmHg/s/cm の食道強収縮が認められる状態
4）食道全体に生じる圧上昇

である．Rome IV 基準における食道領域の FGIDs は A. 機能性食道障害 Functional esophageal disorders に分類され，A1. 機能性食道性胸痛 Functional chest pain，A2. 機能性胸やけ Functional heartburn，A3. 逆流性知覚過敏 Reflux hypersensitivity，A4. 球障害 Globus，A5. 機能性嚥下障害 Functional dysphagia の 5 つを挙げており，いずれも症状の原因となりうる胃食道逆流や好酸球性食道炎などがなく，主要な食道運動障害もみとめない疾患である[1]．A1. 非心臓性胸痛 NCCP の原因は食道運動障害（ナットクラッカー食道，非特異的食道運動障害，びまん性食道痙攣，hypertensive 下部食道括約筋部，食道アカラシアなど）が多く，これらは消化管運動機能障害（gastrointestinal motility disorder: GIMD）が原因となって発症するが，それ以外は機能性食道性胸痛に相当する．A2. 機能性胸やけと A3. 逆流性知覚過敏は胃食道逆流症（GERD）を呈する疾患であり，インピーダンス食道 pH モニタリングで逆流と症状の関連を評価する symptom index (SI) および symptom association probability (SAP) の指標により診断する．A4. 球障害および A5. 機能性嚥下障害は Rome IV 基準に基づき主たる症状で診断する．しかしながら，臨床の場で明確な鑑別が難しいことがあり，ほかの FGIDs とオーバーラップしている可能性も考える．一方で，非びらん性胃食道逆流症（non-erosive reflux disease: NERD）は酸などの逆流の影響により胸やけ症状が引き起こされるものである．

現在，食道運動機能検査は，1 cm 間隔の圧測定部位を配置した intraluminal catheter 法である高解像度内圧検査（high-resolution manometry: HRM）により，食道運動障害を体系的に評価することが可能となり，シカゴ分類が提唱され，最新版は第 4 版で診断フローチャートが示されている[2]（**図 1**）．

本章の実践編では，機能性胸やけ，非心臓性胸痛，食道球，機能性嚥下障害／嚥下困難を取り上げ，続いて NERD，GIMD のアカラシア，びまん性食道痙攣（DES），強皮症，膠原病に伴う食道運動異常について記述する．　　　　［千葉俊美］

文　献

1) Aziz Q et al. Esophageal disorders. Gastroenterology. 2016; 150: 1368–1379.
2) Yadlapati R et al. Esophageal motility disorders on high-resolution manometry: Chicago classification version 4.0©. Neurogastroenterol Motil. 2021; 33: e14058.

1-3-1 機能性胸やけ
functional heartburn

a. 概　念

機能性胸やけは，胃食道逆流症（gastroesophageal reflux disease: GERD）に類似した胸骨後部の灼熱感があるものの，24 時間 pH モニタリングによる食道内酸曝露の異常や高解像度食道内圧検査によりメジャーな食道運動障害や内視鏡検査の際の食道粘膜生検でびらん性食道炎，バレット食道，好酸球性食道炎などをみとめない疾患と定義される[1]．すなわち，機能性胸やけに対する酸分泌抑制治療は一般的に効果がなく，内視鏡治療を含む逆流防止手術は避けるべきとされている．機能性胸やけは，24 時間 pH モニタリングなどの機能検査をしなければ，プロトンポンプ阻害薬（proton pump inhibitor: PPI）抵抗性 GERD と誤診されてしまい，酸分泌抑制治療を長期にわたり必要以上に処方される可能性があり，日常診療上で注意を要する疾患の 1 つである．

b. 疫　学

機能性胸やけの頻度を論じる場合には，対象がプライマリ・ケア医を受診した患者か，消化器専門医を受診した患者か，あるいは PPI に抵抗する症例かにより異なる．また，GERD の除外のために用いた検査（PPI テスト，24 時間 pH モニタリング，24 時間インピーダンス・pH 検査など）の種類によっても異なってくるため注意が必要である．したがって，プライマリ・ケア医における機能性胸やけの有病率を調べるのは困難とされている．Zerbib らは，PPI に抵抗性の胸やけを訴える患者のうち，24 時間インピーダンス・pH モニタリングで機能性胸やけの基準を満たす患者は 21 ～ 39％にみられたと報告しており[2]，PPI 抵抗性 GERD 患者の 1/4 ～ 1/2 にみられることになり，日常診療で遭遇する確率はきわめて高いことになる．米国の退役軍人を対象に行われた難治性胸やけ患者366人の前向き研究でも，99人（27%）が24時間インピーダンス・pHモニタリングなどの食道機能検査に基づく機能性胸やけであり，23人（6%）が非GERD食道疾患，7人（2%）が食道運動障害であったと報告しており，難治性胸やけ患者における機能性胸やけ患者の割合が高いことが示されている．

c. 病因・病態生理

これまでの食道内酸灌流試験から，非びらん性胃食道逆流症（non-erosive reflux disease: NERD）患者は食道内に灌流した酸で胸やけ症状が引き起こされるものの，機能性胸やけ患者では胸やけ症状が起こらないことが明らかにされており，すなわち，同疾患ではその病因に酸の関与がないことが明らかにされている[3]．食道粘膜の求心性神経の分布に関する研究では，機能性胸やけは，NERDのそれとは異なり，健康ボランティアと同様の神経分布を示すことが示されていることから，他の機能性消化管疾患と同様の，侵害受容性の病態メカニズムの関与が想定されている[4]．また，バルーン拡張試験により，機能性胸やけ患者では食道と直腸の内臓知覚過敏が同程度に認められることが示されており，全般的に消化管の内臓知覚過敏がみられることも示唆されている[5]．さらに，機能性胸やけ患者では，不安障害やそのほかの感情障害の合併率が高いことも報告されており，知覚信号の中枢側での処理過程の異常の関与が推定されている[6]．

末梢側から送られてきた知覚信号の中枢側での処理過程に関して，機能性胸やけ患者の食道内バルーン伸展刺激時の大脳誘発電位を検討した報告では，機能性胸やけ患者ではN1，P1，N2の3相波の潜時が短く，振幅が大きいことが認められている．近年，ポジトロン断層法（positron emission tomography: PET）や機能的磁気共鳴画像（functional magnetic resonance: fMRI）などの脳機能イメージング診断装置の進歩により，食道を刺激した際に生じる胸やけなどの感覚が，脳内のどの部位で情報処理されているかが明らかになっている（**図1**）[7]．

過敏性腸症候群などに代表される機能性消化管疾患では，しばしばストレスにより症状が悪化することが指摘されているが，機能性胸やけ患者も例外ではなく，胸やけ症状とストレスが密接に関係していることが報告されている．GERDが対象ではあるが，これまでに雑音や大音量などの聴覚ストレスや睡眠不足によるストレスが，食道内の酸感受性の亢進を引き起こすことが示されている．また，生活上の各種ストレスが胸やけ症状の悪化と関係しており，とくに抑うつ状態にあると，胸やけ症状に対してより頻回に薬を内服するという研究結果も報告されている．さらに，機能性胸やけ患者とGERD患者との心理社会的状態の比較も報告されており，機能性胸やけ患者では心理的ストレスの身体化（somatization）がより強いことも明らかになっている．Wangらは精神的要因と胸やけ症状の関係をfMRIで検討しており，機能性胸やけ患者では食道の知覚過敏がみとめられるだけでなく，食道を刺激した際に生じる脳内の活動部位も異なっていることを示している．さらに，その症状出現には精神的要因がGERD患者に比較してより密接に影響していると報告している[7]．

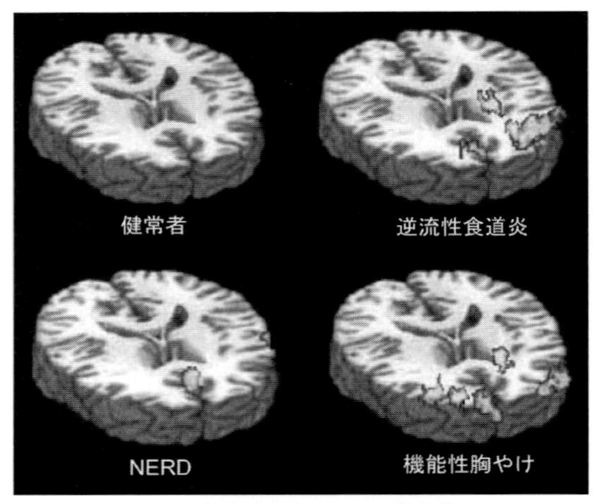

図1 健常者，逆流性食道炎，NERD，機能性胸やけにおける食道内酸刺激時の脳内反応の差異（fMRI）（文献7より作成）

食道刺激時の脳内プロセッシングには，前頭前野，前帯状回，島が関与していることが指摘される．また，健常者，逆流性食道炎，NERD，機能性胸やけの間で，この脳内プロセッシングが異なっている．

d. 診断基準・検査

今日，NERD，reflux hypersensitivity（生理的な胃食道逆流エピソードによって引き起こされる胸やけ)，機能性胸やけの診断基準がRome IV 基準によって再定義され，診断基準が厳格化されたことで，真のGERD/NERDと機能性胸やけの混同が少なくなったといわれている[8]．このような，機能性胸やけに代表される胃食道逆流以外の胸やけのメカニズムが，胸やけ患者におけるPPI療法への奏効率低下の一因になっていると思われる[9]．

機能性胸やけの診断に際して，まず行うことは問診である．一般的に，患者は心窩部痛や胃もたれ，腹部膨満感などの症状も「胸やけ」と訴えて来院することがある．したがって，その判断には慎重な問診が必要である[10]．機能性胸やけ患者の臨床症状はGERDのそれと類似しているため，その診断はPPI治療で胸やけ症状が改善しない，あるいは悪化する場合に検討されるのが適切である．

次に行う内視鏡検査は，PPI治療で効果が不十分な胸やけ患者において，食道狭窄，好酸球性食道炎，薬剤起因性食道炎，バレット食道，がんなど，ほかの食道・胃疾患を除外するために実施する（図2）[11]．一般的にPPI治療抵抗性胸やけ患者におけるびらん性食道炎の有病率は10%未満，好酸球性食道炎の有病率は8%を超えないことが判明しており，その頻度は低いものの[12]，機能性胸やけの定義に従うためには，食道粘膜より生検を適宜行い，好酸球性食道炎を確実に除外しておく必要がある．

PPIに反応しない難治性胸やけ患者の多くは，上記の内視鏡検査や食道生検の結果が正常なので，胃食道逆流の程度を評価するために，24時間インピーダンス・pHモニタリング検査を実施することになる．最近のコンセンサス・ステートメントによると，これまでにGERDと診断されていない患者は，基準値の逆流レベルを把握しておくために，酸分泌抑制薬を使用せずにpHまたはインピーダンス・pHモニタリング検査をすべきとの記載がある[1]．また，食道運動障害のため高解像度食道内圧検査が必要であるが，ineffective esophageal motilityなどの軽度の食道運動障害があってもGERDが除外されていれば，機能性胸やけの診断は妨げられない点にも注意が必要である．さらに，pHモニターにインピーダンスの情報を加えることで，弱酸逆流のエピソード検出ができるため，症状と逆流エピソードの相関性がより正確に把握でき，逆流エピソードの特徴付

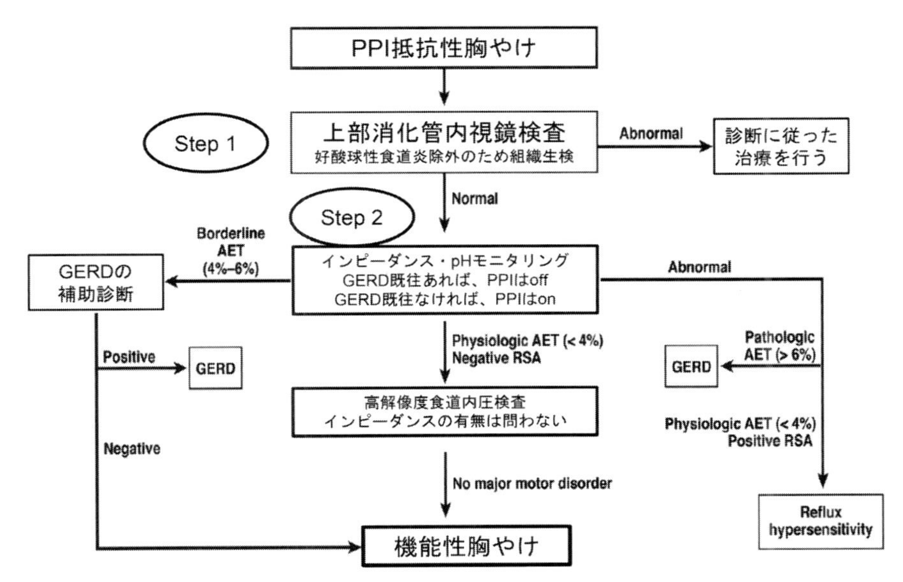

図2 適切な酸分泌抑制にもかかわらず胸やけ症状が持続する場合の診断フローチャート[11]
Step1では，内視鏡検査時に好酸球性食道炎を除外するための生検を行う．Sep2では，インピーダンス・pHモニタリングを，GERD既往のない症例には酸分泌抑制薬を投与しない状態で，またGERD既往のある症例では酸分泌抑制薬治療中に行う．機能性胸やけは，内視鏡検査で食道粘膜障害がなく，高解像度食道内圧検査で主要な運動障害がなく，食道内酸曝露時間が正常（酸曝露時間4%未満）である場合に診断される．

けに有用と考えられている．

食道内酸曝露時間は6%以上が異常，4%以下が正常とされており，食道内酸曝露時間が正常な場合には，symptom index（SI）と symptom association probability（SAP）を用いて，機能性胸やけと reflux hypersensitivity の鑑別が行われる．SI は，逆流に関連する症状の割合を決定するシンプルなパラメータであり，50%以上の場合を陽性とする．SAP は，24 時間の測定時間を 2 分間ずつに分けて，症状および逆流イベントの有無を計測し，2×2 の表を作成し，その表の値に対してフィッシャーの正確確率検定を用いて p 値を計算して，$(1.0-p)\times100$（%）で計算される．SAP は逆流イベントおよび症状の両者を考慮した評価法で，SAP は 95%以上を陽性としており，その有用性が報告されているが，計算に非常に手間がかかる点に問題が残る．この 2 つの指標（SI と SAP）は補完的な関係にあるが，どちらの指標も 100%信頼できるものではなく，症状の頻度や逆流の発生状況によって，その関連性が問われることもある．

難治性胸やけで，内視鏡検査，食道内酸曝露時間が正常で，SI，SAP がともに陰性であれば，機能性胸やけと確実に診断できる．他方，SI と SAP の両方が陽性であれば reflux hypersensitivity と診断できるが，SI と SAP の結果に不一致がみられる場合，どちらの結果を優先すべきかについては，現在のところコンセンサスが得られていない[13]．また，GERD の既往があり，PPI 治療にもかかわらず胸やけ症状が持続する患者は，弱酸性逆流を検出できる PPI 倍量投与下のインピーダンス・pH モニタリングを検討する必要がある．そのような場合，PPI 治療中にインピーダンス・pH モニタリングを行うことで，症状と酸逆流または弱酸性逆流との関係を，それぞれ 10%，30 ～ 40%の患者で立証できるとしている．食道内酸曝露時間が正常で，SI と SAP がともに酸・弱酸逆流で陰性であれば，GERD と機能性胸やけの合併と診断される．

食道内酸曝露時間が 4%から 6%の間であったり，SI と SAP の結果に不一致がある場合など，インピーダンス・pH モニタリングの結果が境界線上であったり結論が出ない場合には，追加の測定基準が有用となる場合がある．逆流により変化した食道粘膜の透過性マーカーとして低 mean nocturnal baseline impedance（MNBI）（< 2292 ohms）が挙げられ，逆流関連症状の患者と機能性胸やけの患者を区別するのに役立つとする研究もある．

逆流後嚥下誘導蠕動波（post reflux swallow-induced peristaltic wave: PSPW）であるインピーダンス・pH モニタリングにおける逆流エピソードに続く嚥下の割合は，逆流エピソードによって誘発された一次蠕動を反映している．正常な PSPW 指数（> 0.61）は，機能性胸やけと GERD の患者を区別するのに役立つ可能性があるが，今後の検討課題と考えられる．

e. 鑑別疾患および合併症

鑑別・除外するべき重要疾患は胃がん・膵臓がんをはじめとする消化器がんならびに GERD，薬剤性食道炎，好酸球性食道炎などの炎症性食道疾患である．次いで，reflux hypersensitivity や食道運動障害など異なる疾患群も鑑別対象となる．また，機能性胸やけと最終診断する前に再度，甲状腺疾患や各種膠原病をはじめとする全身性の疾患の除外を行う姿勢も重要である．機能性胸やけと高率に合併する病態に，機能性ディスペプシア，過敏性腸症候群，うつ病，不安症，睡眠障害などがある点にも注意を要する．

f. 治　療

機能性胸やけは GERD とは別の疾患と考えることが重要であり，多面的な管理が必要である．したがって，機能性胸やけは単独でも GERD と重複していたとしても，内臓知覚の変調と上記の精神的ストレスを適切に管理しない限り，改善しない可能性が高い．機能性胸やけの治療目標は，①症状の改善，理想的には症状の消失，②症状の再発防止，③健康関連 QOL の向上の 3 点とされる．そのおもな治療法には，①生活習慣の改善，②神経調節薬による薬物療法，③代替療法と補完医療，④心理的精神的介入が挙げられる（**表 1**）[11]．機能性胸やけ患者のなかには，症状コントロールのために，上記の 2 種類以上の治療法が必要な場合もみられる．

1）　生活習慣の改善

これまでに，睡眠障害の頻度は，胸やけの重症度

表1　機能性胸やけに対する治療法

治療法
生活習慣の改善
睡眠改善
薬物治療
(1) 三環系抗うつ薬
(2) 選択的セロトニン再取り込み阻害薬
(3) Tegaserod（5-HT_4 アゴニスト）
(4) ヒスタミン2受容体拮抗薬
(5) melatonin
代替・補完療法
催眠療法

や頻度が高くなるにつれて多くなることが確認されている．また，睡眠不足を含むストレスは，食道知覚過敏あるいはその増悪と関連する可能性が指摘されており[14]，睡眠の質の向上が機能性胸やけの症状緩和にプラスの影響を与える可能性があるが，そのエビデンスは限られている．また，特定の食品や身体活動によって胸やけ症状が引き起こされるGERD患者には，これらの生活習慣を避けることが有益であるというエビデンスはあるが，機能性胸やけ患者に対して生活習慣の改善が有効であるという定まったエビデンスは現在のところない．

2）　薬物療法

PPIを含む酸分泌抑制薬は，GERDと機能性胸やけが重複していない限り，効果がみられない．しかしながら，上部消化管内視鏡検査や24時間インピーダンス・pHモニタリング検査でGERDとの重複が確認された場合には，PPI治療を維持しながら，追加で機能性胸やけの治療を行うことになる．

神経調節薬は，神経伝達物質として作用することなく神経機能を変化させるもので，食道由来の痛みに対して中枢作用と軽微な末梢作用があり，これまでにも，非心臓性胸痛患者に対して試みられ，①三環系抗うつ薬，②選択的セロトニン再取り込み阻害薬，③セロトニン調節薬（アゴニストおよびアンタゴニスト），④セロトニン・ノルエピネフリン再取り込み阻害薬に分類される．

機能性胸やけに対して試みられている神経調節薬を**表2**に示す[11]．機能性胸やけおよびreflux hypersensitivity患者を対象に，イミプラミン25 mg/日の8週間の効果をみた二重盲検プラセボ対照試験において，胸やけの改善効果に差はなかったが，QOLに有意な改善がみられている．フルオキセチン（日本では，厚生労働省未承認の処方箋医薬品であり，保険調剤報酬として掲載・販売はない）は，機能性胸やけを対象とした唯一の選択的セロトニン再取り込み阻害薬であり，胸やけの改善効果がみられている．テガセロド（5-HT_4 アゴニストで，心臓血管への悪影響の可能性があり，2007年に市場から削除）を用いた二重盲検プラセボ対照試験では，胸やけの改善効果のみならず食道感覚閾値改善効果がみられている．ヒスタミン2受容体拮抗薬であるラニチジンは，食道酸灌流に対する化学受容器の感度を低下させることにより，疼痛調節作用を有することが示されている[15]．メラトニンは，消化管の内臓痛を調節する効果もあり，さまざまな機能性疼痛症候群に有効であることが証明されており，機能性胸やけ患者におけるQOLに有意な改善効果がみられている[16]．以上のごとく，機能性胸やけにおける神経調節薬の効果を評価した臨床試験は限られているが，これらの結果は機能性胸やけに対する第一選択薬として治療的役割を果たすと考えられる．現在のところ，機能性胸やけを対象に代替・補完療法の効果を検討した大規模な研究はない．非常に小規模な検討ではあるが，催眠療法が胸やけ症状，不安，QOLを改善する傾向にあったことが示されている．

一方，術前の食道内酸曝露時間が正常であることは，外科的手術後の予後不良のリスクファクターであることが示されており[17]，機能性胸やけ患者には，GERDに対する逆流防止手術も内視鏡治療も避けるべきである．

g. 予　後

真のGERDと機能性胸やけは重複していることがあり，また，24時間インピーダンス・pHモニタリング検査では，日内変動により食道内酸曝露の異常を見逃すことがあるため[18]，機能性胸やけと考えられる患者においてもGERDの長期合併症である，バレット食道や消化管狭窄が確認できる可能性が考えられる．しかしながら，これは非常にまれなケースと考えられ，多くの機能性胸やけ患者の予後は，器質的合併症よりも患者のQOL低下に主眼を置いたほうがよいとされる．すなわち，ほかの機能性消化管疾患と同様に，機能性胸やけは，長期的に合併症を生じる可能性はないものの，患者のQOLはきわめて低下するため，それに向けた治療が重要と考

表2 機能性胸やけを対象に神経調節薬を用いた臨床試験[11]

分類	Drug	Dose	No. of subjects	Outcome	Study type
TCA	イミプラミン	25 mg/日	83	No difference than placebo in symptom relief Improved QOL	RCT
SSRI	フルオキセチン	20 mg/日	144	Improvement in percentage of heartburn-free days	RCT
serotonin agonist ($5\text{-}HT_4$)	テガセロド	6 mg bid	42	Decreased frequency of heartburn, regurgitation,and distress	RCT
H_2RA	ラニチジン	150 mg	18	Decrease in esophageal sensitivity	RCT
その他 抗不安薬 鎮静剤 and 催眠療法	メラトニン	6 mg bid	60	Improved GERD-HRQOL	RCT

bid: 1日2回, H2RA: histamine 2 receptor antagonist, HRQOL: health-related quality of life, QOL: quality of life, RCT: randomized controlled trial, SSRI: selective serotonin reuptake inhibitor, TCA: tricyclic antidepressant.

えられる[19].

結　語

最適な治療にもかかわらず胸やけ症状が緩和されない，あるいは部分的にしか緩和されないことが，機能性胸やけの診断を検討するための重要な出発点である．機能検査は，胸やけ症状の発生メカニズムを特定し，精度の高い個別化医療を行うための確実な診断法といえる[20]．また，その治療に際しては，酸分泌抑制薬などの効果のない治療を同時に中止しながら，神経調節薬を投与することになる．しかし同薬剤には機能性胸やけの保険病名はないため，患者に説明のうえ，慎重に投与する必要がある．日常診療で遭遇する機会の多い疾患であるにもかかわらず，現在のところ，機能性胸やけの長期経過や予後に関するエビデンスはなく，今後多数例の長期間にわたる臨床経過や治療法の検討が必要と思われる．

take-home message

適切な治療を行ったにもかかわらず，胸やけ症状が残存する難治性胸やけ患者のなかには，高頻度に機能性胸やけ患者が混在している可能性がある．同患者に対して24時間インピーダンス・pHモニタリング検査を行うことで，より客観性をもった患者の病態把握が可能となる．

[眞部紀明]

文　献

1) Aziz Q et al. Functional esophageal disorders. Gastroenterology. 2016; 150: 1368-1379.
2) Zerbib F et al. Clinical, but not oesophageal pH-impedance, profiles predict response to proton pump inhibitors in gastro-oesophageal reflux disease. Gut. 2012; 61: 501-506.
3) Weijenborg PW et al. Esophageal acid sensitivity and mucosal integrity in patients with functional heartburn. Neurogastroenterol Motil. 2016; 28: 1649-1654.
4) Nikaki K et al. Esophageal mucosal innervation in functional heartburn: closer to healthy asymptomatic subjects than to non-erosive reflux disease patients. Neurogastroenterol Motil. 2019; 31: e13667.
5) Freede M et al. Comparison of rectal and esophageal sensitivity in women with functional heartburn. Gastroenterol Nurs. 2016; 39: 348-358.
6) de Bortoli N et al. Functional heartburn overlaps with irritable bowel syndrome more often than GERD. Am J Gastroenterol. 2016; 111: 1711-1717.
7) Wang K et al. Differences in cerebral response to esophageal acid stimuli and psychological anticipation in GERD subtypes—an fMRI study. BMC Gastroenterol. 2011; 11: 28.
8) Zhang M et al. The Rome IV versus Rome III criteria for heartburn diagnosis: a comparative study. United European Gastroenterol J. 2018; 6: 358-366.
9) Hillman L et al. A review of medical therapy for proton pump inhibitor nonresponsive gastroesophageal reflux disease. Dis Esophagus. 2017; 30: 1-15.
10) Manabe N et al. Differences in recognition of heartburn symptoms between Japanese patients with gastroesophageal reflux, physicians, nurses, and healthy lay subjects. Scand J Gastroenterol. 2008; 43: 398-402.
11) Fass R et al. AGA Clinical Practice Update on Functional Heartburn: Expert Review. Gastroenterology. 2020; 158: 2286-2293.
12) Abe N et al. Long-term outcomes of combination of endoscopic submucosal dissection and laparoscopic lymph node dissection without gastrectomy for early gastric cancer patients who have a potential risk of lymph node metastasis. Gastrointestinal Endoscopy. 2011; 74: 792-797.
13) Bennett MC et al. Chronic cough is associated with long breaks in esophageal peristaltic integrity on high-resolution manometry. J Neurogastroenterol Motil. 2018; 24: 387-394.

14) Fass R et al. The effect of auditory stress on perception of intraesophageal acid in patients with gastroesophageal reflux disease. Gastroenterology. 2008; 134: 696-705.
15) Rodriguez-Stanley S et al. A single dose of ranitidine 150 mg modulates oesophageal acid sensitivity in patients with functional heartburn. Aliment Pharmacol Ther. 2004; 20: 975-982.
16) Basu P et al. The effect of melatonin in functional heartburn: a randomized, placebo-controlled clinical trial. Op J Gastroenterol. 2014; 2014: 56-61.
17) Khajanchee YS et al. Outcomes of antireflux surgery in patients with normal preoperative 24-hour pH test results. Am J Surg. 2004; 187: 599-603.
18) Penagini R et al. Inconsistency in the diagnosis of functional heartburn: usefulness of prolonged wireless pH monitoring in patients with proton pump inhibitor refractory gastroesophageal reflux disease. J Neurogastroenterol Motil. 2015; 21: 265-272.
19) Josefsson A et al. Oesophageal symptoms are common and associated with other functional gastrointestinal disorders (FGIDs) in an English-speaking Western population. United European Gastroenterol J. 2018; 6: 1461-1469.
20) Katzka DA et al. Phenotypes of gastroesophageal reflux disease: where Rome, Lyon, and Montreal meet. Clin Gastroenterol Hepatol. 2020; 18: 767-776.

1-3-2 非心臓性胸痛

non-cardiac chest pain

a. 概　念

胸痛は心血管由来である狭心症，心筋梗塞，大動脈解離などと，肺由来の血管性疾患，気胸，肺塞栓などの呼吸器疾患の症状としてよく知られているが，とくに胸痛を訴える患者に精密検査で器質的疾患がなく，循環器系の検査を行っても異常がないものを総称して非心臓性胸痛（non-cardiac chest pain: NCCP）という[1]．

b. 疫　学

NCCPは，心臓性胸痛ではないにもかかわらず，狭心症に類似した胸骨下の痛みのエピソードを繰り返すものである．胸痛のなかでも疫学的に高い頻度を認めており，胸痛をうったえる患者のうち，欧米で約25%，アジア（中国）でも約19%の有病率を示したとされている[2]．性差は，女性のNCCP患者のほうが救急外来を受診する傾向が高いが胸痛の強さに関しては性差を認めないとされる[2]．このように日常臨床において頻繁に遭遇し，年間の有病率は約25%であり[3]，病院の救急患者の2～5%を占めている[4]．主訴が胸痛であるために，患者は心臓専門医に診察されることが多く，初診時に心臓性胸痛が除外された後も，大部分の患者は心臓専門医もしくはプライマリ・ケア医によって加療される傾向がある．ごく一部の患者のみが精査目的に消化器専門医に紹介されており，以下に述べるNCCPの病態を考慮すると，この点は治療者側の意識の改革が必要である．

c. 病因・病態生理

NCCPの病因は，消化器系疾患，呼吸器疾患，筋骨格疾患，心因性などに起因する胸痛に分類されるが（**表1**），その20～60%は消化器系疾患のなかの食道由来の疾患である[5]．胃食道逆流症（gastroesophageal reflux disease: GERD）はNCCPの50～60%程度占め，最も頻度が高い[1]．また逆に，胸痛はGERDの代表的な非定型症状である．GERDの世界的定義であるMontreal Definitionでは「逆流性胸痛症候群」との用語がある．GERDが心臓性痛である狭心症と区別しがたい胸痛を起こす場合があることが記載されている[6]．NCCPに占めるGERD患者の割合が高い欧米では，GERD患者が高頻度に救急外来を受診している．緊急処置が必要で生命にかかわる心筋虚血による胸痛とGERDによる胸痛は類似することが多いため，欧米では救急診療において胸痛例への対応に多くの医療費が費やされており，NCCPについての関心度も高い．一方，

表1　心臓性胸痛以外の原因

消化器系疾患	食道疾患	胃食道逆流症 食道運動障害 好酸球性食道炎 食道がん 特発性食道破裂 機能性食道障害
	胃腸系疾患	胃・十二指腸潰瘍・穿孔 機能性胃腸症 腸閉塞
	膵胆道系疾患	胆石，胆嚢炎，急性膵炎
呼吸器系疾患	肺塞栓，気胸，肺がん，胸膜炎，縦隔炎など	
筋骨格・神経系疾患	繊維筋痛症，肋骨骨折，肋間神経痛など	
心因性	機能性身体症候群	

本邦での救急外来でのNCCPにおけるGERDの割合が欧米と比較して低いのは[7]，欧米に比べGERD罹患率が低いこと，GERD例における重症型の逆流性食道炎の割合が低いことが背景として考えられる．また，GERDにより胸痛が起こることについての認識の違いがあり，「GERDによるNCCP」と診断できていない例も少なからず存在していると考えられる．*Helicobacter pylori* 感染率の低下，食生活の欧米化のために本邦での逆流性食道炎を含めたGERD例は増加してきており，救急外来におけるGERDの重要性も今後増加していくと考えられる．

食道運動障害は，NCCPの病因としてGERDに次いで多い疾患であり，NCCPの患者でGERDをみとめなかった患者の30%前後が食道運動障害を有していた[8]．NCCPをきたす頻度の高い食道運動異常症としては，一次蠕動波が異常に高値なナットクラッカー（nutcracker: NE）食道（14.8%）が多く，次いで非特異的食道運動障害（10.8%），びまん性食道痙攣（3%），高圧下部食道括約筋部（lower esophageal sphincter: LES）（1.2%），食道アカラシア（0.6%）である[8]．NEの診断は，LES弛緩に異常はみられず，正常な蠕動性波がみられるが，平均蠕動波高が180 mmHg以上のものとされている．典型例では，嚥下時の高波高を伴う胸痛を訴える．これらの食道運動異常症の患者の約半数に異常な胃酸逆流の存在が確認されており，これらの疾患とGERDとの関連が検討されている．機能性消化管障害の国際基準であるRome基準では，食道由来と考えられる機能性胸痛（functional chest pain of presumed esophageal origin）をNCCPのなかの1つとしてとらえるようになり，症状の頻度が少なくとも1週間に1回であり，GERD，好酸球性食道炎，器質的な閉塞，アカラシア，びまん性食道攣縮，ジャックハンマー食道，蠕動消失などの主要な器質的食道運動障害は除外することと定義している[9]．その頻度は明らかではないが，コホート研究によりNCCP患者の32～35%が機能性食道胸痛に相当するとの報告がある[10]．症状の発現の原因は明らかではないが，末梢および中枢の過敏性が深く関与している可能性が高い[11]．

日常臨床で遭遇する広義の機能性食道疾患であるGERDと食道運動障害は，互いにオーバーラップしている（**図1**）．このことを考慮したうえで，食道由来のNCCPを引き起こす病態生理について述べる．食道由来の胸痛が引き起こされるメカニズムは明らかになっているわけではないが，食道と心臓の求心性の知覚が同じ脊髄の背側神経に伝えられているため，胃酸による化学受容体の刺激や，胃酸逆流により食道に異常収縮（痙攣）をきたし，食道内の機械的受容体の刺激などの食道由来の刺激が胸痛を引き起こす可能性があると考えられてきた．しかし，酸を食道内に注入することにより胸痛を訴えた患者に対して，酸注入時の食道運動の観察を行っても異常な食道運動が観察されることはまれであることから，GERDによる大部分のNCCPの原因は，化学受容体の刺激により痛みが引き起こされていると考えられている．NCCPの痛みのメカニズムの1つとして，痛覚閾値の低下，すなわち痛覚過敏があ

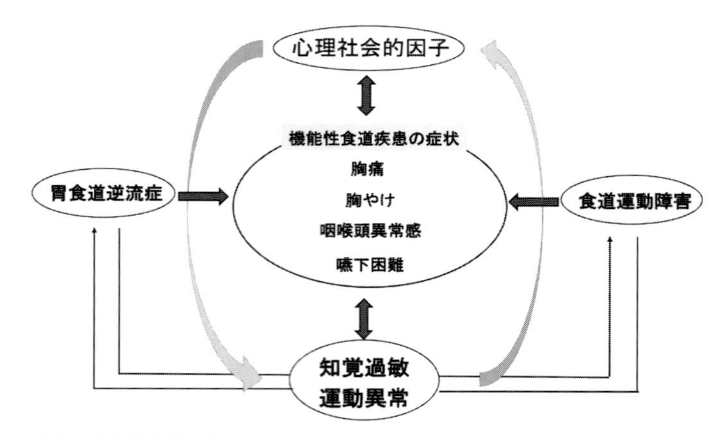

図1　広義の機能性食道疾患である胃食道逆流症と食道運動障害の病態にはオーバーラップが存在し，ともに機能性食道疾患の症状発現の要因となる

ることが推定されている．痛覚過敏の機序には，末梢レベルもしくは中枢レベルでの異常の存在が示唆されている．食道の末梢レベルの知覚には，酸を感知する化学受容体，伸展を感知する機械的受容体，および温度を感知する温度受容体が存在する[12]．NCCPにおける内臓知覚過敏の末梢性の機序には，機械的受容体および化学受容体が重要な役割を果たしている．一方，中枢性の機序として，内臓感覚の情報処理と内臓の痛覚過敏に関する中枢神経の役割について，脳画像検査により食道バルーン拡張刺激による痛みを伴わない感覚は，島皮質と第一次体性感覚野，およびoperculum（蓋）との関連をみとめたが，対照的に，痛みを伴う感覚は，右前部島皮質と前部帯状回の活性に関連をみとめている．島皮質や前部帯状回といった脳部位は，痛みなどの不快な体験を内側脊髄視床路や脊髄網様体視床路を通して認識する部位であり，NCCP患者の情動面の不安定さとの関連が知られている．NCCP患者に不安の合併が多い背景として，不安などの情動ストレスにより痛み体験が増強している可能性が高い．

d. 診断基準および検査

NCCPは，心臓由来でない胸痛の総称であることから，まずは循環器的精密検査にて器質的ないし機能的心疾患が認められないことが必要である．日常臨床では，**図2**に示すように，負荷試験や冠動脈造影検査などの諸検査にて胸痛と心疾患との関連が乏しいと判断された場合に，非虚血性・非心臓性の胸痛として原因検査を行う[13]．NCCPに含まれる疾患で，日常臨床で遭遇する機会の多いのは，GERD，食道運動障害，およびパニック障害をはじめとする不安障害などであり，まずはこれらの疾患を見落とさないことが重要である．また，呼吸器疾患，筋骨格疾患，大血管系疾患などに由来する胸痛についても念頭に置き，胸痛の初発時期，出現時間帯（食後，安静時，睡眠時など），持続時間，食事摂取との関連，体重減少・つかえ感・胸やけ・アレルギー疾患の有無を聴取し，確認する．NCCPの鑑別に直結する身体症状は存在しないが，診察では嚥下困難，嚥下痛，最近の体重減少，食欲不振，貧血などの警告徴候を有する場合は，消化管悪性腫瘍を疑う．またNCCPのもっとも多い原因はGERDであるため，上部消化管内視鏡検査を行うことが必須である．**図3**はNCCP患者に対する診断フローチャートである[14]．上部消化管内視鏡検査にて器質的疾患の除外と粘膜傷害の有無を確認し，粘膜傷害があればその治療を優先する．内視鏡的に粘膜傷害をみとめないがGERDが原因と考えられる場合は，GERD関連NCCPであるかどうかの診断的治療として，プロトンポンプ阻害薬（proton pump inhibitor：PPI）の投与が推奨されている．PPI投与によって症状が軽快すればGERD関連NCCPと診断できる．PPIに反応しない場合には，24時間食道内インピーダンスpHモニタリング検査を実施する．症状と逆流の関連を示すsymptom indexの算出により，非びらん性胃食道逆流症（non-erosive reflux disease: NERD），過敏性食道および機能性胸

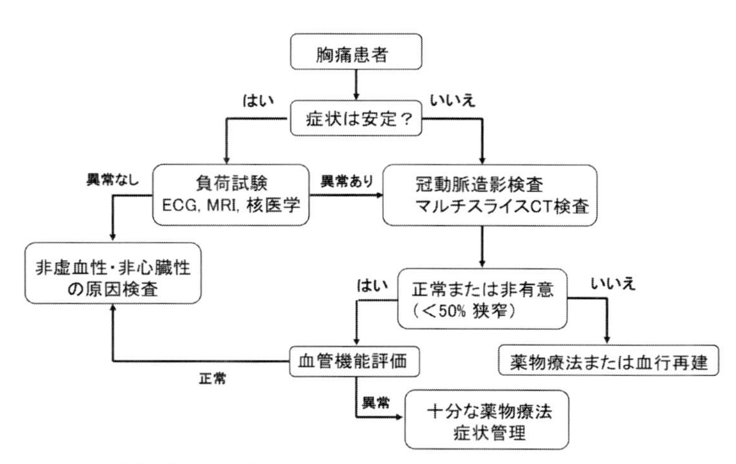

図2 非心臓性胸痛の診断法（文献1より作成）

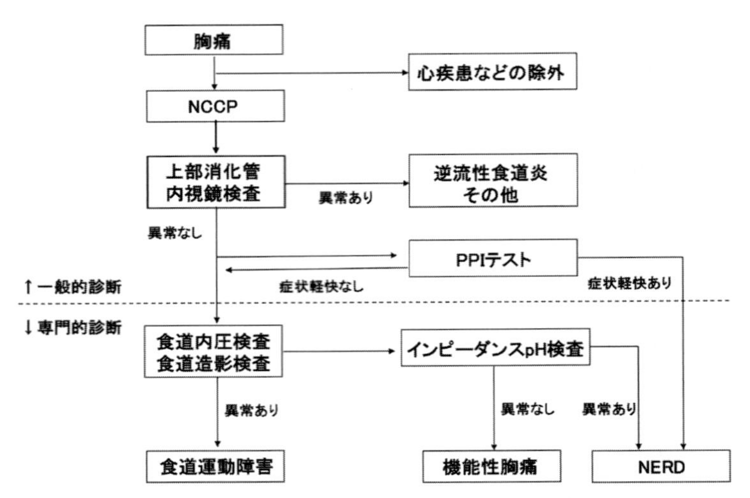

図 3 NCCP の診断フローチャート（文献 14 より許可を得て引用）

やけの病態の把握が可能となる．つかえ感を伴う症例では運動障害を疑い，食道内圧検査を実施する．胸痛の頻度が少なくとも 1 週間に 1 回であり，24 時間食道内インピーダンス pH モニタリング検査で，症状出現と逆流との関連を認めず，食道内圧検査で食道運動障害が除外されれば，機能性胸痛と診断される[9]．

e. 鑑別診断および合併症

胸痛を訴える患者を診察する場合，鑑別・除外すべき重要な疾患はまず生命にかかわる重篤な疾患である．虚血性心疾患，急性大動脈解離，急性肺血栓塞栓症，緊張性気胸，特発性食道破裂や，食道がんをはじめする消化器のがん，好酸球性食道炎などの鑑別が重要である．しかし，胸痛が持続している場合には，心電図や血液検査で緊急性のある虚血性心疾患を除外することは可能であるが，症状がおさまっている場合には鑑別は必ずしも容易ではない．狭心症の胸痛の典型は運動負荷時の胸痛であるが，運動負荷により GERD が誘発されることもある．虚血性心疾患の治療で投与される機会が多い硝酸塩や Ca 拮抗薬によって LES 圧が低下し，GERD が引き起こされることもあり，虚血性心疾患と診断された患者でも GERD が合併し複合増悪因子となっている可能性があるため注意が必要である．特発性食道破裂は，嘔吐などにより解剖学的に弱い下部食道左壁が裂け，縦隔炎を併発する疾患で，診断・治療が遅れると致命的となる．食道疾患のなかでもとくにまれな疾患であるが，健康な人にも突然発症する可能性がある．胸痛が主症状であるが，各種検査にて循環器系に問題がなく，激しい痛みや炎症所見が高値の場合には，特発性食道破裂を疑って胸部 CT 検査を施行しなければ見逃してしまう可能性があるので注意が必要である．食道がんは胸痛が初発症状となることはまれである．初期のうちは無症状であるが，進行すると嚥下障害や胸痛をきたす．アルコール多飲歴や喫煙歴などの食道がんのリスクファクターと嚥下障害を両方もつ患者では鑑別が重要である．嚥下障害に伴う栄養障害による体重減少や貧血を伴っている場合は，ただちに内視鏡検査を施行して悪性腫瘍の鑑別が必要である．好酸球性食道炎は，食道上皮内に多数の好酸球が浸潤し，慢性炎症が起こることで，食道の運動や知覚に異常が発生し，嚥下障害，胸やけ，つかえ感や胸痛などの不快な症状が出現するとともに，食道狭窄を生じる疾患である．上部消化管内視鏡検査所見では，輪状溝，縦走溝，白斑などの特徴的な所見を呈することもあるが，これらの所見がないこともあるので，症状の原因となるような病変が認められない場合には積極的に食道粘膜生検を行う．好酸球性食道炎にはさまざまな食道運動障害が合併する．食道の強い収縮により突発する強い胸痛や嚥下障害で発症する NCCP の 1 つであるジャックハンマー食道（Jackhammer esophagus）は，食道上皮に有意な好酸球の浸潤が認められないものの，筋層生検で筋層に好酸球浸潤がみられる eosinophilic esophageal myositis とされる病態が存在するため，診断に難渋する場合がある[15]．NCCP の 17 ～ 43%になんらかの精神的異常を合併し，24 ～ 70%がパニック障害を，11 ～ 22%がうつ状態を合併する[2]．明らかな器質的疾患の原因によって説明できるものではなく，身体的訴えがあり，それを苦痛に感じており，日常生活に支障をきたすことによって特徴付けられている，不安とうつの合併が多い機能性身体症候群に属すると考えられる[16]．

f. 治　療

GERD 関連の NCCP と診断した場合，上部消化管内視鏡検査で粘膜傷害を有する逆流性食道炎の所見が認められた症例では，胸痛の原因が過剰な胃酸逆流である可能性が考えられるので，逆流性食道炎の治療として酸分泌抑制薬である PPI またはカリウムイオン競合型アシッドブロッカー（potassium-competitive acid blocker: P-CAB）投与を行う．明らかな粘膜傷害を認めない場合も，NERD を疑い，PPI の投与による胸痛の推移を観察する．

食道運動障害は非 GERD 関連 NCCP の 30%を占める重要な疾患である．しかし，実臨床では狭心症様の胸痛を訴える患者に狭心症を疑い，食道運動異常による胸痛にも有効な硝酸薬や Ca 拮抗薬が投与されることも多く，治療的診断で狭心症と誤診されることがあることに注意する．硝酸薬や Ca 拮抗薬が有効であったとしても，食道アカラシアなどの食道運動異常の存在を疑い，積極的に鑑別することが必要である．機能性食道障害に属する機能性胸痛などの症状は，内臓知覚過敏によるとされており，食道の痛み知覚を変化させる薬物療法と心理的介入が必要である．三環系抗うつ薬は中枢神経調節と末梢内臓鎮痛効果の両方を有し，食道の疼痛閾値を上昇させる効果があるが[2]，副作用としての抗コリン作用には注意が必要である．セロトニン選択的再取り込み阻害薬は，非 GERD 関連 NCCP において，心理テストの改善の有無にかかわらず，胸痛を減少させる効果がある[17]．抗不安薬の投与は，NCCP と併存するパニック障害に効果があるが，薬剤の依存形成の傾向があるため注意が必要である．NCCP 患者は，精神疾患であるうつと不安の合併が多いことが知られている．心理療法は心気症やパニック障害を合併する NCCP 患者に有用であり，認知行動療法は，パニック障害を合併しない NCCP 患者の生活の質の改善と，胸痛を減少させる効果がある．

g. 予　後

NCCP は，心臓性胸痛と比較して予後は良好な疾患である．病的な心臓イベントの観点からすると，食道由来機能性胸痛のある患者は，診断が確定すれば，10 年間の経過観察でみられる心筋梗塞の発症率や心臓が原因の死亡率は，1%未満と非常に低い[18]．しかし，GERD の定型症状と比較して PPI による症状消失率が低く，効果発現までの時間も長い．疼痛閾値の低下に加えて不安や恐怖といった情動ストレスの関与があり，比較的長期間にわたる治療が必要となることがある．

結　語

NCCP の一般的な診断と治療などに加えて，病態には疼痛閾値の低下と不安などの情動ストレスの関与があることと，心理社会的因子が存在することについて述べた．このような病態メカニズムにより，診断・治療が遅延化しやすい NCCP ではあるが，病態の把握のための詳細な問診を行うことを心がけ，的格な検査を実施し，個々の病態に適切な薬物を使用することはもちろんだが，機能性身体症候群や慢性疼痛の治療と同様の，心身医学的なアプローチも望まれる．

take-home message

NCCP に対しては，他領域のさまざまな疾患を念頭に置いた多方面からの検索が必要であるが，その 1 つとして食道由来の GERD と食道運動障害に関連する胸痛も忘れてはならない．確実な診断のためには食道内 pH モニタリングや食道内圧検査を用いた食道機能異常と胸痛の関連を検討する必要があるが，患者に対する侵襲性の問題もあり，実際に施行可能な例は少ない．よって，体位（立位・臥位）別や嚥下時の胸痛の強弱の変化の観察と，酸分泌抑制薬を服用させて胸痛の改善の有無を検討することが比較的簡便に施行可能な方法として推奨される．

［舟木　康・小笠原尚高・春日井邦夫］

文　献

1) Fass R et al. Noncardiac chest pain: diagnostic evaluation. Dis Esophagus. 2012; 25: 89–101.
2) Fass R et al. Noncardiac chest pain. J Clin Gastroenterol. 2008; 42(5):536–646.
3) Locke GR et al. Prevalence and clinical spectrum of gastroesophageal reflux: a population–based study in Olmsted County, Minnesota. Gastroenterology. 1997; 112(5):1448–1456.
4) Eslick GD et al. Non–cardiac chest pain: squeezing the life out of the Australian healthcare system? Med J Aust. 2000; 173(5): 233–234.
5) Ferguson SC et al. Esophageal manometry in patients with chest pain and normal coronary arteriogram. Am J Gastroenterol. 1981; 75: 124–127.
6) Vakil N et al. The Montreal definition and classification of gastroesophageal reflux disease: a global evidence–based consensus. Am J Gastroenterol. 2006; 101: 1900–1920; quiz 1943.
7) 谷村隆志．非心臓性胸痛にて救急外来受診例における胃食道逆流症の頻度についての検討．日消誌．2008; 105: 54–59.
8) Dekel R et al. Assessment of oesophageal motor function in patients with dysphagia or chest pain — the Clinical Outcomes Research Initiative experience. Aliment Pharmacol Ther. 2003; 18: 1083–1089.
9) Drossman DA et al. Rome IV — functional GI disorders: disorders of gut-brain interaction. Gastroenterology. 2016; 150: 1257–1261.
10) Fass R et al. Non–cardiac chest pain: an update. Neurogastroenterol Motil. 2006; 18: 408–417.
11) Rao SS et al. Unexplained chest pain: the hypersensitive, hyperreactive, and poorly compliant esophagus. Ann Intern Med. 1996; 124: 950–958.
12) Lembo AJ. Visceral hypersensitivity in noncardiac chest pain. Gastroenterol Clin North Am. 2004; 33: 55–60.
13) Bugiardini R et al. Angina with "normal" coronary arteries: a changing philosophy. JAMA. 2005; 293: 477–484.
14) 秋山純一．臨床症状と診断フローチャート－非心臓性胸痛（NCCP）．日本消化管学会編：食道運動障害診療指針．南江堂 ; 2006; 56–58.
15) Sato H et al. Proposed criteria to differentiate heterogeneous eosinophilic gastrointestinal disorders of the esophagus, including eosinophilic esophageal myositis. World J Gastroenterol. 2017; 23: 2414–2423.
16) 長田賢一．機能性身体症候群（Functional Somatic Syndromes）の診断．Modern Physician. 2006; 26: 283.
17) Varia I et al. Randomized trial of sertraline in patients with unexplained chest pain of noncardiac origin. Am Heart J. 2000; 140: 367–372.
18) Kemp HG et al. Seven year survival of patients with normal or near normal coronary arteriograms: a CASS registry study. J Am Coll Cardiol. 1986; 7: 479–483.

1-3-3 食道球，機能性嚥下障害/嚥下困難

globus, functional dysphagia

食道球

a. 概　念

食道球は喉にこぶがあるような感覚または異物感と定義され，持続的または間欠的で痛みを伴わず，甲状軟骨と胸骨柄切痕の間の正中線付近で認められる症状である[1]．

b. 疫　学

症状は頻繁にみられ，医療機関を受診しない群の 46％以上が症状を経験しているという報告もある[1]．50 歳未満では女性の有病率が 3 倍高く，重症例も多いため，女性のほうが医療機関を受診する頻度は高い．症状は 75％の患者で 3 年間以上，50％の患者で 7 年間以上持続する[2]．

c. 病因・病態生理

症状誘発の原因として占拠性の構造的病変，胃食道逆流症（gastroesophageal reflux disease: GERD），食道入口部異所性胃粘膜島（異所性胃粘膜，inlet patch），食道運動障害などが挙げられる．明らかな構造的異常として腫瘍や重度の炎症が挙げられるが，警告徴候（嚥下困難，嚥下痛，体重減少など）を伴っており，単純な食道球症状とはいいがたい．そのため咽喉頭の軽微な異常（頸部ウェブ，舌根肥

大など）も注目されているが，病因と裏付けできるデータは乏しい．

GERDは症状誘発の主要な病因の1つである．おもな生理学的仮説として，①中咽頭を直接刺激して粘膜炎症を誘発しうる咽喉頭逆流，②食道の酸曝露や伸展刺激に反応した上部食道括約筋（upper esophageal sphincter: UES）の反射的な収縮，③過敏な求心性迷走神経経路を介した食道から頸部への知覚投射，などが挙げられている．症状を有する患者の23～68％で胃食道逆流が確認されているが[3]，プロトンポンプ阻害薬（proton pump inhibitor: PPI）への反応率は研究により差違が大きい．

異所性胃粘膜では，胃粘膜からの酸分泌やピロリ菌感染，感覚過敏などが症状に関連していると考えられている．異所性胃粘膜をアルゴンプラズマ凝固術で焼灼すると症状が著明に改善するという報告もある[4]．

PPI抵抗性の食道球患者では，食道運動異常が確認されることが多い．高頻度にUESの圧上昇を認め，ボツリヌス毒素投与により症状が緩和するため，症状とUES圧上昇の関連が示唆されている．マルチチャネルインピーダンス・内圧測定（high resolution manometry with esophageal pressure topography: HRM with EPT）による評価では，PPI抵抗性食道球患者の47.9％で食道運動異常を認めたと報告されている．その内訳としては，ボーラス（食塊）輸送が障害されるような非特異的運動異常（体部収縮の連続性の途絶，蠕動性の低下，下部食道収縮圧の低下など）が多かった．

また，食道球患者では食道への刺激が頸部に知覚され，低圧の伸展刺激でも症状が誘発される．そのため，食道から頸部への過剰な知覚投射などの知覚異常も重視されている[3]．

以上より，食道の蠕動機能障害により体部に停滞したボーラスが食道を伸展させ，その刺激が迷走神経を介してUESに投射され，UESの圧上昇と食道球症状が誘発されると考えられている[5]．

症状と精神的ストレスや気分障害の関連についての評価は一定せず，現状では症状に特異的な心理・人格特性は報告されていない．しかし，多くの患者で強い感情による症状増悪や，発症前2か月間で大きなストレスイベントがあったことが報告されている．以上より，ストレスとそれに反応した気分・感情は食道球症状の発生や増悪の補助因子と考えられている[1]．

d. 診断基準および検査

国際的診断基準であるRome IVに基づき診断する．

診断基準：診断の6か月以上前から週1回以上の症状が出現し，過去3か月は以下の診断基準をすべて満たしている必要がある．

①持続的または間欠的で痛みを伴わない，のどにこぶがあるような感覚または異物感で，身体精査，喉頭鏡検査，内視鏡検査で構造的病変が確認されない．かつa～cをすべて満たす．
- a　症状は食間に出現する．
- b　嚥下困難感や嚥下痛はない．
- c　近位食道に食道入口部異所性胃粘膜島（inlet patch）がない．

②症状の原因となりうる胃食道逆流や好酸球性食道炎がない．

③主要な食道運動障害（食道アカラシア/食道胃接合部通過障害，びまん性食道痙攣，ジャックハンマー食道，無蠕動）がない．

現在は診断のためのバイオマーカーや「ゴールドスタンダード」はない．症状が類似する他疾患の可能性も念頭に，体系的な症状と病歴の確認が必要である．病歴が他疾患を示唆する場合や警告徴候（咽頭痛，嚥下痛，嚥下障害，嗄声，体重減少など）が確認された場合は，内視鏡検査で慎重に咽喉頭や食道を評価する．また，潜在的な構造的異常やリンパ節腫脹などの評価のため，つねに診察を行うべきである．警告徴候を認めず一貫した症状/病歴がある患者では，低侵襲で保証効果も高いため，耳鼻咽喉科専門医による局所麻酔のみの喉頭鏡検査を施行する．中咽頭の器質的異常が除外された場合は，GERD，異所性胃粘膜，主要な食道運動障害の除外のため精密検査を進める．ただし，挙げられた除外疾患はすべて良性のため，PPI療法から始まるアルゴリズムアプローチを進めるのが妥当とされる（**図1**）[6]．食道球症状に対するPPIの投与量や期間に関する系統的データはないが，速やかに効果発現する薬剤であり，4～8週間投与後の評価が適切である．PPI無効の場合，未施行なら上部消化管内視鏡検査を検討する．食道の粘膜病変，構造的病変に加え，近年着目され診断基準にも言及されている食道入口部異所性胃粘膜の評価が目的である．上部消化管内視鏡検査でも異常を認めなかった患者は，食道内圧検査（HRM with EPT）を検討する．内圧検査により主要な食道運動障害が除外されれば，患者を食道球と確定診断できる[1,6]．

e. 治　療

症状は長期間持続するが，最大 50% の患者で無治療でも症状が軽減/消失するため，治療の柱は病態説明と保証（reassurerance）となる．抗うつ薬の効果報告が散見されるが確立された治療法とはいいがたく，副反応にも配慮して試用は短期間にとどめるべきである．最近は行動療法，リラクセーション療法などが注目されており，催眠療法や言語療法士による咽頭の緊張緩和を目的とした弛緩法(あくび，水嚥下など）による症状緩和が報告されている．リラクセーション法は保証を主とした介入よりも改善効果が高い[1]．

機能性嚥下障害/嚥下困難

a. 概　念

機能性嚥下障害/嚥下困難は，食道体部に食物が詰まるような感覚，または通りが悪いような感覚と定義される．

b. 疫　学

正確な有病率は不明だが，少ないと考えられている．上部消化管内視鏡検査により，嚥下困難を訴える患者の 3/4 で症状の原因となりうる器質的異常が確認されたという報告もあり[7]，食道機能精査により主要な食道運動障害が確認されると除外症例が増えると推察され，有病率はさらに低くなると考えられる[8]．

c. 病因・病態生理

嚥下困難感は，食道内のボーラス停滞との関連が指摘されている[1]．主要な食道運動障害は確立した疾患であり，ボーラス停滞を認めても[9]それが機能性嚥下障害の病因とはいえない．一方，微弱収縮や収縮連鎖不全（体部収縮連続性の途絶）などの非特異的食道運動異常でも嚥下困難感が誘発され，GERD 患者では体部収縮の圧減弱（30 ～ 40 mmHg 未満）や収縮連続性の途絶（3 cm 以上）によりボーラス輸送が停滞することが確認されている[10]．また，運動異常によるボーラス排出力の低下と食道の酸逆流曝露時間の増大が関連することも指摘されている．微弱収縮や収縮連鎖不全は症状とよく相関し

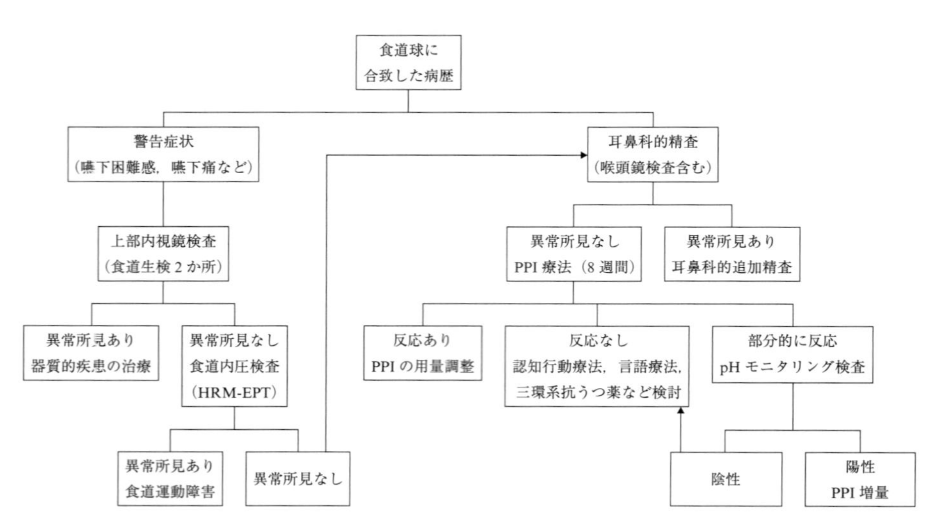

図 1　食道球の診断フローチャート（文献 6 より作成）

ており，確証はないものの，断続的に嚥下困難感を呈する多くの患者の病因と考えられる．

知覚異常も重要な病因の1つである．下部食道に酸曝露やバルーン伸展などの刺激を与えると，食道体部の過剰収縮や蠕動障害とともに高頻度に嚥下困難感が誘発される．GERD患者では，酸などの化学的刺激による粘膜炎症により末梢性の知覚過敏が生じ，嚥下困難感が誘発される．また，誘発された知覚過敏がバルーン伸展刺激への感受性を増大させ，蠕動障害が誘発されるとも考察されている．このように，嚥下困難感と食道伸展刺激に対する感受性の異常の関連が重視されているが，食道内腔刺激が直接蠕動障害を誘発すると断定はできず，現状では蠕動障害は副次的なものととらえられている[1]．

以上より，他の食道機能疾患と同様に，機能性嚥下障害においても食道運動異常と内臓知覚異常が互いに独立して存在し，相互に影響していると考察される．

機能性嚥下障害への心理的要因の影響に関する情報は限られるが，「嚥下困難と非特異的食道運動障害の両方を有する患者」では，ほかに病因がある患者と比較して，精神的ストレス，不安障害，うつ病性障害，身体化障害などが頻繁にみられることが確認された．急性ストレス実験により，中枢性因子がボーラス輸送に影響を与えうる食道運動異常（収縮圧の増大，連続した同期性収縮など）を誘発することも考察されている[11]．

d. 診断基準および検査

国際的診断基準であるRome IVに基づき診断する．

診断基準：診断の6か月以上前から週1回以上の症状が出現し，過去3か月は以下の診断基準すべて満たしている必要がある．

①食道に固体または液体を飲み込んだときの，つかえる，詰まる，または通りが悪いような感覚

②症状の原因となりうる食道の粘膜異常，構造的異常がない．

③症状の原因となりうる胃食道逆流，好酸球性食道炎がない．

④主要な食道運動障害（食道アカラシア/食道胃接合部通過障害，びまん性食道痙攣，ジャックハンマー食道，無蠕動）がない．

嚥下困難感をきたしうる口腔/咽頭の器質的異常（GERDなど）や，類似した症状をきたしうる疾患（食道球，口腔乾燥症，嚥下痛など）を評価・除外するための慎重な病歴聴取から始める．

機能性嚥下障害の診断ではGERDと好酸球性食道炎の除外が重要であり，PPI療法と組織生検を含む上部消化管内視鏡検査は必須である（**図2**）[12]．近年，好酸球性食道炎の頻度が増加して上部消化管内視鏡検査が重視されているが，固形物嚥下による食道バリウム造影検査も食道の微細な構造的異常や運動異常の評価に有用であり，必要性に応じて併用すべきである．これらの検査で食道の器質的異常が除外された場合，主要な食道運動障害の除外のために食道内圧検査（HRM with EPT）を行う．また，嚥下困難感に胸やけや逆流感を伴う患者ではpHモニタリング検査も検討する．好酸球性食道炎に伴う食道の伸展障害の評価には機能的管腔イメージング（EndoFLIP）が役立つ．食道の過剰運動との関連が指摘される輪状筋と縦走筋の協調障害の評価には高周波超音波内視鏡も有用である．しかしEndoFLIPや高周波超音波内視鏡検査で得た所見と嚥下困難感の相関は乏しく，現在は研究での活用にとどまっている．

他に病因のない嚥下困難患者の1/3から2/3でHRM with EPTにおいてボーラス輸送障害をきたしうる非特異的食道運動障害（収縮パターン異常，蠕動運動障害，LES圧上昇など）が観察され，嚥下困難感との関連も確認された．観察される非特異的食道運動障害は嚥下困難患者に特異的な所見とはいいがたいが，機能性嚥下困難の診断材料として支障ないと判断されている[12]．

e. 治　療

経過とともに症状が軽減/消失することもあるため，過剰な治療アプローチは不要である．軽症の場合，保証や非薬物的な簡便な手法（症状を誘発する食物の摂取を避ける，入念に咀嚼する，飲水で食事を押し流すなど）で十分な効果が期待できる．より重症例の場合は，薬理学的試験が有用である．嚥下困難感の一部は酸逆流と関連するため，短期間の酸抑制試験（PPIを2～4週間試用）を検討する．他

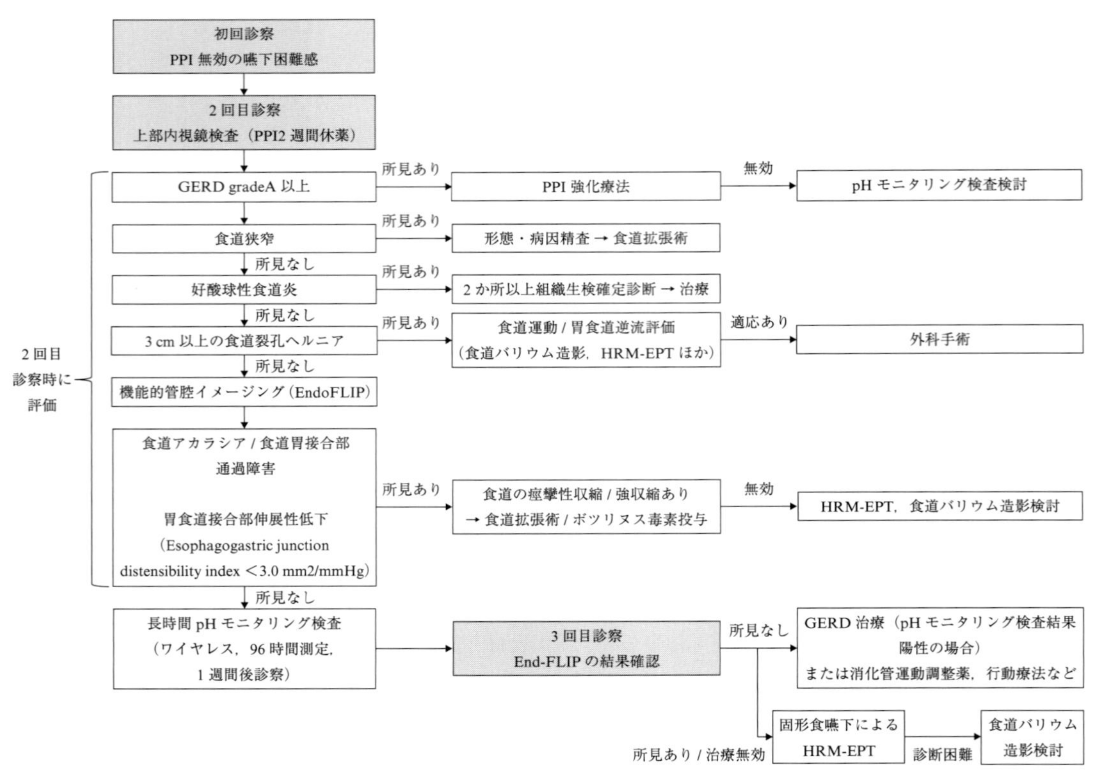

図 2　嚥下困難感の診断・治療のフローチャート（文献 12 より作成）
器質的異常，機能的異常について精査を行いすべて除外された場合，機能性嚥下障害/嚥下困難の診断が可能となる．

に試される薬剤として平滑筋弛緩薬，抗コリン作用薬，抗不安薬/抗うつ薬などが挙げられる．平滑筋弛緩薬はボーラス通過障害をきたしうる非特異的な食道の痙攣性運動異常が症状と関連している場合に有効である．また他の治療が無効だった場合，内臓知覚過敏に対して三環系抗うつ薬が有用とされる．ただし，これらの薬剤の作用機序は不明で有効性の確証もないため，無効の場合は速やかに中止する．

一部の患者では機械的介入も検討される．特定可能な病因のない，断続的な嚥下困難感患者では，一般的な検査で見逃されがちな微細な狭窄などが症状と関連している可能性がある．50 ～ 54F でのブジー拡張により 68 ～ 85％の患者で症状改善が確認されており，非特異的な食道の痙攣性運動異常の患者でも同様の効果が期待される[1]．

f. 予　後

食道球，および機能性嚥下障害/嚥下困難は良性の経過をたどり自然に軽快～消失する症例もあるが，年余にわたり症状が持続することが多い．心理社会的ストレスが症状に影響を及ぼす一方で，症状そのものがストレス因子となり患者の quality of life（QOL）を低下させる．さまざまな心理療法（行動療法，呼吸法，バイオフィードバックほか）が患者の症状コントロールの一助となり，受療行動の低減につながるという報告もあり，医師と心理職などコメディカルとの治療連携の重要性が指摘されている[13]．

結　語

食道球，機能性嚥下障害/嚥下困難などの機能性食道疾患の診断は，類似した症状が誘発される器質的/機能的疾患の除外が前提となるが，それらが否定され確定診断に至る症例は少ない．病態生理や治療法に関する情報も十分とはいえないが，心理社会的な要素が症状に与える影響は大きく，つねに全人的医療が求められる．

> ***take-home message***
>
> 食道球，機能性嚥下障害/嚥下困難においては，いまだ病態生理や治療法のゴールドスタンダードが定まっていない．そのため，フローチャートに沿った診断・治療とあわせて，心理社会的側面も含めた包括的視点をもち，さまざまな要素に配慮した診療が必要である．

［町田知美］

文　献

1) Aziz Q et al. Esophageal disorders. Gastroenterology. 2016; 150: 1368–1379.
2) Harvey PR et al. Managing a patient with globus pharyngeus. Frontline Gastroenterol. 2018; 9: 208–212.
3) Noriaki M et al. Pathophysiology and treatment of patients with globus sensation—from the viewpoint of esophageal motility dysfunction—. J Smooth Muscle Res. 2014; 50: 66–77.
4) Brechmann T et al. Argon plasma coagulation of gastric inlet patches of the cervical esophagus relieves vocal and respiratory symptoms in selected patients. Dig Dis Sci. 2022; 14.
5) Babaei A et al. Upper esophageal sphincter during transient lower esophageal sphincter relaxation: effects of reflux content and posture. Am J Physiol Gastrointest Liver Physiol. 2010; 298: G601–607.
6) Harvey PR et al. Managing a patient with globus pharyngeus. Frontline Gastroenterol. 2018; 9: 208–212.
7) Bill J et al. Diagnostic yield in the evaluation of dysphagia: experience at a single tertiary care center. Dis Esophagus. 2018; 31.
8) Kwan AC et al. Validation of Rome II criteria for functional gastrointestinal disorders by factor analysis of symptoms in Asian patient sample. J Gastroenterol Hepatol. 2003; 18: 796–802.
9) Pandolfino JE et al. Distal esophageal spasm in high-resolution esophageal pressure topography: defining clinical phenotypes. Gastroenterology. 2011; 141: 469–475.
10) Roman S et al. Weak peristalsis in esophageal pressure topography: classification and association with Dysphagia. Am J Gastroenterol. 2011; 106: 349–356.
11) Galmiche JP et al. Functional esophageal disorders. Gastroenterology. 2006; 130: 1459–1465.
12) Triggs J et al. Recent advances in dysphagia management. F1000Res. 2019; 8: F1000 Faculty Rev-1527.
13) Megan E et al. The role of a health psychologist in the management of functional esophageal complaints.Dis Esophagus. Dis Esophagus. 2015; 28: 428–436.

1-3-4 非びらん性逆流症（逆流過敏性食道を含む）

non–erosive reflux disease: NERD

a. 概　念

非びらん性逆流症（non–erosive reflux disease: NERD）とは，内視鏡的に食道粘膜傷害を認めないにもかかわらず胸やけ，呑酸などの逆流症状を有する疾患であり，一般に NERD というとこの広義の NERD を指す．内視鏡的に粘膜傷害を認める逆流性食道炎（症状の有無は問わない）と NERD を合わせたものが胃食道逆流症（GERD）である（**図 1**）[1]．機能性消化管障害の国際基準である Rome IV のなかで NERD は，食道内に過剰な酸曝露を認める狭義または真の NERD（True NERD），食道内の酸曝露は正常で食道の知覚過敏に伴い逆流（主に弱酸逆流）を誘因として症状を呈する逆流過敏性食道，食道内の酸曝露は正常で逆流とは無関係に症状が出現する機能性胸やけに分類される（**図 2**）[2]．このなかで機能性胸やけについては他稿で詳しく解説し（1-3-1），本稿では広義の NERD 全般について概説する．

b. 疫　学

GERD の有病率をまとめたシステマティックレビューによると，逆流性食道炎の有病率が平均 12.0％であるのに対し，NERD を含む GERD 症状の有訴率は平均 17.7％であり，逆流性食道炎の有病率より高い[3]．これは本邦において，GERD の約 60％が NERD であることが要因である[4]．

NERD と逆流性食道炎では臨床像が異なることが知られており，逆流性食道炎に関連する因子としては食道裂孔ヘルニア，BMI 高値，胃粘膜萎縮が軽度，*H. Pylori* 非感染が挙げられるのに対して，NERD は女性・若年者に多く，食道裂孔ヘルニアの合併が少なく，低体重の人が多い，胃粘膜萎縮が高度，*H. pylori* 感染率が高いことなどが特徴として挙げられる[5]．NERD は逆流性食道炎の軽症型と考えられる患者がいる一方で，逆流性食道炎の軽症型では説明できない異なる病態が存在すると考えられ

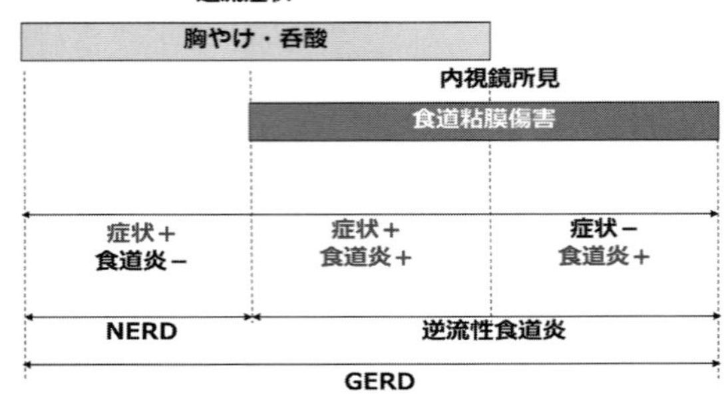

図1　GERD の分類

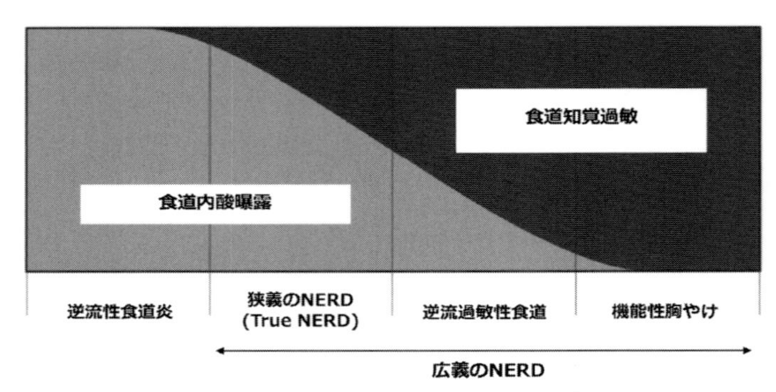

図2　機能性消化管障害 Rome Ⅳ基準による NERD の分類[2)]

ており，臨床像においても違いが認められる．

c. 病因・病態生理

1）NERD の病態

NERD 患者では逆流性食道炎患者にくらべて食道知覚過敏が存在することが指摘されている．NERD 患者へのバルーン伸展刺激では，健常者に比べて小さなバルーン径で症状が出現し，また食道への酸注入では逆流性食道炎患者にくらべて強い症状が出現し，この現象は酸だけでなく生理食塩水の食道内注入でも起こるため，これらの原因は食道知覚過敏によると考えられている[6,7)]．

しかし知覚過敏のみで症状出現の説明は困難であり知覚過敏に加えいくつかの因子が加わり症状が出現するものと考えられる．食道上部に達する逆流ほど下部食道までの逆流に比べて逆流症状が出現しやすいという報告があり，われわれの検討でも PPI 抵抗性 NERD 患者に対して食道多チャンネルインピーダンス pH（multichannel intraluminal impedance pH: MII-pH）検査を施行したところ，上部食道での逆流症状出現率が 13 ～ 14%であったのに対して，LES の口側 5, 7 cm の下部食道では 1%程度であり，上部食道への逆流ほど症状が出現しやすいことが示唆された（**図 3**）[8)]．また，われわれは NERD 患者の食道運動機能を調べたところ，一次蠕動波出現率，一次蠕動波高，二次蠕動波高は健常者と変わらないものの，二次蠕動波出現率が健常者にくらべ有意に低下していた（**図 4**）[9)]．二次蠕動波の出現率低下は，おもに嚥下の少ない夜間の逆流出現後に，逆流液が食道の上方へ移行しやすい状況を起こすと考えられる．逆流症状出現に関連する重要な因子が上部食道への逆流であることを考えると，NERD 患者が逆流症状を伴いやすい状況であることが食道運動機能の面からも明らかとなった．

唾液分泌は過剰な酸曝露を抑制する因子として蠕動波とともに重要と考えられるが，長らく唾液分泌の検討は行われていなかった．酸抑制以外の GERD 治療として唾液分泌に注目し，GERD 患者の唾液分泌について検討を行い，われわれは true

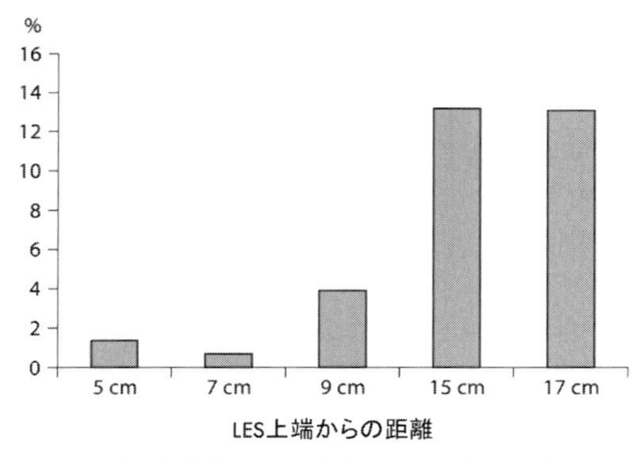

図3 PPI倍量抵抗性NERD患者における各インピーダンスチャンネルでの有症状逆流の割合[8)]

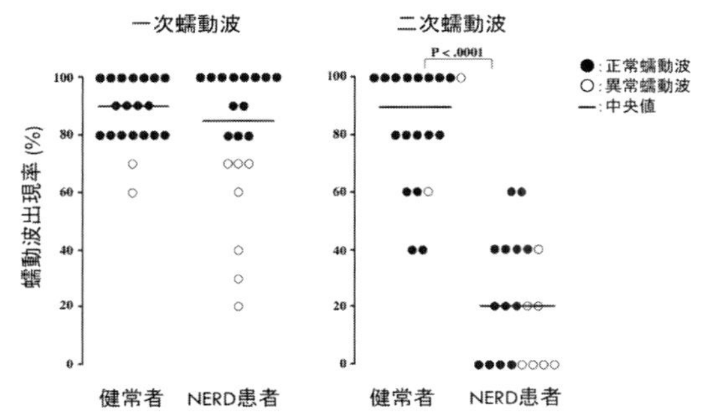

図4 健常者及びNERD患者における一次蠕動波・二次蠕動波出現率[9)]

NERD患者では唾液分泌は健常者に比べ有意に低下していることを報告した[10)]．唾液分泌には性差が存在し，女性での唾液分泌の低下が報告されている．NERD患者は女性に多いという報告と合わせて考えると，唾液分泌能低下がNERDの病態に関係している可能性も考えられる．

2）PPI抵抗性NERDの原因

逆流性食道炎の多くがPPIまたはP-CABで粘膜傷害の治癒や症状の改善が得られるのに対して，NERDの半数は薬物療法抵抗性である[11)]．われわれはPPI倍量抵抗性NERD患者53例の原因を調べたところ，まず内視鏡検査にて好酸球性食道炎の有無を検討し1例が好酸球性食道炎と診断された．その時点で診断が不明であった52症例に対して食道内圧検査を施行し，4例が一次性食道運動障害患者であり，症状の原因として逆流ではなく好酸球性食道炎，食道運動障害も存在することが明らかとなった．次にMII-pH検査により，症状との関連性を調べたところ，液体逆流に伴う症状が43.4%（酸逆流9.4%，酸以外の逆流34%）であった．また23例（43.4%）は逆流との関連性がみられない機能性胸やけであった（**図5A**）[12)]．酸逆流で症状を訴えた患者は不十分な酸抑制が原因である可能性もある．そこで，ボノプラザン20 mg抵抗性NERD（NERDに対するボノプラザンの投与は保険適用外）の原因を同様の方法で調べてみると，逆流関連症状は41.9%と，PPI抵抗性NERDの解析とほぼ同等であったが，酸逆流による症状はなく，すべてが酸以外の逆流によるものであった（**図5B**）[13)]．すなわち，PPI抵抗性NERDの原因としては，酸逆流ではなく，液体逆流に対する知覚過敏（逆流過敏性食道）が症状の原因であった．

d. 診断基準および検査

1）症状による診断

NERDを含むGERDの典型症状は胸やけと呑酸であるが，食道外症状（慢性咳嗽，咽喉頭違和感，咽頭痛，非心臓性胸痛）を起こすこともあり，その食道外症状が唯一の症状のこともある．GERDを疑う症状をまとめた自己記入式アンケートがあり，GERDの診断のみならず，治療効果の判定にも使用でき有用である．代表的な問診票としてはFSSG（Fスケール），QUEST，GERD-Qなどがあり，感度・特異度はともに70%前後である．NERDは逆流性食道炎にくらべて症状スコアが高い傾向があるが，症状のみでNERDと逆流性食道炎を鑑別することは難しい．

2）上部消化管内視鏡検査

NERDと診断するためには上部消化管内視鏡検査を施行して食道粘膜傷害がないことを確認する必要がある．内視鏡検査を施行する際は，PPIやP-CABがすでに投与された状態であると，NERDと逆流性食道炎の区別や逆流性食道炎の重症度判定ができないため，治療前，あるいは可能であれば2週間以上治療薬を中断した状態で内視鏡検査を施行することが勧められる．食道粘膜傷害の評価にはロサンゼルス分類が使用されており，Grade A以上の粘膜傷害を認めない場合がNERDである．本邦では微小色調変化のminimal changeを有するGrade M（色調変化型）を加えた改訂ロサンゼルス分類が広く使用されているが，minimal change（Grade M）

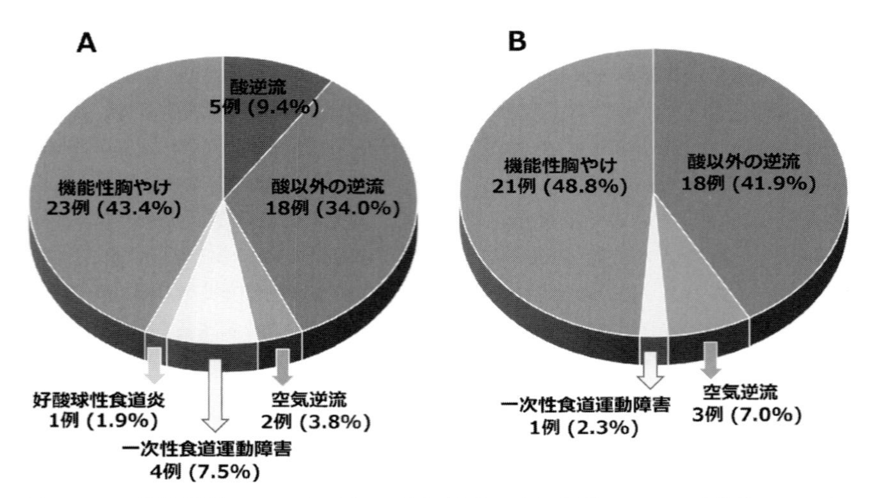

図 5 A: PPI 倍量抵抗性 NERD（53 例）の原因（文献 12 より作成），B: P-CAB 抵抗性 NERD（43 例）の原因（文献 13 より作成）.

の客観的診断，臨床的意義に関する検討は不十分であり，一般的に Grade M は NERD として扱われている．

3）　MII-pH 検査，食道内圧検査

食道 pH 検査は PPI 抵抗性 GERD 患者において PPI 使用時の胃内 pH の状況や食道内胃酸曝露時間の評価，胃酸逆流と症状の関連を評価するために有用な検査である．しかし GERD 患者の約 60%を占める NERD 患者のなかには胃酸以外の逆流（弱酸逆流や空気逆流）で症状をみとめる患者が存在し，このような患者に対しては食道 pH 検査では逆流の評価が困難であった．そこで近年，胃酸以外の液体逆流や空気逆流が評価可能な MII-pH 検査が施行されている．MII-pH 検査を用いることで，NERD を機能性消化管障害の基準である Rome IV のなかの True NERD，逆流過敏性食道，機能性胸やけに分類することが可能となる．

食道内圧検査は食道の運動機能を評価する検査であるが，近年では胃近位部から咽頭まで 1 cm 間隔で 36 個の圧センサーにて測定する high-resolution manometry を用いて，詳細な食道運動機能の評価が行われている．NERD を含めた GERD 患者に対して食道内圧検査を施行することで，逆流のおもなメカニズムである一過性 LES 弛緩（TLESR）の評価，食道裂孔ヘルニア，胃食道接合（EGJ）のバリア機能，食道体部運動によるクリアランス能などが評価可能である．

e. 鑑別診断および合併症

1）　一次性食道運動障害

前述したわれわれの PPI 抵抗性 NERD の原因を調べた結果では，53 例中 4 例（7.5%）は一次性食道運動障害が原因であり，そのうち 3 例が食道の強収縮をきたすジャックハンマー食道（最新のシカゴ分類では hypercontractile esophagus と呼ぶ）患者であった[12]．ジャックハンマー食道はつかえ感や胸痛が主症状であるものの，胸部の違和感を訴える患者が存在し，内視鏡検査のみで食道運動障害を診断することは難しい．NERD の鑑別疾患として食道運動障害の存在をつねに念頭におく必要がある．

2）　好酸球性食道炎

好酸球性食道炎患者は近年本邦で増加傾向にある．つかえ感が主症状であることが多いが，胸やけや前胸部の不快感等の症状を有する患者が存在し，PPI 抵抗性 NERD と診断される患者も存在する．好酸球性食道炎は縦走溝，輪状溝，白斑など特徴的な内視鏡所見を呈することが多く，食道粘膜生検により高倍視野あたり 15 個以上の好酸球浸潤を認めれば診断できる．喘息などのアレルギー疾患の既往歴をもつ患者が多く，病歴の聴取も重要である．

3）　supragastric belching

GERD 症状の 1 つにげっぷがあるが，げっぷには胃内腔から吐出される gastric belching（GB）と食道内腔から吐出される supragastric belching

（SGB）の2つのタイプが存在する[14]．GBは食物などと一緒に飲み込んで胃にたまった空気が胃底部を伸展し，TLESRにより胃から食道へ逆流し口より吐出されるもので，一般的なげっぷはこれである．一方でSGBは，通常LESは弛緩せず，横隔膜の異常収縮運動により食道内腔の著しい陰圧化が起こり，上部食道括約筋（UES）弛緩により空気が食道内腔に流入する．通常は食道胃接合部が閉じているため，空気は胃内に流入せず，そのまま食道から吐出される．GBとSGBは症状や身体所見から鑑別することはできず，MII-pH検査や食道内圧検査を施行することで鑑別が可能である．過剰なSGBの抑制には認知行動療法（腹式呼吸）が有用であり，一部のPPI抵抗性GERDの病態にSGBが関与すると考えられている．

4） rumination syndrome

rumination syndrome（RS）は吐き気を伴うことなく，食物が口腔内に逆流し飲み込むことを繰り返す反芻を認めるものである．RSは腹壁筋の無意識な収縮により胃内圧が上昇し，胃内圧が胃食道接合部圧を上回ると誘発される[15]．PPI抵抗性GERDと診断された患者の一部がRSによる症状であることが報告されている．治療はSGBと同様に認知行動療法の腹式呼吸が有用である．

5） 機能性ディスペプシア，過敏性腸症候群

NERDを含むGERD患者は機能性消化管障害である機能性ディスペプシア（functional dyspepsia: FD）や過敏性腸症候群（irritable bowel syndrome: IBS）を合併しやすいことが知られている．Rome III基準を用いた検討では，FDの約10%にGERDの合併がみられたが，症状の部位や期間を広く解釈すると合併頻度は30～40%であった[16]．また健診患者を対象とした検討では，IBSにGERDを合併した頻度が16%に対して，非IBSのそれは6.4%でありオッズ比は2.81であった[17]．NERD患者の診療においては，他の機能性消化管障害の合併にも注意を払う必要がある．

f. 治　療

NERDに対するボノプラザンの使用は保険適用外であるため，NERDに対してはPPIが投与される（**図6**）[1]．PPIを2～4週間投与し反応をみると，PPI投与にて症状の改善を認める症例は半数程度である[11]．PPIに反応するNERDの多くはTrue NERDが考えられ，一方で，PPIにより満足する症状の改善が得られないPPI抵抗性NERDの場合には，逆流過敏性食道または機能性胸やけの可能性

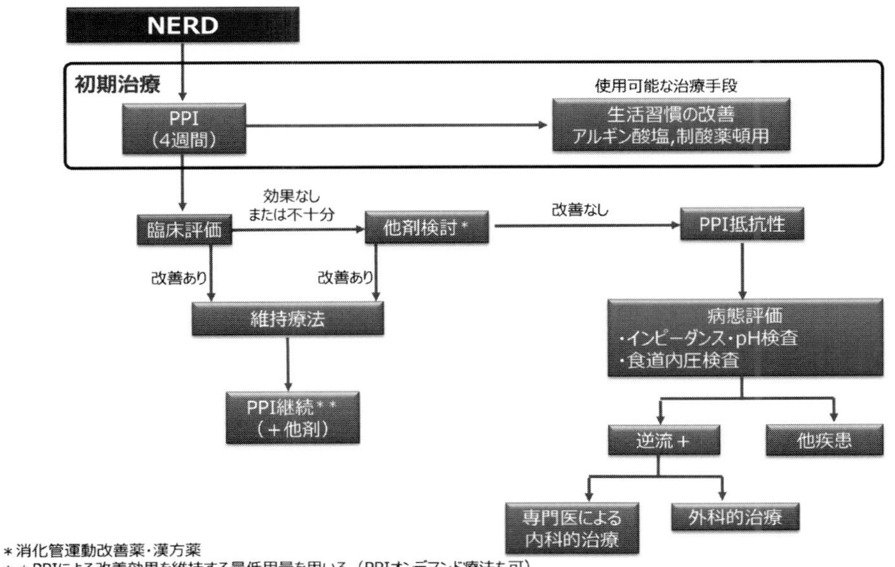

図6　NERD治療のフローチャート[1]

が考えられる．

1） PPI に反応する場合（True NERD の場合）

NERD 患者の逆流症状は毎日認める人から，週2～3日またはある一定期間のみ存在する人もいてさまざまである．休薬してすぐに症状を認める患者は継続的な内服が必要であるが，休薬しても症状が再燃しない患者は，症状出現時のみ内服するオンデマンド療法の有効性が報告されている．しかし，PPI によって安定した酸分泌抑制効果を得るためには少なくとも3～5日間続けて内服する必要がある．一方で，ボノプラザン 20 mg を内服すると約 2.5 時間で胃内 pH は4以上となり，ボノプラザンはオンデマンド療法に適する薬剤であると考えられる（ボノプラザンのオンデマンド療法は保険適用外）．われわれは PPI で症状がコントロールされている NERD（True NERD）患者 30 人に対し，逆流症状出現時のみボノプラザン 20 mg を1日最大1錠内服するオンデマンド療法を8週間行ったところ，PPI 維持療法群とボノプラザン 20 mg によるオンデマンド療法群間において満足度，F スケールスコア，朝食前ガストリン値に違いを認めなかった．8週間の内服錠数は中央値で 11 錠（3～28 錠）であり，内服パターンとして週2錠以上定期的に内服した患者は 30％であり，逆流症状が出現した期間のみ一時的にボノプラザンを内服した患者が 56.6％，月に2錠以下であった患者が 13.3％であり，PPI に反応する NERD 患者においてはボノプラザン 20 mg によるオンデマンド療法は有効であった（**図7**）[18]．

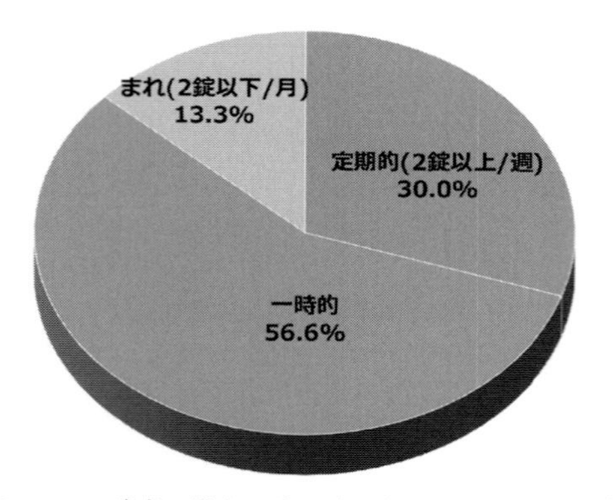

図7 NERD 患者に対するボノプラザンのオンデマンド療法中における服用パターン[18]．

2） PPI 治療が不十分または反応しない場合（逆流過敏性食道または機能性胸やけの場合）

PPI で効果が不十分な NERD に対しては，本邦のガイドラインによる NERD 治療のフローチャートでは，モサプリド，アコチアミド，六君子湯，アルギン酸塩の追加投与が記載されている（モサプリド，アコチアミド，六君子湯，アルギン酸塩の NERD に対する使用は保険適用外）（**図6**）[1]．一方で，米国消化器病学会（AGA）のエキスパートレビューによると，逆流過敏性食道や機能性胸やけに対する治療オプションとして抗うつ薬などの有用性も報告されている[19]．逆流過敏性食道または機能性胸やけに対して三環系抗うつ薬（TCA）のイミプラミン，選択的セロトニン再取り込み阻害薬（SSRI）のフロオキセチン，逆流過敏性食道に対する SSRI のシタロプラムの症状改善効果が報告されている．しかし，これらの抗うつ薬はすべて本邦では NERD に対して保険適用外または国内未承認であり，実際に使用することは難しい．

True NERD や逆流過敏性食道に対しては逆流防止手術も治療の選択肢の1つとして挙げられる．ただし最近の国際コンセンサスにおいて，逆流過敏性食道に対して逆流防止手術を施行する際は，術前に MII-pH 検査を施行して逆流と症状の関連を厳密に評価する必要があり，逆流関連症状が明確な症例のみに施行すべきであると記載されている[20]．

逆流過敏性食道や機能性胸やけの PPI 抵抗性 NERD 患者は治療に難渋することも多く，まずは十分な説明により患者に安心感を与え，良好な患者－医師関係を築くことが重要である．症状はストレスにより悪化することもあり，また不眠は知覚過敏を増悪させることから，睡眠障害の有無を確認することも重要である．これらの不安，ストレスを解消することにより症状の軽減がみられることもある．

結　語

NERD には逆流性食道炎の軽症型と考えられる患者（True NERD）がいる一方で，逆流過敏性食道や機能性胸やけなど逆流性食道炎と異なる病態を呈する患者も存在するため，NERD の病態を十分に理解し診療を行う必要がある．

take-home message

NERDには逆流性食道炎とは異なる病態が存在し，治療に難渋することも少なくない．十分な説明により患者に安心感を与えて良好な患者－医師関係を築くことは重要であり，症状の改善がみられない場合は専門施設で病態評価を行うことも考慮する．

［川見典之・岩切勝彦］

文献

1) 日本消化器病学会編．胃食道逆流症（GERD）診療ガイドライン 2021，改訂第3版．南江堂；2021.
2) Aziz Q et al. Functional esophageal disorders. Gastroenterology. 2016; 150: 1368-1379.
3) 藤原靖弘．GERD疫学—最近の動向—．日本消化器病学会誌．2017; 114: 1781-1789.
4) Fujiwara Y et al. Epidemiology and clinical characteristics of GERD in the Japanese population. J Gastroenterol. 2009; 44: 518-534.
5) Fass R. Erosive esophagitis and nonerosive reflux disease (NERD): comparison of epidemiologic, physiologic, and therapeutic characteristics. J Clin Gastroenterol. 2007; 41: 131-137.
6) Miwa H et al. Oesophageal hypersensitivity in Japanese patients with non-erosive gastro-oesophageal reflux diseases. Aliment Pharmacol Ther. 2004; 20 (Suppl 1): 112-117.
7) Nagahara A et al. Increased esophageal sensitivity to acid and saline in patients with nonerosive gastro-esophageal reflux disease. J Clin Gastroenterol. 2006; 40: 891-895.
8) Iwakiri K et al. Characteristics of symptomatic reflux episodes in patients with nonerosive reflux disease who have a positive symptom index on proton pump inhibitor therapy. Digestion. 2010; 82: 156-161.
9) Iwakiri K et al: Defective triggering of secondary peristalsis in patients with non-erosive reflux disease. J Gastroenterol Hepatol. 2007; 22: 2208-2211.
10) Koeda M et al. Saliva secretion is reduced in proton pump inhibitor-responsive non-erosive reflux disease patients. Esophagus. 2021; 18: 900-907.
11) Miwa H et al. Efficacy of rabeprazole on heartburn symptom resolution in patients with non-erosive and erosive gastro-oesophageal reflux disease: a multicenter study from Japan. Aliment Pharmacol Ther. 2007; 26: 69-77.
12) Kawami N et al. Pathogenesis of double-dose proton pump inhibitor-resistant non-erosive reflux disease, and mechanism of reflux symptoms and gastric acid secretion-suppressive effect in the presence or absence of helicobacter pylori infection. Digestion. 2017; 95: 140-145.
13) Kawami N et al. Pathogenesis of potassium-competitive acid blocker-resistant non-erosive reflux disease. Digestion. 2018; 98: 194-200.
14) Kessing BF et al. The pathophysiology, diagnosis and treatment of excessive belching symptoms. Am J Gastroenterol. 2014; 109: 1196-1203.
15) Kessing BF et al. Objective manometric criteria for the rumination syndrome. Am J Gastroenterol. 2014; 109: 52-59.
16) Ohara S et al. Survey on the prevalence of GERD and FD based on the Montreal definition and the Rome III criteria among patients presenting with epigastric symptoms in Japan. J Gastroenterol. 2011; 46: 603-611.
17) Kaji M et al. Prevalence of overlaps between GERD, FD and IBS and impact on health-related quality of life. J Gastroenterol Hepatol. 2010; 25: 1151-1156.
18) Hoshikawa Y et al. Efficacy of on-demand therapy using 20-mg vonoprazan for non-erosive reflux disease. Esophagus. 2019; 16: 201-206.
19) Fass R et al. AGA clinical practice update on functional heartburn: expert review. Gastroenterology. 2020; 158: 2286-2293.
20) Pauwels A et al. How to select patients for antireflux surgery? The ICARUS guidelines (international consensus regarding preoperative examinations and clinical characteristics assessment to select adult patients for antireflux surgery). Gut. 2019; 68: 1928-1941.

1-3-5 アカラシア
achalasia

a. 概　念

アカラシアは下部食道括約筋（lower esophageal sphincter: LES）の弛緩不全および食道体部の蠕動障害により，食道から胃への食物，液体の通過障害をきたす一次性食道運動障害の代表的疾患である[1]．病因は不明であるが，感染性または自己免疫性が疑われ，食道の筋層間神経叢の抑制性神経の消失により，興奮性神経と抑制性神経の活動のバランスが崩れ，LES基礎圧の上昇，LES弛緩の消失，正常な食道蠕動運動の消失が認められる．また特定の腫瘍は直接的な閉塞または腫瘍随伴症としてアカラシアを引き起こすことがある（偽性アカラシア）．

b. 疫　学

アカラシアは，小児から高齢者まで幅広い年齢層で起こるが，30～60歳に好発し，男女差はなく，発生率は年間人口10万人あたり0.03～1.63と報告されている．

c. 症　状

主症状は固形物および液体の嚥下障害（70～97%）であり，数か月から数年をかけて緩徐に進行する．未消化の食物や唾液の逆流（75～91%），胸痛（約50%），胸やけ（40～60%），誤嚥により咳嗽などの呼吸器症状（10%）を引き起こすことがある．各症状の頻度や強度は，LES 弛緩不全の程度によりさまざまである．症状の重症度の判定に用いられるエッカートスコアは，嚥下障害，逆流，胸痛の症状の発生頻度と体重減少レベルに基づいて計算され，スコアの合計範囲は 0 ～ 12 点で，高スコアほど症状が深刻であることを示す[2]．一般に，治療後のスコアが 3 以上の場合，治療不成功と考えられる．

d. 検査および診断基準

アカラシアの診断には，上部消化管内視鏡検査（EGD），食道造影検査，食道内圧検査が有用である．また，補助診断として functional lumen imaging probe（FLIP）が用いられる．**図 1** にアカラシアが疑われる際の診療アルゴリズムを示す[3]．

1） 上部消化管内視鏡検査（EGD）

嚥下障害をきたしうる器質的疾患，好酸球性食道炎，食道ウェブ・狭窄などの鑑別のために，EGD を行う．アカラシアに特徴的な EGD 所見としては，食物残渣や液体の貯留，食道内腔の拡張，食道粘膜の白色化・肥厚像（食物残渣による炎症）食道胃接合部の機能的狭窄（食道ひだ集中像(ロゼット)，胃内反転像による巻きつき，めくれ込み）などがある[4]が，初期のアカラシアの場合，EGD では異常を指摘できない場合がある．

腫瘍の食道浸潤による偽性アカラシアは，高齢者で新規発症の嚥下障害や急速な体重減少を認める場合に疑う必要があり，CT 検査や超音波内視鏡検査により悪性腫瘍の鑑別を考慮すべきである．

2） 食道造影検査

アカラシアの食道造影検査所見としては，食道胃接合の鳥のくちばし状の狭小像（bird beak appearance），通過障害に伴う食道の拡張，食道での造影剤の停滞・貯留などがある[4]．健常者では服用したバリウムはスムーズに胃に流入し，食道に停滞することはないが，アカラシア患者ではバリウムの胃内への流出が遅延しており，LES 弛緩不全を間接的に診断することが可能である．バリウム服用 1 分，2 分，5 分後の停滞バリウムによる食道円柱高を観察する timed barium esophagram（TBE）は，アカラシアの診断および治療後のモニタリングに有用である．また，TBE に引き続いて，直径 13 mm のバリウムタブレットを内服し，5 分後に食道での停滞の有無を確認する方法もある（**図 2**）[5]．アカラシアの診断精度は，「TBE でバリウム貯留が 5 分後に 2 cm 以上認められる」場合の感度 85%・特異度 86% であり，バリウムタブレットの停滞を加味した場合の診断精度は 79.5% から 100% に上昇する[5]．

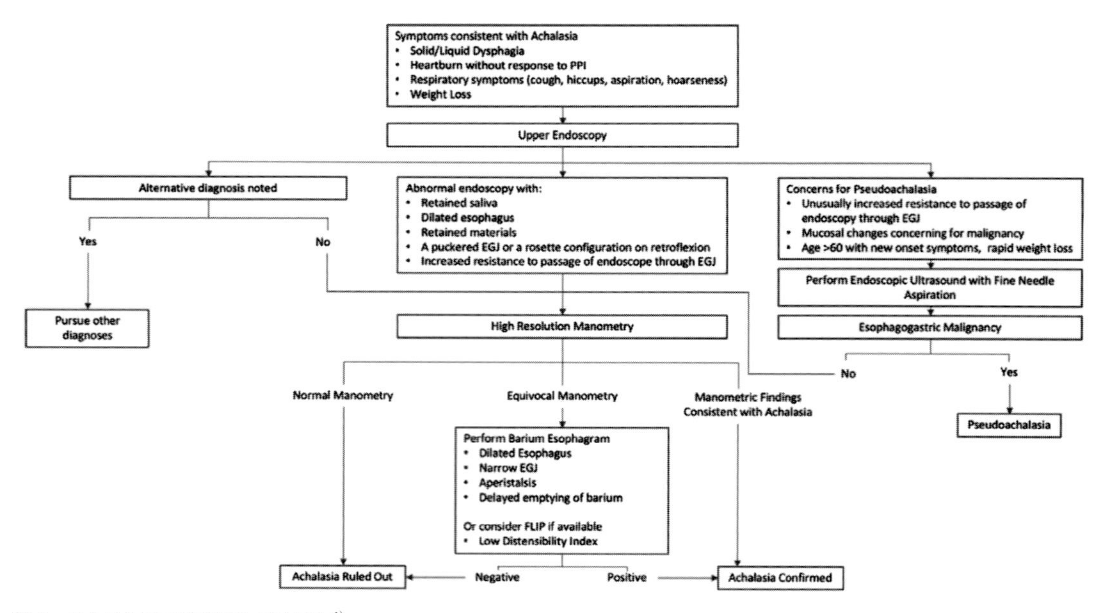

図 1　アカラシアの診断アルゴリズム[3]

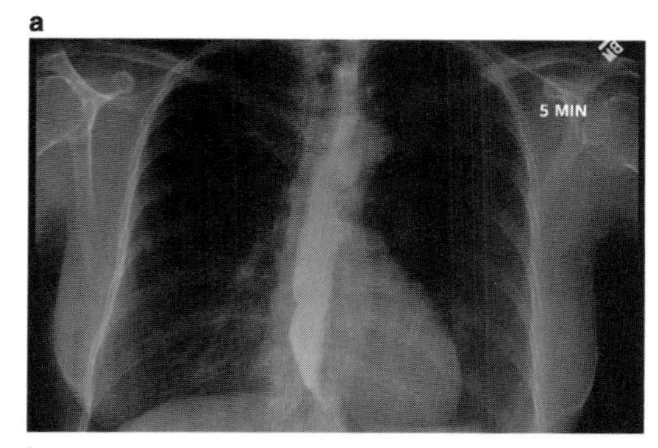

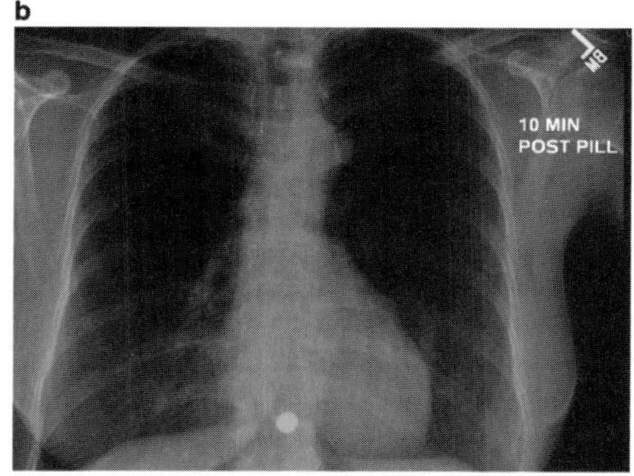

図2 食道造影検査[5)]

a. Type II アカラシア患者における TBE 像（5 分後）．食道でのバリウムの貯留が認められる．

b. 同患者のバリウムタブレット内服 5 分後（TBE 開始から 10 分後）に，バリウムタブレットの停滞が認められる．

従来，アカラシアの拡張型は，食道造影検査により，紡錘型（spindle type），フラスコ型（flask type），シグモイド型（sigmoid type）の 3 つに分類されていたが，2012 年に改訂された『食道アカラシア取扱い規約（第 4 版）』では，紡錘型とフラスコ型を含む直線型（straight type: St 型）とシグモイド型（sigmoid type: Sg 型）の 2 つに分け，後者のうち食道右側への蛇行が強く，L 字型を呈する場合をとくに進行シグモイド型（advanced sigmoid type: aSg 型）としている[4)]．また，食道造影による食道拡張度は，最大横径により I 度（3.5 cm 未満），II 度（3.5 cm 以上 6.0 cm 未満），III 度（6.0 cm 以上）に分類される．

3） 食道内圧検査

高解像度食道内圧検査（high-resolution manometry: HRM）は，アカラシアの診断におけるゴールドスタンダードである．HRM は 1 cm ごとに配置された 36 個の内圧センサーをもつカテーテルを用いて，上部食道括約筋（upper esophageal sphincter: UES）から LES まで連続的に内圧を測定できる．また，圧変化をカラーで表示するトポグラフィーにより，食道運動を容易に把握することができるようになった．

HRM を用いた食道運動障害の診断基準として，シカゴ分類が提唱されており，2021 年に最新版である第 4 版と，アカラシアに関する technical review が発表された[6, 7)]．HRM 特有のパラメータとして，積算弛緩圧（integrated relaxation pressure: IRP），遠位潜時（distal latency: DL），積算遠位収縮（distal contractile integral: DCI）がある．IRP は，嚥下性 UES 弛緩後の LES 弛緩の程度を示す指標であり，IRP が正常上限以上である場合に，嚥下性 LES 弛緩不全と判定される．なお，IRP の正常上限値は，使用機器により異なるため注意を要する．収縮減速点（contractile deceleration point: CDP）は食道体部と横隔膜食道膨大部とのあいだでみられる，30 mmHg の等圧線輪郭の伝播速度が減速するポイントであるが，UES 弛緩から CDP までの時間を DL と定義し，痙攣性収縮である未熟収縮（premature contraction）の診断に用いられる．

アカラシアでは嚥下性 LES 弛緩不全があるため，IRP は高値を呈す．食道体部運動障害のパターンによって，食道体部に蠕動波をまったく認めない Type I アカラシア，蠕動波をまったく認めないが全食道昇圧（panesophageal pressurization: PEP）を 20%以上に認める Type II アカラシア，蠕動波は認めないが DL ＜ 4.5 秒の未熟収縮を 20%以上に認める Type III アカラシアの 3 つのサブタイプに分類されている（**図 3**）（**表 1**）[6)]．各サブタイプ別の頻度は，Type II アカラシアが 50 ～ 70%ともっとも多く，Type I アカラシアは 20 ～ 40%，Type III アカラシアは 5%程度である．

HRM でアカラシアの診断基準を満たさない場合には inconclusive となり，TBE や functional lumen imaging probe（FLIP）による補助診断が必要となる（**図 4**）[7)]．これには，IRP は高値であるものの食道体部に蠕動波（の一部）が認められるもの（PEP または未熟蠕動があれば inconclusive achalasia，なければ inconclusive EGJOO），100% failed peristalsis であるが IRP が正常範囲内であるもの（inconclu-

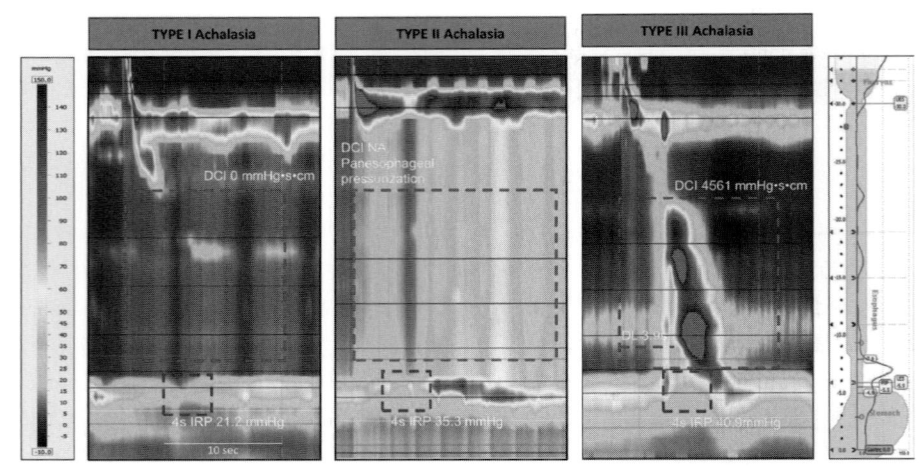

図3 HRM によるアカラシアの分類[6]（口絵16）

表1 シカゴ分類（第4版）によるアカラシアの分類[6]

Disorders	Definition
Type I アカラシア	IRP 異常＆ 100% failed peristalsis
Type II アカラシア	IRP 異常，100% failed peristalsis, ＆ 20%以上の嚥下で panesophageal pressurization
Type III アカラシア	IRP 異常＆ 20%以上の嚥下で premature/spastic contraction で正常蠕動なし

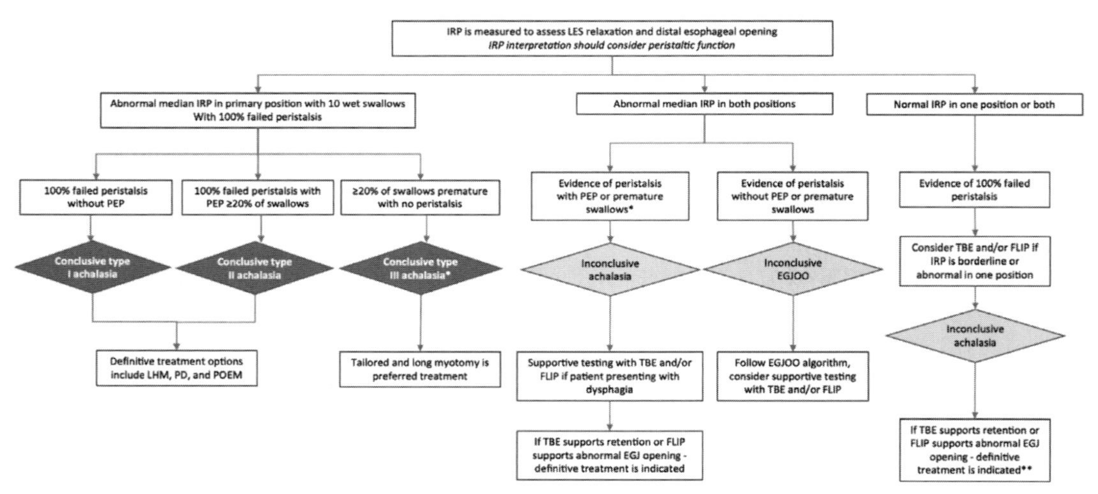

図4 シカゴ分類（第4版）によるアカラシア診断のアルゴリズム[7]

sive achalasia）などが含まれる．

4） functional lumen imaging probe (FLIP)

HRM ではアカラシアの診断基準を満たさず inconclusive achalasia となった場合に，補助診断として FLIP が行われる[7]．FLIP は複数のインピーダンス電極をもつカテーテルを使用し，食道内でカテーテルを包むバルーンを段階的に膨張させて，食道の断面積と圧力を測定する機器である．FLIP により，バルーン膨張による EGJ の伸展性と食道体部の収縮パターンを評価する．アカラシアでは，EGJ

の伸展性が低下しており，また反復性逆行性収縮（repetitive retrograde contraction: RRC）が観察され，正常な反復性順行性収縮（repetitive antegrade contraction: RAC）は認められないことが多い．

e. 治　療

アカラシアの治療目標は，LESの弛緩不全を解除することにより食道から胃への排出を促進し，自覚症状を改善し，誤嚥や食道拡張などの合併症を予防することである．現在の治療選択肢としては，薬物療法，ボツリヌス毒素注射，内視鏡的バルーン拡張術，外科的筋層切開術，内視鏡的食道筋層切開術がある（**図5**）[8]．

1）　薬物療法

食道アカラシアに対する薬物療法として，平滑筋弛緩作用をもつCa拮抗薬（ニフェジピン10〜30 mgを食前に舌下）や亜硝酸薬（硝酸イソソルビド5 mgを食前に舌下）が用いられてきた．しかしながら，治療効果が低いこと，短時間の効果にとどまること，頭痛や低血圧などの副作用があることなどから，現在では他の治療が適応とならない場合または他の治療の待機中の場合などに限定される．

2）　ボツリヌス毒素注射

ボツリヌス毒素は，運動神経終末からのアセチルコリンの放出を阻害し，LES圧を低下させる作用を有する．内視鏡的にボツリヌス毒素（100 U）をLES筋層内に注射する．約80%の患者で症状の改善が見られるが，持続期間は数か月から1年程度である[9]．短期間の効果であるため，高齢や併存症のために内視鏡治療（バルーン拡張術や筋層切開術）や外科治療が適応とならない患者に対して行われる．

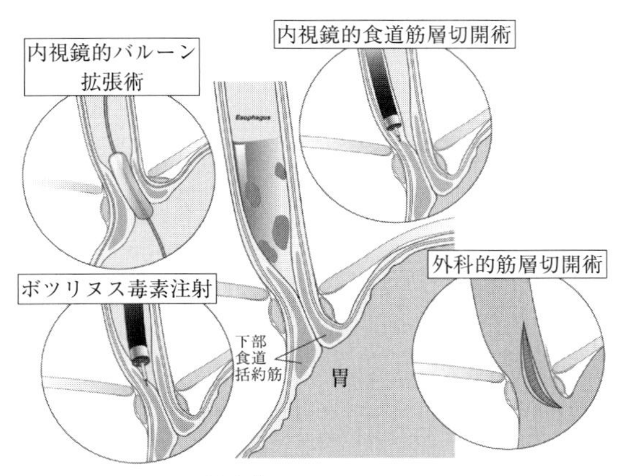

図5　アカラシアの治療[8]

3）　内視鏡的バルーン拡張術

内視鏡的バルーン拡張術（pneumatic dilation: PD）は，内視鏡を用いてガイドワイヤーを留置し，それに沿って挿入したアカラシア治療専用のバルーン（30, 35, 40 mm）を拡張させることによって，LESの筋線維を断裂させてLES圧を低下させるものである．FLIPで食道内腔径を確認しながら拡張する方法もある．

一般に，バルーン拡張術の安全性は比較的高く，偶発症として穿孔の危険性は約2%（手術を要する穿孔は1%）である[10]．単回のPDの奏効率は，1年で66〜88%，10年で25〜29%と長期で低下するため[10]，必要に応じて，PDを繰り返し施行する．PDと外科的筋層切開術（LHM）を比較したRCTでは，5年目の有効性はそれぞれ82%：84%と同等であったが，25%の症例で症状再発のために複数回のPDを要した[11]．また，アカラシアのサブタイプ別の奏効率は，Type I（61%）やType III（31%）よりもType II（84%）で高い[12]．

なお，PD治療の奏効予測因子として，女性，>45歳，食道径>3 cm，Type IIアカラシア，治療後のTBEでバリウムの排出が促進している，治療後のLES圧<10 mmHgなどが知られている[13]．

4）　外科的筋層切開術

外科的筋層切開術（laparoscopic Heller myotomy: LHM）は，腹腔鏡下に直接LESの筋線維を切開し，LES圧を低下させる外科手術であり，通常は逆流防止術も同時に施行される．RCTでの治療成功率は，2年で82〜90%と高いが，PDと同様に時間経過とともに低下する（89%（6か月）から57%（6年））[3]．また，アカラシアのサブタイプ別の奏効率は，Type III（71%）よりもType I（81%）やType II（92%）で高い[12]．

5）　内視鏡的食道筋層切開術

内視鏡的食道筋層切開術（per-oral endoscopic myotomy: POEM）は経口内視鏡で食道の内腔から粘膜下層を経由して筋層にアプローチし，筋層切開を行う手技である．この方法では内輪筋のみを切開し，外縦筋は温存される．POEMの有効性は高く，5〜7年での長期の奏効率も90%以上である[14]．

また，筋層切開の長さを自由に決定できるため，HRMで未熟収縮を伴う部位まで筋層切開を行うことが可能である．サブタイプ別の奏効率は，Type I（95%），Type II（97%），Type III（93%）といずれも良好であった[12]．

一方，LHMと異なり，逆流防止術は同時に施行しないため，術後のGERDが懸念される．2018年のメタ解析では，POEMではLHMと比べて，GERD症状（オッズ比1.69, $p < 0.0001$），逆流性食道炎（オッズ比9.31, $p < 0.0001$），pHモニタリングによる酸逆流（オッズ比4.30, < 0.0001）のいずれも高い[15]．2019年のRCTでは，2年後の逆流性食道炎の発症率は，LHM（29%）よりPOEM（44%）で高いものの，重症逆流性食道炎（LA分類グレードCまたはD）は同等であった[16]．

2019年POEM後のGERDを予防する方法として，POEM後に内視鏡的に部分的噴門形成術を追加するPOEM+Fが考案されている[17]．

2023年8月までに，LHMとPOEMで1報[16]，LHMとPDで5報（うち2報は観察期間が異なるが同一試験）[11, 18-22]，POEMとPDで2報[23, 24]のRCTが報告されている．これらの報告では，LHMとPOEMの有効性はいずれも90%に対し，PDでは54～86%とやや低い．PDではプロトコルが標準化されていないこと，拡張バルーンのサイズが異なること，症状再発時に反復した拡張術の許容度が異なることなどが原因と考えられる．

また，ボツリヌス毒素注射，PD，LHM，POEMの4つの治療法の有効性をアカラシアのサブタイプ別に検討したメタ解析では，1) TypeIとIIIでは，POEMはLHMよりも有効性が高いこと（TypeI：オッズ比2.97, $p = 0.03$, Type III：オッズ比3.50, $p = 0.007$），2) POEMはすべてのサブタイプにおいてもっとも有効性が高いこと（Type I 95%, II 97%, III 93%），3) Type IIでは，PDはPOEMやLHMと比較してやや有効性が低いものの統計学的有意差はないこと，4) ボツリヌス毒素注射はすべてのサブタイプで有効性が劣ることが報告されている[12]．

結　語

アカラシアの診断はHRMの登場によって簡便で正確に行うことが可能となり，現在HRMがゴールドスタンダードとなっているが，診断に迷う症例ではTBEやFLIPなどが有用である．また，アカラシアの治療法としては，PDに加えて，より有効性の高いLHMやPOEMが行われるようになっている．アカラシアのサブタイプを考慮したうえで，個々の症例に適した治療法を選択することが肝要である．

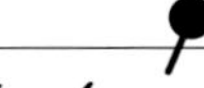

take-home message

アカラシアは，LESの弛緩不全および食道体部の蠕動障害を特徴とする．診断には，EGD，食道造影検査，HRMが行われ，HRMによりType I～IIIに分類されている．治療選択肢として，薬物療法，ボツリヌス毒素注射，内視鏡的バルーン拡張術，外科的筋層切開術，POEMがあるが，POEMはすべてのサブタイプにおいてもっとも有効性が高い．

［秋山純一］

文　献

1) 岩切勝彦，アカラシア診断とバルーン拡張術．日本消化器病学会雑誌．2012; 109: 710-721.
2) Eckardt AJ et al. Treatment and surveillance strategies in achalasia: an update. Nat Rev Gastroenterol Hepatol. 2011; 8: 311-319.
3) Pomenti S et al. Achalasia: diagnosis, management and surveillance. Gastroenterol Clin North Am. 2021; 50: 721-736.
4) 食道アカラシア取扱い規約，第4版．日本食道学会．金原出版．2012: 3-21.
5) Blonski W et al. Timed barium swallow: diagnostic role and predictive value in untreated achalasia, esophagogastric junction outflow obstruction, and non-achalasia dysphagia. Am J Gastroenterol. 2018; 113(2): 196-203.
6) Yadlapati R et al. Esophageal motility disorders on high-resolution manometry: Chicago classification version 4.0((c)). Neurogastroenterol Motil. 2021; 33: e14058.
7) Khan A et al. Chicago Classification update (version 4.0): technical review on diagnostic criteria for achalasia. Neurogastroenterol Motil. 2021; 33: e14182.
8) Patel DA et al. motility disorders: current approach to diagnostics and therapeutics. Gastroenterology. 2022; 162: 1617-1634.
9) Pasricha PJ et al. Intrasphincteric botulinum toxin for the treatment of achalasia. N Engl J Med. 1995; 332: 774-778.
10) Katzka DA et al. Review article: an analysis of the efficacy, perforation rates and methods used in pneumatic dilation for achalasia. Aliment Pharmacol Ther. 2011; 34: 832-839.
11) Moonen A et al. Long-term results of the European achalasia trial: a multicentre randomised controlled trial comparing pneumatic dilation versus laparoscopic Heller myotomy. Gut. 2016; 65: 732-739.
12) Andolfi C et al. Meta-analysis of clinical outcome after treatment for achalasia based on manometric subtypes. Br J Surg. 2019; 106: 332-341.
13) Patel D.A et al. Idiopathic (primary) achalasia: a review. Or-

phanet J Rare Dis. 2015; 10: 89.
14) Modayil RJ et al. Peroral endoscopic myotomy: 10-year outcomes from a large, single-center U.S. series with high follow-up completion and comprehensive analysis of long-term efficacy, safety, objective GERD, and endoscopic functional luminal assessment. Gastrointest Endosc. 2021; 94: 930–942.
15) Schlottmann F et al. Laparoscopic Heller myotomy versus peroral endoscopic myotomy (POEM) for achalasia: a systematic review and meta-analysis. Ann Surg. 2018; 267: 451–460.
16) Werner YB et al. Endoscopic or surgical myotomy in patients with idiopathic achalasia. N Engl J Med. 2019; 381: 2219–2229.
17) Inoue H et al. Peroral endoscopic myotomy and fundoplication: a novel NOTES procedure. Endoscopy. 2019; 51: 161–164.
18) Persson J et al. Treatment of achalasia with laparoscopic myotomy or pneumatic dilatation: long-term results of a prospective, randomized study. World J Surg. 2015; 39: 713–720.
19) Hamdy E et al. Comparative study between laparoscopic Heller myotomy versus pneumatic dilatation for treatment of early achalasia: a prospective randomized study. J Laparoendosc Adv Surg Tech A. 2015; 25: 460–464.
20) Borges AA et al. Pneumatic dilation versus laparoscopic Heller myotomy for the treatment of achalasia: variables related to a good response. Dis Esophagus. 2014; 27: 18–23.
21) Boeckxstaens GE et al. Pneumatic dilation versus laparoscopic Heller's myotomy for idiopathic achalasia. N Engl J Med. 2011; 364: 1807–1816.
22) Kostic S et al. Pneumatic dilatation or laparoscopic cardiomyotomy in the management of newly diagnosed idiopathic achalasia. Results of a randomized controlled trial. World J Surg. 2007; 31: 470–478.
23) Kuipers T et al. Peroral endoscopic myotomy versus pneumatic dilation in treatment-naive patients with achalasia: 5-year follow-up of a randomised controlled trial. Lancet Gastroenterol Hepatol. 2022; 7: 1103–1111.
24) Ponds FA et al. Effect of peroral endoscopic myotomy vs pneumatic dilation on symptom severity and treatment outcomes among treatment-naive patients with achalasia: a randomized clinical trial. JAMA, 2019; 322: 134–144.

1-3-6 びまん性食道痙攣（遠位食道痙攣）

diffuse esophageal spasm (distal esophageal spasm)

a. 概　念

食道のおもな機能は，蠕動運動により咽頭から胃内に食物を輸送することであるが，びまん性食道痙攣（diffuse esophageal spasm: DES）は，正常の蠕動運動はあるものの，時に持続性に同期性収縮が起こる病態であり，嚥下困難および間欠性胸骨下痛を主症状とし，いわゆる非心臓性胸痛（non-cardiac chest pain: NCCP）の原因の1つとなる[1]．なお，DESは，アカラシアとともに食道運動機能異常を示す疾患の1つであるが，定義を含めてさまざまな問題点が提唱されているのが現状であり，厳密な定義に基づくDES症例はまれで，多くが過剰診断されている可能性も指摘されていた[2]．近年，高解像度食道内圧検査（high-resolution manometry: HRM）の開発・普及とともにシカゴ分類において本疾患の概念が整理され，びまん性食道痙攣は「食道体部蠕動波に異常を示し，食道胃接合部の弛緩不全を認めない遠位食道痙攣（distal esophageal spasm: DES）」と診断・分類されるようになった（**表1，表2，図1，図2**）[3-7]．最新のシカゴ分類version 4.0においては，DESの診断には，食道症状（嚥下困難，NCCP）と，正常な食道胃接合部弛緩状態において少なくとも20%の未熟（premature）収縮を認めることとされている[3]．

b. 成　因

胃食道逆流やストレスがきっかけとされることもあるが，DESの原因はいまだ明確には解明されていない[8]．NOの関与する神経系の協調障害が重要であるとの報告がある[9]．

c. 疫　学

まれな疾患であり，正確な頻度は不明であるが，新たに診断されるのは年間10万人あたり0.2人との報告がある[1]．草野らは，胸痛・嚥下障害を主訴として食道運動障害が疑われ，食道内圧検査をした連続する100症例において，DESと診断された症例は7例であると報告しているが[10]，診断困難でもあり，本邦での報告は少ないのが現状である．どの年代でもみられるが，40～60歳の神経質な女性に多いとされ，家族内発症も報告されている[8]．また，のちに典型的なアカラシアに進展する例も3～5%あると報告されている[8]．

d. 病態生理

通常は正常蠕動波を示すが，時に持続・反復する異常収縮運動を特徴とする運動障害とされ[10]，2回以上反復する同期性収縮が水嚥下に伴う収縮運動の

表1　シカゴ分類で用いる食道内圧の用語

用　語	定　義
収縮減速点（時間，位置） contractile deceleration point（CDP）	円柱状食道と横隔膜食道膨大部との間でみられる 30 mmHg 等圧線輪郭の伝搬速度が減速するポイント
積算遠位収縮（mmHg-s-cm） distal contractile integral（DCI）	横紋筋から平滑筋への移行部と下部食道括約筋の近位部の間で，20 mmHg 以上の収縮波の収縮強度（mmHg）×持続時間（s）×長さ（cm）
遠位潜時（s） distal latency（DL）	上部食道括約筋（UES）弛緩から CDP までの時間
積算弛緩圧（mmHg） integrated relaxation pressure（IRP）	嚥下性 UES 弛緩後の 10 秒間の範囲で，連続，非連続を問わず，4 秒間の積算平均圧

表2　シカゴ分類で用いる食道収縮性の特徴（文献 3，5，7 より作成）

収縮状況 (contraction vigor)	蠕動不全（failed）	DCI ＜ 100 mmHg-s-cm
	微弱（weak）	100 mmHg-s-cm ＜ DCI ＜ 450 mmHg-s-cm
	無効収縮（ineffective）	蠕動不全または微弱収縮
	正常（normal）	450 mmHg-s-cm ＜ DCI ＜ 8000 mmHg-s-cm
	過剰収縮（hypercontractile）	DCI ≧ 8000 mmHg-s-cm
収縮パターン (contraction pattern)	未熟収縮（premature）	DL ＜ 4.5 s
	断片化収縮（fragmented）	DCI ＞ 450 mmHg-s-cm を満たす蠕動で，20 mmHg の等圧線で 5 cm を超える蠕動欠損
	正常（intact）	DCI ＞ 450 mmHg-s-cm を満たす蠕動で，20 mmHg の等圧線で蠕動欠損 5 cm 以下
嚥下内圧パターン (intrabolus pressure pattern)	全食道昇圧（panesophageal pressurization）	UES から EGJ にかけて 30 mmHg を超える一様な圧上昇があるもの
	コンパートメント化食道圧上昇（compartmentalized esophageal pressurization）	収縮波前端と EGJ の間にまたがる 30 mmHg を超える圧上昇を示すもの
	EGJ 圧上昇（EGJ pressurization）	LES–CD 解離に関連して，LES と CD の間に原曲した圧上昇を示すもの
	正常圧上昇（normal）	450 mmHg-s-cm ＜ DCI ＜ 8000 mmHg-s-cm

CD：横隔膜脚，DCI：積算遠位収縮，DL：遠位潜時，EGJ：食道胃接合部圧，LES：下部食道括約筋，UES：上部食道括約筋

20%以上に認められることや，2 ピーク以上の反復性収縮，振幅または蠕動波高の上昇，自発性収縮，LES 圧の不完全弛緩などが比較的特徴的な所見とされていた[11,12]．シカゴ分類 ver4.0 では，HRM の結果に基づいて**図 2** に示すフローチャートで診断される．すなわち，LES 機能異常は認めないため積算弛緩圧（integrated relaxation pressure: IRP）が正常上限以下で，収縮パターン（contraction pattern）が未熟（premature）収縮を 20%以上に認める場合 DES と診断される[3]．

e. 病　理

肉眼的には食道縦走筋と粘膜筋板の肥厚がみられ，組織学的には筋層間神経叢の神経細胞は消失していないが，炎症細胞の浸潤を認めるとされている[13]．また，迷走神経食道枝のワーラー変性（神経線維の断端遠位部より末梢への伝達障害による変化）が認められると報告されている[8]．

f. 症　状

自覚症状としては，嚥下困難が約 70%，胸痛や上腹部痛は約 80 ～ 90%にみられる[8]．痛みは背部，頸部，上腕に放散する激痛である．亜硝酸製剤に対する反応を含めて狭心症と区別がつきにくいが，50%は食事と関連があり，夜間に起きる疼痛は唾液嚥下との関連性が示唆されている[8]．嚥下困難や上腹部痛は間欠的で進行せず，液体食でも固形食でも発症し，熱いものや冷たいもので増悪すると報告されている[8]．これらの症状により食事摂取量が低下し，体重減少がみられることもある[13]．

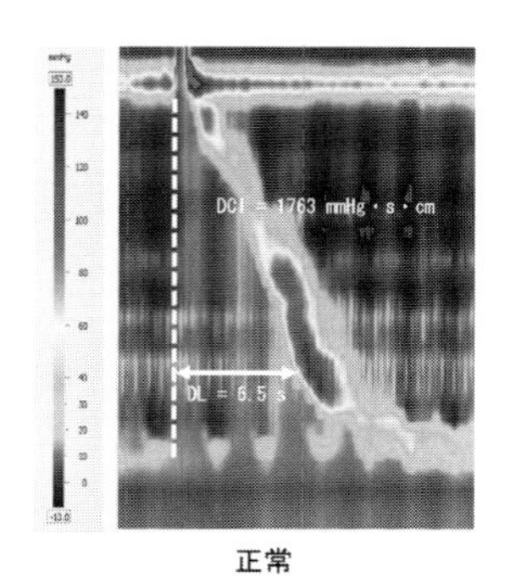

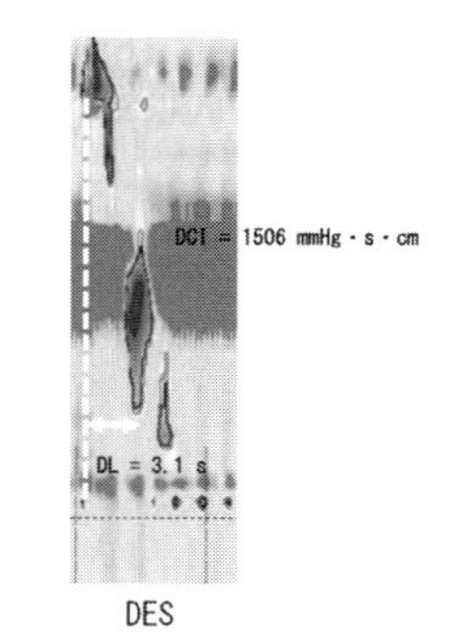

正常　　　　DES

図1　正常およびびまん性食道痙攣（DES）症例のHRM所見（文献1-4より作成）（口絵17）

図中の略号については**表1**参照．high-resolution manometry（HRM）では圧をカラーで表示する．

2つの高圧帯があり，上部の高圧帯は上部食道括約部，下部の高圧帯は食道胃接合部である．

嚥下をすると咽頭の収縮に引き続き，上部から下部に伝播する蠕動波が認められる．

食道胃接合部の弛緩評価にはIRP，蠕動波の収縮力の評価にはDCI，嚥下してから蠕動波が下部食道胃に到達するまでの時間をDLと定義して1次蠕動波を評価する．

g. 診　断

食道造影検査では，多様な所見が認められるが，典型的にはコークスクリュー状（らせん状，数珠玉状）の所見が認められる．ただし，DESは通常は正常蠕動波を示すので，撮影のタイミングによっては異常所見が認められない場合もある[14]．

内視鏡検査では，連続性同期性収縮を反映して食道にいくつかの輪状の収縮が認められることがあるが，所見がはっきりしないこともある[14]．

なお，食道造影検査，内視鏡検査ともに，通常鎮痙剤を投与して検査すると，食道運動が抑制されてDESが認識できず，見逃される場合があることを念頭に，DESを疑う場合は鎮痙剤を投与せずに検査することも必要と思われる[15]．

前述したとおり，HRMで，IRPが正常上限以

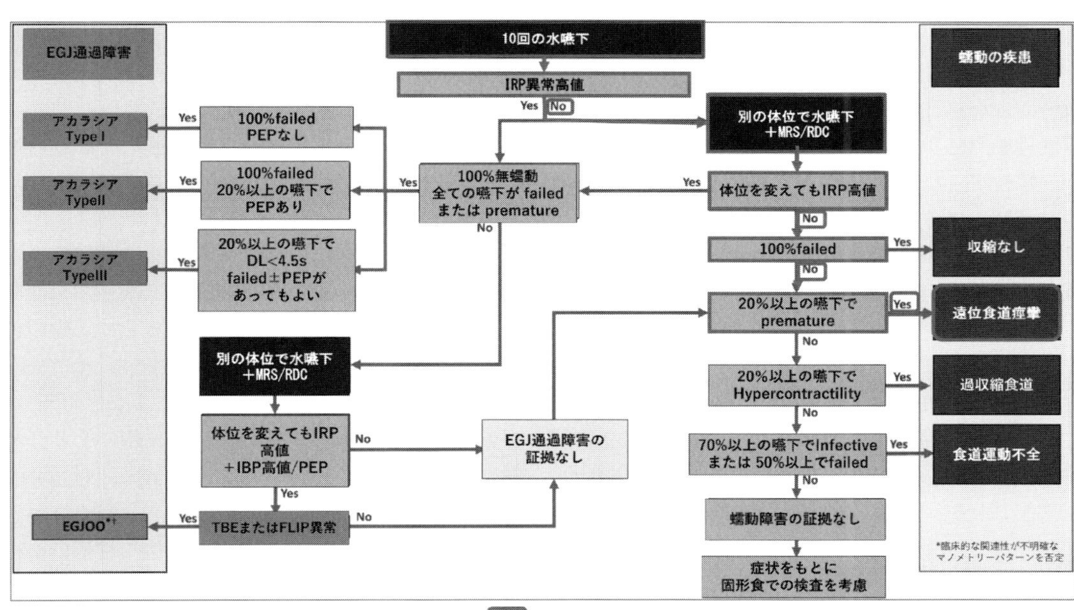

DESの診断過程

図2　シカゴ分類ver4.0の診断フローチャート（文献3，7より作成）

IRP（Integrated relaxation pressure）；MRS（Multiple rapid swallow）；2 mLの水を2～3秒間隔で5回嚥下すると嚥下中は蠕動波が抑制され嚥下終了後に単回の嚥下に比較しDCIが高い蠕動が認められる；RDC（Rapid drink challenge）200 mLの水をできるだけ早く飲むとEGJの通過障害があるとPEPがみられることがある．LES（Lower esophageal sphincter）；IBP（Intrabolus pressurization）食道内のボーラスによる食道内圧上昇．PEP（Panesophageal pressurization）；食道全体に生じる圧上昇．EGJ（Esophagogastric junction）；EGJ outflow obstruction（EGJOO）；TBE（Timed barium esophagram）．FLIP（Functional lumen imaging probe）．Failed peristalsis蠕動が生じない状態（圧変化があってもDCI＜100 mmHg-s-cm）；Premature contraction DL＜4.5sの食道攣縮が認められる状態．Hypertensive peristalsis DCI＞8000 mmHg-s-cmの食道強収縮が認められる状態

† EGJ閉塞と蠕動性嚥下が認められる患者は，EGJOOの厳密な基準を満たし，アカラシアを示唆する特徴や，蠕動障害の基準で定義された他の蠕動パターンを有する可能性あり．

‡ RDC，固形物の試験嚥下，亜硝酸アミルやコレシストキニンによる薬理学的誘発を行い，閉塞の有無を評価．

下で，収縮パターンが未熟収縮（遠位潜時（distal latency: DL（上部食道括約筋（UES）弛緩から収縮減速点（contractile deceleration point（CDP）：円柱状食道と横隔膜食道膨大部との間でみられる30 mmHg 等圧線輪郭の伝搬速度が減速するポイント）までの時間）< 4.5 秒）を，20%以上の嚥下で認める．この疾患の診断において，IRP の評価は重要である．LES の機能異常を見落とすことは，すなわちアカラシアを DES と誤診することにつながる[7]．

コリンエステラーゼ阻害薬のエドロホニウムやペンタガストリン，バルーン拡張などの誘発刺激が患者の胸痛を誘発する場合もある[8]．24 時間 pH インピーダンスモニタリング検査は合併する胃食道逆流症の同定に有用で，実際 20 ～ 50%の患者に逆流性食道炎を認めるとも報告されている[8]．

h. 鑑　別

DES に類似した食道内圧所見は，糖尿病，アルコール依存症，アミロイドーシス，全身性硬化症，胃食道逆流症（GERD）でも認められることがあるが，蠕動波高の上昇は糖尿病，GERD，アルコール性神経障害との鑑別に有用である[13]．なお，HRM 検査における IRP が不明確な場合には，DES とアカラシア Type III の鑑別が困難となる．DES がアカラシアに進展する可能性を示した報告もあることから，DES とアカラシアは同じ疾患スペクトラムのなかで重症度が違うという考え方もある[4]．ほかに，好酸球性食道炎も鑑別疾患として挙げられるが，好酸球性食道炎は食道から生検を行うことにより診断可能である．

i. 治　療

原因が不明なため，確立された治療法はないのが現状である．

まず，胸痛が心臓ではなく食道由来と認識させ，安心させることも重要である[5]．実際に，患者にそのことを説明すると，それのみで症状が軽快することをしばしば経験する．

薬物療法では，DES の症状が GERD と類似することや，DES に GERD が合併することがしばしばみられること，GERD 患者でも時に DES と類似する内圧所見を呈する症例が存在すること，GERD が胸痛を誘発する可能性があることなどから，酸分泌抑制薬，とくに酸分泌抑制効果の強いプロトンポンプ阻害薬（PPI）の内服を第一選択とすることが多い[8]．

PPI で症状が軽快しない場合は，食物の通過を容易にし，嚥下障害や胸痛症状を改善するために，食道平滑筋を弛緩させる薬剤を投与する[1]．すなわち，効果が長時間持続するタイプの亜硝酸製剤や Ca チャンネル拮抗薬（ニフェジピン，ジルチアゼム），抗コリン薬が用いられることが多い[3]．

また，シルデナフィルが食道平滑筋においても一酸化窒素（NO）を増加させる作用があるとしてアカラシアに対して試みられており，DES に対する効果も期待されている[1]．

抗うつ薬の投与は，食道の運動異常には効果がないものの，自覚症状を緩和するとされている[3]．

そのほか，本邦では β 刺激薬，オピオイド受容体作動薬のトリメブチン，芍薬甘草湯が治療に有効であったとの症例報告もある[5]．

薬物療法が無効な場合，下部食道括約筋部のバルーン拡張術や，欧米ではボツリヌス毒素の局注治療が有効であると報告されている[5]．

内科的治療に抵抗性の際は外科的筋層切開術が行われることもあったが[11]，近年は，食道アカラシアおよび類縁疾患に対する治療法として，経口内視鏡的筋層切開術（per-oral endoscopic myotomy: POEM）が，体表に傷を残さないことなどの利点，さらにはそのきわめて良好な治療成績により，国内外で急速に普及しつつある[17]．DES に対しても POEM の有用性が報告されており[18]，治療に難渋することが多い DES において，今後の症例の蓄積と長期予後の検討が期待される．

take-home message

DES は食道体部蠕動波異常を示す疾患で，LES 機能異常を認めないため，IRP <正常上限により，アカラシアおよび EGJOO を鑑別する必要がある．食道体部蠕動波の特徴として，未熟（premature）収縮（DL < 4.5s）を 20％以上に認める．すなわち，この疾患の診断においては IRP の評価が重要である．LES 機能異常を見落とすと，Type III のアカラシアを DES と誤診することにつながるので注意が必要である．

［小池智幸・齊藤真弘］

文　献

1）大和滋．Diffuse Esophageal Spasm の病態．消化器科．2002; 34: 485–489.
2）Pandolfino JE et al. American Gastroenterological Association: AGA technical review on the clinical use of esophageal manometry. Gastroenterology. 2005; 128: 209–224.
3）Yadlapati R et al. Esophageal motility disorders on high-resolution manometry: Chicago classification version 4.0©. Neurogastroenterol Motil. 2021; 33(1): e14058.
4）Roman S et al. Chicago Classification Update (v4.0): Technical review on Neurogastroenterol Motil. 2021; 33(5): e14119.
5）日本消化管学会編．食道運動障害診療指針．南江堂；2016.
6）中川健一郎ほか．機能性食道運動障害における high-resolution manometry の有用性．日消誌．2019; 116: 780–787.
7）伊原栄吉ほか．高解像度食道内圧検査による食道運動異常症の診断と治療の新展開（総説）．福岡医学雑誌．2016; 107: 121–130.
8）松本善明ほか．そのほかの食道運動異常．臨床消化器科．2008; 23: 859–865.
9）Konturek JW et al. Diffuse esophageal spasm: a malfunction that involves nitric oxide? Scand J Gastroenterol. 1995; 30: 1041–1045.
10）草野元康ほか．食道運動機能とアカラシア関連疾患．日消誌．2003; 100: 1095–1105.
11）Spechler SJ et al. Classification of oesophageal motility abnormalities. Gut. 2001; 49: 145–151.
12）Richter JE. Oesophageal motility disorder. Lancet. 2001; 358: 823–828.
13）藤原靖弘．汎発性食道けいれん．日本臨床　新領域別症候群シリーズ No.11，消化管症候群，第 2 版（上），日本臨牀社；2009: 173–176.
14）柏木秀幸ほか．アカラシア，びまん性食道痙攣と機能検査．消化器内視鏡．2005; 17: 1046–1052.
15）山下幸政．高齢者の注意すべき消化管運動機能障害．Geriatric Medicine. 2009; 47: 607–611.
16）本山悟ほか．Diffuse esophageal spasm に対する鏡視下手術．手術．2004; 58: 2139–2143.
17）井上晴洋ほか．食道アカラシアに対する新しい内視鏡的根治術 POEM．日消誌．2012; 109: 728–731.
18）Khashab MA et al. Peroral endoscopic myotomy is effective and safe in non-achalasia esophageal motility disorders: an international multicenter study. Endosc Int Open. 2018; 6(8): E1031–E1036.

1-3-7 強皮症，膠原病に伴う食道運動異常

ineffective esophageal motility in systemic sclerosis

概　念

嚥下をすると，食道口側から肛門側に伝播する蠕動（一次蠕動波）が認められ，飲み込んだものが食道内を運ばれていく．一方，食道胃接合部は高圧帯を呈しており，胃内容物が食道内に逆流しないしくみになっている．嚥下により食道胃接合部は一時的に弛緩し，食道内容物が胃内に流入する．食道運動異常では，この一連の機能が障害される．

食道運動異常には，原因が明らかではない一次性の食道運動異常と，原疾患に続発して認められる二次性の食道運動異常がある．二次性の食道運動異常をきたしうる疾患としては，膠原病，内分泌・代謝疾患，神経・筋疾患，感染症，アレルギー性疾患，悪性腫瘍などが挙げられる[1]．二次性の食道運動異常をきたしうるおもな疾患を**表 1** に示す．

膠原病の食道病変について

消化管病変を呈するおもな膠原病として，全身性強皮症（systemic sclerosis: SSc），全身性エリテマトーデス（systemic lupus erythematosus: SLE），関節リウマチ（rheumatoid arthritis: RA），混合性結合組織病（mixed connective tissue disease: MCTD），シェーグレン症候群，結節性多発動脈炎（polyarteritis nodosa: PN）などが挙げられる．

表 1　二次性の食道運動障害をきたしうるおもな疾患（文献 1 より作成）

疾患群	疾患
膠原病	全身性強皮症，全身性エリテマトーデス，関節リウマチ，混合性結合組織病，シェーグレン症候群，結節性多発動脈炎
内分泌・代謝疾患	糖尿病，甲状腺疾患，アミロイドーシス
神経・筋疾患	重症筋無力症，パーキンソン病
感染症	*Trypanosoma cruzi* 感染，ポリオ後症候群
アレルギー疾患	好酸球性食道炎
悪性腫瘍	二次性アカラシアの原因となる悪性腫瘍

膠原病そのものに起因する消化管障害のおもな要因として，①結合組織の増生に伴う消化管蠕動運動の異常，②血管性病変として，血管炎とそれによる循環不全として虚血性変化がもたらす粘膜傷害，③筋組織における膠原線維増生と筋組織の萎縮・変性に起因する消化管の拡張と消化管蠕動低下に伴う消化管病変がある[2,3]．また，上記のような膠原病そのものに起因する要因に加えて，膠原病の治療薬である非ステロイド性消炎鎮痛剤（non-steroidal anti-inflammatory drug: NSAID）やステロイドに関連する二次的な要因がある[3]．

本稿では，膠原病の食道病変について，おもに全身性強皮症に関して述べる．

全身性強皮症について

全身性強皮症は，①線維芽細胞の活性化による線維化，②抗トポイソメラーゼⅠ（Scl-70）抗体や抗セントロメア抗体といった自己抗体が関連する免疫異常，③血管障害を特徴とする慢性疾患である．皮膚硬化やレイノー症状などの皮膚病変だけでなく，消化管，肺，腎臓，心臓などの全身臓器に障害をきたす[4]．

本邦では2～3万人程度が罹患しているといわれているが，軽症例が多数存在することを考慮すると，罹患率は実際にはもっと高いと推測される．好発年齢は30～50歳，男女比は1：14と女性に多いとされる．初発症状としてレイノー症状が認められることが多く，続いて手指などの末端から皮膚硬化が始まり，中枢側へと広がっていく．病期として，真皮層の浮腫性変化が主体の浮腫期，真皮層の膠原線維束が増生して硬化局面を形成する硬化期，硬化局面が拡大進行した後に硬化局面の菲薄化や萎縮がみられてくる萎縮期という経過をたどることが多い[3,5]．

全身性強皮症の食道病変について

全身性強皮症は膠原病のなかでもっとも高頻度に消化管病変が認められる疾患で，全消化管にわたり病変がみられるが，部位別では食道がもっとも多く，50～90%の強皮症患者において食道病変を合併すると報告されている[6,7]．

a. 病　態

全身性強皮症に伴う食道病変の病態は，食道固有筋層における結合組織の増生と筋組織の萎縮による下部食道括約筋（lower esophageal sphincter: LES）圧の低下，および蠕動異常（食道体部の蠕動波の低下ないし無蠕動）によって生じる[7,8]．この食道運動機能障害により，食物の通過障害をきたし，二次的に食道拡張や逆流性食道炎を呈する．全身性強皮症患者では逆流性食道炎の合併が60%に認められ[9]，とくに食道蠕動波の低下とLES機能低下が高度な病態では，食道における酸クリアランスの低下から重度の逆流性食道炎をきたし，全身性強皮症患者の約40%は食道狭窄を合併するとの報告がある[9,10]．

b. 症　状

自覚症状として，つかえ感，嚥下障害，胸やけ，吃逆などがみられる．

c. 検査・診断

1）　食道造影検査

食道管腔の紡錘状拡張を認め，胃食道逆流所見や蠕動運動低下に伴う造影剤の通過遷延などを認める[11]．短軸方向の拡張に加え，長軸方向の短縮のために食道裂孔ヘルニアをきたしていることも多い．食道アカラシアでも同様に食道の紡錘状拡張が認められるが，アカラシアでは下部食道括約筋が拡張障害をきたしている点が異なる．

2）　内視鏡検査

逆流性食道炎を認めることが多い．食道裂孔ヘルニアを伴うことも多く，食道の拡張が認められる場合もある．食道の拡張を認め，食道胃接合部に狭窄がみられない場合には，全身性強皮症の可能性も考えられる．全身性強皮症では食道アカラシアのような食道胃接合部の通過障害がみられない．その他の所見としては，全身性強皮症患者ではステロイドや酸分泌抑制薬を服用していることが多く，しばしばカンジダ食道炎が認められる[12]．病理組織像の特徴的所見としては，おもに粘膜面より深部の線維化に伴う変化が主体であるため，内視鏡下の食道生検では一般的に評価が困難である[3]．長期経過例において，逆流性食道炎による食道狭窄やバレット食道を生じ，バレット腺がんの発生も報告されており，注意が必要である[13]．

3）食道内圧検査

高解像度食道内圧検査（high resolution manometry: HRM）を用いて食道運動評価を行う．全身性強皮症で認められる食道運動障害は，平滑筋領域の蠕動波高が低下することが特徴的であり，食道運動が低下してはいるものの運動が残っている場合にはineffective esophageal motility（IEM），中下部食道の運動が完全に障害されている場合にはabsent contractilityを呈する[12]．

4）24時間食道内pHモニタリング，24時間食道内インピーダンス・pHモニタリング

胃食道逆流の評価を行う．全身性強皮症では間質性肺炎を合併することが多いが，間質性肺炎自体も胃食道逆流との関連性が指摘されており，全身性強皮症患者に対して24時間食道内インピーダンス・pHモニタリングを行った検討では，胃食道逆流の程度と間質性肺炎の程度に有意な相関がみられたと報告されている[14]．

d. 治　療

全身性強皮症の食道病変に対する確立された治療法はなく，各病態に対して対症療法が行われる．食事摂取に関する患者指導とともに，薬物療法として，制酸剤，粘膜保護薬，消化管運動改善薬などを投与する[6]．

胃食道逆流に対しては，通常の胃食道逆流症と同様の治療を行う．酸分泌抑制薬（プロトンポンプ阻害薬proton pump inhibitor: PPIもしくはKイオン競合型アシッドブロッカーpotassium-competitive acid blocker: P-CAB）を投与する[15]が，全身性強皮症患者では高用量のPPIを服用していても異常酸逆流がみられる症例が少なくないとの報告もある[16]．また，アルギン酸塩を併用投与する場合もある．食道蠕動とLES機能低下による食道排出障害に対しては，酸分泌抑制薬に加えてセロトニン5-HT_4受容体刺激薬，ドパミン遮断薬などの消化管運動改善薬の併用が推奨される．これらの薬剤は食道蠕動圧を上昇させて食道排出を促進する作用が示されている[17-20]．全身性強皮症での十分なエビデンスはないものの，漢方薬である六君子湯が症状改善に有効性を示した報告もある[21]．そのほか，抗コリン薬，Ca拮抗薬，β遮断薬などは，蠕動運動能の低下や下部食道括約筋圧の低下をきたす可能性があるため，併用薬にも注意が必要である[22]．

生活習慣の改善も重要で，脂肪分の多い食事やチョコレートなどの甘いもの，香辛料の入った料理，アルコール，喫煙を避け，低残渣食を少量頻回に摂取する，就寝前の食事を避け，食後数時間は横にならないようにする，就寝時には上半身を高くする，などの患者指導を行う[5,15]．

胃食道逆流は無症状の時期から認められ，生命予後に直結する肺線維症の増悪に関与することなどから，できるだけ早期からの胃食道逆流確認のための検査施行と治療介入の必要性が示唆されている[11,23]．

重度の食道狭窄に対しては，バルーン拡張術や外科的治療も考慮されるが，かえって症状が悪化する場合もあり，治療の適応に関しては慎重に検討する必要がある[3]．

その他の膠原病と食道運動異常について

1）全身性エリテマトーデス（SLE）

高率に食道運動異常が認められるとされ，約7割の患者で食道運動の低下が認められたとの報告がある．一般的には食道運動障害の程度は軽いものの，重度の食道運動異常や食道潰瘍を認める場合もある．上部食道が障害されることが多く，食道胃接合部は比較的障害されにくいとされている．また，ステロイドなど免疫抑制薬が投与されている症例も多く，しばしばカンジダ食道炎の合併も認められる[1,3,12]．

2）関節リウマチ（RA）

3割以上の患者で食道運動異常を認めると報告されている．下部食道の運動低下と食道胃接合部のバリア機能の低下により，胃食道逆流症をきたす．また，上部食道の障害も認めるとされている．関節リウマチの患者では鉄利用障害に伴う鉄欠乏性貧血を認めることが多く，プランマー-ビンソン症候群によるウェブが認められることもある[1,3,12]．

3）混合性結合組織病（MCTD）

全身性強皮症と同様の食道運動異常のパターンを示すとされるが，上部食道括約部が障害されることも少なくない[1, 3, 12]．

4）シェーグレン症候群

3 割以上の患者で食道運動異常が認められる．上部食道が障害されることが多く，上部食道括約部も障害されやすい[1, 3, 12]．

take-home message

二次性の食道運動異常をきたしうる疾患のうち，膠原病の食道病変について，おもに全身性強皮症に関して概説した．全身性強皮症は膠原病のなかでもっとも高頻度に消化管病変がみられる疾患であり，全消化管にわたって病変がみとめられるが，部位別では食道がもっとも多い．全身性強皮症患者を診察する際には，つねに消化管病変，とりわけ食道病変の合併に注意する必要がある．そのことをふまえて，症状の有無，食生活，飲酒・喫煙などの生活習慣，服薬状況などに関して，詳細な問診が重要である．全身性強皮症に対する確立された治療法はなく，各病態に応じた対症療法が行われる．丁寧な診察・検査に基づいて，患者それぞれに応じた治療が必要とされる．本稿が読者の日常診療の一助となれば幸いである．

［小泉重仁・飯島克則］

文　献

1）栗林志行ほか．食道運動機能異常．別冊日本臨床領域別症候群シリーズ No.10，消化管症候群，第 3 版．2020; 36-40.
2）梅野淳嗣ほか．膠原病の消化管病変．胃と腸．2012; 47: 818.
3）舟木康ほか．膠原病の食道病変．別冊日本臨床領域別症候群シリーズ No.10，消化管症候群，第 3 版．2020; 47-51.
4）森山智彦ほか．全身性強皮症．八尾恒良編：胃と腸アトラス I 上部消化管，第 2 版，医学書院．2014: 44.
5）浅野善英，ほか：全身性強皮症　診断基準・重症度分類・診療ガイドライン．日皮会誌．2016; 126: 1831-1896.
6）飯島克則．全身疾患に伴う食道病変．臨床食道学．2015; 132-134.
7）中村昌太郎ほか．強皮症（全身性硬化症）．胃と腸．2003; 38: 535-541.
8）八月朔日秀明ほか．食道病変を伴う疾患．臨消内．2008; 23: 285-291.
9）Zamost BJ et al. Esophagitis in scleroderma. Prevalence and risk factors. Gastroenterology. 1987; 92: 421-428.
10）Rose S et al. Gastrointestinal manifestations of scleroderma. Gastroenterol Clin North Am. 1998; 27: 563-594.
11）尾関啓司ほか．全身性強皮症に伴う食道病変．木下芳一ほか編．専門医のための消化器病学，第 3 版．医学書院；2021: 70-72.
12）栗林志行ほか．全身性強皮症の食道炎―その他の膠原病を含めて―．消化器内視鏡．2019; 31: 1185-1189.
13）森山智彦ほか．強皮症（全身性強皮症）に伴う食道病変．消化器内視鏡．2014; 26: 1766-1767.
14）Savarino E et al. Gastroesophageal reflux and pulmonary fibrosis in scleroderma: a study using pH-impedance monitoring. Am J Respir Crit Care Med. 2009; 179: 408-413.
15）日本消化器病学会編．胃食道逆流症（GERD）診療ガイドライン 2021，改訂第 3 版．南江堂；2021.
16）Stern EK et al. Abnormal esophageal acid exposure on high-dose proton pump inhibitor therapy is common in systemic sclerosis patients. Neurogastroenterol Motil. 2018; 30.
17）Cho YK et al. Effect of mosapride combined with esomeprazole improves esophageal peristaltic function in patients with gastroesophageal reflux disease: a study using high resolution manometry. Dig Dis Sci. 2013; 58: 1035-1041.
18）Agrawal A et al. Bethanechol improves smooth muscle function in patients with severe ineffective esophageal motility. J Clin Gastroenterol. 2007; 41: 336-370.
19）Scarpellini E et al. The effects of itopride on oesophageal motility and lower oesophageal sphincter function in man. Aliment Pharmacol Ther. 2011; 33: 99-105.
20）Broad J et al. Regionally dependent neuromuscular functions of motilin and 5-HT4 receptors in human isolated esophageal body and gastric fundus. Neurogastroenterol Motil. 2014; 26: 1311-1322.
21）長谷川道子ほか．強皮症に伴う胃食道逆流症に対する六君子湯の使用経験．皮膚臨床．2011; 53: 1767-1770.
22）Kirby DF et al. Evaluation and management of gastrointestinal manifestations in scleroderma. Curr Opin Rheumatol. 2014; 26: 621-629.
23）Christmann RB et al. Gastroesophageal reflux incites interstitial lung disease in systemic sclerosis: clinical, radiologic, histopathologic, and treatment evidence. Semin Arthritis Rheum. 2010; 40: 241-249.

1-4 Case Discussion

1-4-1 胸やけ
heartburn

序　論

胸やけ（heartburn）や逆流感（regurgitation）は胃食道逆流症（gastroesophageal reflux disease: GERD）の典型的症状であり，モントリオール分類はGERDを「胃内容物の逆流が煩わしい症状または合併症を引き起こす疾患」と定義している[1]．Rome IV基準において，内視鏡的に食道粘膜傷害を認めないが逆流症状を有する場合は，食道pHまたは食道インピーダンスpH検査により食道内酸曝露と症状出現の関連から，非びらん性胃食道逆流症（non-erosive reflux disease: NERD），逆流過敏症（reflux hypersensitivity）および機能性胸やけ（functional heartburn）に分類している[2]．一方で，胸やけ症状に対して日常診療ではプロトンポンプ阻害薬（proton pump inhibitor: PPI）の投与により経過をみることが多いが，症状改善が得られない症例も認められる．

症例提示（機能性胸やけ）

【症　例】 67歳，女性
【主　訴】 胸やけ
【既往歴】 60歳から高血圧
【家族歴】 特記事項なし
【アレルギー歴】 特記事項なし
【喫煙歴】 なし
【飲酒歴】 機会飲酒
【現病歴】 以前から食後の胸やけ症状を認めることがあったが，日常生活に支障をきたすことがないため放置していた．およそ半年前から胸やけ症状の増悪を認め，近医で上部消化管内視鏡検査を施行し，NERDの診断でKイオン競合型アシッドブロッカー（potassium-competitive acid blocker: P-CAB）のボノプラザンフマル酸塩錠の投与を8週間受けていたが，症状の改善を認めなかったため，精査加療目的に受診した．
【理学的所見】 特記事項なし

臨床経過

上部消化管内視鏡検査（**図1**）では，食道および食道胃接合部に明らかな器質的疾患は認められず，食道生検においても好酸球浸潤は認めなかった．

高解像度食道内圧測定（high-resolution manometry: HRM）（**図2**）および高解像度インピーダンス内圧測定（high-resolution impedance manometry: HRIM）では，一次蠕動波を含め，食道運動障害を示唆する所見を認めなかった．また，P-CABを検査前1週間休薬し24時間食道pH・インピーダンスモニタリング（multichannel intraluminal impedance-pH monitoring: MII-pH）検査を施行したところ，symptom index（SI）は25%，symptom association probability（SAP）は86.5%といずれも陰性であった．以上の所見から機能性胸やけと診断した．

酸分泌抑制薬に抵抗性を示していたため，抗不安薬であるタンドスピロンクエン酸塩を投与したところ奏効した（タンドスピロンクエン酸塩は心身症における抑うつ，不安，焦燥，睡眠障害に保険適用である）．

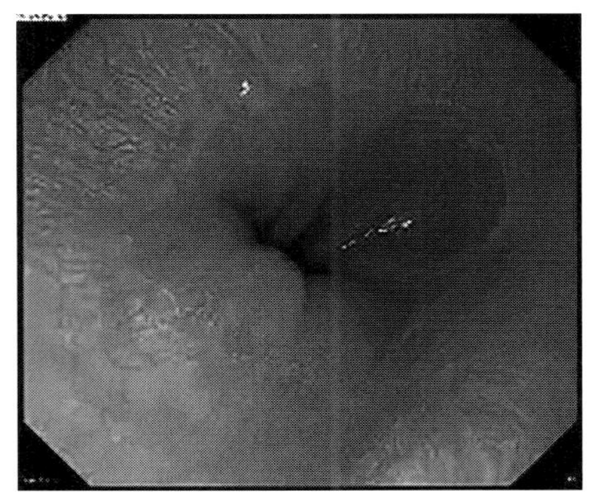

図1　食道胃接合部の内視鏡画像
びらん性逆流性食道炎の所見は認めず．

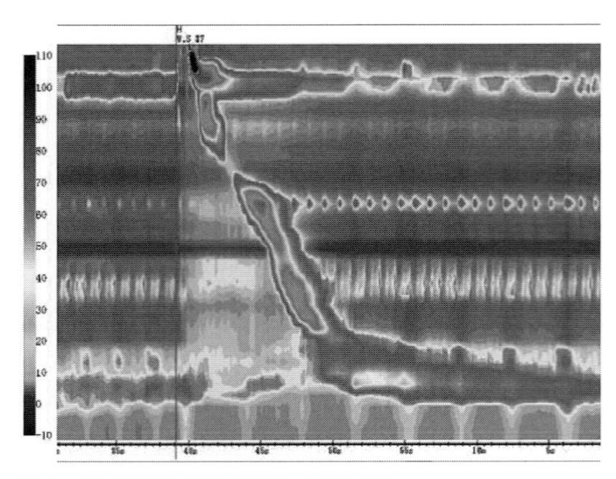

図2 高解像度食道内圧測定（口絵18）
一次蠕動波を含め食道運動障害を示唆する所見は認めなかった．

考察

PPI投与により症状が改善しないPPI抵抗性NERDは，機能性胸やけと逆流過敏症であり，これらの治療はGERD診療の課題でもある．鑑別には，逆流と症状の関連を評価するSIおよびSAP（SIは24時間の症状の総数に占める逆流による症状の割合で50％以上が陽性である．SAPはMII-pH検査の測定結果から症状発現の有無と逆流の有無の関係を算出し，95％以上で陽性である）において，機能性胸やけはSIおよびSAPのいずれも陰性であることで，逆流過敏症はSIまたはSAPが陽性であることで診断される．

Rome IV基準において，インピーダンス・pH検査の施行は，内視鏡所見でGERDの所見を認めない場合は，PPIを検査前1週間程度休薬するoff PPIで行うことを推奨している[2]．

NERD患者のうちおよそ半数はPPI抵抗性で，PPI抵抗性NERDのうち機能性胸やけは43.4％で逆流過敏症は39.6％であり[3]，さらに，P-CAB抵抗性NERDにおいて機能性胸やけは48.8％で逆流過敏症は41.9％の報告がある[4]．

胸やけ症状と機能性ディスペプシア（functional dyspepsia）もしくは過敏性腸症候群（irritable bowel syndrome）の併存が30～50％程度認められ[5, 6]，これらの併存は健康関連の生活の質（HRQOL）の低下を招いている[7]．

機能性胸やけの原因の1つとして精神心理的要因の関与が挙げられており，三環系抗うつ薬や選択的セロトニン再取り込み阻害薬の有効性が考えられている．本症例は，胸やけ症状が増悪した契機が明らかでなく，P-CABに対する治療抵抗性を示したため，患者に抗不安薬の投与の意義および副作用などについて説明したうえでタンドスピロンの投与を開始し奏効した．

take-home message

上部消化管内視鏡検査で明らかな器質的疾患を認めず，PPIもしくはP-CABの内服治療で胸やけ症状の改善がなく，機能性ディスペプシアや過敏性腸症候群などの併存によりQOLの低下をきたす場合は，専門的な検査および治療を考える．

［千葉俊美］

文献

1) Vakil N et al. The Montreal definition and classification of gastroesophageal reflux disease: a global evidence-based consensus. Am J Gasteroenterol. 2006; 101: 1900-1920.
2) Aziz Q et al. Esophageal disorders. Gastroenterology. 2016; 150: 1368-1379.
3) Kawami N et al. Pathogenesis of double-dose proton pump inhibitor-resistant non-erosive reflux disease, and mechanism of reflux symptoms and gastric acid secretion-suppressive effect in the presence or absence of Helicobacter pylori Infection. Digestion. 2017; 95: 140-145.
4) Kawami N et al. Pathogenesis of potassium-competitive acid blocker-resistant non-erosive reflux disease. Digestion. 2018; 98: 194-200.
5) Jones MP et al. Overlap of heartburn, functional dyspepsia, and irritable bowel syndrome in a population sample: Prevalence, temporal stability, and associated comorbidities. Neurogastroenterology & Motility. 2022; 34: e14349.
6) de Bortoli N et al. Overlap of functional heartburn and gastroesophageal reflux disease with irritable bowel syndrome. World J Gastroenterol. 2013; 19: 5787-5797.
7) Yao X et al. The impact of overlapping functional dyspepsia, belching disorders and functional heartburn on anxiety, depression and quality of life of Chinese patients with irritable bowel syndrome. BMC Gastroenterology. 2020; 20: 209.

1-4-2 胸　痛
chest pain

序論

胸痛をきたす疾患として，狭心症，心筋梗塞，大動脈弁狭窄症，大動脈解離など，循環器系の疾患がまず想起される．これらの疾患は治療の緊急性が高く，致死的になることもあり，いわゆる"Killer diseases"として医学生，研修医などに教えられている．しかし実際に胸痛をきたす原因疾患は循環器系の疾患だけでなく，消化器疾患，筋骨格系疾患，肺疾患，帯状疱疹，精神疾患など多岐にわたり，非心臓性胸痛（non-cardiac chest pain: NCCP）として概念化されている[1]．非心臓性胸痛のうち，消化器疾患に由来するものとして，教科書的には胃潰瘍など胃疾患，胆嚢炎など胆道疾患，急性膵炎など膵疾患，腹腔内の腫瘤なども記載されているが[2]，その多くは食道由来であるとされている[1-3]．本稿では，循環器科と消化器科にて協働して診療を行った症例を提示する．

症例提示（胸痛）

【症　例】 58歳，男性
【主　訴】 胸痛
【既往歴】 10歳からアトピー性皮膚炎．36歳から高血圧症のため内服加療中．40歳時にアナフィラキシーショックの既往があり，アドレナリン注射薬を携帯．
【家族歴】 65歳時に父が胃がんにて手術．
【アレルギー歴】 エビ，カニ，サバなど
【喫煙歴】 20歳時より20本/日を38年間．
【飲酒歴】 機会飲酒
【職　業】 IT技術職
【現病歴】 50歳時に人間ドックで上部消化管内視鏡検査を施行し，軽度の逆流性食道炎を指摘されたが，日常生活に支障をきたすことは少なく，服薬はせず経過観察していた．55歳時に胸痛があり，前医（循環器科）を受診．胸痛は月に2回程度，安静時・労作時にかかわらず出現するとのことであった．締め付けられるような痛みが5分程度持続し，頸部へ放散するとのことで狭心症が疑われ，12誘導心電図，負荷心電図，ホルター心電図，心臓超音波検査などにより精査されたが異常所見を認めず，胸痛時のニトログリセリンの内服指示で経過観察となった．半年前から胸痛の頻度が週に2回程度まで増加したため，再び前医を受診．前回の検査に加え，冠動脈CT検査を行ったが，異常所見を認めず，非心臓性胸痛が疑われて当院消化器科受診となった．
【受診時所見】 身長160 cm，体重60 kg（50歳時より増減なし）．体温36.6℃．血圧128/78 mmHg，脈拍80/分，整．全身に紅斑，丘疹および痂皮を認める．結膜に貧血，黄疸なし．頸部リンパ節，甲状腺を触れず．心音純，呼吸音清．腹部は平坦，軟で圧痛を認めず．下腿に浮腫なし．
【尿所見】 蛋白（−），糖（−）
【血液所見】 赤血球460万，Hb 13.7 g/dL，Ht 41%，白血球7300（好酸球8%），血小板24万．総蛋白7.9 g/dL，アルブミン4.2 g/dL，総ビリルビン0.9 mg/dL，AST 20 U/L，ALT 22 U/L，LD 220 U/L，ALP 102 U/L，アミラーゼ90 U/L，BUN 22 mg/dL，クレアチニン1.2 mg/dL，血糖102 mg/dL，CRP 0.1 mg/dL．IgE 260 IU/mL．

臨床経過

医療面接にて胸痛と食事や体位との関連を聴取したが，明らかな関連はなかった．また胸痛以外に胸やけ，呑酸，つかえ感，吐気，嘔吐はなく，胃もたれ，腹痛，腹部膨満，下痢，便秘などの自覚症状はなかった．また職場や家庭でのストレスはあまり感じていないが，年齢とともに現場業務から管理業務が増えているとのことであった．食道疾患に伴う非心臓性胸痛を念頭に，上部消化管内視鏡検査および食道造影を施行した．またその他の器質的疾患の除外診断のため頸部〜胸部CTを行った．

上部消化管内視鏡検査では下部食道に軽度の白濁を認めるものの明らかな粘膜傷害は認められなかった．また食道運動異常でみられる食道内液体貯留，蛇行，らせん状収縮，下部食道の狭小部に向かう全周性の放射状の襞像（esophageal rosette），下部食道のピンストライプパターンなどは認められなかった[4]．さらに好酸球性食道炎でみられる輪状溝，縦走溝，内腔の狭窄，白斑などの所見はなく[5]，生検組織の病理診断においても好酸球の浸潤は認められなかった．胃，十二指腸に特記すべき所見はなかった．食道造影では特記すべき所見は認められなかった．頸部〜胸部CTでは，肺病変をはじめとする明らかな病変はなく，食道壁の肥厚も認められなかった．

以上より非びらん性逆流症（NERD）の診断で，Kイオン競合型アシッドブロッカー（potassium-competitive acid blocker: P-CAB）のボノプラザンフマル酸塩錠の投与を開始した．投薬開始後，胸痛の頻度は2週に1回程度に減少したものの，残存していた．患者本人，前医と相談のうえ，冠動脈造影検査が施行されたが冠動脈の有意な狭窄はなく，アセチルコリン負荷試験でも異常所見は認められなかった．その後，胸痛の頻度はさらに減少し，現在は3か月に1回程度となっている．

考　察

胸やけを伴わない，非心臓性胸痛と考えられた症例を提示した．この胸痛の原因は特定できていないが，臨床経過から，酸分泌抑制薬の投与が症状の改善に寄与した可能性，冠動脈造影まで行って器質的な病変が否定されたことによる安堵などが症状の改善に影響を与えた可能性がある．また，従来アトピー性皮膚炎およびアナフィラキシーショックの既往があり，食物などの何らかのアレルギー機序が症状の出現に寄与した可能性はあるが，少なくとも好酸球性食道炎については否定されている．

この患者にさらに行うことが考慮される検査として，食道pH・インピーダンスモニタリングおよび食道内圧検査が挙げられる．従来のpHモニタリングでは，おもに酸逆流を評価していたが，インピーダンスを測定することで水や空気の逆流まで評価できるようになった．また逆流と症状の関連を表すSI（symptom index）やSAP（symptom association probability）といった指標により，逆流を伴わない症状出現についても定量的に評価解析することができる．また食道内圧検査は近年高解像度食道内圧検査が主流となり，アカラシアやびまん性食道痙攣をはじめとする食道運動異常の診断に有用である．

Fassら[1]によると，非心臓性胸痛患者について，もっとも多い病因は胃食道逆流症（GERD）であり，食道運動異常も少数であるがみられること，食道の知覚過敏はその両者にみられること，パニック症，不安症，うつなどの併存がみられやすいことを報告している．本症例でみられたアレルギーと非心臓性胸痛について体系的に報告されたものは少なく，今後の検討が待たれる．

take-home message

胸痛をきたす原因疾患は“Killer diseases”となりうる循環器系の疾患だけでなく，消化器疾患など多岐に渡り，非心臓性胸痛（non-cardiac chest pain: NCCP）として概念化されている．非心臓性胸痛について，最も多い病因は胃食道逆流症（GERD）であり，食道運動異常も少数であるがみられることが報告されている．

［稲森正彦］

文　献

1) Fass R et al. Noncardiac chest pain: epidemiology, natural course and pathogenesis. J Neurogastroenterol Motil. 2011; 17: 110–123.
2) 小野田圭佑ほか．消化器科が診る胸痛（特集 日常病をみる—胸痛の診かた）．地域医学．2014; 28: 302–307.
3) Fass R et al. Noncardiac chest pain. J Clin Gastroenterol. 2008; 42: 636–646.
4) 栗林志行ほか．食道運動異常の内視鏡診断．Gastroenterological Endoscopy. 2015; 57: 2503–2512.
5) 阿部靖彦ほか．手技の解説：好酸球性食道炎の診断．Gastroenterological Endoscopy. 2014; 56: 3378–3393.
6) 栗林志行ほか．手技の解説：アカラシアの診断治療における食道内圧測定のコツと注意点．Gastroenterological Endoscopy. 2018; 60: 1095–1106.

1-4-3 嚥下困難
dysphagia

序　論

嚥下困難とは，咽頭から胃へ食物などが正常に移動しないことであり，脳卒中などの神経疾患，皮膚筋炎といった筋性疾患，食道がんやアカラシアといった食道疾患が原因として挙げられる．消化器疾患ではしばしば「つかえ感」として表現され，機能性消化管疾患では逆流性食道炎やアカラシア，好酸球性食道炎などの頻度が高い．診断には上部消化管内視鏡検査による生検，食道造影，内圧検査が用いられることが多く，治療は疾患により異なるが，アカラシアでは薬物療法，外科手術，POEM（peroral endoscopic myotomy），好酸球性食道炎ではプロトンポンプ阻害薬（proton pump inhibitor: PPI）などの薬物療法，食物除去療法により加療を行うことが多い．

症例提示（つかえ感）

【主　訴】 つかえ感
【現病歴】 食事中につかえ感を感じることが時折あり，精査加療目的に受診となった.
【既往歴】 アレルギー性結膜炎
【アレルギー】 なし

臨床経過

採血を行うも特記所見みとめず，原因精査目的に上部消化管内視鏡検査を行った．内視鏡検査では食道に縦走する陥凹および潰瘍をみとめ，生検を行った（**図1**，**図2**）．生検では1視野あたり150以上の高度な好酸球浸潤を認め，好酸球性食道炎の診断に至った．症状増悪をきたす食物は明らかではなかったが，PPI内服加療を行ったところ，自覚症状は改善を認めた.

考　察

好酸球性食道炎（eosinophilic esophagitis: EoE）は好酸球を主体とした慢性炎症が食道に限局して起こり，線維化による食道運動障害や狭窄をきたす病態である．疫学としては欧米の白人男性で有病率が高く，10万人あたり20～30人とする報告があり，本邦においても，若年男性に比較的多いとされている[1,2]．症状としてはつかえ感や嚥下困難を訴えることが多いが，症状の類似する逆流性食道炎と違い，上部消化管内視鏡検査では特徴的所見を認めないことも多い．この典型的な症状であるつかえ感は，食道における慢性炎症により食道壁の線維化とリモデリングが起こることによって食道の運動異常が起こり，症状が発現する[3]．興味深いことに症状と内視鏡所見や生検結果は相関しないことが多い.

好酸球性食道炎の内視鏡所見は特徴的なものが報告されている．EREFSシステムとよばれる，白色滲出物（exudates），輪状溝（rings），粘膜浮腫（edema），縦走溝（furrows），食道狭窄・狭細化（stricture）の5つである[4]．とくに輪状溝と食道狭窄所見は長期の慢性炎症を反映していると考えられており，白色滲出物と縦走溝は好酸球浸潤が強く，診断時に生検部位として有用である．ただし内視鏡所見が明らかではない症例もあり，疑った場合は積極的な生検による診断が重要である.

治療としてはPPI内服が第一選択となっている．作用としては，酸逆流による粘膜障害を緩和することにより，食道粘膜のバリア機能が保持され，アレルゲン侵入を減少させると考えられている．一方，PPI無効例ではステロイド局所療法が選択される．組織寛解率は高いが，再発率も高く，維持療法が推奨される[5]．難治例では食物除去やステロイド全身投与が検討される.

機能性消化管疾患による嚥下困難は，必ずしも上部消化管内視鏡検査の所見のみで診断できるものではない．そのため症状から疑った場合は，好酸球性食道炎では生検，アカラシアでは食道内圧検査など補助診断を要する．つねに可能性を念頭に置き診療を行うことが重要である.

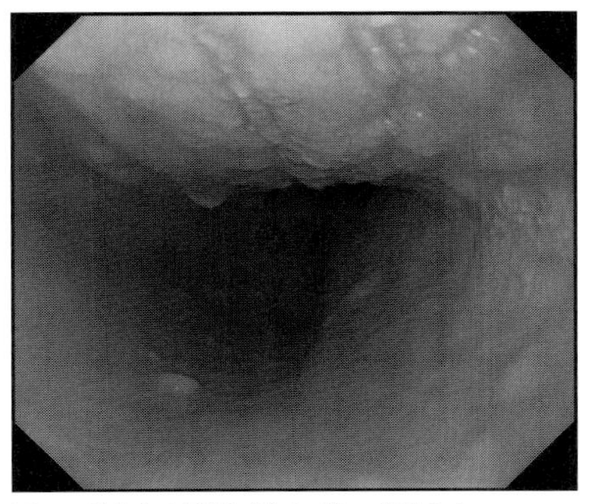

図1　縦走する陥凹（白色光）　当院より

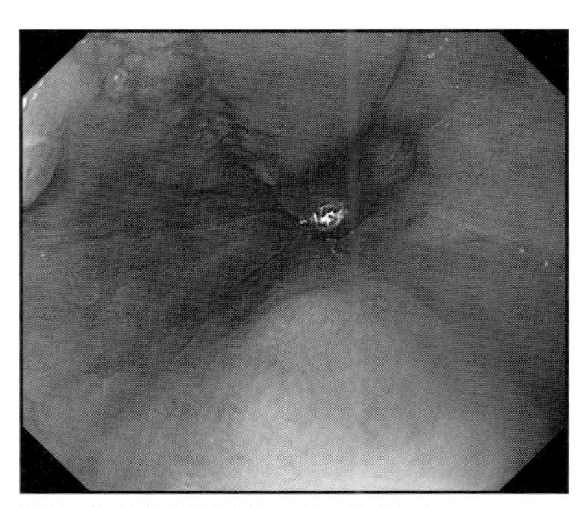

図2　縦走する陥凹（NBI）　当院より

take-home message

好酸球性食道炎は，つかえ感などの症状はあるものの，上部消化管内視鏡検査を行うも診断に至らない例や逆流性食道炎との鑑別に難渋する例などが報告されている．一方で無症状であるが健診などで生検されて指摘される症例は，現在の診断基準では好酸球性食道炎の診断に至らない．これまでの報告によると，25～40%は無症状と報告されている[6]．有症状例に対しては積極的な生検による診断が推奨されているが，無症状例の取り扱いは今後の課題である．

［阿川周平・二神生爾］

文　献

1) Arias Á et al. Systematic review with meta-analysis: the incidence and prevalence of eosinophilic oesophagitis in children and adults in population-based studies. Aliment Pharmacol Ther. 2016; 43: 3-15.
2) Kinoshita Y et al. Clinical characteristics of Japanese patients with eosinophilic esophagitis and eosinophilic gastroenteritis. J Gastroenterol. 2013; 48: 333-339.
3) Safroneeva E et al. Symptoms have modest accuracy in detecting endoscopic and histologic remission in adults with eosinophilic esophagitis. Gastroenterology. 2016; 150: 581-90. e4.
4) Hirano I et al. Endoscopic assessment of the oesophageal features of eosinophilic oesophagitis : validation of a novel classification and grading system. Gut. 2013; 62: 489-495.
5) Philpott H et al. The role of maintenance therapy in eosinophilic esophagitis: who, why, and how? J Gastroenterol. 2018; 53: 165-171.
6) Hori K et al. Do endoscopic features suggesting eosinophilic esophagitis represent histological eosinophilia?. Dig Endosc. 2014; 26: 156-163.

1-5 トピックス

1-5-1 食道透視から食道運動機能異常を推定する

はじめに

食道運動機能異常の確定診断は食道内圧検査である．近年，食道運動機能評価のデバイスとして高解像度内圧測定検査（high-resolution manometry: HRM）が開発され，詳細な機能性食道運動障害の診断・病態理解が可能となった（**図1**，**表1**）[1-4]．さらに，現在はシカゴ分類 ver4.0 によりわかりやすく診断までのフローチャートが示されている（1-3-6 の**図2**）[2]．HRM は本邦においても食道運動機能異常の診断のために普及してきているものの，HRM 検査が施行可能な施設はごく一部に限られているのが現状である．一方，食道透視による食道運動機能異常の診断は比較的簡便に施行できることから，嚥下困難および間欠性胸骨下痛いわゆる non-cardiac chest pain（NCCP）を主症状とする患者の食道透視が参考所見となることも多い．

本稿では，食道透視所見から食道運動機能障害を類推できる症例を，本邦でもっとも施行されることが多い内視鏡検査所見と一緒に提示し，解説する．

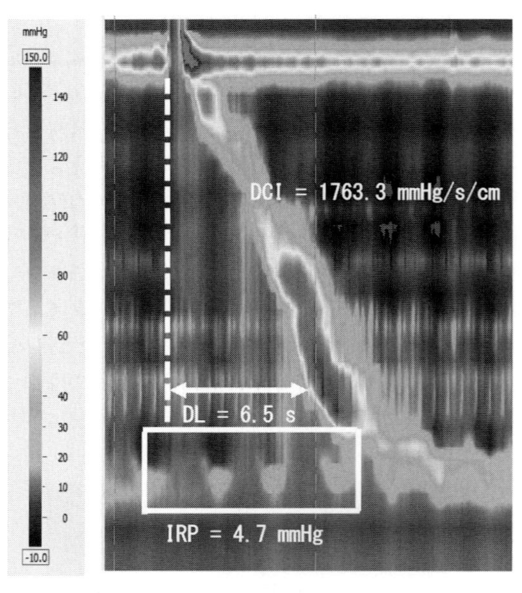

図1　正常食道の HRM 所見（文献 1-4 より作成）（口絵 19）
HRM では圧をカラーで表示する．2 つの高圧帯があり，上部の高圧帯は上部食道括約部，下部の高圧帯は食道胃接合部である．嚥下をすると咽頭の収縮に引き続き，上部から下部に伝播する蠕動波が認められる．食道胃接合部の弛緩評価には IRP，蠕動波の収縮力の評価には DCI，嚥下してから蠕動波が下部食道胃に到達するまでの時間を DL と定義して一次蠕動波を評価する．

表1　シカゴ分類で用いる食道内圧に関する用語

用　語	定　義
積算遠位収縮（mmHg/s/cm） distal contractile integral（DCI）	横紋筋から平滑筋への移行部と下部食道括約筋の近位部の間で，20 mmHg 以上の収縮波の収縮強度（mmHg）×持続時間（sec）×長さ（cm）
遠位潜時（秒） distal latency（DL）	上部食道括約筋（UES）弛緩から CDP までの時間
積算弛緩圧（mmHg） integrated relaxation pressure（IRP）	嚥下性 UES 弛緩後の 10 秒間の範囲で，連続，非連続を問わず，4 秒間の積算平均圧

a. 食道アカラシア

食道アカラシアは下部食道括約部（lower esophageal sphincter: LES）の弛緩不全と食道体部の蠕動運動障害を認める食道運動機能障害であり[1-4]，典型的な症例では**図1**に示すように食道透視でも内視鏡検査でもアカラシアを疑うことは比較的容易である．

HRM 検査によるシカゴ分類ではアカラシアは Type I, II, III に分類される（1-3-6 の**図2**）[2, 3]．実際の症例を**図2**および**図3**に提示する．

近年，食道アカラシアに対する治療法として，POEM（per-oral endoscopic myotomy，経口内視鏡的筋層切開術）が，体表に傷を残さないことなどの利点，さらにはそのきわめて良好な治療成績により国内外で急速に普及している[5]が，POEM 後に食道透視を施行すると POEM 前には停滞・貯留していたバリウムがスムーズに食道胃接合部を通過することとから食道運動機能障害が改善していることが明らかとなる．すなわち，食道透視は診断ばかりでなく治療効果の確認にも有用である（**図3d，図4d**）．

b. hypercontractile esophagus（ジャックハンマー食道）

食道体部に強収縮を認める疾患である[2]．症例を**図5**に提示する．HRM で診断することとなるが，内視鏡所見（**図5a**）に加え，食道透視でも食道の異常収縮をとらえることができる（**図5b**）．

そのほか，食道胃接合部通過障害（esophagogastric junction outflow obstruction: EGJOO）の評価にも食道運動とボーラスの動きをともに評価できる食道造影検査の有用性が報告されている[6]．

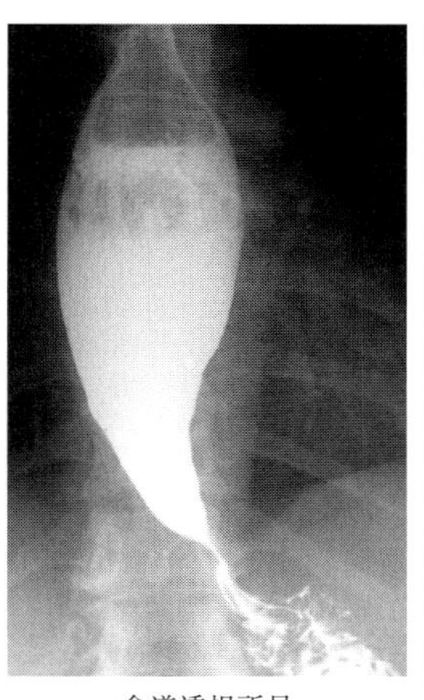

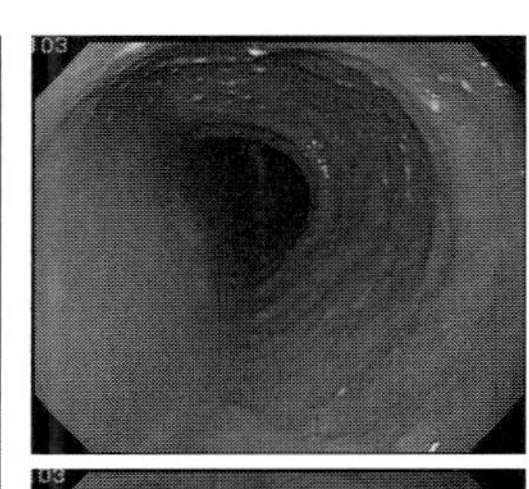

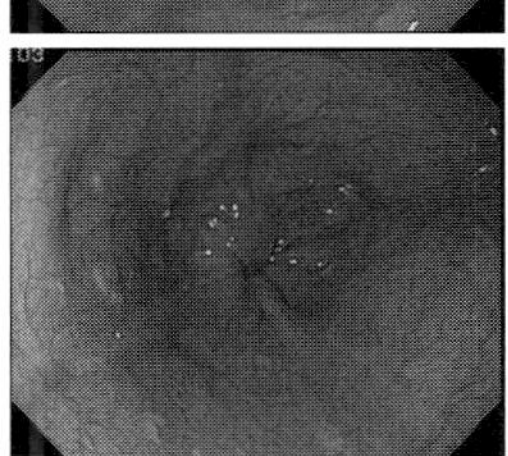

食道透視所見
食道の拡張およびバリウムの停滞，鏡面形成，食道胃接合部の平滑な狭窄像（食道下端の鳥のくちばし状狭窄：bird's beak appearance）が認められる

内視鏡所見
食道内腔の拡張　残渣の停滞
粘膜の白色肥厚
食道胃接合部は狭小化し全周性のひだ集中（esophageal rosette）が観察されるが内視鏡は比較的容易に通過する

図2　食道アカラシアの食道透視および内視鏡所見

おわりに

食道内圧検査は，特殊な機器がないと行えない検査であるが，比較的簡単で昔から行われている検査である食道透視が食道運動機能障害の診断および治療効果の判定に有用であることを再認識する必要がある．

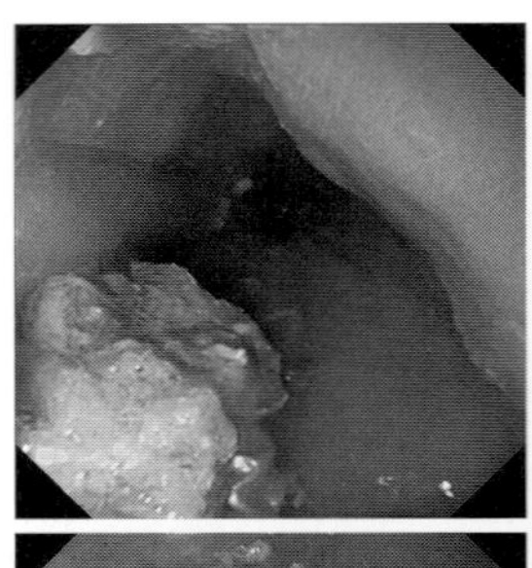

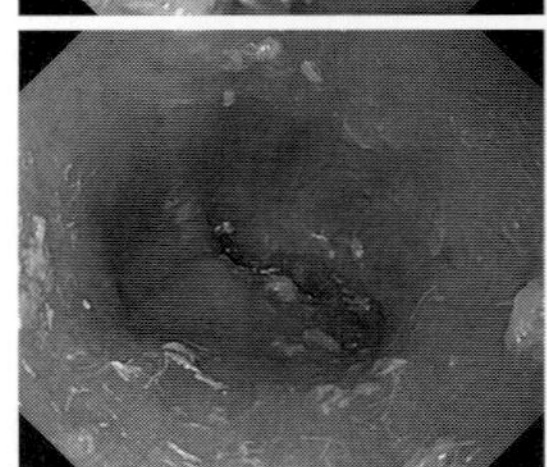

図 3a　アカラシア Type II
内視鏡所見
60 歳代男性．1 年前からの嚥下困難感にて内視鏡検査施行．食道内に食物残渣を認める．食道胃接合部が送気では開大しにくい．

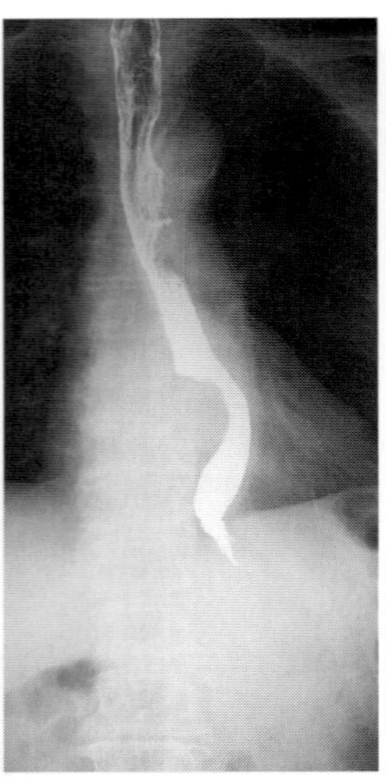

図 3b　アカラシア Type II
食道透視所見
食道に拡張は認められないが，食道にバリウムの停滞を認める．

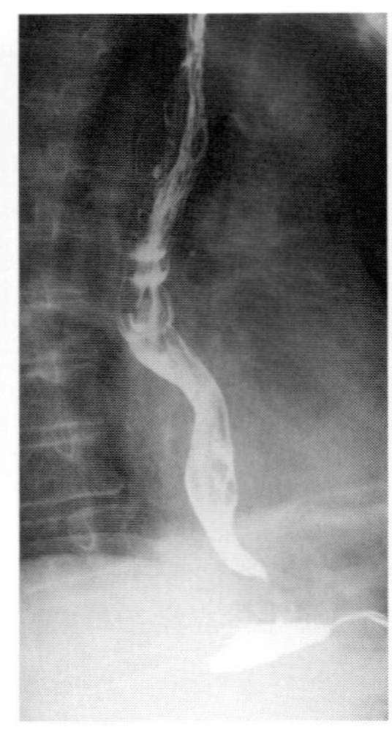

食道透視所見
バリウムはスムーズに食道胃接合部を通過する．

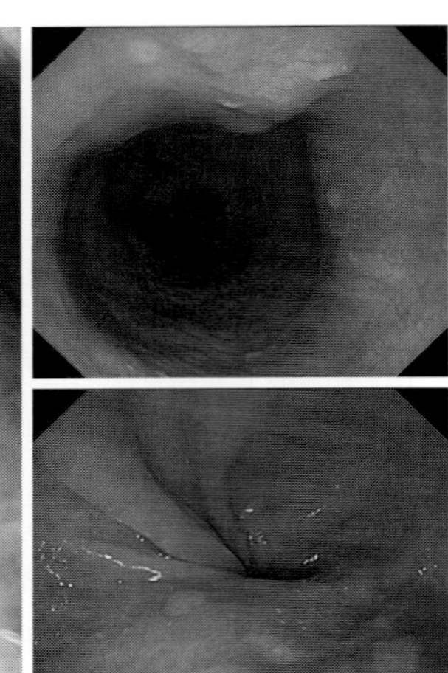

内視鏡所見
食物残渣を認めない．
食道胃接合部をスコープがスムーズに通過する．

図 3d　アカラシア Type II　POEM 後

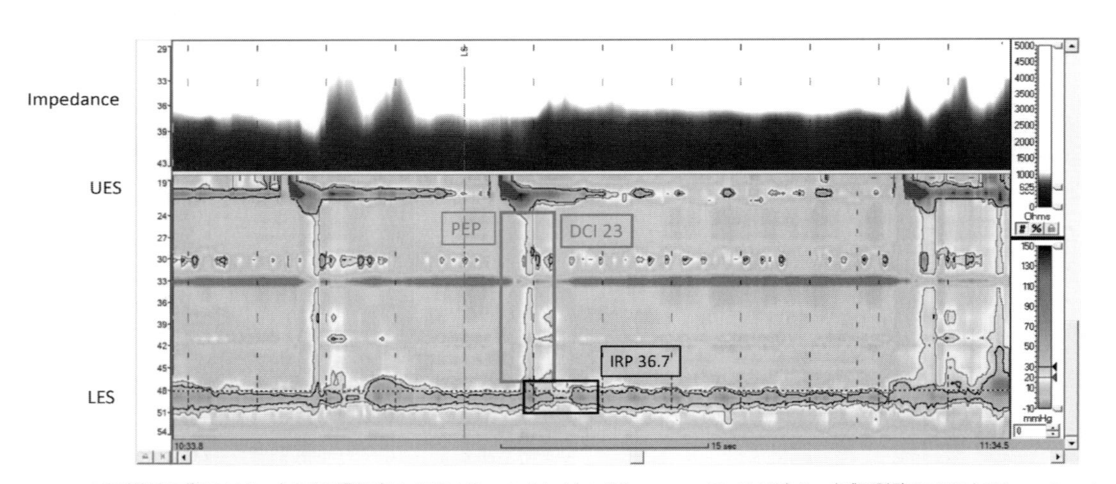
Impedance
UES
LES
PEP
DCI 23
IRP 36.7
10:33.8
15 sec
11:34.5
mmHg
LESが弛緩せず(IRP 36.7)、全てのの蠕動がfailed(DCI<100 mmHg/s/cm)もしくはpremature (DL<4.5s)であり、水嚥下試験の20%以上でPanesophageal pressurization (PEP)を認める
UES; upper lower esophageal sphincter
LES; lower esophageal sphincter

図 3c　アカラシア Type II　高解像度食道内圧インピーダンス（HRIM）検査（口絵 20）

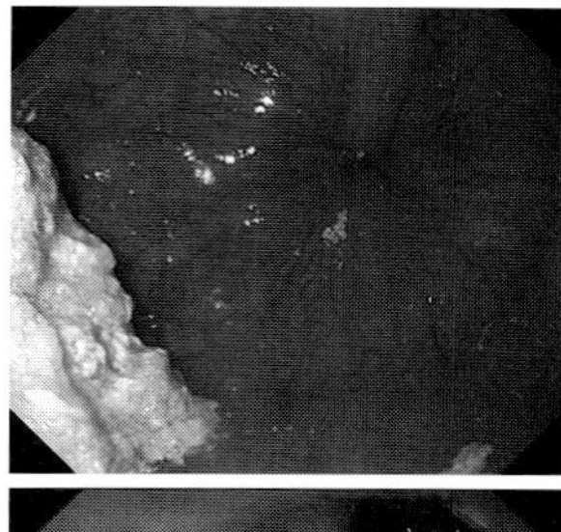

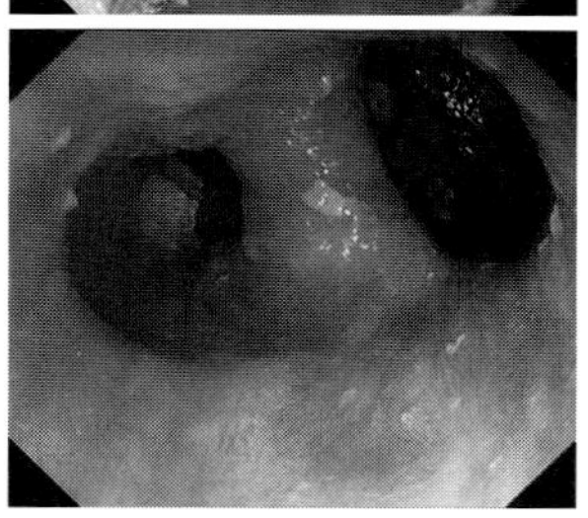

図 4a　大きな憩室を伴うアカラシア Type III　内視鏡所見

60 歳代男性．5 年前からの嚥下困難感あり．内視鏡検査が施行されアカラシア疑いとされニフェジピン投与にて症状軽快し経過観察されていた．食道内に食物残渣を認める．大きな食道憩室を認める．食道胃接合部が開大しにくい（esophageal rosette）．

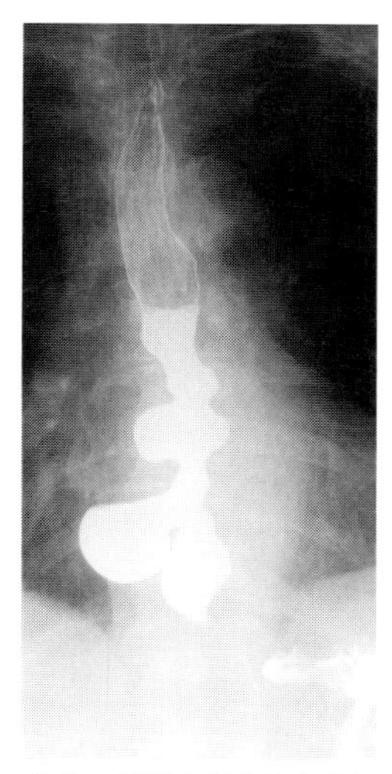

図 4b　憩室を伴うアカラシア Type III　食道透視所見

食道にバリウムの停滞と異常収縮，憩室内へのバリウムの貯留を認める．

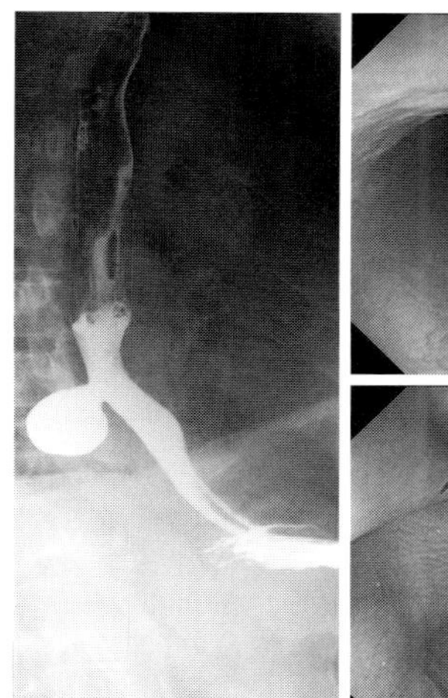

食道透視所見

食道憩室内へのバリウムの貯留を認めるが，バリウムの通過はスムーズ

内視鏡所見

食道憩室を認めるが食残なし．食道胃接合部のスコープ通過も良好．

図 4d　憩室を伴うアカラシア Type III　POEM 後

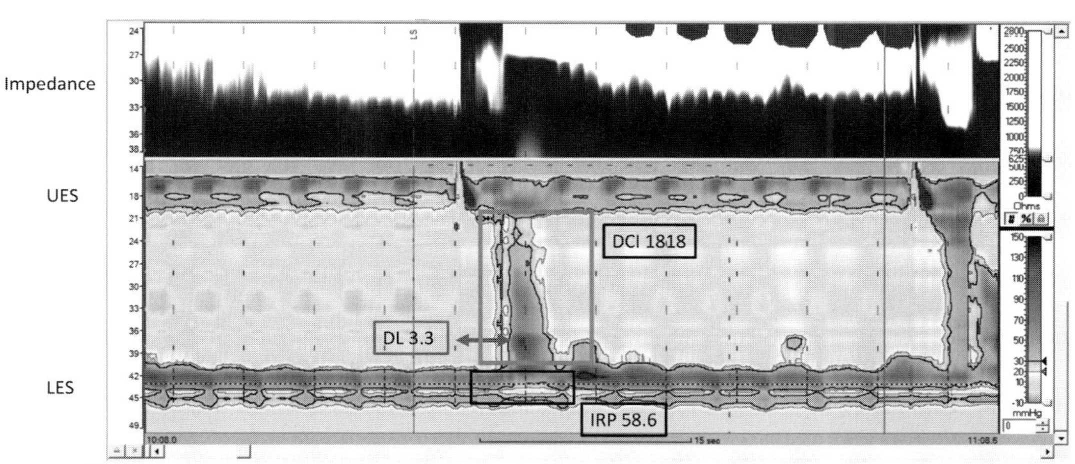
Impedance
UES
LES
DCI 1818
DL 3.3
IRP 58.6
15 sec
LESが弛緩せず(IRP 36.7)、全てのの蠕動がfailed(DCI<100 mmHg/s/cm)もしくはpremature (DL<4.5s)であり、水嚥下試験の20%以上でpremature contractionsを認める
UES; upper lower esophageal sphincter
LES; lower esophageal sphincter

図 4c　アカラシア Type III　高解像度食道内圧インピーダンス（HRIM）検査（口絵 21）

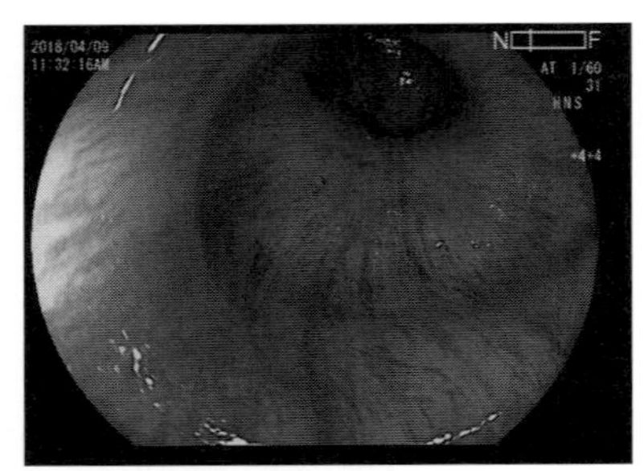

図 5a　hypercontractile esophagus（ジャックハンマー食道）の内視鏡所見

70 歳代女性

数年前からの嚥下困難感あり．飲水もできなくなり入院．下部食道に高度狭窄所見，狭窄の口側ではコークスクリュー様の所見あり．

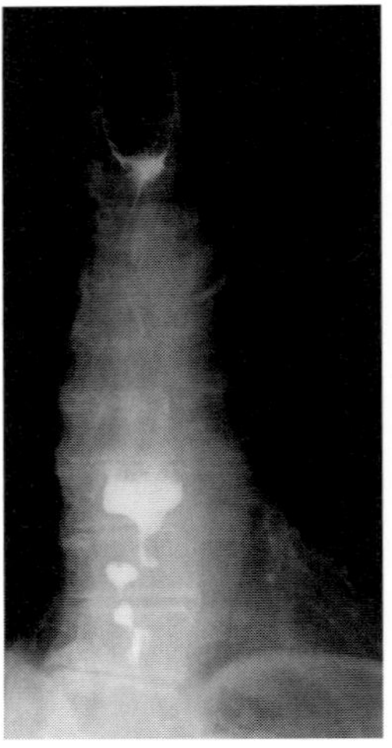

図 5b　hypercontractile esophagus（ジャックハンマー食道）の食道透視所見

食道下部に，数珠状所見と著明な狭窄を認めた．
造影剤は狭窄部で停滞し貯留した．

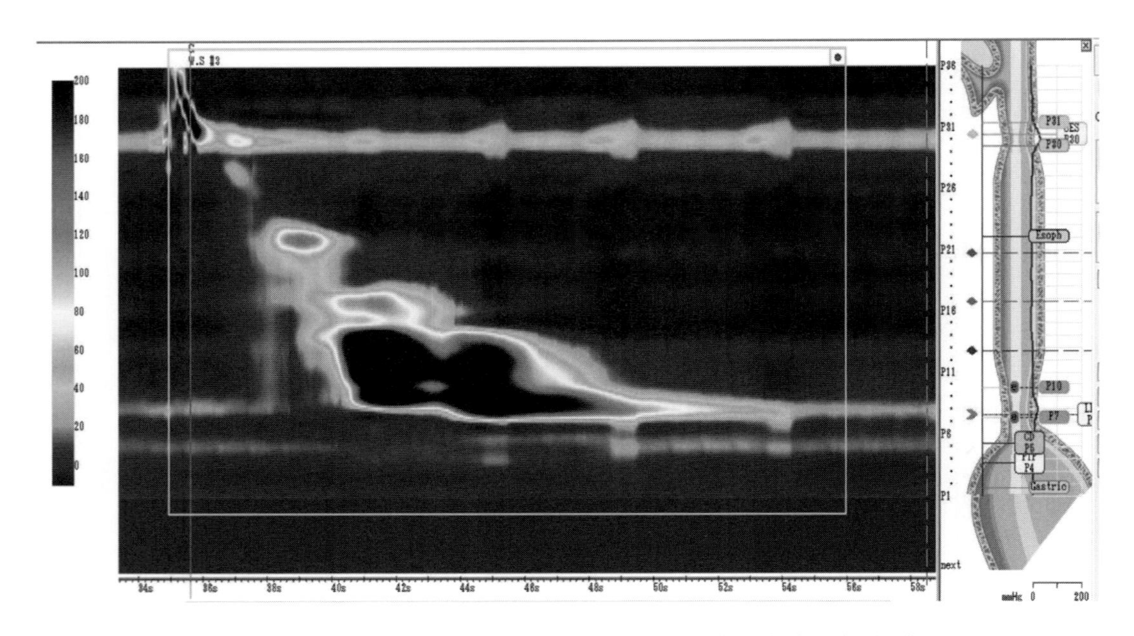

図 5c　hypercontractile esophagus（ジャックハンマー食道）の高解像度食道内圧（HRM）検査（口絵 22）

DCI（distal contractile integral）：12903.3 mmHg/s/cm,
IRP（integrated relaxation pressure）：19 mmHg.

take-home message

食道運動機能異常の診断には高解像度食道内圧測定検査（HRM）が有用であるが，施行できる施設が限られている．一方，食道透視は施行できる施設が多いことから，食道運動機能異常の食道透視所見を理解することは極めて重要である．さらに内視鏡所見でも食道運動機能異常を疑うことができる．嚥下困難を訴える患者に対して，画像診断で腫瘍がないということで食道運動機能異常を見逃すことがないように注意する必要がある．

［小池智幸・齊藤真弘］

文　献

1) 中川健一郎ほか．機能性食道運動障害における high-resolution manometry の有用性．日消誌．2019; 116: 780–787.
2) Yadlapati R et al. Esophageal motility disorders on high-resolution manometry: Chicago classification version 4.0©. Neurogastroenterol Motil. 2021;33(1): e14058.
3) 日本消化管学会編．食道運動障害診療指針．南江堂；2016.
4) 伊原栄吉ほか．高解像度食道内圧検査による食道運動異常症の診断と治療の新展開．福岡医学雑誌．2016; 107: 121–130.
5) 井上晴洋ほか．食道アカラシアに対する新しい内視鏡的根治術 POEM．日消誌．2012: 109 728–731.
6) 栗林志行ほか．食道機能異常をめぐる最新の知見：食道内圧検査所見と食道造影所見との比較（会議録）．第 76 回日本食道学会学術集会プログラム・抄録集．2002; 69.

第 2 章

胃・十二指腸

2-1 胃・十二指腸の解剖，消化管運動の生理学，ペプチド

a. 胃・十二指腸の解剖

1）胃・十二指腸の解剖

胃は，左季肋部から心窩部，臍部にかけての腹腔内に存在している．食道が横隔膜を通過する食道裂孔の部位で食道胃接合部となり，胃の入り口である噴門へと続いている．噴門より上部を胃底部（穹窿部）といい，仰臥位ではもっとも背側の低い位置となる．噴門より胃のくびれである胃角部までを胃体部，胃角部より下部を前庭部という．胃壁の腹側を前壁，背側を後壁といい，肝臓に近く，距離が短いほうの局面を小彎，その対側を大彎といい，右方向に向かって彎曲している．胃体部の大彎側には粘膜ひだが縦走している．胃の出口である幽門輪は幽門括約筋に囲まれている．

十二指腸は，胃の幽門より続く，長さが約 25 cm ほどの小腸のもっとも口側に位置する腸管である．膵頭部を囲むようにC字型に走行し，胃から続く球部以外は後腹壁に固定されており，腸間膜をもたない後腹膜臓器である．球部，下行部，水平部，上行部の 4 つに区分され，それぞれの移行部である屈曲部を上十二指腸曲，下十二指腸曲，十二指腸空腸曲という．十二指腸空腸曲は，平滑筋をもつトライツ靱帯により，後腹壁に固定され，同部位より空腸として小腸が腹腔内に出てくる．内腔には，輪状の細いひだが継続しており，下行部には総胆管，および膵管の開口部であるファーター乳頭が存在する．

2）胃壁の構造

胃壁は粘膜層，粘膜下層，筋層，漿膜の 4 つの層からなる．

i）粘膜層　胃の内面は他の消化管と同様に粘膜に覆われている．胃粘膜は表層粘液細胞からなる，単層円柱上皮であり，粘液を分泌することにより，胃が分泌する強力な消化液である胃酸より防御している．粘膜には胃小窩と呼ばれる深い凹みがあり，噴門周囲には噴門腺，胃体部と胃底部には胃底腺，幽門部には幽門腺と部位によって異なる腺管が存在している．噴門腺，および幽門腺は主に粘液を産生している．胃底腺には，ペプシンの前駆体であるペプシノゲンを分泌する主細胞，粘液を分泌する副細胞，胃酸・内因子を分泌する壁細胞で構成される．

主細胞は胃底腺の深部に存在し，壁細胞は主細胞よりも上部に，副細胞は腺管の頸部に局在している．

おもに幽門腺に存在する内分泌細胞であるＧ細胞は，ガストリンを分泌するが，そのガストリンやアセチルコリンの刺激により壁細胞近傍に存在する腸クロム親和性細胞様細胞（ECL 細胞）よりヒスタミンが放出されると，壁細胞のヒスタミン（H_2）受容体に結合することにより胃酸分泌が促進される．また，胃体部の壁細胞近傍や，幽門腺においてはそのＧ細胞の近傍に存在するＤ細胞から，ガストリン，グルカゴン，コレシストキニンといった消化管ホルモンの分泌を抑制するソマトスタチンが分泌されている（図 1）．

ii）粘膜下層　粘膜下層は粘膜筋板と筋層の間に存在する結合組織の層で，粘膜を支持するとともに，筋層との結合を保つ役割を果たしている．微小な血管，およびリンパ管を豊富に含み，マイスナー（Meissner）神経叢が存在する．

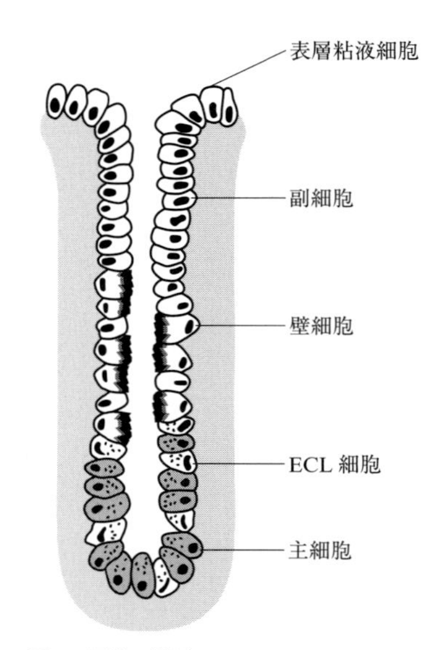

図 1　胃壁の構造

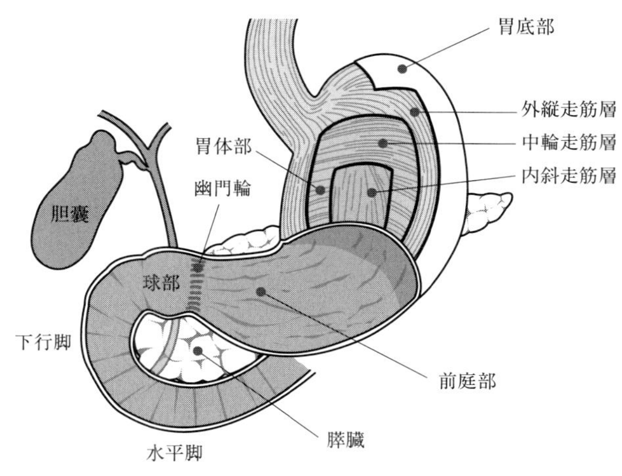

図 2　胃と周囲の構造

iii）筋　層　通常，消化管壁の筋層は内輪走筋と外縦走筋の 2 層で成り立っているが，胃の筋層は外縦走筋層，中輪走筋層に加えて内斜走筋層の 3 層で構成される．外縦走筋は食道の外縦走筋より継続した筋層であり，これは十二指腸の外縦走筋までつながっている．同様に，中輪走筋層は食道の内輪走筋層から十二指腸の内輪走筋層へと継続し，胃の出口である幽門部で，筋層の肥厚した幽門括約筋が幽門輪を形成している．一方，内斜走筋層は胃のみに存在し，筋層の最内層に噴門を取り囲むように位置する．縦走筋層と輪走筋層のあいだにはアウエルバッハ（Auerbach）の神経叢が存在する（**図 2**）．

iv）漿　膜　胃の最外層は漿膜で覆われている．胃の前壁側と後壁側の漿膜はそれぞれ小彎と大彎で合わさり，小網と大網を形成する．胃に分布する血管や神経は漿膜の下層を走行分布し，胃内壁へと進入していく．

3）胃液の分泌

胃液は無色透明・無臭であり，1 日に 2 〜 3 L 分泌される．胃液のおもな成分は胃酸，ペプシン，粘液，内因子である．胃酸は強酸であり，胃内に食物とともに侵入した細菌に対して殺菌作用を有する．また，主細胞から分泌された前駆体のペプシノゲンをペプシンに変換する．ペプシノゲン自体は酵素活性を有しない前駆体であるが，胃酸の存在する酸性の条件下では，抑制体と結合ペプチドが切り離されて活性型のペプシンとなる．ペプシノゲンには，主として胃底腺の主細胞に存在するペプシノゲン I と，胃粘膜全体および十二指腸に存在する粘液細胞にみとめられるペプシノゲン II とがある．

空腹時においても基礎分泌として少量の胃液が分泌されているが，食塊やその消化産物による平滑筋や粘膜に対する直接刺激のほか，神経性および体液性ホルモンによって調節されている．胃壁内の伸展受容器や粘膜内の化学受容器の刺激により，その刺激が粘膜下神経叢から延髄へと伝わり，局所および神経反射によって，胃酸が胃内腔に分泌される．分泌刺激機転によって以下の 3 相に分けられる．

①脳相では，食物を連想したり，料理を見る，料理の匂いを嗅ぐといった条件反射や，味覚を感じたり，咀嚼，嚥下といった無条件反射の刺激によって，迷走神経末端からアセチルコリンが放出され，胃腺細胞を刺激して主細胞からペプシノゲンを分泌させるとともに，壁細胞からの胃酸分泌を促進する．また迷走神経刺激は，幽門腺に存在する G 細胞を刺激してガストリンを分泌し，このガストリンが血液を介して分泌腺に働いて，壁細胞からの胃酸分泌を促進させる．

②胃相では，食物が胃内に入ると，胃壁が伸展することによる機械的刺激によって胃酸が分泌される．この機械的刺激による反射には迷走神経を介する中枢性のものと，壁内神経叢を介する局所的なものとがある．その効果は直接壁細胞を刺激する経路と，G 細胞の刺激によってガストリンが血中に分泌され，壁細胞からの胃酸分泌を促進させる経路とがある．

胃内容物により，胃内の pH が 3 以上に上昇すると，迷走神経刺激によるガストリン放出が起こる．胃内消化が進み，内容物が十二指腸に送り出されると胃内の pH は再び低下し，ガストリンの放出は抑制され，胃酸分泌も減少するネガティブフィードバック機構となっている．

③腸相では，胃の内容物が十二指腸に入ると，腸粘膜からガストリンが放出されて分泌を引き起こすが，分泌量は少ない．一方で，十二指腸粘膜からセクレチンが放出されて膵液の分泌が促進され，酸性の胃内容物を中和する．またセクレチンは，十二指腸壁の K 細胞から分泌される胃抑制ホルモン（GIP），I 細胞より分泌されるコレシストキニン，膵および腸管の D 細胞より分泌されるソマトスタチンとともに胃粘膜の G 細胞からのガストリンの分泌を抑制し，壁細胞からの胃酸分泌を抑制する．

壁細胞に作用して胃酸を分泌する生理的活性物質としては，ヒスタミン，ガストリン，アセチルコリンの 3 種類が知られている．壁細胞には肥満細胞由来のヒスタミンが結合するヒスタミン H_2 受容体，ガストリンが結合するガストリン受容体，およびアセチルコリンが結合するムスカリン M3 受容体が存在している．

4）　十二指腸壁の構造

空腸，回腸と同様に，管腔の内面には多数の突起状の絨毛をもつ．また，絨毛を覆う上皮細胞の表面には微絨毛があり，刷子縁を形成している．

十二指腸も胃と同様に胃壁は粘膜層，粘膜下層，筋層，漿膜の 4 層よりなるが腸間膜はもたない．十二指腸の粘膜下組織には，十二指腸腺（ブルンネル腺）とよばれる分枝管状胞状粘液腺が存在し，粘膜筋板を貫いて腸陰窩の底部に開口している．中性ないしアルカリ性の粘液を分泌し，胃より運ばれる酸性の排出物を中和することにより十二指腸壁を保護する役割をもつ．

b. 胃・十二指腸の運動

消化管運動は，消化管壁の平滑筋の収縮弛緩と，それを調節する神経性因子，および消化管ホルモンなどの液性因子により調整されている．消化管には多数の神経細胞が存在しており，消化管から脳，また脳から消化管への双方向性に神経やペプチド因子を介した刺激により，その運動は制御されている．

平滑筋は，交感神経系と副交感神経系からなる自律神経による調節を受け，収縮活動は，この 2 つの神経系の相互作用により制御される．副交感神経である迷走神経の刺激では，胃の運動，緊張，分泌が亢進され，交感神経の刺激では抑制される．消化管には，このほかに 2 つの壁内神経叢が存在し，1 つは縦走筋層と輪状筋層の間に含まれる筋機能を調整するアウエルバッハ神経叢（筋層間神経叢），もうひとつは粘膜下組織に存在する粘膜機能の調整を行うマイスナー神経叢（粘膜下神経叢）で，これらはネットワークを形成して，それぞれに影響を与えあっている．

消化管の上皮より分泌されるホルモンは，消化管内の消化産物や，血中の神経刺激物質などにより刺激を受け，上皮に存在する各種内分泌細胞より分泌される．分泌されたホルモンは，周辺の細胞に局所的に働く傍分泌的な作用をもつものと，血中に入り，別の場所の細胞に働く内分泌的な作用をもつものがある．

1）　空腹期収縮

消化管運動は，摂食前後で異なった 2 つのパターンに分類される．1 つは強収縮波群よりなる空腹期収縮で，摂食後 6 ～ 8 時間後より観察される．もう 1 つは摂食後にみられ，収縮力は弱いながらも規則的に発生する律動的収縮波群の食後期収縮である．

空腹期収縮の特徴は，空腹期伝播性強収縮運動（interdigestive migrating motor contraction: IMMC）であり，強収縮波群が肛門側に向けて規則正しく伝播する．約 60 ～ 70 分の休止期を経て，約 20 ～ 25 分間持続する強い収縮力をもった収縮波群は，胃・十二指腸から始まり，小腸の肛門側へと伝播する．この IMMC は，生理的には食物残渣や腸管内に溜まった胃液・腸液を肛門側へと排出し，次の食事による消化管内容物の増加に備えて準備を行っている．IMMC は 4 相に分類され，第 I 相は休止期（1 サイクルの 40 ～ 60%），第 II 相は撹拌を主体とする不規則な収縮を示す時期（1 サイクルの 20 ～ 30%）である．そして第 III 相は 20 ～ 25 分持続する，もっとも特徴的な強収縮期であり，その収縮波群は肛門側へと伝播する．また，第 III 相後には不規則な収縮で休止期へと移行する第 IV 相がみとめられる．この IMMC は，十二指腸から上部空腸に存在

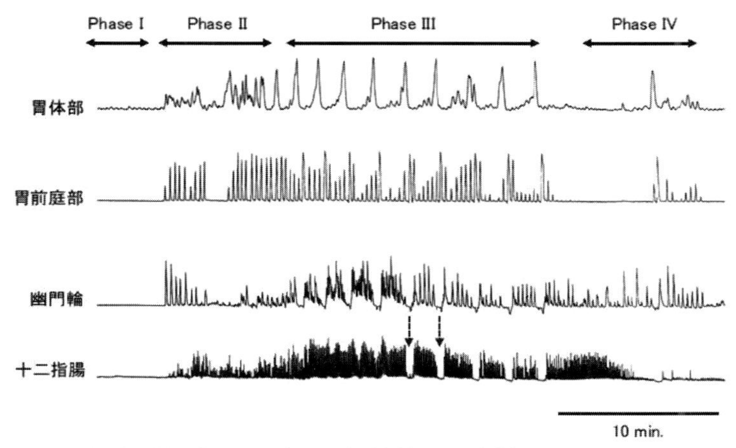

図 3 空腹期伝播性強収縮運動（IMMC）（文献 7 より改変）
IMMC は 4 期に分類され，Phase III が最も特徴的な収縮波であり，強い収縮群が肛門側に伝播する．各消化管の部位により収縮頻度が異なる（胃 約 3 cycle/min，小腸 約 10 cycle/min）．

する内分泌細胞が分泌するモチリンによって引き起こされる（**図 3**）．

2）食後期収縮

食後期収縮の胃の運動では，食事の摂取によって，まず胃体部が弛緩し食物を胃内へと受け入れる準備として受容性弛緩（receptive relaxation）が起こる．受容性弛緩は食べた物を蓄えるための生理的な反応であり，胃が弛緩することによって多くの食べ物を胃に蓄え，徐々に肛門側に送り出すことができる．胃体部が内容物で伸展されると，胃体部の弛緩がさらに促進される適応弛緩（adaptive relaxation）が起こる．胃の拡張により胃体部の貯蔵所としての機能を増加させ，さらなる食物を受け入れることを可能とする反射で，受容性弛緩と同じく，コリン作動性ニューロン活動の抑制と非コリン・非アドレナリン作動性抑制ニューロン活動の促進によって起こる．

胃の蠕動運動では，胃体部に発現する輪状方向の収縮が前庭部を通って幽門まで伝播していく．人では 3 ～ 4 回/分の発生頻度で発生し，蠕動が発生する部位は大彎を中心とした胃体上部から中部に存在する．発生した蠕動は胃体部では弱く，胃角部を通過して前庭部から幽門に進むにつれて強くなる．また幽門輪も同様に前庭部からの収縮が伝播することにより収縮する．幽門では，輪走筋層が幽門括約筋と呼ばれ，前庭部にくらべて厚くなっており，収縮した状態を保っている．胃の内容物は，1 回の蠕動ごとに幽門に向かって収縮輪に乗って運ばれるが，幽門は収縮しているため，大半の内容物は押し戻され，内容物が攪拌される．通常の括約筋の状態では，水や液成分が胃から十二指腸に通過できる程度，開口しているが，食物はその大きさが 2 ～ 3 mm 程度に消化されるまで胃内にとどまっている．

幽門に強い蠕動が達すると，幽門がわずかに緩みを生じ，粥状となった内容物のみが少しずつ十二指腸に押し出される．胃内容物の粥状化が進むと，蠕動は強く頻繁に起こるようになり，胃体部にある食物を徐々に絞り出すようにして，前庭部に運ぶようになり，胃の内圧は上昇する．胃内圧が十二指腸内圧および幽門の圧を越えると幽門は押しあけられ，内容物は少量ずつ十二指腸へ送られる．この動きが胃の内容物がなくなるまで継続される．

十二指腸を含め，小腸の食後期収縮は胃のように一様な連続的収縮蠕動運動ではなく，刻一刻と複雑に変化している．運動には蠕動運動，分節運動，振子運動があり，内容物は小腸運動により口側と肛門側を往来し混和攪拌されながら，消化，吸収を繰り返し，肛門側へと運ばれる．移動速度は，消化管の部位により異なり，分節運動や蠕動運動のパターンは基本的には消化管壁内に存在する腸管神経系（enteric nervous system: ENS）により制御されている．

蠕動運動は，輪走筋と縦走筋が協調して生じる収縮輪が肛門方向へ移動し，胃から排出された消化管内容物を肛門側に絞り出すように運ぶ運動である．蠕動運動は伸展刺激で誘発されるが，内容物により腸管が伸展すると，腸管神経系，おもにアウエルバッハ神経叢が刺激され，口側の腸管壁から順に収縮し，興奮が伝播することにより，その収縮輪が口側から肛門側に向かって移動する．蠕動運動の速度は，十二指腸から回腸末端へ向かって徐々に遅くなる．

分節運動は，一定の間隔で輪状筋の収縮が数十秒間持続する運動であり，腸管が分節状になる．分節内の輪走筋がさらに収縮することにより，収縮輪ができて新しい分節となる．このように輪走筋が分節状に収縮，弛緩を繰り返している．消化管の内容物は収縮輪の両側に押しだされ，収縮輪が消失するとまたもとの場所に戻るので，内容物は消化液と攪拌・混和が進んでいく．

振子運動は，縦走筋層が収縮と弛緩を周期的に繰り返すことによって起こる運動である．消化管が長軸に沿って伸縮することにより，内容物は口側と肛門側の間を振子のような往復運動となる．

c. 上部消化管ペプチド

消化管粘膜の神経細胞や腺細胞より分泌される生理活性物質は，主として局所的な傍分泌様式で作用するが，血中にも入り，離れた部位の細胞にも作用する．これらの消化管より分泌されるホルモンは，食事と関連した血中濃度の変化より，その消化管への作用が検討されてきた．それぞれ構造や作用が類似しているところもあるため，高濃度となるとその作用は重なるが，生理的な濃度ではそれぞれ特徴ある作用をもつ．

1） セクレチン

セクレチン（secretin）は消化管より分泌されるホルモンとして最初に発見された．セクレチンを発見したBaylissとStarlingは，セクレチンのようにある器官で分泌され，血液などによって運ばれ，別の器官に作用する生理活性物質をホルモンと名付けた．セクレチンは，27個のアミノ酸よりなるペプチドホルモンであり，十二指腸および上部小腸粘膜の腺管の深部に存在するS細胞より分泌される．胃酸や胃で消化された酸性の食物が，胃幽門部から十二指腸に流入することにより十二指腸粘膜が刺激され，セクレチンの分泌を誘発する．

セクレチンはcAMPを介して膵臓の導管細胞から重炭酸イオンの分泌を促進させることにより，アルカリ性の膵液を分泌させ，十二指腸内を酸性から中和させる．また，胃幽門括約筋収縮作用とともに，コレシストキニンの膵消化液分泌作用の増強，ソマトスタチンの分泌およびガストリンの分泌抑制を介して胃酸分泌を抑制する．これにより，十二指腸内の酸性は緩和され，セクレチンの分泌は抑制されるネガティブフィードバック機構となっている．

2） ガストリン

ガストリン（gastrin）は，胃幽門前庭部の粘膜に存在するG細胞より産生分泌されるホルモンである．G細胞は，底部が広がっており，多数のガストリン顆粒を含む．胃に流入した食物の蛋白質や胃内pHの上昇，迷走神経の反射などによってG細胞が刺激されることで，ガストリンは分泌される．ガストリンは，血行性に胃壁細胞のガストリン受容体に結合して胃酸分泌を促進するが，十二指腸のCCK-B受容体にも結合し，ヒスタミン分泌を促進することで，間接的にも胃酸分泌を促進している．一方で，消化管粘膜や膵頭部のβ細胞に作用し，ソマトスタチンの分泌を促し，過剰な酸分泌を抑制する．また，主細胞に作用してペプシノゲンを分泌させること，幽門前庭部の収縮を強めたり回盲弁の弛緩を誘発したりすること，胃粘膜や小腸・大腸粘膜の成長促進などがある．自己免疫性胃炎では壁細胞が傷害され，胃酸の分泌が低下することで血中ガストリン値は高値となり，ガストリン産生腫瘍では異所性にガストリンが産生されることで血中ガストリン値が高値となる．

3） コレシストキニン

コレシストキニン（cholecystokinin: CCK）は上部小腸粘膜のI細胞から分泌され，消化産物が腸管に到達することにより，その分泌が促進される．膵酵素分泌，胆囊収縮，オッディ（Oddi）括約筋の弛緩作用をもち，オッディ括約筋が弛緩することで，膵液と胆汁が消化管内へ流入する．胆囊を収縮させる物質として，コレシストキニンと，膵酵素の分泌を促進させる物質であるパンクレオザイミン（pancreozymin）が別々に発見されたが，その後，33個のアミノ酸配列が同じで，これらが同一の物質であることが判明した．CCKは受容体に結合し，その作用を発現するが，CCK受容体はG蛋白共役型受容体で，CCK-A受容体とCCK-B受容体とに分類される．コレシストキニンとガストリンはそのC末端の5個のアミノ酸が共通しているが，CCK-A受容体はCCKに対して強い親和性をもち，CCK-B受容体はCCKとガストリンに対して同程度の親和性をもつ．両受容体ともホスホリパーゼC（PLC）の活性化によりイノシトール三リン酸（IP_3）およびジアシルグリセロール（DAG）が産生される．CCKには摂食抑制作用があり，その作用発現は迷走神経求心線維のCCK-A受容体を介して起こるが，迷走神経求心線維末端のCCK-A受容体を介して，満腹情報を中枢に信号が伝達される．別の作用としては，膵液の分泌，幽門括約筋の収縮を促すセクレチンの作用の増強や，胃からの内容物排出の抑制，小腸と結腸の運動性の亢進がある．

CCKの分泌は，小腸粘膜にあるCCK放出ペプチドと膵臓で産生されるモニターペプチドによってコントロールされている．CCKが作用すると十二指腸内に胆汁と膵液が流入し，蛋白質や脂肪の消化が亢進される．これらの消化産物はさらにCCKの分泌を促進するため，正のフィードバック機構となっている．消化産物が十二指腸より先進することで，またCCK放出ペプチドやモニターペプチドが食物の分解作業が終了し，余剰となった蛋白質分解酵素で分解されることでCCKの分泌亢進も終了する．

4）胃抑制ホルモン（GIP）

胃抑制ホルモン（gastric inhibitory polypeptide: GIP）は42個のアミノ酸からなるペプチドで，十二指腸および空腸の粘膜のK細胞で産生され，十二指腸内のグルコースや脂肪が刺激となって血中に分泌される．大量の投与により胃液分泌と胃運動の両者を抑制することから名付けられたが，生理的な濃度では胃機能抑制はきたさない．GLP-1（glucagon like peptide-1）とともに，栄養素の摂取により消化管から分泌され，膵β細胞を刺激し，インスリン分泌を促進する消化管ホルモンであるインクレチン（incretin）と呼ばれる．グルコース濃度依存性のインスリン分泌促進作用とグルカゴン分泌抑制作用をもつが，慢性の高血糖状態では，GLP-1とくらべ，その作用は減弱する．GIPは，脂肪蓄積の促進や肥満との関連も指摘されているが，GIPとGLP-1の2つの受容体に作用する薬剤（GIP/GLP-P1受容体作動薬）が糖尿病治療に臨床応用され，糖尿病患者における体重減少の効果を認めている．

5）モチリン

モチリン（motilin）は22個のアミノ酸からなるポリペプチドで，十二指腸から上部空腸にある腸クロム親和性細胞とMo細胞より分泌され，ムスカリン受容体を介した，胃酸や胆汁酸の刺激がモチリン分泌に働く．モチリンの受容体はG蛋白質共役型受容体であり，胃や十二指腸の腸神経上やまた平滑筋上にも存在する．モチリンは空腹時には周期的に血中濃度の変動があり，そのピークは空腹期伝播性強収縮運動の強収縮期に一致している．この収縮には迷走神経や$5HT_3$レセプターの関与が示されている．モチリンは空腹期収縮を引き起こす作用のほかに，胃酸分泌の亢進，膵からのアミラーゼなどの酵素分泌の亢進作用などがある．エリスロマイシンがモチリン受容体アゴニストとして同定され，抗菌活性のないエリスロマシン誘導体が機能性消化管疾患の治療に期待されたが，有効な結果は得られず，臨床応用には至っていない．

6）グレリン

グレリン（ghrelin）は28アミノ酸残基からなるペプチドで，胃体部内分泌細胞（X/A-like細胞）で産生され，血中に分泌される．3番目のセリン残基の側鎖が炭素数8個の脂肪酸であるオクタン酸によりアシル化を受けており，この脂肪酸修飾がグレリンの活性発現に必須となっている．このアシル化に必要となる酵素（ghrelin *O*-acyltransferase: GOAT）も胃から同定されている．グレリンは血中では脂肪酸修飾が解離し，デスアシルグレリンとなる．グレリンには多岐にわたる生理作用がわかっており，強力な成長ホルモン分泌促進，食欲亢進，胃液の分泌促進，消化管蠕動促進，血管拡張作用や血圧低下作用といった循環器の調節作用，さらには運動器，糖，脂肪代謝への関与などがある．一方でデスアシルグレリンは，摂食行動の抑制や胃の空腹期運動を抑制するといった，グレリンと拮抗する作用をもっている．また，グレリンを阻害する肝臓発現抗菌ペプチド2（liver-expressed antimicrobial peptide: LEAP-2）が同定され，肝や空腸に発現し，グレリン受容体であるGHSR-1aに結合してグレリンのシグナルを抑制している．グレリンはその作用の多様性からさまざまな臨床応用が期待される．摂食不良をきたすがん悪液質へのグレリンアゴニスト投与が体重増加に対し有効性を示し，すでに治療薬として使用されている．

7) ソマトスタチン

ソマトスタチン（somatostatin）は成長ホルモンの分泌を抑制するホルモンとして視床下部より同定された．14 個のアミノ酸からなるソマトスタチン-14（SST-14）と 28 個のアミノ酸からなるソマトスタチン-28（SST-28）がある．広く生体内の臓器に分布しているが，消化器系の臓器では消化管粘膜内と膵島に存在する D 細胞から分泌され，局所的な傍分泌的な作用をもつ．ソマトスタチンはガストリン，VIP，GIP，セクレチン，モチリン，インスリンの分泌を抑制する．消化管腔内の酸性物質により分泌は刺激され，胃液によるガストリン分泌抑制を傍分泌性に作用している．そのほか，膵臓の外分泌，胃酸分泌，消化管の運動や吸収，胆嚢収縮などを抑制する効果をもつ．内臓血流量の抑制効果や細胞増殖抑制作用もみられ，その作用のほとんどが抑制的に働いている．

［鎌田和浩］

文 献

1) Barrett KE et al. Ganong's Review of Medical Physiology, 25th ed. McGraw-Hill Education / Medical; 2015.
2) Hall JE. Guyton and Hall Textbook of Medical Physiology, 13th ed. Saunders; 2015.
3) 本間研一監修．標準生理学，第 9 版．医学書院；2019.
4) 二宮石雄ほか編．スタンダード生理学，第 3 版．文光堂；2013.
5) 岡田隆夫編．生理学，改訂 2 版．メジカルビュー社；2014.
6) 松尾 裕ほか編．胃．南江堂；1989.
7) 持木彫人．胃収縮の基礎．日消誌．2021; 118: 126-132.
8) 持木彫人ほか．モチリンの基礎と臨床応用．医学のあゆみ．2007; 223: 545-548.
9) 本郷道夫．胃酸分泌，胃内分泌そして胃運動．化学と教育．2017; 65: 356-357.
10) 金子 宏．ソマトスタチン（ソマトスタチン様ペプチド）．医学のあゆみ．2007; 223: 533-538.
11) 森 英毅ほか．消化管ホルモン（ガストリンやモチリン）による消化管運動作用．消化器病学サイエンス．2022; 6: 162-165.
12) Nakazato M et al: A role for ghrelin in the central regulation of feeding. Nature. 2001; 409: 194-198.

2-2 運動機能検査

2-2-1 内圧測定・知覚試験
internal pressure measurement/perceptual test

A. バロスタット法
barostat

a. バロスタットとは

バロスタットは，「baro＝圧力」と「stat＝一定に保つ」を語源とする装置である．機器とバッグをつなぐチューブ内の空気の流れをコンピュータで制御できる装置で，バッグを消化管に留置し，①知覚の閾値と②壁の伸展性を測定することができる．また消化管に留置するバッグはポリエチレン製で，バッグそのものによる内圧が発生しないように工夫されている．

消化管を伸展することで知覚あるいは疼痛の閾値を測定するにあたり，以前はバッグ内の「容量」を指標としていたが，同じ容量でも消化管の伸展程度や刺激強度は症例によって異なるため，より再現性があり，定量できる機器として Malagerada らによって，「圧」を設定するバロスタットの原型が考案された[1]．バロスタットははじめ胃底部の張力（伸展性）を測定することに使われ，その後，小腸や大腸など胃以外の臓器でも用いられるようになった．

バロスタットはトランスデューサーで圧を感知し，ポンプから空気が自動的に送出と吸引ができる．すなわちバッグの内圧を一定に保つ設定をした場合，消化管が収縮したときにはバッグ内の空気を吸引し，弛緩したときには空気を送出し，コンピュータ制御で空気の流入量を調節することができるため，消化管の内圧を一定に保つことができる（**図 1**）．圧を感知するトランスデューサーと空気量を制御するポンプは，正確に圧を測定し，保つことが必要となるため，2 つ経路が別のチューブで機器に接続されている．またポンプは，ピストンシリンジ型のも

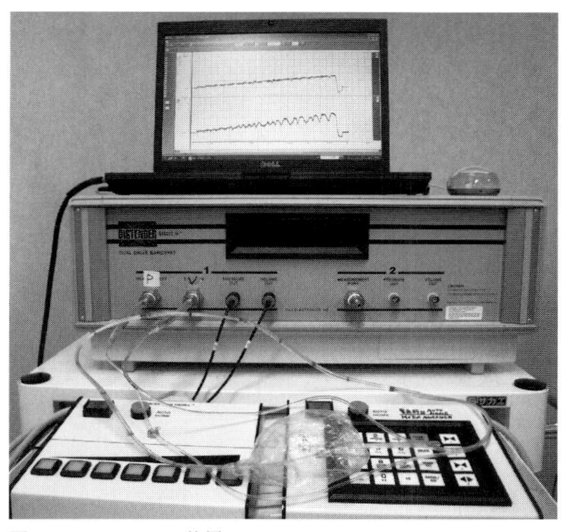
図1　バロスタット装置

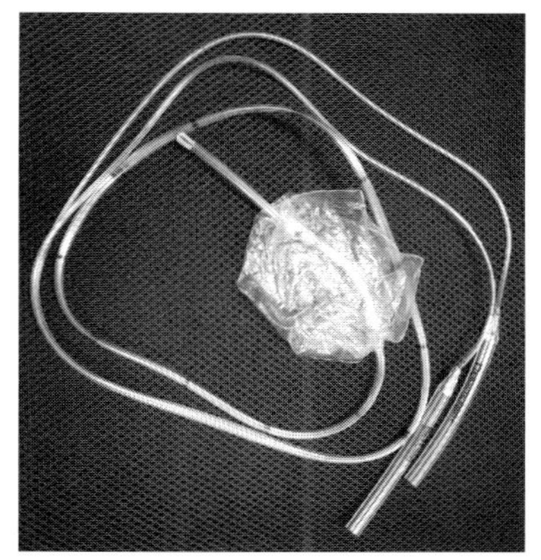
図2　胃バルーン

のを用いることで，より正確な圧を測定できるように工夫されている．

経時的にバッグ内圧を変化させ消化管の内圧を変化させることで，被検者の消化管の知覚を聴取し，知覚閾値を測定することができる．さらにバッグ内圧を設定し，バッグ内に流入させた空気量を指標として消化管の伸展性が評価できる．胃ではとくに胃の伸展性，すなわち食後の胃底部の適応性弛緩反応を評価することが可能である．各消化管（食道，胃，小腸，結腸，直腸）での検査が可能で，各臓器の形状が異なるため，バルーンも違った形状のものを使用することで，各消化管壁に均等に圧がかかるように工夫されている（図2）．

b. バロスタット検査

バロスタット検査は，消化管機能検査の1つで，①拡張刺激に対する内臓知覚閾値と②消化管の伸展性を評価することができる検査である．

バロスタット検査は，装置が高価で侵襲的な検査であることもあり，限られた施設で研究目的として使用されているのが現状で，本邦ではデータの蓄積も十分ではない．また，正常値や計測法が確立されておらず，保険診療で行うことができる検査ではない．今後さらなる検討により，バロスタット検査と他の非侵襲的な検査とを組み合わせることで，腸脳相関疾患（disorders of gut-brain interaction: DGBI）の診断基準が策定されれば，客観的で鋭敏な検査法となる可能性がある．

c. バロスタット検査の背景

機能性ディスペプシア（functional dyspepsia: FD）や過敏性腸症候群（irritable bowel syndrome: IBS）を含むDGBIへの関心が高まるなか，動物実験で消化管の運動や知覚についての生理学的・病態生理学的な検討がバロスタットを用いて検討されてきた．動物実験では，消化管伸展刺激を容易に行うことができるが，ヒトと異なり疼痛を評価することが困難であるため，疼痛の指標として脈拍，血圧，心電図，呼吸数，腹直筋の収縮を筋電図で評価することが行われてきた．ヒトでは，健常者での検査に始まり，DGBI患者でのデータがとられ，胃のバロスタット検査では，知覚閾値や胃の伸展性の低下が指摘されている．

d. 対象となる病態と疾患

FDやIBSといったDGBIでは，病態の1つに知覚過敏があり，この知覚過敏の検査法として本法が開発されている．上部消化管疾患では主に胃で検討がなされ，FDについての報告がなされている．

FD患者では心理的ストレスを受けやすく，知覚閾値が低下していることが知られている．これを評価するために，バロスタット検査で内圧を変化させて疼痛閾値を測定することができる．

また胃底部は食後に弛緩し，食べたものを一時的に貯留するが，FDではこの機能が障害され，食後の胃適応性弛緩反応障害があるとされている．この障害は，バロスタット検査によってはじめて指摘することができ，胃に留置されたバルーンの張力（圧）を一定に保つことで測定が可能である[2)]．

バロスタット検査による知覚閾値の低下や適応性弛緩反応の障害をFDの診断基準として用いることができるか否かはさらなる検討が必要であるが，種々の原因が関与しているFDにおいて，これらの異常の有無によって病型分類することができる可能性もある．

e. バロスタット検査を行うときの留意点

胃の検査では，チューブは経口もしくは経鼻的に挿入し，結腸，直腸の検査では経肛門的に挿入する．内視鏡検査で用いるリドカイン含有ゼリーやスプレーは，測定結果に影響を与える可能性があるため，用いてはならない．またチューブの挿入に機械的な刺激を伴うことが多いため，測定結果に影響が及ばないように，留置後10～30分程度，十分な順応時間をとることが望まれる．

1）　知覚閾値の測定

①バルーンが消化管壁を伸展させることで知覚閾値や疼痛閾値を評価することができる．

②バルーン容量を一定の速度で自動的に変化させ，設定された圧を変化させながらその閾値となる圧や空気量を評価する．

③容量を変化させる方法には，階段状に圧を上げていくstepwise法，一定速度で徐々に圧を上げていくramp法，圧を一定時間ずつかけながら一度圧を緩め，再度圧をかけるphasic法があるが，それぞれに利点・欠点があり，優劣に関して一定の見解が得られていない．

2）　伸展性の測定

①胃では，食後の胃底部の弛緩反応（適応性弛緩反応）を評価するため，バルーンをX線透視下で胃底部に留置する．

②カテーテルを連結したバロスタット用バッグを通常，経口挿入する．カテーテルをバロスタット本体に接続し，バッグ内圧および容量を制御する．

③測定時には，前もって被検者が自覚することのない程度の圧が消化管にかかるようにバッグを拡張させておく．消化管の張力の変化には，消化管の内圧だけでなく，腹圧も影響がある．したがってこの圧力は，腹圧などを感知できる最小の圧で，minimal distending pressure（MDP）と呼ばれる．MDPは胃では2～8 mmHg程度であり，十二指腸や結腸ではこれよりやや高い．

④バッグにこのMDPより1～2 mmHg高い一定の圧（operating pressure）となるように空気を注入し，バルーン内の容積変化を測定する．

⑤このMDPとoperating pressureは，感覚閾値以下の圧である必要があり，被検者が送気を感じない圧を設定する．

⑥バッグに注入された空気の容積の変化率を用いて消化管の張力の変化を検討する．

おわりに

バロスタット検査は，日常臨床で行うことができる検査ではなく，侵襲性もあるために一般的な検査とはなっていない．しかし，本検査を用いることで，器質的疾患をみとめないFD患者の一部で胃の知覚や胃適応性弛緩反応に異常があることが明らかとなっている．また，六君子湯[3)]やモサプリドなどの薬剤が，このバロスタット検査でみられる知覚閾値や適応性弛緩反応を改善することが明らかとなっている．

今後は，単光子放射型CT（single photon emission computed tomography: SPECT）やシンチグラフィ，腹部エコーなど非侵襲的な検査法との関連を明らかにし，消化管運動機能を簡便に測定できるようにすることが望まれる．またその異常を改善する薬剤を開発し，症状の改善が得られるように努力していくことが望まれる．

take-home message

バロスタット検査は，侵襲的な検査であるものの，器質的疾患のない機能性ディスペプシア患者において胃の知覚過敏や適応性弛緩反応障害があることを明らかにしてきた．今後は，非侵襲的なSPECT，シンチグラフィ，腹部エコー検査などとの関連性を明らかにし，これら検査で見つかった異常をより改善できる薬剤の開発が望まれる．

［大島忠之］

文　献

1) Azpiroz F et al. Physiological variations in canine gastric tone measured by an electronic barostat. Am J Physiol. 1985; 248: G229-237.
2) Tack J et al. Symptoms associated with hypersensitivity to gastric distention in functional dyspepsia. Gastroenterology. 2001; 121: 526-535.
3) Miwa H et al. Impairment of gastric accommodation induced by water-avoidance stress is mediated by 5-HT2B receptors. Neurogastroenterol Motil. 2016; 28: 765-778.

B. 飲水試験 drinking test

はじめに

機能性ディスペプシア（FD）の原因と考えられる病態は複雑であり，すべてのFD患者において消化管運動異常がみとめられるわけではないが，胃内容物排出遅延，胃の知覚過敏，食後の胃適応性弛緩の異常は重要な要因である[1,2]．FDは腹部症状によって診断される疾患であり，内視鏡検査は器質的疾患の除外と*H. pylori*感染診断のために用いられる．FDでは消化管運動・知覚機能の検査が行われることがあるが，FD診療には必ずしも病態評価は必要とされない．しかし，上部消化管はさまざまな生理機能を有しており，これらの異常が機能性疾患と関連している．FDにおいては貯留能としての適応性弛緩，酸分泌能，収縮能，排出能，胃液の急速排出防止や十二指腸液の逆流防止としての幽門輪機能，胃内臓知覚が重要な役割を担っている．

a. 飲水試験

消化管機能の検査法としてバロスタット法がある（→ 2-2-1a）．バロスタット法は胃内にバッグを挿入し，内圧を変化させてコンプライアンスを評価するもので，標準検査法であるがルーチン検査としては侵襲性が高い．そのため簡易的な検査法として飲水試験（drinking test）が開発された．飲水試験では種々の液体を一定の方法で飲んでもらい，飲めた総量や出現した症状などで容量負荷耐性を調べる．FD患者では消化管機能障害のために容量負荷耐性の低下が起こりやすく，健常人と比較して飲水量が制限されることや，飲水量に伴って上腹部症状が出現しやすいことを利用した検査である．特別な装置は不要で，安価で低侵襲なために研究目的のみならず，日常臨床に用いることが可能である[3]．

飲水試験には統一された方法はなく，それぞれの異なった方法が報告されている（**表1**）．負荷する液体の種類は水（water）か栄養水（nutrient）に大別できる．負荷速度については，飲水間隔が5分ごと，1分ごと（rapid），ポンプによる15～30 mL/分の持続注入（slow）に分類される．負荷する飲水量は飲める限界量までとする方法，体重換算などで上限量を設けている方法，一定の症状出現までとする方法などがある．評価基準としては飲水総量，出現症状の程度，症状の持続時間などが使われている．負荷速度と液体の種類によって，rapid water drinking test，rapid nutrient drinking test，液体栄養水を用いた持続注入はslow nutrient drinking testあるいはsatiety drinking testと呼ばれている[4]．

飲水試験によるFD患者と健常人との比較試験において，rapid water drinking test，rapid nutrient drinking testではFD患者での飲水量が健常人に比べて有意に少なく，slow nutrient drinking testにおいても症状発現までの飲水量はFD患者で有意に少ないことが報告されている[5-11]（**図1**）．飲水試験は良好な再現性が証明されている[5,12]．また，飲水試験では男性の飲水量は女性よりも多い傾向が示され

表1　飲水試験の方法

液体の種類	水（water）	栄養水（nutrient）	
負荷速度（飲水間隔）	5分間（rapid）	毎分ごと（rapid）60 mL～100 mL	ポンプ持続注入（slow）15～30 mL/分
負荷量（飲水量）	限界量	上限量を設定	一定症状の出現まで
評価基準	飲水総量	出現症状の程度	症状持続時間

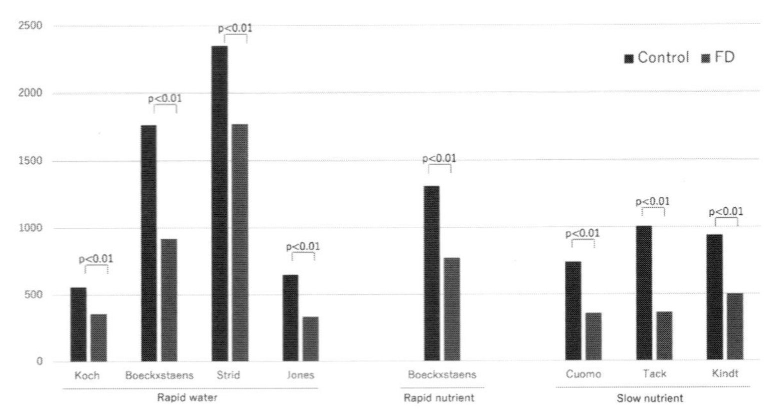

図1　飲水試験での健常人とFD患者との比較

ているが，多変量解析では年齢，BMI，性別の影響はないとの報告もある[13]．同一検者での比較では，rapid water drinking test より slow nutrient drinking test のほうが飲水量は低くなる[13]．

飲水試験には内臓知覚過敏，胃適応性弛緩障害，胃排出遅延，栄養負荷に対するフィードバック機能などが影響しており，これらの総合的な評価と考えられる．バロスタット検査との比較検討では，多くの slow nutrient drinking test は胃適応性弛緩の状態を反映していると報告されている[8, 10, 12]．しかし，胃適応性弛緩が起こるには約10分を要するため，10分以内で終了する rapid drinking test においては内臓知覚過敏の関与のほうが強いと考えられる．また，飲水間隔や検査時間が長いと，胃排出能の影響も関与してくる．

b. 飲水超音波試験

筆者らは，飲水試験と体外式超音波法とを組み合わせて，胃拡張能，胃排出能，胃知覚を評価できる飲水超音波検査を開発した[14]．飲水超音波検査は低侵襲で検査時間が約20分と短く，外来検査としても応用が利き，飲水超音波検査の結果によって，被験者の病態を胃拡張能異常，胃排出能異常，胃知覚異常，正常の4つに分類することができる．

飲水超音波検査の方法は，6時間以上の絶飲食で仰臥位を基本として，同じ高さに設置したストローを用いて飲水を行う．飲水量は2分間ごとに200 mLとし，800 mL（検査開始8分後）に達した時点で終了とする．飲水が不可能と患者が自己判断した場合には途中で終了とする．エコープローブにて脾臓をウィンドウとし，近位胃が最大径で観察される箇所を描出して，2分間の飲水ごとに胃穹隆部の断面積を測定し，同時に腹部症状を VAS（visual analog scale）（0＝無症状～10＝上腹部症状のため飲水が不能）にて評価する．飲水終了後（または中止後）は，さらに5分後，10分後に胃前庭部断面積の測定を行い，終了直後の近位胃断面積を100%とし，その面積の変化率を測定する．

健常人ボランティアと Rome III 基準での FD 患者群で比較すると，平均最大飲水量は健常人群785.0 ± 48.9 mL に対し，FD 患者では 596.2 ± 227.1 mL と有意に少なかった．知覚スコアは各時間において，FD群における知覚過敏が認められた（**図2**）[15]．また，FD群では飲水負荷による胃拡張能が穏やかで，800 mL 負荷時点での平均胃断面積において有意に小さかった（**図2**）．胃排出能に関しては，飲水10分後の胃断面積が飲水終了時より大きい症例は健常人では認めなかったが，FD群では認められた[20]．胃穹窿部断面積，VASは健常人の平均値 ± SDからはみ出す場合に異常，胃排出能は10分後の排出率が0%の場合に異常と診断する（**図3**）．

飲水超音波検査について，韓国でも同じ方法を用いた追試が行われ，FD患者での内臓知覚過敏および適応性弛緩障害において健常人とで有意差が認められたことから，有用な検査であると結論付けている[16]．

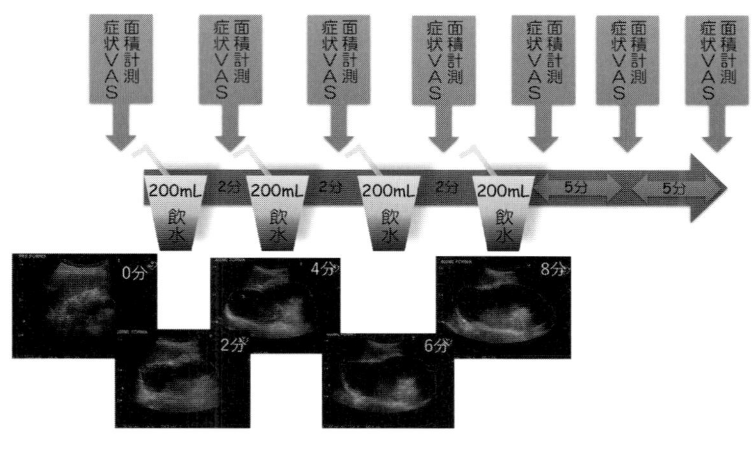

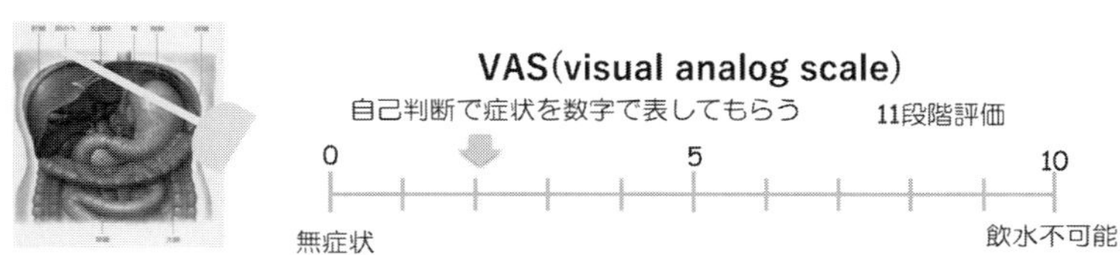

図2　飲水超音波検査の方法

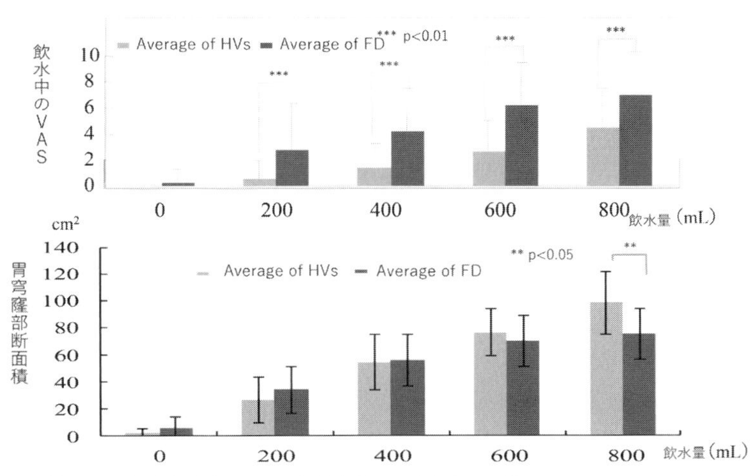

図3(a)　飲水超音波試験における健常人とFD患者との比較
上：知覚，下：拡張能．

おわりに

飲水検査は簡易で侵襲性の低い検査であり，FD診断に有用であり，もっと日常臨床で用いられてよい検査である．背景にさまざまな病態を有するFDのなかから，それぞれの薬物や治療法が有効である症例を選択する作業は重要で，飲水超音波検査は病態解明の糸口とすることができる．Rome IVではFDの病態によって治療法を選択するアルゴリズムが示されており，今後の飲水超音波検査の普及が期待される[17]．

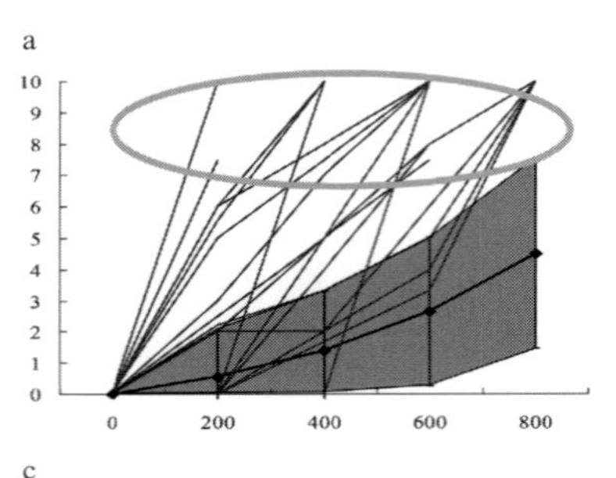

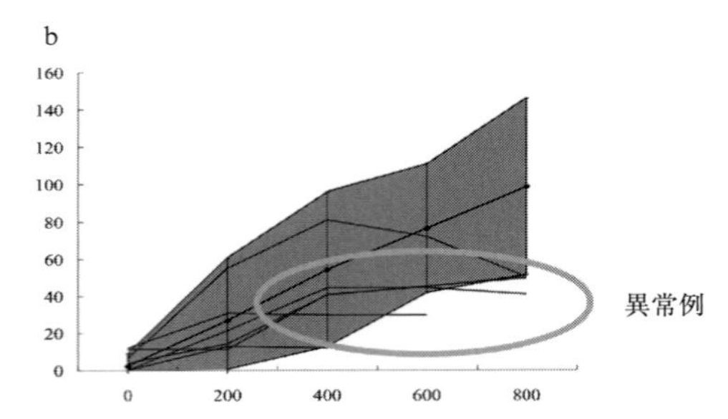

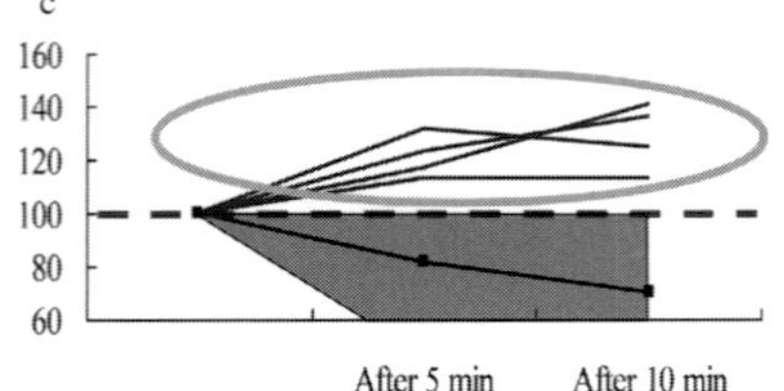

a　知覚
b　適応性弛緩
c　胃排出能

図 3(b)　正常範囲および異常データ

take-home message

飲水試験は，機能性ディスペプシア患者では飲水量が制限されることや飲水量に伴って上腹部症状が出現しやすいことを利用した検査である．簡易な方法なのでどこの施設でも導入可能である．しかし，定まった方法はないため，報告された方法を参考にして行う．経験的には，飲水の上限量を設定して，症状の出現を評価することをお勧めする．

［加藤元嗣・津田桃子・久保公利］

文　献

1) Gilja OH et al. Impaired accommodation of proximal stomach to a meal in functional dyspepsia. Dig Dis Sci. 1996; 41: 689-696.
2) Kindt S et al. Impaired gastric accommodation and its role in dyspepsia. Gut. 2006; 55(12): 1685-1691.
3) 中田浩二．胃排出能検査，ドリンクテスト，内臓知覚検査，バロスタットなどについて教えてください．FD 診療 Q & A（本郷道夫編）．日本医事新報社 ; 2011: 104-111.
4) Scarpellini E et al. Nutrient drinking test as biomarker in functional dyspepsia. Am J Gastroenterol. 2021; 116: 1387-1395.
5) Koch KL et al. Reproducibility of gastric myoelectrical activity and the water load test in patients with dysmotility-like dyspepsia symptoms and in control subjects. J Clin Gastroenterol. 2000; 31: 125-129.
6) Boeckxstaens GE et al. Impaired drinking capacity in patients with functional dyspepsia: relationship with proximal stomach function. Gastroenterology. 2001; 121: 1054-1063.
7) Strid H et al. Impact of sex and psychological factors on the water loading test in functional dyspepsia. Scand J Gastroenterol. 2001; 36: 725-730.
8) Jones MP et al. The water load test: observations from healthy controls and patients with functional dyspepsia. Am J Physiology-Gastrointestinal Liver Physiol. 2003; 284: G896-G904.
9) Cuomo R et al. Functional dyspepsia symptoms, gastric emptying and satiety provocative test: analysis of relationships. Scand J Gastroenterol. 2001; 36: 1030-1036.
10) Tack J et al. Assessment of meal induced gastric accommodation by a satiety drinking test in health and in severe functional dyspepsia. Gut. 2003; 52: 1271-1277.
11) Kindt S et al. Reproducibility and symptomatic predictors of a slow nutrient drinking test in health and in functional dyspepsia. Neurogastroenterology Motil. 2008; 20: 320-329.
12) Iida A et al. Usefulness of a slow nutrient drinking test for evaluating gastric perception and accommodation. Digestion. 2011; 84: 253-260.
13) Abid S et al. Satiety drinking tests: effects of caloric content, drinking rate, gender, age, and body mass index. Scand J Gastroenterol. 2009; 44: 551-556.
14) Kato M et al. Pathophysiological classification of functional dyspepsia using a novel drinking-ultrasonography test. Digestion. 2010; 82: 162-166.
15) Hata T et al. Comparison of gastric motor and sensory functions between functional dyspepsia and healthy subjects using novel drinking-ultrasonography test. Digestion. In press.
16) Kugler T. The usefulness of water-drinking ultrasonography combined test for evaluating patients with functional dyspepsia. Korean J Gastroenterol. 2015; 66(2): 92-97.
17) Stanghellini V et al. Gastroduodenal disorders. Gastroenterology. 2016; 150: 1380-1392.

2-2-2 胃排出時間測定
measurement of gastric emptying time

A. シンチグラフィ検査
scintigraphy

a. 運動機能評価法

一般的に胃・十二指腸の運動機能評価法として，内圧測定，知覚試験，胃適応性弛緩反応や胃排出時間測定が挙げられる（**表1**）[1]．胃運動機能に関しては食後期の運動が重要であり，食事摂取時に穹窿部に生じる適応性弛緩反応がディスペプシア症状と関連することが以前から報告されている．この適応性弛緩反応は，食後にまず穹窿部に食事を貯留するという生体反応と考えられるが，機能性ディスペプシア（functional dyspepsia: FD）患者ではこの適応性弛緩がスムーズに起こらず，早期飽満感が出現し，胃排出時間の遅延は胃もたれを誘発する[2]．一般的にFD患者で適応性弛緩不全を示すのは20〜40%，排出遅延は10〜20%であるとされている（**図1，表2**）[3,4]．

これまで胃適応性弛緩反応の評価法としてバロスタット（Barostat）検査，単一光子放射型CT（single-photon emission computed tomography: SPECT），magnetic resonance imaging（MRI），体外式超音波法，飲水負荷試験などの検査法が用いられている．胃バロスタット検査は適応性弛緩反応評価のゴールドスタンダードとして知られているが，胃内にバルーンを留置するため，被験者の苦痛，侵襲性，検査機器が高額であるという面から，本邦では一部の専門医療機関を除いてほとんど普及していないのが現状である．一方，胃排出時間測定法に関しては，超音波法やラジオアイソトープ法など胃内容物の移動を直接的に画像で評価する直接法と，アセトアミノフェン法，^{13}C呼気試験法など，小腸で吸収されるマーカーの経時的変化から胃排出時間を評価する間接法とに分けられる．とくに欧米では胃シンチグラフィ検査が排出時間測定のゴールドスタンダードとして用いられている．

表1 胃運動機能検査法

胃排出時間測定（measurement of gastric emptying time）	アセトアミノフェン法 ^{13}C呼気試験法 体外式超音波検査 ラジオアイソトープ法：scintigraphy is gold standard modality
胃適応性弛緩反応測定（measurement of gastric accommodation）	バロスタット：胃底部にバルーンを留置し，バルーンの流入空気量と経時的バルーン内圧を測定することで評価 SPECT MRI 体外式超音波 飲水負荷試験

van den Elzen BD, et al. Gut. 2003; 52: 1548-1554. および Gilja OH, et al. Dig Dis Sci. 1996; 41: 689-696. より作成

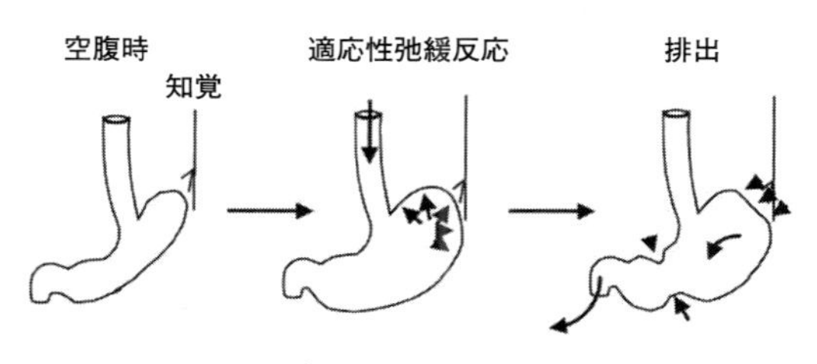

図1 胃運動生理機能[3]

表2 胃排出能とディスペプシア症状の関係[3]

研究	n	有病率（%）	関連あり
Wegener（1989）	43	30	なし
Jian（1989）	28	59	なし
Tally（1989）	32	30	なし
Waldron（1991）	50	42	なし
Klauser（1993）	69	35	なし
Scott（1993）	75	28	なし
Perri（1998）	304	33	食後の膨満感，嘔気，嘔吐
Talley（2001）	551	24	なし
Sarnelli（2003）	392	23	食後の膨満感，嘔気，嘔吐

b. 胃シンチグラフィ検査

胃シンチグラフィは放射線医薬品であるラジオアイソトープ標識化合物（^{99m}Tc-スズコロイド（37 MBq））を混入した試験食を摂取後，シンチレーションカメラで心窩部に焦点を合わせて撮影し，胃に設定した関心領域（region of interest: ROI）の放射能を経時的に測定し，その変化量から胃排出時間を算出する（消失半減期（T half）など）方法である．胃シンチグラフィ検査は，直接的に消化管の動きを画像として観察でき，非侵襲的でリアルタイムかつ

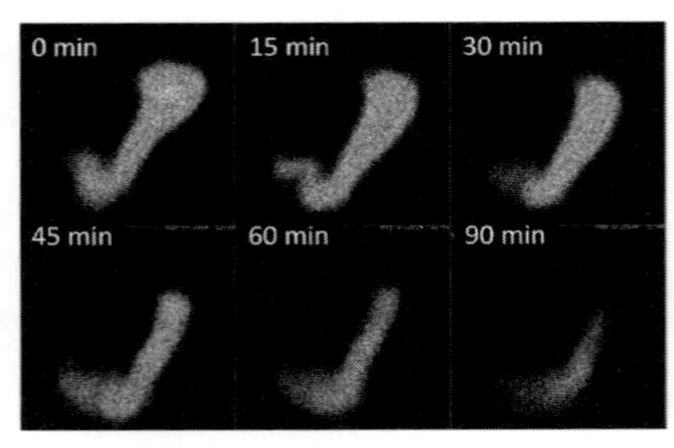

健康成人：固形食摂取後は胃底部に集積

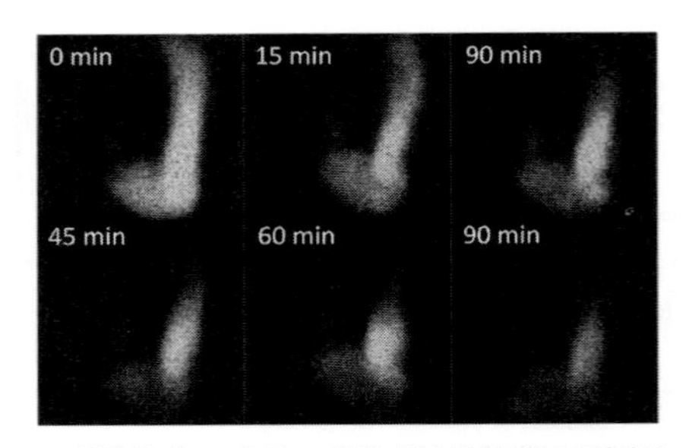

機能性ディスペプシア患者：適応性弛緩反応障害を認める患者が20〜40%存在する

図2　胃シンチグラフィ検査における経時的胃運動機能パターン（口絵 23）

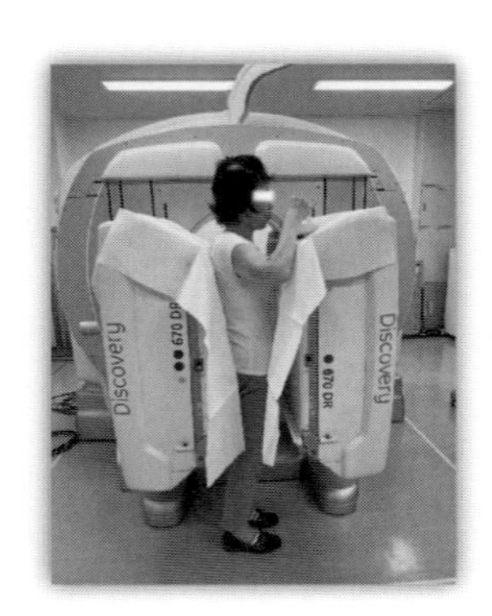

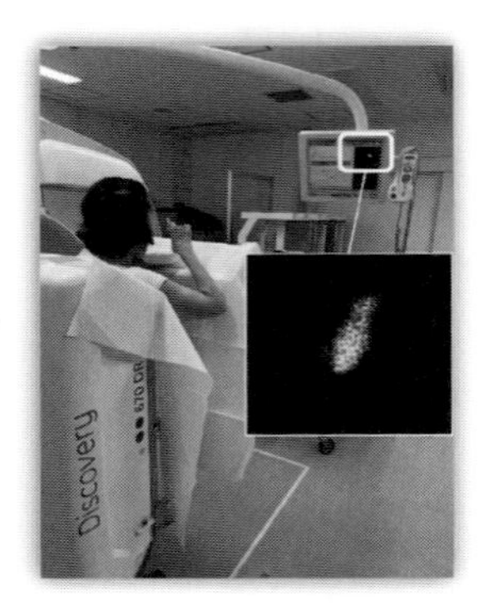

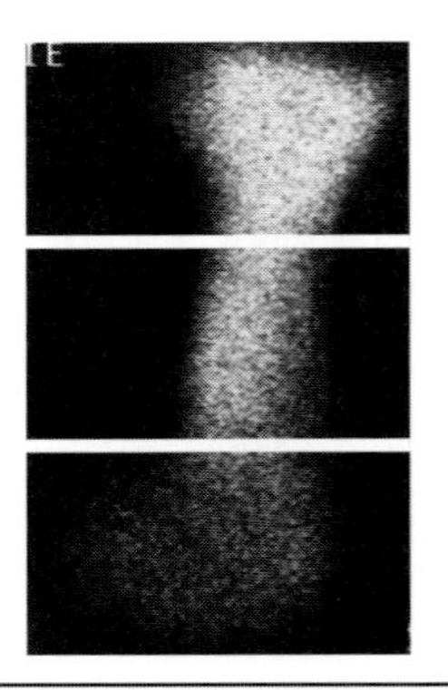

貯留能(%)：$\dfrac{\text{摂取直後の胃底部の放射能}}{\text{摂取直後胃全体の放射能}} \times 100$

排出能(分)：胃全体の放射能が50%になった時間($T_{1/2}$)

図3　胃シンチグラフィによる関心領域の設定・定量化[4]（口絵 24）

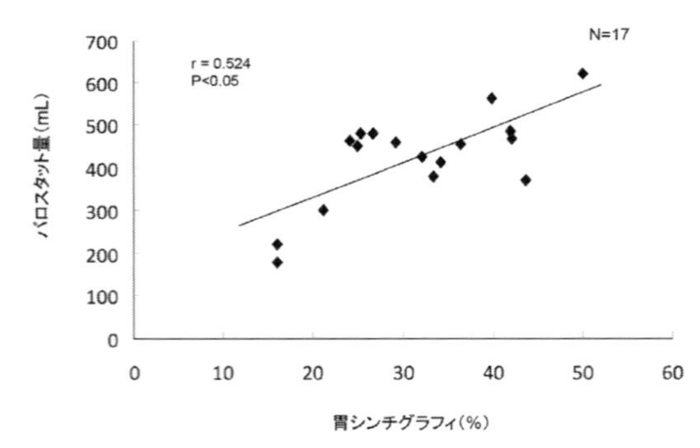

図4　適応性弛緩反応評価におけるシンチグラフィとバロスタット検査における相関関係[4]

視覚的に胃運動を正確に評価することが可能な検査法である（**図2**，**図3**）[5]．基本的に他の胃排出時間を評価する検査法は，液体食の摂取でしか検査を施行することができないのに対して，胃シンチグラフィ検査は液体食，固形食に関係なく検査が可能であるため，生理的条件下に近い胃運動機能を評価できるのが利点である．また座位や立位といった体位でも評価が可能である．しかし放射性医薬品を混入した試験食に摂取して検査を行うために，放射線被曝を生じる．1回あたりの被曝量は，0.2 〜 8 mSv とされ，通常の X 線検査と大差はない．撮影装置であるガンマカメラが必要であることから，この検査法も専門医療機関に限られる．

従来から胃シンチグラフィ検査は，おもに胃排出時間測定に用いられてきたが，われわれは試験食摂食直後の胃全体の放射線に対する胃底部の放射能の割合を胃の貯留能と定義することで，シンチグラフィ検査と適応性弛緩反応評価法であるバロスタット検査結果に正の相関を認めることを報告している（**図4**）[5]．今後，胃シンチグラフィ検査は胃排出時間測定のみならず適応性弛緩反応を含めた総合的胃運動機能評価に使用できる可能性がある．実際，胃

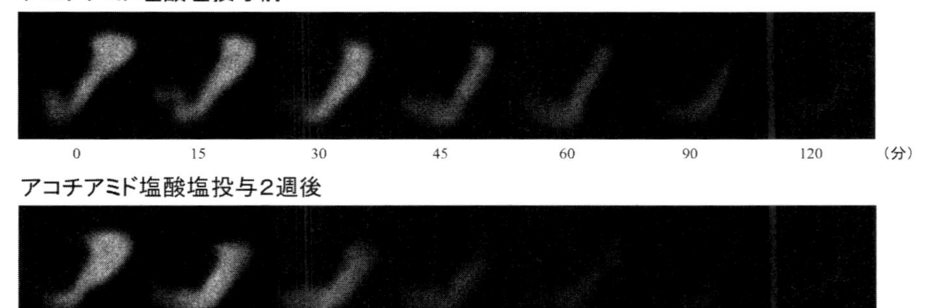

図5 薬剤投与前後での胃運動機能[5]（口絵25）

シンチグラフィ検査を使用することで，アコチアミド塩酸塩服用前後での機能ディスペプシア患者の胃の運動機能へ経時的に評価でき，この検査法がさまざまな病態における胃運動評価に使用できる可能性を報告している（**図5**）[6]．

結　語

検査機器の問題や機能性消化管疾患の病態の複雑さから，すべての患者に運動機能検査を施行することはガイドラインでも推奨されていない[7]．症状発現の直接的な原因が運動生理機能異常や内臓知覚過敏であることを単一検査で証明することは困難であるが，消化管運動機能検査を行うことで，適応性弛緩反応障害や胃排出時間の遅延の有無を評価することができ，適切な薬剤選択の判断材料になりうる可能性がある．

take-home message

胃・十二指腸の運動機能障害は機能性ディスペプシアの上腹部症状発現の要因の1つである．とくに適応性弛緩反応障害は早期飽満感につながり，また，胃の排出は早すぎても遅すぎても症状と関連することがわかっており，各種検査で運動機能を評価し，病態を理解することは最適な治療戦略を勘案するうえで重要である．

［富田寿彦］

文　献

1) Miwa H et al. Current understanding of pathogenesis of functional dyspepsia. J Gastroenterol Hepatol. 2011; 26 Suppl 3: 53–60.
2) Tack J, et al. Role of impaired gastric accommodation to a meal in functional dyspepsia. Gastroenterology. 1998; 115: 1346–1352.
3) Tack J et al. Gastroenterology. 2004; 127: 1239–1255.
4) Asano H et al. Prevalence of gastric motility disorders in patients with functional dyspepsia. J Neurogastroenterol Motil. 2017; 23: 392–399.
5) Tomita T et al. Use of scintigraphy to evaluate gastric accommodation and emptying: comparison with barostat. J Gastroenterol Hepatol. 2013; 28: 106–111.
6) Nakamura K et al. Correction to: a double-blind placebo controlled study of acotiamide hydrochloride for efficacy on gastrointestinal motility of patients with functional dyspepsia. J Gastroenterol. 2017; 52: 602–610.
7) 日本消化器病学会編：機能性消化管疾患診療ガイドライン2021-機能性ディスペプシア（FD），改訂第2版．南江堂；2021.

B. ^{13}C 呼気テスト
^{13}C-breath test

はじめに

口から摂取された食物は，食道を通過し，①胃底部に貯留し，②胃酸と攪拌・混和され，③十二指腸へ排出される．そのいずれか，あるいは複数が同時に障害されると，上部消化管に由来するさまざまな症状が出現する．パーキンソン病，糖尿病性あるいは特発性胃不全麻痺（gastroparesis），一部の機能性ディスペプシア（FD）では，胃の運動能（とくに胃排出能）が低下し，これが上部消化管症状をもたらすだけではなく，治療薬の十二指腸への到達が遅延することで内服薬の効果発現が遅延するという二次的影響もある[1]．このような病態において[1,2]，客

後，患者は ^{13}C GEBT 検査食を摂取する．この検査食は，^{13}C 43 mg（^{13}C- スピルリナ約 100 mg で提供），塩味のクラッカー 6 個，飲料水 6 オンス（180 mL），および再水和され，正確に調合され，低温殺菌されたスクランブルエッグミックス 27 g で構成される（カロリー値：約 230 kcal）．この ^{13}C- スピルリナを含むスクランブルエッグ食は，胃で 1 〜 2 mm の粒子サイズに粉砕されるため，幽門を通過し十二指腸に入る．小腸上部では，^{13}C- 標識スピルリナ消化物（蛋白質，炭水化物，脂肪）が吸収され，その後に代謝され，^{13}C 標識二酸化炭素（$^{13}CO_2$）が呼気中に排出される．試験食の投与前後にふた付きのガラス管に経時的に収集された呼気サンプルは，ガス同位体比質量分析法（GIRMS）で分析され，各サンプルの $^{13}CO_2$ と $^{12}CO_2$ の比率を決定する．食前値と比較し，この比率の変化を経時的に測定することで，$^{13}CO_2$ 排泄率を計算し，個人の胃排出率を決定する．胃内容排出速度は，任意の測定時間 t における $^{13}CO_2$ 排泄速度に比例する．この Cairn GEBT の結果は，メトリック“kPCD”を使用して報告される．任意の測定時間 t において，kPCD(t) ＝1000 ×［1 分あたりに排泄された($^{13}CO_2$ として)試験食中の ^{13}C 用量(PCD)のパーセント］で，kPCD 値が大きいほど，$^{13}CO_2$ の排泄速度が速くなり，胃排出速度が速いことを示す．検査結果は $^{13}CO_2$ 排泄曲線として表示され，経時的排泄率(kPCD/分)が示される．$^{13}CO_2$ 排泄率の増加（kPCD/1 分）は，胃排出率（排出速度）の増加を反映する．

おわりに

現在，保険収載のある胃排出検査はない．^{13}C 呼気試験法による胃排出検査は非侵襲的で簡便に実施できる点からも注目されている．しかし，一方で検査法が施設ごとに異なり，試験食，測定ポイントや基準値も異なるため，施設間での結果の直接比較は難しかった．最近，GEBT などの標準化された方法が使われるようになってきたが，こちらにしても呼気採取ポイントが複数回にわたり，被験者の拘束時間も長時間となるため，実臨床での普及には問題点も多い．今後，本検査については，より標準化され，より簡便な方法が確立し，さらには保険収載されていくことが必要であろう．

take-home message

^{13}C 呼気テストによる胃排出検査は，おもに固形試験食として ^{13}C- オクタン酸を，液状試験食として ^{13}C- 酢酸を標識化合物として用いる．^{13}C 標識化合物混和試験食を摂取後，^{13}C 標識化合物は胃からは吸収されず，胃から排出後に小腸から吸収され，循環血流を介して呼気中に出現するので，呼気中 $^{13}CO_2$ 存在比の経時変化で胃排出を測定することができる．^{13}C 法は，簡便かつ非侵襲的で非被曝性かつ，薬剤を用いない点から，現場からは期待されている．しかし，わが国では保険収載されてはいないので，日常的な使用には至っていない．

［鈴木秀和］

文　献

1) Arai E et al. Subthalamic deep brain stimulation can improve gastric emptying in Parkinson's disease. Brain. 2012; 135(Pt 5): 1478-1485.
2) Camilleri M et al. Clinical guideline: management of gastroparesis. Am J Gastroenterol. 2013; 108: 18-37; quiz 8.
3) Ghoos YF et al. Measurement of gastric emptying rate of solids by means of a carbon-labeled octanoic acid breath test. Gastroenterology. 1993; 104: 1640-1647.
4) Sanaka M et al. The Wagner-Nelson method makes the [13C]-breath test comparable to radioscintigraphy in measuring gastric emptying of a solid/liquid mixed meal in humans. Clin Exp Pharmacol Physiol. 2007; 34(7): 641-644.
5) 中田 浩ほか．第 44 回日本平滑筋学会ワークショップ「13C 呼気試験法胃排出能検査の現状と未来：標準化に向けて」ワークショップレポート．J Smooth Muscle Res Jpn Sect. 2002; 6(3): J75-J91.
6) Mori H et al. Gender difference of gastric emptying in healthy volunteers and patients with functional dyspepsia. Digestion. 2017; 95: 72-78.
7) Matsuzaki J et al. Influence of regular exercise on gastric emptying in healthy men: a pilot study. J Clin Biochem Nutr. 2016; 59: 130-133.
8) DiBaise JK et al. Effects of low doses of erythromycin on the 13C Spirulina platensis gastric emptying breath test and electrogastrogram: a controlled study in healthy volunteers. Am J Gastroenterol. 2001; 96: 2041-2050.
9) Szarka LA et al. A stable isotope breath test with a standard meal for abnormal gastric emptying of solids in the clinic and in research. Clin Gastroenterol Hepatol. 2008; 6: 635-643 e1.

C. アセトアミノフェン法
acetaminophen method

機能性消化管疾患，とくに機能性ディスペプシアにおいて，胃貯留能，胃・十二指腸内臓知覚と並び，胃排出能の評価は重要な要素であると考えられている．胃排出能評価のゴールドスタンダードは胃排出シンチグラフィとされているが，ラジオアイソトープの取り扱いが煩雑であり，少量ではあるが被曝を伴うこと，高額であること，γカメラが必要であることなど，日常行っていくうえでのハードルが高く，一般的とはいいがたい検査法となっている．胃内容を直接評価できる直接法としては，上記のほかに超音波法，放射線非通過マーカー法などがあるが，これに対し，投与された物質や代謝物の十二指腸からの吸収を反映する間接法がある．この間接法のなかで，古くから用いられ，おもに液体の胃排出を比較的容易に評価できる方法として，アセトアミノフェン法（別名パラセタモール（paracetamol）吸収試験）が挙げられる[1]（**図1**）．

間接法は胃での吸収がほとんどなく，十二指腸以下で速やかに吸収される薬剤を経口投与し，血中濃度等でモニターすることにより，胃排出を評価する方法である．アセトアミノフェンは小腸粘膜から速やかに吸収されると考えられており，胃の腸上皮化生粘膜から多少は吸収されるものの，小腸粘膜の吸収上皮の面積と比較し胃での吸収は無視できる程度であり，軽度の吸収不良症候群においても，十二指腸～小腸粘膜での吸収には影響はないとされている[2]．血中に吸収されたアセトアミノフェンは，肝でグルクロン酸抱合されて胆汁に排出されるか，腎で硫酸化，リン酸化されて尿中排泄されると考えられている．臨床的には，アセトアミノフェンは鎮痛・解熱薬として頻用されており，大人では7.5 g/日以上の大量投与で急性毒性が生じる可能性があるが，本測定法で用いられる1.5 g程度では安全性はきわめて高く，非ステロイド性抗炎症薬（NSAID）のような消化管粘膜傷害作用もないとされている．結果の基本的な解釈としては，アセトアミノフェン投与後の経時的血漿アセトアミノフェン濃度をもとに，ピーク濃度が高い，もしくは，早期にピーク値を示す場合には胃排出能が亢進しており，ピーク濃度が低い，あるいは，ピーク値に達するのが遅い場合には胃排出能が低下していると考える[3]．

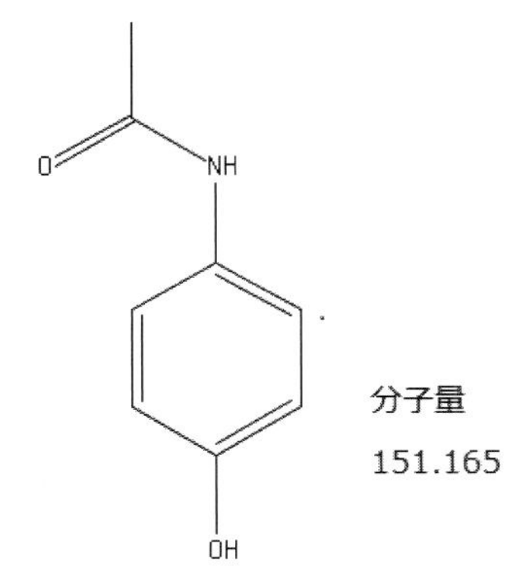

図1　アセトアミノフェンの構造
分子式　$C_8H_9NO_2$，体系名　4-アセチルアミノフェノール，別名パラセタモール．
J-GLOBAL（https://jglobal.jst.go.jp/detail?JGLOBAL_ID=200907029759249419）より引用．

食後に生じる胃排出運動は，固形食と液体食において動態は大きく異なり，液体食のほうがより速く排出される[2]．健常者においては，食物摂取により胃底部が弛緩し（適応性弛緩），摂取された食物はこの部にいったん貯留する．その後，液体成分は順次，胃より排出されるが，液体の多くが排出されるまで固形食は胃底部に残り，体上部のペースメーカー細胞に発する強い蠕動波（約3回/分）により，体部，前庭部に移動，撹拌，粉砕された後，幽門より排出される．本測定法はおもに液体食を対象として施行されているが，半固形食への適用も可能である．

本法は1973年にHeadingらにより原法が報告され，ゴールドスタンダードであるラジオアイソトープ法との相関性が検証されている[3]．一晩絶食後，1.5 gのアセトアミノフェンを50 mLの水で服用し，2時間は液体摂取なし，3時間は食事，喫煙なしとして，経時的に11時間まで採血を行う．得られた血漿を用い，気相−液相クロマトグラフィーにて，アセトアミノフェン濃度を測定する．この結果，RI法による胃内容半減期は，血漿アセトアミノフェン濃度のピーク値と逆相関し，かつ，血漿アセトアミノフェン濃度のピーク時間と順相関することが示された．

本邦においては，Harasawaらが本測定法を導入，紹介し[4]，各地に広がった．Harasawaらの方法は，試験食として1 cal/mL程度の半流動食（OKUNOS-A）を用い，1.5 gもしくは20 mg/kg体重のアセトアミノフェンとともに摂取後，多くの例で血漿アセトアミノフェン濃度がピークもしくはそれに近い値を示す45分値を採用したもので，原法のような頻回の採血が不要で，検査時間も短く，比較的，容易で簡便な方法として広く用いられるようになった．また，アセトアミノフェンの測定法として，HPLC法に加え，2,2-diphenyl-1-picrylhydrazyl dyeを用いたdye methodも導入している．この45分値については，のちに，ゴールドスタンダードであるRI法との良好な相関（R値－0.877）が報告されている[2,5]（**表1**，**図2**）．

その後，1990年代後半になり，薬物動態理論に基づいたシミュレーション解析を用い，45分値採用の是非に関する検討が行われた[6]．45分一点採血のHarasawaらの方法は，簡便・低コストでスクリーニングには理想的だが，多数回採血に基づく指標の精度にくらべて劣るのではないかという議論である．胃から一定速度で十二指腸に到達したアセトアミノフェンは，一次速度定数（Ka）に従って速やかに吸収され，肝臓の初回通過効果で一部が代謝，残り（F bioavailabilityを示す）は大循環に到達し，全身組織（Vd）に分布し大循環との間で平衡状態に達するとともに，さらに別の一次速度定数（Kel）に従い，体内より消失する（**図3**）．このモデルによるC45（アセトアミノフェン45分値）の理論式は，Ka，Kel，Vd，Fを含んでおり，$T_{1/2}$（半減期）だけではなく，個人による差異が影響するというものである．これらのパラメーターを一定の範囲で変化させた場合，とくに$T_{1/2}$が0.3時間未満の胃排出亢進例では，C45の値に対し，2つの該当する$T_{1/2}$が理論的に得られることとなり，信頼性が担保できないとの結果が得られた．一方で胃排出遅延例では誤差はあるものの一定の相関が認められ，この結果からC45 1回法は胃排出遅延のスクリーニングに用いるのが妥当ではないかと提言している．さらにほかの指標として，頻回採血を必要とするC_{max}/AUC（∞），AUC（t）/AUC（2.0）や2回の採血しか要

表1　アセトアミノフェン法（Harasawaらによる）の概略[2,4]

1. 試験食*200 mL（室温）にアセトアミノフェン1.5 gまたは20 mg/kgを加えよく攪拌
2. 経時採血を行う場合，試験開始前採血後，留置針を残しておく
3. 早朝空腹時（タバコも禁），座位にて上記1.を経口摂取
4. 試験終了まで禁飲食で座位継続
5. （15分，30分）45分（60分）後にヘパリン加静脈採血を行う
6. 3000 cpmにて遠心分離，血漿成分を測定まで－20℃保存

試験食*は半流動態食OKUNOS-A（（株）堀之内缶詰，現（株）ホリカフーズ，新潟）を使用
1 cal/mL　（蛋白4.8%，脂肪分2.3%，炭水化物15%）
同社の現販売品では濃厚流動食「流動食品A」の組成に近い

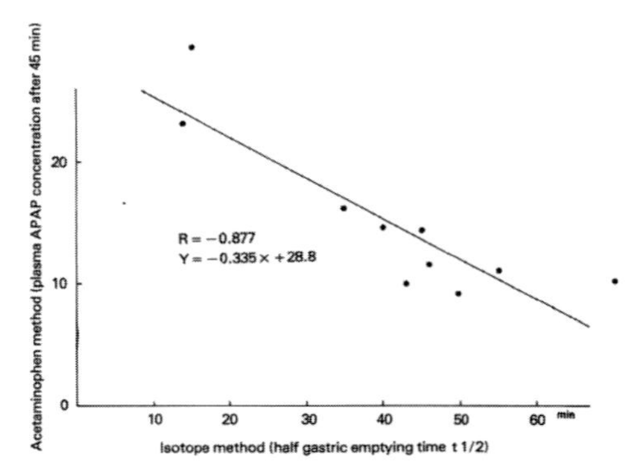

図2　アセトアミノフェン法（45分値）とラジオアイソトープ法との相関（文献5 Figure 1より引用）

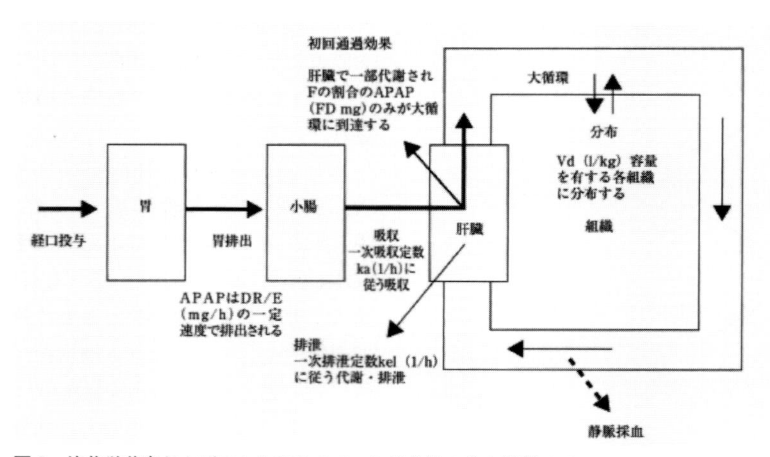

図3　液体栄養食およびアセトアミノフェン投与時の体内動態モデル
（佐仲雅樹ほか．日消誌．2002; 99: 1443－1449，Figure1より引用）
D（mg/kg）：投与量，R（kcal/h）：胃排出速度，E（kcal）：試験食のカロリー，F：bioavailability，ka（1/h）：小腸からの吸収定数，kel（1/h）：排泄定数，Vd（L/kg）：分布容積．

しないC（0.5）/C（0.25），C（1.0）/C（0.5）の妥当性が示唆されている．とくに後2者は採血回数からも現実的で有望と思われるが，ゴールドスタンダードであるRI法との対比が行われていない点には問題がある．

本測定法の適切な指標については，総合的に考慮すると，排出亢進が著明な症例への適応には不安は残るものの，集団間における一定の傾向の分析，介入前後による変化など，個体差による影響が少ない（少なくできる）解析やスクリーニング目的には，依然として，C45 1回法が有用ではないかと考えられる．

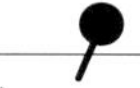

take-home message

近年はほとんど用いられなくなったアセトアミノフェン法だが，他の測定法を用いて胃排出能を評価していくうえでも，本法の原理や長所，短所を理解しておくことは有用と思われる．

［松嶋成志］

文　献

1) 稲森正彦ほか．消化管運動機能測定法について．日消誌．2019; 116: 801-808.
2) 長谷部哲理ほか．V. 内容物移動に伴う変化の観察 ①アセトアミノフェン．臨床消化管運動機能測定法入門（本郷道夫編）．協和企画通信；1996.
3) Heading RC et al. The dependence of paracetamol absorption on the rate of gastric emptying. Br J Pharmacol. 1973; 47: 415-421.
4) Harasawa S et al. Gastric emptying in normal subjects and patients with peptic ulcer, a study using the acetaminophen method. Gastroenterologia Japonica. 1979; 14: 1-10.
5) Harasawa S et al. Gastric emptying in patients with gastric ulcers — effects of oral and intramuscular administration of anticholinergic drug. Tokai J Exp Clin Med. 1982; 7: 551-559.
6) Sanaka M et al. Guide for judicious use of the paracetamol absorption technique in a study of gastric emptying rate of liquid. J Gatroenterol. 1998; 33: 785-791.

D. 超音波法
ultrasonic method

体外式超音波（US）法は消化管内の内容物を評価する直接法と呼ばれる非侵襲的な検査法であり，そのリアルタイム性を利用して，われわれは胃排出能以外にも前庭部運動能や十二指腸胃逆流（duodenogastric reflux: DGR）などの多くの指標を用いて胃十二指腸運動機能を評価し，一般臨床に用いてきた．試験食は食事直後からUSで描出可能なものであればどんな食品でも構わないが，われわれは液体試験食としてはコンソメスープを，固形試験食としては親子丼を用いている．コンソメスープは，定番として販売されているキューブタイプのスープの素を400 mLのお湯に溶くだけで完成し，親子丼はレトルト食品として市販されている親子丼の素を，パックご飯にかけるだけで作れるため，試験食としての再現性を担保できている．

a. 液体試験食

われわれが使用しているコンソメスープは脂質やアミノ酸などを含むものの，過度な受容体刺激にならないため，健常人（腹部症状のない対象）では胃運動抑制反応（十二指腸ブレーキ現象）は発生せず，近位胃拡張不全や前庭部運動不全も引き起こさない．しかし，機能性ディスペプシア（FD）では，多くの患者に症状の原因と思われる運動異常が出現する（**図1**，**図2**）ため，FDと健常人とを識別するために非常に有用である（**表1**）．現在われわれは近位胃拡張能と胃排出能，前庭部運動能，DGRの4つ，もしくは空腹期前庭部断面積を加えた5つの評価項目を用いて胃十二指腸運動機能異常を評価しているが，FD患者の62.5%で，いずれかの項目に異常が検出される．しかし逆にみると，FD患者の37.5%には，いずれの項目にも異常がみられないことになり，すべてのFD患者の病態を消化管運動機能異常だけで説明することは困難である（**表2**）ともいえる．ただし，症状の変化と運動機能異常の変化が相関する例も多く存在するため，FDなどの機能性消化管疾患に対する診療アプローチの1つとして，US法を用いた胃十二指腸運動機能検査の有用性は大きいと思われる[1-10]．一方，本検査法は液体試験食を用いているため，胃排出能やDGRなどの内容物の動きは，すべて胃と十二指腸の圧勾配によって生じている．胃内圧は近位胃拡張能や前庭部運動能，胃壁全体のトーヌス（tonic contractions）などが関与し，また十二指腸内圧は十二指腸収縮や十二指腸壁のトーヌスなどが関与するため，胃排出能やDGRは複数の機能を総合的に評価する指標として考える必要がある．

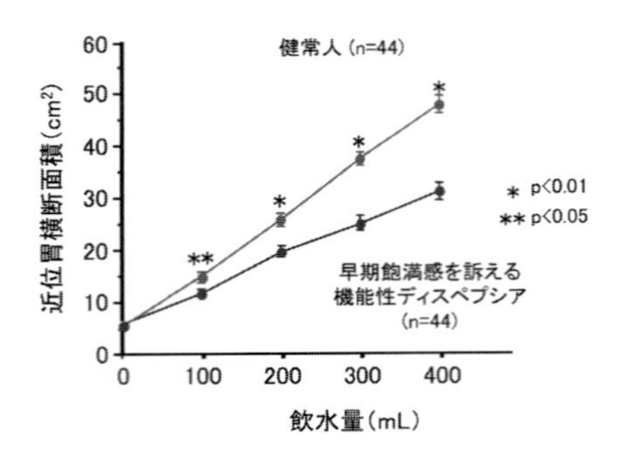

図1 健常人と機能性ディスペプシア（FD）の飲水後の近位胃横断面積

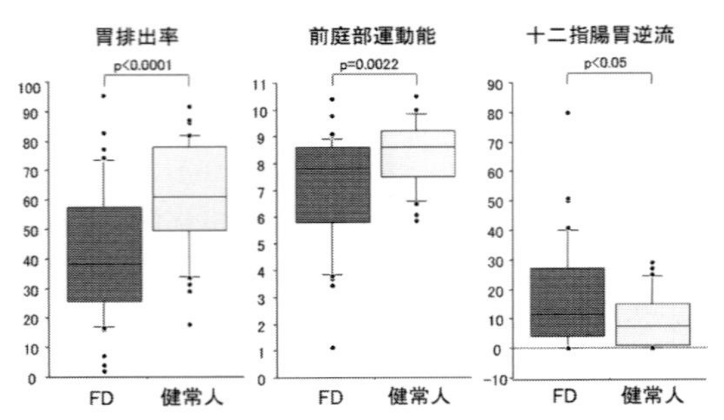

図2 健常人と機能性ディスペプシア（FD）の胃排出率，前庭部運動能（MI），十二指腸胃逆流（RI）

表1 健常人と機能性ディスペプシア（FD）の胃十二指腸運動

	無症状健常人（80例）	機能性ディスペプシア（80例）
前庭部収縮回数（回数/3分）	9.6 ± 0.1	9.3 ± 0.1
前庭部収縮率（%）	81.7 ± 1.7	65 ± 2.5 *
前庭部運動能（MI）	7.9 ± 0.2	6.1 ± 0.3 *
胃排出能（%）	63.6 ± 1.7	43 ± 2.2 *
DGR（回数/5分）	1.9 ± 0.2	5.5 ± 3.8 *

数値は平均値 ± 標準誤差を示す．
* p < 0.01：健常人と比較して（Mann-Whitney U test による）．

表2 機能性ディスペプシア（FD）の胃十二指腸運動異常出現頻度

空腹期運動	空腹時の前庭部横断面積	FD 群の 26.7%
液体食負荷	胃排出能低下 前庭部収縮能低下 十二指腸胃逆流増加	FD 群の 44.6% FD 群の 20.8% FD 群の 24.4%
飲水負荷	近位胃拡張能障害	早期満腹感を訴える FD 群の 77.3%
固形食負荷	胃排出能低下 早期の収縮能低下	FD 群の 53.3% FD 群の 33.3%

症状のタイプと運動機能異常には関連性を認める．
運動機能の改善と症状の改善には関連が認められる．
FD 群の 37.5% においてはいずれの異常も認められない．

b. 液体法の実際

●準備

①ドプラのついた超音波診断装置，②コンソメスープの素（味の素）1 キューブ，③ 400 cc が測れる計量カップ，④ 100 cc が測れる紙コップ，⑤曲がるストロー，⑥超音波画像記録用紙と画像プリンター

●手順

①試験食の作成：コンソメスープの素 1 キューブをお湯に溶き，37℃，400 mL（13.1 kcal）の液体試験食とする（**図3**）．

②空腹期前庭部横断面積測定：座位で空腹期の前庭部横断面積を測定する．ランドマークとして腹部大動脈と上腸間膜動脈を用いる（**図4**）．

③体位変換その 1：被験者をベッドに仰臥位にさせる．

④空腹期近位胃横断面積測定：左腋窩の肋骨間に超音波プローブを固定し，脾臓をウインドウとして空腹期の近位胃横断面積を測定する（**図5**）．

⑤試験食飲用後の近位胃拡張能評価：被験者に試験食（総量 400 mL）を 100 mL ずつ 4 回，ストローを用いて仰臥位のまま飲用させ（**図6**），それぞれの近位胃横断面積を測定する．測定は面積が定常に達したとき（飲用終了 1 分後）に測定する（**図7**）．

⑥体位変換その 2 と試験食飲用後の前庭部横断面積測定（胃排出測定その 1）：被験者を座位とさせた約 1 分後，腹部大動脈と上腸間膜動脈を同時に描出できる位置に超音波プローブを置き，前庭部横断面積を測定する（**図8**）．

⑦前庭部運動能（MI）の評価：幽門輪から 3 cm 以内の前庭部横断部において，収縮が同心円状に描出できる位置にプローブを置き，3 分間の前庭部収縮率と収縮回数を測定し，その積を MI（motility index）とする．収縮率は最大拡張時ならびに最大収縮時の前庭部横断面積の差から算出した（**図9**）．

⑧十二指腸胃逆流（RI）の評価：胃前庭部，幽

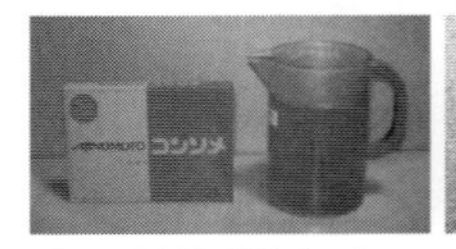
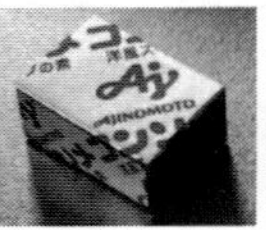
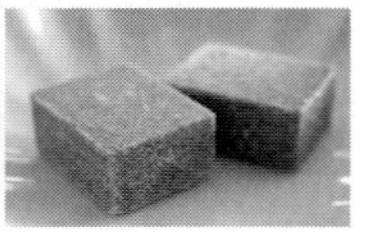

図3 液体試験食（コンソメスープ 400 mL）の作成

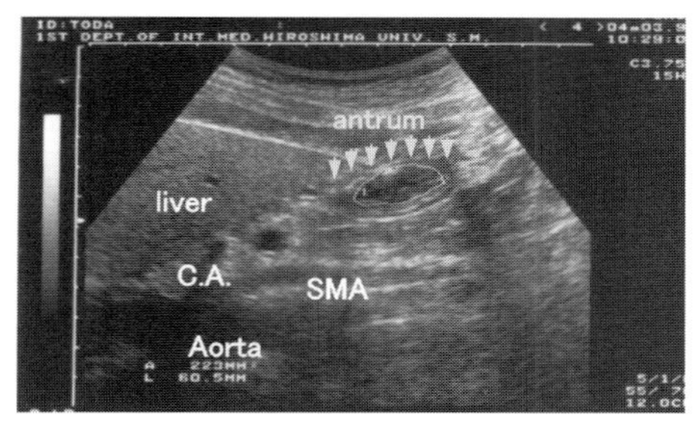

図 4　空腹期の前庭部横断面積測定時の超音波画像

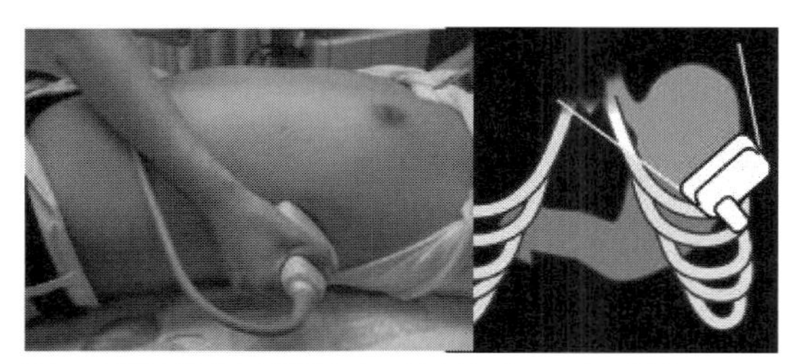

図 5　近位胃横断面積測定時の超音波プローブの位置

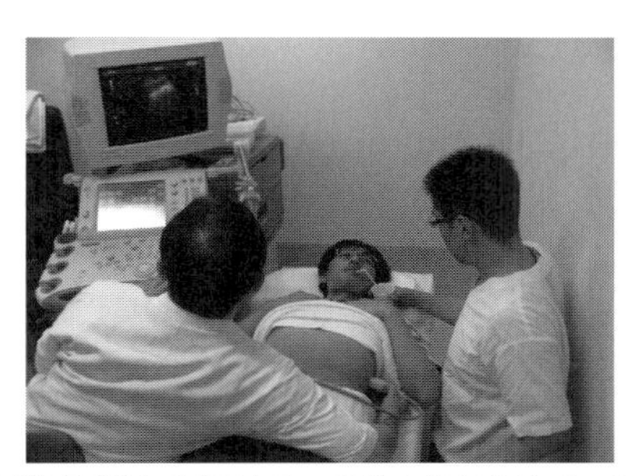

図 6　近位胃横断面積測定時の試験食飲用方法（ストローを用いて背臥位のまま 100 mL ずつ飲用する）

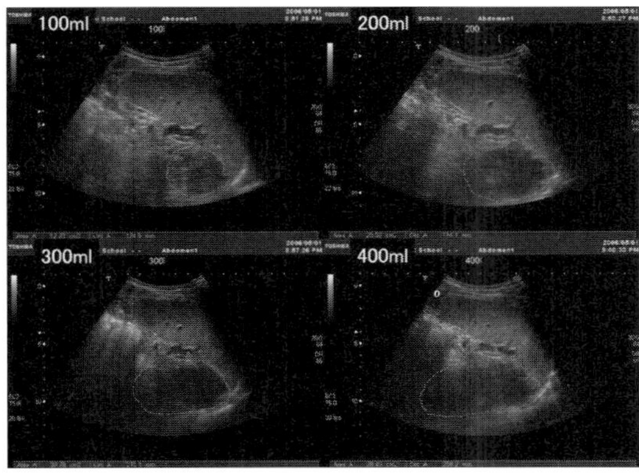

図 7　近位胃横断面積測定時の超音波画像

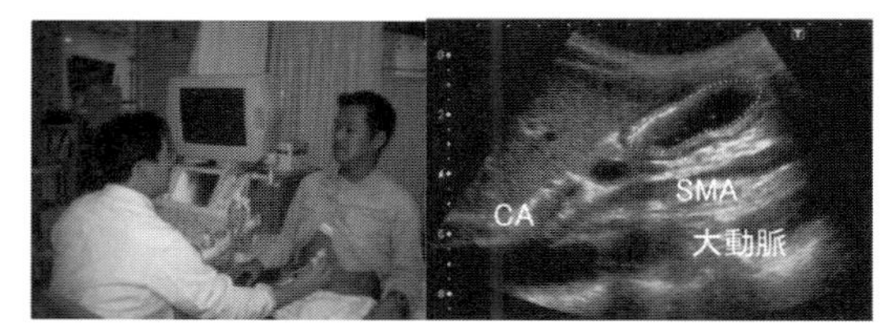

図 8　前庭部横断面積測定時の超音波プローブ部の位置と超音波画像

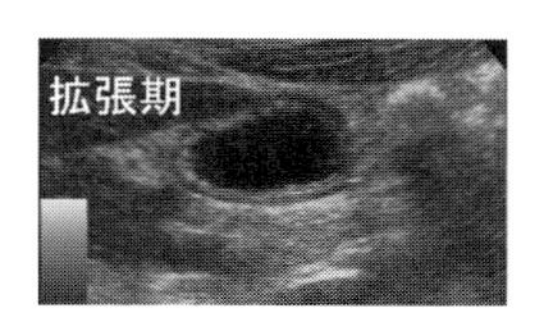

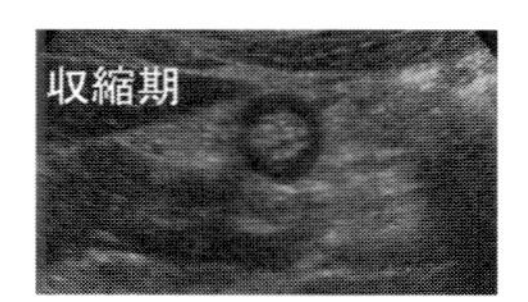

図 9　前庭部運動（MI）測定時に用いる超音波画像

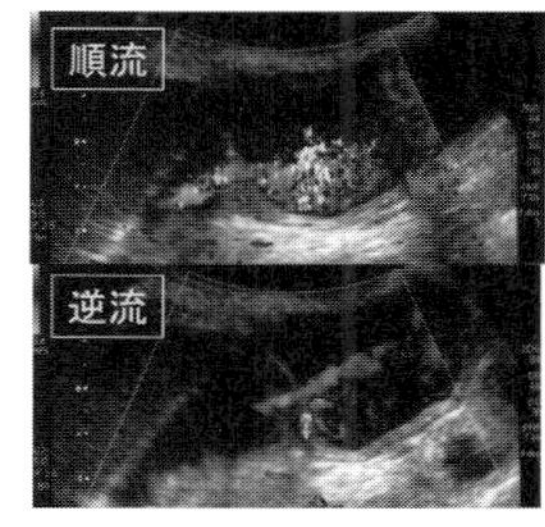

図 10　幽門輪を介した試験食（コンソメスープ）の移動をドプラ法で観察する際の超音波画像（口絵 26）

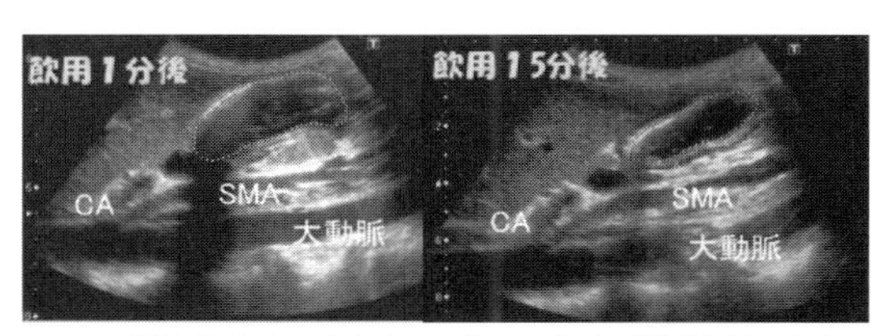

図 11　試験食飲用 1 分後と 15 分後の前庭部横断面積測定に用いる超音波画像（胃排出率測定に使用）

門輪，十二指腸球部を同時に描出できる位置に超音波プローブを固定し，超音波ドプラを用いて幽門輪を介した内容物の動きを観察した．評価は 5 分間に出現する逆流シグナルの幽門輪からの到達距離とシグナルの出現回数の積を，RI（reflux index）として用いた（**図 10**）．

⑨試験食飲用 15 分後の前庭部横断面積測定（胃排出測定その 2）：被験者を座位とさせた約 15 分後，再び腹部大動脈と上腸間膜動脈を同時に描出できる

位置に超音波プローブを置き，胃前庭部横断面積を測定する．座位とさせた約1分後の値と比較して，その面積差から排出率を算出する（**図 11**）．

⑩すべての画像を磁気媒体等に記録する．

c. 評価項目

・空腹期前庭部横断面積

・近位胃拡張率：100 mL 毎，計 400 mL 飲用後の近位胃断面積の変化率．

・胃排出能：飲用1分後と15分後の前庭部横断面積の変化率＝(A1－A15)/A1×100(％)

400 mL 飲用後1分の前庭部横断面積＝A1，

400 mL 飲用後15分の前庭部横断面積＝A15

・前庭部運動能 motility index（MI）

＝収縮率(％)×3分間の収縮回数

収縮率(％)＝(拡張面積－収縮面積)/拡張面積×100(％)

・十二指腸胃逆流（DGR）reflux index（RI）

＝5分間の逆流シグナルの出現回数

×逆流シグナルの幽門輪からの到達距離（cm）

d. 超音波法の活用法

①われわれは空腹期胃運動のフェーズ III 収縮の前後で，前庭部横断面積が減少することを確認しており（**図 12**），フェーズ I もしくは II で測定した前庭部横断面積は FD 患者のほうが腹部症状のない健常対象より大きい．これには FD 患者で空腹期胃運動の低下（フェーズ III 収縮運動の出現不全）が関与していると考えられる[11]（**図 13**）．

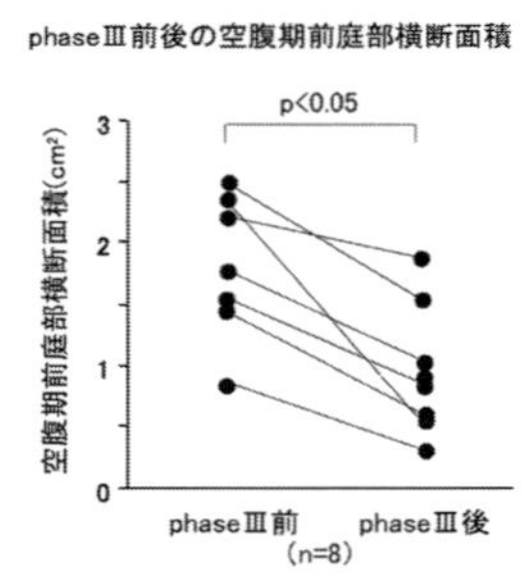

図 12 空腹期強収縮（phase III 収縮）前後の前庭部横断面積

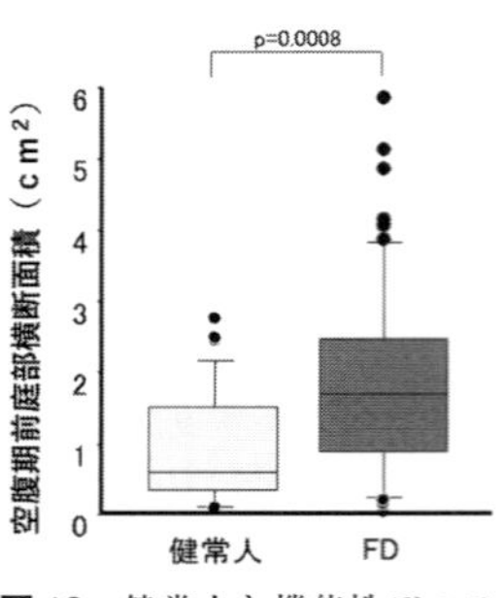

図 13 健常人と機能性ディスペプシア（FD）の空腹時前庭部横断面積

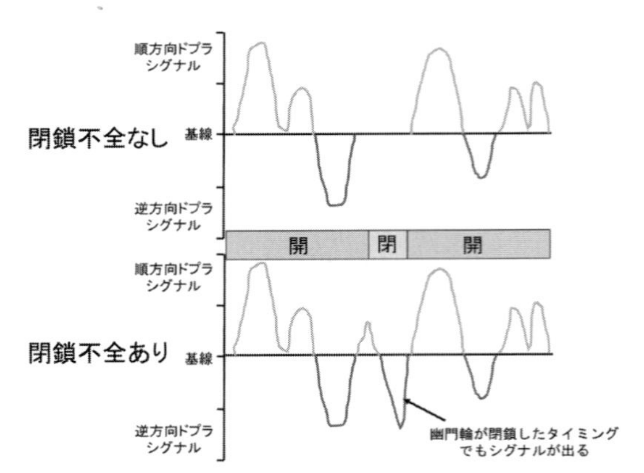

図 14 幽門輪閉鎖不全の有無と十二指腸胃逆流の出現タイミングの違い

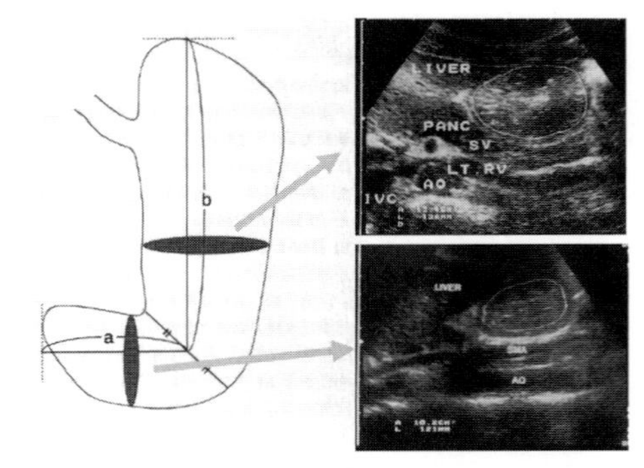

図 15 固形試験食（親子丼）摂取後の胃内残存量の推測（胃体部横断面積×3＋前庭部横断面積で概算）

②3固形試験食：親子丼を固形試験食として用いるわれわれの方法では，胃排出曲線を用いて胃排出時間が計測でき，同時に前庭部収縮運動も評価することが可能である．しかし，胃内の試験食分布が液体食ほど単純ではないため，試験食の胃内残存量の概算には胃体部と前庭部の2か所で横断面積測定が必要である．われわれは「前庭部横断面積＋胃体部横断面積×3」の値を用いて胃排出曲線を描出し（**図 15**），シンチ法の排出曲線とほぼ一致することを確認している[12]．この方法の欠点としては，比較的排出時間の短い親子丼を用いた場合でも完全排出までに約4時間を要することであり，胃排出遅延例ではさらに長時間の観察が必要となる点が挙げられる[3, 12]．しかし，現在注目されている胃麻痺の病態解明には，固形食負荷後の近位胃拡張能や前庭部運動能の評価が必要であり，本法により液体試験食で

表3 機能性ディスペプシア（FD）における液体試験食と固形試験食の胃排出遅延出現率[3)]

	胃排出正常（液体食）	胃排出遅延（液体食）
胃排出正常（固形食）	37.50%	21.90%
胃排出遅延（固形食）	20.30%	20.30%

数値は平均値 ± 標準誤差を示す.
＊ $p < 0.01$：健常人と比較して（Mann-Whitney U test による）.

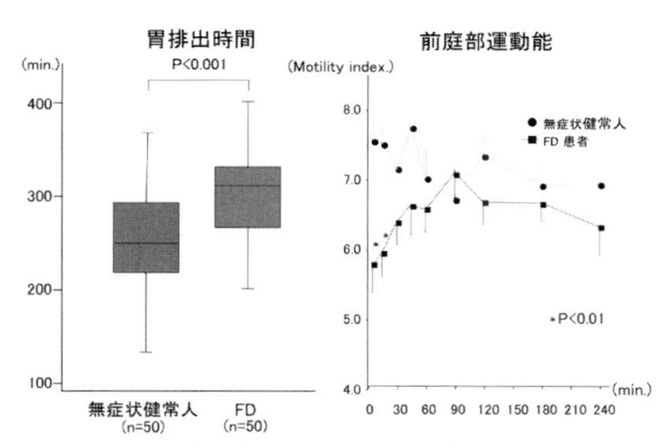

図16 健常人と機能性ディスペプシア（FD）の固形食完全排出時間と前庭部運動能の推移の比較[3)]

は得られない多くの情報が得られる．また，われわれは同一のFD患者で固形（親子丼）と液体（コンソメスープ）試験食投与後の胃排出を評価したが，両試験食で結果が一致したのは約6割であったことを報告しており（**表3**）[3)]，消化管運動機能評価には両試験食後のデータが必要であると考えている．一方，固形試験食後早期に出現する前庭部収縮運動の低下（**図16**）は，液体食後でみられる十二指腸ブレーキを介した前庭部収縮の低下とは異なり，近位胃拡張能（貯留能）低下とそれによる内容物の胃内分布異常によって引き起こされた現象と思われるが，FD患者の固形試験食後でのみ出現し，健常人ではみられない．FD患者の固形食負荷後の特徴となっている．本邦のFD患者の中には一定数の胃麻痺患者が含まれていると思われるが，その識別にこれらのFD患者の固形食負荷後の特徴が有用ではないかと思われており，US法を用いた固形食負荷試験は今後重要度を増す可能性がある．

US法はコンソメスープや親子丼がお勧めではあるが，USで視認可能であれば基本的にどのような物性でも使用可能であり，食後の消化管運動（収縮や弛緩）や内容物の移動がリアルタイムに評価できる．また，下部消化管の機能評価にも有用であり，工夫次第で多くの興味深い事実が確認できるはずである．

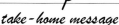

（超音波診断装置の設定とコツ）

①ゲインは必要最小限にする.
②ダイナミックレンジはやや低めに設定する.
③エッジエンハンスはやや高めにする.
④ティッシュハーモニックイメージングを活用する.
⑤病変部の観察のために画像サイズを拡大する.
⑥十分にゼリーをなじませる.
⑦十二指腸胃逆流（DGR）は20～60（早いと120以上）cm/秒であるため，流速レンジを8～17 cm/秒におきlow cut filterは105～117 Hz程度とする.
⑧近位胃拡張能能の測定中はプローブの位置も角度も一定にして同一画面を維持.
⑨何度も練習して規定の手技を習得する.

［楠　裕明］

文　献

1) Fujimura J et al. Quantitation of duodenogastric reflux and antral motility by color Doppler ultrasonography. Scand J Gastroenterol. 1994; 29: 897-902.
2) Okamoto E et al. Effect of octreotide, a somatostatin analogue, on gastric function evaluated by real-time ultrasonography. Aliment Pharmacol Ther 1997; 11: 177-184.
3) Kusunoki H et al. Real-time ultrasonographic assessment of antroduodenal motility after ingestion of solid and liquid meals by patients with functional dyspepsia. J Gastroenterol Hepatol 2000; 15: 1022-1027.
4) Haruma K et al. Real-time assessment of gastroduodenal motility by ultrasonography. Digestion. 2008; 77 Suppl 1: 48-51.
5) Kusunoki H et al. Simple and non-invasive assessment of the accommodation reflex of the proximal stomach. J Smooth Muscle Res. 2010; 46: 249-258.
6) Kusunoki H et al. Efficacy of mosapride citrate in proximal gastric accommodation and gastrointestinal motility in healthy volunteers. A double-blind placebo-controlled ultrasonographic study. J Gastroenterol. 2010; 45: 1228-1234.
7) Kusunoki H et al. Efficacy of Rikkunshito, a traditionam Japanese medicine (Kampo), in treating functional dyspepsia. Intern Med. 2010; 49: 2195-2202.
8) Kusunoki H et al. Therapeutic efficacy of acotiamide in patients with functional dyspepsia based on enhanced postprandial gastric accommodation and emptying: randamized controlled study evaluation by real-time ultrasonography. Neurogastroenterol Motil. 2012; 24: 540-e251.
9) Hasuo H et al. Tolerable pain reduces gastric fundal accommodation and gastric motility in healthy subjects: a crossover ultrasonographic study. Biopsychosoc Med. 2017; 11:

4-10.
10) 山中秀彦．体外式超音波を用いた胃十二指腸運動機能検査法の確立ならびに臨床応用に関する研究．広大医誌．1995; 43: 9-25.
11) Tominaga K et al. eds. Functional Dyspepsia. Springer Nature Singapore Pte; 2018: 69-90.
12) 谷　洋．体外式超音波を用いた固形食負荷後のおける胃運動測定法の確立．広大医誌．1996; 44: 301-313.

2-2-3 粘膜透過性試験

mucosal permeability test

はじめに

正常粘膜において，気体，液体，溶質，イオンなどは，細胞もしくはその周囲から「透過」する．また血管側から消化管へ内腔への「透過」の亢進は「漏出」ともいえる．英語では，透過性は“permeability”と表現されるが，粘膜が脆弱となり，さまざまな物質が漏れ出すというイメージから“leaky”と表現している報告もある．粘膜透過性の評価方法として，ウッシングチャンバー（Ussing chamber）を用いた検討がゴールドスタンダードと考えられている．しかし，後述するように問題点もあるため，別の評価方法による試験も広く行われている．

a. 十二指腸粘膜透過性試験

1）　ウッシングチャンバーを用いた評価

Physiologic Instruments 社製などの機器が用いられる．ウッシングチャンバーシステムは短絡電流法を用い，上皮膜における電解質の輸送を電気生理学的に測定する方法である．理論上は，どのような膜の評価も可能である．実際のヒト消化管粘膜を用いた検査方法について解説する（**図 1**）[1]．内視鏡下に生検鉗子を用いて組織を採取し，生検組織用のチャンバーとスライダー（開口面積 0.005 cm^2）を用いて，組織を挟み込む．Hank's 平衡塩溶液を恒温水槽で一定の温度（37℃）とし，かつ O_2/CO_2（95/5%）にて酸素化を行いつつ，デバイス内を満たす．機器の安定を待って，十二指腸経上皮電気抵抗（transepithelial electric resistance: TEER）を測定する．生検採取後 10 分以内に測定を行い，複数の検体を用いて平均値を測定値とする．別の方法として，フルオレセインイソチオシアナート（FITC）-デキストラン 4 高分子（4 kDa）を片方の室に入れ，別の室へどの程度移行するかを測定することで，透過性の評価が可能である．TEER 測定は，蛍光色素やアイソトープを用いた方法と比べると，非常に感度が高く，かつ時間的にも速い反応をリアルタイムに測定できるという利点がある．しかし，欠点として，実際に輸送される電解質が何なのかがわからないこと，また電位差が発生したときの電解質輸送を測定しているため，定常状態での評価ではないことについては注意を要する．機能性ディスペプシア症例で，TEER が低下していること，また FITC- デキストランの透過性が亢進しているが報告され，さらにはプロトンポンプインヒビターの投与前後での

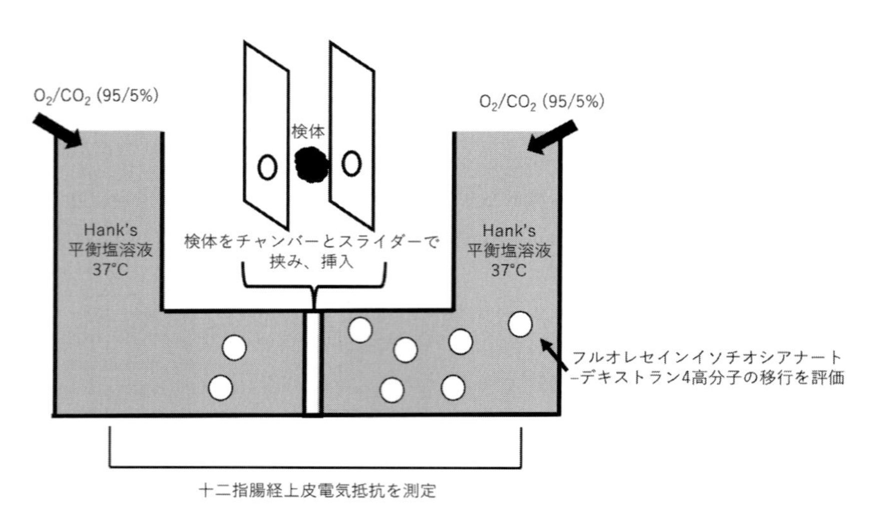

図 1　ウッシングチャンバーを用いた粘膜透過性試験

変化についても検討されている[2,3].

2) ラクツロース/D-マンニトール試験（Lactulose Mannitol Test）

尿中のラクツロース/マンニトールの比を測定することにより，小腸の粘膜透過性の評価がなされている．この検査で，とくに早い時間帯（0時間から2もしくは5時間）での値は，胃・十二指腸の透過性を表していると考えられている．より低分子の糖であるD-マンニトールは経細胞経路（transcellular uptake）で吸収されるが，より分子量の大きいラクツロースは傍細胞経路（paracellular uptake）で吸収される．生理学的条件下ではラクツロースは最小限量しか吸収されないが，細胞間接着が緩くなり，透過性が亢進すると，吸収性が上がり尿中のラクツロース濃度が上昇するため，ラクツロースとD-マンニトールの比率が上昇する．

検査時は，排尿後に，100 mLの水に5 gのラクツロースと2 gのマンニトールを溶かしたものを内服する．摂取後早い時間帯（0から2もしくは5時間）の尿を回収し，ラクツロース/マンニトール比を高速液体クロマトグラフィー/質量分析（HPLC/MS）にて計測する．この比が0.07以上であれば，透過性の亢進としている[4,5]．しかし，ラクツロースとマンニトールの吸収経路が本当に別なのかについては明確ではなく，また，ラクツロースの分子サイズが342 Daであるため，それ以上の大きさの分子の透過性の評価は困難である．

3) 細胞間接着分子のmRNAおよび蛋白発現解析

細胞間の接着“adhesion”は，タイトジャンクション（tight junction: claudin，occludin，zonula occludens），アドヘレンスジャンクション（adherence junction: E-cadherin，α-，β-catenin），デスモソーム（desmosome: desmoplakin，desmocollin，desmoglein）の大きく3つに分かれる分子・蛋白によって構成され，上皮細胞のバリア機能が保持されている．とくにタイトジャンクション蛋白が，細胞間の透過性に対して，おもに機能すると考えられている．ウエスタンブロット法，免疫組織化学染色法などによるタイトジャンクション蛋白の発現量，あるいは定量的PCR法によってmRNA発現量の評価が可能である．近年では，次世代型シークエンサーを用いてより詳細な解析もなされるようになった．しかし，これら蛋白の発現量が，粘膜の透過性に直接関与するかどうかは不明な点も多い．上述したTEERもしくはFITC-デキストランによる透過性評価とオクルディン，E-カドヘリンやβ-カテニンの蛋白発現量との相関[2]や，閉鎖帯（zonula occludens）のmRNA発現量とインピーダンス値との相関が示されている[6]．

4) 顕微内視鏡，電子顕微鏡

電子顕微鏡による解析で，細胞間隔の開大が透過性の低下として評価する．これらの評価結果には，ウッシングチャンバーを用いたFITC-デキストランの移行の結果やタイトジャンクション蛋白発現結果と相関をみとめる，と報告されている[7,8]．

顕微内視鏡観察法には光学法と共焦点法がある．光学法は，CCDと顕微光学系との組合せにより，細胞や細胞核スケールの観察が可能な超拡大観察法である．2018年2月，オリンパス社からエンドサイトスコピー（Endocyto®）が発売された．詳細な粘膜面の観察が可能であり，今後の応用が期待される．共焦点法は，生体組織内で光の焦点が合った位置のみの情報を選択的に結像する共焦点光学系を用いた方法である．マウナケア社から共焦点レーザー内視鏡Confocal laser endomicroscopy（Cellvizio®）が発売され，細胞や細胞核スケールの拡大観察ができる内視鏡が実用化された．消化管を対象とした使用については保険適用外であるが，眼科領域で使用されるフルオレセインは，静注後に急速に全身の血管内および血管外腔に拡散する．毛細血管からの漏出を経時的に観察することで，消化管粘膜機能評価も可能である．機能性ディスペプシア症例において，上皮細胞間の間隙の拡大や色素の漏出が観察されたという報告がある[9]．

5) 粘膜アドミッタンスおよびインピーダンス

難治性非びらん性胃食道逆流症（non-erosive reflux disease：NERD）の病態分類に多チャネル食道インピーダンス（MII）-pHモニタリング検査が有用であり，この機器によって，baseline impedance（BI）を測定できる．インピーダンスとは電流の流れにくさであり，高値であることは，粘膜が「堅固」であることを示す．この仕組みを利用し，Nakagawaらは，十二指腸・小腸高解像度インピーダンスマノメトリー（high-resolution manometry and impedance: HRM/Z）を作成し，同部位のBIを測

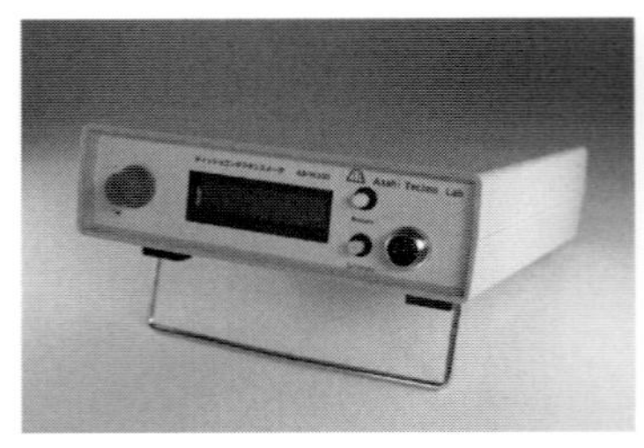

本体

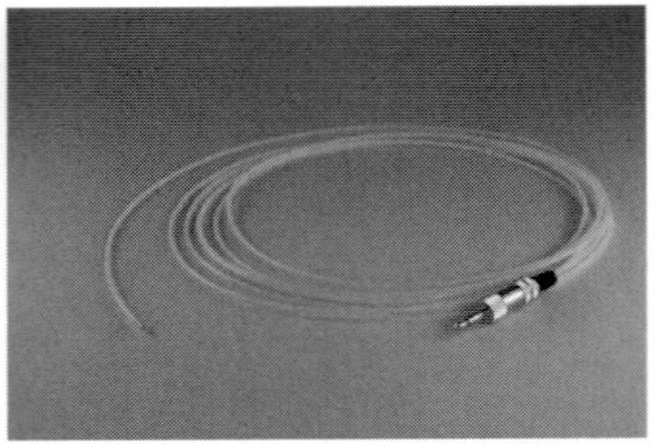

検出電極（センサー）

図2 ティッシュコンダクタンスメータ（本体と検出電極）（日本アシュ社より提供）

定した．機能性ディスペプシア症例の十二指腸のBIは，健常人とくらべて，低値であった[10]．しかし，リアルタイムに測定結果が得られるわけではなく，食道での評価と同じく，機器の長時間装着と，その後の解析が必要である．

ティッシュコンダクタンスメータ（TCM，日本アシュ社）は，消化管粘膜のアドミッタンス値を内視鏡下にリアルタイムに測定することができる（**図2**）．アドミッタンスとは，電流の流れやすさであり，粘膜の脆弱性を示すと考えられる．したがって，アドミッタンス値はインピーダンス値の逆数となる．実際の測定について解説する．2つの印加電極を皮膚に貼り付けることにより，体内の低インピーダンス域を一定の電圧に制御する．内視鏡下で，対象となる粘膜に検出電極（センサー）を押し当てる．センサーは，内視鏡鉗子口から出し入れが可能であり，経鼻内視鏡のような細径の内視鏡でも使用可能である．計測に要する時間は約0.5秒できわめて短時間である．センサーを粘膜に押し当てる際は，角度や圧をできるだけ一定とし，測定間のばらつきを抑える必要がある．食道のように接線方向にセンサーを安定に押し当てるには，ある程度の「慣れ」が必要であるが，胃，十二指腸では，センサーを垂直方向に押し当てることが可能であるため，測定間のばらつきは少ない．検出電極を対象となる粘膜表面に接触させることにより，一定電圧域から粘膜を介して検出電極に電流が流れる．この検出電極の電流は，BIの高い粘膜の影響を受けやすい．印可される電圧は25 mVで，低周波（320 Hz）と高周波（30.7 kHz）である．正常の粘膜では，細胞間隔が狭く，細胞外液が少ないために，どちらの周波数の電流も影響を受けにくい．異常な粘膜では細胞の間隔が広くなり細胞外液が多くなると推定される．細胞外液は電解質を有するため，低周波電流はイオンにより大きく影響を受けて増大するが，高周波電流では影響が少ない．したがって，低周波電流と高周波電流に依存するそれぞれの電導度を測定し，その差異によって，粘膜の異常を評価し，アドミッタンス値として数値化する．一般的に，電流（I）×インピーダンス（Z）＝電圧（V），1/Z＝アドミッタンス（Y），Y＝I/Vの関係になり，TCMでは一定電圧のため $Y = 1/Z \propto I$ となる．TCMを用いて測定したアドミッタンス値とウッシングチャンバーを用いて測定したTEERが逆相関を示しており，アドミッタンス値が機能性ディスペプシア症例で高値であることが報告されている[1,6]．

まとめ

各評価方法の特徴を**表1**に示す．十二指腸粘膜の透過性と機能性消化管疾患との関連については多くの報告があるが，どの検査方法が，症状の強弱と関連する客観的な指標となりうるかについては，今後さらなる検討を要する．十二指腸の粘膜透過性の評価として，現在のところ保険収載された検査方法はない．したがって，現段階においては，胃・十二指腸粘膜透過性試験は，いずれも臨床に直接応用するのではなく，臨床研究として行うべきものである．

表 1 十二指腸粘膜透過性試験

評価項目	評価方法・機器	リアルタイム評価	内視鏡	組織採取	機能評価
経上皮電気抵抗（transepithelial electric resistance: TEER）もしくは蛍光標識した分子の移行	ウッシングチャンバー	不可	必要	必要	可能
ラクツロースの吸収	尿中ラクツロース/マンニトール比	不可	不要	不要	可能
細胞間接着分子，パイロトーシス	mRNA 発現解析，蛋白発現解析，免疫組織化学染色	不可	必要	必要	不可
細胞間隔	電子顕微鏡	不可	必要	必要	不可
細胞間隔，蛍光色素漏出	顕微内視鏡	可能	必要	不要	不可
アドミッタンス値	ティッシュコンダクタンスメータ（TCM）	可能	必要	不要	可能
インピーダンス値	十二指腸・小腸 高解像度インピーダンスマノメトリー（high-resolution manometry and impedance: HRM/Z）	不可	不要	不要	可能

take-home message

機能性消化管疾患において，十二指腸粘膜透過性がその病態に関連することが明らかになってきたが，症状の重篤度や治療効果との関連は十分に示されていない．いろいろな消化管粘膜透過性試験が開発されており，評価すべき状況（内視鏡検査はできるか，組織採取ができるか，リアルタイムで評価すべきか，など）を十分に鑑み，最適な検査方法を選択することが重要である．

［新井誠人］

文　献

1) Ishigami H et al. Endoscopy-guided evaluation of duodenal mucosal permeability in functional dyspepsia. Clin Transl Gastroenterol. 2017; 8(4): e83.
2) Vanheel H et al. Impaired duodenal mucosal integrity and low-grade inflammation in functional dyspepsia. Gut. 2014; 63(2): 262-271.
3) Wauters L, et al. Proton pump inhibitors reduce duodenal eosinophilia, mast cells, and permeability in patients with functional dyspepsia. Gastroenterology. 2021; 160(5): 1521-1531. e9.
4) Zhou Q et al. MicroRNA-29a regulates intestinal membrane permeability in patients with irritable bowel syndrome. Gut. 2010; 59(6): 775-784.
5) Camilleri M et al. Understanding measurements of intestinal permeability in healthy humans with urine lactulose and mannitol excretion. Neurogastroenterol Motil. 2010; 22(1): e15-26.
6) Komori K et al. The altered mucosal barrier function in the duodenum plays a role in the pathogenesis of functional dyspepsia. Dig Dis Sci. 2019; 64(11): 3228-3239.
7) Tanaka F et al. Concentration of glial cell line-derived neurotrophic factor positively correlates with symptoms in functional dyspepsia. Dig Dis Sci. 2016; 61(12): 3478-3485.
8) Narayanan SP et al. Duodenal mucosal barrier in functional dyspepsia. Clin Gastroenterol Hepatol. 2022; 20(5): 1019-1028. e3.
9) Nojkov B et al. Evidence of duodenal epithelial barrier impairment and increased pyroptosis in patients with functional dyspepsia on confocal laser endomicroscopy and "Ex Vivo" mucosa analysis. Am J Gastroenterol. 2020; 115(11): 1891-1901.
10) Nakagawa K et al. Patients with dyspepsia have impaired mucosal integrity both in the duodenum and jejunum: in vivo assessment of small bowel mucosal integrity using baseline impedance. J Gastroenterol. 2020; 55(3): 273-280.

2-3 胃・十二指腸の機能性疾患の診断と治療

2-3-1 機能性ディスペプシア
functional dyspepsia

a. 概　念

機能性ディスペプシア（FD）を含む機能性消化管疾患は，ローマ委員会の定義，分類が世界的に用いられている．現在は2016年に提唱されたRome IVが最新版である．ディスペプシアはギリシャ語由来で，直訳すると「消化不良」であり，食事摂取で誘発される上腹部症状に用いられてきた．基本的なディスペプシア症状は食後の不快な膨満感と早期満腹感を包括し，もう1つの主要症状は，食事由来あるいは由来しない上腹部痛あるいは心窩部灼熱感であると提言されている．鼓腸，嘔気，過度のゲップ症状が随伴することがある[1]．胸やけは，胃穹窿部の適応性弛緩の障害により生じる可能性があるが，胃食道逆流症の概念が明確になるにつれ，食道由来の症状とであるとの考え方が主流となっている[2]．

b. 疫　学

ローマ委員会で機能性消化管疾患の全世界の有病率を調べた報告では，1つ以上の機能性消化管疾患を有する割合は，インターネット調査で40.3%，世帯調査で20.7%であり，女性に多く（インターネット調査でオッズ比, 1.7; 95% CI, 1.6～1.7，世帯調査でオズ比, 1.3; 95% CI, 1.3～1.4），QOLの低下と頻回の通院と関連していた[3]．Rome IV基準で調査したアジアでの病院受診者での有病率は3.3～20%と報告されている[4]．わが国では，検診受診者の11～17%，上腹部症状を訴え病院を受診した患者の45～54%と報告されている[2]．定義や対象者により有病率は大きな差を認めるが，実地臨床でよく遭遇する疾患であることは間違いない．

c. 病因・病態生理

FDを含む機能性消化管疾患の発症には，**図1**に示すように生活習慣，遺伝，環境，心理社会的要因，消化管運動異常，内臓知覚過敏，胃・十二指腸の微小炎症などが複合的に関与していると考えられている[2]．すなわち，個々の症状が単一のメカニズムにより生じているのではなく，本疾患の病態解明をいっそう困難にしている．

生活習慣は多くの疾患への影響が知られているが，FD患者では，身体活動レベルの低下，睡眠障害，高脂肪食で嘔気腹痛が出現しやすい，不規則な食事パターン，早食い，夜間に脂肪食をとるなどの報告が，一方，お茶，生果実，生野菜摂取がFDと負の相関をしているとの報告がみられる[2]．FDに限らず機能性消化管疾患の症状発現メカニズムには，脳腸相関が注目されて久しいが，不安・うつ症状が持続してFD症状が出現するのか，FD症状が続いて不安・うつ症状がを訴えるようになるのか議論があった．心理的苦痛と機能性消化管疾患の関連をみると，どちらが先に発症するかは50%ずつであり[5]，別の前向き研究でも機能性消化管疾患と不安・うつ症状ともに先行発症が有意に観察された．これらの研究から，機能性消化管疾患における脳腸メカニズムは双方向性に相互作用していることが認知されるようになった．

さらに，生育環境や遺伝的要因とFDとの関連も研究されている．動物実験での母子分離ストレスは機能性消化管疾患の発症に関与しているが，わが国でインターネット調査では，幼少時の被虐待歴がディスペプシア患者で有意に多く，症状の重症度と相関していることが報告されている．FD疾患感受性遺伝子については，これまでいくつかの遺伝子での遺伝子多型の関与が報告されてきたが，2019年のメタアナリシスでは遺伝子多型の関与は示されることなく，サブ解析でEPS群でのG-proteinβ_3 C825TがEPSの感受性増加に関与していた[6]．

症状発現には，消化管運動，内臓知覚過敏が大

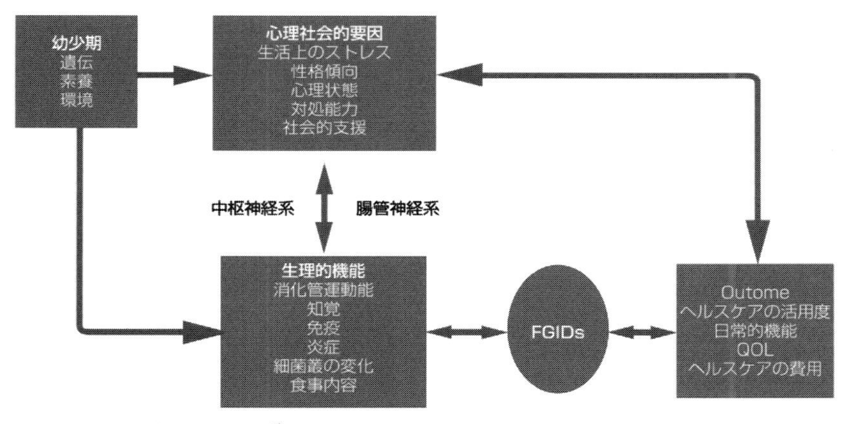

図 1 機能性消化管疾患の病因[2]

きな役割を果たしている．健常人では，食事摂取で，胃の穹窿部が膨らみいったん食事を貯める貯留機能である適応性弛緩があるが，FD 患者の 4 〜 5 割で障害されていることが，また，食事は蠕動により十二指腸に排出されるが，FD 患者の 3 〜 6 割で排出遅延がみられる．FD 患者では胃に挿入したバルーン伸展刺激に対して症状発現の閾値が低く，疼痛頻度が高いことが知られている．さらに十二指腸への酸や脂肪の注入で症状を強く訴えることが知られている．基礎・最高胃酸分泌量そのものは健常者も FD 患者も同程度であること，胃粘膜萎縮例では，胃酸分泌量そのものは減少していることから，症状発現はいわゆる「胃酸過多」ではない．内臓知覚過敏に関連するさまざまな領域での脳活動の異常がみられるとのエビデンスが集積されている．

近年，FD と胃十二指腸の微小炎症の関わりの研究が進んでいる．病原体や食物ペプチドなどの T 細胞への抗原提示によりナイーブ T 細胞は TH2 細胞へ成熟し，関連するサイトカイン（IL-4，IL-5，IL-14）が放出され，好酸球，B 細胞，およびマスト細胞が活性化される．また，樹状細胞，B 細胞，マクロファージなどの抗原提示細胞からの IL-23 の分泌は，TH17 細胞の分化を促進し，産生された GM-CSF は，好酸球の動員をさらに促進する．炎症メディエーターの放出により，腸バリアの傷害，腸管神経の損傷をもたらし，内臓知覚過敏症と運動障害を引き起こし症状を惹起する．シグナル伝達カスケードにより，さらなるサイトカインの放出が生じ，不安や疲労などの腸外症状を引き起こす可能性がある[5]．

FD での腸内細菌叢については近年急速に研究が進んでいる．これまで，多様性の減少や，*Streptococcus*，Firmicutes，*Rothia*，*Clostridium*，*Haemophilus*，*Actinobacillus*，*Pseudoclavibacter*，*Tannerella*，*Bifidobacterium* の増加，*Prevotella*，*Veillonella*，*Actinomyces*，*Streptococcus*，*Neisseria* の減少などが報告されているものの結果は報告によりまちまちである．腸内細菌は食事，環境，内服薬などの影響を強く受け，糞便と腸管粘膜層での細菌叢の違い，さらにトリプトファン，短鎖脂肪酸，胆汁酸塩などの細菌代謝産物の相互作用など解明すべき課題は山積している．一方，感染性胃腸炎後に FD を発症することがある．感染性胃腸炎罹患 6 か月以降での FD の発症を見たメタアナリシスではオッズ比 2.54, 95% CI=1.76 〜 3.65 であった[7]．特徴は早期飽満感，体重減少，悪心嘔吐などが多くみられ，適応性弛緩の障害例が多いという．感染後 FD には，胃十二指腸での炎症の残存が関与していると考えられている．

d. 診断基準および検査

Rome IV 基準では，FD は，症状の原因となりそうな器質的疾患がないにもかかわらず「辛いと感じる食後のもたれ感」，「早期飽満感」，「心窩部痛」，「心窩部灼熱感」のうち 1 つ以上を有し，6 か月以上前から症状があり，3 か月間は診断基準を満たしていることと定義されている[1]．これは研究のための厳格な国際的診断基準である．実地臨床では患者の訴

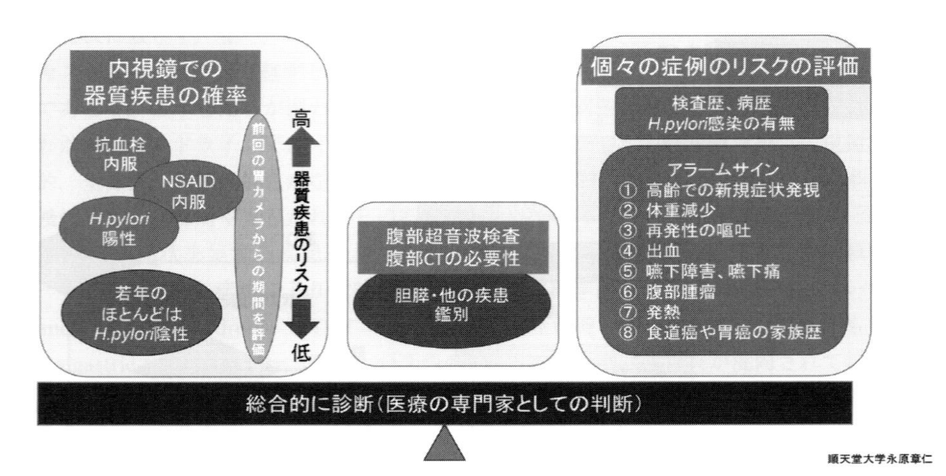

図3 必要な検査の捉え方

FD治療薬のネットワークメタアナリシスでは，三環系抗うつ薬，H_2RA，標準/低用量のPPI，スルピリド/レボスルピリド，イトプリド，アコチアミドが有用であったとされているが，三環系抗うつ薬の試験ではほとんどが治療抵抗性患者が対象であること，スルピリド/レボスルピリドの試験では，質が低く少数例であると指摘されている．消化管運動改善薬，酸分泌抑制薬のコクランレビューをまとめると，いずれもプラセボより有用であるが，実薬間では明瞭な差はみられなかった．これらのエビデンスから，フローチャートでは一次治療薬で複数薬剤が並列で記載されている（**図2**）．

1）一次治療

i）酸分泌抑制薬　PPIの有用性は，豊富なエビデンスがある．わが国でのPPI（ラベプラゾール）のFDへの効果を調べた多施設二重盲検試験では，ラベプラゾール20 mgでディスペプシア症状スコア（実薬45.3% vs. プラセボ28.2%, P = 0.027），症状日誌（48.7% vs. 30.0%, P = 0.016）と有意な改善を認めたが，高用量（40 mg）で有意差を認めなかった[9]．酸分泌抑制力の差（H_2RA，低用量PPI，標準量PPI）での効果の差が見いだせないことは，FDの病態の複雑さを物語っており，患者―医師信頼関係に基づいた患者毎の処方調整が求められる．

H_2RAの有用性が報告されているが（**図4**），高齢者で認知機能低下やせん妄を引き起こすリスクがあり[10]，*H.pylori*陰性例での数週間の内服での耐性が報告されており，処方に際しては十分に留意する必要がある．

カリウムイオン競合型アシッドブロッカー（P-CAB）は，PPIと同様に有用である可能性がある[2]．強力な酸分泌抑制効果を有することから，症状が胃酸由来かどうかの鑑別には有用かもしれない．

ii）アコチアミド　アセチルコリンエステラーゼ阻害薬であるアコチアミドは，食後愁訴症候群（PDS）を対象に行われたわが国での治験結果では，4週後の全般改善度がアコチアミドで52.2%，プラセボで34.8%（p <0.001）であり，アコチアミドの有用性が実証された[11]．一錠内服してすぐに効果が消失するわけではないので，4週を目処に内服を続けるよう服薬指導をすることがポイントである．インドで行われたモサプリドとのPhase III研究では，有効性と安全性は同等であったと報告されている．

iii）六君子湯　六君子湯は，多施設共同無作為二重盲検試験で，4週後は，改善した患者割合は六君子湯14.9%，プラセボ11.4%で有意差を認めなかったが，8週後では，それぞれ37.7%，22.9%（p=0.019）と有意差を認めた[12]．この結果から六君子湯は8週かけてじわりと効く薬剤であることがわかる．最大限の効果を発揮させるためには，8週間しっかり内服を続けるよう服薬指導をすることがポイントである．また，うつ症状も同時に改善している．FDではうつや不安神経症の合併が多いことが知られているが，こうした患者にも有用である可能

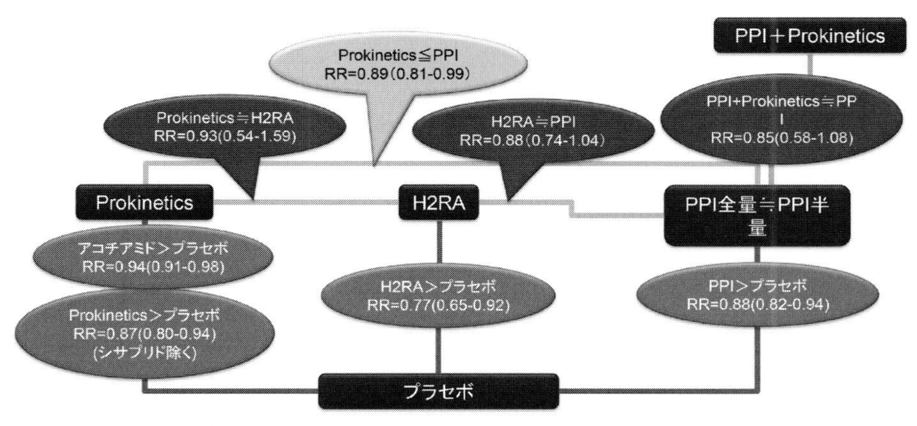

図4 FD 治療における各種薬剤の有効性酸分泌抑制薬と消化管運動改善薬（文献 19．20．21 より作図）

性がある．中国からの六君子湯と PPI，消化管運動改善薬とのメタアナリシスでは臨床改善率は相対リスク 1.21, 95%CI1.17 ～ 1.25, P <0.001 であり，ディスペプシア症状の改善，胃排出の改善，治療後 6 か月の再発率の低下を認めた[13]．

2）　二次治療

処方後の症状の変化を見極め，効果不十分であれば二次治療薬を含め作用機序の異なる薬剤を処方する．

i）　抗不安薬・抗うつ薬　　三環系抗うつ薬は，メタアナリシスによるとリスク比 0.76，95%CI:0.62 ～ 0.94 と有用性が示されているが，選択的セロトニン再取り込み阻害薬にはプラセボを凌駕する有効性は示されていない[14]．三環系抗うつ薬には副作用が多いことが知られており処方に際しては留意する必要がある．スルピリド / レボスルピリドは厳密には抗精神病薬に分類されるが，抗うつ作用，消化管運動促進作用を有する．メタアナリシスによるとリスク比は 0.50，95%CI：0.37 ～ 0.67 である[15]．ベンゾジアゼピン系受容体作動薬は，FD に対する無作為化比較試験はなく，エビデンスに乏しい．さらに高齢者での転倒リスクや継続使用による耐性や依存に留意する．5-hydroxytryptamine（5HT）$_{1A}$ 受容体作動薬であるタンドスピロンは，わが国の二重盲検試験で，有用性が示されている[16]．

ii）　消化管運動改善薬（アコチアミド以外）　ガイドラインには，ドパミン受容体拮抗薬（メトクロプラミド，ドンペリドン，スルピリド，イトプリド）とセロトニン 5-HT4 受容体作動薬（モサプリド）が記載されている．ネットワークメタアナリシスによると，プラセボより効果があるが，メトクロプラミドとドンペリドンの比較では有意な差を認めなかった．メトクロプラミド，ドンペリドンは肝障害や腎障害のある例や高齢者では錐体外路症状を，心疾患のある例では QT 延長をきたすおそれがあることから，短期間の使用が推奨されている．スルピリドは，乳汁分泌，パーキンソン症状，ジスキネジアなどの発現リスクがあり，とくに高齢者では注意を要する．イトプリドは副作用が少ないが，エビデンスに乏しい[2]．モサプリドは，わが国で行われた非盲検試験で，胃痛，胃もたれに有用であった[17]．この研究は，胃内視鏡を行い，逆流性食道炎や胃潰瘍，胃がんなどを除外したのちに，モサプリドかテプレノンを投与するプロトコルであるが，胃内視鏡で異常のない患者の 28%は，「異常なし」と説明されたことで症状が消失したのである．このことは，医療者の対応いかんで患者の症状は大きく左右されることを示しており，患者を不安にさせない接遇はきわめて重要である．

iii）　漢方薬（六君子湯以外）　　ガイドラインには半夏厚朴湯，加味逍遙散が記載されている．半夏厚朴湯は少数例で有用であるとの報告，加味逍遙散は中国からメタアナリシスで，運動機能改善薬より症状を有意に改善（オッズ比，3.26　95%CI, 2.24 ～ 4.47; P < 0.001），加味逍遙散＋運動機能改善薬は運動機能改善薬より有意に症状を改善（オッズ

比, 4.32, 95%CI, 2.64 ～ 7.08; P < 0.001）したという[18]. 実地臨床では，案中散や半夏瀉心湯が経験的に処方されている.

iv）薬剤併用療法　アコチアミドに酸分泌抑制薬を併用する例は実地臨床でしばしばみられる. しかし併用療法の効果については十分検討されていない. わが国からの報告では，アコチアミドに酸分筆抑制薬（ファモチジン）あるいはプラセボを無作為二重盲検法で併用し，症状変化を評価した報告では酸分泌抑制薬の明瞭な上乗せ効果は見出せなかった[19]. 一方，無作為非盲検試験では，PPIにアコチアミドを併用することで，EPS，PDS症状ともに改善を認めた. エビデンスは不十分であるが，実地臨床では試みる価値はある.

3）その他の治療法

認知行動療法，催眠療法，自律神経訓練療法，鍼灸治療などが試みられ，有用であるとの報告があるが，従来の二重盲検試験といった手法での検証が困難な治療法である[2]. 現在の評価法ではエビデンスレベルは低いが，今後の展開が待たれる. これらの治療は内科医には困難であり，上腹部症状が精神疾患に起因する身体症状症が疑われれば，内科―精神科・心療内科の連携が必要である.

4）サブタイプ別治療　FDは，その主訴からPDS，EPSに分けられるが，オーバーラップ例も多い. PDS＝胃もたれ→消化管運動低下→消化管運動改善薬，EPS＝胃痛→胃酸に過敏→酸分泌抑制薬と主訴から病態を推定して治療を考えると理解しやすいが，PDSとEPSでは病態に差が見出せないこと，消化管運動改善薬・酸分泌抑制薬はどちらの症状にも効果があることから[9)11)]，主訴別の薬剤治療選択については賛否両論がある.

g. 予　後

PPI治療後3か月で20%で再発，休薬1年後に67%でPPI治療再開したという報告[2]，わが国のアコチアミドの1年に及ぶ長期試験で連続12週以上休止できた寛解率38.0%，治療再開率54.9%との報告[20]があり，容易に再発する疾患である. 機能性消化管疾患の生存率を最長20年にわたってみた報告では，ディスペプシアは生存率に差をもたらさず[21]，別の報告でもディスペプシア症状が死亡率を増加させることはなかった.

以上より，再発しやすくQOLの観点からは予後良好とはいえないが，生命予後には影響を及ばさないと考えられる.

結　語

年ごとに人間を取り巻く状況は複雑化し，機能性消化管疾患患者は今後増加するであろう. 機能性消化管疾患は，目にみえるメルクマールがないことから，本疾患に対する医師の理解があってからこそ診療が成立する疾患である. 患者―医師のみならず，すべて医療従事者が本疾患を認知し，患者との信頼関係を構築し，悩める患者に福音をもたらすことが求められている.

take-home message

患者がFDを器質疾患であると誤解しないように，医師は，軽微な胃びらんや，*H. pylori*感染と上腹部症状の関連性は乏しいこと，すなわち「目でみて診断できる疾患」でないことを丁寧に説明し，症状そのものを治療するという認識を患者と共有することが大切である.

[永原章仁]

文　献

1) Drossmann DA et al. RomeIV—Functional Gastrointestinal Disorders: Disorders of Gut-Brain Interaction, 4th ed. Vol. II. Rome Foundation; 2016.
2) 日本消化器病学会. 機能性消化管疾患診療ガイドライン2021 機能性ディスペプシア（FD）. 南江堂；2021.
3) Sperber AD et al. Worldwide prevalence and burden of functional gastrointestinal disorders, results of Rome Foundation global study. Gastroenterology. 2021; 160: 99–114.
4) Kamiya T et al. Questionnaire-based survey on epidemiology of functional gastrointestinal disorders and current status of gastrointestinal motility testing in Asian countries. Digestion. 2020; 102: 73–89.
5) Black CJ et al. Functional gastrointestinal disorders: advances in understanding and management. Lancet. 2020; 396: 1664–1667
6) Du L et al. Polymorphisms and susceptibility to functional dyspepsia: a systematic review and meta-analysis. Gastroenterol Res Pract. 2019; 2019: 3420548.
7) Futagami S et al. Systematic review with meta-analysis: post-infectious functional dyspepsia. Aliment Pharmacol Ther. 2015; 41: 177–188.
8) Yamawaki H et al. Impact of sleep disorders, quality of life and gastric emptying in distinct subtypes of functional dyspepsia in Japan. J Neurogastroenterol Motil. 2014; 20: 104–

112.
9) Iwakiri R et al. Randomised clinical trial: rabeprazole improves symptoms in patients with functional dyspepsia in Japan. Aliment Pharmacol Ther. 2013; 38: 729–740.
10) 高齢者の安全な薬物療法ガイドライン 2015 日本老年医学会・日本医療研究開発機構研究費・高齢者の薬物治療の安全性に関する研究 研究班.
11) Matsueda K et al. A placebo-controlled trial of acotiamide for meal-related symptoms of functional dyspepsia. Gut. 2012; 61: 821–828
12) Tominaga K et al. Rikkunshito simultaneously improves dyspepsia correlated with anxiety in patients with functional dyspepsia: a randomized clinical trial (the DREAM study). Neurogastroenterol Motil. 2018; 30: e13319
13) Ko SJ et al. Effects of the herbal medicine Rikkunshito, for functional dyspepsia: a systematic review and meta-analysis. J Gastroenterol Hepatol. 2021; 36: 64–74.
14) Lu Y et al. Antidepressants in the treatment of functional dyspepsia: a systematic review and meta-analysis. PLoS One. 2016 16; 11(6): e0157798.
15) Ford AC et al. Efficacy of psychotropic drugs in functional dyspepsia: systematic review and meta-analysis. Gut. 2017; 66: 411–420.
16) Miwa H et al. Efficacy of the 5-HT1A agonist tandospirone citrate in improving symptoms of patients with functional dyspepsia: a randomized controlled trial. Am J Gastroenterol. 2009; 104: 2779–2787.
17) Hongo M et al. Large-scale randomized clinical study on functional dyspepsia treatment with mosapride or teprenone: Japan Mosapride Mega-Study (JMMS). J Gastroenterol Hepatol. 2012; 27: 62–68
18) Qin F et al. Chinese herbal medicine modified xiaoyao san for functional dyspepsia: meta-analysis of randomized controlled trials. J Gastroenterol Hepatol. 2009; 24: 1320–1325.
19) Hojo M et.al. A randomized, double-blind, pilot study of the effect of famotidine on acotiamide treatment for functional dyspepsia. Digestion. 2017; 96: 5–12.
20) Matsueda K et al. A long-term study of acotiamide in patients with functional dyspepsia: results from an open-label phase III trial in Japan on efficacy, safety and pattern of administration. Digestion. 2011; 84: 261–268.
21) Chang JY et al. Impact of functional gastrointestinal disorders on survival in the community. Am J Gastroenterol. 2010; 105: 822–832.

2-3-2 げっぷ障害
belching disorders

a. 概　念

通常，食物嚥下に伴い空気も嚥下される．体内に入った気体を排除する生理機構の1つとしてげっぷ（belch，eructation）が挙げられる．げっぷの研究は1964年Ingelfingerらの報告に始まり，1970～1990年代にかけて一過性下部食道括約筋弛緩を含む詳細な機序が報告された．その後の検査法の進歩に伴い，2004年Bredenoordらは食道インピーダンスpH検査法を用いて詳細に検討した結果，げっぷには胃から吐出されるgastric belching（GB）と食道から吐出されるsupragastric belching（SGB）の2種類があることを示した．げっぷが頻回に起きると生活の質（quality of life: QOL）に悪影響を及ぼす．Rome IV基準においてげっぷ障害が胃十二指腸機能性疾患として記載されており，excessive GBとexcessive SGBに分けれている[1]．

b. 疫　学

げっぷ障害の詳細な疫学は不明であるが，33か国が参加した機能性消化管疾患の国際疫学調査では，げっぷ障害の頻度は1%と他の機能性消化管疾患と比較して低い．げっぷ障害の頻度は性差なく，65歳以上の高齢者で0.7%と低い傾向にあった[2]．本邦で行われた調査では，健診受診者1998人中げっぷの頻度が「いつも」または「しばしば」と訴えた人は121人（6.1%）であった．このような頻回のげっぷを訴える人は，胸やけ，機能性ディスペプシア，不安・うつ，睡眠障害と関連していたことが判明している[3]．ただし，いずれにしても疫学調査ではexcessive GBとexcessive SGBの鑑別は不可能である．

c. 病因・病態生理

GBは胃食道逆流症の主病態である一過性下部食道括約筋弛緩現象によるものである．通常，健常人では1回の食事あたり，6～40回嚥下を行い，1回の嚥下あたり8～32 mLの空気を飲み込む．空気嚥下により胃近位側に気体が貯留すると，胃底部伸展刺激により一過性下部食道括約筋弛緩が生じる．胃内のガスは食道へ移動し，食道壁伸展により上部食道括約筋弛緩が生じ，ガスが口から吐出される．この現象はきわめて生理的なものである（**図1(a)**）．一方，SGBは胃内に貯留したガスが吐出されるわけではなく，横隔膜異常収縮により食道内腔の陰圧が増大することにより上部食道括約筋が弛緩して空気が食道内に流入する（吸い込む）．通常下部食道括約筋は弛緩しないため，食道内のガスは胃内に入らずそのまま食道から口へ吐出される（**図1(b)**）．SGBにおける横隔膜異常収縮の機序は明ら

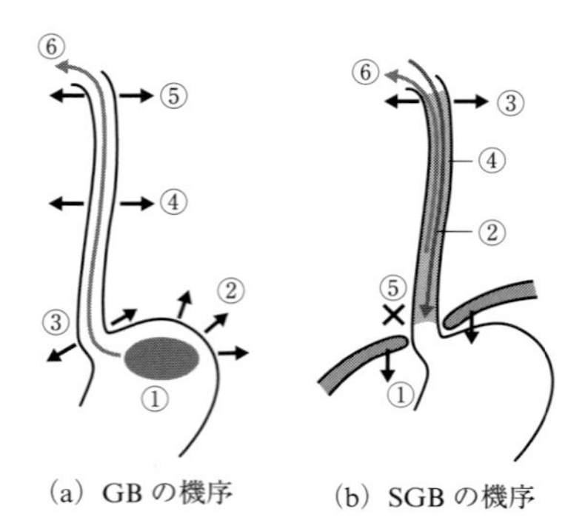

図1 GBとSGBの機序

(a) ①胃近位側空気貯留，②胃底部伸展，③一過性下部食道括約筋弛緩，④食道壁伸展，⑤上部食道括約筋弛緩，⑥ガス吐出

(b) ①横隔膜異常収縮，②食道内腔陰圧化，③上部食道括約筋弛緩，④空気の吸い込み，⑤下部食道括約筋弛緩なし，⑥ガス吐出

かとなっていない．なんらかの心理的な要因やなんらかの不快な体性知覚が関与する可能性が高いとされている[4, 5]．

d. 診断基準および検査

GB，SGBともに健常人でも起こりうる現象とされるが，頻回に起こればげっぷ障害とされる．Rome IV診断基準によれば，食道または胃からの煩わしいげっぷ（日常生活に支障を及ぼす程度）が週に4日以上あることが必須項目である．上記の症状が半年前からあり，3か月以上続くことも併記されている[1]．excessive SGB患者では，げっぷは時に1分間20回以上あり，会話中はみられないことから診察中に疑うことが可能である．また何かに夢中になっているときや睡眠中にはみられないことが特徴である[5]．その他の症状を訴えることは少ないが，不安神経症，強迫観念症，過食症を合併することもある．多くの症例で頻回のげっぷのため，著しくQOLは損なわれている[5]．excessive GBでは明らかな臨床的特徴はないが，精神障害に伴う空気嚥下症でみられることがある[1]．

確定診断には食道インピーダンスpHモニタリング検査が必要である[6]．気体が通過するとインピーダンス値が上昇するため，上昇する部位と基線にもどる時間的な向き，すなわちインピーダンス値の変化により診断する．GBでは下部食道から上部食道へ逆行性にインピーダンス値が上昇し，下部食道から上部食道の順に低下する（**図2 (a)**）．SGBは上部食道から下部食道へと順行性にインピーダンス値が上昇し，下部食道から上部食道の順に低下する（**図2 (b)**）．一方，空気嚥下は上部食道から下部食道へ順行性にインピーダンス値が上昇し，上部食道から下部食道の順に低下する．このように食道インピーダンス検査ではGB，SGB，空気嚥下が鑑別できる[6]．ただし，自動解析ソフトでは認識できないので，時間軸を伸ばしてインピーダンス値の上昇下降を目視で確認する必要があるため一定の労力が必要である．高解像度食道内圧検査でも上部・下部食道括約筋弛緩と検査中のげっぷ発現によりGBやSGBの鑑別が可能である．Rome IV基準では"excessive"について回数の明確な定義はないが，文献的には食道インピーダンス検査でSGBが1日13回以上であればexcessiveと診断されている[5]．

e. 治　療

excessive GBやexcessive SGBの治療について質の高い臨床試験は少なく，エビデンスに乏しい．一般的にexcessive GBでは空気の飲み込みが一因であることから，①ゆっくり時間をかけて食事をとること，②嚥下回数を減らすこと，③炭酸飲料水を避ける，など生活習慣指導が重要である[1]．有効な薬物療法はないが，excessive GBに対して一過性下部食道括約筋弛緩の回数減少が期待できるGABAアゴニスト，バクロフェンが治療オプションの1つである，しかし，その効果は限定的であり，頭痛など副作用のため継続内服が困難な例が多い[5]．excessive SGBに対しては認知行動療法（cognitive behavioral therapy: CBT）の有効性が報告されている[4, 6, 7]．

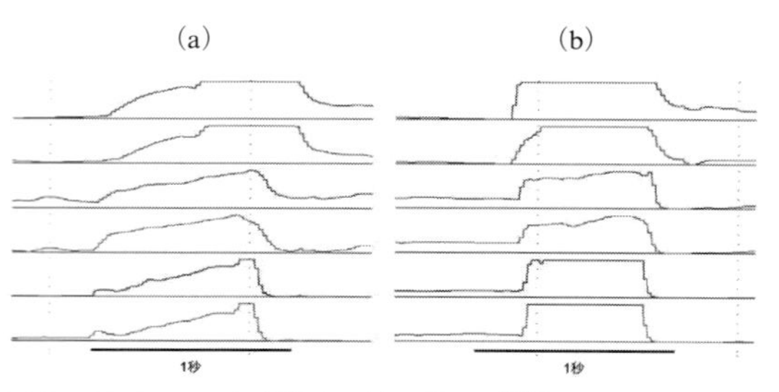

図2 GBとSGBと食道インピーダンス所見

CBTは認知コンポーネントと行動コンポーネントから構成され，会話療法や腹式呼吸法が行われている．

実際のexcessive SGBに対する腹式呼吸法によるCBTの具体例を以下に挙げる[5, 7, 8]．認知コンポーネントは患者の治療に対するアドヒアランス向上のために重要なパートであり，① SGBは無意識に行っており，適切なCBTで止めることが可能であることを保証すること，② SGBの仕組み（頻回に空気を食道内に吸い，または飲み込み，腹筋を使ってすぐに吐き出しており，普通のげっぷ＝GBとは異なる）を説明すること，③ SGBの前駆症状の同定（胸の不快感を挙げる患者が多いが，同定できない患者もいる）し，同定できた場合は，その症状をSGBで和らげることができるという間違った認識を正す．多くのexcessive SGB患者はガスが体内から発生していると思っているため，誤った認識を自覚させることがきわめて重要である．行動療法としての腹式呼吸は，①両手をそれぞれ胸とおなかに置いて，おなかだけが上下することを確認させながら腹式呼吸を行う．3秒吸って3秒吐く方法が多いが，文献によっては5～8秒吸って5～8秒吐くという方法もある．この運動でSGBのために腹筋を使えなくなるとされている．②口を半分ぐらい開き，可能であれば舌の先を上の前歯の裏につける．これにより生理的にSGBができなくなる．③1日2回3～5分練習させ，前駆症状を感じたときには上記のエクササイズを開始するよう指導する．可能なら1日中，腹式呼吸で生活できるようになるとさらによいとされている．CBT治療は2週間間隔で5回のセッションを行う．CBTにより，excessive SGB患者においてSGB回数は有意に減少し，QOLも改善することが報告されている．さらに治療前のSGB回数が少ないこと，食道過警戒スコアが低くCBT習熟度が高いことはCBTの効果が6～12か月後も持続する予測因子であることが報告されている[5]．

f. SGBとGERDとの関係

SGBに関する話題として，プロトンポンプ阻害薬（proton pump inhibitor: PPI）抵抗性GERD（gastroesophageal reflux disease）の病態，とくにげっぷの多い患者の食後期の病態として，一過性下部食道括約筋弛緩よりSGBが関与することが報告されている．このようなPPI抵抗性GERDにおけるSGBの関与は，英国の患者に比較して低いものの，本邦の患者においても約20％にみられることが報告された．げっぷの多いPPI抵抗性GERD患者に対して，CBT治療とコントロールとしてWait群（何もしない）を設定して前向きに比較したところ，CBTは，げっぷ回数のみならず，胸やけを含む逆流症状やGERD関連QOLも改善することが示された[9]．また，NERD（non-erosive reflux disease）のサブタイプとしてRome IVで挙げられている逆流過敏症（reflux hypersensitivity）の表現型としてSGBが関与する病態の存在も明らかになっている．

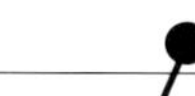

take-home message

げっぷはGERDや機能性ディスペプシア患者でよくみられる症状である．一方，日常生活に支障をきたす過剰なげっぷ（げっぷ障害）は発生部位よりgastric belchingとsupragastric belchingに分類される．鑑別には食道インピーダンスpHモニタリングが必要であるが，会話中にはみられない場合はsupragastric belchingを疑う．治療は認知行動療法が有効であり，専門病院での治療を勧める．

［藤原靖弘］

文　献

1) Stanghellini V et al. Gastroduodenal disorders. Gastroenterology. 2016; 150: 1380–1392
2) Sperber AD et al. Worldwide prevalence and burden of functional gastrointestinal disorders, results of Rome Foundation global study. Gastroenterology. 2021; 160: 99–114.
3) Fujiwara Y et al. Heartburn, functional dyspepsia, anxiety/depression, and sleep disturbances are associated with clinically significant belching. J Neurogastroenterol Motil. 2021; 27: 581–587.
4) Kessing BF et al. The pathophysiology, diagnosis and treatment of excessive belching symptoms. Am J Gastroenterol. 2014; 109: 1196–1203.
5) Sawada A et al. Belching in gastroesophageal reflux disease: literature review. J Clin Med. 2020; 9: 3360.
6) Bredenoord AJ et al. Aerophagia, gastric, and supragastric belching: a study using intraluminal electrical impedance monitoring. Gut. 2004; 53: 1561–1565.
7) Glasinovic E et al. Treatment of supragastric belching with cognitive behavioral therapy improves quality of life and reduces acid gastroesophageal reflux. Am J Gastroenterol. 2018; 113: 539–547.
8) 藤原靖弘ほか．認知行動療法が有効であったexcessive supragastric belchingの一例．日消誌．2020; 117: 1081–1086.
9) Ong AM et al. Diaphragmatic breathing reduces belching

and proton pump inhibitor refractory gastroesophageal reflux symptoms. Clin Gastroenterol Hepatol. 2018; 16: 407–416.

2-3-3 悪心・嘔吐障害

nausea and vomiting disorders

a. 概　念

悪心（nausea）は主観的な症状であり，一般的に上腹部や前胸部，咽頭にかけて生じる吐きたくなるような不快な感覚である．嘔吐（vomiting）は，胃あるいは小腸の内容物が食道を通過し口から強制的に吐き出されることである．嘔吐は，吐き気や腹筋の収縮を伴わない胃内容物の排出である逆流と区別する必要がある．

悪心・嘔吐障害は，国際的診断基準の Rome IV において，①慢性悪心・嘔吐症候群（chronic nausea vomiting syndrome: CNVS），②周期性嘔吐症候群（cyclic vomiting syndrome: CVS）および③カンナビノイド悪阻症候群（cannabinoid hyperemesis syndrome: CHS）の 3 つに分類されている[1)]．

CNVS は，1 週間に少なくとも 1 回は起こる強い悪心と嘔吐を特徴とし，CVS は，最低でも 1 週間は良好な状態の期間が存在し，この期間に挟まれるように周期的に発作性嘔吐が起こるのが特徴である[1)]．

CHS の症状は CVS と似ているものの，CHS 患者はそのほとんどが大麻の長期使用者であるという点が異なる．大麻は世界人口の 2.5%（1 億 4700 万人）が使用している，もっとも一般的な娯楽用薬物であり，その使用率は増加し続けている[2)]．疼痛緩和のために使用される医療用麻薬については，2012 年の厚生労働省調査結果によると，欧米諸国や日本におけるその消費量は，いずれに国においても年々増加している．特にアメリカ合衆国での使用量が最も多く，100 万人 1 日あたりの麻薬製剤消費量は 1,791.5g であり，日本の 10 倍以上である．CHS は，大麻または合成由来のカンナビノイドを大量に長期間摂取した結果，激しい悪心・嘔吐が周期的に起こるという特徴がある[2)]．

CNVS，CVS および CHS は，症状が 6 か月以上存在しているという点が共通している．

b. 疫　学

原因不明の慢性的な悪心は，胃や十二指腸症状と関連していることが多い[1)]．長期にわたる悪心と嘔吐は比較的一般的な症状であり，男性にくらべ女性で多く認める[3)]．欧米における CNVS の有病率は 0.8 ～ 1.2% であり，CVS の有病率は 0.7 ～ 2% である[4)]．CHS の有病率については，現在のところ不明である．

c. 病因・病態生理

悪心・嘔吐は，延髄の外側網様体にある嘔吐中枢に収束する複雑な経路から生じ，その求心性経路は，口腔咽頭，胃腸管，心臓，筋骨格系，および前庭系に存在する．

これらの求心性経路と第 4 脳室底にある化学受容器トリガーゾーン（chemoreceptor trigger zone: CTZ）および大脳皮質からのシグナルが迷走神経孤束核に送られ，嘔吐中枢を刺激する．このプロセスに関与する主要な神経伝達物質とホルモンには，ヒスタミン，ドパミン，ノルエピネフリン，アセチルコリン，セロトニン，サブスタンス P，コルチゾール，β-エンドルフィン，バソプレシンなどがある[5)]．

CNVS の病態生理に関する報告は少ない．胃の律動異常は，悪心・嘔吐や胃不全麻痺の重要な病態生理的要因であると考えられていて，末梢のバイオマーカーとして重要である[6)]．壁内神経終末と筋層間に存在する線維芽細胞様のカハール介在細胞（interstitial cell of Cajal: ICC）は，電気的な徐波を生成し，消化管のペースメーカーとして働いている．CNVS 患者 9 人の胃の全層生検を行い，肥満手術を受けた患者や糖尿病患者の検体と比較した研究では，CNVS 患者は，対照群と比較して ICC が少なく，ICC 組織の構造的損傷の兆候も認めた[6)]．CNVS 患者の ICC の減少は，糖尿病性胃不全麻痺患者よりは軽度であった．また，CNVS 患者の徐波の開始と伝導の異常は，胃不全麻痺患者の所見と同様であった．そのため，CNVS と胃不全麻痺は，ICC の障害という点においては，病態として連続したスペクトルを示す可能性があることが示唆された．

CVS の病態生理はよくわかっていないが，CVS は片頭痛と共通の臨床的特徴を有していて，急性の心理的・生理的ストレス，睡眠不足，月経などによってエピソード性の症状が誘発され，その後は静穏でほとんど無症状の期間が続くことが知られている．片頭痛はCVSにおけるもっとも顕著な合併症であり，家族歴も含めると，CVS患者の24～70%で片頭痛との関連がみられることが報告されていて[7)]，これらは，CVSの病態が中枢神経系と関係があることを示唆している．さらに，CVS患者においては，いくつかの遺伝子変異やミトコンドリアDNAの多型が報告されている[8)]．

CHSに関して，カンナビノイドの正確な作用機序はいまだ解明されていないが，胃・小腸のCB1受容体（cannabinoid receptors 1: CBR1）が胃の排出を抑制し，悪心・嘔吐を引き起こすことから，CHSの病態生理には，CBR1の関与が指摘されている[9)]．

d. 鑑別診断，診断基準および検査

表1に示すように，悪心・嘔吐をきたす疾患は消化器系に限定されず，多様である[10)]．急性腸炎，妊娠，外因性毒素など，主因がわかれば，急性の悪心・嘔吐のほとんどは比較的対処しやすいと考えられる．しかし，慢性の悪心・嘔吐は，原因を特定できず，症状を十分に抑えることができないなど，臨床上，大きな困難を伴うことがある．そのため，漫然とした治療を続けるのではなく，これらの疾患をしっかり鑑別することが重要である．

CNVS，CVSおよびCHSの診断基準は，**表2**～**表4**にそれぞれ示す[1)]．

診断のための検査は，臨床症状によって決定される[1)]．生化学的検査により，電解質，酸塩基異常，甲状腺機能低下症やアジソン病などを除外できる．上部消化管内視鏡検査，小腸X線検査，コンピュータ断層撮影（computed tomography: CT）または磁気共鳴映像法（magnetic resonance imaging: MRI）により，胃十二指腸疾患や小腸閉塞を評価できる．これらの検査結果が正常であれば，胃排出能の評価を考慮する．重度の症状が続く場合は，腸管神経障害やミオパチーを評価するために，胃・小腸の内圧検査を行う[1)]．食道pH検査は，GERDの非定型的な症状としての嘔吐を除外するために考慮する．CHSの可能性があるものの，患者が大麻使用を申告しないなどの場合，薬物スクリーニングを考慮する．

CHSは，医師の認識不足や患者が大麻歴を開示しないこともあり，臨床現場で見逃されることがある．また，CVSとCHSは臨床像が類似していて，CHS患者がCVSと誤診されることが多いため，注意が必要である．

e. 合併症

CVSでは，片頭痛に加えて，複合性局所疼痛症候群，起立性調節障害，深呼吸に対する副交感神経反応障害や交感神経皮膚反応異常などの自律神経失調症状が認められるという特徴がある[1)]．

f. 治　療

CNVSの治療についての研究はほとんどないが，現在，ヒスタミンH_1受容体拮抗薬，ムスカリンM_1受容体拮抗薬，ドパミンD_2受容体拮抗薬，セロトニン5-HT_3受容体拮抗薬やニューロキニンNK_1受容体拮抗薬など，制吐作用をもつ薬剤が使用可能である[1)]．セロトニン5-HT_3受容体拮抗薬は，悪心に比べ，嘔吐をよりよくコントロールできるという特徴がある．悪心・嘔吐の機能的原因が推定される患者では，三環系抗うつ薬，胃電気刺激，認知・社会技能訓練の有効性が報告されている[1)]．

また，ノルアドレナリン・セロトニン作動性の抗うつ薬であるミルタザピンは，悪心のある患者の治療にしばしば使用され，最近では，体重減少を伴う消化不良の患者にも有効であることが示されていて，CNVSの治療薬候補として期待されている[1)]．

CVSの治療は，①生活習慣の改善，②中止療法（嘔吐エピソードを中止させるための，前駆症状の発現時点での介入），③救援療法（嘔吐エピソード中），④予防療法（毎日の予防的治療）に分けられる[11)]．おもな目標は，嘔吐エピソードの頻度と重症度を下げ，機能およびQOLを改善させることである．

生活習慣の改善は，CVSを管理するために重要であり，嘔吐エピソード間の特定の誘因を避けることが目的である．中止療法は，前駆期の可能な限り早いタイミングで介入することが重要である．一般的な介入法としては，片頭痛の特徴をもつ患者には

表1　悪心・嘔吐の原因としての鑑別疾患（文献10より引用改変）

中枢神経系	閉鎖性頭部外傷，脳血管障害（梗塞・出血），水頭症，頭蓋内腫瘤性病変，髄膜炎・脳炎・膿瘍，特発性頭蓋内圧亢進症，片頭痛，てんかん発作，前庭炎，メニエール病，乗り物酔い
消化器系	慢性腸管偽閉塞症，胃不全麻痺，腸閉塞・癒着，食道疾患/アカラシア，腸重積症，悪性腫瘍，幽門狭窄，絞扼性ヘルニア，腸捻転，虫垂炎，胆嚢炎・胆管炎，肝炎，炎症性腸疾患，虚血性腸管障害，膵炎，消化性潰瘍疾患，腹膜炎，機能性ディスペプシア，過敏性腸症候群
感染症	急性中耳炎，肺炎，細菌性腹膜炎，尿路感染症・腎盂腎炎，アデノウイルス，ノロウイルス，ロタウイルス
薬物/毒物	抗不整脈薬，抗菌薬，抗てんかん薬，化学療法剤，ジゴキシン，ホルモン製剤，非ステロイド性抗炎症薬，オピオイド，エタノール，違法薬物，ヒ素，有機リン酸塩/殺虫剤，リシン，細菌性毒素，食品を媒介とする毒素
代謝/内分泌系	甲状腺疾患，副甲状腺機能障害，副腎疾患，糖尿病性ケトアシドーシス，妊娠中，腫瘍随伴症候群，尿毒症
その他	急性緑内障，急性心筋梗塞，尿路結石，疼痛，神経性やせ症，神経性過食症，不安，転換性障害，うつ病，心因性

表2　慢性悪心・嘔吐症候群（CNVS）の診断基準（文献1より作成）

診断には，以下のすべてが必要である
1. 週1日以上の煩わしい（すなわち，通常の活動に影響を及ぼすほど重度の）悪心，および/または週1回以上の嘔吐がある 2. 自己誘発性嘔吐，摂食障害，逆流，反芻は除く 3. 日常的な検査（上部内視鏡検査を含む）において，症状を説明する可能性のある器質的，全身的，代謝的な疾患の証拠がない
さらに，次の条件が必要である
1. 過去3か月間基準を満たしている 2. 診断の6か月以上前に症状が出現している

表3　周期性嘔吐症候群（CVS）の診断基準（文献1より作成）

診断には，以下のすべてが必要である
1. 発症（急性）および持続（1週間未満）に関する定型的な嘔吐のエピソードがある 2. 過去1年間に少なくとも2回，過去6か月間に2回，1週間以上の間隔をあけて嘔吐がある 3. エピソード間の嘔吐はないが，他の軽度の症状が周期的に起こることがある
さらに，次の条件が必要である
1. 過去3か月間基準を満たしている 2. 診断の6か月以上前に症状が出現している

※補足事項：片頭痛の既往歴または家族歴

表4　カンナビノイド悪阻症候群（CHS）の診断基準（文献1より作成）

診断には，以下のすべてが必要である
1. 発症，期間，頻度において，周期性嘔吐症候群（CVS）に類似した定型的な嘔吐のエピソードがある 2. 長期にわたる大麻の過剰使用後の発症である 3. 大麻の持続的な使用中止により，嘔吐エピソードが緩和する
さらに，次の条件が必要である
1. 過去3か月間基準を満たしている 2. 診断の6か月以上前に症状が出現している

※補足事項：病的な入浴行動（長時間の熱い風呂やシャワー）と関連している可能性がある．

抗片頭痛薬トリプタン系薬剤がある．中止療法が失敗し，嘔吐エピソードが始まってしまった場合は，救援療法として，水分，電解質およびエネルギーの不足を補いながら，制吐剤，鎮痛剤や鎮静剤を用いて，悪心，嘔吐および痛みを緩和する．予防療法は，嘔吐エピソードの頻度が高い（月1回以上），または嘔吐が重症化・長期化する場合に推奨されている．予防薬は，片頭痛の予防にも使用されるアミトリプチリンが第一選択薬であり，第二選択薬としては，トピラマート，ゾニサミドやレベチラセタムなどの抗けいれん薬が推奨されている．

CHSの治療は，急性期には点滴や制吐剤による対処療法を行い，最終的には大麻の使用を中止することが，症状の緩和にもっとも有効であることが示されている[12]．そのほかの治療としては，ベンゾジアゼピン，三環系抗うつ薬などが用いられているが，効果についての明確なエビデンスはない．皮膚へのカプサイシン塗布，またはハロペリドール投与が，現在のところ，RCTで有効性が確認された治療法である．

結　語

悪心・嘔吐障害は，機能性ディスペプシアや過敏性腸症候群に比べ，研究報告が全般的に少なく，病態生理の解明や適切な治療戦略の確立には，さらなる研究が必要である．

CVSまたはCHSは，診断されるまでに約1～2年かかると推定され，長期にわたる検査などから，医療費負担が経済的な問題となっている[2]．CHSが機能性消化管疾患として分類されたのは2016年のことである．そのため，CHS を含めた比較的新しいこれらの疾患に関して，医療者に対する十分な情報提供が必要である．

take-home message

慢性に経過する悪心・嘔吐は，しっかり疾患鑑別をした後，CNVS，CVS や CHS のいずれに該当するかを検討する必要がある．とくに CHS については，日本における大麻摘発件数が年々増加しているため，今後増加する可能性がある．そのため，慢性の悪心・嘔吐を訴える患者を診る際は，CHS も念頭に置いて対応することが重要である．

[網谷東方・浅川明弘]

文　献

1) Stanghellini V et al. Gastroduodenal Disorders. gastroenterology. 2016; 150: 1380–1392.
2) Lapoint J et al. Cannabinoid hyperemesis syndrome: public health implications and a novel model treatment guideline. Western J of Emerg Med. 2018; 19: 380.
3) Pasricha PJ et al. Characteristics of patients with chronic unexplained nausea and vomiting and normal gastric emptying. Clin Gastroenterol Hepatol. 2011; 9: 567–576. e564.
4) Aziz I et al. Epidemiology, clinical characteristics, and associations for Rome IV functional nausea and vomiting disorders in adults. Clin Gastroenterol Hepatol: the official clinical practice journal of the American Gastroenterological Association. 2019; 17: 878–886.
5) Andrews PL et al. Nausea and the quest for the perfect anti-emetic. Europ J Pharmacol. 2014; 722: 108–121.
6) Törnblom H et al. Chronic nausea and vomiting: insights into underlying mechanisms. Neurogastroenterol Motil. 2016; 28: 613–619.
7) Levinthal DJ. The cyclic vomiting syndrome threshold: a framework for understanding pathogenesis and predicting successful treatments. Clin Trans Gastroenterol. 2016; 7: e198.
8) Zaki EA et al. Two common mitochondrial DNA polymorphisms are highly associated with migraine headache and cyclic vomiting syndrome. Cephalalgia. 2009; 29: 719–728.
9) Galli AJ et al. Cannabinoid hyperemesis syndrome. Cur Drug Abuse Rev. 2011; 4: 241–249.
10) Scorza K et al. Evaluation of nausea and vomiting. Am Family Phys. 2007; 76: 76–84.
11) Kovacic K et al. Cyclic vomiting syndrome: A narrative review and guide to management. Headache: The Journal of Head and Face Pain. 2021; 61: 231–243.
12) Sandhu G et al. Prevalence of cannabinoid hyperemesis syndrome and its financial burden on the health care industry. Proceedings (Baylor University. Medical Center). 2021; 34: 654–657.

2-3-4 反芻症候群

rumination syndrome

a. 概　念

反芻とは，一度飲み込んだ食物を口に戻して再咀嚼すること，繰り返して味わうことを意味する．日常では反芻動物という言葉でよく用いられ，ウシ，ヒツジ，ヤギなどがその代表である．反芻動物の最大の特徴は，4 つの胃（第一胃，第二胃，第三胃，第四胃）をもつことである．ヒトの胃に相当するのは第四胃であり，その前に 3 つの胃がある．胃が 1 つしかない単胃動物とは消化機能の面で大きく異なり，単胃動物であるヒトの場合，反芻することに生理学的意義はない．したがって，反芻すること自体が病的な意味合い（反芻症あるいは反芻症候群）を示すことになる．

反芻症候群（rumination syndrome）では，食後数分で少量の食物が，不随意（嘔気・嘔吐を伴わず）に胃から食道・口内へと逆流し，再び咀嚼し，ほとんどの場合は嚥下する．その場の状況に応じて，再度嚥下するか吐き出すかを決めている例もあり，悪心または腹痛を訴えず，げっぷのような感覚で生じることも本疾患の特徴の 1 つとされる[1]．

b. 疫　学

乳児でよくみられるとともに，精神発達遅滞や過食症のある患者など，一定の集団において有病率が高いと報告されているが，一般成人に発症することも知られている．しかし，成人における反芻症候群の発生率・有病率については確固たる報告はない．近年，世界 26 か国，5 万 4127 人の一般成人を対象にしたグローバルな疫学調査が報告された（**図 1**）[2]．その報告のなかで，反芻症候群は 3.1%（95% 信頼区間 3.0 ～ 3.3%，n = 1681）に認められ，特定の地域住民を対象にした過去の疫学調査よりも高い数値を示した．国別でみると，ブラジルでの 5.5% がもっとも高く，シンガポールでの 1.7% がもっとも低かった．日本は約 2.0% と国別でも低いほうに位置した．下記に示す Rome IV 診断基準を用いた大規模な疫学調査としてははじめてのものであり，世界各国で

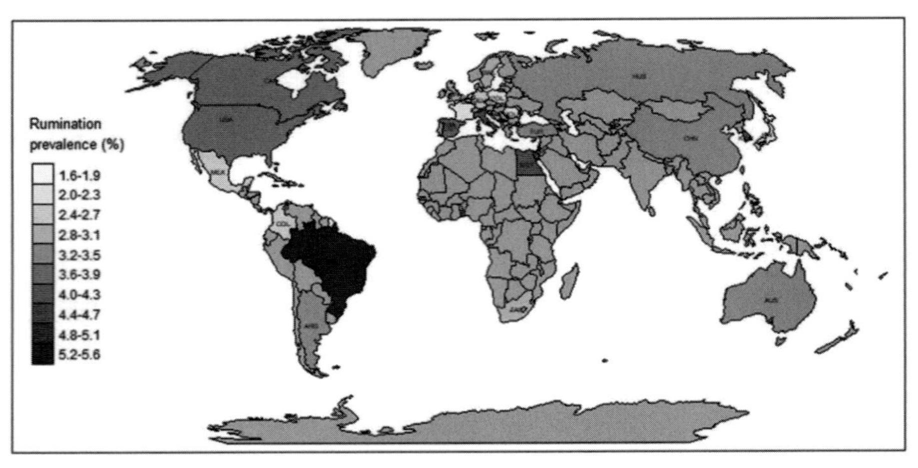

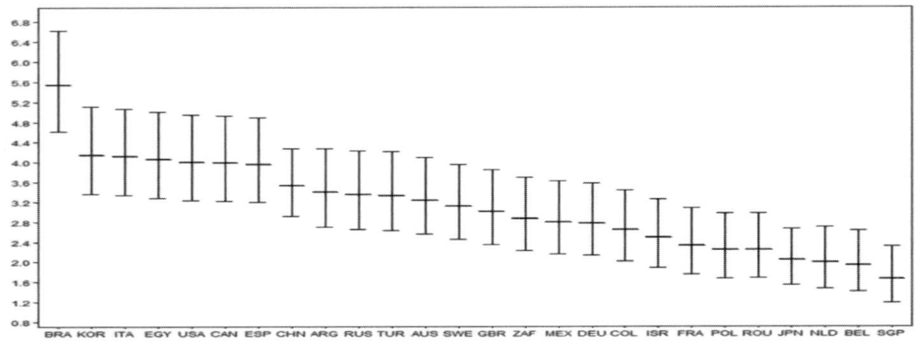

図 1 世界 26 か国の一般成人を対象に調査した反芻症候群の割合[2)]
世界 26 か国における一般成人：54127 人（うち男性 27549 人，51％）を対象に調査した結果，反芻症候群は，3.1％に認められた．
その平均年齢は，44.5 ± 15.6 歳であった．最も多く認められたのは，30 ～ 60 歳であり，国別では，ブラジルの 5.5％が最も多く，日本では 2.0％程度に過ぎなかった．

大多数を対象にした報告であることからその信頼性は高い．いまだ過少診断されているとも記載されており，実際にはさらに多く存在するのかもしれない．

c. 病因・病態生理

反芻動物では，食道の逆蠕動に伴い反芻が惹起されるが，ヒトでの逆蠕動の報告はない[3)]．また，アカラシアやツェンカー憩室を呈する患者では，悪心を伴わずに未消化食物の逆流がみられることがあるが，食道閉塞がない反芻症候群では病態生理はほとんどわかっていない．24 時間多チャネルインピーダンス -pH モニタリング（MII/pH）を用いた近年の検討では，逆流時の食道内 pH は 4 以上の非酸逆流が主であること，逆流回数が多いにもかかわらず粘膜傷害を認めないこと，など症状での類似性を示す胃食道逆流症とは病態が異なることが明確になった[4)]．反芻症候群の背景因子でも，若年で女性に多いことも判明した[4)]．しかし，逆流の起源や acid pocket の関与，逆流後の嚥下によるクリアランスの程度など，不明な点もいまだ多い．

精神発達遅滞や過食症で多く認められることから，摂食障害の一表現型の可能性もあり，おそらく学習された不適応習慣によるものではないかと推察される．つまり，下部食道括約筋を開放し，横隔膜の律動的な収縮と弛緩により腹腔（胃）内圧を上昇させ，これにより胃内容物を食道および咽喉頭部まで押し出すことを習得するのかもしれない．そのため，悪心，疼痛，嚥下困難などの自覚症状は出現しない．ストレス下にある患者では，反芻症そのものにはあまりとらわれず，まれに食物の逆流および吐出により体重が減少することもある．幼児または年少の子どもの場合，ネグレクトを受けている，ストレスの多い生活環境に置かれている心理社会的問題，親子関係の問題が発症の環境要因となりうる．

d. 診断基準および検査

反芻症候群のような機能性消化管疾患の診断基準としては，Rome 基準が主流となる．Rome III の診断基準には日本語訳があり，そのなかで反芻症候群については，以下のように記載されている[5]．

次の両方があること

1 常に，あるいは頻回に摂食した食物が口内に逆流し，それを吐出，再咀嚼，嚥下する

2 嘔気・嘔吐運動が逆流現象に先行しない

＊ 6ヶ月以上前から症状があり，最近3ヶ月間は上記の基準を満たしていること

補助的基準

1 一般に，悪心は口腔内逆流現象に先行しない

2 口腔内逆流物が酸性の時は，逆流現象は休止する

3 口腔内逆流物には心地よい味の食べ物が混じっている

・臨床的評価，ときに内視鏡検査，食道運動機能検査，またはその両方

2016年に発刊された Rome IV 基準[6] のなかでもほぼ同様に記されている．つまり，反芻症の診断は，通常は観察によるものであり，機械的閉塞を引き起こす疾患またはツェンカー憩室を除外するため，内視鏡検査または上部消化管造影検査を行う必要がある．また，運動障害を同定するために，食道内圧検査ならびに胃内容排出および前庭部－十二指腸の運動性を評価するための検査を行うこともある．胃内圧測定では，逆流時に腹腔内圧の上昇を反映して，胃・十二指腸に同時性の圧上昇を認めることが特徴的とされる．しかし，内圧測定検査は，決して診断確定に必須の検査ではない[7]．

心理社会的病歴の聴取により，根底にある精神的ストレスが明らかにされることがある．DSM-5[8] では，反芻症の診断基準について以下のように定義されている．

A. 少なくとも1ヶ月間にわたり，食物の吐き戻しを繰り返す，吐き戻された食物は再び噛んだり，飲み込んだり，吐き出されたりする

B. その繰り返される吐き戻しは，関連する消化器系または他の医学的疾患（例：胃食道逆流，幽門狭窄）によるものではない

C. その摂食の障害は，神経性やせ症，神経性過食症，過食性障害，回避・制限性食物摂取症の経過中にのみ生じるものではない

D. 症状が他の精神疾患〔例：知的能力障害（知的発達症）や他の神経発達症〕を背景として生じる場合，その症状は，特別な臨床的関与が妥当なほど重篤である

この診断基準も臨床的診断として用いられるが，消化器内科と視点が少し異なる．

e. 鑑別診断および併存症

成人においては，プロトンポンプ阻害薬治療に抵抗性の胃食道逆流症との鑑別が重要となる．しかし，治療抵抗性胃食道逆流症で示される持続的な食後反芻との鑑別となるとそう簡単ではない．治療抵抗性胃食道逆流症では，頻回に持続する食後逆流が，約20％に認められるのがその理由である[9]．したがって，自覚症状に対する質問票でのこれら両疾患の鑑別は難しく，時に食道運動機能を評価する高解像度内圧測定検査（HRM）が必要となる．近年の報告では，24時間多チャネルインピーダンス–pH モニタリング（MII/pH）をもとにした反芻スコア（単位時間あたりの非酸逆流回数と symptom index）を用いると，91.7％の感度，78.6％の特異度で反芻症候群患者を診断でき，そのスコアを適応することが鑑別診断に有用であることが報告されている[4]．

一方，幼児においては，胃不全麻痺，幽門狭窄，食道裂孔ヘルニア，サンディファー症候群などが鑑別すべき疾患であるが，これらは適切な身体診察および臨床検査によって除外される．また，神経性やせ症や神経性過食症では，体重増加を気にした食物の吐き戻しがあるので鑑別を要する．

f. 治　療

胃食道逆流症と反芻症候群では，基本的治療方針が異なる．acid pocket が胃食道酸逆流のおもな寄与因子と考えられている胃食道逆流症では，胃酸分泌抑制薬が治療の中心となることは周知であるが，反芻症候群では確固たる治療薬はなく，治療方針は確立されていない．そのなかで，行動療法，とくに認知行動療法が症状消失に有効とされている．

横隔膜呼吸（DiaB）は胸の筋肉の代わりに横隔膜を使って呼吸するものであり，おもに腹部を動かして呼吸する呼吸運動である．反芻症候群の一般的な治療法とされ，反芻エピソードの数を減らすことができる．また，ゆっくりとした深呼吸（SlowDB）と呼ばれる別のタイプの呼吸はおもに胸で呼吸する．SlowDB は，食道の痛みの増加に対する治療法として使用され，反芻症候群にも効果を示す可能性がある．DiaB と SlowDB の両方は，胃の神経制御を変更させることから，反芻を改善させる治療法としての試みもある．とくに意欲的な反芻症患者では，これら行動療法（例：弛緩，バイオフィードバック，横隔膜呼吸）によく反応するといわれている．薬剤としてバクロフェンが役立つ場合があるようだが，長期の安全性および有効性データは限られている．

反芻症の背景に知的能力障害や発達障害がある場合，それらの治療を行うことで症状が改善されることがある．発達障害の治療には薬物療法，精神療法，磁気刺激治療（TMS 治療）などがある．

磁気刺激（transcranial magnetic stimulation: TMS）治療は，頭部に特殊なコイルを当て，脳に磁気刺激を与えて脳神経のネットワークのバランスを改善し，正常な活動に戻す治療法である．米国をはじめとする欧米では普及が進んでいる．日本ではまだ一部の医療機関でしか TMS 治療を受けることはできない．薬物療法とくらべて副作用の心配もなく，治療期間も短く，発達障害についても改善することが可能である．

g. 予　後

反芻症候群は，直接的に生命の危険性をもたらす疾患ではなく，幼児期，小児期，青年期，成人期のいずれの時期においても起こりうる．幼児の場合は自然寛解することがあるが，重篤な栄養障害などを引き起こす危険性もある．一時的な症状で落ち着くことも，治療されるまで逆流が持続的に生じることもある．知的能力障害や他の神経発達症群をもつ成人では，吐き戻しと反芻行動は自己鎮静や自己刺激のいずれかの機能をもつようにみえる．反復性の吐き戻しが続くと栄養不良に陥り，結果的に発達や学習能力への悪影響を及ぼすかもしれない．また，吐き戻しが社会的に望ましくないことであると自覚し，意図的に食事の量を減らす人もいる．その結果，体重が低下し，体調不良などにつながることもある．しかし，全般的にまとめると，QOL の低下を引き起こし，社会生活に一定の影響を与える疾患といえる（**図 2**）．

結　語

2016 年に発刊された Rome IV 基準の Gastroduodenal Disorders の項目のなかに，B1. Functional dyspepsia，B2. Belching Disorders，B3. Nausea and Vomiting disorders，B4. Rumination Syndrome とある．胃・十二指腸臓器を基にした機能性消化管疾患のなかで，rumination syndrome は 4 番目であり，その頻度や認知度は低いのかもしれない．その結果，病態生理は解明されておらず，治療法も確立されていない．しかし，QOL は著しく低下し，社会生活に悪影響を及ぼすことを考慮すると，本疾患に対する取組みが喫緊の課題ともいえる．

take-home message

反芻とは，一般に認められるげっぷ，悪心とは異なる．「摂食した食物が常にあるいは頻回に口内に逆流し，それを吐出，再咀嚼，嚥下する」，「嘔気・嘔吐が逆流現象に先行しない」，「口腔内逆流物が酸性のときは，逆流現象は休止する」，「口腔内逆流物には心地よい味の食べ物が混じっている」，などの状況の聴取が鑑別診断に重要となる．ストレスの関与もあるが，命の危険には至らないことを説明し，認知行動療法を中心に対処することが望ましい．

［富永和作］

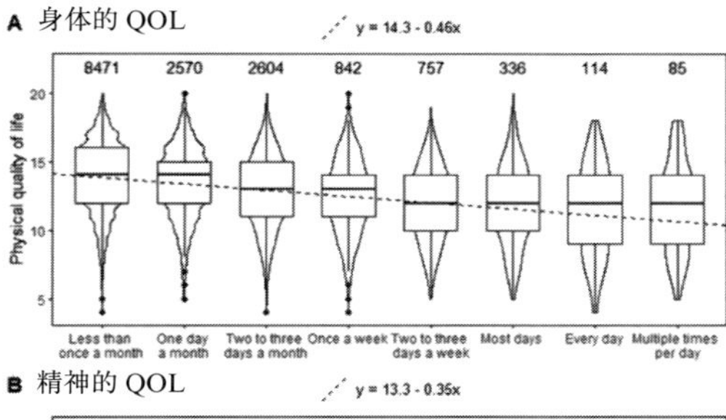

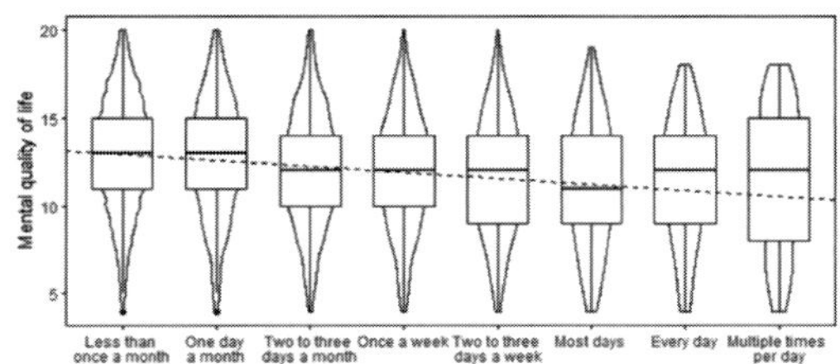

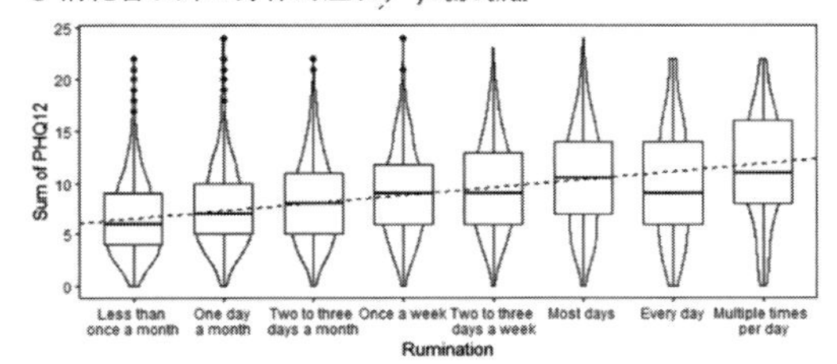

図2 反芻頻度と身体的・精神的 QOL，消化管以外の身体的症状との関連性[2]

反芻症候群と診断された方に，反芻頻度（月に1回未満から，1日複数回までの8段階）と QOL との相関性ついて，PROMIS Global Health 10 と Patient Health Questionnaire-12（PHQ-15 から，消化器管症状を意味する3項目を除いたもの）を用いて評価した．

結果，反芻頻度は，身体的 QOL，精神的 QOL スコアともに負の相関性を示した．一方，反芻頻度は，消化管症状を除いた身体症状重症度とは正の相関性を示した．

文　献

1) O'Brien MD et al. The rumination syndrome: clinical features rather than manometric diagnosis. Gastroenterology. 1995; 108: 1024–1029.
2) Josefsson A et al. Global prevalence and impact of rumination syndrome. Gastroenterology. 2022; 162(3): 731–742.
3) 須川貴史ほか．精神発達遅滞をともなわない成人に発症した Rumination 症候群の1例．日本消化器病学会．2006; 103; 631–635.
4) Nakagawa K et al. Persistent postprandial regurgitation vs rumination in patients with refractory gastroesophageal reflux disease symptoms: identification of a distinct rumination pattern using ambulatory impedance-pH monitoring. Am J Gastroenterol. 2019; 114(8): 1248–1255.
5) 福土審ほか監訳．Rome III 日本語版．協和企画；2008.
6) Stanghellini V et al. Gastroduodenal disorders. Gastroenterology. 2016; 150(6): 1380–1392.
7) Malcolm A et al. Rumination syndrome. Mayo Clin Proc. 1997; 72: 646–652.
8) 高橋三郎ほか監訳．染矢俊幸ほか訳．DSM–5 精神疾患の分類と診断の手引．医学書院；2014.
9) Yadlapati R et al. Postprandial high-resolution impedance manometry identifies mechanisms of nonresponse to proton pump inhibitors. Clin Gastroenterol Hepatol. 2018; 16: 211–218. e1.

2-3-5 胃不全麻痺

gastroparesis

a. 概　念

胃不全麻痺（gastroparesis: GP）は器質的な閉塞機転がないにもかかわらず胃排出遅延をきたす疾患で，これによって早期飽満感，食後膨満感，悪心，嘔吐，げっぷ，胃もたれ，腹痛などの症状をきたすと定義されている[1]．GP は基本的に胃排出遅延により規定される疾患なので，その診断には胃排出能の測定が必須である．一般的に固形食を用いた胃排出能の評価には胃シンチグラフィや胃排出呼気試験が用いられているが，前者に関してはわが国ではごく限られた施設でしか行われておらず，また後者に関してはわが国ではほとんど行われていない．最近では，wireless motility capsule や MRI も胃排出評価に用いられているが，これも限られた施設で行われているにすぎない．また，これまでわが国で行われてきた胃排出能測定法は，そのほとんどが液体食や流動食を用いたものであった．これらの試験食を用いた方法は簡便ではあるものの，固形食以外を用いた排出試験の結果がどれほど真の胃排出能を反映しているかに関しては議論もあり，結果の信用性に関して疑問視されることも多かった．このため，わが国では胃不全麻痺の診断名が用いられることはほとんどなかった．

しかし，この診断名が使われていないのはわが国に限ったことではない．全世界的にみればこの疾患名は主として北米で用いられ，それ以外の地域では用いられることは少ない．われわれはアジアの国を対象にこの疾患に対する意識調査を行ったが，その結果，アジアでのこの疾患に対する関心は高くなく，これまで一度もこの診断名を用いたことがない，あるいはほとんど用いたことのない医師が8割近くに上っていることが明らかとなった[2]．一方，北米を中心にこの疾患名は頻用されており，QOL を低下させる機能性の疾患に対する関心が世界的に高まっていることや，糖尿病患者の増加を背景にして，この疾患が国際会議などで取り上げられる機会も増加してきている．そのため，われわれもこの疾患に対する正しい知識と理解をもつ必要があると考えられる．

b. 疫　学

GP は器質的な閉塞機転がない胃排出遅延により定義されているが，糖尿病に合併するものが多いことが知られており，米国からの報告では 1 型および 2 型糖尿病患者が 10 年間に GP を発症するリスクはそれぞれ 5.2%，1.0% と報告されている[3]．また原因不明の特発性（idiopathic）の GP も糖尿病合併 GP と並んで多いことが知られている．このほかに，術後胃，パーキンソン病や腎不全などの全身性疾患，薬剤性，ウイルスや細菌感染後などもある．米国では 500 万人以上の患者がいると推測されているが，実際にはそのすべてに胃排出試験が行われているとは限らず，内視鏡時の食物残渣を認めた場合にこの診断をつける場合があるという．また，食後膨満感，悪心，嘔吐などの症状のみから GP の診断をつけることも少なくないとされる[3]．実際，GP を疑う患者の 10% にしか胃排出試験が行われていないとの報告もあり，厳密な意味での GP の有病率は明らかではない．前述のようにわが国をはじめ，アジアの国々ではこの病名はほとんど使われることがなく[2]，GP の実態調査の報告もない．それゆえ，わが国で GP という病名が使用されないのは，実際にわが国で GP の患者がほとんどいないからなのか，GP 患者はいてもこの病名が周知されていないからなのか，不明である．

c. 鑑別診断

注意すべきは機能性ディスペプシア（functional dyspepsia: FD）との鑑別である．機能性ディスペプシアは症状により定義される疾患で，症状の原因となる器質的，全身性，代謝性疾患がないのにもかかわらず，慢性的にディスペプシア症状をきたす疾患である[4]．GP は胃排出遅延によって規定される疾患であるため，両者は基本的に異なる概念の疾患である．まず定義的には FD は器質的，全身性，代謝性疾患など原因となりそうなものを排除した原因不明のものでなければならないのに対し，GP は上述したように原因不明のものだけではなく，さまざまな合併症を有する場合でも胃排出遅延を認めればその診断名は付く（**図 1**）[4,5]．実際，糖尿病に合併する GP が多いのはそのためである．ここが機能性ディスペプシアとの最大の違いと考えてよい．

一方，合併症がなく排出遅延を認める場合，すなわち特発性 GP と機能性ディスペプシアを鑑別することは困難である．ただ，胃排出異常を認めないにもかかわらず GP 様の症状を呈する機能性ディスペプシアは多く，また胃排出異常の程度と症状との相関が高くないことが議論を複雑にしている．しかし，一方では症状の程度を加味すれば胃排出異常と消化

機能性ディスペプシア（FD）
症状の原因となる器質的，全身性，代謝性疾患がないにもかかわらず慢性的に心窩部痛や胃もたれなどの心窩部を中心とする腹部症状を呈する疾患　（消化器病学会診療ガイドラインによる定義[12,29]）

機能性ディスペプシアのRome IV 基準　(13)

- 以下の四つのうち少なくとも一つ以上の症状がある
  - 食後愁訴症候群（Postprandial distress syndrome; PDS)
    1. 食後膨満感
    2. 早期満腹感
  - 心窩部痛症候群（Epigastric pain syndrome; EPS)
    3. 心窩部痛
    4. 心窩部灼熱感
- 病状を説明できる明らかな器質的疾患がないもの
- 症状は少なくとも6か月以上前に始まり最近3か月間続いているもの
- PDSに関しては週に2回以上、EPSに関しては1回以上症状があること

胃不全麻痺（GP）
器質的な閉塞がないにもかかわらず客観的な胃排出の遅延と早期満腹感，食後膨満感，悪心，嘔吐，胃もたれ，胃痛などの主要症状を呈する症候群である[28]

図 1　機能性ディスペプシアと胃不全麻痺の定義

器症状は比較的よく相関することが知られている．Stanghellini ら[6]は343人の機能性ディスペプシア患者にシンチグラフィを行い，33.5%に胃排出遅延をみとめたが，比較的強い症状に限れば，嘔吐および食後膨満感という2つの症状と排出遅延にも有意な相関を認めた．すなわち，胃の排出遅延自体はその機序からも推定されるように食後の膨満感や嘔吐症状を惹起するが，排出遅延だけでは胃痛や早期満腹感を含むさまざまな上腹部症状の発生を説明できないのではないかと思われる．

d. 病因・病態生理

実際には両者の特徴的症状にも違いを認め，GPは悪心・嘔吐を呈することが多いのに対して[7]，FDではこれらの症状，とくに嘔吐を伴うことはまれである．なぜ，嘔吐を伴うことがまれかは明らかではないが，糖尿病や術後胃などの合併症が存在しなければそれほど強い胃排出障害をきたすことは少ないからかもしれない．また，その病態からみても両者には違いがあるように思える．GPは胃排出遅延という機序を主体とする疾患であるのに対して，FDの病態としては胃排出遅延，胃排出促進，適応性弛緩反応不全，内臓知覚過敏などさまざまな因子が挙げられている．実際の臨床現場では，心理的な要素の修飾やストレスによる内臓知覚の亢進などの要素もあるためGPの患者でも膨満感や悪心・嘔吐以外の症状をきたす場合が多く，その意味では，患者の症状を胃排出遅延という病態だけで説明しようとするGPという病名に危うさを感じざるを得ない．

e. 治　療

GPと機能性ディスペプシアで一般的に消化管運動機能改善薬をはじめとする薬物治療が行われることは共通であるが，比較的重篤なGP患者に対しては外科手術，電気刺激，ボツリヌス毒注射，G-POEM（gastric-peroral endoscopic myotomy）などの胃排出能改善を目指した治療が行われることがある．一部のFD患者では胃排出遅延をみとめるものの，これらの治療の適応となる患者はほとんどいない．このように，GPとFDでは治療の面でも一部異なっている．

f. GPとFDの関係

一般的にGPとFDは大きくオーバーラップする疾患ではないかと考えられる（**図2**）．胃排出遅延のあるFD患者は合併症のない特発性GPと同一と考えられる．その重なりの大きさがどの程度かが問題となってくる．少し古いデータであるが，GP患者146人の原因を調査した米国からの報告ではGPの36%が特発性，29%が糖尿病，13%が術後胃，7.5%がパーキンソン病によるものであったという[8]．すなわちGPの1/3が機能性ディスペプシアと重なる．一方，胃排出遅延のあるFD患者は特発性GPでもあるが，実際に胃排出遅延をきたす患者はFDの10～30%程度とされているので，理論的にはFDの1～3割程度にオーバーラップがみられても不思議ではないが，両者の有病率はGPで0.03%程度[9]，FDでは5～20%[10]と約100倍以上の開きがあり，実際にFDの1～3割が特発性GPであると主張することは現実的ではない．実際には嘔吐をきたすFDは少なく，この数値の乖離は胃排出遅延の診断基準のバラツキによるものが大きいのではないかと考えられる．ただ糖尿病患者の増加でGP自体はわが国でも今後は増加する可能性があるため，ディスペプシア症状を有する患者の診察においてはこの疾患を鑑別に入れておく必要がある．

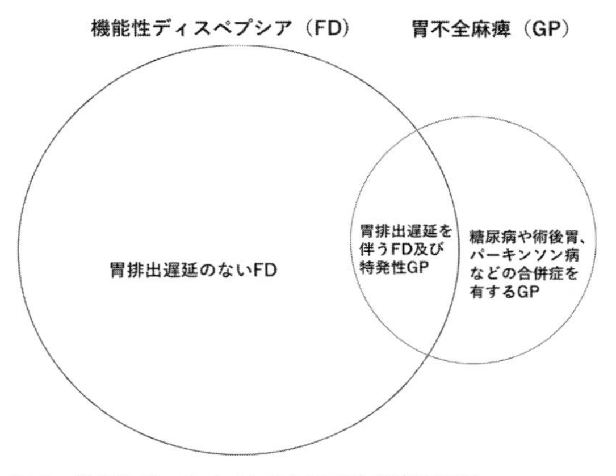

図2　機能性ディスペプシアと胃不全麻痺の関係
器質的疾患がないのに上腹部症状のある患者．

take-home message

一般的に胃排出遅延と症状との相関は高くないとされるが，比較的強い症状に限れば，悪心・嘔吐や食後膨満感と排出遅延には相関がみられる．わが国では慢性的に悪心・嘔吐を訴える患者は少ないが，今後糖尿病やパーキンソン病の増加とともに胃不全麻痺の患者が増えてくる可能性もあるかもしれない．悪心・嘔吐や食後膨満感を訴える患者の鑑別診断の1つとして考えておくべき疾患であろう．

［三輪洋人］

文　献

1) Camilleri M et al. Gastroparesis. Nat Rev Dis Primers. 2018; 4: 41-60.
2) Oshima T et al. Knowledge, attitude, and practice survey of gastroparesis in Asia by Asian neurogastroenterology and motility association. J Neurogastroenterol Motil. 2021; 27: 46-54.
3) Choung RS et al. Risk of gastroparesis in subjects with type 1 and 2 diabetes in the general population. Am J Gastroenterol. 2012; 107: 82-88.
4) Stanghellini V et al. Gastroduodenal disorders. Gastroenterology. 2016; 150: 1380-1392.
5) 日本消化器病学会編．機能性消化管疾患診療ガイドライン 2021，改定第2版—機能性ディスペプシア．南江堂；2021.
6) Stanghellini V et al. Risk indicators of delayed gastric emptying of solids in patients with functional dyspepsia. Gastroenterology. 1996; 110: 1036-1042.
7) Cherian D et al. Nausea and vomiting in diabetic and idiopathic gastroparesis. Neurogastroenterol Motil. 2012; 24: 217-222.
8) Soykan I et al. Demography, clinical characteristics, psychological and abuse profiles, treatment, and long-term follow-up of patients with gastroparesis. Dig Dis Sci. 1998; 43: 2398-2404.
9) Jung HK et al. The incidence, prevalence, and outcomes of patients with gastroparesis in Olmsted County, Minnesota, from 1996 to 2006. Gastroenterology 2009; 136: 1225-1233.
10) Oshima T et al. Epidemiology of Functional Gastrointestinal Disorders in Japan and in the World. J Neurogastroenterol Motil. 2015; 21: 320-329.

2-4 Case Discussion

2-4-1 胃もたれ
postprandial fullness

「胃もたれ」はディスペプシア症状の1つであり，主として食事を摂取することに関連して生じる症状である．そのため，機能性ディスペプシア（functional dyspepsia: FD）の欧米での診断基準であるRome IV基準では，「食後のひどい胃もたれ（bothersome postprandial fullness）」がFDの食後愁訴症候群（postprandial distress syndrome: PDS）という亜分類に特徴的な症状の1つだとされている[1]．胃もたれは健常者でも生じうる症状であり，病的な胃もたれだとする基準を明確にすることは困難だが，Rome IVでは1つの目安として「日常生活に重度の支障を来たす程度」という注釈が記載されている．

症例提示（機能性ディスペプシア）

【症　例】 46歳，女性
【主　訴】 食後のひどい胃もたれ
【既往歴】 28歳で *Helicobacter pylori* 一次除菌成功
【家族歴】 特記事項なし
【アレルギー歴】 花粉症
【喫煙歴】 なし
【飲酒歴】 機会飲酒
【常用薬】 なし
【現病歴】 幼少期から胃が弱いとの自覚があった．2年前に食後のひどい胃もたれと心窩部痛が出現し近医を受診．上部消化管内視鏡検査を施行されるも異常所見を認めず，酸分泌抑制薬の投与を受け，速やかに改善した．1年前に会社で昇進し重要な仕事を任されるようになったが，3か月前から食後のひどい胃もたれが再燃し，様子をみていたところ，週に5日程度の胃もたれが持続して不安感が強くなったため，精査加療目的に受診した．
【理学的所見】 腹部は平坦，軟で手術痕無し．腸蠕動音は正常．心窩部に軽度の圧痛を認めるも，筋性防御はなく，反跳痛もなし．他の部位に圧痛なし．

臨床経過

胃もたれをきたしうる全身性疾患の除外として血液検査を行ったが，異常所見は認めなかった．

器質的疾患の精査として，上部消化管内視鏡検査，腹部造影CT検査，腹部超音波検査を施行した．上部消化管内視鏡検査では食道，十二指腸に異常所見を認めず，胃に萎縮性胃炎を認めた．胃・十二指腸の背景粘膜から生検を施行したが，20個以上/高倍率視野の好酸球浸潤はみとめなかった．腹部造影CT，腹部超音波検査はいずれも異常所見がなく，消化管の狭窄や腫瘤性病変はみとめなかった．

以上より，FDと確定診断した．FDの亜分類として，食後のひどい胃もたれがあることから食後愁訴症候群と診断した．

治療として漢方薬である六君子湯7.5 g/日の投与を開始した．その後8週間の投与により，胃もたれは軽快した．また随伴していた不安感も軽減した．

考　察

本邦の診療ガイドラインによるFDの定義は,「症状の原因となる器質的，全身性，代謝性疾患がないのにもかかわらず，慢性的に心窩部痛や胃もたれなどの心窩部を中心とする腹部症状を呈する疾患」である[2)]．すなわちFDと診断するためには，まず問診や各種検査によって他の疾患の除外を行うことが基本となる．胃もたれから始まるFDの診断フローチャートを示す（図1）．

FDと診断するために，2021年に発刊された本邦の診療ガイドライン改訂第2版からは，上部消化管内視鏡検査は必須ではなくなっている．すなわち，診断時に一律に内視鏡検査を実施するのではなく，症例に応じてその必要性を判断する．たとえばアラームサイン（警告徴候）が陽性であるなど，器質的異常が疑われた場合は積極的に内視鏡検査を実施する．アラームサインとは，高齢での新規症状の出現，体重減少，再発性の嘔吐，出血，嚥下障害・嚥下痛，腹部腫瘤，発熱，食道がんや胃がんの家族歴を有すること，などである．

本症例では*H. pylori*除菌歴があること，花粉症というアレルギー歴があること，3か月間症状が改善しないという病歴から器質的疾患の除外が必要だと判断されたため，上部消化管内視鏡検査を実施した．*H. pylori*感染の既往は必ず胃がんの可能性を念頭に置かなければならないし，アレルギー歴があることからは好酸球性胃腸炎の可能性を考えておくべきである．好酸球性胃腸炎は胃・十二指腸などに20個以上/高倍率視野の著明な好酸球浸潤をきたす慢性アレルギー性疾患であり，胃・十二指腸の内視鏡所見が正常であっても好酸球浸潤が存在することがあるため，生検を行うことが重要である．本症例では胃がんや好酸球性胃腸炎など，上部消化管内視鏡検査で指摘しうる器質的異常はみとめなかった．

また*H. pylori*もディスペプシア症状の原因となることがあるが，本症例では除菌から1年以上経過

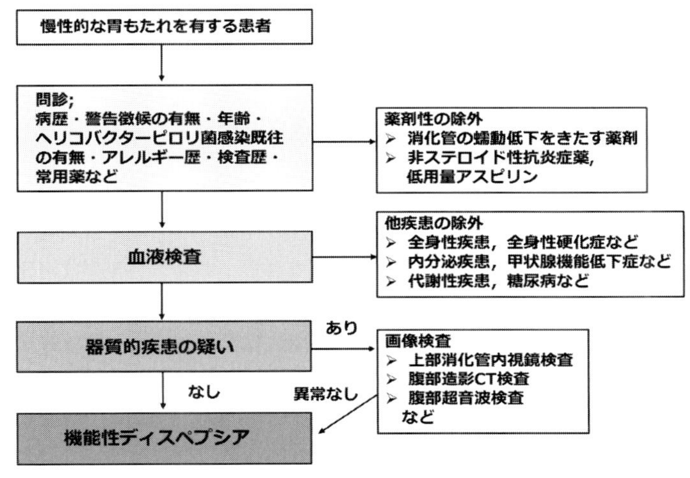

図1　胃もたれから始まる機能性ディスペプシアの診断フローチャート

第2章 胃・十二指腸

しているにもかかわらずディスペプシア症状が存在しているため，*H. pylori* 関連ディスペプシアではなく真のFDだと判断される．

FDの診断には上部消化管内視鏡検査以外にも，腹部造影CTや腹部超音波検査を実施し，器質的疾患がないことを確認しておくことが望ましい．たとえば胃以降の消化管に進行がんや壁外性圧迫による狭窄があった場合，サブイレウスとなり狭窄部から口側の腸管拡張や内容物の貯留に伴って胃もたれや腹部膨満感，嘔吐，腹痛などの症状を生じる可能性がある．

またFDは他の機能性消化管疾患を併存することがしばしばあり，PDSは過敏性腸症候群，とくに便秘型過敏性腸症候群の併存リスクだと報告されている[3)]．つまり便秘症の随伴症状として胃もたれを訴える症例があるため，留意を要する．

胃もたれの病態生理は複数の要因から成り立っており，症状が生じる機序は複雑である．たとえば代表的な機序として胃排出の遅延や，適応性弛緩の障害が関与するとされている．適応性弛緩とは胃に食物が入った際に胃の近位部が弛緩し，食物をため込むことを可能にするための生理的な反応である．胃排出や適応性弛緩の障害があると胃内容物により胃壁に圧力が負荷され，粘膜や筋層に分布した内在性一次求心性知覚神経終末に分布する圧伸展受容器を刺激することにより，胃もたれを生じる可能性が考えられる．しかし，胃もたれに特異的な侵害受容器はいまだ同定されておらず，詳細は明らかではない．

胃排出能を評価する検査法として胃排出シンチグラフィ，呼気試験や腹部超音波検査を用いた方法などが報告されているが，いずれも保険適用がなく，現状では限られた施設で研究目的に実施される検査であり，一般の施設で実施することは困難である．

このように，胃の蠕動機能の低下に伴って胃もたれが出現することがあるため，二次性に消化管の蠕動低下をきたしうる全身性疾患，代謝性疾患についても鑑別を行う必要がある．たとえば全身性硬化症などの膠原病，甲状腺機能低下症・副甲状腺機能亢進症などの内分泌疾患，糖尿病などの代謝性疾患が鑑別に挙げられる．これらを鑑別するためには，血液検査の実施や，関節痛や皮疹などの消化管以外の随伴症状の有無についてもよく問診を行うことが肝要である．

さらには消化管の蠕動機能を低下させる薬剤の内服歴の有無も確認が必要である．たとえば抗うつ薬などの抗コリン作用を有する薬剤，麻薬性鎮痛剤，Ca拮抗薬，利尿薬，鉄剤・Ca製剤などの金属イオン含有製剤，L-ドパなどである．他にはNSAIDsや低用量アスピリンなどの消化管粘膜傷害をきたしうる薬剤の使用歴にも留意する．

以上のような，胃もたれをきたしうる他疾患，薬剤性の要因が確実に除外されることによってはじめて，FDの確定診断を行うことができる．逆にいえばこれらの疾患を鑑別することなく，安易にFDと診断することは厳に慎むべきことである．FDの診断基準は本邦独自の基準と，Rome IV基準がある（**図2**）．本症例は本邦・Rome IV基準いずれも満たしたFDだと診断できる．本邦の基準の特徴として，具体的な病悩期間を明示せずに「慢性的に」とし，症状の頻度は問わず，幅広くFDと診断できるようにあえてそのような基準になっている．一方のRome IV基準は研究を実施する際の厳密な基準だという側面があり，Rome IV基準に合致しなくとも本邦の基準を満たせば臨床的にはFDと診断し，治療すべきである．

FD患者の背景にある心理的因子として，不安・抑うつが存在する場合がある．本症例では胃もたれ再燃の契機として会社で昇進したというエピソードがあるが，実臨床では必ずしも契機となるエピソードが存在するわけではなく，患者は契機を自覚していないことも多い．また会社での昇進は社会的には一見よいエピソードのようにもみえるが，本人の受け取りかたによってはストレスを感じる辛いエピソードともなりうるのである．つまりFD診療においては患者の心理的因子，社会的背景にも配慮することがきわめて重要である．

FDの治療については，第一選択薬は，①アコチアミド，②酸分泌抑制薬（プロトンポンプ阻害薬・ヒスタミンH_2受容体拮抗薬），③六君子湯の3種類である．アコチアミドは消化管運動機能改善薬というカテゴリーに属し，アセチルコリンエステラーゼ阻害作用などによって胃排出や適応性弛緩を改善させる．アコチアミドは胃もたれ，早期満腹感といったPDSに伴う症状にのみ有効性が示されており，心窩部痛への有効性は乏しいとされている[4)]．

プロトンポンプ阻害薬の有効性はメタ解析によっ

➢**本邦での定義・診断基準**
症状の原因となる器質的，全身性，代謝性疾患がないのにもかかわらず，慢性的に心窩部痛や胃もたれなどの心窩部を中心とする腹部症状を呈する疾患

➢**Rome IV基準**
下記の1.と2.を満たす
1. 下記のa〜dの症状の1つ以上が存在する．
   症状は6か月以上前から存在し，最近3か月間で
   a・bは週3日以上，c・dは週1日以上存在する．

a. 食後のひどい胃もたれ b. ひどい早期満腹感 c. ひどい心窩部痛 d. ひどい心窩部灼熱感	a・bは食後愁訴症候群， c・dは心窩部痛症候群に亜分類される

2. 症状を説明し得る器質的，全身性，代謝性疾患がない

図2 機能性ディスペプシアの診断基準

て証明されており，症状が消失もしくは最小限となった症例はプロトンポンプ阻害薬群では31.1%，プラセボ群は25.8%であり，リスク比0.88（95%信頼区間0.82〜0.94）であった[5]．ただしプロトンポンプ阻害薬はFDに対しては保険適用外である．またヒスタミンH_2受容体拮抗薬はプロトンポンプ阻害薬と同等の治療効果であるというメタ解析があり，有用である[5]．なおカリウムイオン競合型アシッドブロッカーについては，プラセボ対照ランダム化比較試験がいまだ実施されておらず，現在では治療効果は明らかではない．

六君子湯は診療ガイドライン改訂第2版ではじめて第一選択薬となった漢方薬である．本邦でDREAM studyなどのプラセボ対照ランダム化比較試験が実施され，治療効果に関するエビデンスが確立された．六君子湯は胃排出や適応性弛緩を改善させ，食欲増進ホルモンであるグレリンの分泌を亢進させる作用がある．DREAM studyでは六君子湯7.5 g/日の8週間投与において奏効率78.7%であり，プラセボ群の63.2%と比較して有意に高い有効性を示した[6]．また症状別の有効性解析では，とくに胃もたれなどのPDSに伴う症状への有効性が高かった．さらには六君子湯は不安に対する治療効果も有しており，不安の改善度は腹部症状の改善度と相関することが判明した．

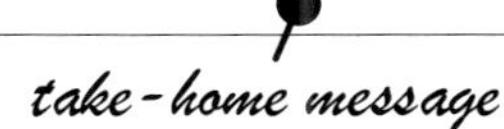

慢性的な胃もたれを有する患者への診療においては，原因となりうる疾患を十分に鑑別することが極めて重要である．膠原病などの全身性疾患，内分泌疾患，代謝性疾患や薬剤性によるもの，消化管に関連する器質的疾患の可能性を念頭におく．とくに好酸球性胃腸炎の鑑別は近年重要性を増している．これらの疾患を除外することにより，はじめてFDと診断できるのである．

［田中史生］

文　献

1) Stanghellini V et al. Gastroduodenal disorders. Gastroenterology. 2016; 150: 1380–1392.
2) 日本消化器病学会編．機能性消化管疾患診療ガイドライン2021—機能性ディスペプシア（FD），改訂第2版．南江堂；2021.
3) Choi YJ et al. Overlap between irritable bowel syndrome and functional dyspepsia including subtype analyses. J Gastroenterol Hepatol. 2017; 32: 1553–1561.
4) Xiao G et al. Efficacy and safety of acotiamide for the treatment of functional dyspepsia: systematic review and meta-analysis. Sci World J. 2014; 2014: 541950.
5) Pinto-Sanchez MI et al. Proton pump inhibitors for functional dyspepsia. Cochrane Database Syst Rev. 2017; 11: CD011194.
6) Tominaga K et al. Rikkunshito simultaneously improves dyspepsia correlated with anxiety in patients with functional dyspepsia: A randomized clinical trial (the DREAM study). Neurogastroenterol Motil. 2018; 30: e13319.

2-4-2 心窩部痛

epigastric pain

心窩部痛は機能性ディスペプシア（FD）の主要な症状として知られており，治療抵抗例に対する適切な対応を考察する．

症例提示

【症　例】 46 歳，女性
【主　訴】 心窩部痛
【既往歴】 15 歳で虫垂切除術
【家族歴】 祖母と父は胃がん
【アレルギー歴，嗜好歴】 特記なし
【外来担当医の背景】 基幹病院で臓器専門医を担当していたが，1 年前に 200 床の総合病院に異動となり，週 2 回，総合内科外来を担当している．

臨床経過

1 年前から心窩部痛を自覚し，近医で上部消化管内視鏡検査と標準的な投薬を受けてきたが，症状の改善は得られず紹介受診した．受診時は FD の Rome IV 基準を満たしていた．身体所見には特記すべきことはなく，検査所見ではピロリ菌陽性が確認された．外来医は，患者に命に影響する病態の可能性は低いことを伝え，ピロリ菌の除菌治療を勧めた．2 か月後に除菌成功が確認された．しかし，症状は持続しており，*H. pylori* 関連ディスペプシアは否定され，PPI，六君子湯の効果も限定的であったため，治療抵抗性 FD と判断された．外来医がタンドスピロンクエン酸塩を試すかどうか悩んでいるなかで，次のようなやり取りがなされた．

患者：どうしても胃のあたりが気になるんです
外来医：そうですね．もう少し聴かせてください
患者：はい．厳しかった父親が胃がんで亡くなった年齢に近づいて自分も胃がんになるのではと，どうしても不安になるんです
外来医：そうだったんですね
患者：前の先生は外来中，いつも時間を気にしていて話せる雰囲気がなくて，でも，どうしても胃がんが心配で，思い切って相談したら，「内視鏡の結果が信じられないのか」って怒ってしまって，それで，こちらに受診することになったんです
外来医：そんなことがあったんですね．ところで，どういうときにお腹が痛くなるのか，改めて教えてもらえませんか
患者：姑さんが怖い人で，事あるごとに思い出してお腹が痛くなるんです．そしたら，自分も胃がんになるんじゃないかと居ても立ってもいられなくなって．でも，お薬を飲むと少しは楽になります
外来医：姑さんと同居されているのですか
患者：いえ，姑さんは 2 年前に亡くなって，主人は 1 年前から単身赴任中なんです
外来医：お話しいただきありがとうございます．姑さんとの思い出とお父さんが患われた胃がんへの不安が腹痛に影響していそうですね．次回，腹痛や不安な気持ちが起こったら，慌てずに深呼吸してください．呼吸に意識を集中して，考えた内容，腹痛の性質，不安などの気持ちを眺めるようにして．できれば，日記に記録して次回，見せていただけませんか
患者：わかりました．やってみます

その後の経過：少しずつ残薬が生じるようになり，半年後に，経過良好につき終診となった．

考　察

Rome IV 基準によれば，本症例は治療抵抗性 FD（心窩部痛症候群）とされる[1]．患者は過去の記憶に対する陰性感情により誘発された心窩部痛と父親の胃がん歴に関連付けられた不安から，自らの心窩部痛を深刻にとらえ，日常生活に支障をきたしていた．これは，DSM-5 の身体症状症の基準を満たしている．機能性ディスペプシアの診療ガイドラインは治療抵抗性 FD に対し，追加検査や心療内科的治療を推奨しており[2]，心身症の診療ガイドラインでは患者の受診理由と解釈を尊重して治療方法を選択することを求めている[3]．

本症例は，過去のトラウマや父親の胃がん歴に基づく不安がおもな原因と思われるため，説明と認知行動療法（CBT）が適していると考えられる．新世代の CBT は認知のゆがみの矯正よりも，認知の

ゆがみに対する反応の変化を重視している．外来医は薬物治療を続けながら，症状が出現する際に考える内容（認知），腹痛の性質（感覚），不安などの気持ち（感情）をあるがままに観察する訓練を患者に提供し，習得してもらうことで，患者の症状の改善，または症状は消失しなくとも受診の必要性が解消されることが期待される．

FDに対するCBTは有効とされ[4, 5]，近年，新世代のCBTの有効性も示されている（**図1**）[6]．また，小児の機能性腹痛に対するインターネットCBTは費用対効果が高く，RCTでその効果が示されている[7]．機能性ディスペプシア診療ガイドラインでは，はじめに「説明と保証」を行い，その後，治療抵抗性FDの場合には心療内科的治療を実施するアルゴリズムが提唱されている．ただし，「説明と保証」時に得られたプラセボ効果は時間が経つと低下することが知られており，薬物治療中も可能な範囲で症状に対する患者の認知や感情にも配慮することが望まれる．

良好な患者－医師関係を構築し，良好に保ったうえで，心理社会的な背景も十分聴取する必要性がRome IV，機能性ディスペプシア診療ガイドラインにおいても推奨されている[1, 2]．また，良好な患者-医師関係は患者の満足度，治療遵守，さらには治療効果も改善し，IBS患者の検討では患者－医師関係が良好であるほど再受診の必要回数が減少することが報告されている[8]．一方で，本事例の前医で発生したように，外来医が患者の考える内容（認知）や不安（感情）に対応できないことで患者に「傷つき体験」が発生している場合も少なくない．それは，薬物治療が奏効せず苦悩している患者を目の前に，何もできない状況に置かれた外来医には精神的ストレスが生じ，調和のとれた態度をとり続けられず，批判的な態度をとりうるからである．治療抵抗例の外来診療中にもつねに調和のとれた態度をとりながら，患者の症状だけでなく，患者の考える内容（認知）や不安（感情）にも意識を向け続けるにはどうしたらよいだろうか．

日本内科学会専門医部会全人的医療実践ワーキンググループは，外来診療におけるモードとして「問題解決モード」（患者の疾病に伴う課題を特定し，解決することに焦点をあてるアプローチ）と「物語モード」（患者の病による苦悩を，その意味の視点からとらえ，配慮するモード）の2つを想定し，この2つのモードを必要に応じて外来診療中にいったりきたりすることを提唱している（**図2**）[9]．

カナダのマギル大学で開発された「苦悩する患者と向き合う医療者を育成する」教育プログラムであるWhole Person Careプログラムでは，医療者でも高ストレス状態になると，批判的な態度などの調和のとれていない態度になることを指摘したうえで，医療者には診断・治療だけでなく，患者が病気と向き合い，病気とともに人間として成長し，悪いところをもとに戻せない場合には，変化を受け容れることを支援する役割（癒し）があることを提案している（**図3**）[10]．医療者が患者の苦悩に向き合い続けるには，医療者自身も，自分の考える内容（認知），呼吸などの感覚，不安などの気持ち（感情）を自身で観察し続け，調和のとれた態度を維持することが必要とされる．患者の苦悩に向き合う心を瞬時に調える方法として，いったん精神的な活動を停止し（Stop），一呼吸しながら，その呼吸に意識を向け

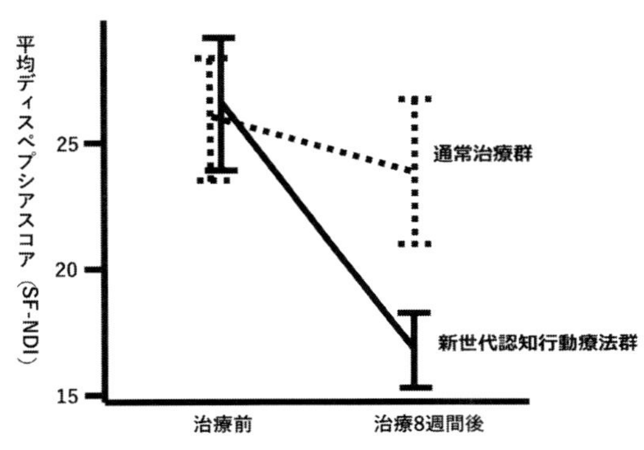

図1　FDに対する新世代認知行動療法のランダム化比較試験（RCT）結果

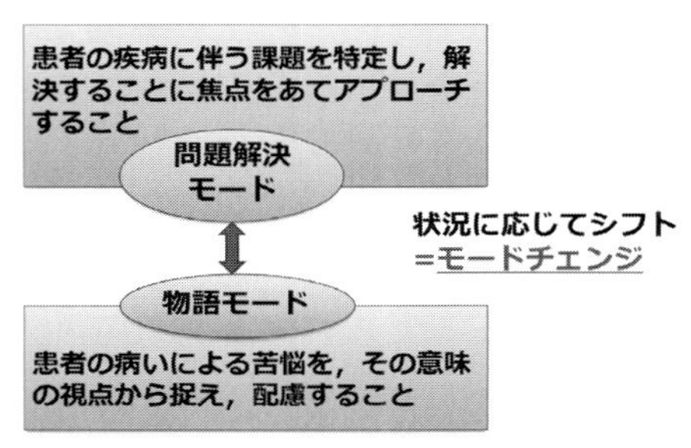

図2　問題解決モードと物語モードのモードチェンジ[9]

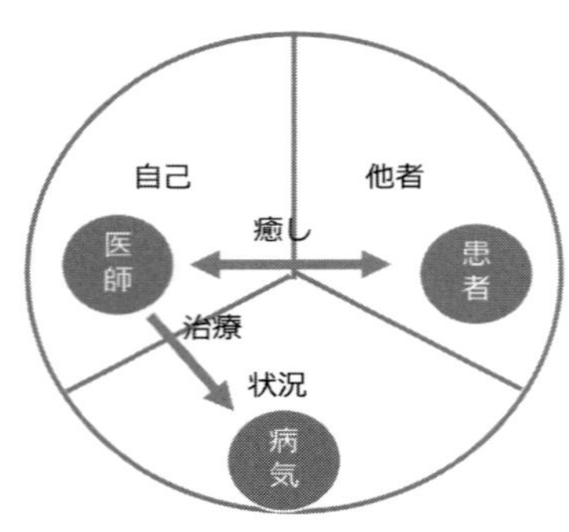

図3　臨床的調和[10)]

(Take a breath)，自分の身体感覚，思考，感情に注意を向け（Observe），再開する（Proceed）という“STOP”の実践が提案されている[10)].

最後に

治療抵抗性の心窩部痛患者に対する適切な対応を薬物治療と患者，外来医の精神的な活動（認知，感覚，感情）の観点から考察した．「説明と保証」のあと，薬物治療を行いながら，治療抵抗例である可能性も念頭に，外来医は自身の心を意図的に調え，患者における症状が出現する際の考え（認知），腹痛の性質（感覚），不安などの気持ち（感情）をあるがままに観察し，それを受け入れる能力を獲得する支援ができることが望まれる．

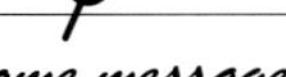

take-home message

心窩部痛は機能性ディスペプシアの主要な症状であり，頻度が高く，かつ，薬物治療には十分反応しないことも多い．この状況は，患者のみならず，外来担当医にとっても精神的ストレスとなり，医師側の陰性感情や批判的な調和のとれていない態度を誘発しやすく，それが患者の「傷つき体験」につながりうる．患者に意識を現在にとどめてもらうには，外来担当医自身の意識も現在にとどめる訓練が必要である．

［三原　弘］

文　献

1) Lacy BE et al. Bowel disorders. Gastroenterology. 2016; 150: 1393-1407.
2) 日本消化器病学会編集．機能性ディスペプシア（FD）診療ガイドライン 2021，改訂第2版．南江堂；2021.
3) 福永幹彦ほか．Functional dyspepsia（FD）．心身症—診断・治療ガイドライン 2006（小牧　元ほか編）．協和企画；2006: 42-62.
4) Orive M et al. A randomized controlled trial of a 10 week group psychotherapeutic treatment added to standard medical treatment in patients with functional dyspepsia. J Psychosom Res. 2015; 78: 563-568.
5) Haug TT et al. Psychotherapy in functional dyspepsia. J Psychosom Res. 1994; 38: 735-744.
6) Teh KK et al. Mindfulness-based cognitive therapy in functional dyspepsia: A pilot randomized trial. J Gastroenterol Hepatol. 2021; 36: 2058-2066.
7) Lalouni M et al. Clinical and cost effectiveness of online cognitive behavioral therapy in children with functional abdominal pain disorders. J Gastroenterol Hepatol. 2019; 17: 2236-2244.
8) Owens DM et al. The irritable bowel syndrome: long-term prognosis and the physician-patient interaction. Ann Intern Med. 1995; 122: 107-112.
9) 土屋静馬ほか．日本内科学会 専門医部会 全人的医療ワーキンググループ．日内会誌．2020: 109: 1155-1161.
10) ハッチンソン TA 編．恒藤暁訳．新たな全人的ケア—医療と教育のパラダイムシフト．三輪書店；2016.

2-4-3 悪心・嘔吐
nausea, vomiting

序　論

悪心は主観的症状であり，心窩部，前胸部，咽喉頭部に生じる吐きたいという不快感である．嘔吐は，腹壁筋と胸壁筋の収縮により，口から，胃または腸管内容物を急激に吐出する状態を指す．

Rome IV 基準に基づく悪心・嘔吐障害は，つらい悪心や嘔吐が週に少なくとも1回以上ある慢性悪心・嘔吐症候群，急性発症する1週間未満の嘔吐を周期的に繰り返す周期性嘔吐症候群，そして，カンナビノイドを継続的に使用し，カンナビノイドの中止によって症状が改善する周期性嘔吐症候群に似た嘔吐を繰り返すカンナビノイド悪阻症候群に分類される[1)].

悪心・嘔吐障害と診断するためには，イレウスなどの腸管閉塞，感染性腸炎，そして胃不全麻痺や偽性腸閉塞を含む消化管運動機能障害などの消化器疾患，脳圧亢進や脳血流障害などの中枢神経疾患，メニエール症候群などの耳鼻科疾患，うっ血性心不全などの心疾患，糖尿病性昏睡や尿毒症などの内分泌代謝疾患，神経性食思不振症や抑うつ状態などの心因性疾患，そして薬物に伴う悪心・嘔吐などを除外する必要がある．

治療として，抗ヒスタミン H_1 受容体拮抗薬，ムスカリン M_1 受容体拮抗薬，ドパミン D_2 受容体拮抗薬，セロトニン 5-HT_3 受容体拮抗薬などが使用されるが，慢性悪心・嘔吐症候群の場合，三環系抗うつ薬が有効という報告もある[2]．周期性嘔吐症候群の場合，トリプタン系薬剤などの片頭痛の治療薬が有効な場合もある[3]．そして，カンナビノイド悪阻症候群の場合は，制吐剤による治療よりも大麻の中止が優先される．

症例提示（慢性悪心・嘔吐症候群）

【症　例】 40歳，女性
【主　訴】 悪心
【既往歴】 特記事項なし
【家族歴】 特記事項なし
【アレルギー歴】 特記事項なし
【喫煙歴】 なし
【飲酒歴】 機会飲酒
【職業歴】 証券会社勤務（トレーダー）
【現病歴】 4年ほど前から悪心症状が出現し，ほぼ毎日続いている．起床時から悪心症状は認められるが，その症状によって覚醒が促されることはない．食欲低下はなく，食事によって症状の程度が変わることもない．嘔吐は毎日ではなくときどき起きたが，周期的に起きることはない．嘔吐の頻度は週に3回くらいのときもあれば，週に1回くらいのときもある．嘔吐の誘因は明らかではないが，外食の後に嘔吐が多くなる傾向がある．経過中検診で上部消化管造影検査を数回受けたが異常所見を指摘されることはなかった．日常生活に支障をきたすことがないため，放置していたが，症状が持続するため，精査加療目的に受診した．
【理学的所見】 腹部は平坦・軟で，腸蠕動音正常であった．腹部に圧痛はなく，神経学的所見に異常はなかった．

臨床経過

悪心・嘔吐のみで胸やけや腹痛などの症状はなく，出血，体重減少，発熱などの警告症状もなかった．また，排便は毎日あり，便形状も正常便であった．眩暈はなく，片頭痛の既往もなかった．神経性食思不振症を示唆する所見はなく，抑うつ気分もなかった．薬やサプリメントなど悪心の原因となりうる物質の摂取もなかった．尿検査，血液検査，血清生化学検査を行うも異常をみとめず，高カルシウム血症などの電解質異常，甲状腺疾患，副腎疾患，糖尿病などの内分泌疾患も除外された．上部・下部消化管内視鏡検査，腹部超音波検査，腹部CT検査を行うも異常をみとめず，消化管疾患も除外された．頭部CTでも異常をみとめなかった．以上の所見から慢性悪心・嘔吐症候群と診断し，ドパミン D_2 受容体拮抗作用とともにセロトニン（serotonin, 5-hydroxytryptamine3: 5-HT_3）受容体拮抗作用を有するメトプロクラミドを，辛いと感じる悪心があるときに頓用で内服するように指示した．経過中，症状の原因となる器質的疾患がないにもかかわらず慢性的に心窩部を中心とする腹部症状を呈する機能性ディスペプシアとして，コリンエステラーゼ阻害薬のアコチアミドを処方することもあった．初診後数年の経過の後，悪心は消失し，まれに嘔吐があるも，日常生活に支障はなく，今に至っている．症状が軽減・消失した理由は明確ではないが，症状が強かった頃は，証券会社でトレーダーとして働いており，ストレスが大きかったということが関与していたかもしれない．

考　察

Rome II 基準においては，機能性嘔吐は機能性ディスペプシアとともに機能性胃十二指腸障害を構成する分類の1つであったが，悪心は機能性ディスペプシアの dysmotility-like dyspepsia の症状の1つであった[4]．しかし，Rome III 基準では，悪心は悪心・嘔吐障害として，機能性胃十二指腸障害を構成する分類となった[5]．さらに悪心・嘔吐障害は，通常は嘔吐を伴わない慢性特発性悪心，嘔吐を必須とする機能性嘔吐，嘔吐の発症のしかたと持続期間に常同性があり，嘔吐がない期間は症状がない周期性嘔吐症候群に亜分類された．そして，Rome IV 規準では，亜分類の変更が行われ，慢性悪心・嘔吐症候群，周期性嘔吐症候群，カンナビノイド悪阻症候群になった[1]．慢性悪心・嘔吐症候群は，悪心のみ，または嘔吐のみの場合があることを認めた概念である．周期性嘔吐症候群の診断規準は一部変更され，嘔吐のエピソード間には，嘔吐のない期間が少なくとも1週間はあることが特徴として追加され，嘔吐のない期間にも嘔吐以外の症状が有ることが認められた．カンナビノイド悪阻は，Rome IIIでは除外されていたが，Rome IVでは，カンナビノイド悪阻症候群としてふたたび悪心・嘔吐障害を構成する分類となった．悪心・嘔吐障害は，新たな文献情報をもとに，Rome規準の改訂のたびにカテゴリーや診断基準が変更されており，まだその病態生理は明らかではない．胃排出能低下が原因で悪心・嘔吐が生じることはあるが，胃排出能が正常でも症状が生じることがある．周期性嘔吐症候群の嘔吐がない期間は胃排出能が亢進している場合が多く，嘔吐のエピソードがあるときには胃排出能低下が生じていると報告されている[6]．心理的要因に関しては，不安障害または別の精神障害を合併する割合は20%という報告があるが[7]，成人の周期性嘔吐症患者の84%が不安障害，78%が軽度から中等度のうつ病であったという報告もある[8]．片頭痛は小児の周期性嘔吐症に関係することが知られているが，成人の周期性嘔吐症においても，片頭痛の併存や家族歴が24～70%あるとも報告されている[6]．小児の周期性嘔吐症において，ミトコンドリアの機能異常の関与も指摘されている[9]．

治療に関しては，薬物療法では制吐薬，運動機能改善薬，三環系抗うつ薬，トリプタン系薬剤などが用いられるが，いずれも効果は不十分である．胃の電気刺激が有効であったという報告や[10]，心理療法が有効であったという報告[11]もあるが，その有用性はまだ証明されていない．

悪心・嘔吐障害は，分類・定義もまだ変遷しており，発症メカニズムもまだ明らかになっていない．したがって有効な治療方法もまだない．今後の検討課題である．

take-home message

診断においてもっとも大事なことは，器質性疾患，中枢性疾患，耳鼻科疾患，内分泌疾患，心疾患，電解質異常，そして薬物に伴う悪心・嘔吐などをいかに除外するかということである．

悪心・嘔吐障害の分類・定義は依然として変遷しており，発症メカニズムも明らかになっていない．したがって有効な治療方法もまだないが，実臨床ではドパミンD_2受容体拮抗薬，セロトニン5-HT_3受容体拮抗薬などが使用されている．

［北條麻理子］

文　献

1) Stanghellini V et al. Gastroenterology. 2016; 150: 1380–1392.
2) Patel A et al. Postgraduate Med J. 2013; 89(1049): 131–136.
3) Hikita T et al. Cephalalgia: Int J Headache. 2011; 31: 504–507.
4) Talley NJ et al. Gut. 1999; 45 Suppl 2(Suppl 2): Ii37–42.
5) Tack J et al. Gastroenterology. 2006; 130: 1466–1479.
6) Abell TL et al. Cyclic vomiting syndrome in adults. Neurogastroenterol Motil. 2008; 20: 269–284.
7) Prakash C et al. Am J Gastroenterol. 1999; 94: 2855–2860.
8) Namin F et al. Neurogastroenterol Motil. 2007; 19: 196–202.
9) Boles RG et al. American J Med Gene. Part A. 2003; 120a: 474–482.
10) Reddymasu SC et al. Digestive Dis Sci. 2010; 55: 983–987.
11) Stravynski A et al. J Nerv Mental Dis. 1983; 171: 448–451.

2-5 トピックス

2-5-1 遺伝子多型と機能性ディスペプシア

genetic polymorphism and functional dyspepsia

はじめに

機能性消化管疾患（functional gastrointestinal disorder: FGID）の代表的なものとして，過敏性腸症候群（irritable bowel syndrome: IBS）や機能性ディスペプシア（functional dyspepsia: FD）が挙げられる．FDは食後の上腹部違和感を主徴とする食後愁訴症候群（post-prandial distress syndrome: PDS）と心窩部痛症候群（epigastric pain syndrome: EPS）に分類される．FDの原因に関しては，胃・十二指腸運動機能異常に加え，内臓知覚過敏，心理社会的因子，遺伝的要因，生育環境，消化管の微小炎症などの多因子が複合的に関与しているものと考えられている．PDS では，胃排出の遅延が病態の背景をなし，摂食後の胃の適応性弛緩の障害が，早期飽満感（early satiation）の病態を形成すると考えられている．

遺伝子多型は，遺伝子を構成している DNA の配列の個体差であり，DNA の配列の 1 か所の塩基配列が異なる一塩基多型（single nucleotide polymorphism: 30 SNP）や繰り返し配列の繰り返し回数が異なるマイクロサテライト多型（microsatellite polymorphism）がある．一般的に，遺伝子多型は，民族や国によって頻度は異なり，また疾病との関連性についても報告によって結果が異なっており一定の見解が得られていないことが多い．本稿では，FD の疾患感受性に関与している可能性が考えられている遺伝子多型について，おもに日本人を対象とした論文を中心に概説する．

a. G-protein β_3（GNβ_3）

G 蛋白質はグアニンヌクレオチド結合蛋白質の略称で，多くの膜結合型受容体の細胞内情報伝達に関与する細胞内シグナル伝達物質である．膜受容体関連ヘテロ三量体 G 蛋白質は，α，β，γ のサブユニットからなり，β サブユニットは，GNβ_3 45 遺伝子によりコードされる．GNβ_3 はドーパミン・セロトニン・アセチルコリンなど神経伝達の下流にあり，平滑筋に作用して消化管運動に関与する．また，脊髄や大脳などの中枢神経系を介して内臓知覚過敏にも関わる．GNβ_3 825C ＞ T（rs5443）の SNP は，アミノ酸置換は伴わないが T アレル保有者では G 蛋白の機能が亢進し，一方で CC ホモ保有者では機能低下によりシグナル伝達に障害をきたして中枢神経と消化管の機能に影響を及ぼすことが知られている．

FD との関連性について数多くの遺伝子多型がこれまでに検討されているが，なかでも GNβ_3 に関する報告がもっとも多い．Holtmann らは，FD の疾患感受性に特定の遺伝子多型が関与することを最初に報告し，GNβ_3 825CC アレルがディスペプシア症状の有意な危険因子であることを示した．その後，欧米で追試がなされているが，CC・TT アレルが食事と無関係なディスペプシア症状と関連するとの報告や，T アレルが FD と関連するとの報告など，結果は必ずしも一致はしていない[1)]．

日本人における Tahara ら[2)] の 89 例の FD 患者と 94 例の対照者における GNβ_3 rs5443 の検討では，*Helicobacter pylori* 陰性者において TT アレルはディスペプシア症状の発現に有意に関与している（16.7%：40.5%，CC：TT，オッズ比 5.10，95% CI＝1.21 ～ 21）．Oshima ら[3)] の報告では，*H. pylori* 感染率は不明であるが同様に CT/CC アレルと比較して TT アレルは，性別と年齢で調整し，EPS 様症状（オッズ比 2.00，95% CI＝1.07 ～ 3.76）と有意な関連性をみとめているが，PDS 様症状とは関連性をみとめていない（オッズ比 0.68, 95% CI＝0.31 ～ 1.51）．一方，Shimpuku ら[4)] は，^{13}C-アセテート呼気試験法により胃運動機能を評価し，FD 全体では有意な関連性を認めないが，CC ホモが胃排出遅延と関連していることを報告している．FD 患者 74 例と健常者群 64 例を対象とし，胃排出時間 T_{max} ＞ 60 分を延長群と判定した結果，胃食道逆流症状を除いた PDS 群において 825CC ホモ保有者の比率が T_{max} 延長群で 9 例中 6 例（66.7%）に対して T アレル保有者は 27 例中 7 例（25.9%）と比較して有意に高い（オッズ比 5.71，95% CI＝1.12 ～ 2.92，p＝0.045）．

13 編の症例対照研究によるメタアナリシスでは，GNβ_3 825T アレルは FD 患者全体では有意な関連性は得られていないが，EPS（オッズ比 1.34，95% CI＝1.10 ～ 1.63, P＝0.003）と有意な関連性を認め，PDS（オッズ比 1.19, 95% CI＝0.99 ～ 1.43, P＝0.07）とは関連する傾向を認めるが有意差は得られていない．さらにアジア人および欧米人におけるサブ解析においても有意な関連性はみとめていない[5)]．韓国の報告では FGID との関連性は否定されているなど，人種間の相違に加え，食生活や生活環境によっても表現型が異なる可能性があり，確立した見解は得られていない．

b. セロトニン（5-HT）関連遺伝子

セロトニン（5-HT）は，神経伝達物質で，おもに消化管のクロム親和性細胞（enterochromaffin cell: EC 細胞）で合成され，中枢および末梢における脳腸相関を調節する因子として働く．食欲，睡眠，性欲，気分などのさまざまな生理機能に関与し，消化管における腸管の運動や分泌にも大きく関与している．トリプトファンから合成され，神経終末からシナプス間隙へ放出された5-HTは標的細胞の受容体を活性化してその効果を発揮するが，セロトニントランスポーター（serotonin transporter: SERT）によって細胞内に取り込まれる．5-HTの作用は，SERTをコードする遺伝子*SCL6A4*により取り込み作用が弱いと，シナプス間隙の5-HT量が多くなる．*l/l*型は5-HT再取り込み作用が強いため，シナプス間隙の5-HT量が減少する[6]．下痢型IBSでは健常者と比較して，*l/s*あるいは*s/s*型の頻度が高いとの報告がある．しかし*l/l*型の頻度は，日本人や韓国人は6%以下であるのに対して，欧米人では20%以上で，民族間で差があり，IBSとの関連性についても一定の見解は得られていない．IBSの患者に不安障害を高頻度に認めるが，日本人を対象とした*SCL6A4*の研究では，*l*型の女性は*s/s*型の女性に比し，有意に強い不安を示すことが報告されている．一方でIBSを含む男性患者の検討で，*s/s*型は，不安を示しやすいとの報告もある．さらに*s/s*型は抗うつ薬に抵抗性で，幼少時からの環境ストレスによって感情障害に罹患しやすいことが報告されている[6]．*SCL6A4*とFDとの関連性については否定的な報告が多く，4編のメタアナリシスの結果では関連性は否定されている[5]．日本人の検討では，*s/l*および*l/l*型の頻度が女性のEPS群において有意に多いという報告があり，*l*型は女性においてはセロトニン枯渇により鋭敏に反応してしまう可能性が推測されている．一方で，性別および年齢を一致させた検討で，*l*型はPDS群で有意に多い（オッズ比2.32，95% CI = 1.23 ～ 4.37）との報告がある[1]．

microRNA-325（miR325）は*SLC6A4*の3′-UTRに強い親和性を有するが，Pri-miR325領域にはmiR325のコード領域を挟むように完全に連鎖関係にある遺伝子多型rs5938804とrs5981521が存在している．有沢ら[7]は，*H. pylori*陰性患者においてpri-miR325 s5981521のTホモアレルがFDと強い関連性（オッズ比8.37，95% CI = 1.78 ～ 39.5）を認めることを報告している[7]．さらに*SCL6A4*のプロモーターが野生型または3′-UTRが変異型の際にpri-miR325遺伝子多型の関与により，*SCL6A4*の転写後調節の低下がFDと関連する可能性から，SERTの機能亢進によるFDの関与が示唆されている．5-HT3受容体にはA ～ Eと呼ばれる5種類のサブユニット遺伝子が同定されている．セロトニン作動性機能を制御する遺伝子とFDとの関連を調査した研究は非常に少ない．消化不良患者592例を対象とした白人集団の研究では，HTR3A c.-42C＞T（C178T, rs1062613）のTアレル保有者は，重度の消化不良患者に多くみとめられている（オッズ比1.50，95% CI = 1.06 ～ 2.20）．またこの関連は，女性（オッズ比2.05，95% CI = 1.25 ～ 3.39）と*SCL6A4 l/l*型（オッズ比2.00，95% CI = 1.01 ～ 3.94）で強く，*l/l*型の女性でもっとも強い関連性が報告されている（オッズ比3.50，95% CI = 1.37 ～ 8.90）[8]．さらに5-HT1A，5-HT2A，5-HT2Cについても検討されているがFDとの関連は明らかではない．日本人を対象に5-HT2A受容体T102C（rs6313）についても検討されているが，消化不良症状の感受性と関連する可能性は低いことが報告されている[1]．

c. transient receptor potential vanilloid 1（TRPV1）

痛みを惹起する侵害刺激は，温度刺激，化学刺激，機械刺激に大きく分けられる．TRPV1は侵害刺激を受容する侵害受容体であり，消化管に発現する感覚ニューロンのイオンチャネルの1つである．胃に豊富に存在し，胃粘膜層，平滑筋層，神経叢など全層で発現し，外部侵害刺激を感知し粘膜防御機構を賦活させる．酸はTRPV1のリガンドであり，この酸に対する知覚過敏がFDの病態として指摘されている．一方，トウガラシは食欲増進，消化促進，唾液・胃液の分泌促進などの薬理作用をもつとされているが，トウガラシの主成分であるカプサイシンは，TRPV1のアゴニストで胃酸分泌を抑制する．感覚神経終末に発現するTRPV1は活性化により中枢に疼痛シグナルを伝達するが，胃においては，細胞内Ca^{2+}濃度の上昇によりカルシトニン遺伝子関連ペプチド（calcitonin gene-related peptid: CGRP）や一酸化窒素（NO）やサブスタンスPが放出され，血管拡張および透過性亢進から傷害部位の治癒を促進することが知られている．また大腸におけるTRPV1の活性化は，粘液分泌亢進，血流増加，大腸上皮細胞増殖促進，運動亢進などさまざまな作用をもつ．腸管の感覚神経に発現しているTRPV1の役割としては，胃と同様に粘膜保護や創傷治癒が推定されている．

TRPV1 遺伝子の G315C SNP の C アレルでは TRPV1 蛋白発現が増加し，カプサイシンに対する反応性が増加する．Tahara ら[9] は，上腹部症状のない被験者 98 例と FD 患者 109 例を対象に *TRPV1* G315C SNP を検索した結果，CC アレルは FD と有意な逆相関（CC vs. その他，オッズ比 0.40，95% CI＝0.38 ～ 0.829）を示すことを報告している．さらに CC アレル保有者は EPS 群（オッズ比 0.25，95% CI＝0.09 ～ 0.73），PDS 群（オッズ比 0.27，95% CI＝0.07 ～ 0.96），*H. pylori* 陽性 FD 群（オッズ比 0.28，95% CI＝0.10 ～ 0.79）のサブ解析において低いリスクを有することを報告している．さらに無作為に抽出した健常者 20 例を対象に，冷炭酸水飲用時の上部消化管症状の発現と重症度を評価し，C ホモ保有者は，消化管症状の重症度が低く，胃重感が有意に少ないことを報告している．C ホモは，上部消化管感覚を変化させることにより，FD 感受性に影響を与えることを示している[9]．すなわち TRPV1 の機能亢進は FD に抑制的に関与し，ディスペプシアにおいては中枢側への痛覚の伝達よりも，粘膜血流の増加や適応性弛緩反応に関与し，胃の恒常性維持により強く作用する可能性が指摘されている．

d. SCN10A

電位依存性ナトリウムチャネルは，神経細胞の興奮や伝達を担っており，痛みの神経伝達に深く関与することが知られている．現在までに 9 種類（Nav1.1 ～ Nav1.9）の電位依存性ナトリウムチャネルが報告されているが，そのなかで Nav1.7，Nav1.3，Nav1.8 の 3 つのサブタイプは神経障害性疼痛との関連性を示唆する報告が多い．消化管から中枢神経系への内臓感覚インパルスは，無髄 C 線維を介して伝達される．C 線維上に同定されているテトロドトキシン耐性（TTX-r）ナトリウムチャネル Nav1.8 は，内臓痛の伝達に主たる役割を果たしている．*SCN10A* は Nav1.8 をコードする遺伝子で 27 のエクソンから構成され，Exon16，17，18 上にはアミノ酸置換を伴う 3 つの遺伝子多型 2884A＞G（rs57326399），3218T＞C（rs6795970），3275T＞C（rs12632942）がそれぞれ存在する．このうち，3218T＞C は機能亢進性の変異であり，ゲノムワイド関連解析（genome-wide association study: GWAS）による検討で，頻拍性上室性不整脈への関与が報告されている．また，rs57326399 と rs12632942 は強い連鎖関係にあるが，これらと 3218T＞C は弱い連鎖関係にある．マイナーアレルは機能喪失性であることから，2884G，3218T，3275C アレルをもつハプロタイプは Nav1.8 の機能喪失性が推定される．

Arisawa ら[10] は，FD 患者 297 例と症状のない対照者 345 例の比較的多数例に対して前述した 3 つの *SCN10A* SNP の関連性を検討し，FD 発症リスクの低下と関連することを報告している．rs6795970 C ホモアレルがもっとも有意に関連し（オッズ比 0.589，95% CI＝0.402 ～ 0.864，p＝0.0067），さらに rs57326399 および rs12632942 も FD と有意に関連し，EPS と PDS の両方においても関連性が認められている．2884 G，3275 C，および 3218 CC アレルのハプロタイプは，FD のリスクが低く（オッズ比 0.618，95% CI＝0.448 ～ 0.853; p＝0.0034），さらに，*H. pylori* 陰性者でその関連性は顕著である（オッズ比 0.463，95% CI＝0279 ～ 0.9768，p＝0.0029）．*SCN10A* 機能喪失性ハプロタイプはとくに *H. pylori* 陰性者において FD に対し抑制的に関与していることを報告している．

前述した *TRPV1* および pri-miR325 と同様に *SCN10A* の遺伝子多型が EPS，PDS の両者に同程度に関与していることから，サブタイプにかかわらず FD の病態の背景に末梢刺激に対する感受性の亢進が重要である可能性を指摘している[7]．

e. そのほか

グレリンは，成長ホルモン分泌促進ペプチドで，胃酸分泌，胃運動も促進させることが明らかにされている．一般にグレリンの血中濃度は絶食により上昇し，摂食により低下する．PDS 患者では空腹時に健常者より有意に低く，また健常者でみられる食後の低下反応が欠如することが知られている．Futagami ら[11] は，*H. pylori* 陰性 EPS 患者 23 例と PDS 患者 51 例を対象にグレリン遺伝子 *GHRL* Arg51Gln 346G＞A（rs:34911341），Leu72Met，408C＞A（rs:696217），Gln90Leu 3412T＞A（rs:4684677）の3つのSNPとpreproghrelin 3056T＞C（rs:2075356）を検討した結果を報告している．preproghrelin rs2075356 Tホモ保有FD患者において，血漿アシル化グレリンは有意に低値で，空腹感と有意に関連することを報告している．さらにFD患者74例と健常者群64例を対象とし，胃運動機能を評価した検討では，FD患者のうち*GHRL* rs4684677 TホモのFD患者において，うつ症状のスコアが有意に高い．また^{13}C-アセテート呼気試験の結果では，ピーク時間と遺伝子多型との関連性は認めなかったが，GHRL rs696217 Aホモ保有FD患者はAUCの10分，15分値が有意に高く，FD患者における食後早期の胃内容排出と関連することも報告している[12]．

シクロオキシゲナーゼ（COX）は，アラキドン酸からプロスタグランジン（PG）への変換における重要な酵素である．COX-1は全身に分布し，消化管粘膜保護作用がある．日本人を対象とした最近の研究で，非ステロイド系抗炎症薬（non-steroidal anti-inflammatory drugs: NSAID）潰瘍とCOX-1 T-1676C（rs1340344）SNPとの関連が確認され，TアレルはNSAID潰瘍の有意な危険因子であることが報告されている．COX-1の遺伝子型と消化不良について調査した研究は非常に少ないが，COX-1遺伝子プロモーターのrs1340344は，FD全体では関連性は認められないが，女性のTアレル保有者はEPSの発症と有意に関連することが報告されている．しかしその後の多数例の日本人FD患者を対象とした検討ではその関連性が否定されている[1]．

文　献

1) Oshima T et al. J Gastroenterol Hepatol. 2011; 26 Suppl 3: 83-7.
2) Tahara T et al. Dig Dis Sci. 2008: 53; 642-646.
3) Oshima T et al. BMC Medical Genetics. 2010; 11: 13.
4) Shimpuku M et al. Neurogastroenterol Motil. 2011; 23: 1073-1080.
5) Du L et al. Gene Gastroenterol Res Pract. 2019: 2019; 3420548.
6) 塩谷昭子ほか．消化器・肝臓内科．2021; 10: 28-33.
7) 有沢冨康．日本臨床．2019; 10: 1632-1637.
8) Mujakovic S et al. BMC Med Genet. 2011; 12: 140.
9) Tahara T et al. J Clin Gastroenterol. 2010; 44: e1-7.
10) Arisawa T et al. J Gastroenterol. 2013; 48: 73-80.
11) Futagami, M et al. Internal Medicine. 2013; 52: 1155-1163.
12) Yamawaki H et al. J Neurogastroenterol Motil. 2015; 21: 93-102.

take-home message

FDに関連していると思われる遺伝子多型は，民族や国によって頻度は異なり，疾病との関連性については，一定の見解が得られていないことが多い．最近，公開データソースを用いたGWASによる消化器疾患と精神疾患との遺伝的相関や重複による脳腸相関の役割が報告されているが，対象疾患にFDは含まれていない．しかし，FDも脳腸相関の観点から多数の遺伝子多型が関与することが想定され，GWASによる研究が進めば，個別化医療への応用が期待できるかもしれない．

［塩谷昭子］

2-5-2 十二指腸微細炎症と機能性ディスペプシア

microinflammation of the duodenum and functional dyspepsia

はじめに

機能性ディスペプシアは血液検査や上下部内視鏡検査もしくは腹部CT検査などで異常を認めない機能性消化管障害（functional gastrointestinal disorder: FGID）の1つである．FGIDは上腹部飽満感・胃痛を主症状とした機能性ディスペプシア（functional dyspepsia: FD）と，強い腹痛・腹部不快感と関連して便秘や下痢といった便通異常を訴える過敏性腸症候群（irritable bowel syndrome: IBS）からなると考えられている．これらはお互いにオーバーラップすることが多く，現在のストレス社会においては患者数の増加を認めており，診療における需要が増加している．機能性ディスペプシアの病態解明は進んでおり，機能性ディスペプシア患者では胃・十二指腸の運動障害があり，その要因として十二指腸の微細な炎症が知られている．十二指腸における微細な炎症を中心に機能性ディスペプシアの症状との関連性を述べる．

a. 機能性ディスペプシアにおける胃，十二指腸の関係性

機能性ディスペプシア（FD）は症状により，食後早期飽満感をきたす食後愁訴症候群（postprandial distress syndrome: PDS）と心窩部痛を呈する心窩部痛症候群（epigastric pain syndrome: EPS）の2つのサブグループに分けられている．これらのサブグループの病態は胃適応性弛緩障害と胃排出能異常が関連していることが知られている．通常は，食事を摂取し，食道を通過した食物は一度胃底部が弛緩することで15分ほど貯留する適応弛緩が生じることによって，摂取した高カロリーな食物が急激に十二指腸内に流入することを防いでいる．これは急激な血糖上昇を防ぐための防御機構として知られている．その際に食物の流入とともに胃が拡張することを胃適応性弛緩というが，FD患者においてはその胃適応性弛緩が障害されることで拡張がうまくいかず，PDS症状の1つですぐにお腹が張ってしまうように感じる早期飽満感につながるとされている．また胃から十二指腸への食物排出に関わる胃排出能は，十二指腸へ食物が流れ込む速度に関連するとされ，急激な食物の流入は十二指腸の知覚過敏と相まってEPS群に認める食後の心窩部痛症候群につながる．このように，FDにおいては胃適応性弛緩障害と胃排出能，十二指腸での微細な炎症が複雑に関連して症状発現につながっている．

ではなぜこのような病態が起こるのだろうか．それらを説明するために，これまで多くの説が提唱されている．その1つがセクレチンやコレシストキニン（CCK）といった消化管ホルモン（gut-hormone）によるフィードバックである．十二指腸は胃酸により酸性化された胃内容物をブルンネル（Brunner）腺からのアルカリ分泌で中和を行う部位である．食物のpH調整を行い空腸・回腸に輸送することで食物の輸送と栄養吸収の制御を行っている．そのため，十二指腸には食物の糖や脂肪酸を感受し，胃排出能の制御に深く関与するホルモンを産生する各種神経内分泌細胞が局在している．実際に十二指腸内に食物が流入すると，十二指腸および遠位小腸粘膜に存在するI細胞，K細胞，L細胞からそれぞれCCK，gastric inhibitory polypeptide（GIP），グルカゴン様ペプチド（glucagon-like peptide-1: GLP-1），ペプチドYY（PYY）が産生されて胃排出能を抑制するが，とくにGLP-1はグレリンを抑制することで胃排出能を抑制することが知られている[1,2]．先に述べたようにFD患者では胃適応性弛緩と胃排出能の調整が低下している．そのため，急激な十二指腸への食物の流入が起こり，食後血糖とGLP-1の上昇を引き起こし，グレリンを抑制することで胃排出能の低下も引き起こし，十二指腸への胃内容物の流入が抑制されていると考えられている[3]．われわれもFD患者における食事直後の胃排出能に注目し，食後5分後，および15分後に胃から十二指腸に流出する胃内容物の割合をAUC5，AUC15と示し，健常者と比較して有意に高値であることを報告している[4]．このようにFD患者では食後早期の過剰な十二指腸内への胃内容物流入と，その後の胃排出能遅延といった一見矛盾するような現象が起こると考えられている．正常な人と比較した胃から十二指腸への食物の動きの差が症状へつながり，十二指腸環境の違いを生み出している可能性がある．

b. 十二指腸の微細炎症

FD症状における十二指腸の重要性は前述のとおりであるが，近年，その症状発現に十二指腸粘膜のバリア機能障害と微細炎症が指摘されている．十二指腸粘膜バリア機能はオクルディン，クローディン，zonula occludens protein-1（ZO-1）といったタイトジャンクション，α-カテニン，β-カテニン，E-カドヘリンなどのアドヘレンス，そしてデスモグレイン-2（DSG2）といったデスモソームが密接に関わりあい，構成されている．この何重ものバリア機能が，胃酸を始めとするさまざまな攻撃因子から十二指腸を保護している．

2014年にVanheelらはこの点に着目し，FD患者においてオクルディン発現の低下による十二指腸粘膜の透過性亢進を報告し[5]，その後Komoriらは先に述べたオクルディンやZO-1，β-カテニン，E-カドヘリン，DSG2の低下に関しても報告している[6]．視覚的な観点からも，Tanakaらは電子顕微鏡を用いることでFD患者における十二指腸粘膜における細胞間隙の増大を報告している[7]．また症状の観点からは酸曝露により心窩部痛や胃もたれ感が生じることも報告されており，pHとの関連が考え

第2章 胃・十二指腸

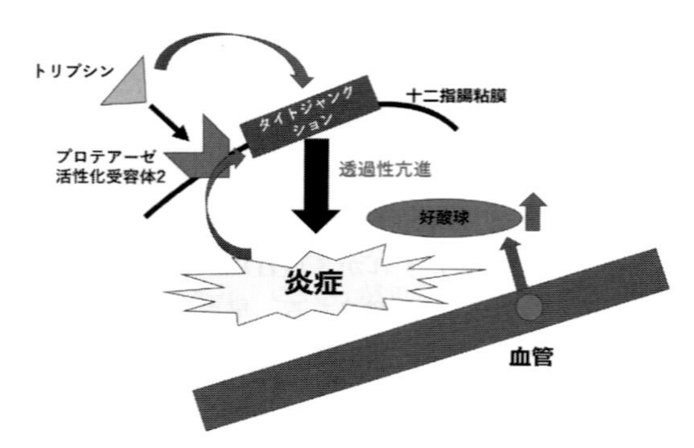

図2 トリプシンとプロテアーゼ活性化受容体2を介した十二指腸微細炎症（筆者作成）

十二指腸粘膜における好酸球数とも関連を認めた．また免疫染色にて膵酵素異常を認める患者群において，有意に PAR2 発現が多いことも示した[18]（**図2**）．実際に膵酵素異常と十二指腸炎症関連についての報告は多く，最近では腸内細菌と膵炎，膵がん発症リスクなどとの関連を検討しているものもみとめている．

こうしたことを鑑みると，FD の病態は従来，胃排出能障害をはじめとする胃と十二指腸との2臓器間の関係性が考えられてきたが，脳腸相関のみならず，十二指腸を中心とした膵臓なども含めた多臓器間のネットワークにより複雑に構築されている可能性が考えられる．いまだ解明しきれていない部分は多く，今後も検討が重ねられ，病態が解明されることが望まれる．

take-home message

FD 患者において十二指腸の微細炎症が病態に関連している．前述したように炎症の要因はいくつかあるが，最近は膵臓の関与を示唆する報告があり，早期慢性膵炎を鑑別に含めることが重要である．FD と早期慢性膵炎は症状も類似しているため，難治性 FD 患者に対しては積極的な膵酵素測定を行っていくことを改めて推奨したい．

［阿川周平・二神生爾］

文 献

1) Pilichiewicz AN et al. Load-dependent effects of duodenal lipid on antropyloroduodenal motility, plasma CCK and PYY, and energy intake in healthy men. Am J Physiol Regul Integr Comp Physiol. 2007; 293: R2170-2178.
2) Ryan AT et al. Effects of intraduodenal lipid and protein on gut motility and hormone release, glycemia, appetite, and energy intake in lean men. Am J Clin Nutr. 2013; 98: 300-311.
3) Khoo J et al. Gastrointestinal hormonal dysfunction in gastroparesis and functional dyspepsia. Neurogastroenterol Motil. 2010; 22: 1270-1278.
4) Yamawaki H et al. Leu72Met408 Polymorphism of the Ghrelin Gene Is Associated With Early Phase of Gastric Emptying in the Patients With Functional Dyspepsia in Japan. J Neurogastroenterol Motil. 2015; 21: 93-102.
5) Vanheel H et al. Impaired duodenal mucosal integrity and low-grade inflammation in functional dyspepsia. Gut. 2014; 63: 262-271.
6) Komori K et al. The altered mucosal barrier function in the duodenum plays a role in the pathogenesis of functional dyspepsia. Dig Dis Sci. 2019; 64: 3228-3239.
7) Tanaka F et al. Concentration of glial cell line-derived neurotrophic factor positively correlates with symptoms in functional dyspepsia. Dig Dis Sci. 2016; 61: 3478-3485.
8) Lee KJ et al. A pilot on duodenal acid exposure and its relationship to symptoms in functional dyspepsia with prominent nausea. Am J Gastroenterol. 2004; 99: 1765-1773.
9) Bratten J et al. Prolonged recording of duodenal acid exposure in patients with functional dyspepsia and controls using a radiotelemetry pH monitoring system. J Clin Gastroenterol. 2009; 43: 527-533.
10) Miwa H et al. Oesophageal hypersensitivity in Japanese patients with non-erosive gastro-oesophageal reflux diseases. Aliment Pharmacol Ther Suppl. 2004; 1: 112-117.
11) Wallon C et al. Corticotropin-releasing hormone (CRH) regulates macromolecular permeability via mast cells in normal human colonic biopsies in vitro. Gut. 2008; 57: 50-58.
12) Zhong L et al. Dyspepsia and the microbiome: time to focus on the small intestine. Gut. 2017; 66: 1168-1169.
13) Jung HK et al. Role of the duodenum in the pathogenesis of functional dyspepsia: A paradigm shift. J Neurogastroenterol Motil. 2018; 24: 345-354.
14) 日本消化器病学会編．機能性消化管疾患診療ガイドライン 2021—機能性ディスペプシア（FD），南江堂；2021.
15) Hashimoto S et al. Epigastric pain syndrome accompanying pancreatic enzyme abnormalities was overlapped with early chronic pancreatitis using endosonography. J Clin Biochem Nutr. 2017; 61: 140-145.
16) 日本膵臓学会膵炎調査研究委員会慢性膵炎分科会．慢性膵炎臨床診断基準 2019；膵臓．2019; 34: 279.
17) Yamawaki H et al. Camostat mesilate, pancrelipase, and rabeprazole combination therapy improves epigastric pain in early chronic pancreatitis and functional dyspepsia with pancreatic enzyme abnormalities. Digestion. 2018; 2: 1-10.
18) Agawa S et al. Trypsin may be associated with duodenal eosinophils through the expression of PAR2 in early chronic pancreatitis and functional dyspepsia with pancreatic enzyme abnormalities. PLos One. 2022; 17.

第3章

小腸・大腸

3-1 小腸・大腸の解剖，消化管運動の生理学，ペプチド

a. 小腸・大腸の解剖

小腸は，消化管のなかで最長の腸管で約 6 ～ 7 m あり，管径は下部へ進むほど狭くなる．小腸の最初部分は十二指腸であり，臍上方にある C 字状の構造物である．膵頭に接し，小網の一部である肝十二指腸間膜で肝臓とつながっている領域以外は後腹膜にある．次の部位が空腸であり，おもに左上腹部にある．回腸よりも壁が厚く，長軸に対し横に輪状に走る輪状ヒダが特徴的である．最後の部分が回腸であり，おもに右下腹部にある．空腸に比べて壁は薄く，輪状ヒダもほとんど目立たない．回腸末端から大腸への開口部には回盲弁があり，内容物の輸送を制御している(**図 1**)．小腸の組織は管腔側から粘膜，粘膜下組織，筋層，漿膜の 4 層からなる．筋層は管腔側から輪状筋層と縦走筋層からなり，2 つの筋層の間に筋層間神経叢（myenteric plexus）がある（**図 2**）．神経叢は，交感神経節後線維，副交感神経節前線維と節後線維，内臓知覚線維からなる無髄神経と神経細胞で構成される．筋層間神経叢の周囲にはカハールの介在細胞（interstitial cells of Cajal）が分布しており，筋層間神経叢とともに腸蠕動運動を調節している．また粘膜下組織と輪状筋層の間には粘膜下神経叢（submucous plexus）があり，筋層間神経叢とネットワークを形成し，介在神経を含め腸管神経系（enteric nervous system: ENS）を構成する[1]．粘膜下神経叢の神経線維の構成は，筋層間神経叢と同じであるが，サイズは小さく，粘膜筋板の運動や腺分泌に関与する．

大腸は回腸末端部から肛門までの腸管で，長さは約 1.5 m ある．虫垂，盲腸，結腸，直腸，肛門管からなり，さらに結腸は，上行結腸，右結腸曲（肝彎

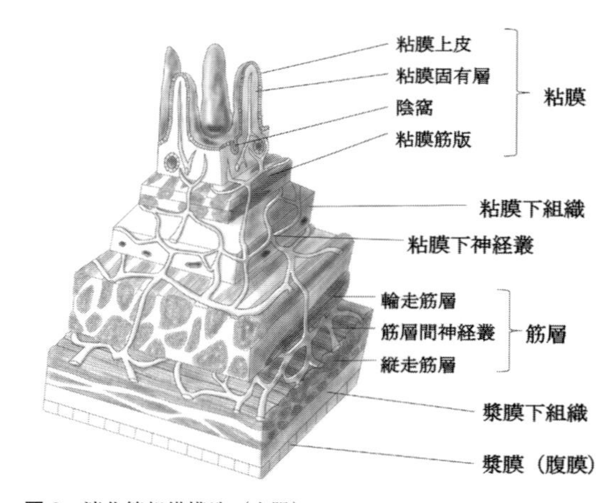

図 2 消化管組織構造（小腸）

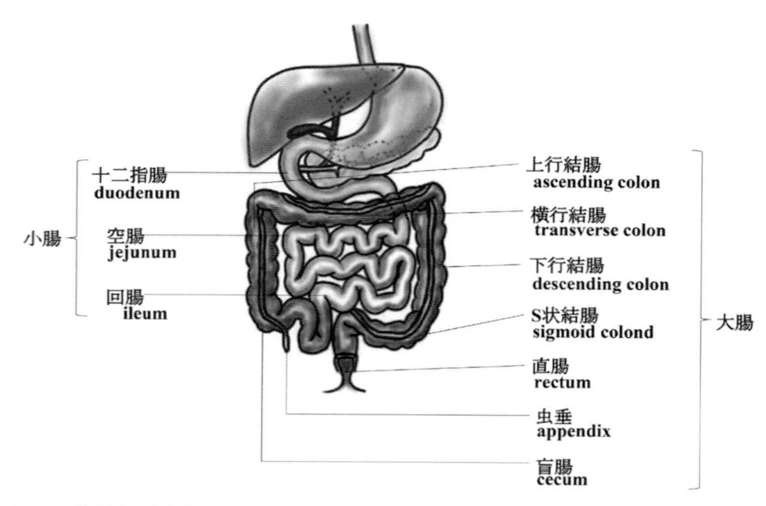

図 1 消化管全体構造

曲部），横行結腸，左結腸曲（脾彎曲部），下行結腸，S状結腸に分けられる．右鼠径部で虫垂を伴った盲腸として始まり，上方へ向かう上行結腸，肝臓直下の右結腸曲，腹部を横切る横行結腸，脾臓直下で下方に屈曲する左結腸曲，腹部左方を下行する下行結腸へとつながり，左鼠径部に達する．そして，S状結腸となり骨盤上部に入り，直腸として骨盤腔後壁に沿って下行し，肛門管として終わる（**図1**）．大腸の組織は，小腸同様に消化管の基本構造に準ずるが，外側の縦走筋層は一部が厚くなり結腸ヒモを形成している．結腸ヒモは自由ヒモ，大網ヒモ，間質ヒモがあり，大腸のほぼ全長にみられる．結腸ヒモと結腸ヒモの間は縦走筋が比較的薄い．結腸ヒモの収縮により，大腸壁に結腸膨起（haustra）とよばれる膨らみがつくられる．

b. 消化管運動の生理学

消化管運動はおもに自己の腸管神経叢と外来の自律神経系により調節される．腸管神経叢は前述のとおり，おもに粘膜下神経叢と筋層間神経叢で形成されており，この神経叢に障害がなければ消化管運動の発生は保たれる．また一方で，外来の自律神経系，おもに迷走神経（副交感神経）と交感神経により消化管運動は制御されるが，自律神経系は運動の強弱には影響を及ぼすものの，運動の発生そのものには影響を及ぼさない．

消化管運動の1つに，輪状筋と縦走筋の協調運動により，消化内容物を肛門側へ移動させる蠕動運動が挙げられる．消化内容物による腸管拡張がトリガーとなる．腸管が伸展すると腸管神経系が刺激され，伸展部2～3 cmほど口測の腸管壁が収縮し，その収縮輪が口側から肛門側に向かって移動する．伸展刺激は腸管神経叢を活性化させ，口側に向かって走行するコリン作動性神経は，サブスタンスPやアセチルコリンを介して，内容物口側の平滑筋を収縮させる．それと同時に，腸管神経叢は肛門側に向かって走行するコリン作動性神経を活性化させ，一酸化窒素（nitric oxide: NO）や血管作動性腸管（ポリ）ペプチド（vasoactive intestinal peptide: VIP）を介して，肛門側の平滑筋を弛緩させる[2]．

小腸では，消化・吸収機能に適した分節運動がみられる．分節運動は蠕動運動に類似した運動であるが，消化内容物を肛門側に押し進める運動ではない．ところどころで輪状筋が収縮することで分節構造を構築する．1つの収縮が終わると，直前に収縮していた2つの部位の間が収縮し，新たな分節構造をつくる．消化内容物をよく消化酵素とよく混和させ，食物中の栄養素が粘膜により接する機会をより増やし，吸収しやすくさせている．空腸～回腸に比べ，十二指腸でもっとも頻度が高く，消化内容物の栄養素が吸収されるまで，律動性収縮が繰り返される．この律動的な収縮は，カハールの介在細胞によってもたらされる．カハールの介在細胞は－65～－45 mVの間で自発的な律動性変動を示す．この基本電位リズムに，アセチルコリンが作用するとスパイク電位の頻度が増加し，逆にアドレナリンが作用するとスパイク電位の頻度は減少する．

食間・空腹時に，小腸はmigrating motor complex（MMC）とよばれる周期的な運動を繰り返す．MMCは90～120分を1サイクルとして，筋電図を用いた解析から，収縮がみられない第I相，不規則な収縮をみとめる第II相，収縮力の強い第III相，急速に収縮相が減退する第IV相に分けられる．この収縮パターンは胃から始まり下部小腸まで伝播する[3]．MMCは消化内容物の残渣などを片付け，小腸での細菌の過剰な増殖を抑える，いわゆるハウスキーピング効果をもたらす[4]．MMCは後述する消化管ペプチドや迷走神経によって調節されるが，迷走神経切断術は胃のMMCは消失するが，小腸のMMCへの影響は少ない．食事が始まると，MMCは消失し小腸の運動は食後運動パターンに切り替わる．食後運動パターンは食事の組成や食物繊維の含有量などにより影響される．

大腸は食物残渣を貯留し，残渣に残った水分や電解質のほとんどを吸収するが，消化管運動様式は小腸に準ずる．大腸における分節運動は，その分節を膨起haustraと呼称することから，膨起形成（haustration）とよばれる．膨起形成はおもに盲腸および上行結腸でおもにみられ，小腸同様に食物残渣と粘膜が接する機会を増やし，水分や電解質を吸収しやすくしている．また膨起形成に加え，移送を目的とした蠕動，大蠕動がみられる．おもに蠕動は横行結腸や下行結腸に，大蠕動は結腸全体にみられる．大蠕動は，1日に数回，通常食後に起こることから，胃または十二指腸の拡張が関与することが明らかにされており，これらは胃結腸反射（gastrocolic reflex）とよばれる．蠕動・大蠕動により糞便が直腸に押し出され，直腸が伸展すると，骨盤神経が興奮して便意が生じる．糞便が直腸に到達しても，外括約筋が一過性に興奮し糞便はすぐに排出されないが，直腸がさらに伸展されると，陰部神経を介して外括約筋の弛緩が始まる．さらにいきみ動作などにより腹腔内圧が高まることで，排便が促される．

c. ペプチド

消化管運動は，腸管神経系と自律神経系に加え，消化管ペプチドなどの生理活性物質により制御される．消化管運動を調節する消化管ペプチドとして，motilin，ghrelin，somatostatin，5-hydroxytryptamine（5-HT），cholecystokinin（CCK），glucose-dependent insulinotropic polypeptide（GIP），glucagon-like peptide1（GLP-1），peptide YY（PYY）などが報告されているが，それらは腸上皮細胞の1%程度を占める腸内分泌細胞から産生される．モチリン，グレリン，ソマトスタチン，5-HTはおもに食間・空腹時の消化管運動，とくにMMCを制御しており，一方CCK，GIP，GLP-1，PYYはおもに食後の消化管運動を制御している．

モチリンは十二指腸，空腸の内分泌細胞や腸管神経叢で産生される22個のアミノ酸で構成される消化管ペプチドである．血漿モチリン濃度は食間・空腹期で変動し，胃でMMC第III相が観察される時期にピークに達する．多くの実験から，モチリンは，胃を起源とするMMC第III相の発生に重要な分子であることが明らかにされている[5]．イヌを用いた検討では，抗モチリン血清投与により，胃や十二指腸でMMC第III相の発生が消失するが，空腸，回腸での第III相収縮には影響しない．また十二指腸切除処置後のイヌは，血漿モチリン濃度が著しく低下し，胃由来MMC第III相収縮が抑制されたが，モチリン投与により胃のMMC第III相収縮が改善された．モチリンは種々の因子により調節をうける．たとえば，パンクレアチックポリペプチド（pancreatic polypeptide: PP）静脈内投与は，血漿モチリン濃度を低下させる．PPは食直後に血中濃度が上昇し，それにより十二指腸由来のMMCに切り換わることも明らかにされている．食後の消化管運動パターンに切り換わる際に，モチリンはPPによる制御をうけていることが示唆される[6]．また十二指腸のpHがモチリンの活性に影響を及ぼすことも報告されている．十二指腸の持続的なpH低下は，血漿モチリン濃度がピークに達しても胃由来のMMC第III相は誘導されないが，一方で十二指腸のpH上昇はモチリン血漿濃度がピークに達しなくとも，早期に胃のMMC第III相を誘導する．十二指腸のpHがモチリン受容体の感受性に影響を及ぼすことが示唆される[7]．

グレリンは成長ホルモン分泌促進受容体のリガンドとして同定され，モチリンと21%の相同性を有する消化管ペプチドであるが，モチリン受容体には作用しない．おもに胃で産生され，3位のSer残基がグレリン *O*-acyltransferaseによってアシル化されることで活性型となる．グレリンはさまざまな動物種を用いた検討から食欲亢進作用が報告されており，モチリンと同様にグレリン投与は胃由来のMMCを誘導する．しかし，その作用は血漿モチリン濃度の上昇を伴わないことから，グレリンはモチリンを介さずMMCを制御すると考えられているが，その詳細な機序は明らかにされていない[5]．

ソマトスタチンは，視床下部脳室周囲核の神経内分泌細胞で産生され成長ホルモン分泌を抑制するが，その一方で消化管の内分泌細胞や腸管神経系介在ニューロンでも産生され，ガストリン（gastrin），CCK，セクレチン（secretin），モチリン，VIP，GIPなどの消化管ホルモン，インスリン，グルカゴンなどの膵ホルモンの放出を抑制する．十二指腸由来のMMC第III相収縮期がみられるときに，血漿ソマトスタチン濃度がピークに達するため，十二指腸のMMC第III相に関与すると考えられている．実際，ソマトスタチンを投与すると，モチリンやPPの血漿濃度の上昇が抑制され，胃の消化管運動が抑制され，小腸のMMC第III相収縮が刺激される．同様の作用が，ソマトスタチン受容体作動薬オクトレオチド（octreotide）の投与で確認されている[8]．

5-HTは消化管，血小板，中枢神経系に存在し，消化管ではクロム親和性細胞（enterochromaffin cells）により産生される．ヒトやイヌなどを用いた研究によると，5-HT静脈内投与はMMC第III相の頻度と移動速度を増加させるが，消化管管腔投与は胃腸の運動に影響を与えず，血中5-HT濃度が第

III 相収縮の頻度と移動速度に影響を与えることが明らかにされた[9]．このことは，パロキセチン（paroxetine）やシタロプラム（citalopram）などの 5-HT 再取込み阻害薬が小腸運動を亢進する機序の 1 つであると考えられる．動物種によって，消化管運動に関与する 5-HT 受容体サブタイプは異なるが，ヒトでは 5-HT は 5-HT_3 受容体を介して，消化管運動を亢進し，一方で，5-HT_3 受容体拮抗薬オンダンセトロン（ondansetron）は血漿モチリン濃度の上昇を抑制することで，消化管運動を抑制する．

CCK は十二指腸や空腸の I 細胞から分泌され，胆嚢収縮，オッディ括約筋弛緩，膵酵素分泌を促す．胃内容物が十二指腸に流入すると分泌が促され，胃の幽門収縮が起こり，胃排出を遅延させる．CCK のサブタイプのなかで最も活性が高い CCK-8 の静脈内投与は，生理学的な血中濃度で，胃の幽門収縮に加え，上部消化管運動抑制に作用する PYY 分泌を促し，さらにグレリンによる食欲亢進作用が抑制される．その作用は，CCK1 受容体拮抗薬 dexloxiglumide で消失するため，CCK1 受容体が関与すると考えられている．また CCK 静脈内投与による摂食抑制効果が迷走神経切断術で消失することから，これら一連の CCK による胃排出抑制などの消化管運動抑制作用は迷走神経が関与することが示唆される．腸管から分泌された CCK が迷走神経節で産生された CCK 受容体に作用し，迷走神経を刺激し延髄孤束核，視床下部の摂食調節中枢へ伝わり，消化管運動を制御すると考えられる[11]．

GIP は十二指腸や空腸の K 細胞から分泌される．イヌを用いた実験によると，GIP 静脈内投与はモチリンによって誘導された胃と十二指腸のスパイク電位を抑制し，MMC 第 III 相活性が低下した．このことから，GIP は消化管運動パターンを食間・空腹時から食後の運動パターンへの切り換えることに関与していることが示唆される．ヒトでは GIP 静脈内投与は胃排出を抑制しない[11]が，静脈内投与がヒトの食後における GIP のパラクリン作用や肝による初回通過効果をうける前の作用を疑似するものではないと考えられ，今後，さらなる解析が必要である．

GLP-1 はおもに回腸と大腸にある L 細胞から分泌される．後述する PYY とともに腸遠位部が未吸収の栄養素にさらされたとき，回腸の消化管運動を抑制する[12]．そのほか，GLP-1 が胃前庭部の収縮を抑制し，胃幽門輪を収縮させることで胃排出を遅延させることも報告されている．GLP-1 作動薬エキセナチド（exenatide）は短腸症候群患者の下痢症状を改善させ，GLP-1 特異的拮抗薬エクセンディン（9-39）は健常人の胃排出を促すことから，GLP-1 は胃および小腸の消化管運動を抑えることが示唆される．エクセンディンは 2 型糖尿病治療において，しばしば副作用として下痢症状を引き起こすが，その機序は大腸の消化管運動の刺激によるもので，小腸の消化管運動には影響しないことが報告されている．

PYY はおもに回腸と直腸の L 細胞から分泌される．PYY はおもに PYY1-36 と dipeptidyl peptidase-4（DPP-4）の分解産物である PYY3-36 が存在し，後者が主たる分子型である．PYY は上部消化管運動抑制に作用することが確認されており，PYY ノックアウトマウスを用いた検討では，上部消化管運動の促進が確認されている．さらに PYY は neuropeptide Y（NPY）とともに粘膜上皮の NPY1 と NPY2 受容体を介して粘膜の体液および電解質の分泌を抑制し，大腸の通過を抑制することが明らかにされている[12]．

以上，消化管運動を調節するペプチドをあげたが，消化管運動はストレスホルモンである副腎皮質刺激ホルモン放出因子（corticotropin releasing-factor: CRF）の影響を受ける．CRF は脳以外に消化管等のさまざまな臓器でも分泌され，CRF-R1，R2 の 2 つの受容体に作用する[14]．CRF は基本的に CRF-R2 を介して胃運動抑制に，CRF-R1 を介して大腸運動亢進にそれぞれ作用するが，われわれの研究によると，CRF-R1，R2 のシグナルのバランスが，消化管運動を規定すると考えられる[14]．

[石王応知]

文　献

1) Walsh KT et al. The enteric nervous system for epithelial researchers: basic anatomy, techniques, and interactions with the epithelium. Cell Mol Gastroenterol Hepatol. 2019; 8: 369-378.
2) Spencer NJ et al. Enteric nervous system: sensory transduction, neural circuits and gastrointestinal motility. Nat Rev Gastroenterol Hepatol. 2020; 17: 338-351.
3) Code CF et al. The interdigestive myoelectric complex of the stomach and small bowel of dogs. J Physiol. 1975; 246: 289-309.

4) Malagelada C et al. Small bowel motility. Curr Gastroenterol Rep. 2017; 19: 26.
5) Deloose, E et al. Motilin: from gastric motility stimulation to hunger signalling, Nat Rev Endocrinol. 2019; 15: 238–250.
6) Janssens J et al. Pancreatic polypeptide is not involved in the regulation of the migrating motor complex in man. Regul Pept. 1982; 3: 41–49.
7) Woodtli W et al. Duodenal pH governs interdigestive motility in humans. Am J Physiol. 1995; 268: G146–152.
8) Barkan AL et al. Ghrelin secretion in humans is sexually dimorphic, suppressed by somatostatin, and not affected by the ambient growth hormone levels. J Clin Endocrinol Metab. 2003; 88: 2180–2184.
9) Hansen MB et al. Effect of serotonin on small intestinal contractility in healthy volunteers. Physiol Res. 2008; 57: 63–71.
10) Viard, E et al. Systemic cholecystokinin amplifies vago-vagal reflex responses recorded in vagal motor neurones. J Physiol. 2012; 590: 631–646.
11) Asmar, M et al. On the role of glucose-dependent insulintropic polypeptide in postprandial metabolism in humans. Am J Physiol Endocrinol Metab. 2010; 298: E614–621.
12) Camilleri M. Integrated upper gastrointestinal response to food intake. Gastroenterology. 2006; 131: 640–658.
13) Tough IR et al. Endogenous peptide YY and neuropeptide Y inhibit colonic ion transport, contractility and transit differentially via Y_1 and Y_2 receptors. Br J Pharmacol. 2011; 164: 471–484.
14) Nozu T et al. A balance theory of peripheral corticotropin-releasing factor receptor type 1 and type 2 signaling to induce colonic contractions and visceral hyperalgesia in rats. Endocrinology. 2014; 155: 4655–4664.

3-2 小腸・大腸の運動機能検査

3-2-1 小腸運動・大腸運動

small bowel and colonic motility

a. 小腸運動・大腸運動の生理

小腸・大腸はカハール（Cajal）の介在細胞，筋層間神経叢，平滑筋の協調作用によって自動能を有している．カハールの介在細胞は規則的な脱分極を繰り返してペースメーカー電位を発生させ，小腸・大腸運動の源となっている．筋層間神経叢は小腸・大腸運動を制御する主要な機能であり，アセチルコリン，ノルアドレナリン，セロトニンなど複数の神経伝達物質が平滑筋の細胞膜電位を変化させ，自動運動を制御している．

小腸・大腸は外来性神経により中枢神経と連絡しており，相互に影響を及ぼしあっている．外来性神経線維には交感神経性と副交感神経性があり，交感神経はノルアドレナリンを放出して腸管運動を抑制し，副交感神経はアセチルコリンを放出して腸管運動を誘起する．

正常の小腸運動[1,2]は空腹期と食後期で異なるパターンを示す．空腹期は静止期の phase I，不規則な収縮運動が散発する phase II, 3 サイクル/分（cpm）の頻度で規則的な強収縮が生じて小腸内容物を肛門側に送り出す phase III からなり，こうした一連の運動を migrating motor complex（MMC）と呼ぶ．MMC は空腹状態が続くと 90 ～ 160 分おきに繰り返され，摂食により空腹期小腸運動は食後期小腸運動に速やかに移行し，phase II に類似した不規則な収縮運動が数時間持続する．この食後期運動は，phase III 様収縮によって胃内容物の排出が完了すると再び空腹期運動に移行する（**図 1**）．

正常の大腸運動[4,5]は 3 つの成分からなる．第一に大腸ハウストラを形成する分節運動で，もっとも高頻度で生じる．第二に大腸の軸方向に沿って生じる推進運動で，下行結腸から S 状結腸では肛門側に向かう順蠕動であることが多いが上行結腸では逆蠕動がみられることがある．第三に 1 日に数回発生する排便に関与する高圧運動で，high amplitude propagating contraction（HAPC）とよばれる（**図 2**）．

b. 小腸運動・大腸運動と知覚

小腸・大腸内腔が物理的刺激を受けると，反射性の運動（蠕動反射，腸腸抑制反射）や内臓知覚が生じる[7]．蠕動反射では，セロトニン受容体を介したアセチルコリンの放出で筋収縮が生じ，伸展受容体の刺激により蠕動運動が誘起される．腸腸抑制反射では糞便や腸管ガスにより内腔が伸展され，筋層間神経叢にある感覚神経が刺激されることでアセチルコリンが放出され，さらに交感神経節後ニューロンからノルアドレナリンが放出されて腸管平滑筋が弛緩する．

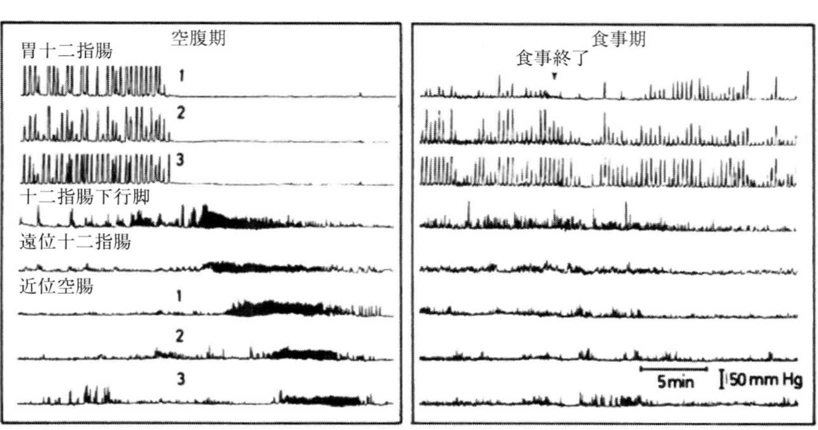

図 1　健常人の空腹期および食後期の小腸内圧[3]
左：胃から生じた強収縮（phase III）が十二指腸～空腸へ伝播する．前半の不規則な収縮は phase II，強収縮後の静止期が phase I である．
右：食事負荷による不規則な食後期運動がみられる．

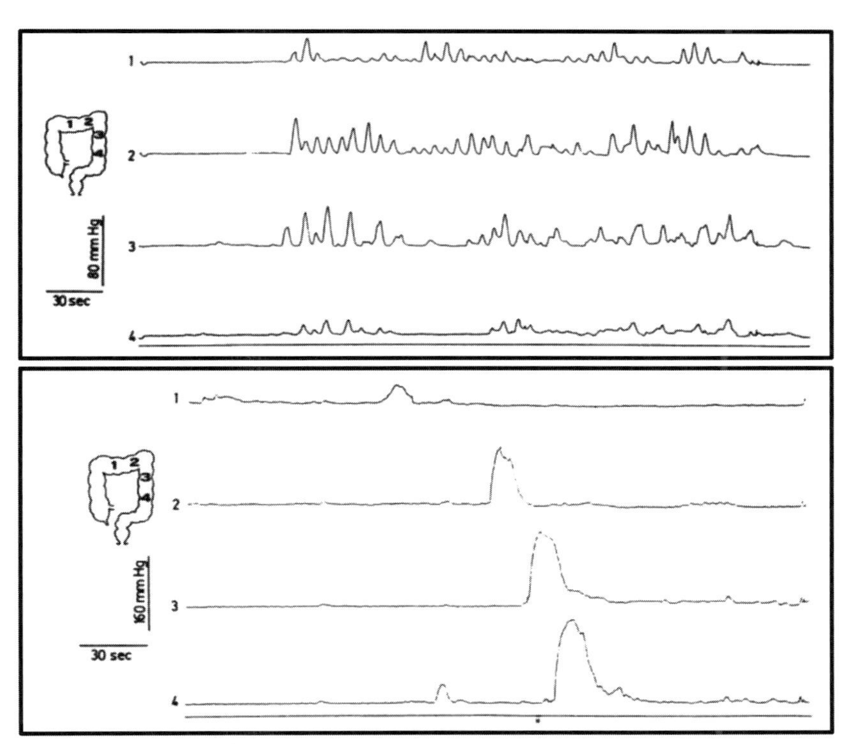

図 2　健常人の大腸内圧[6]
上：大腸の分節運動が各測定部位に生じている．
下：排便に関与する HAPC.

伸展刺激がより強くなると脊髄神経の感覚ニューロンが興奮し，脊髄後角に存在する内臓体性ニューロンに信号が伝達され，対側の脊髄視床路や脊髄網様体路を上行して中枢神経で内臓知覚を起こす．

c. 小腸運動・大腸運動の測定法

小腸・大腸運動の測定にはいくつかの方法があるが，消化管通過時間を評価するラジオアイソトープ法やX線不透過マーカー法などについては3-3-2項に譲り，ここでは消化管壁運動を評価する消化管内圧測定やバロスタットについて述べる.

1）消化管内圧測定

消化管内圧測定は，分節運動などによって閉鎖腔に近い状態にある消化管内腔の圧力を圧トランスデューサーを用いて一定時間連続測定することで，消化管壁運動を定量的に分析する検査法である.

小腸内圧測定[1,8]では，X線透視下で経鼻的に内圧カテーテルを十二指腸・空腸に挿入し，ポリグラフ上に圧波形を導出する．携帯型の測定器を用いることで，被検者の日常生活下での長時間記録が可能となっている．小腸運動が障害される疾患ではMMCに異常をきたすが，運動異常の評価においてはとくにphase IIIが重要であり，発生頻度，振幅，収縮持続時間，および伝播速度が臨床的な評価項目となる.

小腸運動異常をきたすおもな疾患の1つに慢性偽性腸閉塞があり，小腸内圧測定ではphase IIにおける収縮運動の減弱や振幅20 mmHg以上の2分以上持続する10～12 cpmの非伝播性バースト（burst）波，phase IIIの変形，発生頻度の減少，振幅の低下，収縮持続時間の延長，および伝播速度の低下といった異常所見を認める（**図3**）.

大腸内圧測定[4,8]では，X線透視下で大腸内視鏡やスライディングチューブを用いて経肛門的に内圧カテーテルを挿入して測定する．測定部位は下行結腸からS状結腸の左半結腸であることが多いが，測定機器によっては横行結腸や上行結腸での測定も可能である．大腸内圧測定では複数の部位における収縮運動を検出できるが，内腔を閉塞しない程度の軽度の収縮運動や大腸壁のトーヌス（tonus）を検出しづらいという欠点もある.

最近では食道内圧測定と同様に小腸・大腸内圧測定でも高解像度マノメトリー（high-resolution manometry: HRM）が行われるようになっており，従来の少数の圧トランスデューサーによる測定とくらべ，より詳細なデータを得ることも可能となっている．ただしHRMの波形パターンにより正常と異常を鑑別できる水準に至るまでには，今後の症例・データ集積が必要である.

2）バロスタット

バロスタットは合成樹脂製のバッグを大腸に挿入してバッグの容積，圧力，コンプライアンスなどを測定するものである[9]．バロスタットの利点は，消化管内圧測定では検出しにくい，内腔を閉塞しない程度の軽度の収縮運動や消化管壁のトーヌスを検出できることであり，さらに消化管知覚を定量的に評価することが可能である[10].

トーヌス測定にはバッグで大腸壁に一定の低圧を加えるが，10 mmHg程度の一定圧とするか，呼吸変動を検出しうる最小値であるminimal distending pressure（MDP）+2 mmHgとするかの2通りの方法がある．大腸知覚の測定法にはバッグ内圧を漸増

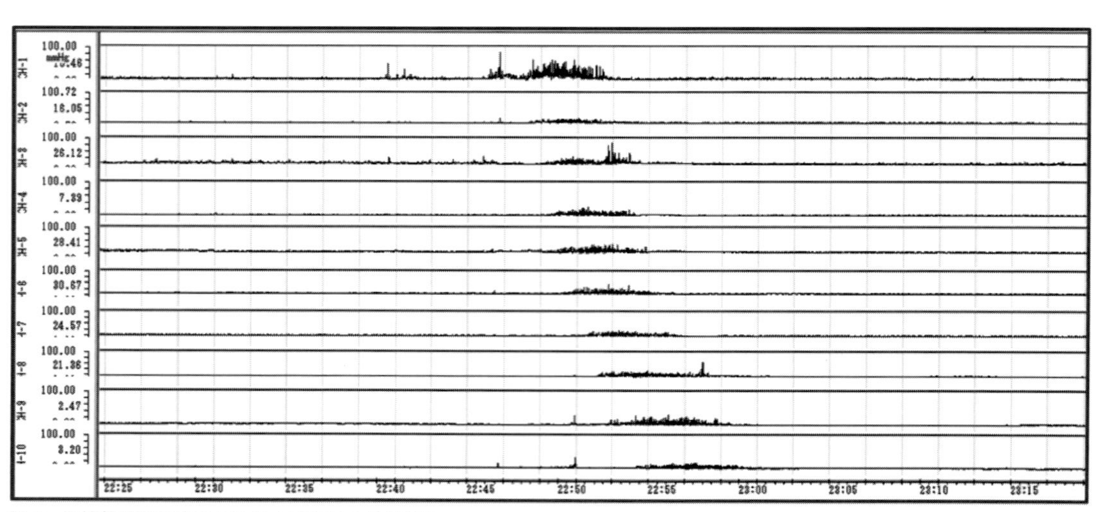

図3 慢性偽性腸閉塞における小腸内圧の異常所見
phase IIIの著明な低振幅，伝播速度の低下（約36 mm/分，正常60～100 mm/分）を認める（自験例，47歳男性）.

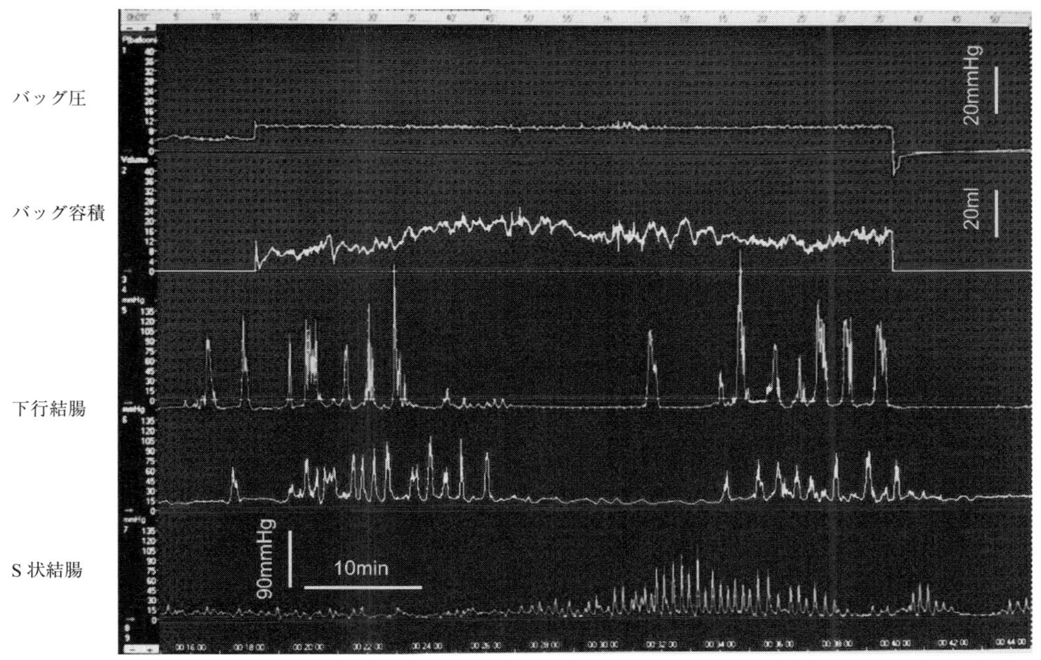

図4　過敏性腸症候群における大腸内圧・バロスタットの異常所見
10 mmHg 定圧下でバッグ容量が 10 ～ 20 mL とトーヌスが亢進（正常 40 ～ 60 mL），下行結腸から S 状結腸で著明な分節運動の亢進を認める（自験例，25 歳男性）.

する圧負荷とバッグ容量を漸増する容量負荷の 2 通りの方法があり，いずれも被検者がどの程度の負荷で腹痛など腹部症状を自覚するかを評価する.

過敏性腸症候群では大腸運動亢進や内臓知覚過敏がおもな病態生理の 1 つとして挙げられており，大腸内圧測定では分節運動の亢進，バロスタットでは大腸トーヌスの亢進や内臓知覚過敏を認めることが多い（**図 4**）.

結　語

小腸・大腸運動の生理，消化管内圧測定法について述べた．検査の侵襲性が高いというデメリットはあるが，現時点では，消化管内圧測定やバロスタットが，上部消化管から下部消化管にかけての運動パターンを詳細に評価するのにもっとも優れた方法である．消化管内腔における複数の生化学的指標の検出と消化管運動の同時計測が可能になれば，より正確で定量的な検査が確立できることになるため，今後の検査法の進歩・発達が望まれる.

take-home message

過敏性腸症候群などの機能性消化管疾患，および慢性偽性腸閉塞などの消化管運動機能障害のおもな病態生理に消化管運動異常があるが，日常診療においては正確に評価するツールが乏しい．したがって，つねに消化管運動異常の存在を念頭に置いて診断・治療を進めるべきである.

［町田貴胤］

文　献

1) Kellow JE et al. Prolonged ambulant recordings of small bowel motility demonstrate abnormalities in the irritable bowel syndrome. Gastroenterology. 1990; 98: 1208–1218.
2) Kumar D et al. An Illustrated Guide to Gastrointestinal Motility, 2nd ed. Churchil Livingstone, London; 1993.
3) Stanghellini V et al. Chronic idiopathic intestinal pseudo-obstruction: clinical and intestinal manometric findings. Gut. 1987; 28: 5–12.
4) Fukudo S et al. Colonic motility, autonomic function, and gastrointestinal hormones under psychological stress on irritable bowel syndrome. Tohoku J Exp Med. 1987; 151: 373–385.
5) Rogers J et al. Increased segmental activity and intraluminal pressures in the sigmoid colon of patients with the irritable bowel syndrome. Gut. 1989; 30: 634–641.

6) Narducci F et al. Twenty four hour manometric recording of colonic motor activity in healthy man. Gut. 1987; 28: 17–25.
7) Mayer EA et al. Role of visceral afferent mechanisms in functional bowel disorder. Gastroenterology. 1990; 99: 1688–1704.
8) Fukudo S et al. Brain-gut response to stress and cholinergic stimulation in irritable bowel syndrome. J Clin Gastroenterol. 1993; 17: 133–141.
9) Steadman CJ et al. Variation of muscle tone in the human colon. Gastroenterology. 1991; 101: 373–381.
10) Whitehead WE et al. Standardization of barostat procedures for testing smooth muscle tone and sensory thresholds in the gastrointestinal tract. Dig Dis Sci. 1997; 42: 223–241.

3-2-2 大腸通過時間測定

colonic transit time testing

a. 概　念

小腸・大腸の通過時間測定のなかで，臨床的に有用かつ必要性があるのは大腸通過時間の測定である．大腸通過時間測定は大腸の蠕動・運動機能を客観的に評価する方法で，慢性便秘症をはじめ，大腸の運動機能障害を呈する疾患疑いのある患者がこの検査の対象となる．大腸通過時間測定にはいくつかの方法[1]があるが，いずれの方法も，実際には経口摂取したものが肛門から排泄されるまでの全消化管通過時間を測定している．このため大腸通過時間を評価する際には，胃排出能はじめ上部消化管〜小腸の運動機能が正常であることが前提となる．

b. 適　応

大腸通過時間測定法の適応としては，大腸運動機能障害を呈するすべての疾患が対象となる．このなかでもっとも有用性が示されているのは慢性便秘症で，一般的にはプライマリ・ケアで行われる初期治療（食事療法，運動などの生活指導とあわせ，1〜2剤の下剤による薬物療法）に反応の乏しい慢性便秘症が検査の適応となる．

表1　慢性便秘症の分類

排便回数減少型	大腸通過遅延型 (slow transit constipation: STC)
	大腸通過正常型 (normal transit constipation: NTC)
排便困難型	機能性便排出障害 (defecatory disorders: DD)

慢性便秘症はその原因による分類，症状による分類とあわせ，海外では大腸通過時間による病態の分類[2, 3]が一般的である．病態により，慢性便秘症は大腸通過遅延型，大腸通過正常型，機能性便排出障害に分類される（**表1**）．大腸通過時間測定は，慢性便秘症を病態によって分類し，適切な治療法を選択するうえで，有用かつ必要な検査である．また大腸通過時間測定は，結腸無力症に対する結腸全摘術の適否を判断する際にも用いられる．

c. X線不透過マーカー法

X線不透過マーカー法は，バリウムでコーティングされたX線不透過のマーカーが24個入ったカプセルを経口摂取し，その後腹部単純X線撮影によりマーカーを追跡する方法で，大腸通過時間測定法のなかでもっとも簡便かつ安価な方法である．歴史的には1969年にHintonらにより開発され[4]，米国ではすでにこのマーカーが，米国食品医薬品局（U.S. Food & Drug Administration: FDA）により医療機器として薬事承認されている．Hintonらは正常な大腸通過時間の基準として，①マーカー投与後3日以内に最初のマーカーが便中に排出される，②5日目までに80%以上のマーカーが排出される，の2つを提唱しており，この基準は現在でも広く用いられている．マーカー法は海外ではもっとも普及している大腸通過時間測定法である．しかし2023年現在，日本ではこのX線不透過マーカーが薬事承認されておらず，このため，研究目的に，限られた施設でのみ行われているのが現状である．

X線不透過マーカー法のなかで簡便で代表的なプロトコルは5日法[5]である．5日法では，被検者は腸管運動に影響を与える薬剤（下剤）を可能な範囲で休止した後，1カプセルのマーカー（1カプセルにX線不透過マーカーを20個含有）を適量の水で内服し，内服5日後（120時間後）に腹部単純X線を撮影する（**図1**）．撮影された画像の腸管内に残存するマーカー数をカウントし，4個（20%）以上残存している場合に大腸通過遅延型の慢性便秘症と診断する．また直腸にマーカーが多数とどまっている場合は，便排出障害の可能性がある（**図2**）．この方法は1回のマーカー内服とX線撮影で大腸通

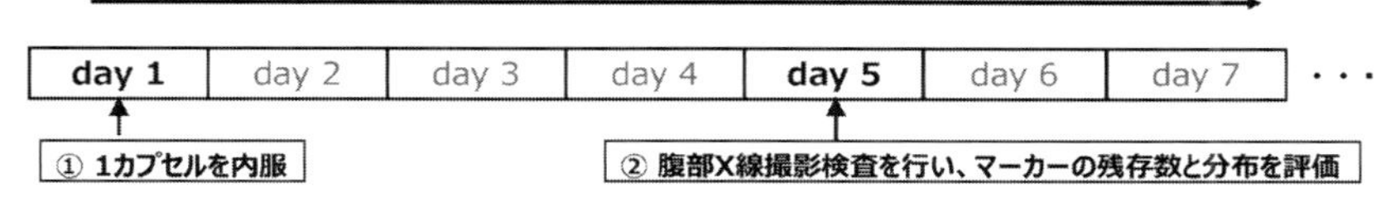

図1　大腸通過時間測定検査（5日法）

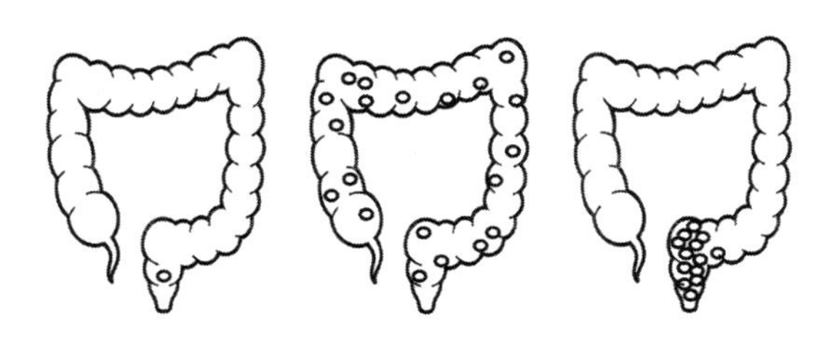

図2　X線不透過マーカー法による慢性便秘症の分類

過遅延型と大腸通過正常型を鑑別できるので，患者の拘束時間と放射線被爆が最小限ですむ．ただし，正確な大腸通過時間は測定できない．

3日法は5日法をさらに簡便にしたもので，1カプセルのマーカーを内服3日後（72時間後）に腹部単純X線を撮影し，腸管内に残存するマーカーが10個（40%）以上である場合に大腸通過遅延型の慢性便秘症と診断する．3日法では5日法より患者の拘束時間が短く，スクリーニング検査としてはより行いやすい．しかしこれまで世界的に行われてきた5日法と異なり施行例が少ないため，その評価については今後の検討を必要とする．

日本神経消化器病学会では，将来の大腸通過時間測定の普及目的に，日常臨床で施行可能な一般医家向けのX線不透過マーカー法についてのシェーマを作成した（**図3**）．ここでは5日法，3日法いずれの方法も推奨している．また，対象が初期治療に反応の乏しい慢性便秘症患者であることも考慮し，腸管運動に影響を与える薬剤（下剤）の休止も求めないこととしている．

5日法，3日法はプライマリ・ケアで施行可能な簡便な方法であるのに対し，より詳細な大腸通過時間を評価するためのプロトコルもいくつか報告されている．Metcalfらの方法[6]は，1，2，3日目の午前にそれぞれ形状の異なるX線不透過マーカーを

X線不透過マーカーによる大腸通過時間測定の適応：初期薬物治療で効果不十分の慢性便秘症

慢性便秘症の初期薬物治療

酸化マグネシウムなどを原則として第一選択薬とし、使用に適さない場合や効果不十分な場合は②～⑦の中のいずれかの薬剤へ変更または追加を考慮する。ただし⑦刺激性下剤は頓服で使用する
①酸化マグネシウム　②ポリエチレングリコール　③粘膜上皮機能変容薬（ルビプロストン、リナクロチド）
④エロビキシバッド　⑤ラクツロース　⑥漢方薬　⑦刺激性下剤

注）1．腎機能異常(eGFR<60)があれば、酸化マグネシウムの減量 or 他剤を選択
2．症状改善があれば投与量の調整
3．ルビプロストンは妊婦又は妊娠している可能性のある女性には禁忌
4．オピオイド誘発便秘の場合はナルデメジンの投与を考慮

↓

効果不十分

↓

大腸通過時間測定検査

① 5日法：1回不透過マーカー服用5日後の残存マーカーを測定
② 3日法：1回不透過マーカー服用3日後の残存マーカーを測定
（刺激性下剤以外の服用下剤は継続して検査を施行）
残存マーカーが5日法では20%以上、3日法では40%以上をSTCと判定
注）・特別に病態を把握する必要がある場合は、下剤を一時中断して5日法で施行
・検査実施にあたっては、腸閉塞が認められないことを確認して行う
・不透過マーカー服用日から30日以内に腹部X線を撮影し、マーカーが残存していないことを確認する

↓

① 5日法：残存マーカーが20%未満
② 3日法：残存マーカーが40%未満
大腸通過正常型：Normal Transit constipation(NTC)
便排出障害型：Defecation disorder (DD)
（直腸肛門機能異常疑い）

① 5日法：残存マーカーが20%以上
② 3日法：残存マーカーが40%以上
大腸通過遅延型：Slow transit constipation (STC)
（ただし便排出障害型との合併もある）

↓ 追加治療

大腸通過時間測定検査　治療効果判定

（日本神経消化器病学会　ワーキンググループ作成）

図3　大腸通過時間測定X線不透過マーカー検査シェーマ

含有する1カプセルを服用し，4，7日目の午前に腹部単純X線を撮影する．腹部をX線写真上「右側」「左側」「S状結腸直腸」の3区域に分け，全大腸，右側大腸，左側大腸，S状結腸直腸の各区域通過時間を測定し，通過速度の遅延が生じる部位を判別する．この方法により，便排出障害型ではS状結腸直腸通過時間が最長になり，全大腸で通過が遅延している大腸通過遅延型と鑑別可能である．また1～6日目まで6日間1カプセルずつ服用し，7日目に腹部単純X線を撮影し，多くのマーカーの分布から大腸各区域の通過時間を測定する飽和法も行われている．

d. ラジオアイソトープ法

ラジオアイソトープ法は，RI標識化合物を混ぜた試験食を摂取後，大腸を関心領域としてガンマカメラで経時的にその放射線活性をカウントし，大腸通過時間を測定する方法[7]である．標識する放射線医薬品には ^{111}インジウムなどが用いられる．ラジオアイソトープ法はもともとは胃排出能の測定を目的として開発された方法で，海外では胃排出能検査のゴールドスタンダードとして一般的に行われている．しかしこの方法による大腸通過時間測定は，胃排出能検査に比してより複雑でむずかしい面がある．胃排出能では関心領域を胃に限局し，その放射線活性を測定して胃の排出曲線の作成が可能である．一方大腸の場合，その走行が腹部全体にわたるため関心領域を大腸の走行にあわせ5～7か所設定する必要があり（**図4**），排出曲線の作成とその評価も複雑になる．さらに被爆の問題，RI化合物の

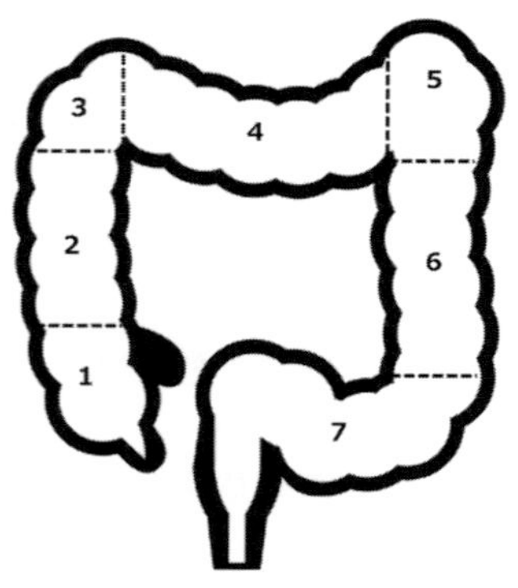

図4 ラジオアイソトープ法による大腸関心領域

取扱い，大規模な検査設備が必要でコストもかかるなどの多くの問題点があり，日本ではほとんど施行されていない．

e. 無線カプセル法

海外では無線カプセルを用いた大腸通過時間の測定[8) 9)]も行われている．現在，通過時間測定用のカプセルはSmart Pill，Motilis 3D-Transit Systemの2種類が開発されている．Smart Pillは消化管内腔のpH，圧力，温度をセンサーで感知し，そのデータを対外の受信器でリアルタイムに受信する．そしてこれらpH，圧力，温度のデータからカプセルの位置を推定し，大腸通過時間はじめ各区域の消化管通過時間を計測する方法である．Motilis 3D-Transit Systemは，内服したカプセルから発する電磁波を体外のセンサーで追跡し，カプセルの位置を捉えて大腸通過時間を計測する方法である．カプセルは2 cm以上の大きさがあり消化管の通過障害がある場合は禁忌になるため，カプセル内視鏡同様，事前に消化管の通過性をチェックする必要がある．これら無線カプセル法の有用性は評価され，マーカー法との相関[1)]も示されている．しかしSmart Pillは日本では使用不可となる周波数の電波を発信することなどより，日本では無線カプセルは使用されていない．

またカプセル内視鏡を用いて，その画像の解析によりカプセル内視鏡が回盲部を通過しる時間と肛門部に達する時間から大腸通過時間を計測することも可能である．ただし，これは本来のカプセル内視鏡の検査目的と異なり，適応外使用となる．

結　語

大腸通過時間の測定は臨床的に非常に重要であり，これまでいくつかの測定法が開発されている．しかし日本ではまた日常臨床で行われておらず，X線不透過マーカー法が一部の施設で研究的に行われているにすぎない．今後日本においても，この検査の日常臨床への普及が強く望まれる．

take-home message

慢性便秘症は，海外では大腸通過時間による病態の分類が一般的である．そして大腸通過時間測定法は大腸運動機能を客観的に評価する検査法で，慢性便秘症はじめ大腸運動機能障害を伴う疾患の病態を把握するうえで欠くことのできない重要な検査である．しかし現在日本では，大腸通過時間測定は一部の施設で研究的に施行されているにすぎない．今後日本においても大腸通過時間測定が日常臨床として普及することが強く望まれる．

［神谷　武］

文　献

1) Bharucha AE et al. More Movement with evaluating colonic transit in humans. Neurogastroenterol Motil. 2019; 31: e13541.
2) Lembo A et al. Chronic constipation. N Engl J Med. 2003; 349: 1360–1368.
3) Bharucha AE et al. American gastroenterological Association technical review on constipation. Gastroenterology. 213; 144: 218–238.
4) Hinton JM et al. A new method of studying gut transit times using radiopaque markaers. Gut. 1969; 10: 842–847.
5) 安部達也ほか．便秘症診断における大腸通過時間検査法の臨床的検討．日本大腸肛門会誌．2020; 73: 237–243.
6) Metcalf AM et al. Simplified assessment of segmental colonic transit. Gastroenterology. 1987; 92: 40–47.
7) Krevsky LS et al. Colonic transit scintigraphy. A physiologic approach to the quantitative measurement of colonic transit in human.
8) Rao SC et al. Investigation of colonic and whole-gut transit with wireless motility capsule and radiopaque markers in constipation. Clin Gastroenterol Hepatol. 2009; 7: 537–544.
9) Camilleri M et al. Wireless pH-motility capsule for colonic transit: prospective comparison with radiopaque markers in chronic constipation. Neurogastroenterol Motil. 2010; 22: 874–e233.

3-2-3 シネMRI検査

cine-MRI

はじめに

腹痛や腹部膨満，便通障害といった症状は，もっとも頻繁に遭遇する臨床症候の1つである．しかし，内視鏡検査を行っても消化管に器質的な異常所見がみられないことも多い．このような場合，過敏性腸症候群（irritable bowel syndrome: IBS）や機能性便秘症（functional constipation: FC）に代表される機能性消化管疾患（functional gastrointestinal disorder: FGID）を第一に考えるが，なかには慢性偽性腸閉塞症（chronic intestinal pseudo-obstruction: CIPO）のような重度な消化管蠕動障害が含まれることがある．CIPOはFGIDとは違い生命に直結する難病であるため[1]，その鑑別はきわめて重要である．

これらの鑑別にはCT検査が重要である．CIPOは鏡面形成像および腸管拡張がみられるという点でFGIDとの鑑別診断は比較的容易である．しかし，CT検査はあくまでも「静止画像」での評価である．CIPOのような「極度な蠕動障害」を特徴とする疾患の実際の「腸管の動き」をダイレクトにとらえる方法はないのであろうか？

a. シネMRI（CMRI）とは？

消化管の実際の蠕動をダイレクトにとらえる方法としてシネMRI（cine-MRI: CMRI）がある．CMRIは1秒未満の細かい時間的分解能で臓器の運動を「動画」として観察することができる，近年開発されたモダリティである．これまで急性心筋炎の診断など心血管分野での応用が盛んであったが[2]，近年，消化管運動の評価においてもさまざまな有用性の報告がなされている．とくに，Wakamiyaらは健常者の小腸運動を[3]，Babaらは胃排出運動を評価し[4]，シネMRIは消化管運動評価に有用なモダリティであると報告している．

機種により設定や撮影条件はやや異なるが，1秒間に約2枚のスピードで数十秒間撮影し，得られた画像を専用ソフトで連続再生することで，映画（cinema）のように動画として評価することができる．われわれは15秒間に30枚の画像を撮像するプロトコルで運用している．実際のCMRI画像を図1に示す．これは健常者の小腸であるが，腸液が貯留した小腸が明瞭な高信号域（T2強調像）として描出され，かつ各部位の経時変化が一目瞭然である（矢印）．

筆者らは2013年，日常臨床において非常にポピュラーであるIBS患者と，蠕動障害のなかでもっとも重症であるCIPO患者に対してCMRIを行い，健常者の小腸との蠕動運動を比較した[5]．以下，研究内容を紹介するとともに，最新の知見についても

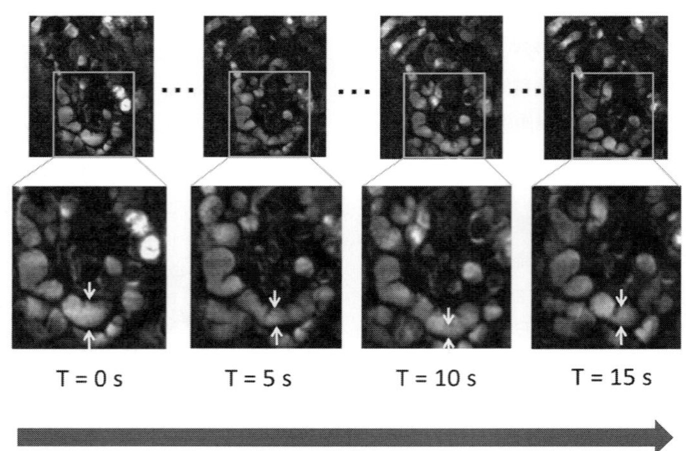

図 1 健常者小腸の CMRI 画像

述べる．

b. CMRI を用いた小腸運動評価

1）慢性偽性腸閉塞症（CIPO）とは

はじめに CIPO について概説する．

CIPO は，長年にわたる慢性的な，もしくは反復性の腸閉塞症状をきたす消化管難病である．腸管蠕動の著しい低下がそもそもの原因であり，おもに小腸内に多量のガスと腸液が停滞する．CT では小腸の病的拡張と「腸液とガスの境界面が直線状となる」鏡面形成がみられ，一見すると通常の腸閉塞（イレウス）と類似している．しかし器質的原因がないという点で機械性イレウスとは区別され，症状が慢性/持続的という点で，（通常は一過性の）麻痺性イレウスと区別される．栄養障害や菌血症から生命に直結することがあるため，稀少であるが見逃してはならない重要な疾患である．典型画像を**図 2** に示す．

CIPO は表現型として一連の病像を呈するようになった状態の総称であり，その病態は多岐にわたる．全身性強皮症に代表される膠原病や神経疾患，内分泌疾患が原因となり二次的に CIPO を発症することもあれば，これらの基礎疾患がなく特発的に発症することもある．

2）CMRI プロトコル

健常者，Rome 基準を満たす IBS 患者，厚生労働省の診断基準（**表 1**）を満たす CIPO 患者をそれぞれ 12 人ずつエントリーし，それぞれ冠状断にて CMRI を撮影した．撮影条件は**表 2** に示すプロトコルで統一し，これを 0.5 秒に 1 枚の撮影スピード，

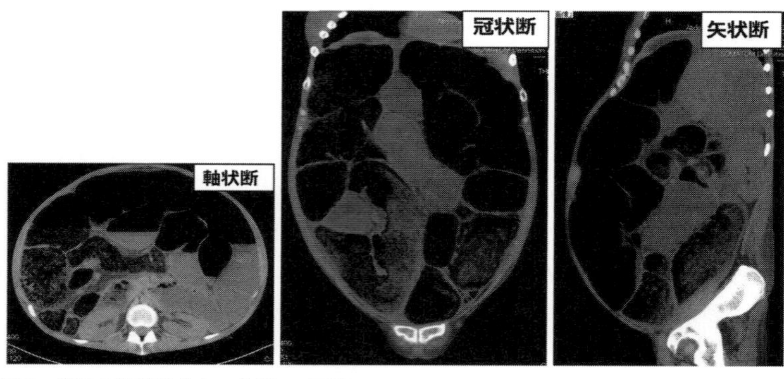

図 2 慢性偽性腸閉塞症の典型 CT 画像

表1 厚生労働省研究班によるCIPO診断基準[6,7]

<診断基準>
以下のすべてを満たすものをCIPOとする.
1. 6ヶ月以上前から慢性的な腸閉塞症状を認めている
2. そのうち直前の3ヶ月は腹部膨満感もしくは腹痛を伴う
3. 腹部単純X線検査, 内視鏡検査, 腹部CTで腸管拡張かつ/または鏡面像を認める
4. 消化管X線造影検査, 内視鏡検査などで器質的原因が除外される

撮影時間を15秒間とした(1つの冠状断で30枚の画像を撮影). 本研究では, 明瞭な画像を得るため健常者とIBS患者には検査30分前に1000 mLの飲水負荷を行った. 一方で, CIPO患者はもともと病的な腸液が貯留しているため事前の飲水負荷は行わなかった.

一般に正常小腸では, 腸液などの内容物が存在すれば必ず蠕動があるはずである. 逆に正常小腸であっても, 内容物のない場合は蠕動停止している場合がある. したがって, 腸管内容物が存在するにもかかわらず蠕動低下している場合が異常所見となる.

各群の典型CMRI画像を**図3**に示す(紙面の都合上, 5秒刻みで4枚のみ表示). T2強調画像のため, 腸管内容は高信号に描出される. 健常者の小腸は腸管拡張を認めず, 15秒間に活発な蠕動運動を認める(上段). またIBS患者の小腸もほぼ正常者と同様に病的な拡張がなく, 蠕動も良好に保たれている(中段). これに対してCIPO患者の小腸は, 内容物が停滞するため健常者やIBSと比べて著明に拡張しており, また腸管径の経時的変化がきわめて乏しい. このように, CMRIは小腸蠕動を一見して把

表2 対照と方法

	健常者12人	IBS患者12人	CIPO患者12人
前処置	飲水負荷　1000 mL(撮影30分前)		飲水負荷なし
撮影条件	以下プロトコルで共通 b-TFE sequence, 冠状断, TR 4.1 ms,　TE 2.0 ms,　flip angle 80°, slice thickness 10 mm,　matrix 256,　FOV 380 mm 撮影間隔:0.5秒/枚, 撮影時間:15秒(冠状断1スライスにつき30枚)		
評価項目	①平均腸管径 [mm] ②収縮率 (=振幅*/最大拡張径) [%]　*:振幅=最大拡張径−最大収縮径 ③収縮周期 [秒]		

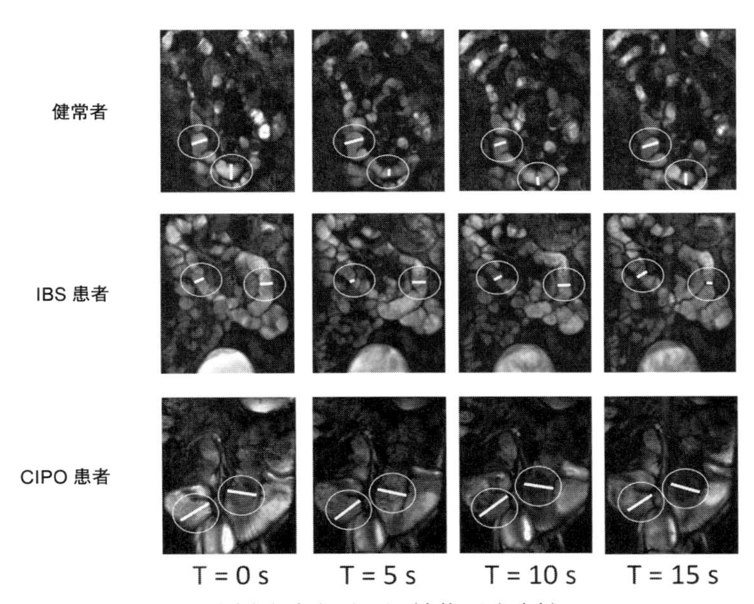

図3 各群のCMRIによる経時変化と計測ポイント(文献5より改変)
各症例とも測定ポイントを3つずつ任意に選定し腸管径を測定する(図では2つのみ表示:黄丸).

第3章 小腸・大腸

握することが可能な検査である．

3） 評価方法：どのように定量評価するか

まず各症例とも，得られた冠状断のなかからよく描出された腸管を任意に3点ずつ選定し（測定ポイント），各測定ポイントの腸管径（短軸径）を30枚分計測する．

次に筆者らは**図4**のようなグラフを作成し，測定ポイントごとに

①平均腸管径［mm］

②収縮率（＝振幅*／最大拡張径）［%］

　*：振幅＝最大拡張径－最大収縮径

③収縮周期［秒］

を求めた．最後に各症例とも，（選定バイアスを低減するため）3つの測定ポイントの平均値を算出し，これらを各群間で比較した．

4） 結果と考察

CIPO群は健常者群やIBS群にくらべて平均腸管径が有意に大きく，また収縮率が有意に低かった．収縮周期には各群で有意差はみられなかった．一方で，IBS群と健常者群のあいだには平均腸管径，収縮率，収縮周期いずれのパラメータとも有意差はみられなかった．

CMRIはCIPOの小腸蠕動低下を定量的にも視覚的にも示すことができる有用なモダリティといえる．

c. 最新の知見

近年オランダのvan Rijnらは，空腹時と食後のCIPO患者の小腸蠕動の違いを，CMRIを用いて比較した[8]．これはb-FFEシークエンス，撮影時間20秒など，われわれとは若干異なるプロトコルではあるが，0.5秒に1枚の撮影スピードで冠状断にて評価するという点では共通しており，得られる動画はほぼ同等のものである．一方で，計測方法には大きな違いがあり，彼らの方法では，関心領域を抽出するとその領域全体における小腸蠕動の強さを自動でスコアリング（motility score）するシステムを用いている．連続的かつ網羅的意義のあるデータが得られるという点でわれわれの方法より優れているが，より専門性の高い解析知識が必要というデメリットもある．

彼らは，16人の健常者と8人のCIPO患者に対し，空腹時および栄養剤（300 kcal/200 mL）の投与直後，投与20分後にそれぞれCMRIを施行した．その結果，健常者ではほぼ全例で空腹時にくらべて食後での小腸蠕動亢進がみられた．一方でCIPO患者では，半数が食後には小腸蠕動が弱く亢進し，残り半数で逆に小腸蠕動の低下がみられた．

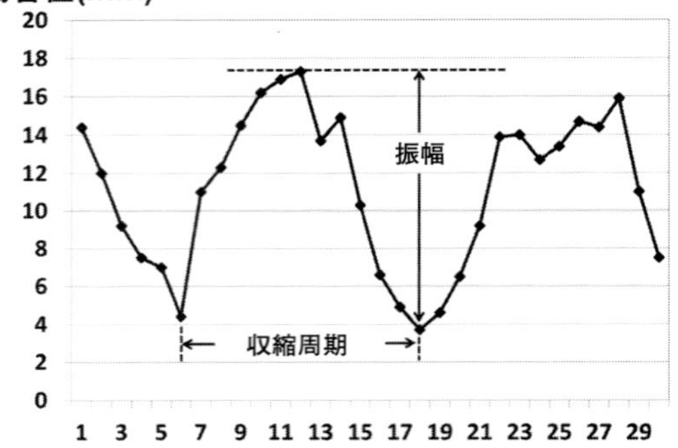

図4 測定ポイントの腸管径の経時変化（文献5より作成）

つまりCIPO患者では食後の小腸蠕動に一定の傾向はなく，症例ごとにまちまちであることが示されたことになる．症例数が少ないが，病態解明に向けての今後のさらなるデータ集積が望まれる．

d. 消化器診療におけるCMRIの臨床的意義

CMRIは従来の腹部CTや単純X線検査などと比較して放射線被曝がなく，さらに腸管の実際の「動き」を直接把握することのできる有用なモダリティである．また，欧米で盛んなマノメトリーと比較し，消化管内への圧センサーカテーテル挿入などの患者負担がなく，全小腸の連続的な評価が可能であるなどのメリットが多い．このためCIPOの診断のみならず，治療介入後の効果判定，フォローアップなど臨床現場での活用が大いに期待できる．また小腸を病変範囲に含むCIPO症例に対して手術（腸管切除）は望ましくないという報告があるが[9]，小腸運動評価に優れたシネMRIは手術適応の検討にも非常に有用と考えられる．さらに，近年の報告のように，病態生理の解明など研究ベースでも今後大きく役立つものと思われる．

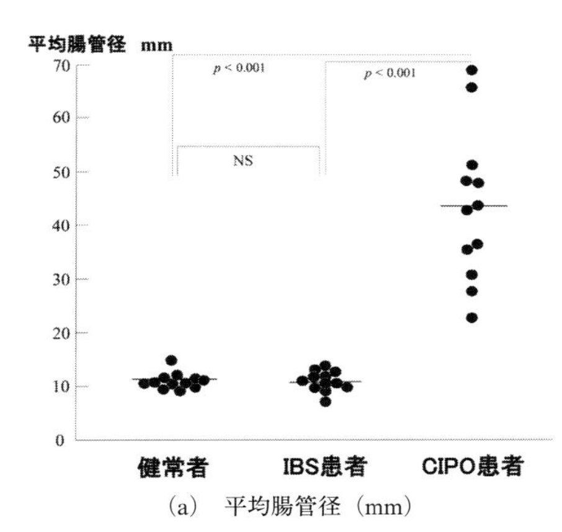

(a) 平均腸管径（mm）

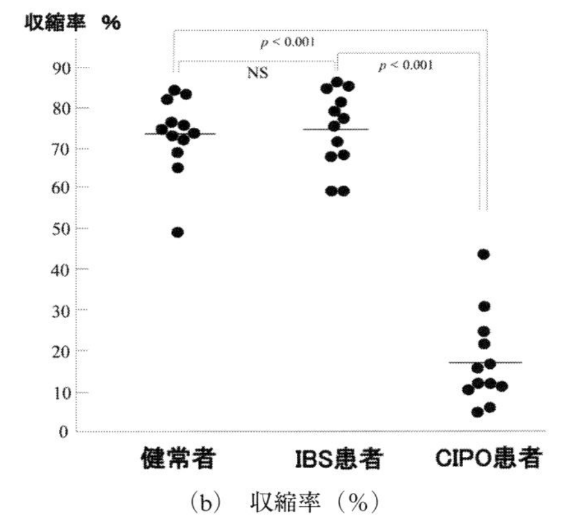

(b) 収縮率（%）

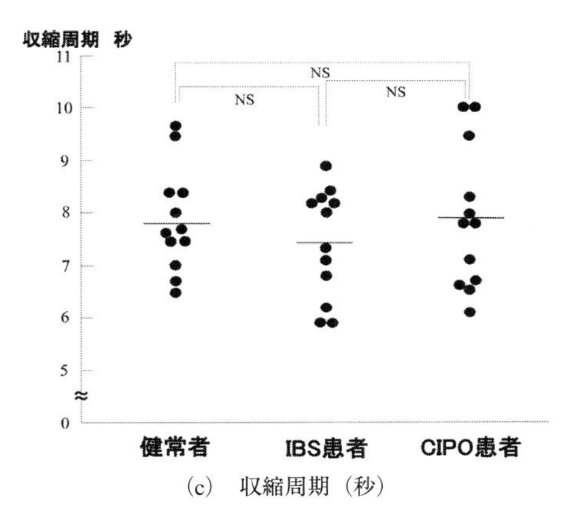

(c) 収縮周期（秒）

図 5 各エンドポイントの群間比較（文献 5 より作成）

take-home message

- シネ MRI（CMRI）は臓器の運動を「動画」としてダイレクトに評価できる有用な検査である．
- 腸管内容物が存在するにもかかわらず蠕動低下している場合が異常所見である．
- 慢性偽性腸閉塞症（CIPO）では，病的な腸管拡張（腸管内容物の貯留）と著しい蠕動低下がみられる．
- CMRI は「治療介入後の効果判定」，「フォローアップ」など臨床現場での活用が期待される．

［大久保秀則］

文 献

1) Stanghellini V et al. Natural history of chronic idiopathic intestinal pseudo-obstruction in adults: a single center study. Clin Gastroenterol Hepatol. 2005; 3: 449–458.
2) Deux JF et al. Acute myocarditis: diagnostic value of contrast-enhanced cine steady-state free precession MRI sequences. Am J Roentgenol. 2011; 197: 1081–1087.
3) Wakamiya M et al. Assessment of small bowel motility function with cine-MRI using balanced steady-state free precession sequence. J Magn Reson Imaging. 2011; 33: 1235–1240 .
4) Baba S et al. Assessment of gastric motor function by cine magnetic resonance imaging. J Gastroenterol Hepatol. 2009; 24: 1401–1406.
5) Ohkubo H et al. Assessment of small bowel motility in patients with chronic intestinal pseudo-obstruction using Cine-MRI. Am J Gastroenterol. 2013; 108: 1130–1139.
6) 中島 淳ほか．慢性偽性腸閉塞症の診療ガイド Chronic Intestinal Pseudo-obstruction (CIPO)．平成 23 年厚生労働科学研究費補助金難治性疾患克服研究事業（慢性特発性偽性腸閉塞症の我が国における疫学・診断・治療の実態調査研究班編），第 1 版．山王印刷；2012.
7) Ohkubo H et al. An epidemiologic survey of chronic intestinal pseudo-obstruction and evaluation of the newly proposed diagnostic criteria. Digestion. 2012; 86: 12–19 .
8) van Rijn KL et al. Fasted and fed small bowel motility patterns at cine-MRI in chronic intestinal pseudo-obstruction. Neurogastroenterol Motil. 2021; 33: e14062.
9) Masaki T et al. Nationwide survey on adult type chronic intestinal pseudo-obstruction in surgical institutions in Japan. Surg Today. 2012; 42: 264–271.

3-2-4 粘膜透過性検査法

methods of examinations for intestinal mucosal permeability

はじめに

消化管粘膜上皮は，「内なる外」である消化管内腔と体内を境する粘膜バリア機能を有する．この粘膜バリア機能を調節する主要な機序の1つが，粘膜上皮間のタイトジャンクション蛋白であり，ZO-1，オクルディン，および一連のクローディンを含む膜貫通分子から構成される．粘膜バリア機能障害，すなわち消化管の粘膜透過性亢進は，クローン病，セリアック病で認める消化管局所の炎症，および過敏性腸症候群で認める微細炎症の病態に関与する．さらに消化管の粘膜透過性亢進によって，消化管内腔からの微生物や食物抗原が門脈を介して全身に流入することで，消化管局所の炎症にとどまらず，全身の各臓器で慢性炎症を引き起こすことで，メタボリックシンドローム，心血管疾患，神経変性疾患といった多くの疾患の病態に関与することが明らかとなっており，消化管の粘膜透過性を評価することは重要である．本稿では，粘膜透過性検査法として，短絡電流法を用いた粘膜透過性の測定法，ラクツロース/マンニトール粘膜透過性検査法，およびティッシュコンダクタンスメーター（tissue conductance meter）を用いた内視鏡下粘膜透過性検査法について概説する．

a. 短絡電流法を用いた粘膜透過性検査法

消化管粘膜上皮は，種々の電解質を能動的あるいは受動的に輸送する機能を有しており，イオンチャネル，イオン交換機転，膜トランスポーターなどによって電解質輸送は調節されている．この粘膜上皮における電解質輸送を電気生理的に測定する方法が短絡電流法であり，開発者の名前にちなんで，ウッシングチャンバー（Ussing chamber）ともよばれている．短絡電流法では，膜輸送における電気化学的特性を電流，起電力，電気抵抗といった電気回路の用語で表現し，膜輸送を電気的な等価回路として示す[1]．短絡電流測定機器は，粘膜上皮膜をロードする小窓を挟む2つの水槽の構造を有するチャンバーを用いる．2つのチャンバー内の溶液は，それぞれロードした粘膜上皮膜の管腔側と基底膜側と接するようになる．電位測定用電極と短絡電流測定用の電極と塩橋を介して接続する（**図1**）．塩橋は，通常3M KClを2～4%の寒天で固めたものを用いる．膜抵抗は，経粘膜上皮電位と短絡電流からオームの法則により算出することが可能である．また，電圧と電流の変化量に注目して計算することによっても膜抵抗の測定は可能である．一方，薬物投与による電解質輸送変化を短絡電流の変化として記録することが可能である．**図2**は，マウス小腸粘膜上皮においてミソプロストール刺激が引き起こすCl^-電流を測定したものである．この短絡電流の変化は，EP4

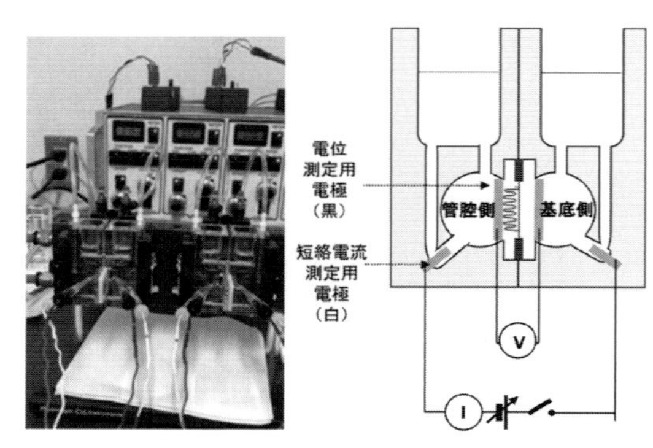

図1 短絡電流 (Isc) を測定する代表的なウッシングチャンバーシステム

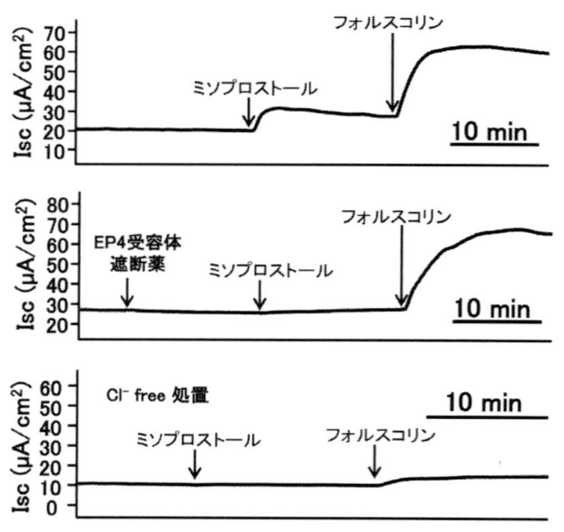

図2 ウッシングチャンバーで測定したミソプロストールが引き起こす短絡電流 (Isc)

EP4受容体＝プロスタグランジンE受容体4，Cl^- free処置＝クロライドイオンフリー処置．

受容体遮断薬を前処置または溶液の Cl^- を除去することで消失した．

短絡電流法を用いた粘膜透過性検査法は，動物モデルを用いた基礎研究では有用な方法であるが，日常臨床における粘膜透過性検査としては，理想的ではない．測定には，複数の消化管粘膜上皮の生検標本が必要である．また，測定手技は決して簡便とはいえない．このように侵襲性と簡便性の観点より，短絡電流法を用いた粘膜透過性検査法は，日常臨床における検査法として普及させることは困難であろう．

b. ラクツロース / マンニトール試験による粘膜透過性検査

小腸と大腸の粘膜透過性検査法として広く用いられている方法として，ラクツロース / マンニトール試験がある．二糖類であるラクツロースと単糖類であるマンニトールの吸収が，それぞれ傍細胞透過性および粘膜上皮細胞内透過性を反映することを利用した検査である．粘膜上皮細胞障害やタイトジャンクション障害は，ラクツロース吸収を増加させる一方，マンニトール吸収を低下させるため，尿中に排出されるラクツロース / マンニトール比は増加する．尿中ラクツロースおよびマンニトールは，酵素アッセイ法，ガスクロマトグラフィ（Gas Chromatography with Flame Ionization Detector: GC–FID），さらには高速液体クロマトグラフィ（High Performance Liquid Chromatography: HPLC）を用いたタンデム質量分析計（MS/MS）によって測定される[2]．

標準化された方法はないが，12 時間の絶食後に一度排尿させ，10 g のラクツロースと 5 g のマンニトールを 400 mL の水に溶かした砂糖溶液を飲水させた後に 200 mL の水を追加摂取させ，4 時間の蓄尿を行って，凍結保存した尿を HPLC–MS/MS で測定する方法を用いた研究成果が報告されている[3]．なお，蓄尿時間については 5 時間または 6 時間とする報告もある[4]．この蓄尿時間について，0 ～ 3 時間，3 ～ 5 時間，5 ～ 24 時間がそれぞれ近位小腸，遠位小腸，大腸の粘膜透過性を反映すると報告されている一方で，0 ～ 2 時間であっても大腸の粘膜透過性を一部反映することが示されており，0 ～ 5 時間の蓄尿サンプルが小腸の透過性状態のみを反映するものではないため，結果の解釈には注意する必要がある[5]．また，単糖類に関して，マンニトールに変えてラムノースを用いる方法もある[4]．

c. ティッシュコンダクタンスメーターを用いた内視鏡下粘膜透過性検査法

最近，開発されたティッシュコンダクタンスメーター（TCM AS–TC100，日本アッシュ株式会社）を用いることで，内視鏡下に標的とする消化管領域の粘膜透過性をリアルタイムに評価することが可能となった．測定プローブは，内視鏡の鉗子孔から挿入するため，理論的には内視鏡がアクセスできるすべての消化管粘膜に応用が可能である．本検査法は，測定プローブとして直径 1.9 mm の棒状電極センサーを用いて，粘膜電気的インピーダンスを測定するものである．

以下に概略を示す．電極を両側の前腕の屈筋側に配置し，棒状電極を内視鏡の鉗子孔を通して挿入する．320 Hz と 30.7 kHz の交流電流を 12.5 mV の定電圧で交互に負荷し，標的とする消化管粘膜を棒状電極の先端で 3 秒間接触させた状態で粘膜電気的インピーダンスを測定する[6]（**図 3**）．電気的インピーダンスは，生体組織内の抵抗を反映しており[7]，生体組織は抵抗とコンデンサの並列回路の類似体であるとみなすことができる[8]．そして生体組織の抵抗とコンデンサは，それぞれ粘膜上皮の恒常性と含水量に応じて変化することが判明している[9]．この抵

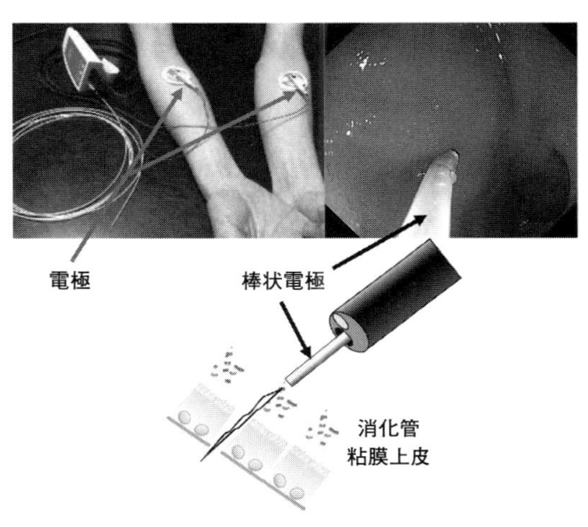

図 3　ティッシュコンダクタンスメーターを用いた内視鏡下粘膜透過性検査法

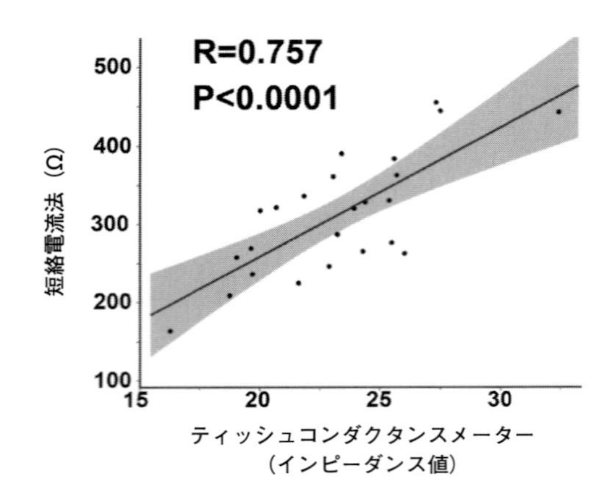

図4 粘膜透過性検査におけるティッシュコンダクタンスメーターと短絡電流法の相関

抗とコンデンサの並列回路モデルでは，電気的インピーダンスの絶対値（|Z|）は，理論的に以下の式で計算される．

$$|Z| = 1/\sqrt{(1/R^2 + C^2\omega^2)}$$

ここで，R は抵抗，C は静電容量（コンデンサ），ω は負荷された交流の角周波数である．|Z| は ω が無視できるほど小さいときには R に近似されることとなる．そこで低周波数 320 Hz を用いることで，R は |Z| で十分に近似できる．ゆえにこの低周波数で得られた粘膜電気的インピーダンス値によって粘膜透過性（粘膜バリア機能）の評価が可能である．ヒト臨床検体を用いたわれわれの検討では，ティッシュコンダクタンスメーターで測定した電気的インピーダンス値は，短絡電流法で測定した抵抗値と高い相関が得られた．われわれはこのティッシュコンダクタンスメーターを用いて，機能性消化管疾患の1つである機能性ディスペプシアの主要な病態の1つが十二指腸粘膜透過性亢進（粘膜バリア機能の低下）であること，機能性ディスペプシア患者の十二指腸粘膜透過性亢進には ZO-1 発現低下と IL-1β 発現増加が関与していることを明らかにした[6]．

結　語

消化管粘膜透過性の検査法として，短絡電流法を用いた粘膜透過性の測定法，ラクツロース / マンニトール粘膜透過性検査法，およびティッシュコンダクタンスメーターを用いた内視鏡下粘膜透過性検査法について概説した．消化管粘膜バリア機能は，消化管疾患のみならず，全身の疾患の病態と関連することが明らかとなった今，粘膜透過性検査法を発展・確立することは重要である．そのなかで，ティッシュコンダクタンスメーターは，広く普及している内視鏡検査下に，リアルタイムに *in vivo* で粘膜透過性を測定できる検査法であり，今後，日常臨床での普及が期待される．

take-home message

内視鏡下にティッシュコンダクタンスメーターを用いて消化管粘膜バリア機能を評価する場合，測定する粘膜面に対して測定プローブを可能な限り垂直にあてることが，安定した値を得るコツである．内視鏡検査を代表とする消化管検査は，これまでほとんどの場合，がんや潰瘍といった器質的疾患の診断や治療目的に施行されてきた．本稿で紹介した粘膜バリア機能検査法の開発によって，今後は，日常臨床にて機能性ディスペプシアや過敏性腸症候群を代表とする機能性消化管疾患を，客観的に診断できる時代が訪れようとしている．

［伊原栄吉］

文　献

1) 唐木晋一郎ほか．上皮膜における電解質輸送の電気生理的測定法：短絡電流法．日薬理誌．204; 123: 211–218.
2) Gervasoni J et al. Validation of UPLC-MS/MS method for determination of urinary lactulose/mannitol. Molecules. 2018; 23: 2705.
3) Kato T et al. Lubiprostone improves intestinal permeability in human, a novel therapy for the leaky gut: a prospective randomized pilot study in healthy volunteers. PLOS ONE. 2017; 12: e0175626.
4) Zuhl M et al. The effects of acute oral glutamine supplementation on exercise-induced gastrointestinal permeability and heat shock protein expression in peripheral blood mononuclear cells. Cell Stress and Chaperones. 2015; 20: 85–93.
5) Maxton DG et al. L-rhamnose and polyethyleneglycol 400 as probe markers for assessment in vivo of human intestinal permeability. Clin Sci (Lond) . 1986; 71: 71–80.
6) Komori K et al. The altered mucosal barrier function in the duodenum plays a role in the pathogenesis of functional dyspepsia. Dig Dis Sci. 2019; 64: 3228–3239.
7) Koizumi H et al. Increased permeability of the epithelium of middle ear cholesteatoma. Clin Otolaryngol. 2015; 40: 106–114.
8) Yamamoto T et al. Electrical properties of the epidermal stratum corneum. Med Biol Eng. 1976; 14: 151–158.
9) Lawrence JN. Electrical resistance and tritiated water permeability as indicators of barrier integrity of in vivo human skin. Toxicol In Vitro. 1997; 11: 241–249.

3-3 小腸・大腸の機能性疾患の診断と治療

Introduction

a. 概　念

小腸・大腸疾患を示唆する症状は，腹痛，下痢，便秘，腹部膨満感，下血，発熱，体重減少など，多岐にわたる[1]．その優勢症状の出かたを分析しながら，器質的疾患を見逃さないことが重要である．粘血便，血便，発熱，体重減少をみた場合には小腸・大腸の器質的疾患が示唆されるため，大腸がん，炎症性腸疾患，虚血性大腸炎，大腸憩室炎などの疾患との鑑別診断を要する[2]．タール便，灰白色便，脂肪便をみた場合には上部消化管，肝胆膵疾患を考えるべきである．より頻度が高い小腸・大腸疾患の症状は感覚症状と運動症状である[3]．感覚症状は自覚症状ということになる（**表 1**）．その性質，持続時間，程度，出現頻度，増悪・軽快要因を可能な限り定量的に把握する．運動症状は自覚症状の要素もあるが，客観所見（徴候）を伴うため，その物理的特性を定量的に分析しうる．

b. ブリストル便形状スケール

ブリストル便形状スケール（Bristol stool form scale: BSFS）は糞便の形状をタイプ 1 から 7 までの 7 種類に分類することで便通異常の有無を判定する方法である（**図 1**）[4]．タイプ 4 は健常の糞便であり，もっとも快適な排便につながる便形状である．BSFS の数字の変化が排便頻度よりも鋭敏に消化管通過時間との相関性が高い[5]．これにより，Rome III ならびに Rome IV 基準において，下部消化管の腸脳相関病では，BSFS のタイプ 1 もしくは 2 の割合が 25% を超過するような状態を便秘，BSFS のタイプ 6 もしくは 7 の割合が 25% を超過するような状態を下痢として診断の前提となる症状の要素に加えることになった[4]．

その後のさらなる研究によって，アジア諸国では タイプ 1 ～ 3 を便秘，5 ～ 7 を下痢と感じる人が多いことが判明した[6]．また，慢性便秘症患者の quality of life（QOL）は 4 型の人で最善であり，BSFC の数字が低下しても上昇しても，いずれも悪化することが明らかになった[7]．さらに，BSFS が腸内細菌の組成に関連するという結果も報告されている[8]．

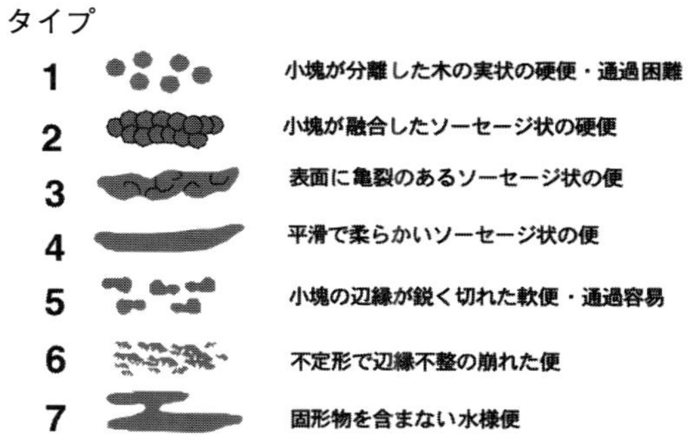

以上から，BSFS は下部消化管の腸脳相関病の診断と病型分類に有益であるたけでなく，治療効果の判定としても使用できる評価法という位置付けにある．ただし，患者が自分自身の状態の代表値を選択する patient-reported outcome（PRO）であることは避けられず，おのずと想起バイアス（recall bias）が包含されていることを忘れてはならない．また，順序尺度として数値化して扱われる場合も少なくないが，最小値 1，最大値 7 の間しかとりえず，数値間の間隔が整数の 1 であることも，あくまでも研究者側がそのようにみなしていることにすぎないことも銘記して取り扱うべきである．

図 1　ブリストル便形状スケール[4]
タイプ 4 が健常の糞便．タイプ 1 とタイプ 2 が便秘の糞便，タイプ 6 とタイプ 7 が下痢の糞便．

c. 診療の科学化に向けて

腸脳相関病の PRO については，上述した限界はあるものの，診断の参考にできる．また，信頼性や妥当性が検証された尺度は，治療効果の判定時にも

表1 小腸・大腸疾患を示唆する症状

機能要素	症　状	種　類
消化管感覚	腹痛 腹部不快感 腹部膨満感	鈍痛，疝痛，間欠痛
	便意 残便感 排便困難感	便意切迫感，便意減少，便意消失
消化管運動	下痢 便秘 交代性便通異常 腹部膨隆 ガス 腹鳴	排便頻度増加，水様便，泥状便 排便頻度減少，兎糞状便，その集簇便 減少，増加
消化管分泌	下痢 粘液	排便容量増大 粘液排出，糞便硬化
消化管吸収	下痢	排便容量増大，胆汁酸再吸収
粘膜透過性亢進	腹痛，便通異常	—
器質的疾患	粘血便 血便 発熱 体重減少 脂肪便 下痢（重度） 便秘（重度）	—

使用できる．このことは，腹痛などの消化管感覚症状においてとくにあてはまる事項である．Rome 委員会においては国際的に使用可能なモジュールを提供している．使用に際しては Rome 委員会ホームページ[9]を参照されたい．　［福土　審］

文　献

1）Enck P et al. Irritable bowel syndrome (IBS). Nat Rev Dis Primers. 2016; 2: 16014.
2）Fukudo S et al. Evidence-based clinical practice guidelines for irritable bowel syndrome 2020. J Gastroenterol. 2021; 56: 193–217.
3）Fukudo S et al. Characteristics of disorders of gut-brain interaction in the Japanese population in the Rome Foundation Global Epidemiological Study. Neurogastroenterol Motil. 2023; 35: e14581.
4）Lacy BE et al. Bowel disorders. Gastroenterology. 2016; 150: 1393–1407.
5）Lewis SJ et al. Stool form scale as a useful guide to intestinal transit time. J Gastroenterol. 1997; 32: 920–924.
6）Gwee KA et al. Asian consensus on irritable bowel syndrome. J Gastroenterol Hepatol. 2010; 25: 1189–205.
7）Ohkubo H et al. Relationship between stool form and quality of life in patients with chronic constipation: an internet questionnaire survey. Digestion. 2021; 102:147–154.
8）Tanabe A et al. Gut environment and dietary habits in healthy Japanese adults and their association with bowel movement. Digestion. 2020; 101: 706–716.
9）The Rome Foundation. https://theromefoundation.org.

3-3-1 過敏性腸症候群
irritable bowel syndrome

a. 概　念

過敏性腸症候群（irritable bowel syndrome: IBS）は，便通異常に関連した腹痛が続く病的状態をいう[1]．その症状は，通常の臨床検査で検出される器質的病変によるものではない．器質的病変とは，大腸癌，炎症性腸疾患，膠原線維性大腸炎，大腸憩室炎などのことである．しかし，IBS に対して通常の臨床検査を超えるような精度が高い研究水準の検査を実施すれば，異常を検出しうる[2]．IBS は機能性消化管疾患としてその存在が概念化された最初の疾患である．

b. 疫　学

わが国における IBS の有病率は厳密な診断基準の Rome IV[3]では人口の 2.2%[4]，緩やかな診断基準の Rome III では 9.8%[4]，1 年間の罹患率は 1 ～ 2%，消化器系の内科外来患者の 31% を占める[2]．

全世界のIBSの有病率はRome IIIでは10.1%であるが，Rome IVでは人口の4.1%であり，そのうち，便秘型1.3%，混合型1.3%，下痢型1.2%，分類不能型0.3%を占める[4]．IBS有病率の性差は，女性が男性よりも高く，その比率は1.8倍ある[4]．加齢に伴い，IBSの有病率は減少する[4]．

c. 病因・病態生理

単独でIBSを発症させる病因は未だ不明である．しかし，研究の進展により，感受性遺伝子をもつ個体に環境因子が負荷された結果，発症に至る過程が有力である．インターロイキン（IL）-6，トール様受容体（TLR）-9，E-カドヘリン（CDH）-1遺伝子多型は，感染性腸炎が加わった場合の感受性遺伝子である[4]．腸内細菌はストレス負荷によって多様性が変化する．また，ストレスは粘膜透過性を亢進させ，内臓知覚過敏を招く[4]．このような病態は「脳腸相関」とまとめられる[2,5]消化管から脳への信号の重要性を強調し，あえて腸脳相関とよぶことがあるが，脳腸のシグナル伝達は双方向で生じており，意味に変わりはない．

IBSの病態生理として，古典的に，ストレス応答の異常，下部消化管運動亢進，内臓知覚過敏，不安・うつ・身体化の心理的異常が知られている[4]．さらにその源流として，リスク遺伝子，腸内細菌の異常，粘膜透過性亢進，粘膜微小炎症がある（**図1**）[4]．

心理社会的ストレッサーはIBSの発症・増悪要因である[5]．IBS患者においては，ストレス負荷と消化器症状悪化の相関係数が健常者よりも高い．そ

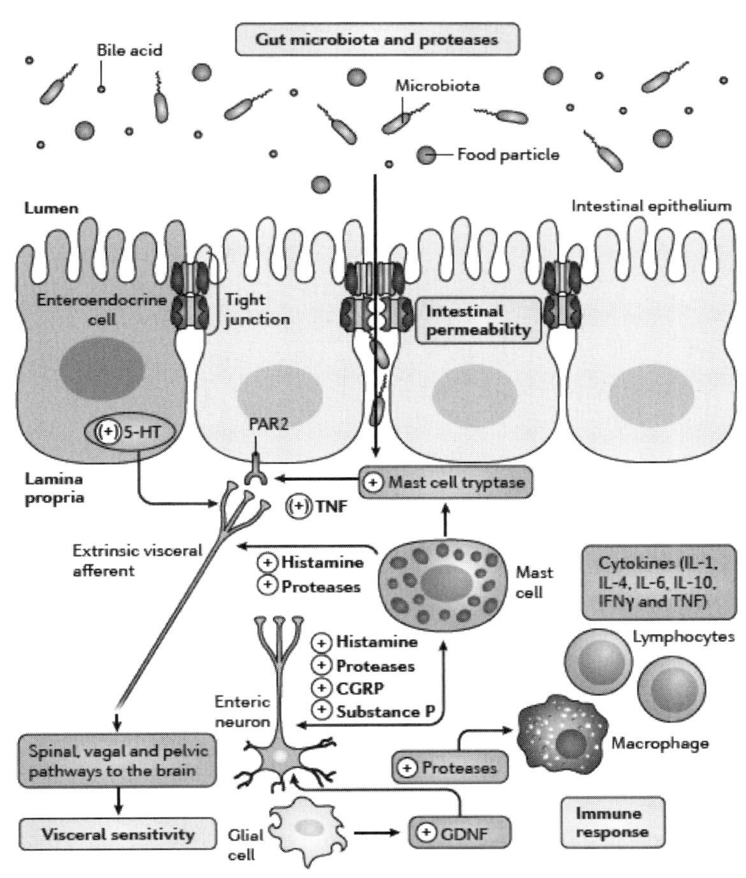

図1　IBSの末梢から中枢に至る病態生理（文献4より許可を得て引用）
IBS患者の消化管内腔にある腸内細菌は食物の分子とあいまって代謝産物を産生する．ストレスは菌体成分とともに粘膜透過性亢進を招き，粘膜微小炎症と神経の感作を惹起する．感作された感覚神経信号と炎症惹起物質は中枢神経を変容させる．

の媒介因子はセロトニンなどの神経伝達物質，コルチコトロピン放出ホルモン（corticotropin-releasing hormone: CRH）などの脳腸ペプチドである[5]．脳機能画像検査により，IBS患者に対する大腸刺激による前帯状回，扁桃体，中脳の活性化ならびに内側・外側前頭前野の活性低下が証明されている[5]．また，IBS患者では，背外側前頭前野の容積が減少しており，ストレス負荷時に十分に賦活化されない[6]．

急性の感染性腸炎の患者群を対象に，IBSの発症を前向きに観察すると，感染性腸炎に罹患しなかった個体に比較して，6〜7倍の高い確率でIBSが発症する．これを感染性腸炎後IBS（post-infectious IBS）と呼ぶ[4]．IBSの腸内細菌叢が健常者と異なるとする報告は多い[7]．系統レビューではBifidobacteriumとFaecalibacteriumが減少し，Lactobacillaceae，Bacteroides，Enterobacteriaceaeが増加している[8]．有機酸などの腸内細菌産物もIBSの病像に影響する[7]．IBSの症状は摂食によって増悪する[2]．食物の内容としては，炭水化物もしくは脂質が多い食事，香辛料，アルコール，コーヒーが症状の増悪要因となる．

IBSの下部消化管粘膜には，炎症性腸疾患ほどではない非特異的な微小炎症があり，肥満細胞が増加して消化管神経系のニューロンに近接している[4]．IBSでは下部消化管粘膜の粘膜透過性が亢進している[4]．IBSは多因子遺伝の疾患と考えられる．双生児6060組の分析から，IBSの遺伝性が証明されている[2]．IBSの一致率が二卵性では8.4%であるが一卵性では17.2%とより高い．IBSの遺伝子多型が分析されており，セロトニントランスポーター，CRH-R1受容体，CRH-R2受容体，CRH結合蛋白質，IL-10，IL-6，TLR-9，CDH-1などの遺伝子が抽出されている[4]．IBS患者584例の2.2%（13例）にNaチャネルNav1.5をコードする*SCN5A*遺伝子の変異がある[4]．genome wide association study（GWAS）により，腫瘍壊死因子*TNFSF15*遺伝子と第7染色体短腕22.1におけるKDEL endoplasmic reticulum protein retention receptor 2（*KDELR2*）ならびにglutamate receptor, ionotropic, delta 2（Grid2）interacting protein（*GRID2IP*）遺伝子の変異が見出されている[4]．

d. 診断基準および検査

日本消化器病学会が公刊したIBS診療ガイドラインに沿って診断する[2]．基本的には，国際的診断基準のRome IVに基づく（**表1**）[3]．さらに，ブリストル（Bristol）便形状スケール（Introductionの**図1**参照）の頻度に基づいて便秘型（IBS-C），下痢型（IBS-D），混合型（IBS-M），分類不能型（IBS-U）の4型に分類する（**図2**）[3]．最近3か月間に腹痛と便通異常が続く患者に遭遇したとき，以下に述べる警告症状・徴候，危険因子，検査所見がすべて陰性であれば，機能性消化管疾患である．そのうえで，Rome IV基準に基づいてIBSを診断する（**図3**）[2]．症状のパターンがIBSのRome IV基準を満たさなければ，IBS以外の機能性消化管疾患である[1]．IBSに似ているがIBS以外の機能性消化管疾患も複数存在し，これらは相互に関係しており，治療法に共通点がある．Rome IVは現在，根拠集積によるRome Vへの改訂途上にあり，改訂後はRome Vに切り替えることが医学の国際動向から妥当である．

IBS診断の前提として，以下の警告症状・徴候と危険因子の有無を評価し，あれば大腸内視鏡検査もしくは大腸造影検査を行う[2]．警告症状・徴候とは，

表1　IBSのRome IV診断基準[3]

- 反復する腹痛が最近3か月の中の1週間につき少なくとも1日以上を占め下記の2項目以上の特徴を示す
  - ①排便に関連する
  - ②排便頻度の変化に関連する
  - ③便形状（外観）の変化に関連する

*少なくとも診断の6か月以上前に症状が出現し，最近3か月間は 基準を満たす必要がある．

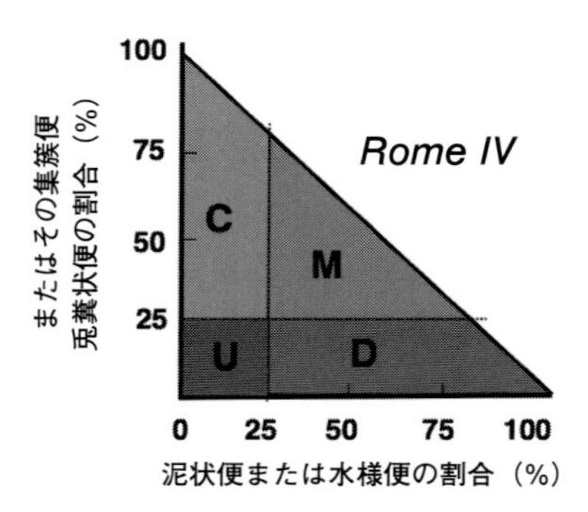

図2　IBSの分類図（Rome IV）[3]
C：便秘型，D：下痢型，M：混合型，U：分類不能型．

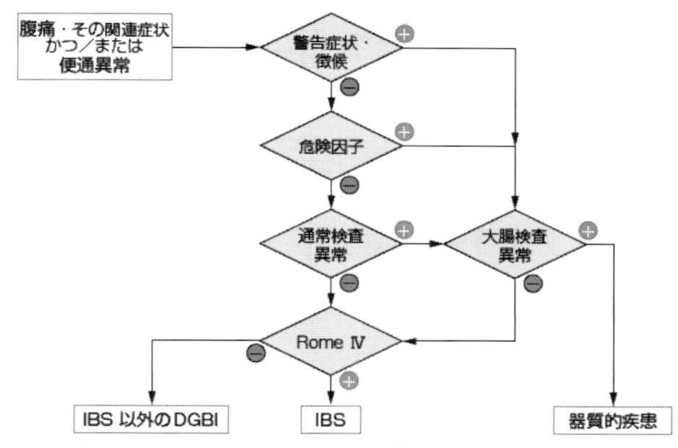

図3　過敏性腸症候群の診断アルゴリズム[2)]

器質的疾患を示唆する症状・徴候である．6か月以内の予期せぬ3kg以上の体重減少，発熱，粘血便，関節痛，異常な身体所見（腹部腫瘤の触知，腹部の波動，直腸指診による血液の付着・腫瘤の触知など）が該当する[2)]．また，危険因子とは，50歳以上の発症または患者，大腸器質的疾患の既往歴または家族歴である．患者が消化管精密検査を希望する場合も臨床的必要度に応じた精査を行う．警告症状・徴候と危険因子がない場合でも，血液生化学検査，末梢血球数，炎症反応，尿一般検査，便潜血検査，腹部単純X線写真で器質的疾患を除外する[2)]．

臨床像の多様性に応じ，上部消化管内視鏡検査もしくは上部消化管造影，腹部超音波，腹部CT検査，腹部MRI検査，便細菌検査，便虫卵検査，カプセル内視鏡，小腸造影，乳糖負荷試験などが必要になる症例がある．

e. 鑑別診断および合併症

鑑別・除外するべき重要疾患は大腸がんをはじめとする消化器のがんならびに炎症性腸疾患である[2)]．次いで，膠原線維性大腸炎（collagenous colitis），乳糖不耐症，慢性特発性偽性腸閉塞症，結腸無力症などが挙げられる．胆汁性下痢症はIBS-Dの一部の病態生理である可能性もいまだ否定されていないが，異なる疾患群の可能性が高くなっている[9)]．甲状腺疾患をはじめとする全身性の疾患も早期の鑑別が必要である．IBSと高率に合併する病態に機能性ディスペプシア，胃食道逆流症，機能性直腸肛門痛，過活動膀胱，線維筋痛症，顎関節症，片頭痛，うつ病，不安症がある[2)]．

f. 治　療

治療は日本消化器病学会が公刊したIBS診療ガイドラインに従う[2)]．その基礎として，患者の生活習慣（ライフ・スタイル）を評価し，IBSの増悪因子があれば改善を促す．偏食，食事量のアンバランス，夜食，睡眠不足，心理社会的ストレスはIBSの消化器症状の危険因子である．運動療法も有効である．食事療法は，低残渣食から高繊維食に切り替え，香辛料，アルコール，特定食品に対する症状増悪が顕著な場合には，これらを控える．IBSの食事療法として，fermentable（発酵性）oligosaccharides（オリゴ糖），disaccharides（二糖類），monosaccharides（単糖類）and polyols（ポリオール）などの糖類（FODMAP）を控える食事療法である低FODMAPダイエットが着目されている[2,4)]．

IBSに対する薬物療法は，初期治療として，トリメブチン，ポリカルボフィルなどの消化管に対する薬物で調整を行う（**図4**）[2)]．この段階において，IBSの微小炎症を鎮静化する可能性のある治療法としてプロバイオティクスが注目されている．*Bifidobacterium* はIBSにおける抗炎症性/炎症性サイトカイン（インターロイキン10/12）比の低下を正常化する．

IBSに対しては，分類型別に薬物療法を適用することが効率的である．下痢型IBSには5-HT_3受容体拮抗薬のラモセトロンが適応である[10)]．便秘型IBSには上皮機能変容薬・グアニル酸シクラーゼ

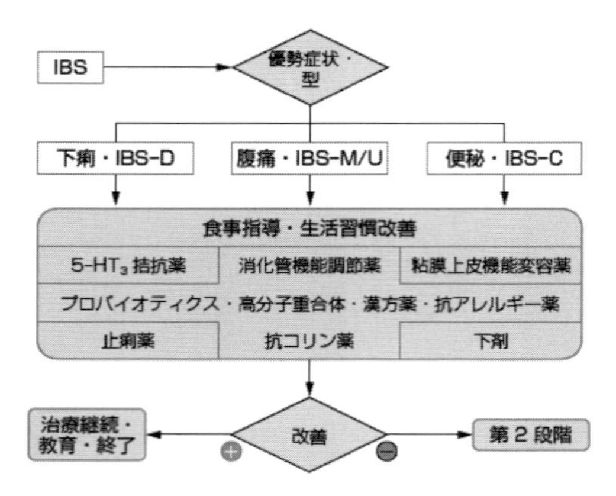

図4 過敏性腸症候群治療ガイドライン第1段階[2)]

Cアゴニストのリナクロチドが用いられている[11)]. リナクロチドは粘膜上皮細胞内のcyclic guanosine monophosphate（cGMP）量を増加させるが，これがクロライドチャネルのcystic fibrosis transmembrane conductance regulator（CFTR）を開放させてCl^-イオン分泌と水分泌を招くとともに，内臓知覚過敏を抑制する．類似薬で保険適用が慢性便秘症であるものに上皮機能変容薬・Cl^-channel-2（ClC-2）賦活薬のルビプロストン[12)]と胆汁酸トランスポーター阻害薬のエロビキシバットがある[2)]．このような薬物開発が世界的に実施されており，IBSを含む慢性便秘に対するsodium-glucose cotransporter 1（SGLT-1）阻害薬の成績などが報告されている[13)].

単剤で腹痛が残るようなら抗コリン薬，便秘なら酸化マグネシウムやピコスルファート，下痢ならロペラミドを使用する[2)]．便秘型IBSに対して慢性胃炎が合併していれば，セロトニン5-HT_4受容体刺激薬モサプリド，ドパミンD_2拮抗薬兼コリンエステラーゼ阻害薬イトプリド，機能性ディスペプシアが合併していればアコチアミドを用いることも可能である[2)].

消化管を標的とした治療が奏効しないときには，抗うつ薬，もしくは，アザピロン（非ベンゾジアゼピン）系抗不安薬を十分な注意の下に使用する（**図5**）[2)]．薬物療法が奏効しない難治性のIBS患者に対しては，心理療法の有効性が科学的に立証されている．自律訓練法を含む催眠療法と認知行動療法がその代表である（**図6**）[2)].

g. 予　後

IBS患者のquality of life（QOL）は低下している[2,4)]．IBS患者は常習的な欠勤が多く，医師への電話をはじめとする疾病行動，心理的異常がIBS重症度と関連する[2)]．米国のマネージド・ケア人口のうち，IBS患者の直接費用はIBSでない場合と比べて約50％高い．IBS患者の胆嚢切除歴の割合はIBSでない被験者の3倍であり，虫垂切除歴や子宮摘出歴の場合は2倍，背部手術の場合は1.5倍である[2)]．IBSは不安症，うつ病との併存率が高く，重症化する前に適切な治療が必要である[2)]．小児のIBSまたは反復性腹痛は成人のIBSに移行しやすい．IBSがパーキンソン病と認知症の危険因子であるとの疫学研究が報告されている[2)].

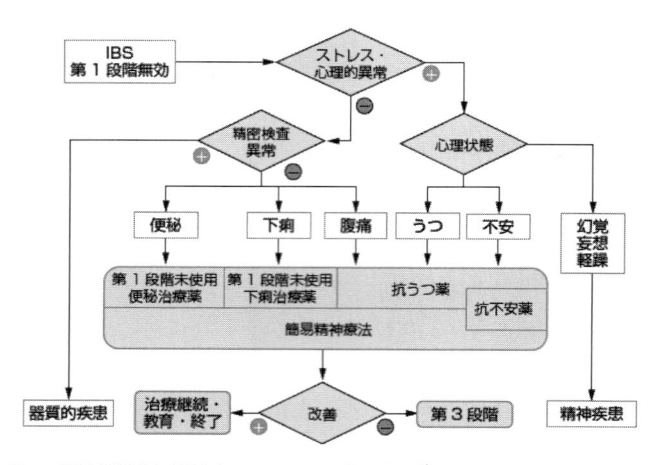

図5 過敏性腸症候群治療ガイドライン第2段階[2)]

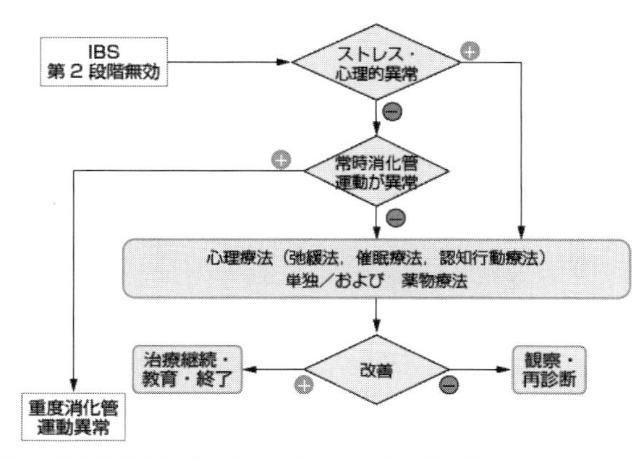

図6　過敏性腸症候群治療ガイドライン第3段階[2)]

結　語

IBS患者は症状の完全消失を求めるが，治療目標は生活の自己制御に置くことが推奨される．医師はIBSの病態生理を患者が理解しやすい言葉や図で説明し，受容・共感とともに生活スタイルやストレッサーについて話し合う．ストレス緩和方法の具体策を挙げ，患者が実行できそうなものを提案する．

take-home message

IBSの診療においてしばしば問題になるのは，器質的疾患との鑑別ならびに重複の問題である．欧米においてはIBSの全例に大腸内視鏡検査，腹部CT，カプセル内視鏡検査などを実施するのは過剰であるととらえられている．血中HS-CRPあるいは糞便中カルプロテクチンの軽度上昇はIBSにおいてもみとめられる．合理的に考えるならば，IBS診療ガイドラインの警告因子あるいはIBSを超える検査所見が認められる場合に必要な臨床検査を実施することになる．鑑別すべき紛らわしい疾患に胆汁酸吸収不全，symptomatic uncomplicated diverticular disease（SUDD），食物アレルギー，好酸球性胃腸炎，lymphocytic colitis，abdominal migraine，腹部てんかんなどがある．ただし，今後これらの疾患のなかでIBD-IBSのような併存症の概念とする見方が優勢になる場合もあろう．

［福土　審］

文　献

1) Drossman DA. Rome IV — Functional GI disorders: disorders of gut-brain interaction. Gastroenterology. 2016; 150: 1257-1261.
2) Fukudo S et al. Evidence-based clinical practice guidelines for irritable bowel syndrome 2020. J Gastroenterol. 2021; 56: 193-217.
3) Lacy BE et al. Bowel disorders. Gastroenterology. 2016; 150: 1393-1407.
4) Enck P et al. Irritable bowel syndrome (IBS). Nat Rev Dis Primers. 2016; 2: 16014.
5) Fukudo S. IBS: autonomic dysregulation in IBS. Nat Rev Gastroenterol Hepatol. 2013; 10: 569-571.
6) Aizawa E et al. Altered cognitive function of prefrontal cortex during error feedback in patients with irritable bowel syndrome, based on fMRI and dynamic causal modeling. Gastroenterology. 2012; 143: 1188-1198.
7) Tana C et al. Altered profiles of intestinal microbiota and organic acids may be the origin of symptoms in irritable bowel syndrome. Neurogastroenterol Motil. 2010; 22: 512-519.
8) Pittayanon R et al. Gut microbiota in patients with irritable bowel syndrome: a systematic review. Gastroenterology. 2019; 157: 97-108.
9) Camilleri M et al. Comparison of biochemical, microbial and mucosal mRNA expression in bile acid diarrhoea and irritable bowel syndrome with diarrhoea. Gut. 2023; 72: 54-65.
10) Fukudo S et al. Ramosetron reduces symptoms of irritable bowel syndrome with diarrhea and improves quality of life in women. Gastroenterology. 2016; 150: 358-366.
11) Fukudo S et al. A randomized controlled and long-term linaclotide study of irritable bowel syndrome with constipation patients in Japan. Neurogastroenterol Motil. 2018; 30: e13444.
12) Fukudo S et al. Lubiprostone increases spontaneous bowel movement frequency and quality of life in patients with chronic idiopathic constipation. Clin Gastroenterol Hepatol. 2015; 13: 294-301.
13) Fukudo S et al. Safety and efficacy of the sodium-glucose cotransporter 1 inhibitor mizagliflozin for functional constipation: a randomised, placebo-controlled, double-blind phase 2 trial. Lancet Gastroenterol Hepatol. 2018; 3: 603-613.

3-3-2 機能性便秘症
functional constipation

はじめに

排便習慣には個人差が大きく，患者が「便秘」という言葉で意味する内容もさまざまである．医学的に便秘とは「本来体外に排泄すべき糞便を，十分量かつ快適に排泄できない状態」と定義される[1]．また，「便秘症」とは，便秘による症状が現れ，検査や治療を必要とする場合であり，その症状として排便回数減少によるもの（腹痛，腹部膨満感など），硬便によるもの（排便困難，過度の怒責など）と便排出障害によるもの（軟便でも排便困難，過度の怒責，残便感とそのための頻回便など）がある[1]．

このように便秘症状は多彩であり，排便回数の減少に関連する症状，硬便に伴う症状，便排出困難に伴う症状など患者によって悩んでいる症状はそれぞれ異なる．排便によるさまざまな問題により，便秘症状を訴える患者の quality of life（QOL）は低下している[2]．本稿では，慢性便秘症の代表である機能性便秘症の診断と治療の要点について概説する．

a. 慢性便秘症の病態分類

日常生活に影響しうる便秘症状の治療戦略を考慮するうえで，慢性便秘症を病因・病態に基づいたタイプ別に分類することが求められる．まず背景に存在しうる病因の有無によって慢性便秘症を大別すると，原発性（特発性）便秘と，大腸・肛門における形態的異常（大腸がん，炎症性腸疾患，直腸瘤など：器質性）をはじめ，なんらかの基礎疾患（症候性）や薬物療法（薬物性）などに起因する続発性便秘からなる[1,3]．

症候性続発性便秘症の基礎疾患として，糖尿病，甲状腺機能低下症，慢性腎不全などの内分泌・代謝疾患，脳血管障害，パーキンソン病，脊髄損傷などの神経疾患，漸進性硬化症（強皮症）などの膠原病，アミロイドーシスなどの変性疾患，うつ病などの精神疾患がある．

また，重度の消化管運動異常症として慢性偽性腸閉塞症，巨大結腸症，ヒルシュスプルング病などがある．これらの患者では著しい消化管運動機能障害を呈するために，重度な便秘症状を訴えることが多い．

一方，慢性便秘症の原因となる薬剤は多数存在する．とくに抗パーキンソン病薬を含む抗コリン薬，オピオイド（麻薬），向精神薬は高頻度に便秘をきたしうる[1]．

機能性の病態を理解するうえで，消化物の大腸通過時間と直腸肛門における便排出機能について注目する．前述した，原因が特定されない原発性慢性便秘症は，近年の病態生理研究の進歩に基づいて，大

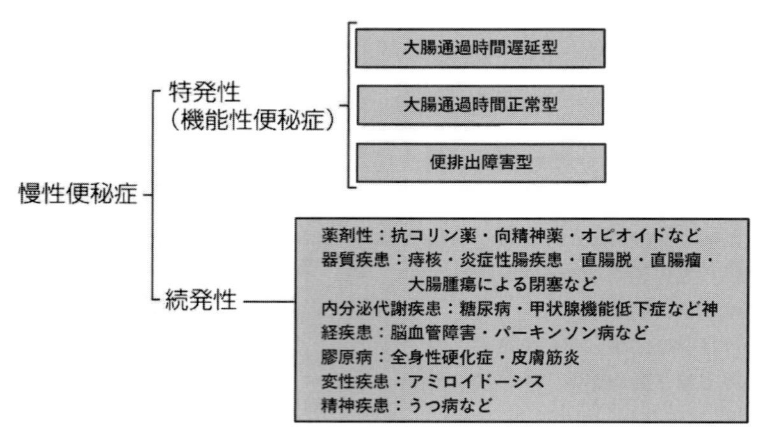

図1 慢性便秘症の分類[3]
原発性慢性便秘症は，大腸通過遅延型，大腸通過正常型，便排出障害型に大別される．一方，続発性便秘症は，薬剤性，大腸の器質疾患によるものだけでなく，内分泌代謝疾患，神経疾患，膠原病，変性疾患，精神疾患などの基礎疾患にも原因が求められる．

腸通過時間の遅延の有無と便排出異常の有無によって「大腸通過遅延型」,「大腸通過正常型」,「便排出障害型」に病型分類される（**図 1**）[3]．いうまでもなく大腸通過時間遅延と便排出異常の病態が合併する患者も存在する．これらの主要な病態をふまえた治療法の選択が，便秘診療には求められる．

b. 大腸肛門機能検査

慢性便秘症の病態に関連する大腸肛門機能検査によって，大腸通過時間と直腸肛門排出機能を評価できる[1]．詳細は割愛するが，大腸通過時間を客観的に測定する方法として，X 線不透過マーカー法，シンチグラフィ法，無線内圧カプセル法などがある．一方，客観的な直腸肛門機能検査法として，排便造影検査，肛門筋電図検査，直腸肛門内圧検査，直腸バルーン排出検査などがある．

これらの専門的な機能検査が実施困難であっても，実臨床においては詳細な問診・理学的所見ならびに一般検査を利用することによって，便秘を訴える患者のおおよその大腸肛門機能の病態を理解することができる．

c. 実臨床で実施可能な大腸肛門機能の評価

十分な消化管機能検査体制を整えている医療施設は非常に少なく，保険適用外の検査については倫理委員会承認のもとで研究目的の使用に限られる場合が多い．したがって，一般の臨床現場においては慢性便秘症患者に対する各種の消化管機能検査法を利用してその病態生理を詳しく評価することは容易ではない．しかしながら，診療の際に詳細な問診，理学所見ならびに腹部単純 X 線所見などを手掛かりに，それぞれの患者の病態を十分推測可能である．

1） ブリストル便形状スケール

大腸は腸液と電解質の調節に重要な役割を果たし，1 日 1 ～ 2 L の水分再吸収を行っている．大腸内での滞在時間が長くなるほど糞便に含まれる水分の割合が低下する．これまで排出される便の形状は大腸通過時間を反映することが確認されている[4]．ブリストル（Bristol）便形状スケール（Introduction **図 1** 参照）を用いて具体的な便の固さの程度を患者から聴取する．これまでの研究成果から，平均便形状スコアと全消化管または大腸通過時間とは逆相関し，硬便（スコア値が少ない便通タイプ）ほど大腸通過時間が遅延することが確認されている．一方，排便頻度は消化管通過時間が遅延するほど減少するものの，慢性便秘症患者において大腸通過時間とは有意な相関関係を認めなかったことが報告されている[5]．

2） 理学的所見

腹部の触診において拡張した大腸の蝕知は，大腸腫瘍などの器質的疾患だけでなくガスまたは便の貯留を示唆する所見かもしれないことも考慮する．直腸肛門指診では，排便障害の原因となりうる直腸脱，直腸瘤，直腸がんなどの器質的疾患を鑑別するだけでなく，怒責時あるいは肛門随意収縮時の肛門内圧の変化を推定することができる[6]．怒責しても肛門がうまく弛緩できない，または逆に収縮してしまう（これを奇異性収縮という）場合には，便排出障害の存在が疑われる．

3） 腹部単純 X 線撮像

腹部単純 X 線写真から器質的疾患の鑑別だけでなく消化管機能を推定することができる．腸管内ガスの貯留があるほど自覚的に腹部膨満感を訴えやすいことが明らかにされている[7]．しかし，消化管知覚過敏の病態もまた腹部膨満感に関連していることが確認されており，腹部膨満感を訴える機能性消化管疾患患者では必ずしも大腸内ガスが貯留しているわけではないことに留意すべきである．また，腸管内ガス量の多さと消化管通過時間は必ずしも関連していないことが報告されている[7]．

d. 機能性便秘症の診断

研究目的で慢性便秘症を厳密に定義する必要がある場合には，「機能性便秘症」として国際的に広く用いられている Rome 診断基準を用いて診断する．2016 年に改訂第 4 版として Rome IV 診断基準が作成された[8]．そのなかでは，排便回数が週 3 回未満，排便困難による力み，硬便または兎糞状便の排泄，残便感，直腸肛門の閉塞感，排便時の用手努力のいずれかが 1/4 より多く認められ，これらのうち少なくとも 2 症状以上が存在するものを便秘と定義した（**表 1**）[8]．そして慢性であることの定義は，少なくとも診断の 6 か月以上前に症状が出現し，最近 3 か月間にわたって症状が存在することである．それでも，日常診療においては「慢性」を必ずしも上記の期間で区切らず，患者を診察する医師によって判断することが尊重される．

Rome IV 診断基準では，腹痛を主症状とする過敏性腸症候群（irritable bowel syndrome: IBS）を機能性便秘症から除外している[8]．しかし，実際の臨床現場では，機能性便秘症と共通の病態が確認されている IBS（特に便秘型）とは厳密に区別せずに「慢性便秘症」として診療にあたることは合理的であると考えられる．

Rome IV 診断基準に基づいてさまざまな機能性消化管疾患の世界各国における疫学調査が実施された．その結果，全世界 5 万 4127 例の成人データにおいて機能性便秘症の有病率は 11.7%，IBS は 4.1% であった[9]．そのなかで日本における 2504 例の調査では，機能性便秘症の有病率は 16.6%，IBS は 2.2% であった[9]．したがって，厳密な診断基準を用いた機能性便秘症の調査結果を鑑みても，わが国における慢性便秘症の有病率は非常に高頻度であるといえる．

e. 便秘診療の意義

慢性便秘症，とくに機能性便秘症は Rome 診断基準では機能性消化管疾患の 1 つとして分類されている．従来，機能性消化管疾患は QOL を著しく低下させるものの，生命予後には影響しない疾患として理解されてきた．しかし，近年慢性便秘症患者の生命予後が悪いことがいくつかの疫学研究結果によって明らかになってきた．

便秘患者と非便秘患者の 15 年間の追跡調査結果では，便秘患者の生命予後は非便秘患者に比べ有意に悪いことが明らかにされた[10]．この理由はさまざまな原因が考えられるが，1 つは排便時の怒責などによる循環器系負荷による心血管イベントの発生リスクが高くなることであろう．わが国の疫学研究からも，排便回数が少なくなるにつれて心血管イベントが有意に増加することが報告されている[11]．したがって，血圧コントロールに際しては，ヒートショックなどに加えて，便秘症患者では排便時におけるイベント発生が誘発される可能性があることに注意すべきである．

さらに，高齢者では加齢による消化管生理機能の低下が生じやすくなるため，便秘症状の頻度が増加する．そして，その便秘症状が摂食量の低下を招いて栄養障害やサルコペニア・フレイル形成の原因となりうる．これらの病態はさらに便秘症状を増悪させる悪循環となりうる．

以上の事実から，症状のために QOL が低下した患者のみならず，高齢者や心血管系のリスク因子を有する患者に対しても，便秘診療は非常に重要であると考えられる．

表 1 機能性便秘症の診断基準*（Rome IV）（文献 8 より作成）

1. 以下の症状の 2 つ以上がある** a. 排便の 25% より多くでいきみがある b. 排便の 25% より多くで兎糞状便または硬便がある c. 排便の 25% より多くで残便感がある d. 排便の 25% より多くで直腸肛門の閉塞感あるいはつまった感じがある e. 排便の 25% より多くで用手的に排便促進の対応をしている（摘便，骨盤底圧迫など） f. 排便回数が週に 3 回未満
2. 下剤を使わないときに軟便になることはまれ
3. 過敏性腸症候群（IBS）の診断基準を満たさない

*6 か月以上前から症状があり，最近 3 か月間は下記 3 項目の基準を満たしている．
**臨床試験の場合，機能性便秘症とオピオイド誘発性便秘症の鑑別は困難であるため，これらの基準を満たしていても機能性便秘症と確定診断するべきではない．

f. 機能性便秘症に対する治療

診療ガイドラインに基づいて，日常における機能性便秘症を含む慢性便秘症によく用いられる治療法について以下に述べる[1]．なお，外科的治療あるいはバイオフィードバック療法などそのほかの特殊な治療法についての解説は他稿に譲る．

1）生活指導

慢性便秘症の初期治療として，まずは食事，運動，排便環境の整備が重要となってくる．高齢者をはじめ一部の患者では，食物繊維を含む食事や水分摂取量が低下していることが少なくないが，食事量の低下は糞便量の低下，水分摂取量の低下は糞便形成のうえで硬化に影響しうる．また，有酸素運動を中心とした運動療法やストレッチを実施することも便秘の改善効果が示されている．さらなる指導としては，決まった時間に，あるいは便意を感じたら我慢せずにトイレにいくこと，そして排便時には前傾姿勢をとることである．高齢患者では直腸知覚の鈍麻をみとめやすく[12]，直腸に糞便が充塡されても便意を感じにくくなる．したがって，朝食後など決まった時間や便意を感じたときはすぐにトイレにいって排便行動を試みることが肝要である．排便姿勢は和式トイレの蹲踞位が理想であるが，洋式トイレでは前傾姿勢をとり，腹筋収縮を加えて力むと排便しやすくなることが多い．そのほかトイレ指導の注意点としては，排便が不十分と感じて努責を繰り返す場合には血圧上昇による心血管系イベントリスクが高まることである．高齢者や心血管系イベントのリスク因子を有する便秘症患者において，排出困難のために怒責を頻回に認める場合には，速やかに適切な薬物療法を行うべきである．

2)　薬物療法

わが国の医療機関において，十数年前までは，慢性便秘症患者に対しては酸化マグネシウムとアントラキノン系刺激性下剤を用いた薬物療法が主流であった．言い換えると，当時は使用可能な便秘治療薬の種類がきわめて少ないために，患者の治療満足度や服薬コンプライアンスは必ずしも十分ではなかったと考えられる．

ところが，2012年に本邦で新しい便秘治療薬のルビプロストンが発売されてから，次々と新たな便秘治療薬が上市された．そして，わが国の臨床において使用できる薬剤の選択肢が広がってきた．

さらには，2017年に日本消化器病学会慢性便秘の診断と治療附置研究会によってわが国の現状に即した慢性便秘症診療ガイドラインが作成され，利用可能となった．このガイドラインでは，それぞれの便秘治療法における推奨の強さとエビデンスレベルが示されている[1]．以下に代表的な便秘治療薬を紹介する．

i)　浸透圧性下剤（強い推奨，質の高いエビデンス）　浸透圧性下剤は大別すると，塩類下剤，糖類下剤，浸潤性下剤，高分子化合物に分けられる．これらは浸透圧勾配を利用し，腸内で水分分泌を引き起こすことで便を軟化させ，排便回数を増加させる．

日本で非常によく使用される塩類下剤の酸化マグネシウムは，胃酸と反応して塩化マグネシウム（$MgCl_2$）となった後，腸内において炭酸水素マグネシウム［$Mg(HCO_3)_2$］または炭酸マグネシウム（$MgCO_3$）となり，浸透圧により腸壁から水分を奪い，腸内容物を軟化させる．

糖類下剤は，吸収されない単糖類・二糖類の浸透圧特性により効果を発揮し，ラクツロース，マンニトール，ソルビトールなどがある．

浸潤性下剤のジオクチルソジウムスルホサクシネートは，界面活性作用により便の表面張力を低下させ，便に水分を浸透させ軟化させる．

ポリエチレングリコールは，エチレングリコールが重合した構造をもつ高分子化合物である．本邦で利用可能な同製剤は，塩化ナトリウムなどの電解質を添加することで腸内の電解質バランスを維持しやすくしている．

ii)　刺激性下剤（弱い推奨，中等度の質のエビデンス）　刺激性下剤には，アントラキノン系（センナ，センノシド，ダイオウなど）とジフェニール系（ビサコジル，ピコスルファートナトリウムなど）がある．どちらも内服時には活性のない配糖体であるが，腸内細菌や消化管内の酵素により加水分解され活性体となり，大腸の筋層間神経叢に作用して蠕動運動を促進し，腸管からの水分の吸収を抑制し瀉下作用を有する．

刺激性下剤の服用後，数時間で上記効果を認めるが，水様性下痢などの電解質異常や腹痛，脱水などを引き起こすことがある．また，長期連用に伴って耐性や習慣性が生じるために，漫然と処方することは慎むべきである．そのため，できるだけ頓用または短期間の投与とすることが提案されている．

iii)　上皮機能変容薬（強い推奨，質の高いエビデンス）　ルビプロストンは，プロスタグランジン誘導体であり，小腸の腸管内腔側に存在するClC-2クロライドチャネルを活性化し，腸管内に浸透圧性の水分分泌を促進することにより，便を軟化させて腸管内の便輸送を高めて排便を促進する．本剤は妊婦には投与禁忌であり，若年女性に生じやすい悪心の副作用にも注意が必要である．

リナクロチドは腸粘膜上皮細胞上のグアニル酸シクラーゼC受容体アゴニストである．同受容体の活性化は細胞内のcyclic guanosine monophosphate（cGMP）量を増加させ，クロライドチャネルのcystic fibrosis transmembrane conductance regulator（CFTR）の活性化・開放をもたらす．この作用により消化管内腔にCl^-イオンが分泌され，それとともに水分の分泌が促進されて緩下作用を示す．同時にcGMPは上皮細胞内基底膜側から分泌され，消化管粘膜下の内臓知覚神経を抑制し，内臓知覚過敏を改善させる作用も持ち合わせている．

iv）胆汁酸トランスポーター阻害薬（2017年の診療ガイドラインでは未掲載） 2018年に本邦で上市されたエロビキシバットは，回腸末端部の胆汁酸トランスポーターを阻害して胆汁酸の再吸収を一部抑制することで，腸管内への胆汁酸量を増加させる．その結果，胆汁酸の作用により腸管内での水分分泌や蠕動運動が促進し，排便回数の増加や便形状を改善させることが期待できる．

v）漢方薬（弱い推奨，質の低いエビデンス） 漢方薬は，複数の生薬の組合せでつくられており，含まれる生薬とその分量比によって作用が異なる．腸管運動亢進作用を有する生薬には大黄（だいおう）と山椒がある．なかでも大黄成分はセンノシド類であるため，刺激性下剤に準じた副作用を念頭におく必要がある．

vi）そのほかの薬物療法 上記のほかにもプロバイオティクス，消化管運動賦活薬，浣腸・坐剤・摘便・逆行性洗腸法などがあるが，それぞれ質の高いエビデンスが十分報告されていない．しかし，便秘症状に対して有用であることが確認されており，適切に実施することが提案されている．ただし，浣腸・坐薬の使用にあたっては直腸穿孔あるいは習慣性の問題があるため，連用しないように注意を払うべきである．

おわりに

機能性便秘症治療の目標は，満足のいく（残便感のないすっきりとした）自発排便の状態へ導き，その状態を維持することとともに，QOLの改善を目指すことである[13]．実施できる十分な治療によっても便通異常あるいはそれに伴う症状が改善しにくい場合には，鑑別診断の再考や大腸肛門機能を客観的に評価するために専門医に相談することを念頭におくべきである．医療者は患者の訴える便秘症状を軽視せずに，存在しうる病態を注意深く評価したうえで適切な治療選択にあたることを心がけたい．

take-home message

機能性便秘症診療の意義として，薬剤性を含む続発性慢性便秘症をまず鑑別し，患者自身がつらいと感じている排便関連症状とともにQOLの改善を図り，さらには心血管系疾患のリスク因子を回避することである．機能性便秘症患者に対する治療にあたっては，診療ガイドラインを活用した治療法の選択が有用であろう．

［金澤　素・福土　審］

文　献

1) 日本消化器病学会関連研究会 慢性便秘の診断・治療研究会編．慢性便秘症診療ガイドライン 2017．南江堂；2017.
2) Belsey J et al. Systematic review: impact of constipation on quality of life in adults and children. Aliment Pharmacol Ther. 2010; 31: 938–949.
3) Lembo A et al. Chronic constipation. N Engl J Med. 2003; 349: 1360–1368.
4) Lewis SJ et al. Stool form scale as a useful guide to intestinal transit time. Scand J Gastroenterol. 1997; 32: 920–924.
5) van der Sijp JR et al. Radioisotope determination of regional colonic transit in severe constipation: comparison with radio opaque markers. Gut. 1993; 34: 402–408.
6) Bremmer S et al. Simultaneous defecography and perioneography in defecation disorders. Dis Colon Rectum. 1995; 38: 969–973.
7) Reiner CS et al. MR defecography in patients with dyssynergic defecation: spectrum of imaging findings and diagnostic value. Br J Radiol. 2011; 84: 136–144.
8) Lacy BE et al. Bowel disorders. Gastroenterology. 2016; 150: 1393–1407.
9) Sperber AD et al. Worldwide prevalence and burden of functional gastrointestinal disorders, results of Rome Foundation global study. Gastroenterology. 2021; 160: 99–114.
10) Sumida K et al. Constipation and risk of death and cardiovascular events. Atherosclerosis. 2019; 281: 114–120.
11) Honkura K et al. Defecation frequency and cardiovascular disease mortality in Japan: The Ohsaki cohort study. Atherosclerosis. 2016; 246: 251–256.
12) Lagier E et al. Influence of age on rectal tone and sensitivity to distension in healthy subjects. Neurogastroenterol Motil. 1999; 11: 101–107.
13) Tack J et al. Association between health-related quality of life and symptoms in patients with chronic constipation: an integrated analysis of three phase 3 trials of prucalopride. Neurogastroenterol Motil. 2015; 27: 397–405.

3-3-3 機能性下痢症
functional diarrhea

a. 概　念

機能性下痢症（functional diarrhea: FDr）は，軟

便および水様便を繰り返す機能性消化管疾患である．過敏性腸症候群下痢型（IBS-D）に類似した症状であるが，IBS では便通異常に関連した腹痛を繰り返すことが診断基準となっているのに対して，FDr では，腹痛や腹部膨満感があったとしても軽度であり，繰り返す下痢症状が主体の疾患である．

下痢症状は多くの消化器疾患で認める症状であることから，悪性疾患や炎症性腸疾患，感染症，膵機能障害，顕微鏡的大腸炎，さらに食物に起因する病態，吸収不良など，さまざまな疾患の除外診断が必要である．

b. 疫　学

FDr の疫学調査に関しては，十分に検討されているものが少ないが，中国の 5 つの都市の一般住民から無作為に抽出した対象者における検討では，有病率は 1.54%であった[1]．そのほかの検討も合わせると，有病率はややばらつきがあり，1.5%から 17%程度と報告されている[2,3,4,5]．

c. 病態生理・疾患特性

FDr の病態生理に関する検討は少ないが，他の機能性消化管疾患と同様，1 つの病因，病態によって発病することは考えにくく，さまざまな病態が関連することが推測されている．同様の病態を呈する IBS では，消化管運動異常，内臓知覚過敏，心理的異常，先行する感染性胃腸炎，遺伝的要因などの病態生理があり，さらに，腸内細菌叢や腸管の粘膜透過性亢進，粘膜の微小炎症などが指摘されている．それらが相互に関連し合うという「脳腸相関」が病態生理として重要であるが，FDr においても，そのような病態生理の存在が示唆されている[6]．FDr と IBS-D の患者 100 人を対象にした検討では，2 群間で下痢便の回数に有意差はなかったものの，IBS-D 群において，便意切迫感に関する不快感が強く，腹痛が強かった一方，不安や抑うつ，睡眠障害に関しては 2 群間で有意差がなかった[7]．しかし，IBS と FDr および機能性便秘症（functional constipation: FC）患者において，不安，抑うつのスケールである hospital anxiety and depression scale（HADS）および，身体化の質問票である patient health questionnaire（PHQ-12）の比較，さらに腹痛などの身体症状との検討を行った結果，IBS 群は FDr/FC 群と比較して，有意に HADS および PHQ-12 のスコアが高く，抑うつ，不安，身体化が強かった．また，腹痛に関連した腹痛の回数および身体化症状も有意に多かったという報告[8] もあり，IBS のほうが FDr より心理社会的因子の関与が強い可能性が示唆される．心理社会的因子は，FDr 群と FC 群の比較では有意差はなかった．

また，幼少期などの人生早期における心的外傷体験と機能性消化管疾患の病態の関連については多くの報告がある．ブタの早期離乳ストレスモデルにおいて，慢性的な下痢回数増加，腸管粘膜の透過性亢進，肥満細胞の増加などが確認されており[9]，慢性的な下痢症状との関連も示唆される．

IBS 同様，プロバイオティクスによる FDr の症状改善効果に関しても報告がある．FDr 患者における小規模なランダム化比較試験（RCT）では，*Lactiplantibacillus plantarum* CJLP243 の 2 か月間の摂取で，摂取した群において摂取前と比較して，軟便の頻度の減少が報告された[11]．

また，近年，便通と便中の胆汁酸量との関連についても検討がなされており，機能性消化管疾患群とコントロール群における比較では，FDr と IBS-D，また，FC と過敏性腸症候群便秘型（IBS-C）の便中胆汁酸のプロフィールは類似しており，下痢を主体とした FDr と IBS-D 群は，便秘を主体とした FC と IBS-C 群およびコントロール群と比較して，1 次胆汁酸であるコール酸，ケノデオキシコール酸量が有意に多かった[10]．胆汁酸量と便性状の関連が示唆され，FDr の病態への関連も示唆される．

しかし，FDr の病態生理の検討は，IBS と比較して少ないのが現状で，病態解明のためには，今後のさらなる検討を要する．

d. 診断基準

FDr は機能性消化管疾患の国際基準である Rome 基準で診断する．以前は Rome III 診断基準（**表 1**）が用いられてきたが，2016 年に Rome IV 基準（**表 2**）が発表となり，現在，国際的に用いられている．

FDr の Rome III 基準では，腹部症状に関しては「腹痛がない」という定義であったが，Rome IV 基

表 1 FDr の Rome III 診断基準[11)]

排便の 75%以上が軟便（泥状便）あるいは水様便で腹痛がない
6 か月以上前から症状があり，最近 3 か月間は上記の基準を満たしていること

表 2 FDr の Rome IV 診断基準[12)]

優位な腹痛やわずらわしい腹部膨満感を伴わない，軟便または水様便が排便の 25%より多い
※ 6 か月以上前から症状があり，最近 3 か月間は上記の基準を満たしていること
※下痢型過敏性腸症候群の診断基準を満たす症例は除外する

準では，腹痛や腹部膨満感はあっても優位な症状ではないと定義されている．IBS では，腹痛があることが診断基準となっているが，機能性消化管障害では腹痛や腹部膨満感を伴う場合が多いため，Rome IV 基準では腹痛や腹部不快感があっても優位な症状ではなく，軟便または水様便が 25%より多ければ FDr と定義する．また，Rome III 基準では，「排便の 75%以上」であったが，データの集積に基づき，「25%より多い」と変更された．さらに，IBS の除外についても記載されている．

疫学に関しては今後の検討になるが，腹部症状，下痢便の割合が変更になった結果，FDr と診断される症例が増えることも予想される．

e. 検査および鑑別診断

FDr の診断にあたっても，まずは，既往歴，現症，身体所見が重要である．下痢はさまざまな消化管疾患の存在を示唆する代表的な症状であり，内分泌，代謝疾患の他，感染症，食物アレルギー，食物不耐症など，鑑別を要する疾患は多岐にわたる．

下痢に関しては，排便回数ではなく便性状の評価を行う．評価には，ブリストル便形状スケールを用いた排便日誌が診断に有用である[12)]．乳製品摂取による乳糖不耐症のほかに，一部の果物，キャンディーやガムなどの甘味料などに含まれるラクトースやソルビトール，フルクトース摂取後の下痢は，食物不耐症を示唆するエピソードであり，また，そのような食物起因性の下痢は見逃されがちであることから，注意深い聴取が必要である．

予期せぬ体重減少，下痢症状で覚醒する，下痢症状の前の抗生剤使用，血便，多量の下痢便，頻回の排便などは器質的疾患を示唆する警告症状であり，とくに水様の多量下痢便では，おもに膵臓に発生する VIP（vasoactive intestinal polypeptide）産生腫瘍による WDHA（watery diarrhea hypokalemia and achlorhydria）症候群が疑われる．大腸がんや炎症性腸疾患，セリアック病などの家族歴がある症例では，注意深い検索を要する（**表 3**）．

末梢血生化学検査などの血液検査はすべての患者に行うべきであり，甲状腺機能亢進症，糖尿病などの鑑別を行う．セロトニンによる腸管の分泌亢進をきたすカルチノイド症候群では，血中セロトニン，尿中 5-HIAA（hydroxyindole acetic acid）の測定，栄養失調，体重減少，貧血，電解質異常など，吸収不良を疑う所見をみとめる場合にはセリアック病の鑑別や，対象となるような地域では，ジアルジア症や熱帯性スプルーなどの鑑別も要する．セリアック病は，腸の透過性異常とグルテンに対する免疫反応異常によって引き起こされる疾患であり，セリアック病関連抗体などの自己抗体のチェックや上部消化管内視鏡での十二指腸生検などの検査を行う．

便検査では，便培養などの感染症診断のほか，炎症性腸疾患のスクリーニングとして便中カルプロテクチンが有用である．脂肪便は吸収不良症候群の所見であり，CT，MRI などによる膵胆道疾患の検索，消化管検査による原因検索が必要になる．

下部消化管内視鏡検査は，消化管悪性腫瘍や炎症性腸疾患などを示唆するような警告症状や家族歴がある症例，また，そのような所見がなくても，慢性

表 3 機能性下痢の鑑別疾患

食物起因性
食物不耐症：乳糖不耐症，ラクトース，フルクトース，ソルビトール不耐症
食物アレルギー
炎症性腸疾患
クローン病，潰瘍性大腸炎
内分泌疾患
甲状腺機能亢進症，糖尿病
腫瘍関連疾患
WDHA 症候群，カルチノイド症候群
セリアック病
顕微鏡的大腸炎（microscopic colitis）
膠原線維性大腸炎（collagenous colitis），リンパ球浸潤大腸炎（lymphocytic colitis）
吸収不良症候群
蛋白漏出性胃腸症
アミロイドーシス

下痢症に対する経験的治療が無効な症例では，施行すべきである．また，50歳以上の慢性下痢症例では全症例を検査対象とするべきである[12]．顕微鏡的大腸炎（microscopic colitis）は，内視鏡所見での診断は難しいため，生検を実施し，診断を行う．膠原線維性大腸炎（collagenous colitis）およびリンパ球浸潤大腸炎（lymphocytic colitis）があり，慢性の水様下痢の原因となる．薬剤が発症の原因となっている場合があり，プロトンポンプ阻害薬，非ステロイド性抗炎症薬，選択的セロトニン再取込み阻害薬などが関連していると考えられることから，内服歴の聴取が重要である．

難治性慢性下痢症の原因として，胆汁酸吸収不良により過剰な胆汁酸が結腸に流入して起こる胆汁性下痢があり，経口摂取した[75]Selenium homotaurocholic 酸 (SeHCAT) の吸収状態の測定を行う，SeHCAT スキャンが有用と報告されている[13]．

f. 治　療

FDrの治療法についての研究は少なく，エビデンスに乏しい．

そのため，FDrの治療としては，機能性消化管疾患として類似した症状を有する，IBS-Dに準じた治療が検討される．したがって，下痢を誘発するような，脂質，カフェイン，香辛料などを控えるような食事指導を検討する．また，発酵性(fermentable)，オリゴ糖(oligosaccharides)，二糖類(disaccharides)，単糖類（monosaccharides)，糖アルコール（polyols）の頭文字をとったFODMAPを含む食品は小腸で分解，吸収されにくいため，大腸で腸内細菌によって発酵，分解され，腸管内の浸透圧が上がることで腸管内に水分が引き込まれるという作用があり，FODMAPを制限する低FODMAP食はIBSの症状改善効果が示されている[14]．作用機序を考慮するとFDrに対しても有効な可能性があるが，現時点ではエビデンスに乏しい．

薬物療法としては，プロバイオティクスや5-HT_3アンタゴニストであるラモセトロン，μオピオイドアゴニストであるロペラミドなどの効果が期待される．ロペラミドについては，FDrやIBS-Dにおいて，便回数，便性状，便意切迫感などの改善効果が示されている[15]．IBSでは，リファキシミンなどの抗菌薬の有効性も示されており，FDrでも効果が期待できる可能性がある．

take-home message

慢性的な下痢をきたす疾患は多いため，原因となりうる疾患を十分理解したうえで，まずは適切な除外診断を行い，Rome Ⅳ基準で診断する．FDrに対する研究は少なく，病態生理や治療に対するエビデンスは乏しいが，病態生理において，同様に慢性の下痢症状を繰り返すIBS-Dとの類似点なども指摘されており，IBS-Dに準じた治療が検討される．

［佐藤　研］

文　献

1) Zhao YF et al. Epidemiology of functional diarrhea and comparison with diarrhea-predominant irritable bowel syndrome: a population-based survey in China. PLoS One. 2012; 7: e43749.
2) Roshandel D et al. Symptom patterns and relative distribution of functional bowel disorders in 1,023 gastroenterology patients in Iran. Int J Colorectal Dis. 2006; 21: 814-825.
3) Schmulson M et al. Frequency of functional bowel disorders among healthy volunteers in Mexico City. Dig Dis. 2006; 24: 342-347.
4) Sorouri M et al. Functional bowel disorders in Iranian population using Rome III criteria. Saud J Gastroenterol. 2010; 16: 154-160.
5) Chang F-Y et al. Prevalence of functional gastrointestinal disorders in Taiwan: questionnaire-based survey for adults based on the Rome III criteria. Asia Pac J Clin Nutr. 2012; 21: 594-600.
6) Tack J. Functional diarrhea. Gastroenterol Clin North Am. 2012; 41: 629-637.
7) Singh P et al. Similarities in clinical and psychological characteristics of functional diarrhea and irritable bowel syndrome with diarrhea. Clin Gastroenterol Hepatol. 2020; 18: 399-405.
8) Shiha MG et al. Increased psychological distress and somatization in patients with irritable bowel syndrome compared with functional diarrhea or functional constipation, based on Rome IV criteria. Neurogastroenterol Motil. 2021; 33: e14121.
9) Pohl CS et al. Early weaning stress induces chronic functional diarrhea, intestinal barrier defect, and increased mast cell activity in a porcine model of early life adversity. Neurogastroenterol Motil. 2017; 29: e13118.（https://www.doi.org/10.1111/nmo.13118）
10) James SC et al. Concentrations of fecal bile acids in participants with functional gut disorders and healthy controls. Metabolites. 2021; 11(9): 612.（https://www.doi.org/10.3390/metabo11090612）
11) Longstreth GF et al. Functional bowel disease. Gastroenterology. 2006: 130; 1480-1491.
12) Lacy BE et al. Bowel disorders. Gastroenterology. 2016; 150: 1393-1407.
13) Gracie DJ et al. Prevalence of, and predictors of, bile acid

malabsorption in outpatients with chronic diarrhea. Neurogastroenterol Motil. 2012; 24: 983-e538.
14) Halmos EP et al. A diet low in FODMAPs reduces symptoms of irritable bowel syndrome. Gastroenterology. 2014; 146: 67-75.
15) Efskind PS et al. A double-blind placebo-controlled trial with loperamide in irritable bowel syndrome. Scand J Gastroenterol. 1996; 31: 463-468.

3-3-4 機能性腹部膨満症
functional abdominal bloating

a. 概　念

腹部膨満感は日常診療において，よく経験する訴えである．国際診断基準の Rome III から IV への改訂で，機能性腹部膨満症は，自覚症状として再発性の腹部膨満感，腹部圧迫感，腹部ガスが滞留している感覚を特徴とすることが新たに記載された．そのほか，軽度の腹痛や軽度の便通異常が併発すること，診断の少なくとも 6 か月前に発症し，過去 3 か月に主症状（腹部膨満感）が認められることも診断基準として示された[1]．

機能性消化管疾患患者のうち，とくに便秘型過敏性腸症候群および機能性便秘の患者は，腹部膨満感を併発する傾向があり[1]，鑑別を要する．

b. 疫　学

機能性腹部膨満症の発症率は，大規模前向き研究では評価されていない[1]が，腹部膨満感の有病率は，一般人口の 16 ～ 31%[2] とされている．女性は男性よりも腹部膨満感を訴える割合が高いとされ（19.2%：10.5%），腹部膨満感がより重度であると評価する傾向が強い[1]．膨満感のある患者（IBS 未発症）の 75%がその症状の程度より中等度から重度とされ，50%が症状によって日常生活が制限されるという報告[3]がある．

c. 病因・病態生理

腹部膨満感の病態生理に関しては，さまざまな説が提唱されているが[1]，消化管内容物の増加（ガス，便，液体，脂肪）[2]，消化管運動異常[3]，異常な内臓体性反射による腹筋の弛緩[4]，腸の知覚過敏と心理的要因の 4 つに分類されている（**図 1**）[4]．

1）　消化管内容物の増加

i）　ガ　ス　　腹部膨満感は腹腔内内容物の増加によるものと考えられるが，その症状が短時間で変化することから，腹部膨満感はガスに依存していると推測されてきた．腸内ガスの恒常性は，その生成と排出のバランスに依存する．ガスの生成は飲み込んだ空気や，化学反応（とくに上部消化管内の酸とアルカリの中和によるもの），血流からの拡散，腸内細菌の発酵などによる．一方，ガスの排出は，消化管運動，血中への吸収，細菌による消費，そして肛門筋による排出によって行われる．

機能性消化管疾患の 1 つである空気嚥下症では，空気を頻繁に，大量に飲み込むため，腹部膨満感の症状を引き起こす．

レジスタントスターチ（小腸においてアミラーゼによって完全には分解されず，一部は大腸にまで達するデンプン），オリゴ糖，植物繊維など，通常の食事に含まれる食品成分が小腸で不完全に吸収され，大腸に入り，その後に発酵して，2 次的な細菌の過剰増殖が起こることが知られている．

また，乳糖や果糖などに対する炭水化物不耐症は，小腸内細菌過剰症（small intestinal bacterial overgrowth: SIBO）といわれ，腹部膨満感の原因となりうる[2]．小腸内細菌が過剰になると，炭水化物の発酵によりガスが発生し，小腸の伸縮による症状を引き起こす．

ii）　便　　膨満感は，便秘の患者に頻繁に訴えられる症状である．直腸に滞留した便は，小腸および大腸の通過遅延を引き起こし，便秘患者の腹部膨満感を悪化させる．また機能性便秘の根底にある直腸機能障害は，腹部膨満感発症の重要な一因である可

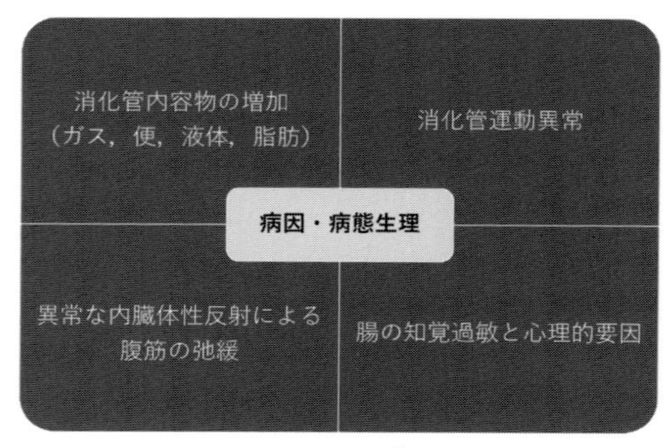

図 1　腹部膨満感の病因・病態生理[4]

能性がある．機能性腹部膨満症と腸内細菌叢の関係を直接研究した報告は現在のところない．

iii）液　体　食後，食物は大量の胃液で希釈される．固形物は分解され，消化吸収が促進される．一般的に，腹部膨満感の患者は，空腹時ではなく，食後間もなく症状を訴える．したがって，液体による近位小腸への刺激が腹部膨満感の症状の原因と推測される．さらに腹部膨満感のある患者において，脂質の液体注入は，腸の動きを遅くすることが示されている．

iv）脂　肪　腹部膨満感とBMIの関係性について，メタアナリシスでは関連性はないことが示された[5]．一方，体重増加と腹部膨満感との関連性の可能性が示されている．腹部膨満感を訴える人の約40％が，症状の発現と同時に体重が増加したことが報告された[6]．したがって，腹部における最近の脂肪の増加が腹部膨満感の発現を促したと推測される．

2）消化管運動異常

機能性腹部部満症で直接消化管運動を検討した報告はないが，腹部膨満感と消化管運動の関係は胃不全麻痺，慢性偽性腸閉塞，強皮症などの他疾患で報告されている．とくに，機能性便秘および便秘型過敏性腸症候群の患者2000人以上を対象とした前向き研究では，90％以上が腹部膨満感の症状を訴え，大腸通過時間が長い患者はとくに腹部膨満感が強いことが示された．

3）異常な内臓体性反射による腹筋の弛緩

腹部膨満の発症仮説の1つで，膨満が内腔内容物の増加ではなく，ガスによる内臓の位置の変位による説がある．腹腔は椎骨によって制限され，後腹壁，横隔膜，前腹壁の腹筋にて配置が決まる（**図2**）．

消化管内ガスが増加したときに健常者では正常な内臓体性反射が起こり横隔膜は弛緩し，前腹壁の筋肉が収縮するため腹部膨満は生じない（A → B）が，腹部膨満症の患者では異常な内臓体性反射により横隔膜が収縮し，前腹壁の筋肉が弛緩するため腹部が膨満する（A → C）[7]．

4）腸の知覚過敏と心理的要因

i）腸の知覚過敏　腹部膨満感は，腸の知覚過敏と関連することが明らかになっており，さらに，ホルモンの役割も仮説として考えられている．

IBSの女性の約40～75％が，月経時の便通と腹部膨満感について月経前後に腹部膨満感が悪化するという報告がある．月経に関するホルモンに強く影響され，腸の感受性を変化させると考えられるが，エストロゲンの関与については議論中である．

ii）心理的要因　腹部膨満感の病因・病態における心理学的要因の役割については，まだ議論の余地がある．うつ病などの精神的ストレスの症状と腹部膨満感との間に強い関連性があると報告があるものの，この関連性は他の研究者による確認は十分されていない．

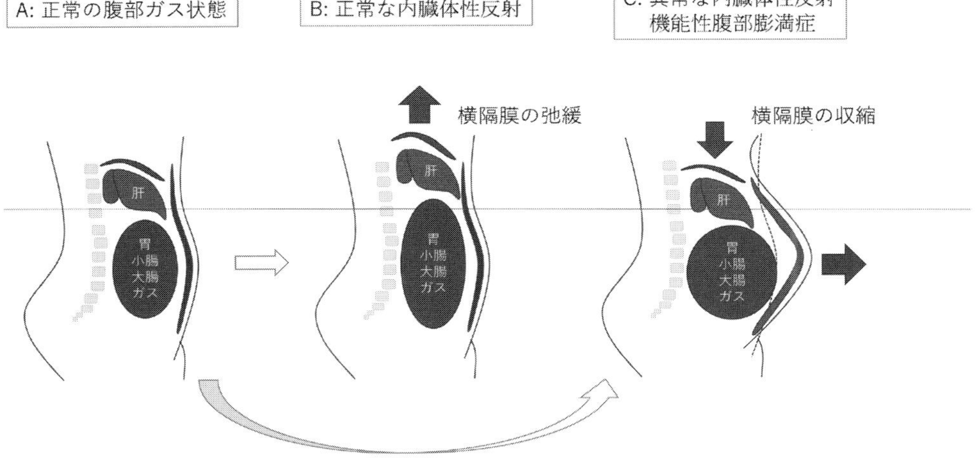

図2　内臓体性反射とその異常のイメージ[2]

d. 診断基準および検査

Rome IV における機能性腹部膨満症の診断基準[1)]を**図 3** に示す．厳密には機能性腹部膨満症または膨張症（functional abdominal bloating/distention）の診断基準であるが，この両者を区別することは困難であるため，これらを合わせて機能性腹部膨満症とした．

e. 鑑別診断および合併症

図 4 に腹部膨満症の診断と治療アルゴリズムを示す[8)]．まず，警告症状（血便，貧血，発熱，体重減少，腹部腫瘤など）があれば，器質的疾患を想定して血液検査，内視鏡検査，画像検査などを早急に行う．それらがなくても同検査を可能な限り行い，器質的疾患を否定する．過敏性腸症候群や機能性ディスペプシアなどの機能的消化管疾患の診断基準を満たせばそれらの疾患に準じた治療を行う．診断基準を満たさなければ機能性腹部膨満症の診断基準（診断の 6 か月以上前に症状が発現し，最近 3 か月間は平均して週に少なくとも 1 日腹部膨満感が繰り返し起こる）が当てはまるかを検討する．当てはまれば機能性腹部膨満症と診断されるが，基準を満たさなくても機能性腹部膨満症状に対する治療は同じである．

機能性腹部膨満症の診断基準[a]では以下の両方を含む必要がある

1．再発性の腹部膨満感が平均して週に 1 回以上起こり，他の症状[b]より優位である

2．過敏性腸症候群，機能性便秘，機能性下痢，食後愁訴症候群（機能性ディスペプシア）の診断基準を十分に満たしていない

a 診断の少なくとも6ヶ月前に発症し，過去3ヶ月間基準を満たしている

b 軽度の消化管運動異常や，腹部膨満感に関連する軽度の痛みも含まれる

図 3　Rome IV における機能性腹部膨満症の診断基準[1)]

f. 治　療

1）生活指導

食事指導[1, 8)]において，腸内細菌による発酵が少ない米，そばなどの「低 FODMAP 食」[9)]が注目されている．FODMAP とは fermentable：発酵性の糖質，oligosaccharides：オリゴ糖（フルクタン，ガラクトオリゴ糖），disaccharides：二糖類（ラクトース），monosaccharides：単糖類（フルクトース）and, polyols：ポリオール（ソルビトール，マンニトール，イソマルト，キシリトール，グリセロール）の頭文字をとったものである．またハッカ油の有効性についての報告がある．

本疾患患者の一部に腹壁の筋弛緩が指摘されており，腹筋の強化として，腹巻タイプの加圧腹筋補強着のほか，腹式呼吸や運動が推奨されている[10)]．また運動について，小規模 RCT にて，毎食後 10 〜 15 分のウォーキングによる腹部膨満感の有意な改善はみられなかった[11)]という報告があるが，週 3

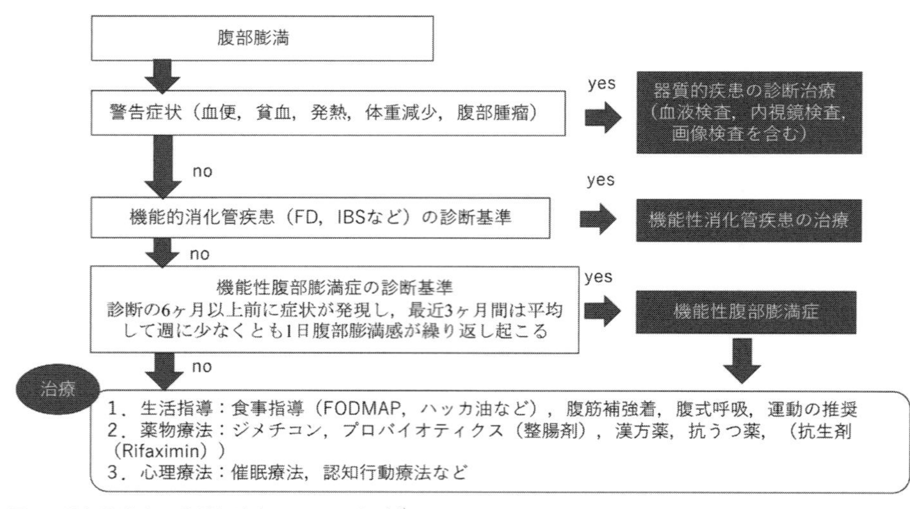

図 4　腹部膨満症の診断と治療アルゴリズム[2, 8)]

回20分のエアロビクス・エクササイズで有意に改善した報告[12]がある．病態生理上，ほかにも筋トレなど腹筋を鍛える運動が適していると思われる．運動は便通の改善や脂肪の減少に有効であり，長期的にみると腹部膨満感を改善し，本疾患に伴うことが多いうつの改善にもつながる可能性があり，試す価値があると思われる．

2）　薬物療法

糖尿病治療薬であるα-グルコシダーゼ阻害薬の内服は腸管内ガスを増加させるため，処方されていれば中止することが望ましい．ジメチコン（ガスコン®）は有用とされている．プロバイオティクス（整腸剤），漢方薬（大建中湯や当帰湯など），抗うつ薬による治療も試みられている．抗菌薬（リファキシミン）は一部の患者で有効であったという報告がある．

3）　心理療法

催眠療法，認知行動療法などが試みられている．

g. 予　後

機能性腹部膨満症は，過敏性腸症候群と同様に直接生命を脅かさないが，QOLを低下させる疾患であると考えられる．

結　語

機能性腹部膨満症はRome IVの診断基準により，機能性消化管疾患のなかの独立した概念である．病因は多種多様であり，治療もそれらに適した治療法を行う．

take-home message

機能性腹部膨満症の病因は多種多様であるため治療に関しては，漢方薬を含む薬物療法，心理療法に加えて食生活や運動の見直しなどを，患者の希望を取り入れつつ試行錯誤を繰り返しているのが診療現場の現状である．そういった治療に前向きな態度が良好な患者－医師関係を築くとともに，時に思いがけないよい結果を招くことがある．

［森谷　満］

文　献

1) Lacy BE et al. Bowel disorders. Gastroenterology. 2016; 150: 1393–1407.
2) Lacy BE et al. Clin Gastroenterol Hepatol. 2021; 19: 219–231.
3) Sandler RS et al. Dig Dis Sci. 2000; 45: 1166–1171.
4) Iovino P et al. World J Gastroenterol. 2014; 20(39): 14407–14419.
5) Eslick GD. Obes Rev. 2012; 13: 469–479.
6) Sullinan SN. N Z Med. 1994; 107: 428–430.
7) Villoria A et al. Am J Gastroenterol. 2011; 106: 815–819.
8) Mari A et al. AdvTher. 2019; 36: 1075–1084.
9) Pessarelli et al. Frontiers in Nutrition. 2022; 08 November 2022: 1–8.
10) Sullivan SN. ISRN Gastroenterol. 2012; 2012: 721820.
11) Hosseini-Asl et al. Gastroenterol Hepatol Bed Bench. 2021; 14: 59–66.
12) Mohwbbi et al. BMC Women's Health. 2018; 18: 80.

3-3-5 慢性偽性腸閉塞

chronic intestinal pseudo-obstruction

はじめに

慢性偽性腸閉塞症（CIPO）は，腸管蠕動が大幅に低下することによって腸内容物が停滞し，病的な腸管拡張と腸閉塞症状が生涯にわたり持続する難病である[1]．

一般内科のみならず消化器専門医でさえも診断がつかない，そもそも疾患自体を知らないといったケースが多く，以前は確定診断に平均8年間もの年月を要していた[2]．しかしながら昨今の研究の進歩によりCIPOの疾患認識度は少しずつ向上し，新規治療法も開発されてきた．これまでの歴史に触れながら，診断，疫学，病態，治療，予後について概説する．

a. これまでの歴史

CIPOは1958年Dudleyによってはじめて報告された[3]．当時はまさに「謎の腸閉塞」であり患者は頻回の開腹手術を余儀なくされていた．本邦では1979年にはじめて報告されたが，その後も疾患名は一定せず，そもそも疾患としての概念自体がなかった．

やがて欧米諸国を中心に，「器質的な原因がない慢性的な腸閉塞症」という概念と「偽性腸閉塞症」という病名が徐々に定着するようになってきた．一方で本邦は欧米より疾患概念や病名の定着が遅く，2000年以降も疾患の認識度が低かった．2009年以降，厚生労働省研究班（中島ら）において本格的に調査研究が進められ，本邦でも疾患概念が整理され，ようやく疾患認識度が上がってきた[4]．

b. 疾患概念

CIPOは表現型として一連の病像を呈するようになった状態の総称であり，そのなかにはさまざまな病態が包含されている．つまり，1つの「病気」というよりも，さまざまな病態の結果として著しい腸管拡張をきたし，慢性的・不可逆的な腸閉塞となってしまった「状態名」である．CIPOを引き起こす原因疾患としては膠原病（全身性強皮症，シェーグレン症候群など），神経疾患（パーキンソン病，ミトコンドリア脳筋症など），内分泌疾患（甲状腺機能低下症など）などが挙げられ，これらによって引き起こされるCIPOは続発性CIPOとよばれる．全身性強皮症に伴うものが最多である．一方でこれらの原因疾患がなく発症する場合もあり，特発性CIPOとよばれる[4]．

CIPOは，初期の段階では症状をあまり感じずに日常生活を送ることができるが，長期経過のなかで症状が顕在化するようになる．もっとも多い症状が腹部膨満であり[5]，ほぼ全例でみられる．特発性の場合は腹部手術（回盲部手術など）や出産というなんらかの生体ストレスが契機となって突然顕在化することが多く，続発性の場合は原病の進行に伴い徐々に顕在化することが多い．いずれの場合も一度症状が顕在化するともはや不可逆的で，その後，症状は生涯続くこととなる．またCIPOは小腸がおもに侵されるため，吸収障害からさまざまな欠乏症状を生じるようになる（小腸機能不全）．腹部膨満症状は比較的早期からみられるが，小腸機能不全は通常病状がかなり進行してから生じるものである．腹部膨満症状があっても小腸吸収能が保たれている時期を「代償期」，小腸機能不全をきたすようになった状態を「非代償期」とよぶ．

CIPOの典型画像を**図1**に示す．おもに小腸が罹患するが，食道・胃などの上部消化管の拡張を合併するパターンも存在する．なお結腸だけが拡張する場合があり，この場合はいわゆる巨大結腸症（megacolon）としてCIPOとは区別される．

c. 診　断

これまで欧米諸国を中心に「器質的な原因がないが，慢性的な腹部膨満症状と鏡面形成像を伴う腸管拡張症」という概念はあったが，明確な診断基準は存在しなかった．また診断時には，マノメトリー（消化管に圧センサー付きのカテーテルを挿入して蠕動パターンを評価する方法）や消化管全層生検（消化管壁の一部を楔状切除し粘膜から漿膜までの全層を病理評価する方法）を必要とするなど，診断に対するハードルが高かった．

この現状を憂慮し，2009年厚労省研究班（中島ら）は，世界ではじめて明確な診断基準を確立した[5]．ポイントは，①6か月以上の症状持続があること，②そのうち過去3か月は腹痛もしくは腹部膨満を伴うこと，③画像上，明らかな腸管拡張および鏡面像を伴うこと，④器質的原因がないこと，の4つすべてを満たすことである．これはマノメトリーや全層生検などの特殊検査を必要としない簡便なものであり，消化器専門医でなくとも診断可能な画期的なものであった．

その後も調査研究は進み，動画による小腸蠕動評価法（3-2-3 シネMRI検査参照）が病態把握および類似疾患との鑑別に有用であることが報告された[6]．シネMRIは非侵襲的で放射線被曝のない検査であり，全小腸の観察ができる優れたモダリティである（詳細は別項3-2-3に譲る）．

なおCIPOは成人発症だけでなく，小児期に発症して成人に移行する症例も存在する．小児領域では

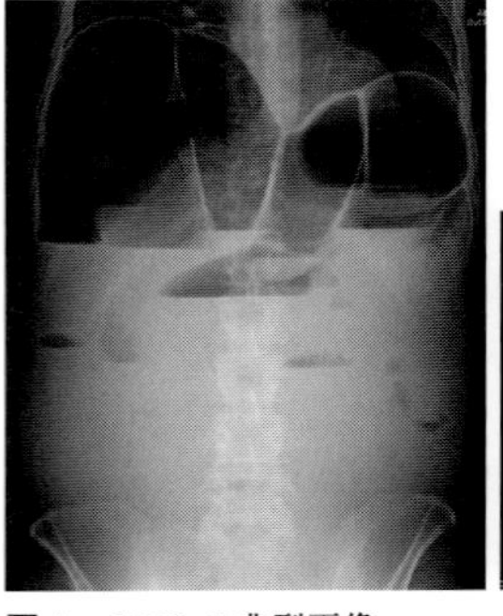
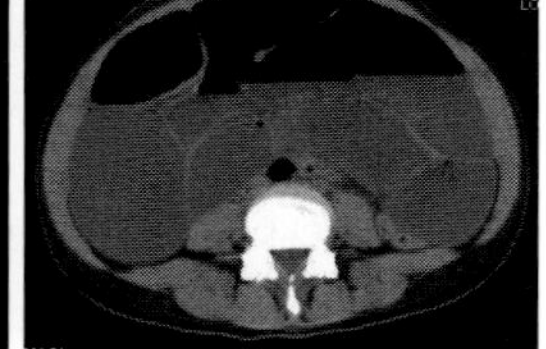

図1　CIPOの典型画像
（左）腹部単純X線（立位）
（右）腹部CT（軸状断）

ヒルシュスプルング病類縁疾患とされているが，小児から成人までシームレスな対応が必要な疾患であるとの認識が高まり，田口らによりヒルシュスプルング病類縁疾患診療ガイドラインが策定された[7]．そのなかで，改訂版として**表1**のような診断基準が掲載されている．わが国では限られた施設でしかできないマノメトリーや消化管全層生検が施行できなくとも，シネMRIで代用することが可能となっている．

CIPOは2015年1月より，厚労省指定難病に新規認定された．

d. 疫　学

飯田らの全国調査[8]によると，わが国の有病率は人口10万人あたり男性1.0人，女性0.8人ときわめて少なく，男女差はないとされる．また，診断時の平均年齢は男性63歳，女性59歳であるが，確定診断までに年月がかかっているケースも多いため，発症年齢については不明である．

e. 病態生理

CIPOでは消化管（とくに小腸）蠕動が大きく障害され，輸送されなくなった腸液やガスなどの腸内容物が停滞する．また同時に小腸内に腸内細菌が定着，過剰増殖する（小腸内細菌異常増殖，small intestinal bacterial overgrowth: SIBO）．通常，腸内細菌は糖類を基質としてこれを短鎖脂肪酸に変換し，この際炭酸ガス，水素ガス，メタンガスなどを生じるが，SIBOによってこれらのガスが過剰産生されるとよりいっそう内容物が停滞し，腸管内圧が上昇・病的拡張をきたすようになる．これが腹部膨満や腹痛などの自覚症状の原因となる．またこの状態は，広範な消化吸収障害（小腸機能不全）を引き起こし，時に腸内細菌の血中への移行をきたすこともある（bacterial translocation）．その結果，低栄養や脱水，電解質異常，菌血症といった重篤な状態を招き，適切な管理ができないと死に至ることもある．とくに過度な体重減少，るい痩には十分注意が必要である（**図2**）．

表1　慢性特発性偽性腸閉塞症の診断基準[7]

以下の7項目を全て満たすもの
1. 腹部膨満，嘔気・嘔吐，腹痛等の入院を要するような重篤な腸閉塞症状を長期に持続的又は反復的に認める
2. 新生児期発症では2か月以上，乳児期以降の発症では6か月以上の病悩期間を有する
3. 画像診断では消化管の拡張と鏡面像を呈する（注1）
4. 消化管を閉塞する器質的な病変を認めない
5. 腸管全層生検のHE染色で神経叢に形態異常を認めない（注2）
6. 小児では巨大膀胱短小結腸腸管蠕動不全症（megacystis microcolon intestinal hypoperistalsis syndrome: MMIHS）とsegmental dilatation of intestineを除外する
7. 続発性慢性偽性腸閉塞症（chronic intestinal pseudo-obstruction：CIPO）を除外する

注1：新生児期には，立位での腹部単純レントゲン写真による鏡面像は，必ずしも必要としない．
注2：腸管全層生検査が困難な場合は，シネMRIまたは消化管内圧検査で小腸を中心とする明瞭な運動異常が証明される．

消化管の蠕動は，自律神経（迷走神経）を介する腸管平滑筋の収縮と，腸管平滑筋内に存在する腸管独自のペースメーカー細胞（カハール介在細胞）の活動によってコントロールされている．CIPOにおいて，病理学的にはこれらの異常が報告されており[9]，①筋原性，②神経原性，③カハール介在細胞性，の3つに分けられる（**図3**）．これらは互いにオーバーラップすることが多い．

①筋原性：腸管平滑筋の萎縮・変性・空胞化，②神経原性：アウエルバッハ神経叢（内輪筋と外縦筋の筋層間に存在する神経細胞層）の減少・変性，③カハール介在細胞性：カハール介在細胞の減少・消失．

ただしこれらの病理学的所見は，一連の病像の原因であるのか，結果として生じたものなのかについては結論が出ていない．

f. 治　療

CIPOにおいて，小腸を罹患部位に含む場合，原則腸管切除は禁忌である[10]．拡張腸管を切除しても術後高確率で遺残小腸が拡張をしてしまうこと，短腸症候群から低栄養がさらに進行してしまうことが理由である．このため，絞扼などの緊急時を除き，内科治療が基本となる．

1）消化管蠕動賦活薬

まずは各種の腸管蠕動賦活薬や下剤などを併用して排便コントロールを図る．具体的には，モサプリド，大建中湯，メトクロプラミド，パンテンテン酸，センナ系製剤，などである．しかしこれだけでは不

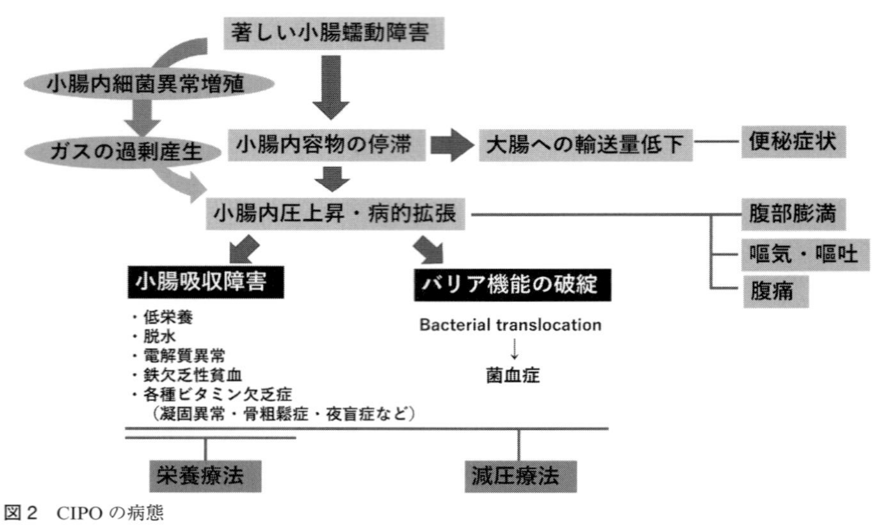

図2　CIPO の病態

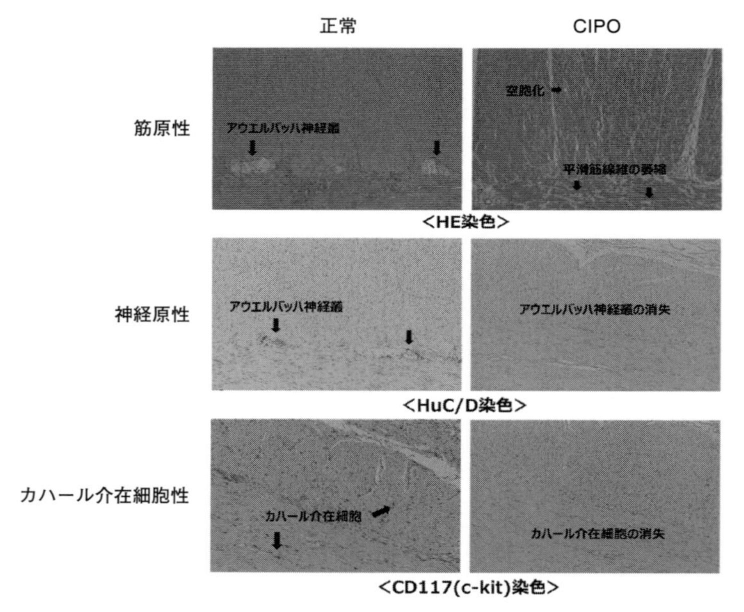

図3　CIPO の典型的な病理所見（口絵 27）

十分なことが多い．

2）　栄養療法

代償期では経口摂取できることが多いが，できるだけ消化管の負担軽減のため低残渣食とすることが望ましい．非代償期では成分栄養（エレンタール®）を導入する．腹部膨満が強い，もしくは低栄養が著しいなどの場合は中心静脈栄養（intravenous hyperalimentation: IVH）が必要となる．ただしカテーテル感染や静脈血栓症，脂肪肝や肝硬変のリスクに留意しなくてはならない．

3）　腸内減菌療法

小腸内細菌異常増殖（SIBO）によって発生するメタンや水素が腸管拡張・腹部膨満の大きな原因となるため，難吸収性抗菌薬を用いて腸内細菌のコントロールをすることもある．SIBO に対してはリファキシミン，メトロニダゾールやニューキノロン系薬剤の有用性が報告されており[11]，自験例でも複数の症例で小腸ガスの大幅な改善がみられた（**図4**）．ただしわが国ではいずれも適応外使用である．

4）減圧療法

従来はイレウス管や減圧用の小腸瘻造設が多かった．しかしイレウス管は患者苦痛が強く，入院中の一時的な留置しかできないこと，また小腸瘻は排液量をコントロールできないことが大きな問題点であった．2017年，筆者らは経皮内視鏡的胃空腸瘻造設術（percutaneous endoscopic gastro-jejunostomy: PEG-J）に着目し，CIPOに対する減圧療法の有用性を報告した[12]（**図5**）．これは胃瘻造設を行い，その瘻孔を利用して減圧チューブを空腸に留置するものである．経鼻的にチューブを挿入することなく，在宅にてオンデマンドで減圧が行えるため，患者負担の軽減やQOLの向上が期待できる．また必要時以外は胃瘻を閉鎖することで排液量をコントロールできることも強みである．PEG-Jを導入していても経口摂取は可能である．ただしきちんと排液コントロールをしているかどうかの管理が必要であり，また瘻孔周囲の化学性皮膚炎を起こすことが多く，定期的なチューブ交換も必要なため，外来フォローアップが重要である．

g. 予　後

2009年，Amiotらは，在宅IVHが必要な成人CIPOの5年生存率は78%，10年生存率は75%と報告している[13]．非悪性疾患としては非常に低い数字である．なお，経口摂取能が保たれている症例および20歳以下での若年発症者ほど予後がよく，一方で全身性強皮症に伴う続発性CIPOほど予後が悪いと報告している．

おわりに

CIPOは生涯にわたって大きく患者のADLを損ない，また死に直結することもある難病である．このためには適切な管理が非常に重要であり，何よりまずは疾患を知ること，治療に迷う場合は専門施設に相談することが重要である．

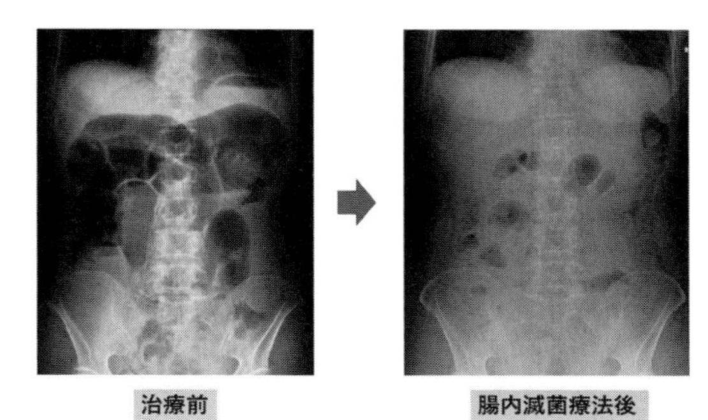

図4　メトロニダゾールによる腸内滅菌療法

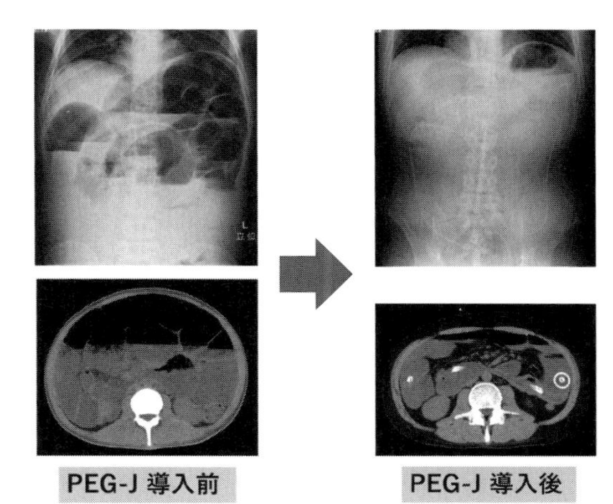

図5　PEG-Jによる経皮的小腸減圧

take-home message

- 慢性偽性腸閉塞症（CIPO）は，著しい小腸蠕動の低下によって起こる慢性的な麻痺性イレウスで，時に致命的になることもある指定難病である．
- 治療は栄養療法と減圧療法がメインとなる．腸内滅菌が有効な場合もある．
- 腸管気腫症（PCI）を生じ，腹腔内遊離ガスを生じることがある．ただし消化管穿孔とは違って腹膜炎所見は認めないため，鑑別は比較的容易である．安易な開腹手術は症状増悪を招くことが多いため，厳に慎むべきである．

［大久保秀則］

文　献

1) Stanghellini V et al. Chronic intestinal pseudo-obstruction: manifestations, natural history and management. Neurogastroenterology and Motility. 2007; 19: 440-452.
2) Stanghellini V et al. Natural history of chronic idiopathic

intestinal pseudo-obstruction in adults: a single center study. Clin Gastroenterol Hepatol. 2005; 3: 449-458.
3) Dudley HA et al. Intestinal pseudo-obstruction. J R Coll Surg Edinb. 1958; 3: 206-217.
4) 中島　淳ほか．慢性偽性腸閉塞症の診療ガイド Chronic Intestinal Pseudo-obstruction（CIPO）．平成 23 年厚生労働科学研究費補助金難治性疾患克服研究事業（慢性特発性偽性腸閉塞症の我が国における疫学・診断・治療の実態調査研究班編），第 1 版．山王印刷；2012.
5) Ohkubo H et al. An epidemiologic survey of chronic intestinal pseudo-obstruction and evaluation of the newly proposed diagnostic criteria. Digestion. 2012; 86: 12-19.
6) Ohkubo H et al. Assessment of small bowel motility in patients with chronic intestinal pseudo-obstruction using cine-MRI. Am J Gastroenterol. 2013; 108: 1130-1139.
7) 田口智章．ヒルシュスプルング病類縁疾患診療ガイドライン・実用版：平成 26 年度厚生労働科学研究費補助金（難治性疾患等政策研究事業（難治性疾患政策研究事業））「小児期からの希少難治性消化管疾患の移行期を包含するガイドラインの確立に関する研究」：2017.
8) Iida H et al. Epidemiology and clinical experience of chronic intestinal pseudo-obstruction in Japan: a nationwide epidemiologic survey. J Epidemiol. 2013; 23: 288-294.
9) Amiot A et al. The role of immunohistochemistry in idiopathic chronic intestinal pseudo-obstruction (CIPO): a case-control study. Am J Surg Pathol. 2009; 33: 749-758.
10) Masaki T et al. Nationwide survey on adult type chronic intestinal pseudo-obstruction in surgical institutions in Japan. Surg Today. 2012; 42: 264-271.
11) Rao SSC et al. Small intestinal bacterial overgrowth: clinical features and therapeutic management. Clin Transl Gastroenterol. 2019; 10: e00078.
12) Ohkubo H et al. Efficacy of percutaneous endoscopic gastro-jejunostomy (PEG-J) decompression therapy for patients with chronic intestinal pseudo-obstruction (CIPO). Neurogastroenterol Motil. 2017; 29: e13127.
13) Amiot A et al. Long-term outcome of chronic intestinal pseudo-obstruction adult patients requiring home parenteral nutrition. Am J Gastroenterol. 2009 ;104:1262-1270.

3-3-6 巨大結腸症
megacolon

a. 概　念

巨大結腸症は，悪性腫瘍や捻転・絞扼などの器質的原因を伴わないにもかかわらず，結腸が病的に拡張している状態を指す．臨床経過により「急性」「慢性」に分類されるが，日常臨床において巨大結腸症は慢性的な結腸拡張の状態を指すことが多い．

本疾患は大腸のみが拡張する疾患であり，小腸拡張を主病態とする慢性偽性腸閉塞症（chronic intestinal pseudo-obstruction: CIPO）とは異なる疾患と考えられている．特異的な臨床症状はなく，腹部膨満や慢性便秘など，日常臨床でよく遭遇する症状を呈することが多い．

b. 分　類

巨大結腸症は臨床経過により「急性」「慢性」に分類される．急性巨大結腸症は，急性大腸偽性腸閉塞症（Ogilvie 症候群），炎症性腸疾患などの慢性炎症や偽膜性腸炎などの感染を背景に発症する中毒性巨大結腸症に分類される．中毒性巨大結腸症は急性腹症の 1 つであり，きわめて重篤な，緊急性の高い疾患である．

慢性の場合は，先行する原因の有無により「特発性」「続発性」に分類される（**表 1**）．

c. 疫　学

中毒性巨大結腸に関しては，潰瘍性大腸炎患者における生涯罹患率は 1.0 ～ 2.5％[1]，偽膜性腸炎を背景とした発症率は 0.4 ～ 3.0％と報告されている[2]．近年はとくに広域スペクトラム抗菌薬使用に起因する *Clostridioides difficile* 感染症が急増しているため，偽膜性腸炎による中毒性巨大結腸症が着目されている．

それ以外の巨大結腸症については詳細な疫学は不明である．特発性慢性巨大結腸症では，性差はないとされている．

d. 病因・病態生理

急性大腸偽性閉塞症は種々の全身疾患，とくに術後に続発することが多い（**表 2**）．大腸に分布する自律神経系の制御異常と推測されているが，詳細は明らかでない．

中毒性巨大結腸症の場合は，**表 3** のような疾患が原因となる．

慢性炎症，感染症いずれによる場合でも，著明な粘膜上皮傷害によって本来の消化管吸収機能が喪失されてしまう．結果として低カリウム血症などの電

表 1　巨大結腸症の分類

急性	急性大腸偽性腸閉塞症 中毒性巨大結腸症
慢性	巨大結腸症（特発性，続発性）

解質異常をきたし，消化管運動機能を低下させ，これが巨大結腸化につながる．また炎症の腸管筋層までの波及と炎症細胞から産生される一酸化窒素により，強力な平滑筋弛緩作用がもたらされる．さらに上皮バリア機能の破綻により，毒素や腸内微生物の血中への侵入が阻止できず，全身毒性症状を引き起こす．

特発性慢性巨大結腸症の原因は明らかとなっていない．

続発性慢性巨大結腸症を引き起こす原因疾患として，神経疾患（成人型ヒルシュスプルング（Hirshsprung）病，パーキンソン病など），筋緊張性ジストロフィー，内分泌疾患（甲状腺機能低下症，糖尿病，褐色細胞腫），精神疾患などがある（**表 4**）．また下剤乱用，薬剤などによっても引き起こされる．病態は未解明な点が多いが，直腸弛緩，機能低下，感覚障害をきたし，排便障害や大腸通過時間の遅延を合併することが多い．慢性便秘症と症状が重複する部分もあるが，慢性機能性便秘症は大腸の病的拡張を伴わない．

病理組織学的には，①筋原性（腸管平滑筋の変性や炎症細胞浸潤を伴う），②神経原性（自律神経細胞の変性や現象を伴う），③カハール介在細胞性（自律神経とは独立した腸管運動のペースメーカー細胞の減少を伴う）に分類されるが，これらが互いにオーバーラップすることもあり，詳細は明らかにされていない[3]．

e. 診断基準および検査

中毒性巨大結腸症以外に明確な診断基準はないが，一般的に盲腸で 12 cm 以上，上行結腸で 8 cm 以上，直腸・S 状結腸で 6.5 cm 以上の径拡張を認める場合を巨大結腸としている[4]．

診断には腹部 CT，腹部単純 X 線が有用で，器質的な疾患が除外されたうえで，病的な大腸拡張を認

表 2　急性巨大結腸症の背景疾患および発症誘因

心疾患系	心筋梗塞，心不全，心肺蘇生後
代謝性疾患	電解質異常（とくに低カリウム血症），肝不全，腎不全，アルコール中毒
薬剤性	フェノチアジン，抗うつ薬，オピオイド，抗 P パーキンソン病薬，鉛中毒
感染症	敗血症，肺炎，膵炎，帯状疱疹，急性虫垂炎，髄膜炎，胸膜炎
腫瘍	白血病，後腹膜腫瘍
術後	腎移植後，帝王切開後，腹部手術後，骨盤内手術後，婦人科手術など
外傷後	人工呼吸器管理下，脊椎損傷，骨盤損傷，大腿部外傷

表 3　中毒性巨大結腸症の背景疾患および発症誘因

炎症	潰瘍性大腸炎，クローン病，ベーチェット病
感染	細菌（サルモネラ，赤痢，カンピロバクター，エルシニア，*Clostridioides difficile*） 寄生虫（アメーバなど）
	ウイルス（サイトメガロウイルス，HIV）
その他	バリウムを用いる注腸 X 線撮影，大腸内視鏡検査
	腸管運動抑制薬の投与，薬剤（止痢剤，麻薬，抗コリン剤）

表 4　続発性巨大結腸症の背景疾患および発症誘因

神経疾患	成人型ヒルシュスプルング病 神経節細胞減少症 パーキンソン病 レックリングハウゼン（Recklinghausen）病
筋疾患	筋緊張性ジストロフィー
内分泌疾患	甲状腺機能低下症，糖尿病，褐色細胞腫
悪性腫瘍	後腹膜悪性腫瘍
その他	cathartic 症候群（下剤乱用），精神疾患，薬剤性

めることが決め手となる（**図1**，**図2**）．CT，単純X線のみで器質的疾患の除外が困難な場合には，ガストログラフィンによる消化管造影検査，大腸内視鏡検査なども考慮する．臨床症状としては，便秘，腹部膨満，腹痛，嘔気・嘔吐などを呈するが，本疾患に特異的な症状ではない．中毒性巨大結腸症に関しては**表5**のような診断基準がある[5]．

f. 治　療

急性巨大結腸症では，ネオスチグミンの有効性が海外の比較対照試験などにより示されている．内視鏡的減圧が有効な症例もある．罹患部位が結腸に限局している場合は，結腸全摘術が奏功することもある．

中毒性巨大結腸症では，穿孔，コントロール不能な出血，臓器不全，ショックをきたしている場合は外科治療の絶対適応であるため，適切な診断が求められる．多くの場合，結腸亜全摘および回腸人工肛門造設術が選択される．大腸全摘術よりも合併症や致死率が低いためとされている．外科治療の適応でない場合は，腸管安静・腸管内減圧のため，絶食，中心静脈管理，胃管やイレウス管留置を行い，外科治療へ移行する可能性を考慮しながら，早期から全身管理とモニタリング管理を行うことが必要である．また，原疾患のコントロールを行うため，炎症性腸疾患に対してはステロイド投与，感染症に対しては抗菌薬投与を行い，炎症の鎮静化をはかる．抗コリン薬投与，注腸検査や内視鏡検査は禁忌である．

慢性巨大結腸症では，食事療法と薬物療法が基本となる[4]（**図3**）．骨盤底筋訓練であるバイオフィードバック療法により，排便機能の改善を目指すことも試みられている[6]．内科治療で効果不十分な症例やS状結腸軸捻転を繰り返す症例は外科治療適応となる．続発性巨大結腸症の場合は，腹部症状のコントロールに加えて原疾患のコントロールを行うことが重要である．

i）食事療法　低残渣食を指導する．一般的に食物繊維の摂取は便秘の改善に有効である場合もあるが，巨大結腸症の場合は，食物繊維の摂取により便の容積が増大し，腹部症状がさらに悪化する可能性がある．

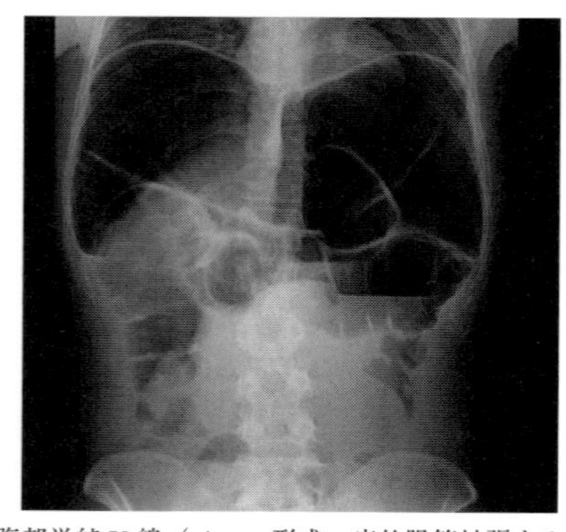

図1　腹部単純X線（niveau形成，病的腸管拡張をみとめる）

表5　中毒性巨大結腸症の診断基準

1.	X線での結腸拡張所見（画像上，横行・上行結腸径≧6 cm）
2.	以下の項目のうち3つ以上を満たす ①38℃以上の発熱，②脈拍120回/分以上，③白血球増加（＞$10500 \times 10^3/\mu L$），④貧血
3.	加えて以下の項目から1つ以上 ①脱水，②意識障害，③電解質異常，④低血圧

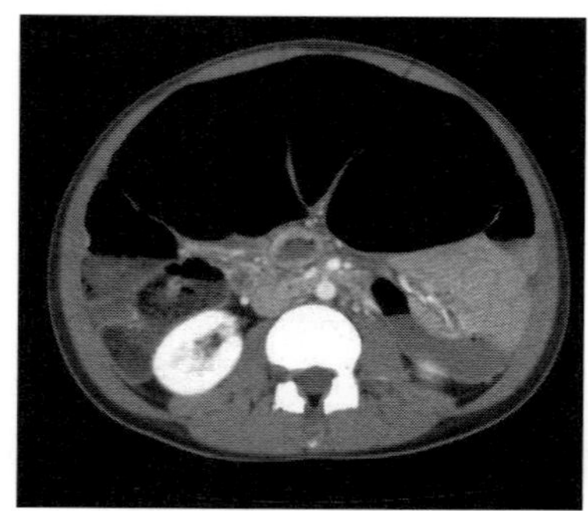
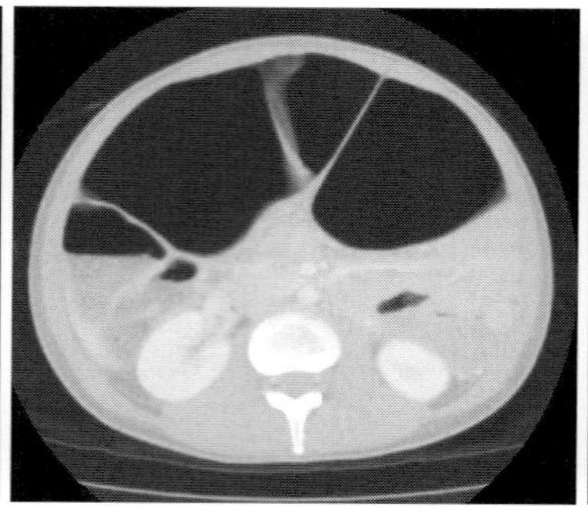
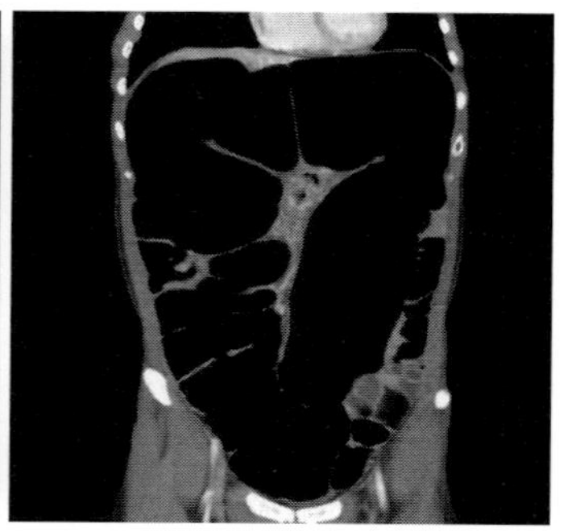

図2　CT
左・中：CT軸状断，右：CT冠状断．いずれも腸管の病的拡張を認める

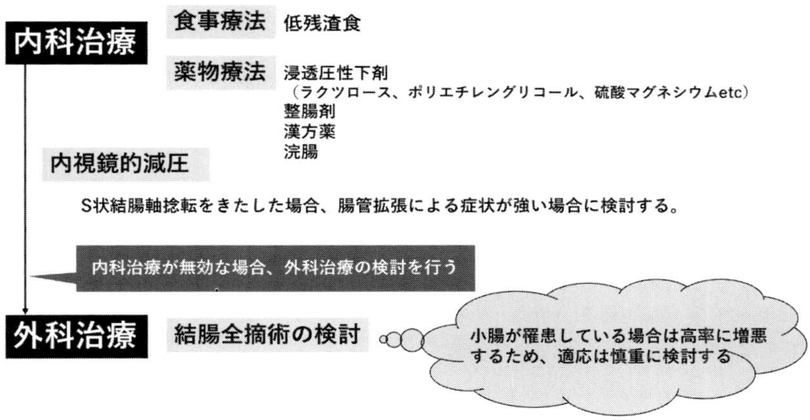

内科治療
食事療法 低残渣食
薬物療法 浸透圧性下剤
（ラクツロース、ポリエチレングリコール、硫酸マグネシウムetc）
整腸剤
漢方薬
浣腸
内視鏡的減圧
S状結腸軸捻転をきたした場合、腸管拡張による症状が強い場合に検討する。
内科治療が無効な場合、外科治療の検討を行う
外科治療
結腸全摘術の検討
小腸が罹患している場合は高率に増悪するため、適応は慎重に検討する

図3　慢性巨大結腸症の治療

ii）薬物療法　排便コントロールを目的として，浸透圧性下剤（ポリエチレングリコール，ラクツロース，硫酸マグネシウム），整腸剤，浣腸などが選択される．症状コントロールに難渋することが多いため，長期的な薬物療法が必要となる．症状が改善した場合でも拡張した腸管の正常化は困難であるとされている．

iii）減圧療法　腸管拡張による腹部膨満，腹痛が強い場合は，内視鏡的減圧が行われることもあるが，対症療法にとどまる．

iv）外科治療　内科治療で改善が乏しい場合や病的拡張によりS状結腸軸捻転を繰り返す場合には外科治療の適応となる．一般的な術式は，結腸全摘術＋回腸直腸吻合術である[7]．拡張腸管のみの部分切除術では，高率に遺残結腸の拡張をきたすとされている[8]．また大腸に加えて小腸も罹患している場合，結腸切除により効率に再発・増悪をきたすとされており，十分な術前評価が必要である．シネMRIが小腸の蠕動評価方法として有用である．また，長期間にわたる下剤使用で肛門機能が廃絶している場合は，外科治療後もQOL改善が望みにくいとされている．

成人型ヒルシュスプルング病は，アウエルバッハ（Auerbach），マイスナー（Meissner）神経叢の先天的欠如により，罹患部位の狭小およびその口側の拡張をきたす疾患である．神経叢が欠損した領域が狭ければ，浣腸や下剤などの内科治療でコントロール可能な症例もあるが，外科治療を要する症例が多い[9]．適切な診断，治療が行われれば，予後は比較的良好であるため，他の慢性巨大結腸症との鑑別が重要である．

g. 予　後

急性巨大結腸症は一般的に一過性で予後良好であるが，盲腸・右側結腸穿孔のリスクもあり，その際の死亡率は約50％と重篤である．

中毒性巨大結腸症は一般的に予後不良であるが，背景疾患により若干異なる．潰瘍性大腸炎の場合は致死率19～45％で，穿孔例では予後がとくに悪い．保存的治療のみで改善した場合も長期的な予後は悪く，再発率が高いことが報告されている．偽膜性腸炎の場合はきわめて予後が悪く，致死率は38～80％とされている．

慢性巨大結腸症は，難治性ではあるが，排便コントロールが得られる場合，外科治療が奏効する場合は，比較的予後良好である．

結　語

巨大結腸症は便秘や腹部膨満など日常診療でよくみる腹部症状を呈することが多いが，希少疾患のため認知度が非常に低く，適切な診断や治療が行われないケースが少なくない．高齢化社会に伴い，今後パーキンソン病や廃用症候群に伴う本疾患は臨床的に重要となると考えられる．まずは病態の認識が必要であり，さらに適切な鑑別，診断，治療の選択が求められている．

take-home message

巨大結腸症は病態によって経過や治療選択肢が異なるが，中毒性結腸症以外では明確な診断基準が確立していないこともあり，適切な診断や治療選択が行われないことが少なくない．まずは本疾患を知ることが大切である．とくに慢性巨大結腸症では，難治性便秘や腹部膨満をきたすが，通常の慢性便秘として治療しても症状改善が得られないことが多い．器質的原因が指摘されていないのにもかかわらず排便コントロールに難渋する場合は，本疾患を積極的に鑑別に考えたい．

［冬木晶子］

文　献

1) Autenrieth DM et al. Toxic megacolon. Inflamm Bowel Dis. 2012; 18: 584-591.
2) Earhart MM. The identification and treatment of toxic megacolon secondary to pseudomembranous colitis. Dimens Crit Care Nurs. 2008; 27: 249-254.
3) Ohkubo H et al. Histropathologic findings in patients with idiopathic megacolon: a comparison between dilated and non-dilated loops. Neurogastroenterol Motil. 2014; 26: 571-580.
4) JM Gattuso et al. Clinical features of idiopathic megarectum and idiopathic megacolon. Gut. 1997; 41: 93-99.
5) Jalan KN et al. An experience of ulcerative colitis. I. Toxic dilation in 55 cases. Gastroenterology. 1969; 57: 68-82.
6) Gladman MA et al. Novel concepts in the diagnosis,pathophysiology and management of idiopathic megabowel. Colorectal Dis. 2008; 10: 531-538; discussion 538-540.
7) Marc A et al. Systematic review of surgical options for idiopathic megarectum and megaclon. Ann Surg 2005; 241: 562-574.
8) Masaki T et al. Nationwide survey of chronic intestinal pseudo-obstruction in surgical institutions in Japan. Surg Today. 2012; 42: 264-271.
9) 中島　淳ほか．慢性偽性腸閉塞症の診療ガイド Chronic Intestinal Pseudo-obstrudtion (CIPO)．平成 23 年厚生労働科学研究費補助金難治性疾患克服研究事業（慢性特発性偽性腸閉塞症の我が国における疫学・診断・治療の実態調査研究班編），第 1 版．山王印刷；2012.

3-4 Case Discussion

3-4-1 便　秘
constipation

序　論

便秘・イレウス（colonic inertia）緊急受診などの自律神経障害は加齢とともに増加し，その責任病巣として，末梢神経障害が知られるようになってきた[1, 2]．便秘・イレウス患者は，胃もたれなどを同時に有していることも少なくない．特発性の上部消化管症候（胃麻痺 gastroparesis）からみた原因のなかで，糖尿病が 37 〜 50%ともっとも多かったとの報告や，特発性の下部消化管症候（便秘）からみた原因のなかで，レヴィー小体型認知症（dementia with Lewy bodies: DLB，パーキンソン病 Parkinson's disease: PD の関連疾患）が 3%に，糖尿病が 4 〜 19%にみられたとの報告がある[3, 4]．

症例提示

【症　例】 67 歳男性．便秘と，夜中に大声を出すことを主訴に，妻と一緒に受診．

【現病歴】 1 年半前から，便秘（排便困難感と排便回数の低下［週に 1 回］）がみられるようになった．同じ時期から，夜中に突然大声を出すようになった．前医で脳 MRI を撮像され，問題がないとして帰された．最近，左手に軽いふるえを自覚し，坂道で前にのめることがあった．

【既往歴】 特記すべきことなし．

【家族歴】 特記すべきことなし．

【現　症】 身長 172 cm，体重 67 kg．体温 36.5 ℃．脈拍 78/分，整．血圧 114/80 mmHg 座位．意識は清明．脳神経に異常はない．腱反射は正常で，病的反射はない．感覚系は正常．四肢の筋緊張は正常だが，左手に軽度の安静時振戦を認め，左手の反復拮抗運動で軽度のすくみがみられた．自律神経系では，上記の便秘とともに，夜間頻尿（2 回）がみられた．夜中の突然の大声について妻から聴取したところ，大声の内容は，夜間就寝中，誰かとけんかしているまたは襲われている夢をみているようで，その際，腕を振り回したり足で蹴飛ばしていた．妻が声を掛けて起こすと，「今，夢を見ていた」と答えたとのこと.

1）　症例のポイント1

夜中の大声と腕を振り回したり足で蹴飛ばす動きは，幻覚ではなく，レム睡眠行動異常（REM sleep behavior disorder: RBD）といい，正常ではレム睡眠中に筋緊張が低下するものが低下せず，夢の体験が発声や動きとして現れるもの（sleep enactment）である．RBDは睡眠に関わる脳幹部の青斑核・縫線核の病変が知られている．一方，便秘は，脳神経内科の立場からは，腸管壁内神経叢を含めた末梢神経の病変が知られている．さらに，左手の安静時振戦と無動は，反対側の右側の筋緊張に関わる黒質－線条体の病変（パーキンソン症候群ともいう）が考えられる．

2）　症例のポイント2

パーキンソン症候群をきたす病気は多く，隠れ脳梗塞（白質型多発性脳梗塞），正常圧水頭症，パーキンソン病，進行性核上性麻痺，多系統萎縮症，皮質基底核変性症，薬剤性パーキンソン症候群（向精神薬，抗うつ薬，制吐剤［メトクロプラミドなど］，胃腸運動改善薬［スルピリド，イトプリドなど］）などがある．

3）　症例のポイント3

前医で脳MRIを撮像され，問題がないとして帰されている．脳神経内科の疾患は，一般に，脳MRIで異常が発見される率が60%程度といわれる．これは，脳神経外科の疾患がほぼ100%，精神科の疾患がほぼ0%であるものの中間といえる．脳に病気があるにもかかわらずMRIでとらえることが困難な病気として代表的なものの1つが，パーキンソン病である．上述のパーキンソン症候群のなかで，隠れ脳梗塞，正常圧水頭症，進行性核上性麻痺，多系統萎縮症，皮質基底核変性症脳MRIで異常がみられるが，パーキンソン病と薬剤性パーキンソン症候群は脳MRIで異常がみられない．

4）　症例のポイント4

パーキンソン病では，黒質－線条体の病変のみならず，青斑核・縫線核，腸管壁内神経叢にもレヴィー小体/レヴィーニューライトがみられることが知られている．上記患者の診断はパーキンソン病で，パーキンソン病は腸管壁内神経叢を含めた末梢神経にも病変をきたす全身病といわれる．

5）　症例のポイント5

最近，パーキンソン病で便秘が先行する形（同時にRBDがしばしばみられる）は，レヴィー小体型便秘（Lewy body constipation: LBC）とよばれるようになってきた[4]．このような患者に心筋MIBGシンチグラフィ（末梢ノルエピネフリン（交感）神経の評価）・DATスキャン（中枢ドパミン神経の評価）の2つの神経画像（**図1**）を行うと，異常がみられることが報告されており，本症例もこれらの神経画像で異常が認められた．レヴィー小体型便秘を含めたレヴィー小体病（パーキンソン病，レヴィー小体型認知症などをまとめた言葉）は，80歳代の一般人口の7～8%にみられるともいわれ，注意が必要と思われる．

臨床経過

まず，便軟化膨張薬として浸透圧下剤～上皮機能変容薬であるルビプロストン（2T分2）を，吐き気を予防するため少量の12μg剤から開始し，続いて通常量の12μg剤に変更したところ，ある程度の

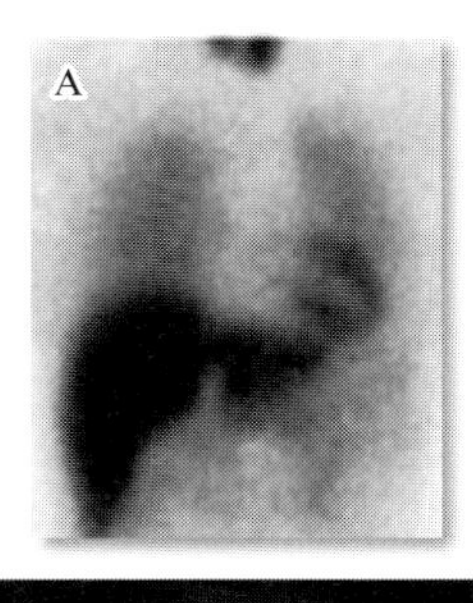

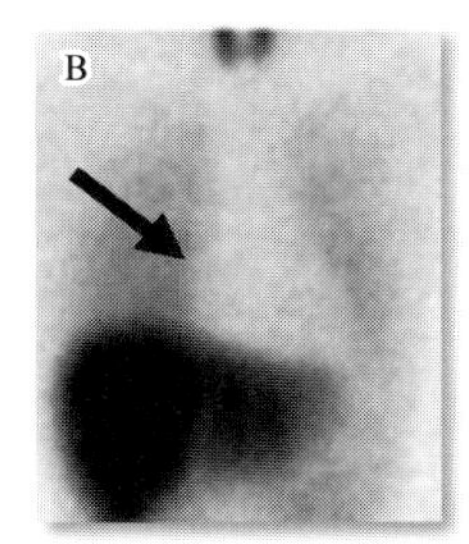

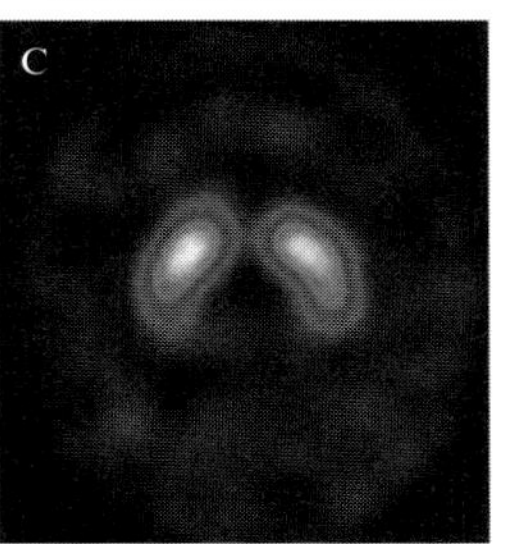

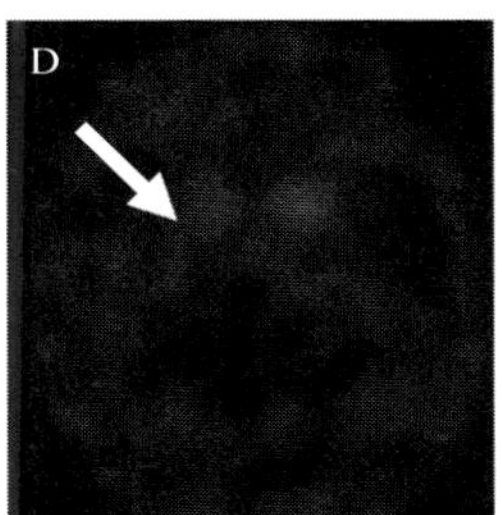

図1　パーキンソン病の画像検査
心筋MIBGシンチグラフィー
A: 正常 心臓縦隔比の後期像値（HMratio）　B: 末梢性ノルアドレナリン除神経（矢印）
脳DATスキャン
C: 正常 特異的結合度（SBR）　D: 中枢ドパミン除神経（矢印）
ダットスキャン（DAT），正常＞2.0，metaiodobenzylguanidine（MIBG）特異的結合度（SBR）正常＞3.0

改善がみられた．一方，追加治療の希望があり，胃腸運動促進薬のなかで，腸管セロトニン $5HT_3$ 受容体刺激作用のある漢方薬，大建中湯 15 g/日分 3 を開始したところ，排便困難感が減少し，排便回数が週に 3 ～ 5 回と改善した．本症例で，初診時と，2 剤併用開始後の大腸通過時間を測定したところ，総大腸通過時間が 82 時間から 32 時間（正常上限＜39 時間）と改善し（**図 2A**），患者の満足度も大きく改善した．ビデオマノメトリーも，病態を詳細に調べたいときに有効である（**図 2B**）[1,2]．

6）症例のポイント 6

高齢者の便秘の治療として，まず運動・食物繊維の摂取が勧められる．薬物療法としては，便膨張薬（ポリカルボフィル）または便軟化膨張薬（water giver）として浸透圧下剤（マグネシウム製剤，マクロゴール 14000）・上皮機能変容薬（ルビプロストン，リナクロチド，エロビキシバット）などから開始するとよい．上記の有効性が十分でないとき，胃腸運動促進薬として，末梢性コリン作動作用のあるニザチジン，末梢性セロトニン $5HT_4$ 受容体選択的刺激薬のモサプリド，漢方薬の大建中湯（$5HT_3$ 刺激作用）などを追加する（**図 3**）．

7）症例のポイント 7

他覚的な消化管機能検査として，放射線不透過マーカー法（大腸通過時間，colonic transit time: CTT）検査がある（**図 2A**）．これは，大腸吻側部から直腸への輸送機能を評価する検査であり，簡便で，放射性同位元素による直接的評価とよく相関するとされている．具体的には，1 カプセルあたり 20 個の X 線不透過・非吸収性のリング状マーカーを封入した検査用カプセル（Sitzmarks, Konsyl Pharmaceuticals Inc, Edison, NJ, USA）を，6 日間毎朝内服し，7 日目に腹部単純レントゲンを撮影して，腸管に沿って残存してみえる放射線不透過マーカーの個数を調べる．検査期間中は，食事・飲水・運動は普段どおりとするが，下剤や浣腸は原則として使用しない．とくに禁忌となる対象はない．マーカーの個数に 1.2 を掛けた数値を CTT とみなす．健常者では全大腸 CTT は 39 時間である．なお本法は保険未収載である．使用にあたっては，各施設において倫理委員会の承認と Sitzmarks の個人輸入が必要であることに注意されたい．

考　察

PD/DLB では，レヴィー小体が中枢神経系のみならず，消化管を含めた末梢神経にも出現することが知られるようになってきた．PD/DLB の消化管の機能障害は，レボドパ吸収を低下させ悪性症候群をきたしたり，麻痺性イレウス（偽性腸閉塞）・腸重積・腸捻転・宿便潰瘍で救急受診をすることもある．

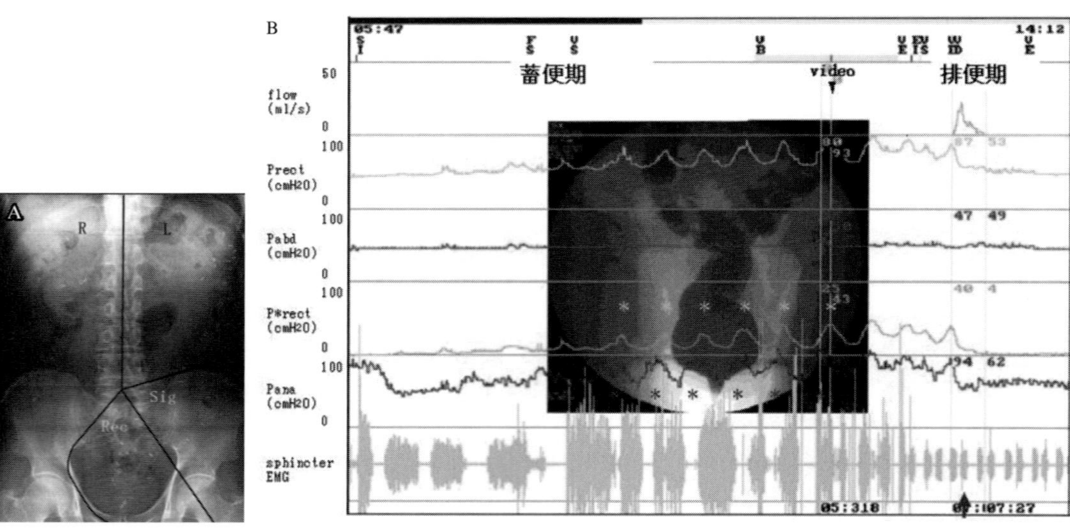

図 2　健常人の大腸通過時間（A）と直腸肛門ビデオマノメトリー（B）
Prect: 直腸内圧，Pabd: 腹圧，P*rect: 直腸筋圧，Pana: 肛門括約筋部圧，sphincter EMG: 括約筋筋電図．

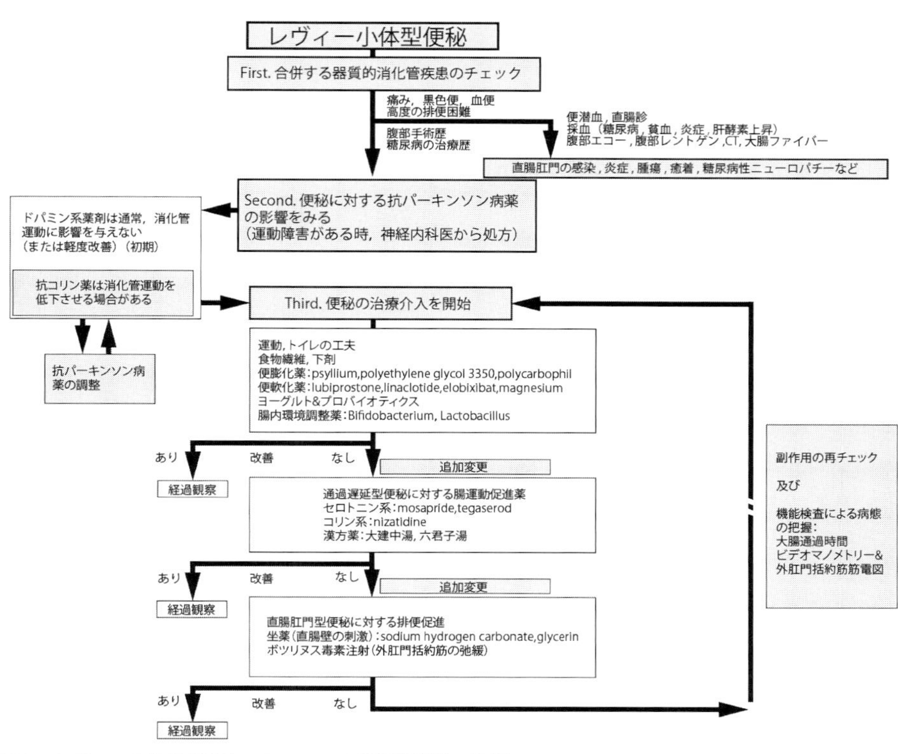

図 3　レヴィー小体型便秘と PD・DLB の消化管症状の治療

さらに最近，PD・DLB 患者のレヴィー小体病理は，脳よりも腸管に先行してみられることが最近明らかとなってきた．その機序として，以下のことが報告されている．

1）Honolulu Heart Program Study の結果，排便が 1 日 2 回以上の人と 1 日 1 回未満の人を比較すると，後者で PD の発症リスクが 4 倍高かった．すなわち，便秘が，将来の運動症候発症につながる可能性があり，発症までの期間は 10 ～ 20 年以上とされた[5]．

2）Braak らによれば，PD のレヴィー小体病理は，運動に関わる黒質よりも，自律神経に関わる迷走神経背側運動核に先にみられる[6]．

3）臨床疫学によれば，環境毒素（殺虫剤など）に曝露されることにより腸管細菌叢（microbiota）が変化し，腸管神経叢にレヴィー小体病理をきたす可能性が推定された[7]．ゲノムワイド関連解析，マイクロ RNA の解析によれば，GTP cyclohydrolase 1（rotenone and paraquat）などの物質が環境毒素と PD 病理の両者に関わる物質として注目される[8]．PD の腸管細菌叢の変化として，*Akkermansia* の増加と *Faecalibacterium*・*Roseburia* の減少が知られている[9]．ただし，これらの変化は特発性便秘患者でも観察されている．

4）腸管神経叢の α-シヌクレイン（alpha-synuclein）重合体は，プリオン類似の神経感染性を有し，交感神経（胸腰髄の交感神経幹），副交感神経（迷走神経，骨盤神経および脊髄）を経由して，上行性に脳幹部に到達すると想定された．迷走神経の中程度障害は，α-シヌクレインの消化管から脳への順行性伝搬，逆行性伝搬を促進する[10]．

そのような超早期患者の診断が可能かという点について，最近の報告では，神経画像で診断された 18 人のレヴィー小体型便秘を経過観察した結果，5 人が PD/DLB に移行したと報告され，神経画像のなかでは DAT scan よりも心筋 MIBG シンチグラフィの陽性率が高かった[4]．

消化管運動は，おもに腸管壁内神経叢により調節されており，副交感神経アセチルコリン（M3 受容体）による収縮は，セロトニン（5-HT_4）による促進，ドパミン（D2）による抑制を受け（ノックアウトマウスによる研究），中枢神経による調節も受けている．PD/DLB 患者の上部消化管は，胃排出能（gastric emptying test）の遅延，胃電図（electro-gastrogram）の異常が高頻度にみられる．下部消化管では，大腸通過時間（colonic transit time: CTT）延長（通過遅延型便秘），直腸肛門ビデオマノメトリー[10]での直腸固有収縮低下，腹圧低下，排便時の奇異性括約筋収縮（paradoxical sphincter contraction on defecation: PSD，アニスムス）（直腸肛門型便秘）が高頻度にみられる[4]．これらは，おもに腸管神経叢レヴィー小体病理に由来すると思われ，腹圧低下・PSD には中枢病変も関与していると思われる．さらに PD では，消化管ホルモンのグレリンの低下もみられる[11]．

消化管症状は，PD・DLB の予後を増悪させることが知られるようになり[12]，これはおそらく消化管運動低下に伴うイレウス，運動症状の薬剤不応（delayed-on, no-on ともいう），悪性症候群などを反映するものと思われる．PD・DLB の消化管症状の治療は，一般の便秘治療に準じ，緊急受診を最小限とすることが重要と思われる[4]．治療の流れを**図3**に示す．便秘患者のなかで，レヴィー小体型便秘を疑う症状として，レム睡眠行動異常（大人の寝言ともいわれる．夜半，本来抑制されている筋緊張が抑制されず，夢の体験と同時に大声を出したり四肢を振り回したりするもの），前頭葉症状（身勝手/抑制がとれた性格変化，ぼーっとしている）などが挙げられる．

まず，合併する器質的消化管疾患のチェックを行う．次に，運動症状がある場合，運動症状に対するレボドパなどの治療で便秘が改善するかをみるとよい．レボドパなどは中枢性に消化管運動を改善する場合がある（深部脳刺激療法は胃排出能を改善させる）．抗コリン薬は，消化管運動を低下させる懸念があり，勧められない．これらが十分でない場合，まず，運動，トイレの工夫を行う[13, 14]．次に，便膨化薬（腸管壁を伸展し腸運動促進：サイリウム，ポリエチレングリコール 3350，ポリカルボフィルなど）[8]，便軟化薬（ルビプロストン，リナクロチド[15]，エロビキシバット，マグネシウムなど），ヨーグルトおよび腸内環境調整薬（プロバイオティクス）を投与するとよい．

これらの有効性が十分でない場合，通過遅延型便秘に対して胃腸運動促進薬（プロカイネティクス，Ach 系のニザチジン，セロトニン 5-HT_4 系のモサプリド，漢方薬の六君子湯，大建中湯など）を，直腸肛門型便秘に対して，排便反射を促す目的でレシチン/炭酸座薬，グリセリン浣腸などを使用する．PSD/ アニスムスに対して，欧米ではボツリヌス毒素注射が行われている．

神経疾患のなかで，PD/DLB 患者は，消化器科を初診することが少なくないと思われるため，早期介入の立場から，消化器内科と脳神経内科の協力が重要と思われる．　　　　［榊原隆次］

文　献

1) 榊原隆次ほか．消化管自律神経機能検査レビュー．自律神経機能検査，第 5 版（日本自律神経学会編）．文光堂；2015: 342–344.
2) 榊原隆次ほか．神経・精神疾患による消化管障害：ベッドサイドマニュアル．中外医学社；2019.
3) Coon EA et al. Predicting phenoconversion in pure autonomic failure. Neurology. 2020; 95: e889–e897.
4) Sakakibara R et al. Lewy body constipation. J Anus Rectum Colon. 2019; 3: 10–17.
5) Abbott RD et al. Frequency of bowel movements and the future risk of Parkinson's disease. Neurology. 2001; 57: 456–462.
6) Gelpi E et al. Multiple organ involvement by alpha-synuclein pathology in Lewy body disorders. Mov Disord. 2014; 29: 1010–1018.
7) Yan D et al. Pesticide exposure and risk of Parkinson's disease: dose-response meta-analysis of observational studies. Regul Toxicol Pharmacol. 2018; 96: 57–63.
8) Aloizou AM et al. Parkinson's disease and pesticides: Are microRNAs the missing link? Sci Total Environ. 2020; 744: 140591. doi: 10.1016/j.scitotenv.2020.140591. Epub 2020 Jun 29.PMID: 32721662.
9) Nishiwaki H et al. Meta-analysis of gut dysbiosis in Parkinson's disease. Mov Disord. 2020. doi: 10.1002/mds.28119. Online ahead of print.PMID: 32557853.
10) Del Tredici K et al. To stage, or not to stage. Curr Opin Neurobiol. 2020; 61: 10–22.
11) Pietraszko W et al. Assessments of plasma acyl-ghrelin levels in Parkinson's disease patients treated with deep brain stimulation. Peptides. 2020; 128: 170299. doi: 10.1016/j. peptides. 2020.170299. Epub 2020 Apr 16. PMID: 32305796.
12) Wu YH et al. Premotor symptoms as predictors of outcome in Parkinsons disease: a case-control study. PLoS One. 2016; 11: e0161271. doi: 10.1371/journal. pone. 0161271. eCollection 2016. PMID: 27533053.
13) Rao SS et al. Effects of acute graded exercise on human colonic motility. Am J Physiol. 1999; 276 (5 Pt 1): G1221–1226.
14) Sakakibara R et al. Influence of body position on defecation in humans. Low Urin Tract Symptoms. 2010; 2: 16–21.
15) Freitas ME et al. Linaclotide and prucalopride for management of constipation in patients with parkinsonism. Mov Disord Clin Pract. 2018; 5: 218–220.

3-4-2 下　痢
diarrhea

序　論

慢性下痢の原因は多様であるが，多くは過敏性腸症候群（IBS）として治療を受けている．セロトニン受容体拮抗薬（ラモセトロン），ポリカルボフィル，抗コリン薬のほか，ロペラミド，タンニン酸アルブミンなどの止瀉薬が治療に用いられている．多くはこれらで排便がコントロールでき，日常生活への影響を最小限にすることができるが，一部の患者ではこれらの治療にまったく反応しない場合がある．その場合には精神疾患を想定した治療を実施されることも少なくないが，効果が得られないことが多い．さまざまな治療が無効であることから，患者は不安が高じて医療機関を転々とすることになる．

症例提示（胆汁酸再吸収障害）

【症　例】 64歳男性
【主　訴】 下痢
【既往歴】 9歳で虫垂炎で手術．39歳時から躁鬱病にて精神科に通院中
【家族歴】 特記事項なし
【アレルギー歴】 特記事項なし
【喫煙歴】 なし
【飲酒歴】 機会飲酒
【現病歴】 20年前から突発的な下痢がみられ，とくに朝食後に多い．夕方から夜間には下痢はほとんどない．食欲はあるが，下痢が心配で控えるようになり，体重は1年間で1～2 kg減少している．近医受診し，上部・下部内視鏡検査，腹部CT，腹部超音波検査を実施したが，異常はみられなかった．下痢型過敏性腸症候群としてラモセトロン，ポリカルボフィルカルシウム，ロペラミドなどで治療されるが，症状はまったく変化なく，通勤に支障が出るようになった．その後，3件の医療機関を受診したが，やはり改善なく，当科へ紹介となった．
【理学的所見】 眼瞼結膜貧血なし，眼球結膜黄染なし．胸部：心音清，ラ音なし．腹部：右下腹部に手術痕あり，圧痛なし，グル音正常．

臨床経過

これまで上部・下部内視鏡検査を複数回実施されており，いずれも明らかな異常は認められなかった．そのため，消化管機能検査である^{13}C-酢酸水素呼気試験[1]を行った（**図1**）．

安定同位体^{13}Cを含む^{13}C-酢酸100 mgおよび浸透圧性下剤に分類される難消化性糖質ラクツロース20 ccをラコールNF配合経腸用液（200 cc, 200 kcal）に混入して飲用させ，呼気中水素・メタン，$^{13}CO_2$を経時的に測定し，呼気中$^{13}CO_2$排出曲線を作成した．酢酸は胃から排出して速やかに吸収され，肝で分解されて呼気中に排出されることから，呼気中$^{13}CO_2$排出曲線は食物の胃排出動態を表現している．胃排出の指標としてはピーク時間が重要であり，本例は60分と正常範囲（40～80分）であった[1]．また，小腸で吸収されないラクツロースは大腸に到達して腸内細菌によって発酵反応で分解され，短鎖脂肪酸と水素，メタン産生菌を有する患者ではメタンも生成される．これらが呼気中に排出されることから，呼気中水素・メタンが上昇する時間は，食物が大腸に到達した時間とされ，通常100～160分の範囲に分布する．本例は呼気中水素ガスが10 ppm以上上昇した時間は140分であり，小腸通過時間の短縮・遅延はない．もし，小腸での細菌増殖（small bowel bacterial overgrowth: SIBO）がある場合，早期に呼気中水素・メタンは上昇する．以上から，消化管運動に異常はなく，SIBOもないことが明らかとなった．

本症例は9歳で虫垂炎で手術歴があることから，胆汁酸再吸収部位である回腸末端の機能になんらかの影響を及ぼした可能性を考え，さらに多くの薬剤が無効であったことから，胆汁酸再吸収障害による胆汁酸性下痢が疑われた．そこで陰イオン交換樹脂コレスチミド500 mg 4錠/日を投与したところ，投与翌日から20年以上続いた下痢は完全に消失した．

考　察

各種画像診断，内視鏡検査で形態の異常がみられ

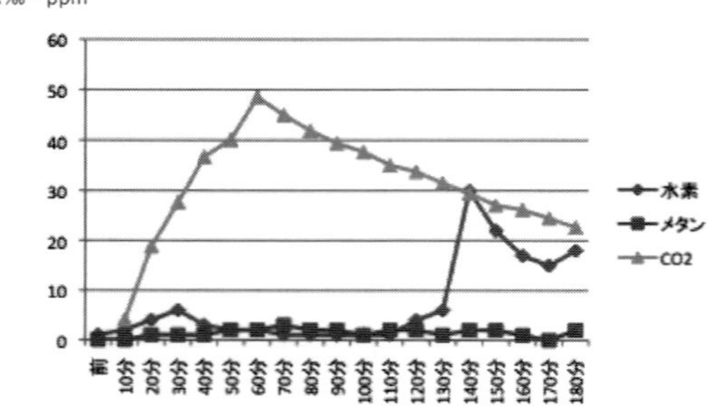

図 1　^{13}C－酢酸水素呼気試験の呼気排出曲線

ない場合，内科医および消化器内科医にとって，慢性下痢が精神疾患として対応され，抗うつ薬，ベンゾジアゼピン系薬剤が投与されていることが多い．しかし，この時点で小腸細菌増殖（SIBO），消化吸収障害，胆汁酸再吸収障害への対応が不十分である．

小腸への食物の流入が増えると吸収は亢進し，血糖上昇，インスリン分泌亢進が起こる．過食状態では吸収が追いつかなくなり，相対的吸収障害となる．腸管内の炭水化物が増加し，これをエネルギー源とする腸内細菌が増殖し，発酵生成物である短鎖脂肪酸のインクレチン分泌作用により消化管運動は抑制されるが，腸管への水分移動が増えて下痢となる（**図 2**）．

小腸細菌増殖（SIBO）はなんらかの原因で小腸の細菌が増殖する場合があり，胃切除後，糖尿病などによる消化管運動異常が多いが，原因が明らかでないものも少なくない．診断には水素呼気試験が有用であるが，保険適応がないため，抗菌薬投与時の症状改善の有無で臨床的に診断することが多い．水素呼気試験で早期に呼気中水素が上昇することで診断されるが，本例は早期の上昇はなかったことから，SIBO はなかったと判断される．

消化吸収は膵外分泌機能不全によって障害されやすく，慢性膵炎症例の下痢には想起は容易であるが，慢性膵炎以外では考えにくい．また，消化の過程は，消化酵素と食物が接触できなければ進行しないため，食物の腸管への流入と消化酵素の腸管への分泌のタイミングが合わなければ，生じてしまう．慢性膵炎以外では，消化管術後，胆嚢摘出後，胆嚢機能不全，消化管運動異常で生じる可能性がある．消化吸収障害が生じた場合には，腸管内に長時間食物が停滞するため，小腸の細菌増殖に適した環境となり，結果的に SIBO も生じやすい．高力価の消化酵素であるパンクレリパーゼは膵外分泌機能不全では 1 日 12 錠の投与が標準であるが，食物と消化酵素の同期不全で生じる下痢は，その半量程度で改善することが多い．逆に通常の消化酵素薬は通常量では十分に食物と接触することができず，3 ～ 5 倍量が必要となる場合が多い．

慢性下痢を主訴とした IBS の 210 例に ^{13}C－酢酸水素呼気試験を実施し，消化管運動および SIBO の有無を検討すると，SIBO 51.0%，消化管運動障害 18.6%（胃排出障害 10.4%，小腸運動障害 9.0%）であり，異常なしは 38.1%であった．慢性下痢の 1/3 以上は正常と比較して，消化管運動，腸内細菌はともに大きな差はないという結果であった．これらの下痢の原因として胆汁酸再吸収障害が強く疑われる（**図 3**）．

胆汁酸は脂肪の消化に必須であるミセル形成に欠かせないが，脂肪の消化吸収を終えた時点で，回腸末端から再吸収され，再利用される．しかし，再吸収されず大腸に到達すると，大腸内に流入した胆汁酸は大腸の cyclic AMP 依存性 Cl^- チャネルを活性化し，Cl^- イオンを管腔内に移動させる．Cl^- イオンの移動に伴って，Na^+ イオンが細胞間隙を経由して管腔内に移動し，管腔内の浸透圧が高まるため，水分が移動し下痢となる．回腸末端を切除する腸重積の既往，小児期の虫垂炎手術の既往がある場合に生じることが多い．本症例も小児期に虫垂炎手術の既往があり，胆汁酸性下痢を疑う大きな根拠となった．虫垂炎術後早期に出現することは少なく，術後腸内環境の変化，感染症など複数の要因が重なって

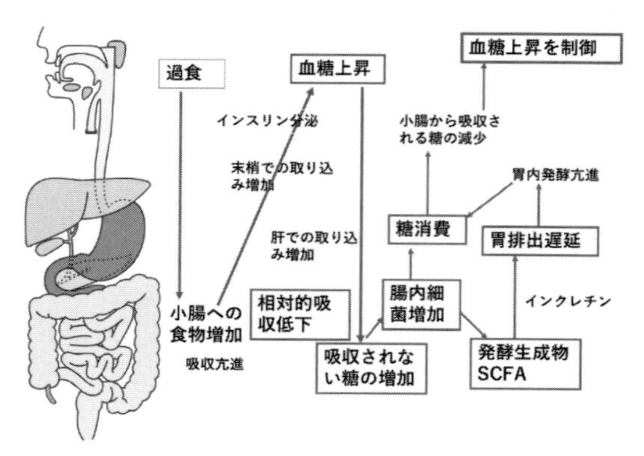

図 2　相対的な消化吸収障害と消化管機能

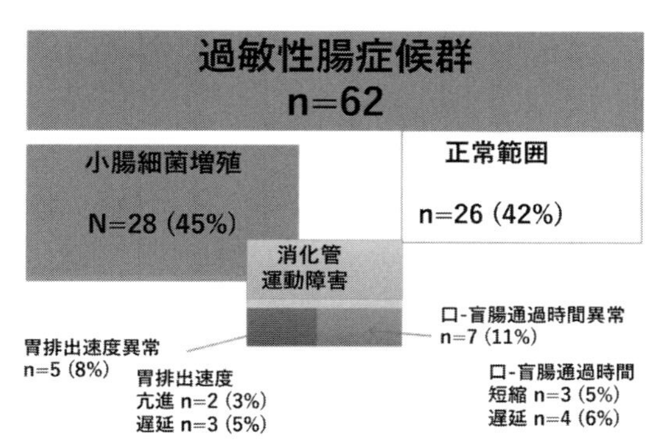

図 3 ^{13}C- 酢酸水素呼気試験を実施した過敏性腸症候群（IBS）の変化

発症するものと思われる．

一方，胆汁酸再吸収障害の診断法としてはいくつかの方法が報告されている（**表 1**）．

いずれの診断も保険診療では実施できないため，実際の診断は除外診断となる．selenium-homocholic acid taurine test を用いた報告では，胆汁酸再吸収障害の重症度が検討されている．Se をラベルした胆汁酸を経口投与し，3 時間後と 7 日後の全身の放射能を測定し，残存する放射能が 15% 未満の場合，胆汁酸再吸収障害と診断．5% 未満では重症と診断している．慢性下痢のうち重症の胆汁酸再吸収障害は 4 ～ 13%，中等症 12 ～ 65%，と意外に高頻度に見つかることが報告されている[4]．肝での胆汁酸合成を抑制する fibroblast growth factor 19（FGF19）は回腸で産生されるが，この産生が低下した場合には胆汁酸性下痢の原因となりうる[3]．

本来，コレスチミドは胆汁酸の腸管循環が絶たれて胆汁酸プールが減少し，胆汁酸合成が促進肝臓のコレステロール需要が高まり，LDL 受容体が誘導されることから，コレステロール低下作用があり，高コレステロール血症治療薬として，6 錠/日が投与されている．陰イオン交換樹脂は，分子内の Cl^- イオンと胆汁酸の COO^- イオンが置換することで胆汁酸を結合し，そのまま糞便中に排泄されるため，胆汁酸再吸収障害に伴う下痢において著効する．下痢に対しては，4 錠/日程度で十分効果が得られることが多く，投与された症例は，翌日から便通の変化を実感したと話すことが多い．胆汁分泌が障害された場合にも生じる可能性があり，食後に撮影した CT 検査，腹部超音波検査で胆嚢の収縮が不十分な場合，胆嚢切除後にも，食物と胆汁酸の同期不全により，胆汁酸の腸管循環が変化して下痢を生じることがある．その場合も同様にコレスチミドが有効である．臨床現場ではコレスチミドの有効性によって胆汁酸再吸収障害と診断する場合が多い（診断的治療）．

表 1　胆汁酸吸収障害の診断[3]

方法	判定	長所	短所
便中胆汁酸測定	1.2 mmol/日 ↑	正確	時間，蓄便
SeHCAT	15% ↑	再現性	本邦不可
便中 14C- 胆汁酸	—	—	本邦不可
7α-hydroxy-4-cholesten-3-one（C4）	25 ng/mL ↑	血液	胆汁酸合成
FGF19	120 pg/mL ↓	血液	日内変動

SeHCAT: selenium-homocholic acid taurine test
FGF19: fibroblast growth factor 19

まとめ

食後，とくに朝食後に症状が強まり，夕方以降に軽快する腹痛・下痢は，胆汁酸吸収障害の可能性が高い．多くの薬剤に抵抗する下痢であり，陰イオン交換樹脂コレスチミドが著効する場合が多い．また，回腸末端付近の手術，胆嚢摘除術や上部消化管術後に発症した下痢，糖尿病歴の長い下痢は胆汁酸性下痢の可能性が高い．さらに，食後に胆嚢収縮がみられない，空腹時に胆嚢へ胆汁貯蔵が少ない症例も，胆汁酸性下痢の可能性がある．本邦では胆汁酸吸収障害の診断は困難であり，コレスチミドは診断的治療に有用であり，慢性下痢の治療薬として考慮すべきと思われるが，保険診療での投与は，脂質異常症を伴う胆汁酸再吸収障害の症例に限られることに注意しなければならない．

take-home message

ロペラミド，ラモセトロン，ポリカルボフィルカルシウム，タンニン酸アルブミンなどの止瀉薬で改善しない下痢は胆汁酸性下痢の可能性があり，コレスチミドの効果が期待できる場合がある．下痢出現と食事時間，手術歴を確認されたい．

［瓜田純久］

文　献

1) Urita Y et al. Efficacy of lactulose plus 13-C-acetate breath test in the diagnosis of gastrointestinal motility disorders. J Gastroenterol. 2002; 373: 442–448.
2) 瓜田純久ほか．メタボリック症候群における消化・吸収．日消誌．2011; 108: 553–563.
3) Johnston I et al. New insights into bile acid malabsorption. Curr Gastroenterol Rep. 2011; 13: 418–425.
4) Wedlake L et al. Systematic review: the prevalence of idiopathic bile acid malabsorption as diagnosed by SeHCAT scanning in patients with diarrhoea-predominant irritable bowel syndrome. 2009; APT 30: 707–717.

3-4-3 腹　痛
abdominal pain syndrome

序　論

腹痛は，外来や救急診療のなかで，もっとも遭遇することの多い症候のうちの1つであり，その原因となる疾患も軽症から重症の緊急性の高いものまで多岐にわたる．消化器専門医のみならず，一般内科医，救急医にとっても最低限の疾患の鑑別や，重症度の判定が必要不可欠である．これらの急性腹痛に対し，器質的疾患を除外するため，血液・尿・便潜血検査・腹部超音波・腹部CT・胃内視鏡・大腸内視鏡検査が施行される．一方，器質的疾患を除外したうえで，3か月以上持続する腹痛も存在しており，機能性消化管疾患としての慢性腹痛と定義される．機能性消化管疾患の国際診断基準であるRome III[1]では，便通異常の認められない慢性の腹痛を機能性腹痛（functional abdominal pain syndrome: FAPS）と定義されており，成人症例において発症頻度は2%程度と考えられている．さらに，2016年にRome III診断基準が，Rome IV診断基準[2]に改訂され，FAPSは，中枢性腹痛症候群 centrally-mediated abdominal pain syndrome（CAPS）（**表1**）と名称が変更されており，より中枢神経の過敏性や心理社会的因子の介在が大きく関与している疾患群として定義されている．

症例提示（中枢性腹痛症候群）

【症　例】 24歳大学生男子
【主　訴】 腹痛・摂食困難・体重減少・めまい
【現病歴】 2020年大学4年時，試験・進級などのストレスがあり，しだいに食欲不振・腹痛が出現し，食事摂取もままならず，体重減少（1か月で−4 kg）するため，近医に2か月の入院加療を受ける．消化管の精査を行うも器質的疾患はみとめられず，経管栄養により体重は回復し，復学する．その後も腹痛は持続し，2022年浮動性のめまいが出現するため，脳外科・耳鼻咽喉科を受診し，脳MRI検査を行うが，とくに異常をみとめず，心理的要因の関与も疑われるため，当院を受診した．

臨床経過

初診時に腹痛・便通異常・食欲不振症状についての詳細な問診を行った．理学所見上・臍上部・心窩部に圧痛をみとめた．採血上は炎症反応も含め異常なく，これまでの消化管精査においても異常はみとめられない．脳MRI検査・耳鼻科的な精査においても異常をみとめず，器質的疾患は否定された．長期にわたる腹痛症状とそれに伴う，摂食困難・体重減少は，心理面における不安・抑うつをもたらすことが多いため，発症の引き金となりうるストレス事項の聴取を行う．現在のストレス事項は，腹痛症状と摂食困難による体重減少であり，勉強に集中できないため，今後の進級・卒業について大きな不安材料になっている．心理検査では抑うつ尺度（SDS：51）と上昇しており，中等度の抑うつが示唆された．

腹痛に関しては，前医である消化器内科より，プロトンポンプ阻害剤・消化管機能調整剤・鎮痙剤を，下痢に対しては，高分子重合体・セロトニン受容体阻害薬の投与が行われていたが，症状の改善に至らなかった．そこで，腹痛に伴う，不安・抑うつに対して，抗うつ剤であるエスシタロプラム＋ス

表1 中枢性腹痛症候群の診断基準：以下のすべての項目があてはまること（文献1より和訳）

1. 持続性あるいはほぼ持続性の腹痛
2. 痛みと生理的現象（摂食, 排便, 月経）との関連はないか, あったとしてもまれである
3. 日常生活に何らかの障害がある
4. 痛みは嘘（詐病）ではない
5. 痛みを説明するような他の機能性消化管障害の診断基準にあてはまらない

6か月以上前から症状があり，最近3か月は上記の基準を満たしていること

ルピリドの投与を行った．さらに生活習慣を見直すために，睡眠・運動・食事摂取時間の規則化し食事内容の指導を行い，腹痛症状を自己表記させ，痛みに対する対処方法を教示するとともに，生活の行動変容を促した．投与 2 週間後より，腹部症状は徐々に改善し，食欲・体重は増加し抑うつ・不安症状も改善した．

考　察

器質的疾患を否定された腹痛症状に関して，その原因および対処方法について，これまで多くの仮説が検証され，その病態について検討が重ねられている．腹痛に関する，中枢神経系の関与が推測された例として，1950 年代から腹部てんかん[3] とよばれ，繰り返し出現する腹痛とそれに伴い，徐波，棘波などの脳波異常をみとめる病態が報告された．てんかん発作の国際分類（1981 年）では「部分発作：自律神経発作」のなかに含まれた[4]．脳波所見と腹痛に関する報告も散見される[5-7]．また片頭痛と強く関連する繰り返す腹痛について，2014 年に国際頭痛分類[8] で掲げられた腹部片頭痛（**表 2**）がある．さらに，腹痛に伴う抑うつや不安症状が中心になる症例においては，米国精神医学会における診断基準（**表 3**）である，DSM-5 身体症状症（前版の疼痛性障害）の診断[9] が CAPS の症状と一致することが示されている．

以上より，器質的疾患のみとめられない腹痛に関して，消化管の症状を重点にみるか，神経学的な見地からみるか，精神症状を中心に診断するかにより，異なる診断名となるが，その病態の本質は互いに非常に近いものと考えられる．

これらを結びつける機序として，中枢性の内臓知覚過敏の存在が推測され，腹痛を含む，内臓痛に関しての中枢神経感作の病態についても研究が進められている[10]．さらに，個体間の遺伝子的感受性の違いに加えて，ストレスや感染症など，環境因子が負荷されたときに腹痛症状が起こる経過が解明されつつあり，腹痛の背景には，心理的要因や，中枢神経系の感受性の変化などが重要な役割を果たすことが多く，器質的異常のみとめられない腹痛に関して，多方面からのアプローチが必要になる．腹部症状に伴う抑うつ・不安は腹痛を契機に脳内の認知機能

表 2　ICHD-3β 診断基準

腹部片頭痛（abdominal migraine）
- A. B ～ D を満たす発作が 5 回以上ある
- B. 1 ～ 72 時間持続する腹痛発作（未治療もしくは治療が無効の場合）
- C. 腹痛は次の特徴をすべて満たす
  1. 正中部，臍周囲もしくは局在性に乏しい
  2. 鈍痛もしくは漠然とした腹痛（just sore）
  3. 中等度から重度の痛み
- D. 腹痛中以下の少なくとも 2 項目を満たす
  1. 食欲不振
  2. 悪心
  3. 嘔吐
- E. その他の疾患によらない

表 3　身体表現性障害（疼痛性障害）：DSM-5

- A. 仕事や生活に影響する身体の不調や痛みが 1 つ以上ある
- B. 以下の状態に当てはまる身体症状や，そのせいで起こる行きすぎた感情や行動がある
  1. 自身の症状の深刻さについて不釣り合いであると予想し続ける思考
  2. 自分の健康や痛みなどの症状に対して不安がずっと続く
  3. 上記の 1，2 にたくさんの労力や時間が費やされている状態である
- C. 身体症状は持続的に存在しているものが存在していなくても，何らかの症状のある状態が持続している．（典型例は 6 か月以上）

（痛みに対する感受性の変化が腹痛症状を固定化させる）に関連することが示されている．このような中枢機能の変化が腹痛に影響するという，腸 - 脳相関が存在することが明らかとなっている．以上より，難治性の腹痛に関して，中枢神経系の変化と消化管症状に関連する精神症状への対応が，腹部症状改善の大きな要素になると考えられるため，身体的な検索と並行して，患者の背景にあるさまざまな背景因子を探り，腹痛について，その性質，強度，持続時間，誘発因子などを記録し，その評価を行うことにより，不適切な行動パターンや疼痛に対する過剰反応の存在が判明するかなどの検討も重要となる．

take-home message

機能性腹痛を考えるうえで，「脳－腸相関」の観点から，消化器症状に中枢神経系の関与が影響しているかを十分考慮する必要がある．そのためには，腹痛とともに生じる，頭痛・嘔気・めまいなどの中枢神経系の症状や不安・緊張・抑うつ・不眠などの精神症状との関連を心理・社会的背景などを踏まえたうえで考察し，対処することが必要になる．

［野村泰輔］

文　献

1）Drossman DA et al. Rome III: The Functional Gastrointestinal Disorders. McLean, VA: Degnon Associates; 2006.
2）Drossman DA.Rome IV — Functional GI disorders of gut-brain interaction. Gastroenterology. 2016; 150: 1257–1261.
3）Moore MT. Paroxysmal abdominal pain: a form of focal symptomatic epilepsy. JAMA. 1944; 124: 561–563.
4）Commission on Classification and Terminology of the International League Against Epilepsy（No authors listed）. Proposal for revised clinical and electroencephalographic classification of epileptic seizures. Epilepsia. 1981; 22: 489–501.
5）American Academy of Pediatrics Subcommittee on Chronic Abdominal Pain, North American Society for Pediatric Gastroenterology Hepatology, and Nutrition. Chronic abdominal pain in children. Pediatrics. 2005; 115: e370–381.
6）相模泰宏ほか：消化管機能検査で内臓知覚過敏を認めた腹部症状を伴う側頭葉てんかんの1例．消化器心身医学．2005; 12: 78–79.
7）Zinkin NT et al. Abdominal epilepsy. Best Practice & Research Clinical Gastroenterology. 2005; 19: 263–274.
8）日本頭痛学会・国際頭痛分類委員会訳．国際頭痛分類，第3版beta版．医学書院；2014: 14.
9）アメリカ精神医学会(2013). Diagnostic and Statistical Manual of Mental Disorders, 5th ed (DSM-5).
10）福土　審．中枢神経感作病態における心身相関．心身医学．2021; 61: 177–185.

3-5 トピックス

3-5-1 オピオイド誘発性便秘症・麻薬性腸症候群（NBS）

opioid-induced constipation/narcotic bowel syndrome

オピオイド誘発性便秘症

a. 概　念

オピオイド誘発性便秘症（OIC）とは，オピオイド鎮痛薬を服用する患者に発現するおもな副作用の1つである．腸管神経系にあるμオピオイド受容体が活性化することで発現する．オピオイドによる副作用は眠気，悪心，OICとあるが，眠気や悪心は耐性があるため10日前後で改善する一方で，OICは耐性がないため，早期診断し治療をする意義がある．

b. 疫　学

日本における有病率は，2012年の後ろ向き研究の報告ではオピオイド内服患者の40%とされており，便秘薬の予防投与がある場合は34%，ない場合は55%と報告されている[1]．また2019年の前向き観察研究ではオピオイド内服患者の56%とされており，便秘薬の予防投与がある場合は48%，ない場合は65%と報告されている[2]．海外の状況では，ヨーロッパからの報告で，32～87%[3]，オランダでは5～97%とされている[4]．

c. 病因・病態生理

オピオイドは中枢のμオピオイド受容体と結合して，疼痛をやわらげる．しかしながら，μオピオイド受容体は80%が中枢に存在し，その他腸管に20%存在するといわれている．そのため，オピオイドが腸管に存在するμオピオイド受容体に結合し，消化液の分泌減少，蠕動運動の減少，腸管内容物の輸送遅滞，肛門括約筋の緊張の作用によってOICを発症する[5]．

d. 診断基準および検査

欧米では，機能性疾患の有名な診断基準にRome IV基準がある[6]．とくに機能性便秘はC2に定義されている．さらに驚くべきは，OICはC6に定義されていることである．薬剤の1つであるオピオイドによる疾患が単独で定義されていることは，OICの重要度を物語っているといっても過言ではない．Rome IV基準のOICの定義は，オピオイドを開始，変更，増量した際に，便秘が新たに生じるかあるいは増悪することで以下の①～⑥の項目の2つ以上を含むことと定義されている．①排便時のいきみ，②硬便または兎糞状便，③残便感，④直腸肛門の閉塞感，⑤用手的処置（摘便），⑥排便回数が3回/週未満である．とくに便秘は排便回数だけで評価されがちだが，排便回数に関する記載は⑥のみであり，①～⑤は排便困難症状に関連する記述が多いことに注意したい[6]．

e. 鑑別診断および合併症

近年，本邦でも非がん性疼痛に対してオピオイドが使用されてきた．オピオイドを使用した患者の便秘をみるとOICと思われがちであるが，がん患者ではとくに，慢性便秘症が合併している可能性があるため，OIC治療で治療が奏効しない場合は，背景に隠れている慢性便秘に注意して診療することが重要である．

f. 予　防

1）消化器症状の少ないオピオイドの選択

表1[7]に各種オピオイドの特徴を示す．タペンタドールは，μオピオイド受容体拮抗作用およびノルアドレナリン再取り込み阻害作用によるdual actionを有し，オピオイドのなかでもOIC発症がもっとも少ないとされている．国内多施設906例の後ろ向き多施設共同研究の結果から，タペンタドールの有害事象による中止が17%でそのうち悪心5%，便秘0.1%であった．さらにナルデメジンを内服している場合は，内服していない場合に比べて5.1倍有害事象による中止が起きにくいという結果であった[8]．したがって，私たちの施設では，とくに慢性便秘がありOIC発症リスクが高い患者や疼痛コントロールが難しい患者では，内服可能であれば，タペンタドールを第一選択薬としてOIC発症予防をしている（**図1左**）．

2）便秘症治療薬の選択

近年，OICの治療薬として保険収載されたナルデメジン（naldemedine: NAL）の登場により，OIC治療に変革が起きている．厳密には保険適用外ではあるが，臨床現場ではNALや緩下剤をオピオイドと同時投与されていることが多い．本邦のがん疼痛の薬物療法に関するガイドライン2020年度版では，実地臨床の使用経験，安全性の高さ，コストの安さ

表1　各種オピオイド製剤の特徴[7]

	オキシコドン	タペンタドール	ヒドロモルフォン	フェンタニル	モルヒネ
メリット	高齢者や初回に◯ もっとも使用頻度が高い	消化器症状が少ない 神経障害性疼痛に◯	1日1回製剤あり 少量投与可 呼吸困難に◯	便秘・眠気が少ない 貼付剤がある 高度腎機能障害◯	投与方法が多彩 呼吸困難に◯
デメリット	腎機能障害△ 薬物相互作用に注意	錠剤が大きい セロトニン症候群に注意	腎機能障害△	原則第一選択× セロトニン症候群に注意 薬物相互作用に注意	腎機能障害× 副作用が強い
内服回数	2回/日	2回/日	1回/日	内服製剤なし	2回/日
剤形	錠剤，カプセル 散剤，注射	錠剤 （レスキューなし）	錠剤，注射	貼付剤，注射 （レスキューのみ錠剤）	錠剤，細粒，坐剤 内服液，注射など
代謝経路	CYP3A4 CYP2D6	グルクロン酸抱合	グルクロン酸抱合	CYP3A4	グルクロン酸抱合
注意すべき併用薬（オピオイドの血中濃度変化）	抗真菌薬（↑） マクロライド系（↑） 抗てんかん薬（↓） 抗がん薬	SSRI，SNRI， MAO阻害薬 （セロトニン症候群）	なし	抗真菌薬（↑） マクロライド系（↑） 抗てんかん薬（↓） SSRI，SNRI， MAO阻害薬 （セロトニン症候群） 抗がん薬	なし

から，オピオイドの投与と同時に浸透圧性下剤および大腸刺激性下剤を予防投与することを推奨している．本邦では下剤の予防投与は OIC の発症率を低下させると報告されている[1,2]．また，海外の報告でも予防投与が望ましいとされる報告がある[9]．厳密には保険適用外ではあるが，臨床的に頻度が高い予防投与と治療投与を示す（**図 1**）．NAL については，OIC 治療目的の投与は，治験によりがん・非がん患者におけるエビデンスが確立されている．予防投与に関しては医師主導臨床試験レベルでは，OIC 予防投与に関して，酸化マグネシウムに対する NAL の有効性が示された．排便回数は両群で変わりがなかったが，NAL 群は排便 QOL を維持する一方，酸化マグネシウム群は，排便 QOL や排便周辺症状の増悪を認めた[10]．

g. 予　後

OIC 発症による患者不利益は，① QOL の低下，②経済的負担の増加，③ 1/3 が疼痛薬の中止または変更となることが問題とされている[11-15]．実臨床の現場では，①③を目の当たりにすることが多いが，医療経済面を考慮すると真摯に向き合わなければならない病態であることがわかる．

麻薬性腸症候群（NBS）

a. 概　念

麻薬性腸症候群（NBS）は，オピオイド腸機能障害のサブセットであり，慢性または頻繁に再発する腹痛を特徴とし，麻薬の継続投与または増量によって悪化する．この症候群はあまり認識されていないが，最近になって再評価されつつある．これは，米国において，慢性的な非悪性腫瘍性疼痛性疾患に対する麻薬の使用が増加し，その使用に関する不適切な治療間相互作用が発生していることに起因すると考えられる．この疾患[16-18]は，20 年前に米国で，10 年前に中国で初めて報告された[19]．

b. 疫　学

オピオイドを慢性的に服用している患者の 4.2 ～ 6.4％[20]に発症すると推定される．

c. 病因・病態生理

NBS は，手術後や急性の疼痛疾患の後に大量の麻薬を投与される消化器疾患の既往のない患者や，

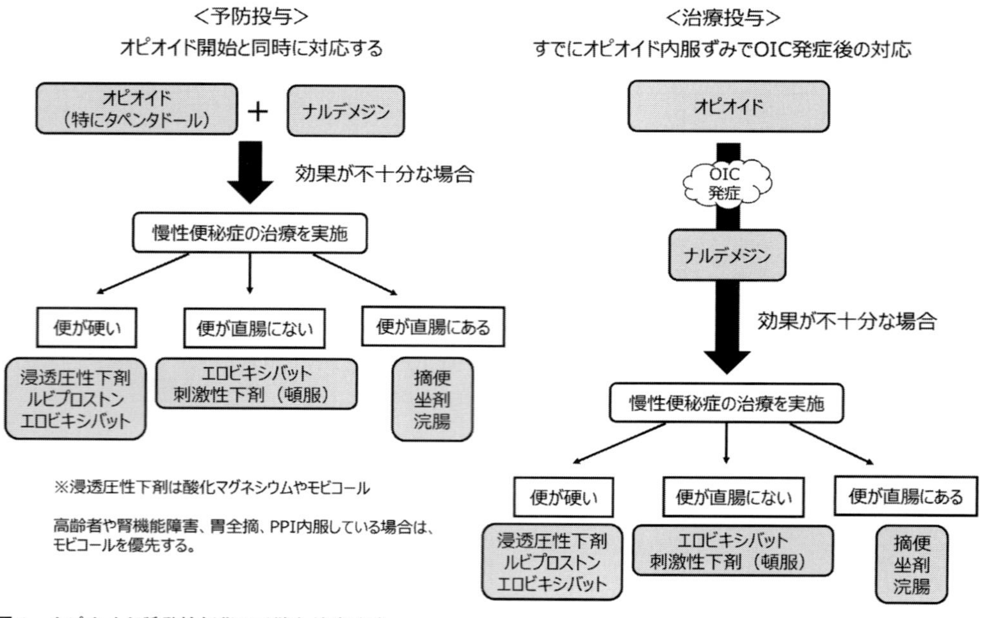

図 1　オピオイド誘発性便秘の予防と治療戦略

慢性オピオイドの痛覚過敏作用に気付かない医師によって管理されている機能性消化器疾患やそのほかの慢性消化器疾患の患者において，発生する可能性がある．痛覚亢進の根拠は，①二峰性オピオイド制御系における興奮性痛覚経路の活性化，② Rostral Ventral Medulla における痛みの下降促進，ダイノルフィン（dynorphin）および CCK 活性化による痛みの促進，③グリア細胞の活性化によるモルヒネ耐性生成とオピオイド誘発性の痛みの亢進，に基づくとされている．

d. 診　断

本症候群の特徴は，慢性または断続的な腹痛で，麻薬の効果が切れると悪化する．最初は麻薬が効いているようにみえるが，時間の経過とともに痛みのない期間が短くなり，頻脈が起こるため，麻薬の量が増えていく．最終的には，投与量の増加により，痛覚や運動遅延の副作用が増強され，NBS の発症に至る．痛みがおもな特徴だが，吐き気，腹部膨満感，間欠的な嘔吐，腹部膨満感，便秘もよくみられる．食事は症状を悪化させるので，この状態が数週間続くと，食欲不振や痛みを悪化させることをおそれて故意に食事を制限する（座位恐怖症）ために，軽い体重減少が起こることがある．

症状は，胃の排出遅延や腸の通過遅延と関連することがある．

NBS でよくある誤解を招く結果に，腹部 X 線検査で部分的な腸閉塞を示唆する徴候を示すことがあるが，実際にはアディナミックイレウスまたは偽性腸閉塞によるものである．また，多量の糞便貯留がみられることもある．血算，アミラーゼ，リパーゼ，肝化学検査，尿検査などの臨床検査は通常正常である．NBS の診断の鍵は，麻薬の慢性的な投与や増量は，有益というよりもむしろ症状の継続や悪化につながるという認識である．

しかし，症状は非特異的であり，多くの臨床医は，患者において，麻薬が痛みの経験に対して実際に感作する可能性があることを知らない．そのため，麻薬による治療を続けると，痛み，より多くの麻薬の使用，痛みの継続や悪化という悪循環に陥ってしまう．

数週間入院し，麻薬の処方箋をもらって退院しても，数日後に痛みが出て救急外来を受診したり，再入院したりする患者も珍しくない．**表 2** に，NBS の診断基準案を示す[21]．

e. 臨床的特徴

NBS は，内臓痛や運動障害を増強するという麻薬の長期的な作用に関する知識が不足していること，また，麻薬が効く腹痛ではなく，麻薬に起因する腹痛を臨床的に区別することが難しいことから，まだ十分に認識されていない．消化器症状や麻薬の使用歴のない患者が，術後や他の種類の持続的な痛みの治療のために麻薬を投与される場合に発生することがある．

f. 治　療

本症の早期発見，効果的な患者と医師の関係，指定された離脱プログラムによる段階的な麻薬の離脱，離脱効果を軽減するための薬物療法（抗うつ薬，ベンゾジアゼピン，クロニジン）や便秘症治療薬の調整，認知行動療法が必要である．

結　語

これまでオピオイドはおもにがん患者に使用されてきたが海外同様に近年，日本でも非がん性疾患（腰痛や心不全，間質性肺炎など）でもオピオイドの使用が認可されてきた．オピオイドを用いる機会が多くなる今後，さらに OIC や NBS に注意を向けて診療していく必要があるだろう．

表 2　麻薬性腸症候群（NBS）の診断基準[21]

急性期の大量投与または継続的な麻薬（必須）で治療されている慢性または頻繁に再発する胃腸の痛みで，以下の 4 項目のうち 3 項目が該当する．
• 麻薬の継続投与または増量により，疼痛が悪化または不完全に消失する． • 麻薬の投与量が減ると胃腸の痛みが顕著に悪化し，麻薬を再開すると改善する（“soar and crash”）． • 胃腸の痛みのエピソードの頻度，期間，強さの進行． • 痛みの性質や強さは，他の既知の診断で説明できない．

第3章　小腸・大腸

take-home message

オピオイド誘発性便秘（OIC）は，本邦でも原因治療薬（末梢性μオピオイド受容体拮抗薬）の発売により，シンプルな治療戦略が可能となった．OICに対する薬物治療戦略は３つに分かれていて，①OICになりにくいオピオイドを選択（タペンタドールを選択），②OIC予防（タペンタドールと同時にナルデメジンを開始），③OIC予防後の慢性便秘治療（浸透圧性下剤や新規便秘症治療薬）である．またオピオイド増量しても腹痛が増悪する場合は，麻薬性腸症候群を鑑別に挙げることが重要である．

［結束貴臣］

文　献

1) Ishihara M et al. Japanese study group for the relief of opioid-induced gastrointestinal dysfunction. a multi-institutional study analyzing effect of prophylactic medication for prevention of opioid-induced gastrointestinal dysfunction. Clin J Pain. 2012; 28: 373-381.
2) Tokoro A et al. Incidence of opioid-induced constipation in Japanese patients with cancer pain: A prospective observational cohort study. Cancer Med. 2019; 8: 4883-4891.
3) Larkin PJ et al. The management of constipation in palliative care: clinical practice recommendations. Palliat Med. 2008; 22: 796-807.
4) Oosten AW et al. A systematic review of prospective studies reporting adverse events of commonly used opioids for cancer-related pain: a call for the use of standardized outcome measures. J Pain. 2015; 16: 935-946.
5) Camilleri M et al. Emerging treatments in neurogastroenterology: a multidisciplinary working group consensus statement on opioid-induced constipation. Neurogastroenterol Motil. 2014; 26: 1386-1395.
6) Brian EL et al. Bowel disorders. Gastroenterology. 2016; 150: 1393-1407.
7) 田中幸介ほか．がんによる身体的な苦痛の緩和「がん性疼痛の治療」鎮痛薬の導入をどうするか．治療．2021; 103: 1232-1238.
8) Kessoku T et al. Tapentadol safety and patient characteristics associated with treatment discontinuation in cancer therapy: a retrospective multicentre study in Japan. Pain Ther. 2021; 28.
9) Plaisance L et al. Opioid-induced constipation. Management is necessary but prevention is better. Am J Nurs. 2002 102: 72-73.
Winfried M et al. A randomised controlled trial with prolonged-release oral oxycodone and naloxone to prevent and reverse opioid-induced constipation. Eur J Pain. 2009; 13: 56-64.
10) Takaomi K et al. Effectiveness of Naldemedine Compared with Magnesium Oxide in Preventing Opioid-Induced Constipation: A Randomized Controlled Trial Cancers (Basel). 2022; 14: 2112.
11) Kalso E et al. Opioids in chronic non-cancer pain: systematic review of efficacy and safety.Pain. 2004; 112: 372-380.
12) Panchal SJ et al. Opioid-induced bowel dysfunction: prevalence, pathophysiology and burden. Int J Clin Pract. 2007; 61: 1181-1187.
13) Bell TJ et al. The prevalence, severity, and impact of opioid-induced bowel dysfunction: results of a US and European Patient Survey (PROBE 1). Pain Med. 2009; 10: 35-42.
14) Tuteja AK et al. Opioid-induced bowel disorders and narcotic bowel syndrome in patients with chronic non-cancer pain. Neurogastroenterol Motil. 2010; 22: 424-430, e96.
15) Hjalte F et al. The direct and indirect costs of opioid-induced constipation. J Pain Symptom Manage. 2010; 40: 696-703.
16) Sandgren JE et al. Narcotic bowel syndrome treated with Clonidine. Ann Intern Med. 1984; 101: 331-334.
17) Rogers M et al. The narcotic bowel syndrome. J Clin Gastroenterol. 1989; 11: 132-135.
18) Wong V et al. A case of narcotic bowel syndrome successfully treated with clonidine. Postgrad Med J. 1994; 70: 138-140.
19) Chen J et al. Heroin addiction and surgical abdominal pain: report of three cases. Chinese J Int Med. 1995; 34: 46-48.
20) Jacob E et al. Diagnosis and treatment of narcotic bowel syndrome. Nat Rev Gastroenterol Hepatol. 2014; 11: 410-418.
21) Grunkemeier DM et al. Clin Gastroenterol Hepatol. 2007; 5: 1126-1139.

3-5-2 腸内細菌と機能性腸疾患

gut microbiota and functional bowel disorder

はじめに

下部消化管は胃酸や胆汁酸が分泌される上部消化管とは異なり，胆汁酸が回腸末端で再吸収されるため，細菌が生息しやすくなり，腸内細菌叢が形成される．その総重量は１～２kgにも及ぶとされる．腸内細菌叢の約99％をFirmicutes，Actionobacteria，Bacteroidetes，Proteobacteriaの４門に属する菌種が占める．腸内細菌はヒトの消化能力では分解できない食物繊維の分解による短鎖脂肪酸の生成や外部から侵入した病原体に対する感染防御，ビタミンの産生などの役割を担っている．腸内細菌が変容した状態はdysbiosisとよばれ，このdysbiosisとがん，炎症性疾患，代謝性疾患などさまざまな疾患の関連が近年，注目されている．腸内細菌叢の主座である下部消化管領域の機能性消化管疾患である機能性腸疾患も同様である．本稿では，機能性腸疾患の病態生理における腸内細菌の役割，腸内細菌を標的とした機能性腸疾患の治療について概説する．

a. 腸内細菌と機能性腸疾患

機能性腸疾患の代表的疾患である過敏性腸症候群（irritable bowel syndrome: IBS）における dysbiosis の存在については多くの報告がある．IBS における腸内細菌についてのメタ解析では *Bifidobacterium* 属，Faecalibacterium 科が減少し，Lactobacillaceae 科，*Bacteroides* 属，*Proteobacteria* 属である Enterobacteriaceae 科が増加していることが報告されている[1]．本邦からは，IBS 患者の腸内細菌叢において *Lactobacillus* 属と *Velilonella* 属の増加，さらに便中代謝産物では酢酸，プロピオン酸，総有機酸の濃度上昇を認め，IBS の症状はこれらの代謝産物の濃度と相関していることが示されている[2]．以上より，IBS の病態には腸内細菌叢とその代謝産物の関与が背景にあると想定されている．日本消化器病学会の『機能性消化管疾患診療ガイドライン 2020―過敏性腸症候群（IBS）（改訂第 2 版）』においても「IBS の病態に腸内細菌・粘膜透過性亢進・粘膜微小炎症が関与するか？」という Back ground question に対して「IBS の病態には腸内細菌・粘膜透過性亢進・粘膜微小炎症が関与する」と回答されている[3]．また，機能性腸疾患の 1 つである機能性便秘においても dysbiosis が存在することが報告されている[4]．

IBS 患者のなかに急性胃腸炎に罹患したあとに発症する群が存在することが報告されており，感染性腸炎後 IBS（post-infectious IBS: PI-IBS）とよばれている．スペインで *Salmonella enteritidis* による感染性腸炎が流行した後のコホート研究において感染性腸炎罹患群の IBS 有病率が増加していたことを契機に提唱された概念である[5]．感染を契機に dysbiosis が生じることで IBS 様の病態が惹起されることが推定されており，メタ解析において急性感染後の PI-IBS オッズ比は 5.86（95％信頼区間：3.60 ～ 9.54）であり，感染性腸炎後の数年は IBS 発症リスクが上昇することが報告されている[6]．

b. 腸内細菌を標的とした機能性腸疾患の治療

実臨床において IBS の治療は腹痛や下痢，便秘といった症状に対して鎮痙薬や止痢薬，便秘薬といった症状に対する対症療法が行われることが多い．症状ではなく IBS の病態生理に関与している腸内細菌を標的とした治療としてプロバイオティクス，低 FODMAP 食，非吸収性抗菌薬，糞便微生物移植（便移植）が挙げられる[7]．

本邦でも保険適用となっており，IBS の病型を問わない薬物療法としてプロバイオティクスの投与がある．プロバイオティクスとはヒトの健康にとって有益とされる微生物のことであり，類似の言葉として有用な腸内細菌叢の増殖を促進させる作用を有する難消化性食品成分であるプレバイオティクス，プロバイオティクスとプレバイオティクスを組み合わせたシンバイオティクスがある．IBS に対するプロバイオティクスの検討は多く，*Bifidobacterium* 属や *Lactobacillus* 属などのプロバイオティクス IBS に対する有効性は数多くの介入試験，メタ解析などにより確認されている[8]．有効性のメカニズムとして，投与した細菌そのものが病原性細菌に対して抗菌性を示すこと，腸管上皮細胞のタイトジャンクションを調節して腸管透過性を維持すること，腸管の動きを正常化して内臓過敏性を軽減すること，腸管内での IL-10 および 1L-12 産生のバランスを正常化することなどが考えられている[9]．プロバイオティクスは有効性だけではなく，安全面やコスト面においても優れている．しかしながら，IBS に対する治療として有効なプロバイオティクスの種類および至適投与量については明らかではない．近年になり *B.infantis* や *L.reuteri* などの特定の菌株が IBS 症状の改善に有効であることを示す結果が報告されており[10,11]，さらなる検討が期待される．また，機能性腸疾患の 1 つである機能性便秘においても本邦での検討でプロバイオティクスが有効であることが報告されている[12]．

欧米から IBS に対する食事療法として低 FODMAP 食の有用性が報告されている．FODMAP とは Fermentable：発酵性，Oligosaccharides：オリゴ糖，Disaccharides：二糖類，Monosaccharides：単糖類，And Polyols：ポリオールの略称である．これら FODMAP は小腸において分解・吸収されにくい短鎖炭水化物であり，腸内細菌によって迅速に発酵・分解され，水素ガスやメタンガスなどの発生源となったり，高浸透圧性により腸管内へ水分を引き込んだりする作用をもつ．低 FODMAP 食によって 50 ～ 80％の IBS 患者において症状を改善させたことが報告され，その機序として腸内細菌叢ならびに代謝産物を変化させることが考えられている[13,14]．すなわち低FODMAP食は腸内細菌を標的とした治療と考えられる．しかしながら低FODMAP食をどれだけの期間継続すればよいかについては定まった見解は得られていない．本邦におけるIBS患者に対する低FODMAP食の有用性についてはデータが集積していないのが現状であるが，厳しい食事制限を必要とする低FODMAP食の本邦の臨床現場への導入の可否に関するデータの集積が期待されるところである．

欧米からIBSに対するリファキシミンを中心とした非吸収性抗菌薬の有効性が報告されている．2011年にはリファキシミン群，プラセボ群の各群300人規模の検討がNew England Journal of Medicine誌に報告された[15]．生理的状態では胆汁酸の存在により，小腸内の細菌数は少ないが，小腸において大腸菌やウェルシュ菌などが異常増殖した小腸内細菌異常増殖（small intestine bacterial overgrowth: SIBO）では水素・メタンガス産生の増加や消化管運動異常，吸収不良，腸管粘膜炎症が引き起こされる[16]．症状のみで診断されるIBS患者のなかにSIBOの患者が含まれている可能性があり，非吸収性抗菌薬がIBSに有効である機序としては腸内細菌叢を適正化させることに加えて，SIBOを抑制することなどが想定されている[17]．米国ではリファキシミンの下痢型IBS患者に対する使用が認められており，2021年に改訂された米国消化器病学会のACGガイドラインにおいてその使用は強く推奨されている[18]．本邦においてはリファキシミンは使用可能であるものの，保険適用は肝性脳症における高アンモニア血症に限定されており，本邦IBS患者に対するリファキシミンの効果の検討が期待される．

c. 糞便微生物移植法（fecal microbiota transplantation: FMT，便移植）

便移植はドナーの腸内細菌叢をレシピエントの大腸に移植する技術である．IBS患者に対する便移植は2014年にはじめて報告され，13例中9例（70%）で症状の改善をみとめ，有害事象は1例において放屁の増加をみとめたのみであった[19]．本邦では1年間以上の内科治療に抵抗性のRome III基準に基づくIBS患者10例（うち8例が下痢型）に対して大腸内視鏡を用いた便移植が行われ，ブリストル便形状スケールによる便通評価において10例中6例で便性状は正常化し，腹部症状の改善，腸内細菌の多様性の改善（**図1**）を認めたことが報告された[20]．同研究で明らかな有害事象はみとめなかった．Johnsenらは自己便の投与を対照群としたランダム化比較試験（randomized controlled trial: RCT）を行い，便移植施行3か月後の時点における症状の改善率が治療群では65%（55例中36例），対照群では43%（28例中12例）と治療群における改善率が有意に高かったことを報告した[21]．Mazzawiらは，Rome III基準に基づくIBS患者13例に対して上部消化管内視鏡を用いたFMTを行い，20もしくは28週間観察したところ，8例において症状は改善して観察期間中はその状態を維持したことを報告した[22]．

一方で，明らかな有効性がないことを示す報告もある．HalkjaerらはIBS患者に対して便カプセルもしくはプラセボを12日間投与するランダム化二重盲検プラセボ比較試験を行い，投与3か月後の時点において治療群とプラセボ群とを比較したところ，治療群において腸内細菌の多様性は改善をみとめたが，プラセボ群においても症状の有意な改善をみとめたことを報告した[23]．IBSに対する便移植のRCTのメタ解析では，便移植施行後3か月の時点での症状改善はプラセボと比較して同等であった．American College of Gastroenterologyのガイドラインでは IBSに対する便移植は有効性を示すエビデンスに乏しく，現時点では推奨しないと述べられている[30]．そのようななか，最近，IBSに対する便移植の長期成績が報告された．ドナー便投与群においてIBS症状の改善，生活の質の向上，dysbiosis

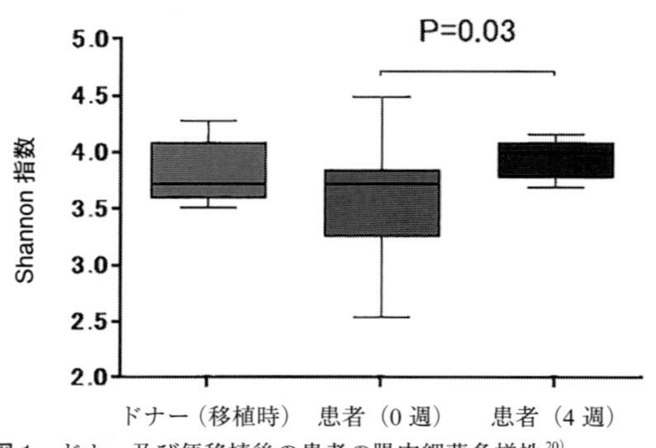

図1　ドナー及び便移植後の患者の腸内細菌多様性[20]

の改善をみとめ，長期的な有害事象もみとめなかった[24]．

以上のように，IBSに対する便移植の効果について一定の見解は得られておらず，まだ検討段階といえる．便移植には投与経路として内視鏡や注腸，便カプセルなどの方法があること，便は採取直後のものを用いるか，あらかじめ凍結しておいたものを解凍して使用するのかといった便の状態や，研究デザインとして対照群の設定方法，ドナー便の由来，投与回数など，多くの因子が研究デザインに関わっている．今後はこれら研究デザインも含め，さらなる検討が必要と考えられる．

おわりに

機能性腸疾患において腸内細菌が病態生理学的役割を担っているとする知見は十分に集積されていると考えられる．一方，それをどのように治療に生かしていくか，どのように攻略していくかについては前述のように検討の余地があり，今後のさらなる検討が期待される．

take-home message

機能性腸疾患における腸内細菌を標的とした治療として，実臨床においてもっとも実用的な治療はプロバイオティクスの投与と考えられる．上述のように有効なプロバイオティクスの種類および至適投与量については明らかではなっていないが，読者の施設で利用可能な製剤からまず試してみることをお勧めしたい．

［正岡建洋］

文献

1) Pittayanon R et al. Gut microbiota in patients with irritable bowel syndrome-a systematic review. Gastroenterology. 2019; 157: 97-108.
2) Tana C et al. Altered profiles of intestinal microbiota and organic acids may be the origin of symptoms in irritable bowel syndrome. Neurogastroenterol Motil. 2010; 22: 512-519, e114-5.
3) Fukudo S et al. Evidence-based clinical practice guidelines for irritable bowel syndrome 2020. J Gastroenterol. 2021; 56: 193-217.
4) Parthasarathy G et al. Relationship between microbiota of the colonic mucosa vs feces and symptoms, colonic transit, and methane production in female patients with chronic constipation. Gastroenterology. 2016; 150. 367-379.
5) Mearin F et al. Dyspepsia and irritable bowel syndrome after a Salmonella gastroenteritis outbreak: one-year follow-up cohort study. Gastroenterology. 2005; 129: 98-104.
6) Thabane M et al. Systematic review and meta-analysis: the incidence and prognosis of post-infectious irritable bowel syndrome. Aliment Pharmacol Ther. 2007; 26: 535-544.
7) 正岡建洋ほか．過敏性腸症候群の最新知見　治療（過敏性腸症候群の診療—現状と今後の展望—）．日本消化器病学会雑誌．2019; 116: 570-575.
8) O'Mahony L et al. Lactobacillus and bifidobacterium in irritable bowel syndrome: symptom responses and relationship to cytokine profiles. Gastroenterology. 2005; 128: 541-551.
9) Abbas Z et al. Cytokine and clinical response to Saccharomyces boulardii therapy in diarrhea-dominant irritable bowel syndrome: a randomized trial. Eur J Gastroenterol Hepatol. 2014; 26: 630-639.
10) Yuan F et al. Efficacy of Bifidobacterium infantis 35624 in patients with irritable bowel syndrome: a meta-analysis. Curr Med Res Opin. 2017; 33: 1191-1197.
11) Hojsak I. Probiotics in functional gastrointestinal disorders. Adv Exp Med Biol. 2019; 1125: 121-137.
12) Fuyuki A et al. Efficacy of bifidobacterium bifidum G9-1 in improving quality of life in patients with chronic constipation: a prospective intervention study. Biosci Microbiota Food Health. 2021; 40: 105-114.
13) Staudacher HM et al. The low FODMAP diet: recent advances in understanding its mechanisms and efficacy in IBS. Gut. 2017; 66: 1517-1527.
14) McIntosh K et al. FODMAPs alter symptoms and the metabolome of patients with IBS: a randomised controlled trial. Gut. 2017; 66: 1241-1251.
15) Pimentel M et al. Rifaximin therapy for patients with irritable bowel syndrome without constipation. N Engl J Med. 2011; 364: 22-32.
16) Rezaie A et al. How to Test and Treat Small Intestinal Bacterial Overgrowth: an Evidence-Based Approach. Curr Gastroenterol Rep. 2016; 18: 8.
17) Pimentel M. Review of rifaximin as treatment for SIBO and IBS. Expert Opin Investig Drugs. 2009; 18: 349-358.
18) Lacy BE et al. ACG Clinical Guideline: Management of Irritable Bowel Syndrome. Am J Gastroenterol. 2021; 116: 17-44.
19) Pinn DM et al. Is fecal microbiota transplantation the answer for irritable bowel syndrome? A single-center experience. Am J Gastroenterol. 2014; 109: 1831-1832.
20) Mizuno S et al. Bifidobacterium-rich fecal donor may be a positive predictor for successful fecal microbiota transplantation in patients with irritable bowel syndrome. Digestion. 2017; 96: 29-38.
21) Johnsen PH et al. Faecal microbiota transplantation versus placebo for moderate-to-severe irritable bowel syndrome: a double-blind, randomised, placebo-controlled, parallel-group, single-centre trial. Lancet Gastroenterol Hepatol. 2018; 3: 17-24.
22) Mazzawi T et al. The kinetics of gut microbial community composition in patients with irritable bowel syndrome following fecal microbiota transplantation. PloS One. 2018; 13. e0194904-e0194904.
23) Halkjær SI et al. Faecal microbiota transplantation alters gut microbiota in patients with irritable bowel syndrome: results from a randomised, double-blind placebo-controlled study. Gut. 2018; 67: 2107-2115.
24) El-Salhy M et al. Efficacy of fecal microbiota transplantation for patients with irritable bowel syndrome at 3 years

after transplantation. Gastroenterology. 2022; 163: 982-994. e14.

3-5-3 ブリストル便形状スケールの科学的意義

scientific significance of the Bristol stool firm scale

a. ブリストル便形状スケールとは？

ブリストル便形状スケール（Bristol stool form scale: BSFS）（3-3 Introduction **図1**参照）は英国ブリストル大学のHeatonが1997年に提唱した，大便の形状と硬さで7段階に分類する指標であり，便秘や下痢の診断項目の1つとして使用されている．

BSFSは患者申告による主観的な情報であるが，スマートフォンアプリを使用した人工知能（AI）による解析も始まっている[2]．AIによる便の特徴付けは，被験者の報告よりも下痢の重症度スコアとの相関も良好のようであり，今後の臨床研究における便の特性評価のためのより客観的な結果の尺度を提供できるとしている．

b. BSFSと慢性便秘症

BSFSの便性状は腸管通過時間を反映していることが明らかとなっており[3,4]，便回数頻度と合わせて腸管運動機能を推定するのに役立つ指標となっている．多くの報告で，タイプ1と2は腸管通過時間遅延型の便秘を示唆しているとされている．しかしながら，アジア人を対象にした放射線不透過性マーカーによる大腸通過時間とBSFSとの関連解析においては，BSFSでタイプ2以下よりも，タイプ3以下のほうが腸管通過時間遅延型を予測できると報告されている[5]．

慢性便秘症の診断基準（Rome IV診断基準）においては6項目のうち2項目以上を満たすこととされているが，そのなかでb「排便の1/4超の頻度で，兎糞状便または硬便（BSFSでタイプ1か2）である」と記載され，BSFSが診断基準に使用されている．日本において発刊された『慢性便秘症診療ガイドライン』においても，慢性便秘症の診断基準では「排便の1/4を超える頻度でタイプ1と2を呈する便が認められること」が項目の1つとなっている[6]．

c. BSFSとQOL

慢性便秘と診断され，医師により処方された治療薬を服用している日本の成人患者614人（男性306人，女性308人）を対象として，BSFSとQOLとの関連が調査された[7]．QOLの評価は5点リッカート尺度を用いて28問を自己申告した日本版便秘評価QOL（PAC-QOL）による自己報告アンケートで評価した．調査前にもっとも頻繁に使用されていた下剤は酸化マグネシウムを含む浸透圧性下剤（64.8%）で，続いて刺激性下剤（26.4%），漢方薬（19.9%），坐剤・浣腸薬（8.6%），そのほかの薬剤（17.6%）であった．

日本語版のPAC-QOLの全体平均は1.29 ± 0.74で，最低スコア（最高QOL）は0.94 ± 0.61であり，65歳以上の患者における7タイプを除いて，年齢に関係なくBSFSタイプ4で観察された．BSFSタイプ4とタイプ7を除く他のすべてのタイプとの間に統計的に有意差が認められた（**図1**）．便秘患者のQOLに影響を与えるもっとも重要な要因として，便の形態，排便頻度，抗不安薬または抗うつ薬の使用歴，年齢，性別，および治療期間が，可能性のある因子として挙げられている．このうち，PAC-QOLスコアを低下させる（QOLを向上させる）強い因子が，「正常な便形態」（BSFSタイプ4）と「3回/週以上の排便」であった．

Yamadaら[8]は慢性便秘症で治療中の167人の治療満足度調査を実施し，60%の患者が治療に満足していない現状を明らかにした．さらに治療満足度と関連する因子として，週3回未満の排便頻度（オッズ比0.376，95%CI: 0.156 ～ 0.904，P = 0.029）またはBSFSタイプ3（オッズ比0.401，95%CI: 0.170 ～ 0.946，P = 0.037）があった．

以上2つの論文からは，これまで正常とされてきたBSFSタイプ3は日本人にとっては満足とはとらえられない現状がみえてきている．

d. BSFSと腸内細菌

腸内細菌叢と便秘症に関する多くの研究が実施さ

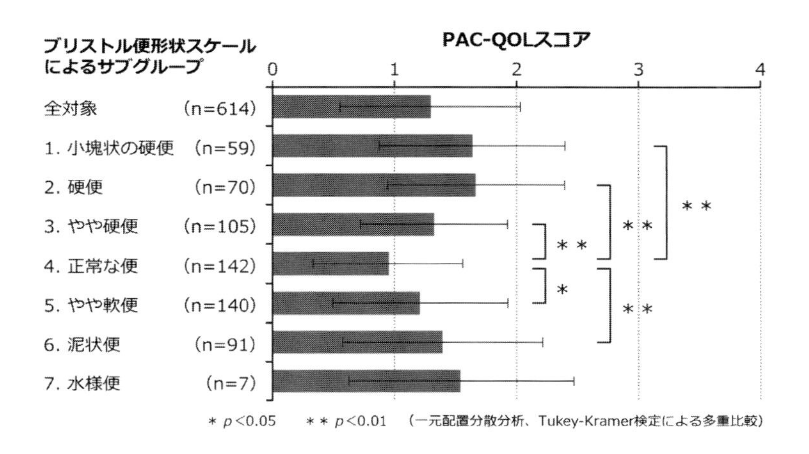

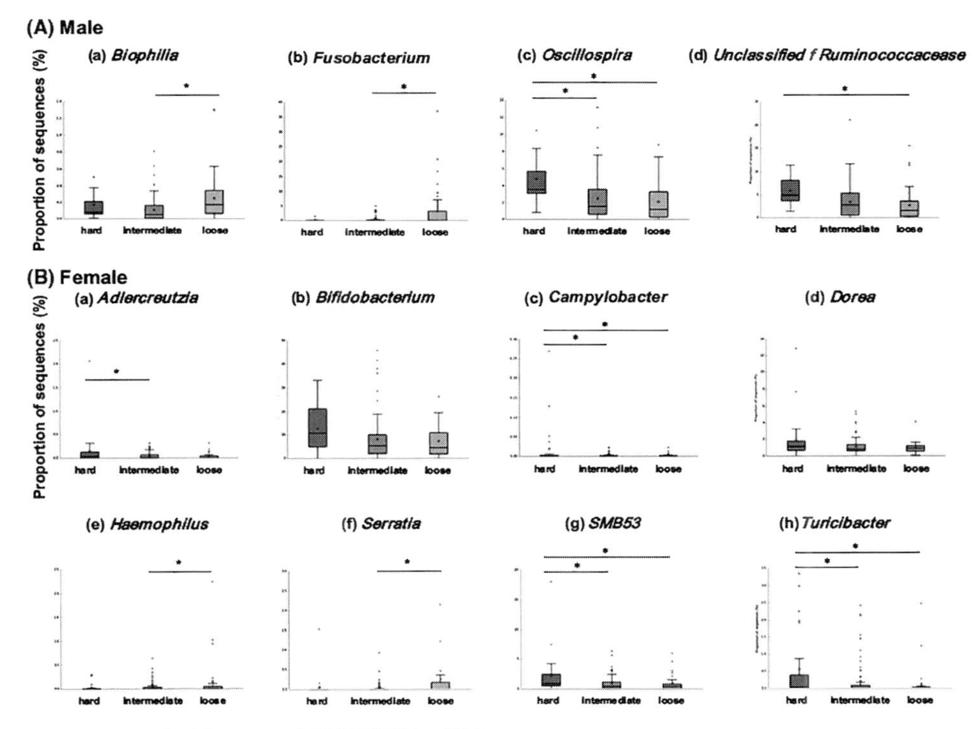

図1 ブリストル便形状スケールと腸内細菌叢との関連
hard: BSFS 1, 2, intermediate: BSFS 3, 4, loose: BSFS 5, 6.
*p ＜ 0.05

れ，BSFSと腸内細菌叢についても解析が進められている．Vandeputteら[9]は，腸管通過時間が延長している機能性便秘症と考えられる硬便のBSFSタイプ1，2では，腸内細菌叢の多様性（細菌叢の豊富さ，均等度）が亢進すること，一方で，*Prevotella*属が著明に低下することを報告している．彼らの研究は若中年層の欧米女性という限られた対象集団の解析となっているが，腸内細菌叢構成は人種や国（地域）によっても大きく異なることも明らかにされているため，その解釈には注意が必要である．

Takagiら[10]は，277人の日本人健常者の腸内細菌叢に対して16S rRNA V3–V4シーケンス解析を実施し，BSFSとの関連についての解析を報告した．興味深いことに菌叢構成の多様性（β多様性）について男女差を認め，属レベルでの解析では *Prevotella* 属，*Meganomonas* 属，*Fusobacterium* 属，*Megasphaera* 属が男性に優位な菌であり，*Bifidobacterium* 属，*Ruminococcus* 属，*Akkermansia* 属が女性に優位な菌であった．腸内細菌叢の加齢による変化，性差に関しては，最近のショットガンメタゲノム解析でも確認され，その要因として細菌叢を制御するファージの相違による可能性も指摘されている．さらに，腸内細菌叢とBSFSとの関連を解析した結果，多様性（細菌叢の豊富さ，均等度）については，男女ともに便性状において明らかな差異は認められなかったが，属レベルの腸内細菌叢解析結果では，男性の軟便傾向の便（loose: BSFS タイプ5，6）で *Fusobacterium* 属，*Bilophila* 属が有意に増加し，硬便傾向の便（hard: BSFS タイプ1，2）で *Oscillospira* 属が増加していた．*Bifidobacterium* 属は平均して全体の10％を占める日本人女性に多い特徴的善玉菌であるが，全体でみても硬便傾向の便（hard: BSFS タイプ1，2）で増加しており，その傾向は女性でより顕著であった．

結　語

BSFSは便形状への介入に関する患者－医師関係を良好に保つ有用なツールであり，画像解析を利用した，より客観的な測定法も開発されつつある．日本人の満足度調査からはBSFSタイプ4に満足度が高く，タイプ3，4，5を正常とする欧米とは若干の差があることから，対応について今後の再考が必要である．

take-home message

ブリストル便形状スケールは慢性便秘症の診断，患者QOL評価，便秘症の病態理解において有用な臨床的ツールである．とくに日本人のQOL評価では，ブリストル便形状スケールのタイプ4で満足度が高い．

［内藤裕二］

文　献

1) Mearin F et al. Bowel Disorders. Gastroenterology. 2016; 150: 1393–1407.
2) Pimentel M et al. A smartphone application using artificial intelligence is superior to subject self-reporting when assessing stool form. Am J Gastroenterol. 2022;117: 1118–1124.
3) Degen LP et al. How well does stool form reflect colonic transit? Gut. 1996; 39: 109–113.
4) Longstreth GF et al. e. Functional bowel disorders. Gastroenterology. 2006; 130: 1480–1491.
5) Jaruvongvanich V et al. Prediction of delayed colonic transit using bristol stool form and stool frequency in eastern constipated patients: a difference from the west. J Neurogastroenterol Motil. 2017; 23: 561–568.
6) 日本消化器病学会関連研究会．慢性便秘症診療ガイドライン 2017（慢性便秘の診断・治療研究会編）．南江堂；2017.
7) Ohkubo H et al. Relationship between stool form and quality of life in patients with chronic constipation: an internet questionnaire survey. digestion. 2021; 102: 147–154.
8) Yamada E et al. Positioning of bristol stool form scale type 3 in constipation treatment satisfaction: a multicenter study in Japan. J Gastroenterol Hepatol. 2021; 36: 2125–2130.
9) Vandeputte D et al. Stool consistency is strongly associated with gut microbiota richness and composition, enterotypes and bacterial growth rates. Gut. 2016; 65: 57–62.
10) Takagi T et al. Differences in gut microbiota associated with age, sex, and stool consistency in healthy Japanese subjects. J Gastroenterol. 2019; 54: 53–63.

第 4 章

直腸・肛門

A. 基礎編

4-1 直腸・肛門の解剖

a. 直腸と肛門管

1) 直　腸

大腸は約 1.5 m の長さを有する腸管で（**図 1**），そのもっとも遠位に位置するのが直腸である．直腸の終端部は拡張し，膨大部となる．直腸は仙骨の高さから恥骨直腸筋付着部上縁の高さまでと定義され，後述する肛門管に続いて終わる[1)]．一方で，結腸壁の縦走筋が肥厚した帯状構造物をヒモというが，直腸にはこのヒモがない（広くなって結合し全周の縦走筋層になる）ため，ヒモが終焉する部位を結腸と直腸の境界部とすることもある[2)]．直腸の長さは約 15 ～ 20 cm といわれている．直腸はさらに，直腸 S 状部（岬角から第 2 仙椎下縁まで），上部直腸（第 2 仙椎から腹膜反転部まで），下部直腸（腹膜反転部から恥骨直腸筋付着部上縁まで）に区分される[1)]．

2) 肛門管

肛門は消化管の終末部であり，便の排出口に相当する（**図 1**）．肛門縁は，肛門視診の際に確認できる外口と肛門周囲皮膚との境界に一致する部位（外口の縁）とされるが，その範囲に関する規定は定まっていない[3)]．肛門管は，『大腸癌取扱い規約』において，恥骨直腸筋付着部上縁より肛門縁までの管状部と定義されており[1)]，これを外科的肛門管とも呼ぶ（長さ 4 ～ 5 cm）[2)]．肛門縁の上方 1.5 ～ 2 cm には歯状線があり，これが直腸（内胚葉由来）と肛門（外胚葉由来）との接合部である[3, 4)]．歯状線から肛門縁までを解剖学的肛門管，内外肛門括約筋の上下縁で囲まれる部分を組織学的肛門管とも呼ぶ[3)]．

b. 直腸・肛門の上皮

1) 円柱上皮

直腸の上皮は，他の消化管と同じく単層円柱上皮からなる（**図 2**）．粘膜表面には絨毛が分布し，その基部の間には上皮が管状に陥凹する陰窩がみられるが，直腸の陰窩はほとんどが杯細胞で占められている[5)]．したがって，直腸粘膜においては，大量の粘液が分泌されることで便の通過をスムーズにしている．

2) 移行帯上皮

恥骨直腸筋付着部上縁から始まる外科的肛門管の上方 1/3 は粘膜から外皮へと移行する部位であり，

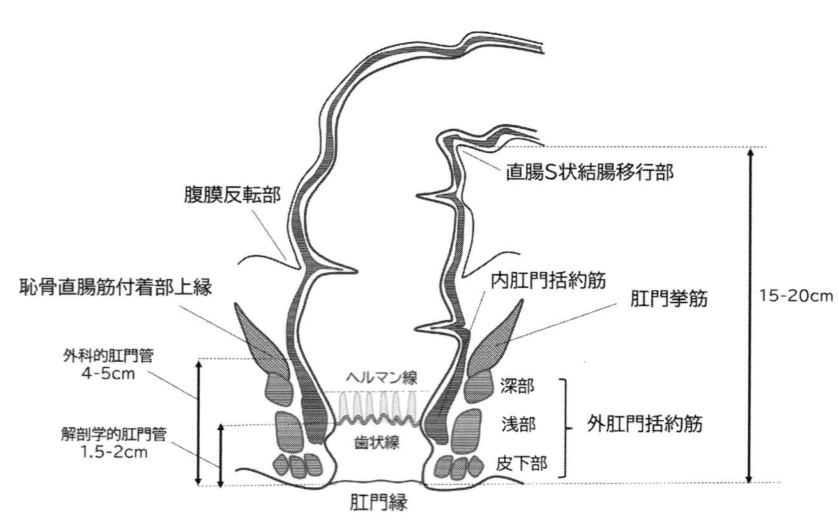

図 1　直腸と肛門管

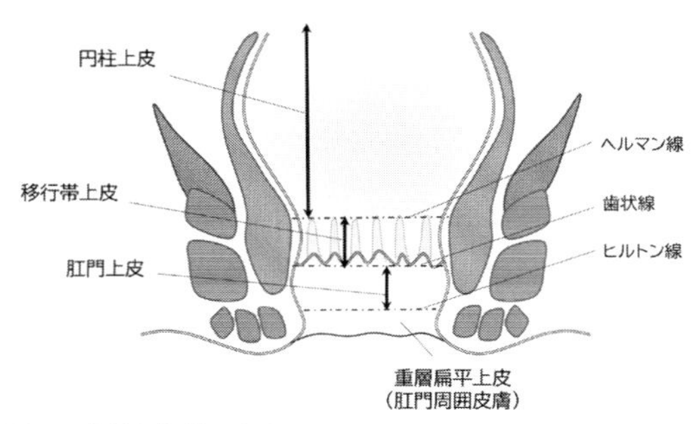

図2　直腸と肛門の上皮

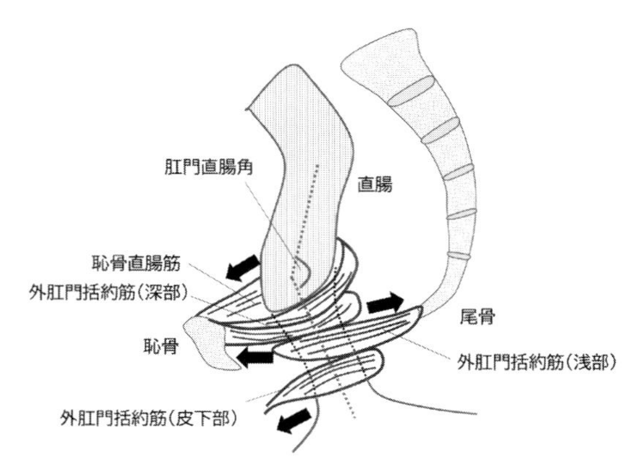

図3　恥骨直腸筋と外肛門括約筋の収縮方向

移行帯上皮と呼ばれる（図2）．この境界線をヘルマン線といい，すなわち恥骨直腸筋付着部上縁に一致する．移行帯上皮は歯状線に至るまで続き，円柱上皮，立方上皮，重層扁平上皮などが混在している．移行帯上皮では8～14条[6,7]の縦走するひだが伸びており，これを肛門柱という．また，肛門柱と肛門柱の間の溝を肛門洞と呼ぶ．肛門柱の下端は小さく隆起して肛門乳頭を形成し，肛門洞の下端は窪みとなって肛門陰窩（肛門小窩）を形成し，ここに肛門導管が開口し，肛門腺へと続く．肛門乳頭と肛門陰窩を結んだ輪状の線が，歯状線である．

3）　重層扁平上皮

歯状線から下方は重層扁平上皮となるが，皮脂腺や汗腺などの皮膚付属器，ならびに角化層を伴わない扁平上皮帯となる（図2）．これは肛門上皮と呼ばれ，メラニン色素が少ないため白黄色を呈し，ヒルトン線といわれる通常皮膚（外皮）との境界部まで続いている[7]．このヒルトン線は，内外肛門括約筋の筋間溝に相当する部位である．

c. 直腸・肛門の筋組織

1）　肛門挙筋

小骨盤腔は，骨盤上口，骨盤壁，骨盤下口からなっている（図3）．骨盤下口を閉鎖するのが骨盤底で，この筋性部を骨盤隔膜と呼ぶ．骨盤隔膜は，肛門挙筋，梨状筋，尾骨筋から構成されており，肛門管を挙上させている．肛門挙筋は，恥骨直腸筋，恥骨尾骨筋，腸骨尾骨筋の3つの総称であり，体性神経支配の横紋筋で，排便機能に深く関与している．恥骨直腸筋は恥骨後面に起始部と付着部を有し，左右からU字型の係蹄を形成して直腸を取り囲んでいる．恥骨直腸筋の収縮により直腸が前上方に引き上げられ，肛門直腸角が鋭角化することによって肛門管が閉鎖される．恥骨尾骨筋は恥骨体に起始し，後方を走行して後述する肛門尾骨靭帯に付着する．腸骨尾骨筋は内閉鎖筋筋膜と坐骨棘に起始し，肛門尾骨靭帯に付着する[8]．

2）　内肛門括約筋

内肛門括約筋は腸管の輪状筋（固有筋層）が肛門管部分で発達し肥厚した平滑筋で，自律神経支配の不随意筋である．内肛門括約筋の持続的収縮により，安静時に肛門管が閉鎖される．

3）　外肛門括約筋

外肛門括約筋は神経外胚葉由来の横紋筋で，随意筋である（図3）．これを収縮させることで，能動的に肛門管が閉鎖される．外肛門括約筋は，皮下部，浅部，深部の3つに分かれている．皮下部は，肛門縁付近の皮下に位置する輪状の筋で，肛門を閉鎖する．皮下部の収縮により，肛門は前方に締められる．浅部は外肛門括約筋のなかで最大でもっとも強力な作用を有する筋肉であり，左右から肛門を紡錘状に取り囲んでいる[6]．筋束は前方で会陰腱中心に付着し，後方で癒合して肛門尾骨靭帯（尾骨仙骨靭帯）を形成し，尾骨に付着している[3,6]．したがって，浅部の収縮により肛門は後方に締められる．深部は肛門管上部を輪状に囲み，同部を閉鎖している．深部の口側後方は恥骨直腸筋と癒合し一体化している．深部は恥骨直腸筋とともに，前方に肛門管を牽引する．

4）　連合縦走筋

連合縦走筋は内外肛門括約筋の間隙を縦走する線維性の平滑筋組織で，直腸の縦走筋と肛門挙筋の線維とが癒合し形成されている[3]．連合縦走筋の分岐は，内走する枝と外走する枝とに大別される．内走する枝は，歯状線の付近で内肛門括約筋を貫き，粘膜支持靭帯や結合組織網（Treitz 靭帯）を形成して筋層や痔核静脈叢を上皮に固定する[3,6,7]．外走する枝は，外肛門括約筋皮下部の筋束を分散して貫き，肛門周囲皮膚に付着している．また，外肛門括約筋皮下部と浅部との間隙を走行する線維は，横中隔として坐骨直腸窩の底面を構成している[6,9]．

d. 直腸・肛門の血管

1）動　脈

直腸・肛門には上直腸動脈，中直腸動脈，下直腸動脈が分布する（**図 4**）．上直腸動脈は下腸間膜動脈の最終枝として分岐し，第 3 仙椎の高さで左右 2 本に分かれ，直腸壁内に分布する終枝は内肛門括約筋の高さまで下行し，中直腸動脈および下直腸動脈それぞれの枝と吻合する[10]．中直腸動脈は，内腸骨動脈から分岐し，側方靭帯の高さで前外側から直腸壁に分布する．下直腸動脈は内腸骨動脈の枝である内陰部動脈から分岐し，梨状筋の下方で骨盤腔を出た後，坐骨直腸窩，外肛門括約筋を貫いて会陰に至り，肛門管と肛門周囲皮膚に分布する[4,8]．

2）静　脈

直腸・肛門の静脈は，同名の動脈に伴走する（**図 4**）．骨盤腔内では，これら静脈が相互に交通して静脈叢を形成しながら内臓表面に分布している[8]．直腸の大部分の静脈叢は上直腸静脈を経由して門脈系に流入する一方で，肛門管の静脈叢は中直腸静脈や下腸間膜静脈を経由して大静脈系に流入する．肛門管周囲にある直腸静脈叢は，歯状線を境界に上下に分かれている．上直腸静脈叢は歯状線よりも上方で内肛門括約筋と肛門管上皮との間隙に位置し，ここで上直腸動脈の枝と交通する[8]．この静脈叢が怒張することにより内痔核が発生するため，上痔核静脈叢とも呼ばれる[2]．一方で，下直腸静脈叢は歯状線よりも下方で外肛門括約筋や肛門周囲皮膚に分布しており，この静脈叢が怒張することにより外痔核が発生するため，下痔核静脈叢ともよばれる[2]．

e. 直腸・肛門の神経

1）交感神経系

腹部内臓である直腸は，内臓神経の支配を受ける（**図 5**）．交感神経幹に関連する神経節から生じた腰内臓神経および仙骨内臓神経は，交感神経節前線維および臓性求心性線維を含み，腹部椎前神経叢へと向かう．腹部椎前神経叢の遠位部である上下腹神経叢は，骨盤腔で左右の下腹神経に分かれ，後述する骨盤内臓神経とともに骨盤神経叢を形成する[10]．

2）副交感神経系

直腸は，迷走神経と骨盤内臓神経による副交感神経支配を受ける（**図 5**）．骨盤内臓神経は第 2 ～第 4 仙髄から起こり，副交感神経遠心性線維を含み，骨盤神経叢に向かう．骨盤内臓神経は，臓性求心性

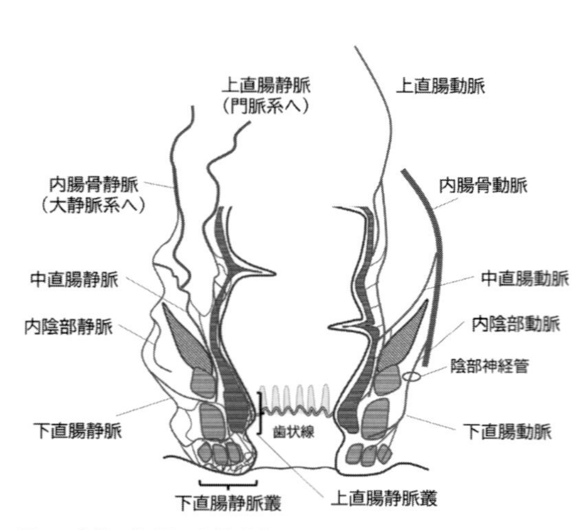

図 4　直腸・肛門の血管分布

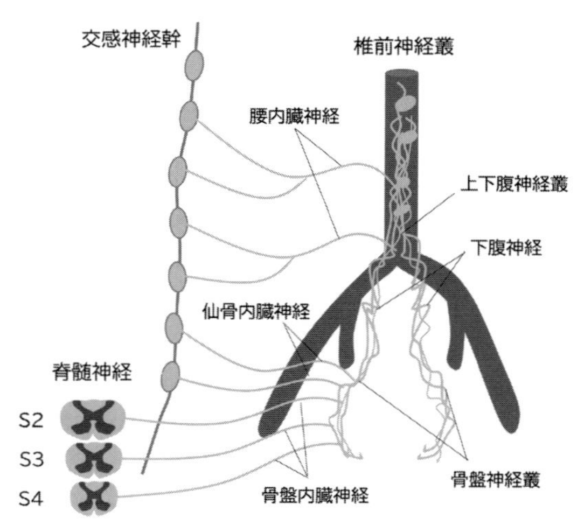

図 5　直腸・肛門管の自律神経系

線維も含んでいる．また，骨盤内臓神経の一部の線維は上行して下腸間膜動脈の枝に沿って分布し，同領域の副交感神経支配を担う[10]．

3）体性神経系

肛門管は，体性神経の支配領域である．陰部神経は第２〜第４仙髄から起こり，骨盤腔を出た後に内閉鎖筋膜内の陰部神経管を走行して（ここで内陰部動脈と伴走する）会陰に至る．陰部神経は３つの終枝に分かれ，それぞれ下直腸神経，会陰神経，陰茎背神経または陰核背神経とよばれる．下直腸神経は外肛門括約筋と肛門挙筋の運動と肛門周囲皮膚の感覚を担う．会陰神経は会陰領域の骨格筋の運動および陰嚢または陰唇の感覚を，陰茎背神経または陰核背神経は同領域の感覚を担う[10]．また，近年，第２仙髄前枝から起こり，腰仙骨神経叢から直接尾骨筋や肛門挙筋に至って，同部の運動支配を司る肛門挙筋神経の存在を示唆する報告がある[10,11]．

［辻仲眞康］

文　献

1) 大腸癌研究会編．大腸癌取扱い規約，第９版．金原出版；2018: 7-9.
2) Townsend CN ed. Sabiston Textbook of Surgery, 20th ed. Elsevier; 2017: 1312-1323.
3) 藤原美奈子．肛門・肛門管の解剖用語．胃と腸．2017; 52: 541-542.
4) Townsend CN ed. Sabiston Textbook of Surgery, 20th ed. Elsevier; 2017: 1394-1395
5) 阿部和厚ほか．組織学，改訂 20 版．南山堂；2019: 327-329.
6) 辻順行ほか．肛門の解剖．臨床外科．2022; 77: 894-899.
7) 大木繁雄ほか．直腸肛門部の解剖．成人病と生活習慣病．2016; 46: 1489-1496.
8) Drake RL et al. 著．秋田恵一訳．グレイ解剖学，原著第４版．エンゼビア・ジャパン；2019: 352-442.
9) 栗原浩幸ほか．痔瘻の新分類—後方複雑痔瘻および低位筋間痔瘻を明確化した痔瘻分類．日本大腸肛門病会誌．2008; 16: 467-475.
10) Drake RL et al. 著．秋田恵一訳．グレイ解剖学，原著第４版．エンゼビア・ジャパン；2019: 265-301.
11) 竹山政美．骨盤底の解剖．排泄リハビリテーション 基礎と臨床，改訂第２版（後藤百万ほか編）．中山書店；2022: 38-46.

4-2 排便機構（消化管運動）の生理学

a. 排　便

排便（defecation）は，消化管から肛門を経由して便を排泄する行為である．排便は中枢神経系の支配下で，感覚刺激，神経反射，大腸・骨盤底筋・肛門括約筋の収縮と弛緩などの感覚運動機能が統合的かつ協調的に複合されて起きる事象であり，それはまた便を保持するあるいは自制する機能と表裏一体である．通常，便がしたいという感覚（便意）を感じると，排便するのに都合がよければ場所を選び，環境に応じて座るかしゃがむ姿勢で排泄する．排便できないとき，たとえば近くにトイレがなかったり，乗り物に乗車中の場合などは一時的に我慢することができ，我慢の許容量，許容時間は状況に応じて計算し，自制力を維持する（禁制 continence）．さらに直腸の膨満感を感じたとき，便かガスかの識別も可能であり，時と場合に応じて放屁することができる．これらの自制力，許容範囲，識別能力はさまざまな条件で変化し，時として消失してしまうことがある．排便や便の禁制の機序についての知識やコンセンサスはまだ十分ではないが，本稿では排便を理解しやすくするため，基本となる段階，排泄前段階，排泄段階，排泄の終了段階の４つの局面に別けて述べる[1]．

1）基本となる段階

正常な大腸の機能は，回腸末端から盲腸に送り込まれた内容物を適切な速度で肛門側に移送しながら，内容物から水分を吸収し徐々に固形化する．また，排泄するのに適した状態・状況になるまで貯蔵しておく．大腸の運動活動は覚醒後に増加し夜間より日中高くなるという概日リズムを示すが，食後にも増加する．大腸の運動機能は，単純化すると，通過性または収縮性活動に分けられる．正常な大腸通過時間の上限は成人では約 72 時間とされているが，小児では速く，57 時間未満と報告されている．大腸の運動は短時間の収縮と持続的収縮によって特徴付けられ，収縮のある特定の局面である位相性収縮はさらに，非伝搬性収縮と伝搬性収縮に分類される．非伝搬性収縮はもっとも一般的な現象であり，周波数は２〜４ cycles/分あるいは６〜８ cycles/分で振幅は5～50 mmHgであるが，内腔輸送における非伝播活動の役割の詳細は不明である．

伝搬性収縮には逆行性（口側伝播）と順行性（肛門側伝播）があり，その比率は大腸通過時間の病態生理学的メカニズムによる可能性が示唆されている．高振幅伝播収縮（high amplitude propagated contraction: HAPC）は広く知られており，振幅は100 mmHg以上で，成人では1日に5～6回，おもに近位結腸から発生して1/3のみが肛門に到達し，残りは直腸S状結腸で収束する．S状結腸は内容物を直腸に送り込む調節に重要な周期的収縮を示し，膨張すると収縮し，それに伴い直腸S状結腸部が弛緩するというメカニズムが存在し，内容の直腸への進行を容易にする．

直腸の運動活動は食事摂取に影響されず逆行性に伝播し，内容物の直腸への流入の抑制機構として働き，直腸を空にしておくのに有用であると仮定されている．安静時には，肛門挙筋，恥骨直腸筋および外肛門括約筋は持続的に収縮しており，この反射は「姿勢反射」といわれ，骨盤内臓器を支えるのに役立っている．なかでも，恥骨直腸筋の収縮性牽引により肛門直腸角（→4-1の**図3**）は約90°に維持され，禁制の維持に役立っている．

肛門管は通常，内外肛門括約筋および肛門クッションの緊張性活動によって閉鎖されている（肛門クッションとは：肛門管の括約筋と粘膜との間に毛細血管が網目状に集まり，結合組織や弾性繊維でつくられた盛り上がりで，弾力性に富み，肛門管の閉鎖に役立っている）．安静時の肛門緊張は85%が内肛門括約筋，15%が肛門クッションによるもので，外肛門括約筋も一定の緊張性活動状態にある．安静時の肛門の緊張には肛門クッションが肛門括約筋の緊張だけでは達成できない「密閉性」を提供している．肛門管の活動特性に不可欠なのは，内肛門括約筋の断続的かつ一時的な弛緩であり，これにより肛門管上部がロート状に開き，直腸内容物の下降により物質特性を無意識または意識的に認識させる．この反射は“sampling reflex”といわれ，健常人では1時間に約7回起こる．

内肛門括約筋はいつもほぼ最大限に収縮しており，そのおもな反射は弛緩である．直腸を拡張刺激すると内肛門括約筋が弛緩する反射「直腸肛門抑制反射[注1]」（recto-anal inhibitory reflex: RAIR）で，外肛門括約筋麻痺や馬尾神経病変の患者，および完全な脊髄損傷でも反射がみとめられることから，この反射は大脳の神経支配の影響を受けないとされる．この反射は腸管神経系によって制御されており，ヒルシュスプルング（Hirschsprung）病の患者では欠如している．

2）　排泄前段階

正常な排便をなしうるには「便意」を感じることが最重要で，排便は便意という感覚から始まる．直腸は便意の主要な発生部位と考えられており，直腸を徐々に拡張させると最初はおならをしたいと感じ，それが持続的な便意に変わる．肛門縁から15 cmまでの膨張によって便意を誘発するが，それ以上口側の膨張は恥骨上痛や鼓腸痛に似た大腸型感覚を引き起こす．大腸切除後に直腸が残っている患者では，吻合部より肛門側でバルーン拡張を行うと正常な便意が起きる．直腸外由来の便意としては，恥骨直腸筋を含む骨盤底筋群の神経終末および伸展受容器を刺激することで便意が誘発されることが示されている．直腸切除後の患者における研究から，手術前の便意とは異なるものの，「内容の充満感」が維持されていることが観察された．直腸と骨盤底両方が正常な充満感の生成に関与しており，また便意にも関与している．

HAPCによる結腸運動は内容物を肛門側へ移動させ，S状結腸が膨張すると収縮し，それに伴い直腸S状結腸部が弛緩し内容物を直腸へ送り込む．直腸の感覚は両側の陰部神経ブロック後も維持されるが，高位脊髄麻酔（T6–S1）により，腹部不快感も含め完全に消失する．一方，直腸壁の生体力学的特性は，内容物の流入に対応して直腸は拡張し，直腸の感度は容積の増加に対応できるという適応的弛緩として知られる現象である．これにより直腸は一時的貯蔵器官としての役割を果たすことができる．すなわち貯留能（reservoir function）である．骨盤底はこの段階でも持続的な収縮状態を維持しており，結果として禁制が維持される．便意を催し，排便の都合が悪い場合は，外肛門括約筋と恥骨直腸筋を含む骨盤底筋群を随意的に収縮させ我慢することができる．この時肛門直腸角は鋭角となる．

3）　排泄段階

サンプリング反射[注2]によって便意が促進され，意識的に排便することを決定した場合，直腸内圧の上昇と骨盤底および肛門管の弛緩により内容物が排泄される．健康な成人では全HAPCの35～40%が排便時かその直前に起こり，排便と関連している．排便時の息みは骨盤内圧を上昇させ，したがって直腸内圧も上昇する．直感的には直腸の同時収縮により排泄が促進されると考えがちだが，直腸収縮の関与は証明されていない．排泄は自発的な息みと協調的な大腸収縮の両方によってもたらされるのであろう．十分な骨盤底筋の弛緩は腹腔内圧の上昇と相まって骨盤底を下降させ，恥骨直腸筋の弛緩を伴い肛門直腸角（→4-1の**図3**）を直線化する．このことは効果的な排泄に不可欠であり，それがうまくいかないことで骨盤底筋協調運動障害あるいは協調運動障害型排便といわれる排便障害をきたすことがある．排泄時には内肛門括約筋だけでなく外肛門括約筋も協調性に弛緩し，肛門管としての弛緩が起こる．内肛門括約筋の弛緩は直腸の膨張に反応して不随意に起こり（RAIR），直腸内圧に比例する．排泄に適した姿勢をとった後，声門を閉じて腹筋と横隔膜を収縮させて息む（バルサルバ法：Valsalva maneuver）．このとき肛門の連合縦走筋は収縮し，肛門クッションの平坦化と肛門管の短縮を引き起こす．また流入してきた便塊の圧迫により肛門クッションはさらに平坦化される．これらすべての変化は同時に発生し，肛門内圧を直腸内圧より低下させ，その結果，直腸から外部への圧勾配が生じる．

腹腔内圧の上昇と十分な骨盤底筋の弛緩がうまく調整できず，さらに排便時に外肛門括約筋を不適切に収縮させることがあると便排出障害をきたす．この外肛門括約筋収縮は奇異性収縮とよばれ，排泄のための息みにより，本来弛緩すべき恥骨直腸筋，外肛門括約筋を，我慢するときの収縮動作にしてしまう現象である．

排泄はいったん始まると，肛門からの感覚入力は直腸が空になるまで排泄活動を維持すると仮定されている．脊髄損傷患者であっても，排泄はいったん開始されるとほぼ完全に行われるため，これはおそらく脊髄反射によるものである．

4) 排泄の終了段階

この段階は，骨盤内圧を上げる動作をやめて直腸が完全に空になった感覚をうけ，半自発的な制御のもとで始まり，その後，外肛門括約筋と骨盤底筋の不随意運動によって肛門管を閉じ，直腸への圧をなくす．外肛門括約筋は肛門管を瞬時に閉じるが，この反射は「閉鎖反射」として知られ，内肛門括約筋が直腸の拡張によって抑制されなくなり，その筋の緊張を回復する時間をもたらすために，排便の終わりには重要である．この反射は脊髄損傷患者では障害されていることから，皮質的に調節されているようである．息みが終了し腹圧が低下すると骨盤底の姿勢反射が再活動し，その結果，恥骨直腸筋の収縮が起こり肛門直腸角を基本の状態に戻す．そうすることで肛門クッションが受動的に膨張し肛門管が完全に閉鎖される．

b. 便の禁制（faecal continence）

正常な肛門の禁制は，骨盤底筋群，正常な直腸肛門知覚とサンプリング反射，適当な直腸容量とコンプライアンス，そして正常な直腸および肛門管の運動などと調和して肛門括約筋が十分に機能し，肛門内圧が直腸内圧より高い状態である間は維持される[2]．また，肛門クッションが肛門括約筋の緊張だけでは達成できない「密閉性」を提供している．便とガスを識別し放屁したり排便したりできることからして，そのメカニズムは直腸内容を保持したり排出したりする単純な圧較差を表しているのではないことがわかる．禁制の機序そのものは複雑とはいえ，社会生活を送る人間には欠くべからざる機能である．

1) 禁制機構

これまでに禁制のメカニズムを説明するいくつかの理論が報告されてきた．1965年にPhillipsとEdwardsはflutter valve理論を発表した．これはちょうど食道への逆流を予防するメカニズムと同じで，腹腔内圧が上昇すると下部直腸に高圧帯が生じて直腸内容が肛門に入らないようにする機構である．Parksはflap valve理論を報告し，重要なのは腹腔内圧の上昇が直腸前壁を押し，肛門直腸角が鋭角になることで禁制を維持するという考えを普及させた．これらの2つの理論はともに，禁制は主として肛門括約筋によるのではないのだから，直腸内圧が肛門内圧より高くても便漏れがないことの理由を説明していることになる．Parksは失禁が会陰下垂やフラップバルブ機構を無効にする直腸肛門角の鈍角化と関係があると考え，鈍角化した直腸肛門角を修復する肛門後方修復術（postanal repair）という手術方法を考案した．

しかし 1986 年に Bartolo らは放射線による検査，筋電図，直腸肛門内圧検査により valve によるメカニズムは証明されず，禁制は肛門括約筋によると結論した．Duthie らは便失禁患者に肛門後方修復術を施行後，失禁が改善した患者の直腸肛門角は術前と比較して改善していないのに，肛門管静止圧と随意収縮圧は有意に上昇していたことを確認した．そのほかの肛門後方修復術，前方括約筋形成術 anterior sphincteroplasty あるいは肛門挙筋形成術 levatorplasty 後の成績も同様であったことから，失禁患者の直腸肛門角の鈍角化は恥骨直腸筋の脆弱化による現象と考えられ，禁制には直腸と肛門の内圧が関係していることが示唆されたのである．

2）　直腸および肛門の知覚

正常人は排便時とは別に放屁だけすることができるが，そのためには便とガスの区別がつかなければならない．便が直腸内に充満すると骨盤底筋群にある伸展受容器によりおもに感知すると考えられているが，ガスは固形物より圧を上げないため直腸内の圧の違いを感知する能力が直腸内容を識別する．感知能力は肛門管上部粘膜にも存在し，肛門のサンプリング反射なるものが重要な役割を果たしている．

正常な禁制の維持には知覚や直腸コンプライアンス[注3]が重要であり，局所の作用に中枢神経系の制御が必須である．しかし，正常の禁制を維持している正確なメカニズムはいまだ不明である．

注 1　直腸肛門抑制反射

この反射はサンプリングと排便の両方の役を果たす．直腸内に多量の便が貯まると弛緩した内肛門括約筋圧は回復せず，抑制が持続する．この時点で排便したければ排便することができる．排便が終わると外肛門括約筋は肛門管を閉じ（閉鎖反射），ない肛門括約筋は緊張を回復する．

注 2　サンプリング反射

直腸肛門抑制反射により内肛門括約筋は弛緩し肛門管口側が開き，直腸内容（便またはガス）は限定された知覚領域（肛門管閉鎖部位上端より肛門側に存在する）に入ってきてこの部位で温度，痛み，ごく軽度の触感をちょうど人差し指の先端の感覚と同じように識別できる反射である．

注 3　直腸コンプライアンス

直腸コンプライアンスは dV/dP = mL/mmHg で計算される．直腸が便で充満してくると反射によって直腸が拡張してコンプライアンスを下げ，300 mL になるまでは直腸は適応できる．さらに量が増えると圧が上がり，耐用量に迫るとこれが排便の緊迫感となる[3]．

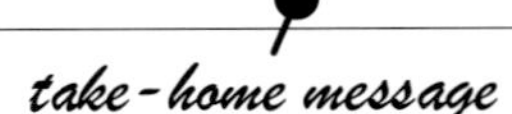

排便機構には便を排泄する「排便」と，便が出るのを我慢し漏れないように維持する「禁制」がある．排便では高振幅伝播収縮が結腸に起き，結果，左側結腸内の糞便が直腸に流入する．直腸の拡張は便意をもたらし，同時に直腸肛門抑制反射が起きることで内容の識別を行い排便につなげる．あるいは都合が悪いと我慢をすることができ，その程度は直腸結腸の状態および便性状により調節できるようになっている．種々の反射と感覚が複雑に作用し，繊細な排便機能が維持されている．

［黒水丈次］

文　献

1) Palit S et al. The Physiology of Human Defecation. Dig Dis Sci. 2012; 57: 1445–1464.
2) Duthie GS et al. Faecal continence and defaecation. Coloproctology and the Pelvic Floor. Butterworth Heinemann; 1992.
3) Nyam DC. The current understanding of continence and defecation. Singapore Med J. 1998; 39: 132–136.

4-3 直腸・肛門の機能検査

4-3-1 直腸肛門内圧測定
anorectal manometry

a. 概　念

世界の調査では直腸肛門機能障害は人口の10～20%にみられ，一般的で生活の質に大きな影響を与える．現今，肛門機能を評価するため，直腸肛門内圧測定，肛門超音波検査，排便造影検査，肛門筋電図検査，バルーン排出テストなどの検査が利用可能であり，これらの検査は便失禁や排便障害あるいは肛門痛の病態生理について有用な情報をもたらす．なかでも直腸肛門内圧検査は便失禁や便秘（大腸通過遅延型や排便困難型）など排便障害の診断や機能評価に有用であることが広く認識され，実施されている．

b. 直腸肛門内圧測定の実際

1）測定機器

直腸肛門内圧を測定し，それを記録，保存するには種々の機器が必要である．おもなものとしてプローブ，圧記録装置，記録表示装置（モニター，プリンターなど），データ記憶装置（コンピュータ）がある．プローブには①マイクロバルーン式，②水灌流式プローブ，③ひずみゲージ変換器付きプローブ（マイクロチップトランスデューサー）があり，現在は③が主流であるが，それぞれに長所短所があり，時代の流れで①②③の順に普及してきた．②は③に比べ故障しにくく値段が安いが，灌流用ポンプを必要とし，較正などに手間がかかるのが欠点である．③は使いやすく取扱いが簡単であるが，故障しやすく高価である．また，圧受容部が1つだけでなく縦軸あるいは円周上に数箇所あるタイプがあり，チャネル（ch）ごとにトランスデューサーが必要であるため，ch数が多いほど高額となる．そのほか先端にバルーンがついているタイプなどあり，機器そのものが統一されていないのが現状である[3]．

2）測定方法

測定は被験者を左側臥位にし，大腿を90°屈曲させた状態で行う．前処置は検査前に排便をすませておく程度とし，原則として検査直前に下剤や浣腸は使用しない．しかし便の貯留が認められるときは検査30分前までに排便が終わるように浣腸をする．

検査を始める前に検査機器を調整する．とくに記録装置とプローブ（トランスデューサー）をメーカーの指示に従い正確に較正（calibration）することは内圧を正しく測定するうえで非常に重要である．

肛門から直腸内にプローブを約6 cm（先端の圧受容部が直腸内に位置する）挿入し，1 chあるいは円周上に圧受容部がついているプローブの場合は，直腸から引き抜きながら各部位の圧を測定する．引抜き法には2種類ある．1つの方法は5～10 mmずつ段階的に引き抜いて各部位の圧を測定する方法（station pull-through法），もう一方は自動引抜き装置を使い一定の速さで持続的に引き抜きながら測定する方法（rapid pull-through法）である．測定波形を記録装置に保存するが，現在はほとんどがコンピュータに記憶され分析できるようになっている．筆者は，直腸肛門内圧曲線を必要とするとき（生理的肛門管の長さを測定するときなど）は1 chプローブと自動引抜き装置を用いて測定し，それ以外は縦軸方向に8 ch圧受容部のあるプローブにて測定している．

3）測定項目

測定項目は患者の症状から必要項目を選択する．プローブを挿入留置し，約5分間待って波形が安定したのを確認してから測定を開始する（run-in period）．プローブ挿入直後は挿入の刺激で直腸肛門抑制反射が出現して静止圧が低下したり，波形が乱れることがあるためで，圧が回復して安静時の静止圧になるのを待つ必要がある．1 chプローブの場合，いずれの引抜き方法でも静止圧や随意収縮圧は測定できるが，生理的肛門管の長さ（high pressure zone）は自動引抜きによる直腸肛門内圧曲線から計測するほうが望ましい．8 chプローブの場合は波形が安定したのを確認してから1分間測定し，最大静止圧（maximum resting pressure）を計測する．次に，肛門を意識的に 10 秒間収縮させたときの圧を測定し，最大値を最大随意収縮圧（maximum squeezing pressure）とする．また 30 秒間肛門を締め続けたとき，最大随意収縮圧の 50% 以上の収縮圧持続時間を測定することもある．そのほか，排便動作時の息みにおける直腸肛門内圧の変化，咳をしたときの圧（cough reflex）も測定項目としている．続いて肛門縁から 10 cm の直腸内にバルーンの中心がくるようにバルーンを挿入留置し，静止圧が安定するのを待つ（1 ch の場合は圧受容器が最大静止圧の部位になるようプローブの位置を決める）．30 ～ 50 mL の空気を瞬時に注入したときに起きる肛門内圧の弛緩が直腸肛門抑制反射（rectoanal inhibitory reflex）であり，その有無を調べる[4]．

直腸感覚検査としては，肛門縁より 10 cm の直腸内に留置したバルーンに徐々に空気を注入し，最初に軽く直腸内に感じたときの量を第一一定感覚量（first constant sensation volume: FCSV）[mL] とする．さらに空気を継続して注入し，便意をしっかりもよおしたときの注入量が便意発現量（desire to defecate volume: DDV）[mL] である．続けて空気を注入し我慢できなくなったときの量を最大耐用量（maximum tolerated volume: MTV）[mL] とする．生理的肛門管長および肛門管最大静止圧はおもに内肛門括約筋機能を，肛門管最大随意収縮圧，咳反射は外肛門括約筋の機能を反映している．また，知覚最少量（第一一定感覚量）および便意発現量は知覚能，最大耐用量は便貯留能と相関していると考えられている．直腸肛門抑制反射はヒルシュスプルング（Hirschsprung）病の診断に使われているように，神経系の障害と相関している．また，直腸切除術において吻合部位が低位になるほど，またリンパ節郭清をするほど，反射の出現率が低下する．

内圧測定を行うとき，臨床症状として 1 日の排便回数と便意，便性状，失禁（便，便汁，ガス）の有無と状況，便とガスの識別能の有無，我慢が可能か否かなど排便に関する詳細を問診にて聴取する必要がある．

c. 検査の評価

1）肛門括約筋機能

生理的肛門管の長さは内肛門括約筋の収縮活動部位を表しており，その短縮は超低位前方切除や括約筋間直腸切除（ISR）後に多く認められるが，痔瘻の手術後にもみられることがある．肛門管最大静止圧の低下は内肛門括約筋活動の減弱を示し，筋肉そのものの障害か支配神経の損傷を意味する．肛門管最大随意収縮圧は肛門縁から約 5 ～ 15 mm の肛門下部で測定されるが，その低下は外肛門括約筋の損傷か中枢神経系からの伝導障害に起因する．収縮圧持続時間は我慢の程度の指標になると考えられている．咳をしたときの圧の上昇は外肛門括約筋の閉鎖反射であるが，時に最大随意収縮圧より高値を示すことがある．それは肛門の随意収縮が上手くできていないことを示唆している．息み時の圧波形の変化は機能性疾患である便排出障害の診断に有用である．恥骨直腸筋や外肛門括約筋の奇異性収縮の診断が可能であり，バイオフィードバック療法の適応を判断するのに役立つ[5]．直腸肛門抑制反射の消失はヒルシュスプルング病の診断基準の 1 つとして有名であるが，その反射は直腸内容の認識や禁制の維持に役立っていると考えられている．超低位前方切除や括約筋間直腸切除（ISR）後に出現頻度が低下する傾向にあり，これらは術後排便障害を評価する上で有用である．

2）貯留能

便意発現量は直腸の伸展刺激に対する感覚を示し，直腸の炎症や拡張不良では著明に低下するため便意が頻回となる．また最大耐用量は貯留能を表し，排便回数と相関する．便意がないと訴える患者で測定した結果，便意発現量，最大耐用量が正常な場合は直腸まで便が届いていないことを意味し，大腸通過時間遅延が示唆される．反対に便意を頻回に感じる場合，FCSV，DDV，MTV が低値であれば過敏で貯留能が低下している状態といえる．一方最大耐用量が 300 mL 以上のときは直腸感覚が鈍麻化しているために便意がはっきりしないことが示唆され，これらは治療方法の選択に有用である．

おわりに

直腸肛門内圧測定検査は，直腸肛門機能障害の診断，機能回復の評価，機能改善の予測の客観的手段として有用である[3]．しかし，この検査により直腸肛門機能のあらゆる状態が説明できるわけではなく，画像診断をはじめ，他の機能検査と併せての総合的評価が病態の正確な把握につながることはいうまでもない．

> ***take-home message***
>
> 検査をする以上，精度が重要である．検査実施者は検査目的，使用機器の特徴と方法に関して十分理解しておくこと．また，被験者にも検査についててていねいに説明し，協力を得ることが必要不可欠である．患者の体位と緊張の緩和，機器の0点補正をはじめ測定操作の安定性，引いては測定結果の安定性が評価の価値を高め，さまざまな場面において内圧測定の意義を見出すことになる．

［黒水丈次］

1) Nixon HH: Anal canal pressures in the diagnosis of Hirschsprung's Disease. J Pediatr Surg. 1967; 2: 544–552.
2) 黒水丈次：下部直腸癌に対する肛門括約筋温存術式の術後肛門機能に関する研究．日本大腸肛門病会誌．1989; 42: 10–22.
3) Rao SSC et al. Minimum standards of anorectal manometry. Neurogastroenterol Mot. 2002; 14: 553–559.
4) Read NW et al. Anorectal manometry. Coloproctology and the Pelvic Floor. Butterworth Heinemann; 1992: 119–145.
5) Rao SSC. Dyssynergic defecation and biofeedback therapy. Gastroenterol Clin North Am. 2008; 37: 569–586.

4-3-2 直腸肛門感覚検査

anorectal sensation test

はじめに

人間は排便するのに都合のよい時間と適当な場所を許容できる範囲内で選択し，実行するという社会的な行動様式をもっている．そのためには排便する必要性をあらかじめ便意という感覚で意識的に認識し，準備する必要がある．しかし直腸肛門機能に障害があると，この当たり前ともいえる行動は不可能となり，便失禁，便秘，肛門痛などで生活の質を損なうことになる．

排便状況は丁寧で詳細な問診で聴取するが，客観的な直腸肛門機能の情報を得るには直腸肛門機能検査が必要である．おもなものとして，直腸肛門内圧測定，バルーン排出試験，筋電図検査，および陰部神経伝導検査がある．

直腸充満の認識（便意）は正常な排便機能にとって重要であり，直腸肛門感覚検査は直腸肛門機能の生理学的評価に不可欠である．一般に広く行われている直腸肛門感覚検査は単純なバルーン拡張検査であり，これは直腸肛門内圧検査の手順の1つとして行われているのが通常である．特定の患者のためには，運動機能と感覚機能の両方の評価に有用な電子化された直腸バロスタットが使用される．しかし，装置のある施設は少なく，しかも典型的なバロスタットプロトコルは完了するまでに約1時間かかる場合があり，日常的に広く利用できるわけではない．

本稿では，日常臨床でもっとも一般的に施行されており，国際肛門直腸生理学作業部会（International Anorectal Physiology Working Group: IAPWG）[1]が推奨しているバルーン拡張検査について述べる．

a. 直腸肛門感覚機能

排便に関連する感覚は，求心性神経終末が直腸だけでなく上部肛門管にも存在し，直腸の充満感（伸張または圧力）を検出するだけでなく，直腸の内容物（固体，液体およびガス）も識別できなければならない．肛門管のサンプリング反射（sampling reflex）により直腸内容物が肛門管上部に下降し内容の識別を行う．それによりガスを選択的に放屁する能力がある．健常者の肛門管には触覚，痛覚，温覚があり，パチニ小体（圧覚），マイスナー小体（振動覚，動的2点識別覚），メルケル小体（触覚，静的2点識別覚），ゴルジ–マッツォニ小体（温冷覚）などの感覚受容器と自由神経終末（痛覚）など，特殊な感覚神経終末を伴う大量の神経支配がある．これらの体性神経終末は陰部神経を介して遠位直腸および上部肛門の感覚機能に寄与している[2]．

肛門直腸感覚の検査は，便失禁と排便障害の両方に重要である．

b. バルーン拡張検査

直腸の感覚を直腸の膨張の知覚で評価する検査であり，直腸内に留置したカテーテルに装着された弾性バルーンを空気で拡張することにより実施する．直腸肛門内圧測定用のプローブの先端にバルーンが装着されているタイプのものもある．空気の注入はシリンジを使用して手動で，または持続注入ポンプを使用して自動で行う．バルーンの容量は 400 mL 以上である必要があり，注入量は研究者によっては 250 mL 以上注入しないとする報告と，350 mL を上限とする報告がある．これは使用するバルーンの材質の硬さにより，伸展性が悪い材質ではバルーン内圧が高くなることで直腸損傷の危険性が増すからである．ラテックスフリーで厚さが 0.1 mm のバルーンは伸展性がよく（軟らかい），350 mL 注入しても安全といえる．

体位は左側臥位とし，膝と股関節を約 90° 屈曲させる．直腸肛門内圧検査の手順の 1 つとして行われるため，検査の当初に直腸内に糞便の貯留がないことを直腸肛門指診で確認してあることを前提とする．

まず肛門からバルーンを挿入することを被検者に説明し，潤滑油をつけて静かにバルーンを挿入する．バルーンはその中心が肛門縁より 10 cm（あるいは肛門管の上縁から 3 ～ 5 cm 上）の直腸内に位置するよう留置する．バルーンに徐々に空気を注入していくが，注入する速さは 10 mL/秒が望ましい．注入を開始する前に被検者に，「風船に空気を徐々に入れていきますから，一定の続く感じがしたときは教えてください」，「さらに注入を続けますから，排便がしたいと十分感じたとき教えてください」，「次にもっと空気を注入しますから，もう我慢できない，便が漏れそうと感じたとき，あるいは痛みを感じたとき教えてください」と説明しておく．最初に直腸内に感じたときの量を第一一定感覚量（first constant sensation volume: FCSV）とする．便意をしっかりもよおしたときの注入量が便意発現量（desire to defecate volume: DDV）である．我慢できなくなったときの量を最大耐用量（maximum tolerable volume: MTV）とする．測定単位は mL で，それぞれの申告時に記録する．IAPWG プロトコルとロンドン分類では，肛門直腸の運動機能と感覚機能に関する標準用語が規定されている．

バルーン拡張は直腸を通過する多量の糞便に似た便意を誘発する刺激であり，便意発現量と最大耐用量は再現可能である．

c. 直腸バロスタット

この検査では非弾性（プラスチック製）のバッグを使用する．それ自体の特性が内圧に影響を与えないという点で，固有の弾性を考慮するために補正が必要なバルーンより好ましい．直腸内にバッグを挿入留置し，指定された正確な膨張を可能にする電子化された装置で空気を注入し，バッグ内（直腸内）の容量と圧力が同時に記録され，導出された圧力・容量曲線から直腸コンプライアンスが計算できる．

d. 直腸肛門感覚検査の評価

直腸感覚の測定閾値は，便失禁および慢性便秘の両方の状態において正常，減少（過敏性：hypersensitivity）または増加（低感受性：hyposensitivity）の場合がある．

直腸の過敏性は下痢型 IBS，潰瘍性大腸炎および放射線性腸炎などにおいて切迫感や頻便を有する患者に一般にみられる所見である．また，直腸の過敏性は切迫性便意，切迫性便失禁および低位前方切除症候群の特徴でもある．このような過敏性は低下したコンプライアンス，容量あるいは直腸の拡張に対する過剰な反応に関連している可能性がある．過敏性の患者の感覚閾値を正常化することは，行動療法や薬剤の使用，外科的治療による前向きな臨床成績と関連しているが，良好な成績は介入後の感覚要因の変化とは必ずしも関係ない．

一方，直腸の低感受性（鈍麻）はしばしば便意が減弱あるいは消失している状態と同時に認められ，慢性便秘，便秘型 IBS，便失禁，および脊髄損傷に続発する便排出障害の患者で観察される．これらは原発性（求心性経路機能の直接障害），続発性（直腸拡張などの変質した生体力学的特性），またはその両方の場合がある．感覚が鈍麻なとき，想定される状況は，本人が対応する必要性に気がつく前に便が無意識のうちに漏れてしまうことである．このような患者の感覚の再訓練は，外肛門括約筋を適時収縮するようにし継続的にトレーニングし，禁制（continence）を改善することが示されている．

直腸感覚機能の評価は，直腸肛門障害のある患者の臨床管理上，重要な位置を占めている．それにもかかわらず，単純な弾性バルーン拡張法は標準化が不十分であるのが現状である[3]．

e. 今後の課題

これまでの研究では，直腸圧が直腸充満感のおもなトリガーであることが確認されている．しかし直腸圧と直腸容積は相関せず，それぞれが独立して機能すること，そして直腸容積が増加しても直腸圧の増加は認めず，直腸容積が増加した患者の直腸充満感が減少していないという研究結果から，直腸低感受性（鈍麻）は「異常に」直腸容積の閾値が上昇した患者ではなく，直腸圧の閾値が上昇した患者に限定すべきと報告している[4]．すなわち，現在は容積を重視した感覚閾値のみを使用して直腸充満感をテストしているが，直腸容積が増加したすべての患者が直腸感覚の低下，すなわち直腸知覚鈍麻と診断されてしまうことになると，臨床の場で対応に矛盾が生じるおそれがある．直腸充満感の直腸圧を測定する簡便な方法の開発が望まれる．

take-home message

人間の感覚は非常に繊細で微妙であり，表現方法も個人により差がある．そのため客観性をもたせるためには，検査前に患者に感覚について説明し，表現方法を統一しておく必要がある．最初に直腸に異物の存在感を感じたときと便意を催したときの違いや，我慢の限度についても説明しておく必要があり，患者の理解を得ておくことが安定した測定には重要となる．検者の手技の安定性はいうまでもない．

［黒水丈次］

文献

1) Carrington EV et al. The international anorectal physiology working group(IAPWG) recommendations: standardized testing protocol and the London classification for disorders of anorectal function. Neurogastroenterol Motil. 2020; 32: e13679.
2) Knowles CH. Human studies of anorectal sensory function. Ir J Med Sci. 2018; 187: 1143–1147.
3) Carrington EV et al. Advances in the evaluation of anorectal function. Nat Rev Gastroenterol Hepatol. 2018; 15: 309–323.
4) Verkuijl SJ et al. Normal rectal filling sensations in patients with an enlarged rectum. Dijestive Diseases and Sciences. 2019; 64: 1312–1319.

4-3-3 陰部神経伝導時間検査
pudendal nerve terminal motor latency

陰部神経伝導時間検査（pudendal nerve terminal motor latency: PNTML）は手袋に装着した特製の電極を直腸に挿入し左右の陰部神経に刺激を与えて，その刺激から外肛門括約筋が反応するまでの時間を筋電図上で測定する検査である．伝導時間が延長した場合に神経因性の障害があると評価されるが，具体的な時間のカットオフ値は施設により多少異なる．一般には 2.2 msec 以上の延長がある場合に異常とされる[1]．陰部神経伝導速度の遅延は会陰部の下垂や怒責時の下降，経膣分娩による陰部神経の損傷を示すとされている[2]．特発性便失禁の患者はコントロール群と比べて陰部神経伝導時間は有意に延長しているが，左右のうち一側の伝導時間が延長している場合と両側が延長している場合があると報告されている．特発性便失禁の患者の 66%は両側とも正常範囲であり，15%が両側とも延長，20%が一側のみが延長していたとされる．臨床への活用として，遅延のない患者は遅延のある場合に比べてバイオフィードバック訓練の効果が高いことがいわ

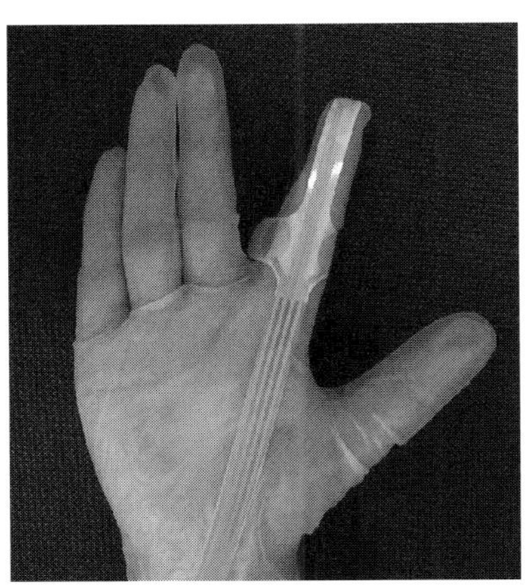

図 1 検査装置を手袋に張り装着したところ

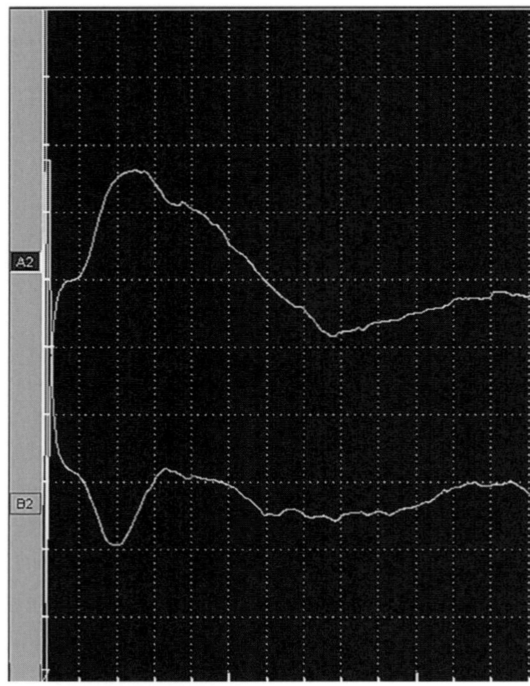

図2　伝導時間をみるための波形

れている．この検査は再現性が不明，標準的データが乏しい，複数の要因（年齢，分娩，body mass index）が考慮されていないことなどから最近では便失禁に対する臨床的利用は推奨されてきていない．このような信頼性の低さあるいは陰部神経伝導時間そのものが実際には便失禁に関与していない可能性も示唆されることから臨床的な意義は低いといえる．

take-home message

陰部神経伝導時間は現在本邦ではあまり行われなくなった検査であるが，便失禁の原因を特定するための有意義な検査法である．患者の肛門に検査機器を挿入するため，検査前の十分な説明と愛護的な操作が必要となる．

［高野正太］

文　献

1) 日本大腸肛門病学会：便失禁診療ガイドライン．南江堂；2017.
2) 高橋知子ほか．日本大腸肛門病会誌．2015; 68: 940-945.

4-3-4 肛門筋電図検査
anal electromyography

筋電図検査は外肛門括約筋や恥骨直腸筋の電気的活動を評価するために行われる検査である．肛門括約筋群の活動電位を導出・記録し，障害を神経原性か筋原性かに鑑別する．また排便時における肛門括約筋群の運動の評価なども行う[1]．一般的な筋電図の種類には針筋電図と表面筋電図がある．測定は患者を左側臥位とし表面電極や針電極を用いて行われる．正常の筋電図は括約筋を収縮させたとき，あるいは怒責時に十分な数の motor unit potential（MUP：ある一定の電圧と幅をもった電気的活動）を外括約筋に認め，排便時にはその MUP の消失あるいは顕著な減少を示す．括約筋収縮時あるいは咳をした場合に電気的な活動が低下している場合は神経線維の損傷が示唆される．便失禁患者では，コントロール群と比べ外肛門括約筋と恥骨直腸筋の電気的活動が低下していることが多い[2]．いわゆる特発性便失禁の患者に対して筋電図検査を行った場合外括約筋の 65%，恥骨直腸筋の 43%に異常所見を認めた[2]．

針筋電図は神経支配の喪失を検出するのに優れており外肛門括約筋機能低下が筋原性なのか神経原性または混合性なのかを診断することができる．一方

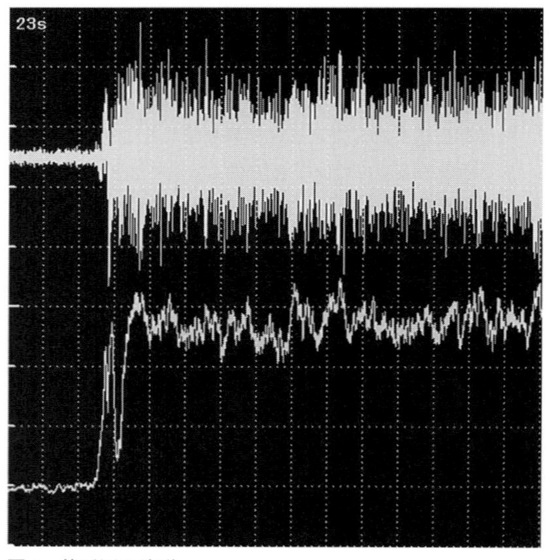

図1　筋電図の波形

表面筋電図はプラグ型電極，スポンジ電極があり肛門内へ電極を挿入して括約筋群の筋電図を記録する．表面筋電図は括約筋の圧力と相関するが括約筋筋力低下の原因を分けることはできない．表面筋電図は便失禁に対するバイオフィードバックとして利用している施設もある[1]．

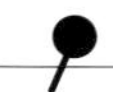

take-home message

肛門筋電図検査は前述のようにバイオフィードバックなど治療に応用できる検査技術であるため，習得することが望ましい．本邦では肛門に挿入するプラグ型表面筋電図を用いることが多く，肛門を傷つけないよう愛護的な操作を習得すべきである．

［高野正太］

文　献

1) 高橋知子ほか．日本大腸肛門病会誌．2015; 68: 940-945.
2) 日本大腸肛門病学会．便失禁診療ガイドライン　南江堂，2017.

4-3-5 排便造影検査

defecography

排便造影とは，粘性をもたせた造影剤を直腸に注入して被検者に排泄動作を行わせ，安静時，収縮時，怒責時の静止画もしくは動画撮影を行い，機能的形態的に排便動態を調べる検査である．

a. 目　的

『慢性便秘症診療ガイドライン 2017』[1] によれば，便秘は器質性と機能性に分類され，機能性便秘は排便回数減少型と排便困難型に細分類される．この排便困難型の便排出障害が疑われる患者の病態を動的に診断するのに排便造影検査は有用である[2]．大腸通過時間検査や直腸肛門内圧検査を併せて行うことでより詳細な便秘の診断を行うことが可能である．

b. 検査手技

①前日下剤などの前処置は原則として行わないが，直腸内が有形便で充満していて造影剤の注入が困難であると判断される場合には，浣腸や坐薬などを使用する．

②粉末造影剤とカルボキシメチルセルロース（CMC）ゼリーを練り合わせ擬似便を 150 g 作成（**図 1**），粘稠度が一定になりにくいので粘性を上げるためその都度粉末 CMC ゼリーを適量混ぜ調整しブリストル便形状スケールのタイプ 5 程度にする（**図 2**）．

③衆目環境で排便動作を行うという特殊な検査であるため，検査に対する十分な説明と患者の理解が必要となる．緊張感や羞恥心にできる限り配慮し，患者との間は衝立などで遮蔽する．

④左側臥位で肛門より直腸内にカテーテルチップを挿入し，造影剤を 150 mL 注入する．穿孔や肛門部の損傷に十分注意する．

⑤専用トイレを置き，透視台を徐々に垂直に立て患者を座らせる．手すりがあればもつように促し，患者の落下防止に十分注意をする．透視下で直腸肛門を含む骨盤部が真側面になるように体位をとる（**図 3**）．第 1 仙骨・尾骨先端，恥骨，会陰部が視野内に入り，大腿骨頭が重なるように位置決めを行う．

⑥透視で動きを観察しながら安静時（rest），収縮時

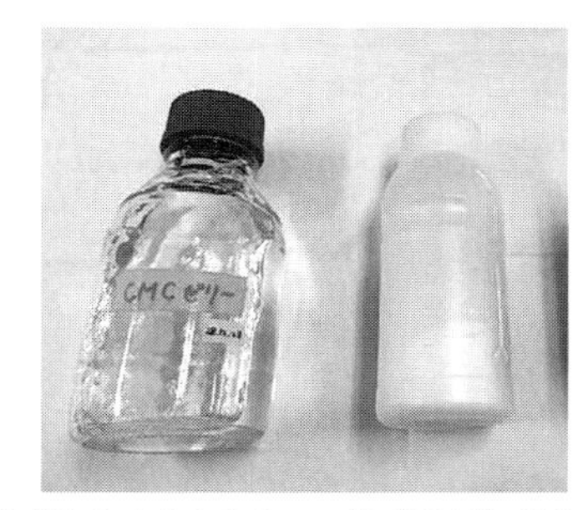

図 1　カルボキシメチルセルロース（CMC）ゼリーと粉末造影剤（バリウム）

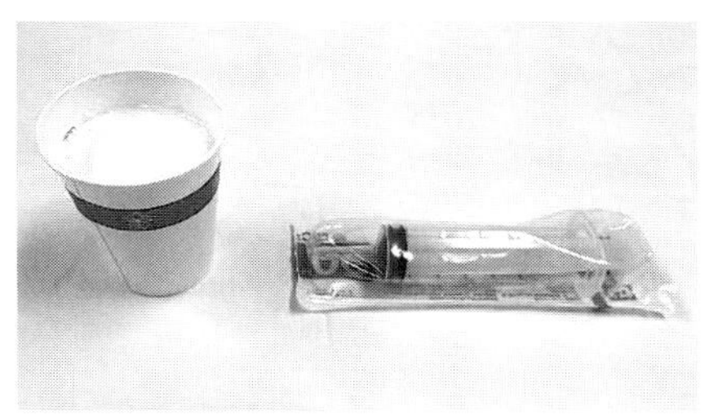

図 2　擬似便とカテーテルチップディスポーザブルシリンジ

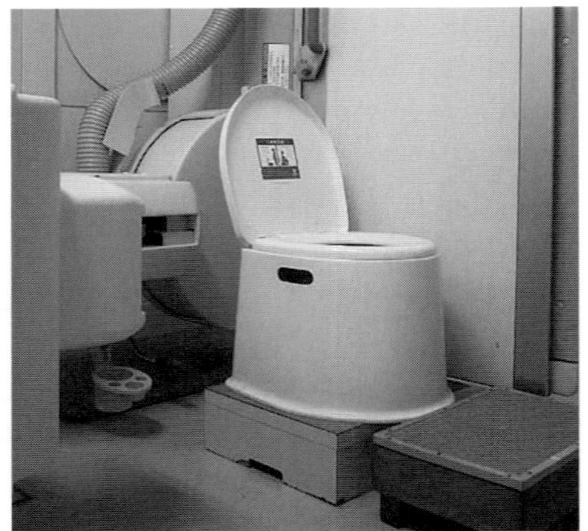

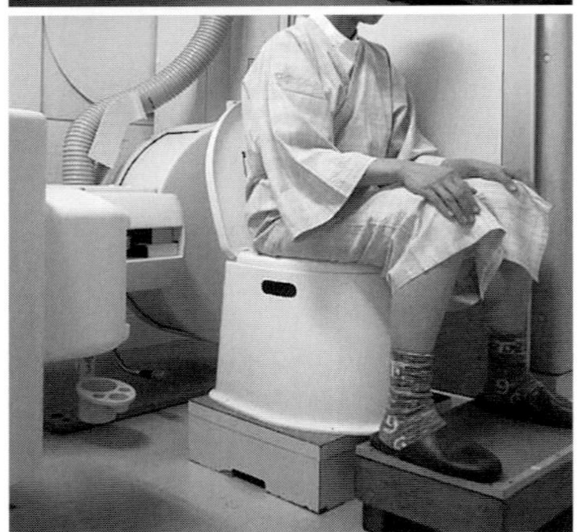

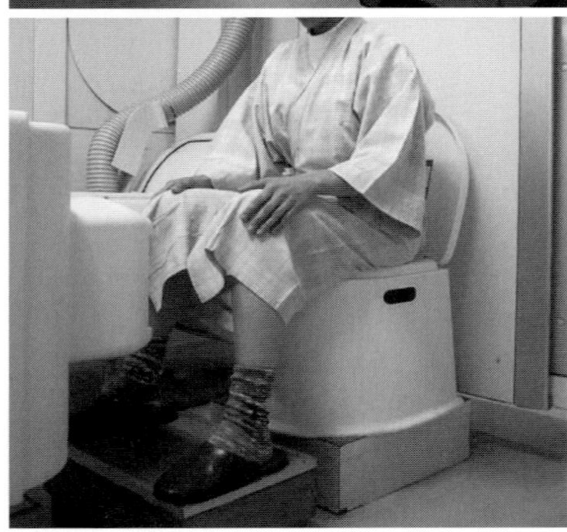

図3　撮影時のポータブルトイレと撮影体位
上：透視台に設置したポータブルトイレ，中：座位側面で安静時，収縮時，怒責時の静止画と動画撮影，下：座位正面で安静時，怒責時の静止画と動画撮影．

(squeeze)，怒責時（strain），排便後の安静，怒責を撮影する．さらに体位を正面とし安静，怒責を撮影する．検査中は怒責時の透視画像を記録する．

⑦検査終了後に残便感や排出感，違和感などを問診する．

c. 評価方法

排便造影時における基準線と直腸肛門角を**図4**に示す．

- 直腸肛門角（ARA）（角 E）：肛門管中央線（線 A）と，直腸中央－肛門管上縁を結んだ線（線 B）のなす角．
- 会陰下降度（双方向矢印線）：恥骨上縁と尾骨先端を結んだ線（線 C）と，それと平行で会陰部を通過する線の距離．
- 直腸瘤（rectocele）がある場合：肛門管の前縁と直腸瘤先端との距離を直腸瘤の大きさとする．
- 排出率：排出前後の安静時における造影剤量の変化を，ヒストグラムにおける数値の変化により計測．

排出率の計測は一般的には行われていないが，当院では擬似便の排出率を測定し，治療前後の評価に利用している．

図5に排便造影検査の正常像を示す．安静時に擬似便が直腸内に保持されて肛門外への漏出がなく，収縮時には直腸肛門角が鋭角化し会陰が挙上する．怒責時には直腸肛門角が鈍角化しつつ 2 cm 未満の会陰下降が起こり，排出時に肛門管が開大する．

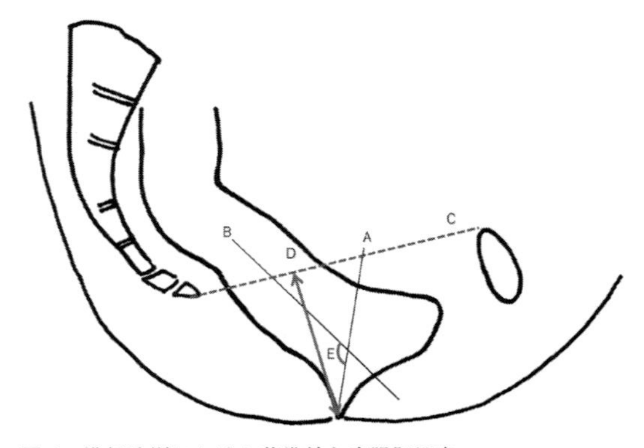

図4　排便造影における基準線と直腸肛門角
A：肛門管中央線，B：直腸中央線，C：恥骨尾骨線，D：会陰下降度，E：直腸肛門角．

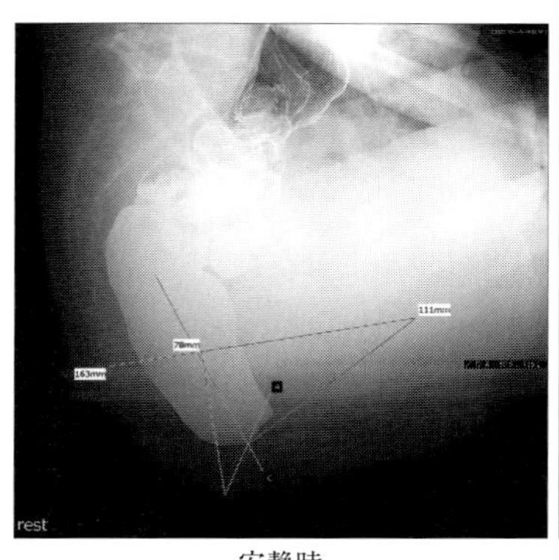

安静時

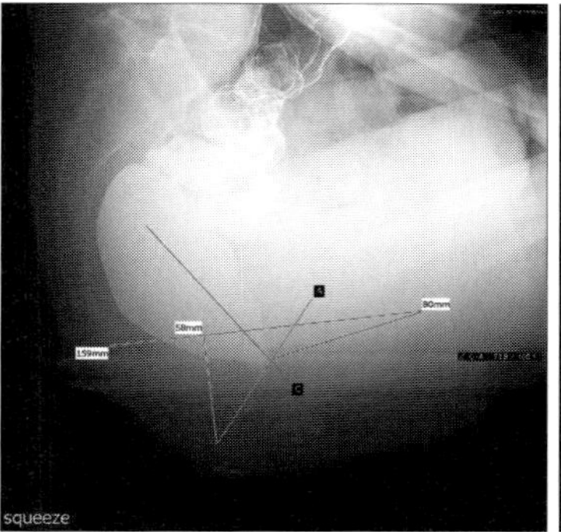

収縮時

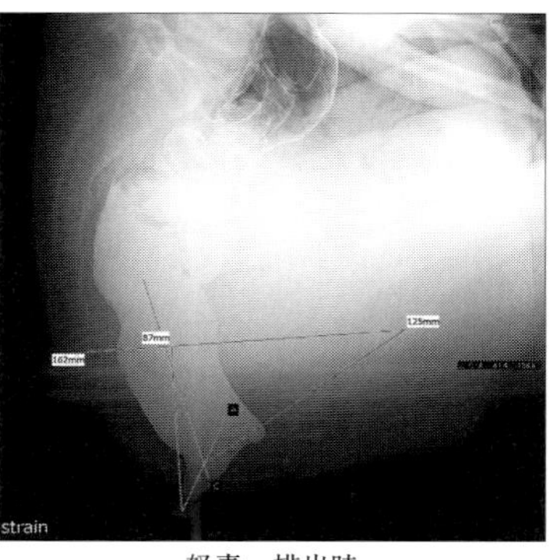

怒責，排出時

図 5 排便造影正常像

d. 描出される病態

①骨盤底筋協調運動障害：怒責時に直腸肛門角が鈍角化しない，もしくは鋭角化することにより排便困難を呈する．

②直腸瘤：下部直腸前壁が膣側に突出し，腹圧が前方にかかることにより排便困難を呈する．特徴的な症状として，患者が排便時に膣後壁を圧迫する用手補助排便や排便造影検査時に前方の直腸瘤内に有形便が残存する“entrapment”が認められる．

③直腸脱，直腸重積：怒責時に直腸内に口側直腸が重積している所見が認められる．肛門外に直腸が脱出していれば直腸脱だが，脱出せず直腸内や肛門管内で重積するのが直腸重積で，排便困難を呈する症例も存在する．

④直腸粘膜脱：重積を伴わずに直腸粘膜が分葉状に肛門管外に脱出する．排便造影検査のみでは直腸脱との鑑別が困難である場合もある．

⑤会陰下垂：怒責時に会陰下降度が 2 cm を超える場合には異常な会陰下垂と診断される．肛門側に骨盤底が突出して排便困難を呈する．

take-home message

排便造影検査ではさまざまな異常所見がとらえられるが，ROME Ⅳ[3] においては所見の読み方が標準化されておらず，無症状の被検者でも患者と同様の所見が得られてしまうことなどが指摘されている．今後は各施設間での標準化が求められるが，少なくとも同一施設内では検者間の所見の統一化を図る努力が求められ，排便造影のみで診断するのではなく他の検査を併せて総合的な診断を行う必要がある．

［野明俊裕］

文　献

1) 日本消化器病学会関連研究会，慢性便秘の診断・治療研究会編．慢性便秘症診療ガイドライン 2017．南江堂；2017．
2) 後藤百万ほか編．排泄リハビリテーション―理論と臨床，改訂第 2 版．中山書店；2022．
3) Drossman DA et al. Functional gastrointestinal disorders (ROME IV). ROME foundation; 2016.

4-3-6 バルーン排出検査
balloon expulsion test

a. 検査の目的

バルーン排出検査（balloon expulsion test: BET）は被験者の直腸に人工便やバルーンを挿入して，これを排出してもらうことによって便排出能を評価する検査である．対象は便排出障害が疑われる患者や，複数の下剤を用いても症状が改善しない難治性の便秘症患者である[1]．便排出障害の患者では食物繊維の増量や下剤による治療よりもバイオフィードバック療法が有効とされる[2]．よって便排出障害を疑う症状（過度の息み，残便感，用手排便など）がある場合は，薬物療法に先立って BET や直腸肛門内圧検査などの生理学的検査を行うことが推奨されている[1]．

b. BET の方法

通常は前処置の必要はないが，直腸内に便が溜まっている場合や，便の漏出が心配な患者には浣腸や坐剤を用いて直腸を空虚にしておく．人工便（FECOM：太さ 2.4 cm，長さ 9 cm のシリコン製のシェルにバリウムジェルを充塡したもの）を用いる方法があるが，多くの施設ではラテックス製のバルーンを水や空気で拡張させて BET を行う（**図 1**）[3]．検査体位やバルーンの拡張量，排出までの制限時間などは標準化されていない．一般的には虚脱させたバルーンを左側臥位で下部直腸に挿入して 50 mL 前後の水で拡張させる．続いて患者を検査用の便器に座らせて排便時と同じように息んでもらう．1 ～ 2 分以内に拡張状態のバルーンを排出できれば正常，できなければ排出不全と判定する（**表 1**）．

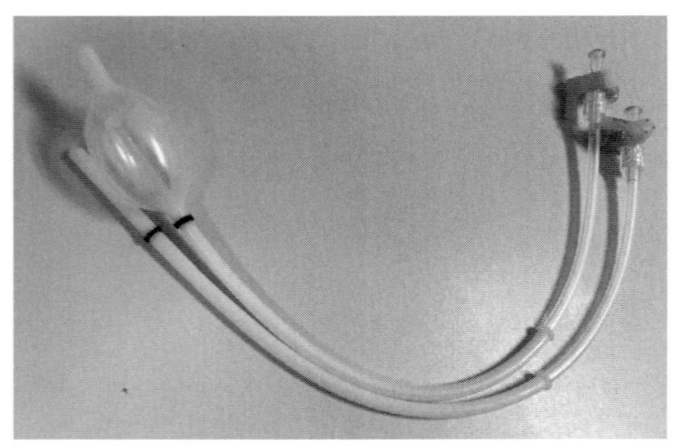

図 1　自作の直腸バルーン
14Fr のネラトンカテーテルに体腔挿入型温度プローブ用のゴムカバーを被せて痔核結紮用のラバーリングで固定したもの．

c. BET の検査能

以前は便排出障害の診断におけるゴールドスタンダードは排便造影検査（→ 4-3-5）であった．排便造影検査では直腸肛門角の変化や排出不全の有無のほか，直腸瘤や直腸重積などの器質的疾患の有無を同時に診断できることがその理由である[3]．しかし排便造影検査の方法や判定基準はいまだ標準化されておらず，設備が大掛かりで患者や医療従事者の放射線被曝の問題もある．したがって便排出障害が疑われる場合には，まず安全で簡便な直腸肛門内圧検査と BET を行うことが推奨されている[1]．

BET で排出不全と判定された症例と，排便造影と直腸肛門内圧検査で便排出障害と診断された症例の一致率を調べたおもな報告を**表 1** に示す．特異度は比較的高いが感度が低いため，排便困難を訴える患者がバルーンを排出できなければ便排出障害の可能性が高いが，バルーンを排出できた場合でも便排出障害を完全には否定できない[4]．便排出障害の診断においては，単独で正確に診断できる検査法は今のところ存在しないので，臨床症状と複数の生理学的検査の結果を組み合わせて総合的に診断する必要がある．

表 1　バルーン排出検査による便排出障害の診断能

著者（発表年） ジャーナル 巻	症例数（例）	バルーン 注入量	体位/ 制限時間	感度 （%）	特異度 （%）
Minguez M（2004） Gastroenterology 126	130	36℃の水 便意発現量	座位/ ＜ 1 分	88	89
Bordeianou L（2011） Dis Colon Rectum 54	123	空気 60 mL	座位/ ＜ 5 分	52	85
Kassis NC（2015） Int Urogynecol J 26	60 （女性のみ）	水 50 mL	座位/ ＜ 2 分	33	80
Seong MK（2016） Ann Surg Treat Res 90	87	水 60 mL	座位/ ＜ 30 秒	74	86

take-home message

BET は単独での診断能には限界があるものの，安価で簡便なので，便排出能の客観的評価法として有用である．直腸肛門内圧検査や排便造影検査が行えない場合でも，臨床症状と BET 所見を組み合わせれば，便排出障害の診断は十分に可能である．注意点として，直腸手術後の患者では吻合部に負荷が掛かるので，慎重に行う必要がある．

［安部達也］

文　献

1) Bharucha AE et al. American Gastroenterological Association Technical Review on Constipation. Gastroenterology. 2013; 144: 218–238.
2) 安部達也．便排出障害の治療—バイオフィードバック療法など．消化器内科．医学出版 ; 2020: 80–85.
3) 安部達也．直腸バルーン排出検査．排泄リハビリテーション－理論と臨床，改訂第 2 版．中山書店 ; 2022: 301–302.
4) Rao SSC et al. Clinical utility of diagnostic tests for constipation in adults: a systematic review. Am J Gastroenterol. 2005; 100: 1605–1615.

4-4 直腸肛門の機能性疾患の診断と治療

4-4-1 便失禁
fecal incontinence

はじめに

便失禁は，昔から“silent affliction”（沈黙の苦悩）とよばれ，日常生活に多大な影響を及ぼす症状でありながら誰にも相談できず，患者自身が検査や治療を求めて医療機関を訪れることは比較的少ない．その原因として，良性疾患であることや患者の羞恥心のほかに，保存的療法や外科治療で症状が改善・治癒する可能性があるとの認識が，患者のみならず医療関係者のあいだですら低いためと考えられる．

しかし，2014 年 4 月に便失禁に対して仙骨神経刺激療法が保険収載され，2017 年 3 月に『便失禁診療ガイドライン 2017 年版』（以下，便失禁 GL）[1]が発行されて以来，便失禁診療がマスコミや世間の注目を集めるようになった．さらに2018年4月には，脊髄障害を原因とする難治性排便障害患者（直腸手術後の患者を除く）に対して経肛門的洗腸療法が保険適用となった．これらを契機に，より多くの便失禁患者が医療機関を受診するようになったため，便失禁を専門としない医療機関でも便失禁に対する初期診療を行うことが求められている．本稿では，便失禁 GL を念頭に便失禁に関して概説する．

a. 概念・定義

便失禁の定義に関しては，複数の学会や組織がさまざまな提唱をしており，世界中でコンセンサスの得られている唯一の定義は存在しない[2]．もっともシンプルなのは，日本・ストーマ排泄リハビリテーション学会が編集したストーマ・排泄リハビリテーション学用語集による「不随意的な便のもれ」であるが，第 6 回国際失禁会議（International Consultation on Incontinence: ICI）[3]でも，“fecal incontinence”（便失禁）は“involuntary loss of faeces”（不随意な便の漏れ）と簡潔に定義されている．また ICI は，ガス失禁を「不随意なガスの漏れ：involuntary loss of rectal gas or flatus」，粘液失禁を「不随意な粘液の漏れ：involuntary loss of mucous only（without faeces）」と定義し，それらを総合して肛門失禁を「不随意な便，ガス，粘液の漏れ：involuntary loss of faeces and/or flatus and/or mucous」と定義している．

本邦における便失禁 GL[1]では，便失禁を単なる「不随意な便の漏れ」ではなく，「無意識または自分の意思に反して肛門から便がもれる症状」と定義している．これは，漏出性便失禁（便意を感じることなく，気付かないうちに便が漏れている症状＝無意識に肛門から便がもれる症状）と切迫性便失禁（便意を感じるが，トイレまで我慢ができずに漏れる症状＝自分の意思に反して肛門から便がもれる症状）という 2 種類の異なる便失禁症状を便失禁の定義に組み入れるためである．そして，これにガス失禁が加わると肛門失禁とよばれる．

b. 疫　学

システマティックレビューによる，一般住民を対象とした便失禁の有症率は，0.9 ～ 19.5％と報告によって大きく異なる[2]．この違いは，使用する便失禁の定義，調査方法，回答率，調査対象によると考えられる．一般住民を対象にした 2016 年のシステマティックレビューによると，便失禁の内容を「液状または固形の便失禁」，頻度を「月に 1 回以上」と定義を統一した場合の便失禁の有症率は，面接や電話による調査では 8.3 ～ 8.4％，郵送式無記名調査では 11.2 ～ 12.4％であった．調査方法別では，ほぼ同様の結果が得られているが，面接や電話による調査の方が有症率がやや低いのは，やはり回答者の羞恥心が関与していると考えられる．また，一般住民を対象にした 2004 年のシステマティックレビューでも，16 編の報告をすべて集計すると便失禁の有症率は 0.4 ～ 18％と幅広いが，さまざまなバイアスを除外した 3 編の研究に限れば 11 ～ 15％であり，海外での一般住民における便失禁の有症率は10%前後と推定される[2]．

本邦における便失禁の有症率に関しては，便失禁GL[1]では，「本邦における65歳以上の便失禁の有症率は男性8.7%，女性6.6%である」としている．これは，Nakanishiらによる65歳以上の1405人を対象にした訪問面接調査による疫学的研究に基づいており，男女併せた有症率は7.5%である．また味村らは，ある企業に勤務する20～65歳の274人を対象にした郵送式無記名調査を施行し，月に1回以上の液状または固形便失禁の有症率を4%と報告している[2]．これをもとに人口構成から算出すると，便失禁患者は，20～65歳で約300万人，65歳以上で約230万人存在し，本邦には合計500万人以上の便失禁患者が存在すると推計される[2]．この人数は，在宅で生活している人のみが対象であり，便失禁の有症率が50～80%とされる介護施設に入所している人は含まれていない．65歳以上の介護施設入居者を対象とした2019年のシステマティックレビューでは，便失禁有症率は42.8%と報告されている．

また，疫学調査では性差をみとめないことが多いが，医療機関を受診する患者では，女性が7割程度と多い[4]．その理由として，女性に特有の経腟分娩に起因した便失禁が存在することに加えて，男性よりも女性の方が便失禁症状に，より敏感である可能性が考えられる．

c. 病因・病態

便の禁制に関与するおもな因子は，便性状，排便関連筋群（内・外肛門括約筋，恥骨直腸筋，肛門挙筋）の機能，直腸肛門感覚機能，直腸内圧・容量・コンプライアンス，結腸機能，認知・運動機能である．そして，これら6因子を障害する便失禁の原因は多数存在する[5]．また，便失禁の原因は必ずしも1つとは限らず，複数の原因・病態が同時に存在することも多い[6,7]．

便禁制に関与する6因子に関して，各因子が障害された場合に便失禁が発生する機序を以下に解説する．

1）便性状の軟便・液状化

便性状，つまり便の硬さは，排便障害分野ではブリストル便形状スケール（Bristol Stool Form Scale: BSFS. 3-3 Introductionの**図1**）を用いて表現するのが一般的であるが，下痢便であるタイプ6や7では，それだけで便失禁を生じうる．その一方，内肛門括約筋機能が低下しているために漏出性便失禁を生じている患者では，急性腸炎などの下痢を生じる疾患に罹患していなくても，便性がタイプ5や6と慢性的に緩い人が多い．

2）肛門括約筋を含めた排便関連筋群の障害

便の禁制に関与する排便関連筋群としては，内肛門括約筋，外肛門括約筋，恥骨直腸筋を含めた肛門挙筋がある．内肛門括約筋は平滑筋すなわち不随意筋であり，その収縮力は，60～100 mmHgとされる安静時の肛門管内圧（肛門管静止圧）の半分以上に寄与している[8]．したがって，加齢などによって内肛門括約筋機能が低下して肛門管静止圧が低下すると，粘液や便汁などの直腸内容物に肛門管方向に重力がかかる座位や歩行時には，その直腸内容物が肛門管を通って肛門外に漏れ出して漏出性便失禁が生じる．その一方，睡眠中など臥位の状態であれば直腸内容物に肛門管方向に重力がかからないので，内肛門括約筋機能低下のために漏出性便失禁が生じることはきわめてまれである．

外肛門括約筋と恥骨直腸筋を含めた肛門挙筋は横紋筋すなわち随意筋であり，自分の意思で収縮して肛門を締めることができる．経腟分娩に伴う肛門括約筋損傷や陰部神経障害，加齢などによって外肛門括約筋収縮力が低下すると，便意に伴って上昇した直腸内圧よりも高い肛門管内圧を生み出したり維持したりすることができないために，トイレにたどり着く前に便が直腸から排出されて切迫性便失禁が生じる．

3）直腸肛門感覚機能の障害

脊髄障害や加齢などで直腸肛門感覚機能が低下していると，S状結腸に貯留した便が大蠕動によって直腸に移動しても便意を感じないことがある．そのため，排便のためにトイレに行かない状態が続くと，直腸に大量の糞便が貯留する直腸糞便塞栓とよばれる状態が生じる．すると，その貯留した便の一部が肛門外に溢れ出す溢流性便失禁としての漏出性便失禁が生じる[9]．

溢流性便失禁は，内肛門括約筋機能低下が原因の漏出性便失禁とは異なり，直腸内容物に肛門管方向

第4章 直腸・肛門

の重力がかかることとは無関係なので，睡眠中など臥位の状態でも生じることが多い．このように，同じ漏出性便失禁でも夜間便失禁の有無で，その原因をある程度推測することができる．もっとも，直腸糞便塞栓自体は直腸診によって容易に診断可能である．

4） 直腸内圧・容量・コンプライアンスの障害

過敏性腸症候群の患者では直腸感覚が過敏になっていて，便意に伴って上昇する直腸内圧が異常に高い場合があり，そのために切迫性便失禁が生じる．また下痢型過敏性腸症候群では，便性が液状であることが多いので，なおさら切迫性便失禁が生じやすくなる．さらに過敏性腸症候群では，直腸のコンプライアンス（伸展性）が低下している場合もあり，少しの糞便でも直腸内圧が過剰に上昇することも切迫性便失禁の原因である．

直腸がんに対する直腸切除・肛門温存手術後の患者では，頻回便，短時間頻回便，不規則性排便，漏出性・切迫性便失禁，排便困難などさまざまな排便障害を生じ，低位前方切除後症候群（low anterior resection syndrome: LARS，ラース）とよばれるが，その原因の1つとして新直腸の容量・コンプライアンス低下が関与している．また，新直腸に常に少量の便が貯留しているために，溢流性便失禁としての漏出性便失禁や夜間便失禁に加えて，少量の便は排出しづらいため排便困難や残便感も生じる．

5） 結腸機能の障害

結腸の水分吸収能や便貯留能が障害されると，下痢や頻回便が生じて便失禁の原因となる．急性腸炎のみならず過敏性腸症候群でも，この結腸機能が障害されて下痢や頻回便が生じる．またLARSでも，直腸切除に伴ってS状結腸もある程度切除されていることが多く，便を貯留しておくべきS状結腸の容量が低下しているために，頻回便，短時間頻回便，不規則性排便，切迫性便失禁などが生じる．

6） 認知・運動機能の障害

排便関連筋群の機能や直腸肛門感覚機能などの結腸・直腸肛門機能に障害がないにもかかわらず，認知機能や身体運動機能が障害されているために本来の排便行動ができないと，便失禁を生じることがある．これは機能障害性便失禁とよばれ，認知機能障害性便失禁と運動機能障害性便失禁に大別される．

認知機能障害性便失禁とは，認知症などで認知機能が低下しているために「排便はトイレでするもの」という社会的・衛生的概念が欠如してトイレ以外の場所で排便したり，トイレの場所を思い出せなかったりして生じる便失禁である．

運動機能障害性便失禁とは，事故による下肢切断などのために運動機能が障害され，便意を感じてからトイレへの移動に時間がかかりすぎるために生じる便失禁である．

d. 診断・検査

便失禁の原因を診断するには，病歴聴取，直腸肛門診，直腸肛門機能検査，肛門管超音波検査が必要である．ただし，便失禁を専門的に診療していない施設では，病歴と診察のみで原因を推定するか，たとえ原因が不明でも，直腸がんや炎症性腸疾患など治療を要する他疾患が便失禁の原因でない限りは，その施設で施行可能な便失禁に対する初期診療を行い，それでも十分改善しない場合に専門施設に紹介することが望ましい[10]．

便失禁症状を呈する患者を診たら，病歴・内服薬の聴取と直腸肛門診を含めた身体診察を行う．そして大腸がんや炎症性腸疾患などの器質的疾患を示唆する所見をみとめたら，大腸内視鏡検査など，その診断に必要な検査を行う．

1） 病歴聴取

病歴聴取の項目は，日頃の排便状態，便失禁発症時期，発症契機，便失禁症状，既往歴，併存疾患，常用薬である．便失禁の症状は漏出性便失禁と切迫性便失禁に大別され，両症状が併存する場合は混合性便失禁とよばれる．便失禁診療専門施設における割合は，漏出性が49%，切迫性が16%，混合性が35%と報告され[4]，漏出性便失禁がもっとも多い．

便失禁症状の，重症度を評価するスケールとしては，Fecal Incontinence Severity Index（FISI），Cleveland Clinic Florida Fecal Incontinence Score（CCFIS），St Mark's スコアなどが用いられ，LARSにはLARSスコアが用いられることが多い[1]．便失禁に関連する生活の質を評価するスケールとしては，日本語版 Fecal Incontinence Quality of Life Scale（JFIQL）が有用である[11]．

既往歴に関しては，内痔核，痔瘻，裂肛等に対する肛門部手術の既往，肛門部の外傷歴，女性では分娩歴を聴取する．また常用薬では，便秘に対する下剤の不適切使用・過量や，下剤と認識しないまま下剤を内服して下痢のために便失禁を呈している場合もあるので注意が必要である[9]．

2）身体診察

視診にて肛門部手術による瘢痕の有無や，女性では経腟分娩時の会陰裂傷・会陰切開による瘢痕の有無を確認する．直腸肛門指診では，便塊や腫瘤，血液付着のほかに，安静時の肛門括約筋の緊張度，肛門収縮時の骨盤底筋・肛門括約筋の収縮の程度や会陰の動きを確認する．肛門指診による安静時の肛門管緊張度と収縮時の肛門収縮力の主観的評価法として，安静時スコアと収縮時スコアを0～5の6段階で評価するDRESS（digital rectal examination scoring system）[12]が有用である．経験豊富な者によって評価されたDRESSスコアは，肛門内圧検査結果と良好な相関関係を示すことが確認されている．

3）専門的検査

初期保存的療法で症状が十分に改善しない場合は，専門的検査を施行して便失禁の原因を診断したうえで，専門的治療を行う．

i）肛門内圧検査　肛門内圧計を使用して，肛門括約筋の収縮力を評価する．主な測定項目は，機能的肛門管長，最大静止圧，最大随意収縮圧実測値・増加値である[8]．本検査の詳細は，別項（4-3-1 直腸肛門内圧測定）に譲る．

ii）直腸バルーン感覚検査　直腸に留置したバルーンを空気で膨らませて直腸の感覚を調べる検査で，おもな測定項目は，初期感覚閾値，便意発現容量，最大耐容量である．本検査の詳細は，別項（4-3-2 直腸肛門感覚検査）に譲る．

なお，「医師の働き方改革を進めるためのタスク・シフト/シェアの推進」の一環として「臨床検査技師等に関する法律施行令の一部を改正する政令等」が2021年10月1日に施行されたため，現在では，肛門内圧検査や直腸バルーン感覚検査などの直腸肛門機能検査は，医師の指示に基づいて臨床検査技師が独立して施行できる．

iii）肛門管超音波検査（図1）　肛門超音波プローブを用いて経肛門的に検査を行う．内肛門括約筋は輪状の低エコーに，外肛門括約筋は輪状の高エコーに描出されるので，内・外肛門括約筋別に，その厚みや損傷の有無を評価する．肛門括約筋形成術の適応となる括約筋損傷の有無や程度の診断に有用である．

上記のほかに，肛門粘膜電気刺激感覚検査，陰部神経伝導時間検査，肛門筋電図検査，骨盤部MRI検査，排便造影検査などがあり，超音波検査も肛門管超音波検査のほかに経腟超音波検査や経会陰超音波検査があるが，あまり一般的には施行されていないので，本稿では割愛する．

e. 治　療

便失禁GLによる初期診療および専門的検査・保存的療法のアルゴリズムを**図2**に，外科治療のアルゴリズムを**図3**に示す．便失禁の治療法は保存的療法から手術まで多数あり，良性疾患のため低侵襲の治療法から試みるのが原則で，手術を行う場合も侵襲がより低い術式から行う[10,13]．

1）器質的疾患の鑑別・治療

臨床的初期評価で，大腸がん，炎症性腸疾患，直腸脱，直腸腟瘻，高度な肛門括約筋損傷などを認めた場合は，その原疾患の治療をまず検討し，必要に応じて手術を施行する．

2）初期保存的療法（図2）

除外すべき器質的疾患がなければ，患者や介護者に対して便失禁に関する情報提供と教育を行ったうえで，まずは容易に改善できる要因に対処する．居住環境のトイレへのアクセス性を評価して改善し，下剤の過量・不適切内服など内服薬の見直しを行う．

i）食事・生活・排便習慣指導とスキンケア
軟便を伴う便失禁には食物繊維を摂取することが有用であるとして，便失禁GL[1]において食物繊維は，推奨度A（高いレベルのエビデンスに基づき，ガイドライン作成委員の意見が一致している）として推奨されている．また排便習慣指導とスキンケアは，便失禁に関連する皮膚炎の予防に有用であるとして，推奨度B（低いレベルのエビデンスに基づき，ガイドライン作成委員の意見が一致している）として推奨されている．

便失禁のみならず便秘症も含めた排便障害を予防・改善するには，発酵食品や食物繊維の豊富な食材でつくったバラエティー豊かな料理を美味しく楽しく食べること，嗜好品として適量のコーヒーや酒

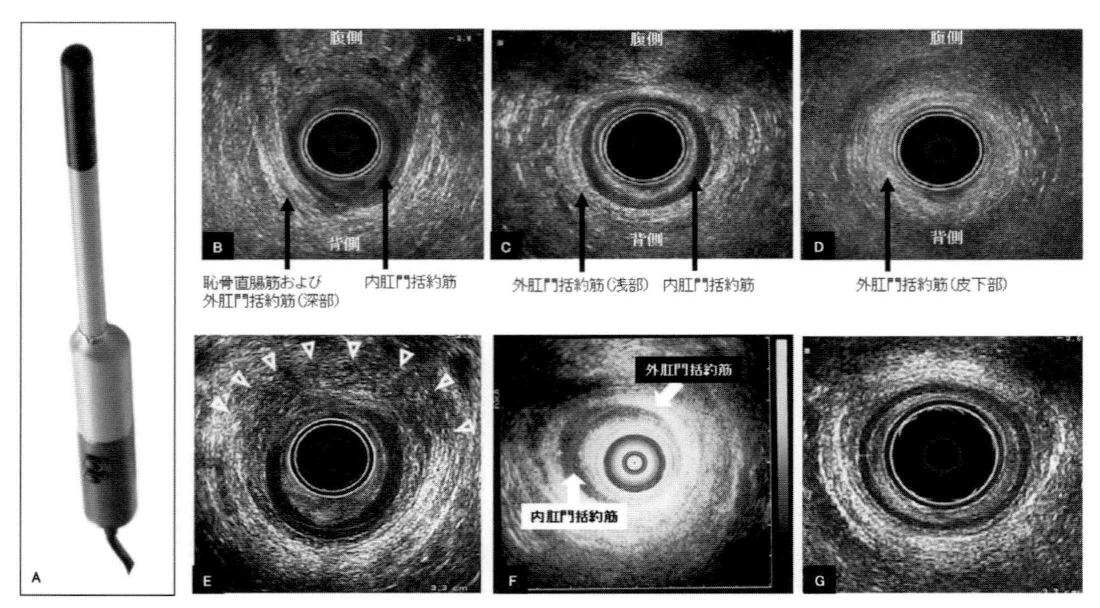

図1　肛門管超音波検査

A：経肛門超音波3Dプローブ（Type 2050, B-K Medical, デンマーク）：周波数は6～16 MHzの可変式で，3Dプローブでは画像を立体構築することも可能である．正常な肛門超音波検査像（上段B，C，D）．肛門超音波プローブを用いて，内・外肛門括約筋の損傷の有無と程度を，肛門管上部（B），中部（C），下部（D）に分けて評価する．高輝度のリング状に見えるのが外肛門括約筋（横紋筋）で低輝度のリング状に見えるのが内肛門括約筋（平滑筋）である．おもな病態の肛門超音波像（下段E, F, G）．E：分娩時括約筋損傷：低輝度のリング（内肛門括約筋）と高輝度のリング（外肛門括約筋）が，三角印で示す10時から2時にかけて腹側（膣側）で断裂している．F：外科的肛門括約筋損傷：内痔核に対する結紮切除術後の漏出性便失禁症例．左側の1～6時方向で内括約筋が欠損し，右前方の内括約筋が相対的に厚くなっている．G：内肛門括約筋変性症（internal anal sphincter degeneration: IASD）：内・外肛門括約筋に損傷はないが，内肛門括約筋が厚さ2 mm以下と菲薄化している．

を楽しむこと，脱水にならない程度に水分を摂取すること，ストレスの少ない規則正しい生活を心がけること，規則正しい十分な睡眠をとること，歩行・散歩などで適度に運動することが大切である[14]．

ii）薬物療法　便失禁の患者は，原因のいかんにかかわらず軽度の頻回軟便状態であることが多く，ポリカルボフィルカルシウムを内服すると軟便の改善に伴って便失禁も改善することが多い．ポリカルボフィルカルシウムで軟便が十分に改善しない場合は，ロペラミド塩酸塩を追加するが，止痢剤として使用される1 mgカプセル製剤をいきなり投与すると便秘になる場合があるので，細粒製剤を使用して0.5 mgから開始し，排便回数，便性，便失禁の状態を評価しながら徐々に増量する．また保険診療上は2 mg/日が上限であるが，NICE（National Institute for Health and Clinical Excellence）のガイドラインでは，用量依存性に効果があり安全な薬剤であるため，便性が目標に達するまでは16 mg/日まで増量可能としている[1]．便失禁GL[1]では，ポリカルボフィルカルシウムは推奨度Bで，ロペラミド塩酸塩は推奨度Aで推奨されている．

以上の初期保存的療法で改善しない場合には，専門的検査や治療を行うことができる専門施設に紹介する．

3）専門的保存的療法（図2）

i）骨盤底筋訓練　骨盤底筋訓練（pelvic floor muscle training: PFMT）は，外肛門括約筋や肛門挙筋などの骨盤底筋を収縮する訓練によって，その収縮力を増強させ，尿失禁，便失禁を改善する治療法である．どのような便失禁患者にPFMTが有効かはわかっていないため，PFMTの指導内容が理解でき，自宅でのPFMTを継続するだけの十分な意欲をもった患者が適応となる．ただし，単に「肛門を締める練習をしなさい」と言うだけでは不十分で，肛門部を診察しながら正しい肛門の締め方を適切に指導する必要がある．簡便かつ安価な治療法で，適切に指導されたPFMTの便失禁に対する有効率は41～66%と報告されている[1]．便失禁GL[1]におけ

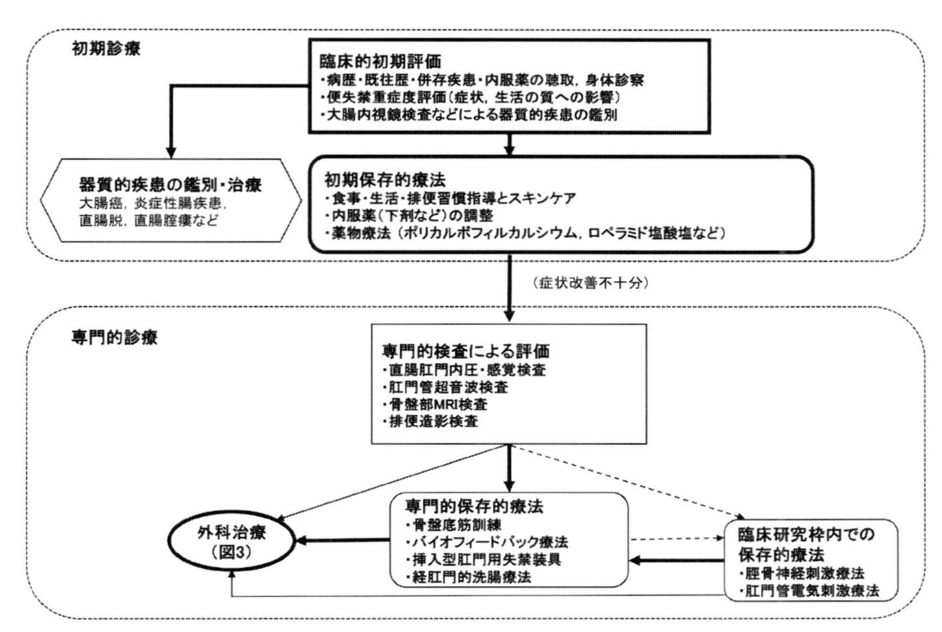

図2　便失禁に対する初期診療および専門的検査・保存的療法のアルゴリズム（文献1より作成）

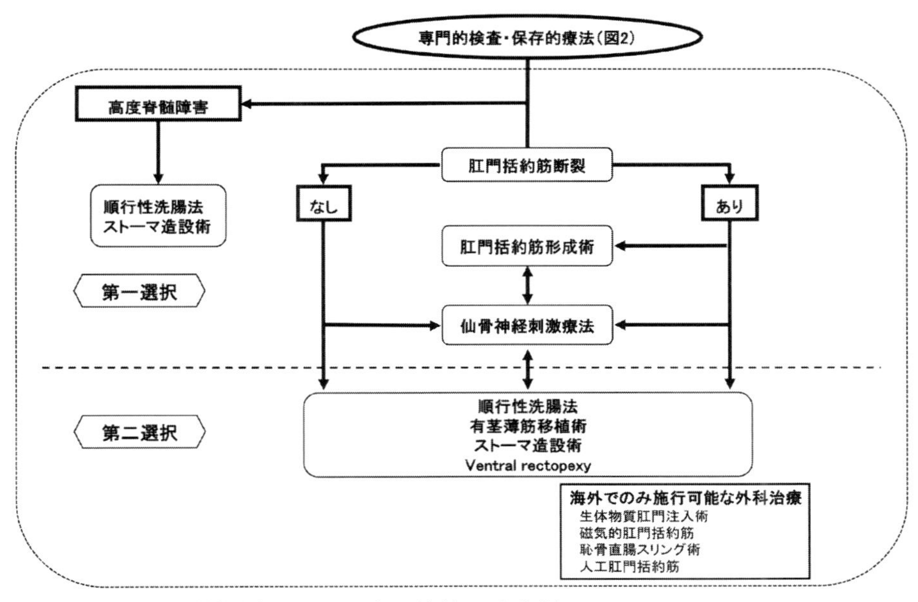

図3　便失禁に対する外科治療のアルゴリズム（文献1より作成）

る PFMT の推奨度は C（エビデンスレベルにかかわらず，ガイドライン作成委員の意見が完全には一致していない）である．

ii) バイオフィードバック療法（図4）　バイオフィードバック（biofeedback: BF）療法では，肛門筋電計や肛門内圧計を用いて骨盤底筋の収縮力を患者自身が視覚的に認識することによって，骨盤底筋収縮訓練を効果的に行う[15]．便失禁に対する BF 療法の目的は，外肛門括約筋を含めた骨盤底筋の収縮力・持続力増強と直腸感覚の正常化である．どのような便失禁患者に BF 療法が有効かはわかっていないため，BF 療法の指導内容が理解でき，自宅で

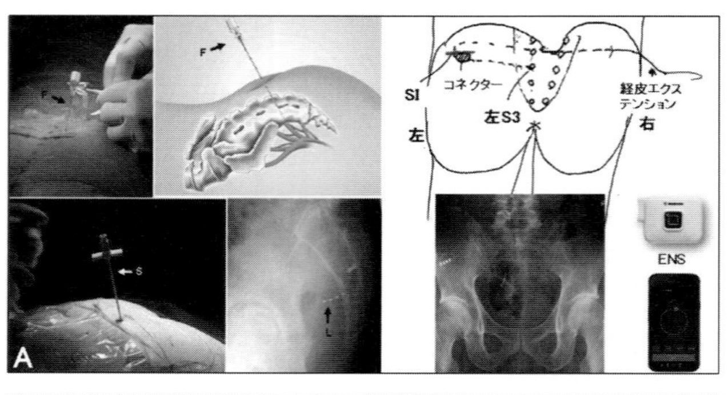

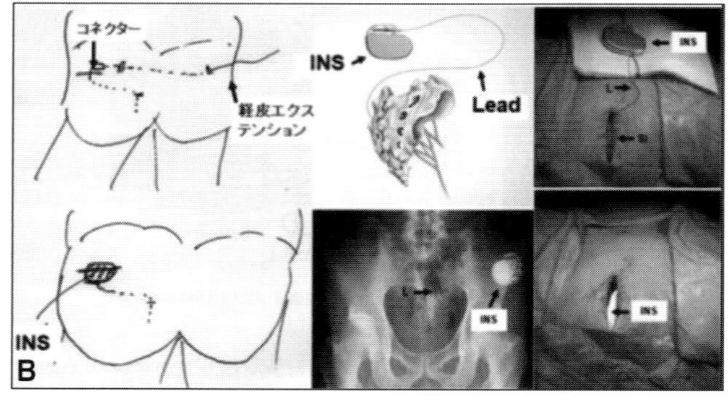

図6 仙骨神経刺激療法（画像の一部はメドトロニック株式会社提供）
仙骨神経刺激療法のための手術における試験刺激のための第1段階（A）と永久刺激のための第2段階（B）の手術手技を示す.
F：foramen needle（裂孔針），S：lead introducer sheath（リード挿入用シース），L：lead（電気刺激用リード），SI：skin incision（皮膚切開），S3：第3仙骨孔，ENS：external nerve stimulator（体外神経刺激装置），INS：implantable neurostimulator（体内埋込み式神経刺激装置）.

邦においても，保存的療法が無効または適応とならない便失禁に対して2014年4月に，難治性過活動膀胱に対して2017年9月に保険適用となった．便失禁GL[1)]におけるSNMの推奨度は，外科治療の中で唯一のAである.

以前は，SNMのために神経刺激装置を埋め込んでいる患者はMRI検査を受けることができなかったが，2022年11月から使用する電極と神経刺激装置は，条件付き1.5テスラおよび3.0テスラ全身MRI検査が可能になった．また，従来の神経刺激装置は非充電式のため，使用状況にもよるが5～7年間隔で局所麻酔下に神経刺激装置を交換する手術が必要であったが，条件付きMRI対応かつ充電式の神経刺激装置が2023年2月に発売開始された.

SNMの作用機序に関しては，仙骨神経は尿道・肛門括約筋の収縮に関与している陰部神経の根幹として排泄に重要な役割を果たしているので，その仙骨神経を電気刺激することでSNMが効果を発揮しているという基本的な原理は間違いない．しかし実は，仙骨神経を電気刺激することで，どのようにして便失禁や過活動膀胱の症状が改善するのかという作用機序は明らかになっていない．その開発当初は，陰部神経を介した尿道・肛門括約筋の収縮がおもな作用と考えられていたが，現在では，脊髄における求心性感覚神経の抑制，自律神経を介した結腸蠕動運動への作用，脊髄レベルや脊髄より上位の排尿・排便中枢への作用がおもな作用機序と考えられている[21)].

②肛門括約筋形成術：肛門管超音波検査で肛門括約筋断裂をみとめ，それが便失禁の原因と考えられる場合には，仙骨神経刺激療法または肛門括約筋形成術が適応となる．肛門括約筋形成術を行うと多くの患者で便失禁症状が著明に改善し，術後1年の短期成績では約80%の患者で良好な便禁制が得られ

るが，しだいに再発・増悪して5年後には50％前後に低下し，10年後には6％まで低下するとの報告がある[22]．したがって，肛門括約筋断裂を認めた場合に，仙骨神経刺激療法と括約筋形成術のどちらを先に行うかは，それぞれの利点・欠点を説明して患者と十分に話し合う必要がある．便失禁GL[1]における本術式の推奨度はBである．

ii）第二選択の術式　外科治療として仙骨神経刺激療法や肛門括約筋形成術が無効または適応とならない場合は，第二選択として順行性洗腸法，有茎薄筋移植術などの肛門括約筋再建術，腹側直腸固定術，ストーマ造設術がある．しかし2023年時点における本邦では，順行性洗腸法，肛門括約筋再建術，腹側直腸固定術を施行している施設はきわめて限られている．

①順行性洗腸法（antegrade continence enema: ACE）：盲腸瘻を造設して，そこから定期的に洗腸を行うことによって便失禁を改善させる治療法である．術式として開腹や腹腔鏡補助下のほかに，大腸内視鏡を利用した低侵襲の盲腸皮膚瘻造設術も報告されている．経肛門的洗腸療法と比較して，洗腸液の注入必要量が少なく，洗腸に要する時間も短い点が長所であるが，低侵襲とはいえ手術が必要で，盲腸瘻から排便が行われるわけではないが，ストーマと同様に他人と異なるというボディーイメージの心理的問題が短所である．便失禁GL[1]におけるACEの推奨度はCである．

②有茎薄筋移植術：足の薄筋を肛門管周囲に巻き付けて肛門収縮力を高める治療法で，熟練者の手によれば高度な便失禁に対する有効な治療法だが，合併症や再手術が多く，技術習得に症例数と時間を要する複雑な手術であるため，仙骨神経刺激療法の普及によって世界的にもほとんど行われなくなっている．便失禁GL[1]における本術式の推奨度はD（ガイドライン作成委員の意見が相違している）である．

③腹側直腸固定術（ventral rectopexy）：腹腔鏡下や開腹術にて，直腸右側の腹膜を仙骨岬角のレベルから直腸子宮（膀胱）窩まで切開し，直腸腟（前立腺）中隔を骨盤底まで剝離した後，メッシュの両端を直腸下端腹側と岬角に縫着することによって直腸を固定する術式である．2004年にD'Hooreらによって報告され，もともとは直腸脱に対する手術で，直腸背側の自律神経が温存される点が特長である．直腸重積や直腸瘤が原因と思われる便失禁が適応で，女性に対して行われることが多い．しかしメッシュに関連する長期合併症が懸念されており，そのためか，2022年の欧州ガイドライン[17]でも2021年の米国消化器病学会ガイドライン[18]でも，本術式は便失禁に対する外科治療に含まれていない．本邦の便失禁GL[1]では，便失禁に対する外科治療として解説はしているが推奨度は付けておらず，標準的治療とは認めていない．

④ストーマ造設術：一般的に高度便失禁に対する最終手段と考えられているが，決して便失禁治療の失敗ではない．ボディーイメージの心理的問題さえ受容できれば，高度便失禁に対する外科治療の一選択肢であり，もっともシンプルで根本的な解決法である．便失禁の治療として造設したストーマをもつストーマ保有者69例のアンケート結果[23]によると，ストーマ造設後の活動能力を10段階で評価した場合に中央値が8点と高得点であった．また83％の症例が，ストーマを造設したことによって日常生活に制限を受けることが「わずか」ないし「まったくない」と回答しており，高度便失禁状態よりもストーマ造設後のほうがQOLが良好であった．便失禁GL[1]における本術式の推奨度はBである．

iii）研究段階の外科治療　再生医療：まだ研究段階ではあるが，自分自身の骨格筋細胞を培養して外肛門括約筋部に注入移植して切迫性便失禁を改善する再生医療が報告されている．Frudingerら[24]は，外肛門括約筋機能低下または外肛門括約筋断裂に起因する切迫性便失禁患者39例において，採取した胸筋から培養した細胞を外肛門括約筋部に注入したところ，1年後に31例（79.5％）で便失禁回数が50％以上減少したと報告しており，今後の便失禁に対する再生医療の発展が期待される．

おわりに

便失禁に関して，便失禁GLに基づいて概説した．便失禁診療が普及することによって，便失禁が"silent affliction"（沈黙の苦悩）ではなく，"common & treatable"（珍しくなく，治療できる症状）として社会に理解・受容されていくことを期待する．

take-home message

便失禁は，症状を漏出性と切迫性に分けたうえで病歴と直腸肛門診を参考にすることで，原因を推定できる場合が多い．直腸がん，炎症性腸疾患，直腸脱などによる便失禁を鑑別したうえで，便失禁の症状・原因・重症度に応じて食事・生活・排便習慣指導や薬物療法などの初期診療を行う．下剤の過量・不適切使用による下痢が原因の便失禁は，下剤の中止・適量化で改善する．初期診療で便失禁が十分に改善しない場合は，専門的診療が可能な施設に紹介する．

[味村俊樹]

文　献

1) 日本大腸肛門病学会編．便失禁診療ガイドライン，2017年版．南江堂；2017.
2) 味村俊樹．便失禁の定義と疫学．外科．2017；79：212-219.
3) Bliss D et al. Assessment and conservative management of faecal incontinence and quality of life in adults. Incontinence, 6th ed(Abrams P et al eds). ICUD-ICS; 2017: 1993-2085.
4) 味村俊樹ほか．本邦における便失禁診療の実態調査報告—診断と治療の現状—．日本大腸肛門病会誌．2012; 65: 101-108.
5) 味村俊樹．排泄障害の種類と特徴　便失禁．排泄リハビリテーション理論と実際，第2版（後藤百万ほか編）．中山書店；2022: 102-107.
6) 味村俊樹．便失禁．消化器疾患：最新の治療（小池和彦ほか編），2019-2020．南江堂；2019: 92-97.
7) 味村俊樹ほか. 便失禁. 別冊日本臨床, 第3版. 日本臨牀社; 2020: 413-419.
8) 味村俊樹ほか．直腸肛門機能検査．臨床検査．2022; 66: 853-861.
9) 味村俊樹. 高齢者の排便障害の特徴と治療. 臨床老年看護. 2018; 25: 2-13.
10) 味村俊樹．便失禁の治療手順．Modern Physician. 2017; 37: 68-73.
11) Ogata H et al. Validation study of the Japanese version of the faecal incontinence quality of life scale. Colorectal Dis. 2012; 14: 194-199.
12) Orkin BA et al. The digital rectal examination scoring system (DRESS). Dis Colon Rectum. 2010; 53: 1656-1660.
13) 味村俊樹：排便障害の症状からみた治療・ケア—便失禁．排泄リハビリテーション理論と実際，第2版（後藤百万ほか編）．中山書店；2022: 464-472.
14) 味村俊樹：排便ケアの基本（排便と日常生活）．排泄リハビリテーション理論と実際，第2版（後藤百万ほか編）．中山書店；2022: 428-435.
15) 本間祐子ほか．理学療法（骨盤底筋訓練，バイオフィードバック療法）—排便障害．排泄リハビリテーション理論と実際，第2版（後藤百万ほか編）．中山書店；2022：373-377.
16) Enck P et al. Biofeedback therapy in fecal incontinence and constipation. Neurogastroenterol Motil. 2009; 21: 1133-1141.
17) Assmann SL et al. Guideline for the diagnosis and treatment of Faecal Incontinence —AUEG/ESCP/ESNM/ESPCG collaboration. United European Gastroenterol J. 2022; 10: 251-286.
18) Wald A et al. ACG clinical guidelines: management of benign anorectal disorders. Am J Gastroenterol. 2021; 116: 1987-2008.
19) 味村俊樹．排便障害の治療・ケア　経肛門的洗腸療法．排泄リハビリテーション理論と実際，第2版（後藤百万ほか編）．中山書店；2022: 438-443.
20) 味村俊樹ほか．難治性排便障害に対する経肛門的洗腸療法—前向き多施設共同研究．日本大腸肛門病会誌．2018; 71: 70-85.
21) 味村俊樹．仙骨神経刺激療法—原理・作用機序．排泄リハビリテーション理論と実際, 第2版（後藤百万ほか編）．中山書店；2022: 377-383.
22) Glasgow SC et al. Long-term outcomes of anal sphincter repair for fecal incontinence: a systematic review. Dis Colon Rectum. 2012; 55: 482-490.
23) Norton C et al. Patients' views of a colostomy for fecal incontinence. Dis Colon Rectum. 2005; 48: 1062-1069.
24) Frudinger A et al. Skeletal muscle-derived cell implantation for the treatment of sphincter-related faecal incontinence. Stem Cell Res Ther. 2018; 9: 233-252.

4-4-2 機能性直腸肛門痛
functional anorectal pain

機能性直腸肛門痛は，国際的な診断基準であるRoma IVでは機能性直腸肛門障害（functional anorectal disorders）の1つである（**表1**）[1]．機能性直腸肛門痛は，痛みの持続時間や圧痛の有無によって肛門挙筋症候群F2aと非特異性直腸肛門痛F2b，消散性肛門痛F2cに分類されている（**表1**）．これら3つに分類されている直腸肛門痛の所見には，実際的には重複も認められる[2]．

a. 肛門挙筋症候群

1）概念・定義

Rome IVの定義では，痛みはぼんやりした鈍痛，もしくは高位直腸を圧されるような感覚の痛みで，しばしば立位や臥位よりも座位で悪化する痛みであ

表1　機能性直腸肛門障害[1]

F. 機能性直腸肛門障害
- F1. 便失禁
- F2. 機能性直腸肛門痛
  - F2a. 肛門挙筋症候群
  - F2b. 非特異性直腸肛門痛
  - F2c. 消散性肛門痛
- F3.　機能性排便障害

る．理学的所見では，肛門挙筋もしくは膣，骨盤底の痙攣と触診による圧痛がみられるかもしれないと定義されている．この圧痛は，しばしば右側より左側に多いとされている[1]．

Roma III では，機能性直腸肛門痛は，慢性直腸痛と一過性直腸痛に分類され，肛門挙筋症候群は慢性あるいは反復する 20 分以上持続する直腸肛門痛を主訴とし，肛門指診で恥骨直腸筋の後方牽引により慢性の直腸痛および圧痛を呈する機能性の症候群と定義され，痛みの特徴は鈍痛あるいは切迫感と記載されていた[3]．これまで慢性直腸痛は，肛門挙筋症候群，肛門挙筋痙攣，恥骨直腸筋症候群，梨状筋症候群，骨盤緊張性筋痛，挙筋症候群，肛門挙上症候群，肛門挙筋痙攣症候群，痙攣性肛門挙筋症候群などとも呼ばれてきた[3-5]．

2）　疫　学

すべての原因による直腸肛門痛の有病率は 11.6% で，肛門挙筋症候群によるものは 6.6% と報告されている[6]．肛門挙筋症候群による直腸肛門痛は，女性で 7.4%，男性で 5.7% と女性にやや多い．発症年齢は 6 ～ 90 歳と広範囲で，30 ～ 60 歳に多い[6]．

3）　原因・病態生理

肛門挙筋症候群は骨盤底筋群の痙攣と上昇した肛門静止圧に起因すると想定されている[2]．最近の研究では，排便時の協調運動障害を有する多くの人が肛門挙筋の圧痛を有したことが報告され，協調運動障害がバイオフィードバックで改善したことより，直腸肛門の協調運動障害が恥骨直腸筋症候群の病態ではないかと示唆されている（**表 2**）[7]．2020 年の Zhang らの報告では，機能性直腸肛門痛の患者の直腸感覚の誘発電位のピークが健常人に比して低く，潜時時間も延長していたことより，直腸肛門部の求心性知覚の低下が病態生理に関連している可能性も示唆されている（**表 2**）[8]．さらに，機能性直腸肛門痛の患者では随意収縮圧が健常人に比して低く，直腸伸展に対する最大耐用量も増加し，肛門管静止圧が直腸感覚の誘発電位のピークと相関していたことより，機能性直腸肛門痛を有する患者では，肛門の圧と求心性のシグナルの経路に相関がある可能性も示唆されている[8]．上記のほかに，末梢の炎症，末梢や中枢の知覚，心理社会的要因も病態に関与することが示唆されている[9]．

表 2　機能性直腸肛門痛の示唆される病態生理

1．直腸肛門の排便時の強調運動障害 ・排便時の協調運動障害患者の多くが肛門挙筋の圧痛を有する ・協調運動障害がバイオフィードバックで改善
2．直腸肛門部の求心性知覚の減少 ・直腸感覚の誘発電位の潜時時間が健常人に比して長い ・直腸感覚の誘発電位のピークが健常人に比して低い

4）　診断基準

恥骨直腸筋症候群の診断基準は，Rome IV では「表 3 の 4 項目をすべて満たし，6 か月前より症状があり，少なくとも最近 3 か月は 4 項目のすべての基準を満たさなければならない」と規定している[1]．

項目 1 では慢性あるいは反復性の直腸の痛みであることを規定し，項目 2 では痛みの持続時間を 30 分以上とし，F2c の消散性肛門痛（**表 1**）との疼痛の持続時間との鑑別を明らかにしている．項目 3 の恥骨直腸筋の牽引による圧痛では，恥骨直腸筋症候群と同様の症状を示すが，恥骨直腸筋の牽引による圧痛のない F2c（**表 1**）の非特異性直腸肛門痛との違いを規定している．項目 4 では，しばしば直腸肛門痛を引き起こす器質的疾患を除外することを規定している診断基準である．

5）　診断および鑑別診断

i）　問　診　問診では，30 分以上持続する慢性あるいは反復する直腸の疼痛が 6 か月以上前からあることを確認する（**表 3**）．また炎症性疾患や肛門疾患などを示唆する下痢などの排便障害や血便の有無，肛門部の腫瘤などの症状，骨盤底臓器脱などの症状を聴取する．

ii）　診　察　肛門視診・指診では，鑑別すべき痔核や裂肛，肛門周囲膿瘍，痔瘻などの肛門疾患の有無，前立腺触診による前立腺炎の診断，肛門挙筋の損傷や血種などの器質的疾患の有無を診察する（**表 4**，**図 1**）．さらに恥骨直腸筋の後方を牽引して圧痛の有無を確認して，肛門挙筋症候群か非特異性

表 3　肛門挙筋症候群の診断基準[1]

（以下のすべての項目があること） 慢性もしくは反復性の直腸の痛み 30 分以上持続する痛み 恥骨直腸筋の牽引による圧痛 直腸痛を引き起こす下記の疾患の除外 炎症性腸疾患，筋肉内の膿瘍や裂肛， 血栓性痔核，前立腺炎，尾骨痛， 骨盤底の主な構造の変化など ＊6 か月以上前から症状があり，最近 3 か月間は上記の基準を満たしていること

第 4 章　直腸・肛門

表4　機能性直腸肛門痛の診断の手順

問診：痛みの頻度，持続時間，痛みの性状，そのほかの症状や炎症所見の聴取
診察：1. 直腸肛門視診・指診
　・恥骨直腸筋の後方牽引による直腸痛および圧痛の有無，圧痛の局在
　・肛門疾患，前立腺炎などの肛門痛を伴う疾患の除外
　・直腸の腫瘤・炎症性疾患などの除外
2. 腹部診察
　・腹部の圧痛，腹膜刺激症状など
検査：大腸内視鏡，腹部CT/MRI，腹部超音波検査など
＊治療法の選択のために直腸肛門内圧検査，バルーン排出検査

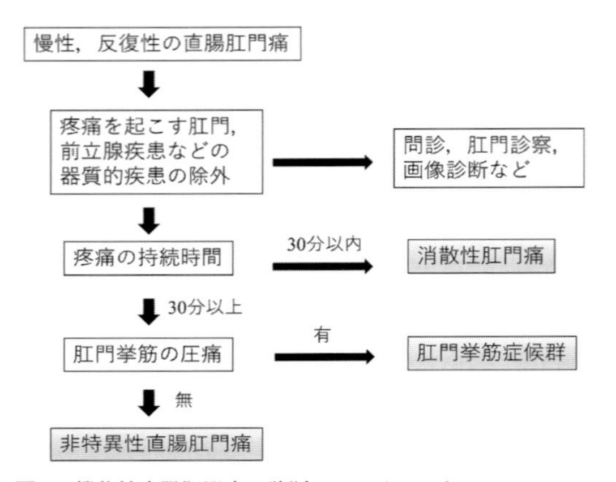

図1　機能性直腸肛門痛の診断フローチャート

直腸肛門痛かを鑑別する（**表1，3，4，図1**）．腹部の診察では，虚血や炎症性腸疾患などを考慮して圧痛や腹膜刺激症状の有無を確認する．

iii）画像診断検査　大腸内視鏡検査，注腸造影検査，腹部および経肛門超音波検査，腹部骨盤部のCT/MRI検査などを必要に応じて行い，器質的疾患を除外する（**表4，図1**）．

6）治　療

恥骨直腸筋症候群の治療としては，**表5**に示すように種々の治療が行われている[9-12]．米国の家庭医師会のレビューでは機能的直腸肛門痛に対しては，座浴と繊維サプリメント，バイオフィードバック療法が提唱されている[10]．肛門挙筋症候群に対するガルバニ電極による電気刺激と肛門挙筋のマッサージ＋座浴，バイオフィードバック＋精神的カウンセリングの3つの治療法を比較した検討では，バイオフィードバック群では87%の患者が痛みの寛解が得られたのに対し，電気刺激では45%，マッサージでは22%にとどまっていた．また，これらの改善は12か月後まで継続している[7]．機能的直腸肛門痛に対する，計1538人を含む27の研究のメタアナリシスでは，トリアムシノロンの注射と仙骨神経刺激療法（sacral neuromodulation: SNM），バイオフィードバック療法がもっとも症状を改善し，ガルバニ電極刺激やボツリヌストキシンの注射，三硝酸グリセリンの塗布は効果が少なかった[11]．疼痛の程度の軽減効果は，SNMとバイオフィードバック療法が最も強かった．バイオフィードバック療法は，肛門管静止圧の高い患者や排便障害を有している患者では第一選択の治療法であり，肛門管静止圧が正常な患者ではSNMや電極刺激が選択肢となる（**表6**）．トリアムシノロンの注射は症状改善効果はあるが，痛みの軽減効果は少ないと報告されている[11]．基本的には，生活スタイルの変更，薬理学的・行動学的・理学的治療などの多職種連携の治療を症状に応じてテイラーメイドを行う[9]．実臨床では，種々のこれらの治療を行っても症状の訴えが強いために，鎮痛剤による対応もせざるをえない場合も少なくない[4]．そのような場合でもオピオイドの使用は避け，外科的治療も控えるべきである[9]．

b. 非特異性直腸肛門痛

1）概念・定義

Rome IVの定義では，症状は肛門挙筋症候群と

表5　肛門挙筋症候群の治療

・座浴
・繊維サプリメント
・バイオフィードバック療法
・仙骨神経刺激療法
・ガルバニ電極による電気刺激
・注射：トリアムシノロン，ボツリヌストキシン
・三硝酸グリセリンの塗布
・筋弛緩剤：メルカルバモール，ジアゼパム，シクロベンザプリンなど
・指による肛門挙筋のマッサージ

表6　機能性直腸肛門痛の治療法選択の指標

1. バイオフィードバック療法
　・直腸肛門内圧検査で肛門管静止圧の高い患者
　・バルーン排出試験不能の患者
　・排便障害のある患者
2. 仙骨神経刺激療法もしくはガルバニー電極による電気刺激
　・直腸肛門内圧検査で肛門管静止圧が正常

同様であるが，肛門挙筋の後方の牽引による圧痛がない直腸肛門痛と定義している[1]．

2）疫 学

非特異性直腸肛門痛に限定した疫学の報告はない．

3）原因・病態生理

明らかでない．

4）診断基準

非特異性直腸肛門痛の診断基準は，表3の1，2，4の項目をすべて満たし，6か月前より症状があり，少なくとも最近3か月は1，2，4の項目の基準を満たさなければならない．項目3の恥骨直腸筋の牽引による圧痛はない（**表1，図1**）[1]．

5）診断および鑑別診断

肛門挙筋症候群と同様の診断および鑑別診断を行う（**図1**）．

6）治 療

治療は，**表5**に示すような治療を行う．肛門挙筋症候群で有用なバイオフィードバック療法は，非特異性直腸肛門痛では有用とされていないので[1,2]，**表6**のように直腸肛門内圧検査とバルーン排出検査を行い，肛門管静止圧が正常な場合やバルーン排出ができる場合にはバイオフィードバック療法は行わず，SNMやガルバニ電極刺激などの治療を選択する[11]．

c. 消散性肛門痛

1）概念・定義

一過性の直腸痛とも称される[5]．Rome IVの定義では，消散性肛門痛は数秒から数分（まれに30分まで）続く突然の強い直腸部の痛みで，完全に消失する痛みを呈すると定義されている[1]．痛みは90%の患者で直腸に限局し，発生はまれで，51%の患者では年に5回以下である．痛みの特徴は，痙攣，かじる，うずき，刺すような痛みで，不快な痛みから耐えられない痛みまで幅がある．約50%の患者が，痛みの間は日常生活を妨げられ，痛みのために睡眠から覚めることもある[1]．

2）疫 学

有病率は8～18%とされ，男女差はない[1]．まれに思春期以前にも発症し，7歳の子どもに発症した例もある[1]．

表7 消散性肛門痛の診断基準[1]

（以下のすべての項目があること）
1. 排便と関連のない反復する直腸の痛み
2. 数秒から数分，最高でも30分持続する痛み
3. 痛みの間には直腸肛門痛はない
4. 直腸痛を引き起こす下記の疾患の除外 炎症性腸疾患，筋肉内の膿瘍や裂肛， 血栓性痔核，前立腺炎，尾骨痛， 骨盤底の主な構造の変化など
＊6か月以上前から症状があり，最近3か月間は 上記の基準を満たしていること

3）原因・病態生理

病態生理は明らかでないが，異常な平滑筋の収縮が関与している可能性がある[1]．痛みを引き起こす因子も不明であるが[12]，痛み発作はしばしばストレスや不安があった後に発症する[1]．まれに先天的に内肛門括約筋肥厚があり肛門管静止圧が高い例に発症がある[12]．

4）診断基準

恥骨直腸筋の診断基準は，Rome IVでは**表7**の4項目を全て満たし，6か月前より症状があり，少なくとも最近3か月は4項目のすべての基準を満たさなければならないと規定している[1]．

5）診断および鑑別診断

直腸肛門痛を伴う器質的疾患を除外した後，特徴的な痛みと，痛みの持続時間によって診断する（**図1**）．

6）治 療

治療は，痛みは短いため治療することは現実的でなく，予防の方法もない病気であることを説明し，安心させることである[1,12]．20分以上痛みのある患者にサルブタモールの吸引がプラセボより有効であったとする報告もある[1,12]．

take-home message

直腸肛門痛の診断，とくに器質性疾患による直腸肛門痛の診断および除外診断には注意が必要である．肛門診察では，骨盤臓器脱や前立腺炎などの有無を確認する必要があるが，体位やいきみの程度によっても所見が表れにくいこともあるので，診察中に怒責診を行うとよい．また痛みの表現や程度は人によって異なるので，患者の精神的な気質にも十分注意して診断を行う必要がある．

［前田耕太郎］

文　献

1) Rao SSC et al. Anorectal disorders. Gastroenterology. 2016; 150: 1430–1442.
2) Grimaud JC et al. Manometric and radiologic investigations and biofeedback treatment of chronic idiopathic anal pain. Dis Colon Rectum. 1991; 34: 690–695.
3) Bharucha AE et al. Functional anorectal disorders. Gastroenterology. 2006; 130: 1510–1518.
4) 前田耕太郎ほか．肛門挙筋症状群．産科と婦人科．2013; 80: 897–900.
5) 福土審ほか．ROME III（日本語版）．協和企画；2008: 400–413.
6) Bharucha AE et al. An update on anorectal disorders for gastroenterologists. Gastroenterology. 2014; 146: 37–45.
7) Chiarioni G et al. Biofeedback is superior to electrogalvanic stimulation and massage for treatment of levator ani syndrome. Gastroenterology. 2010; 138: 1321–1329.
8) Zhang Q et al. Impaired anorectal afferents is a potential pathophysiological factor associated to functional pain. Front Neurol. 2020; 11: 577025.
9) Bharucha A et al. Anorectal and pelvic pain. Mayo Clin Proc. 2016; 91: 1471–1486.
10) Cohee MW. Benign anorectal conditions: evaluation and management. Am Gam Physician. 2020; 101: 24–33.
11) Byrnees KG et al. Optimal management of functional anorectal pain: a systematic review and network meta-analysis. Eur J Gastroenterol Hepatol. 2022; 34: 249–259.
12) Wald A et al. ACG clinical guidelines: management of benign anorectal disorders. Am J Gastroenterol. 2021; 116: 1987–2008.

4-4-3 機能性排便障害
functional defecation disorders

A. 排便協調障害
dyssynergic defecation

はじめに

正常な排便では，十分量の糞便によって直腸壁が伸展されると，その伸展刺激が仙骨神経を介して大脳皮質に伝わり，便意を感じる．また直腸の伸展により直腸肛門興奮反射が起こり，一過性の外肛門括約筋の収縮が生じ，その後直腸肛門抑制反射により内肛門括約筋口側の弛緩，直腸内容物下降によるサンプリングがあり，排便に適した状況であれば，排便姿勢（便座に着座，体幹前傾）をとり，怒責（腹圧の上昇）をかけて，恥骨直腸筋と外肛門括約筋が弛緩して便が排出される一連の動きである．

一方で機能性便排出障害（functional defecation disorders）とは，機能的な病態によって直腸にある糞便を十分量かつ快適に排出できないために，排便困難や不完全排便による残便感を生じる便秘と定義されている[1-3]．原因の1つとして排便協調障害がある[4]．

1）疾患概念

排便協調障害は，排便時の肛門部筋および骨盤底筋，腹部（腹圧）の協調不全と定義されている．具体的には排便時の不十分な肛門部や骨盤底筋の弛緩または奇異的収縮，または不十分な直腸推進力（腹圧）が原因とされている．骨盤底筋協調運動障害（pelvic floor incoordination）やアニスムス（anismus）ともよばれている．

2）症　状

排便時の強い怒責や残便感，排便時の肛門部閉塞感，排便に時間がかかるなどがあるが，排便協調障害に特徴的な所見ではないため，検査所見なども併せての診断が必要となる．

3）疫　学

有病率は診断にいくつかの直腸肛門機能検査を必要としているため，あまりよくわかっていない．機能性便秘症と診断されたうちの20～81％といわれており[5-9]．女性に多いとされている[10]．

4）診断基準および検査

機能性便排出障害に対する専門的検査をすぐに行うのは推奨されていない．まず排便習慣の改善や食物繊維の摂取量増加，便秘を増悪させる薬剤の除去などの保存療法を行い，効果が得られなかった症例に対して次に浸透圧性下剤や大腸刺激性下剤の投与を行う，それでも効果がなかった場合に検査を行うようにとされている[11]．

排便協調障害の診断についてはRome IVにおいて診断基準が記載されている（**表1**）[3]．診断には直

表1　Rome IV 排便協調障害診断基準

- 機能性便秘および/または過敏性腸症候群便秘型の診断基準を満たす a
- 次の3つの検査のうち2つの異常所見を有すること b
  - a. バルーン排出試験
  - b. 直腸肛門内圧検査または肛門表面筋電図による異常な排泄パターン
  - c. 画像による便排出障害

- 怒責時十分な腹圧上昇あるなかでの不適切な骨盤底筋の収縮が肛門表面筋電図または直腸肛門内圧検査で確認 b

- ※1 診断の少なくとも6か月前より3か月間，症状を有していること
- ※2 各診断技術の年齢および性別に適した正常値によって定義する

腸肛門内圧検査または肛門表面筋電図，バルーン排出検査，X 線透視による排便造影検査または MRI による排便造影検査が必要である．

5）直腸肛門内圧検査，肛門表面筋電図

正常では安静時では肛門管静止圧は直腸内圧よりも高く，怒責時には直腸内圧（腹圧）上昇に連動して肛門括約筋が弛緩し肛門内圧が低下するが，排便協調障害では排便時に肛門内圧が上昇または変化しない状況が観察される．内圧検査機器では高解像度直腸肛門内圧測定検査（high-resolution manometry: HR-ARM）が直腸と肛門の内圧を同時に検出できるため有用とされている．HR-ARM または筋電図検査において，直腸圧と肛門内圧との関係には 4 つのパターンがあるとされている[12]．①直腸内圧上昇＋肛門収縮，②不十分な直腸内圧＋肛門内圧上昇，③直腸内圧上昇＋弛緩の欠如または不十分な肛門弛緩，④不十分な直腸内圧上昇＋弛緩の欠如または不十分な肛門収縮，である．

6）排便造影検査

排便造影検査は，X 線透視下または MRI にて直腸内に注入したバリウムと小麦粉などを混ぜた擬似便を排出させ，形態的または機能的な異常を観察する検査であり，排便困難型便秘症診断ツールとしてゴールドスタンダードとされている．直腸瘤や直腸重積などの器質性便排出障害との鑑別にも用いられている．

排便協調障害では，検査時の擬似便の排出不良や怒責時の生理的な会陰の下降がみられず，恥骨直腸筋の奇異性収縮がみられる（**図 1**）．また怒責時に直腸肛門角の鋭角化より，角度の変化がない方が多く観察されるとされている[13]．座位で行う X 線透視下での検査のほうが MRI にくらべ有用とされているが，生殖器を含む下腹部への放射線暴露が欠点であり，被験者の年齢や被曝量には注意が必要である．

7）バルーン排出検査

便座に座った被験者の直腸内に挿入したバルーン内へ 50 mL の水を注入してから排出を促し，1 ～ 3 分以内にバルーンが容易に排出されるかを観察する検査である．機能性便排出障害のスクリーニングとして，とくに骨盤底筋協調運動障害の診断に有用とされている[14]．

8）治　療

バイオフィードバック（biofeedback: BF）療法が

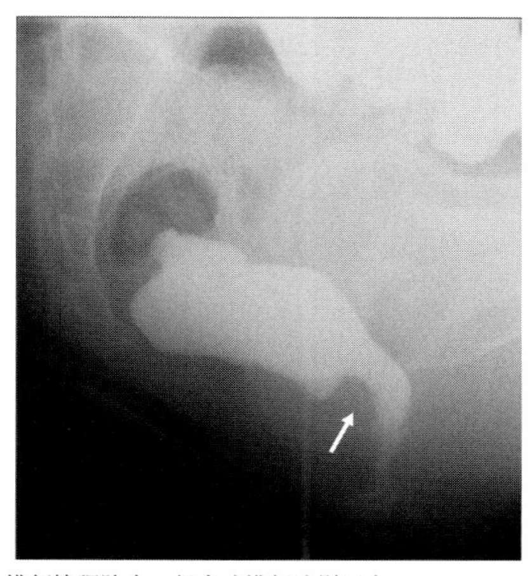

図 1　排便協調障害，怒責時排便造影写真
矢印部，恥骨直腸筋で収縮が生じ，擬似便の排出障害がみられている．

有効とされている．BF 療法は「意識にのぼらない生体情報を工学的な手段によって意識上にフィードバックすることにより体内状態を意識的に調節することを可能とする技術や現象の総称」とされる治療法であり，排便協調障害では直腸内圧（腹圧），恥骨直腸筋，肛門括約筋の怒責時協調運動障害の修正と直腸感覚の正常化を目的に行われる．協調運動障害の修正には，肛門体表筋電図計または直腸肛門内圧計が使用され，1 回 30 ～ 60 分の肛門筋肉の収縮と弛緩，適当な腹圧上昇の調整を行うセッションを週 2 回のペースで 5 ～ 10 回行う（**図 2，図 3**）．直腸感覚の正常化は，水を注入したバルーンの排出訓練を，内部の量を変えながら協調障害修正訓練と同時に行っていく．

9）予　後

バイオフィードバック療法の成果は RCT で 70 ～ 80%とされ[15]，効果はコースが終了してから 2 年間以上持続するという報告がある[16, 17]．

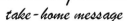

take-home message

専門病院でしか行うことのできない検査や治療法ではあるが，最初に行う治療である食事の見直しや排便習慣の改善，適正な下剤の投与は通常の慢性便秘症治療と同じである．そのなかで，治療効果や患者の訴えに耳を傾けることで，専門病院への紹介が必要な対象者が自然と見出せるであろう．

［高橋知子］

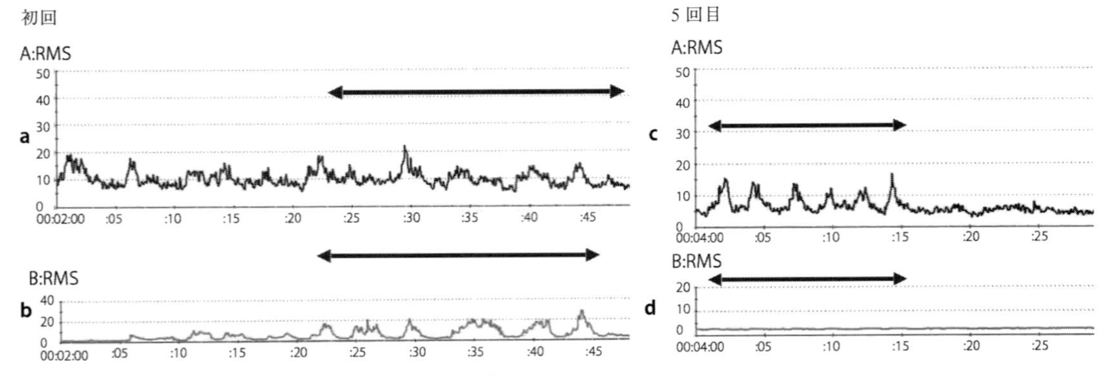

図 3　肛門体表筋電図計によるバイオフィードバック療法

a. 訓練初回の肛門筋電図，b. 訓練初回の腹筋筋電図，c. 訓練 5 回目の肛門筋電図，d. 訓練 5 回目の腹筋筋電図

矢印部：被験者に 1 秒間に 1 回の肛門の収縮を指示，訓練 1 回目では指示どおりに肛門収縮ができず，過度な腹筋収縮をみとめる．訓練 5 回目では適切な肛門収縮をみとめ，不必要な腹筋収縮がみられなくなった．

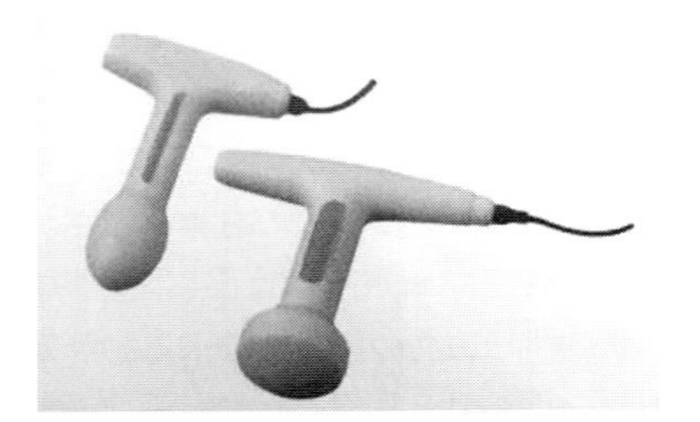

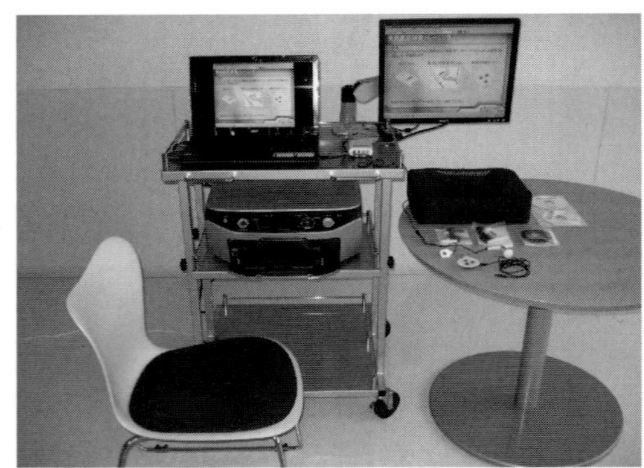

図 2　肛門部バイオフィードバック機器

左：プローブ，右：機器全体．

文　献

1) Chatoor D et al. Constipation and evacuation disorders. Best Pract Res Clin Gastroenterol. 2009; 23: 517–530.
2) 味村俊樹．便排出障害（直腸肛門機能障害）．診断と治療 2013; 101: 285–290.
3) Rao SS et al. Anorectal disorders. Gastroenterology. 2016; 150: 1430–1442.
4) 慢性便秘症の分類．日本消化器病学会関連研究会，慢性便秘の診断・治療研究会編．慢性便秘症診療ガイドライン 2017，南江堂；2017. 3–5.
5) Kuijpers HC. Application of the colorectal laboratory in diagnosis and treatment of functional constipation. Dis Colon Rectum. 1990; 33–39.
6) Wald A et al. Contributions of evacuation proctography and anorectal manometry to evaluation of adults with constipation and defecatory difficulty. Digest Dis Sci. 1990; 35: 481–487.
7) Surrenti E et al. Audit of constipation in a tertiary referral gastroenterology practice. Am J Gastroenterol. 1997; 92: 1471–1475.
8) Rao S et al. How useful are manometric tests of anorectal function in the management of defecation disorders? Am J Gastroenterol. 1997; 92: 469–475.
9) Nullerns S et al. Regional colon transit in patients with dyssynergic defecation or slow transit in patients with constipation. Gut. 2012; 61: 1132–1139.
10) Rao SSC et al. Dyssynergic defecation: demongraphic, symptoms, stool patterns, and quality of life. J Clin Gastroenterol. 2004; 38: 680–685.
11) Bharucha AE et al. Anorectal Disorders. Rome IV Functional Gastrointestinal Disorders: Disorders of Gut-Brain Interaction, Vol 2(Drossman DA et al. eds.). Rome Foundation; 2017.
12) Rao SS et al. Diagnosis and Treatment of Dyssynergic Defecation. J Neurogastroenterol Motil. 2016; 22: 423–435.
13) Wozniak MM et al. Evacuation Proctography. Pelvic Floor Disorders A Multidisciplinary Textbook, 2nd ed (Santro GA eds.). Spiringer; 2021: 133–162.
14) Minguez M et al. Predictive value of the balloon expulsion test for excluding the diagnosis of pelvic floor dyssynergia in constipation. Gastroenterology. 2004; 126: 57–62.
15) Heymen S et al. Randomized, controlled trial shows biofeedback to be superior to alternative treatments for patients with pelvic floor dyssynergia-type constipation. Dis Colon Rectum. 2007; 50: 428–441.
16) Lee HJ et al. Long-term efficacy of biofeedback therapy in patients with dyssynergic defecation: results of a median 44 months follow-up. Neurogastroenterol Motil. 2015; 27: 787–795.
17) Rao SS et al. Long term efficacy of biofeedback therapy for dyssynergia-randomized controlled trial The. Am J Gastroenterol. 2010; 105: 890.

B. 便排出障害
evacuation disorder

はじめに

慢性便秘症は，排便回数が少ないことを特徴とする「排便回数減少型便秘症」に対する食事・生活習慣指導や薬物療法が話題になることが多いが，排便困難や残便感を特徴とする「排便困難型便秘症」も存在し，その原因によってはバイオフィードバック療法や手術が有効な場合もある．本稿では，排便困難型便秘症のおもな病態である便排出障害に関して解説する．

1）概念・定義

便排出障害とは，直腸にある糞便を，たとえ軟便でも十分量かつ快適に排出できない病態であり[1-3]，その原因が直腸・肛門の機能的異常か器質的異常かで，機能性便排出障害と器質性便排出障害に分類される（**表 1**）．

2）疫　学

便排出障害の有病率を調査した大規模な研究は存在しないが，症状だけで慢性便秘症と診断した 147 例に大腸通過時間検査と排便造影検査を施行したところ，51 例（35%）が便排出障害単独，10 例（7%）が大腸通過遅延型便秘症と便排出障害の合併例で，併せて便排出障害の有病率は 41%であったとの報告がある[4]．2019 年度の国民生活基礎調査によると本邦の便秘有訴者率は 3.5%であるため，一般人口における便排出障害の有病率は 1.4%程度と推計される．したがって，決してまれではなく，慢性便秘症診療においてきわめて重要な病態である．

3）病因・病態

i）機能性便排出障害　機能性便排出障害とは，骨盤底筋の動きや直腸の知覚など機能的な異常が原因の便排出障害である．主な病態としては，骨盤底筋協調運動障害と便排出力低下がある[5]．骨盤底筋協調運動障害とは，排便のための怒責時に，本来は弛緩状態を保つべき恥骨直腸筋を含む肛門挙筋や外肛門括約筋が弛緩しないか，逆に収縮してしまう病態であり，排便協調障害とも呼ばれる．その詳細に関しては，別項（4-4-3 A. 排便協調障害）に譲る．

便排出力低下は，腹筋の筋力低下のために，怒責時に腹圧を十分に上げられないことが原因で，おもに加齢やサルコペニアに関与している．

ii）器質性便排出障害　器質性便排出障害とは，直腸腟中隔や直腸支持組織の脆弱化など器質的な異常が原因の便排出障害である．その原因としては，直腸瘤，直腸重積，S 状結腸瘤，小腸瘤，巨大直腸症などがあるが（**表 1**），おもなものは直腸瘤と直腸重積である[1-3]．

①直腸瘤：直腸瘤は，直腸腟隔壁の脆弱化によって，怒責に伴う腹腔内圧上昇時に直腸前壁が腟腔側に膨隆する女性に特有の病態である[6]．その詳細は，別項（4-4-4 A. 直腸瘤）に譲る．

②直腸重積：直腸重積は，加齢に伴う組織の脆弱化などのために固定が不良となった直腸壁が，怒責時に肛門側の直腸内に重積することによって便排出経路を閉塞したり，重積した直腸粘膜が糞便と誤認されるために，排便困難や残便感を生じる病態である．ただし，排便困難や残便感のない健常者でも排便造影検査で直腸重積を認めることは多いので，排便困難や残便感を訴える患者に排便造影検査を施行して直腸重積を認めても，その症状の原因が必ずしも直腸重積とは限らない点には留意する必要がある．

4）診断・検査

i）症　状　直腸にある糞便を十分量かつ快適

表 1　便排出障害の分類

便排出障害 (evacuation disorder)	機能性便排出障害 (functional evacuation disorder)	・骨盤底筋協調運動障害（pelvic floor incoordination） ＝排便協調障害（dyssynergic defecation） ・便排出力（怒責力）低下（inadequate defecatory propulsion） ・直腸知覚低下（rectal hyposensitivity） ・直腸収縮力低下（rectal hypocontractility）
	器質性便排出障害 (structural evacuation disorder)	・直腸瘤（rectocele） ・直腸重積（rectal intussusception） ・S 状結腸瘤（sigmoidocele） ・小腸瘤（enterocele） ・巨大直腸症（megarectum）

に排出できないために，排便困難感，残便感とそれに伴う頻回便，排便時の過度の怒責などを生じるのが便排出障害に共通する症状である．それに加えて直腸瘤では，膣・会陰部の不快感，怒責時の膣部の膨隆のほかに，直腸瘤内に遺残した糞便を押し出して残便感を解消するために，排便時に膣後壁や会陰部を指で圧迫する用指的排便介助（vaginal digitation）が特徴的な症状である．また直腸重積では，重積した直腸粘膜を便と誤認するために，直腸内に糞便が存在しないにもかかわらず残便感を感じる，いわゆる「偽の便意」を生じる場合もある．さらに直腸瘤や直腸重積では，排便時に排出しきれずに直腸内に残った便が，排便後数時間してから肛門から漏れ出て漏出性便失禁の原因になる場合もある．

ii）直腸肛門指診　骨盤底筋協調運動障害の診断では，直腸肛門指診の際に怒責動作を指示して肛門・会陰部の動きを観察する．正常であれば怒責動作に伴って肛門・会陰部が下降するが，骨盤底筋協調運動障害の患者では逆に肛門が収縮する場合があり，奇異性収縮と呼ばれる．

直腸瘤では，直腸前壁を圧迫して直腸膣中隔の強度を評価すれば，直腸膣中隔全体の異常な脆弱性や直腸前壁の一部にヘルニア門としての欠損部を触知する．また，怒責動作時に膣口から膣後壁が脱出することがあり，これが骨盤臓器脱に直腸瘤が含まれる理由である．

iii）専門的検査　機能性便排出障害は，排便造影検査，バルーン排出検査，肛門筋電図検査によって診断できるが，筆者は，排便造影検査がもっとも有用と考えている[7]．それは排便造影検査が，この3検査のなかで，実際の排便状態をもっとも忠実に再現する検査であることと，直腸瘤や直腸重積などの器質性便排出障害も診断可能であることからである．

①排便造影検査：会陰の高さ，肛門直腸角，擬似便排出時の骨盤底筋・肛門括約筋の協調運動，直腸瘤や直腸重積の有無・程度などを評価して，便排出障害の有無とその原因を診断する．その詳細は，別項（4-3-5 排便造影検査）に譲る．

擬似便を排出しようとする怒責動作時には，正常者では会陰が下降して肛門が開いて擬似便が30秒以内に，ほぼ完全に排出される．しかし，骨盤底筋協調運動障害などの機能性便排出障害では会陰は下降せず，逆に上昇する場合があり，肛門は開かず擬似便も排出されない．

直腸瘤では，排便動作に伴って直腸前壁が膣方向に向かって，本来の直腸前壁の仮想ラインを越えて膨隆する所見をみとめる．擬似便排出後に擬似便の一部が直腸瘤内に残存する所見（barium trapping）をみとめれば，直腸瘤が残便感の原因である可能性が高い．さらに患者自身に vaginal digitation を行ってもらい，barium trapping が消失するとともに残便感や膣部の不快感も同時に消失すれば，直腸瘤の病的意義は確定的と考えられる．

直腸重積では，口側の直腸が肛門側の直腸内に重積する所見が特徴的である（**図1**）．その重症度分類には Oxford 分類が用いられ，重積粘膜先進部の到達レベルで5段階に分類される．先進部が肛門管上縁に接する III 度と肛門管内にまで至る IV 度は病的意義が高いとされる．また先進部が肛門管外に脱出する V 度は，粘膜脱または完全直腸脱であり，それ自体に病的意義がある．

②バルーン排出検査：直腸に留置したバルーンを水で膨らませて，それを便に見立てて排出する能力を評価する検査である．簡便なため機能性便排出障害のスクリーニング検査として行われ，1分以内に排出できなければ機能性便排出障害と診断する．その詳細は，別項（4-3-6 バルーン排出検査）に譲る．

③肛門筋電図検査：肛門に筋電計を留置し，腹筋にも筋電計を貼付して，肛門収縮時と怒責時の肛門括約筋，ならびに腹筋の電気的活動度を評価する．怒責時に肛門括約筋の電気的活動度が異常に上昇すれば，骨盤底筋協調運動障害による機能性便排出障害である可能性が高い．その詳細は，別項（4-3-4 肛門筋電図検査）に譲る．

④直腸肛門内圧検査：直腸肛門内圧検査において，患者が怒責動作をした際に，肛門内圧が静止圧の20％以上低下しない場合に骨盤底筋協調運動障害と診断することが Rome 基準によって提唱されている．しかしこれは，排便時には肛門内圧が安静時よりも低下するはずだとする誤った思い込みにすぎない．実際の排便時には，S状結腸の便が直腸に移動して発生する排便反射に伴う直腸の収縮力に加えて，怒責による腹圧上昇に伴う直腸内圧の上昇によって，直腸内圧が肛門内圧を上回れば，たとえ肛

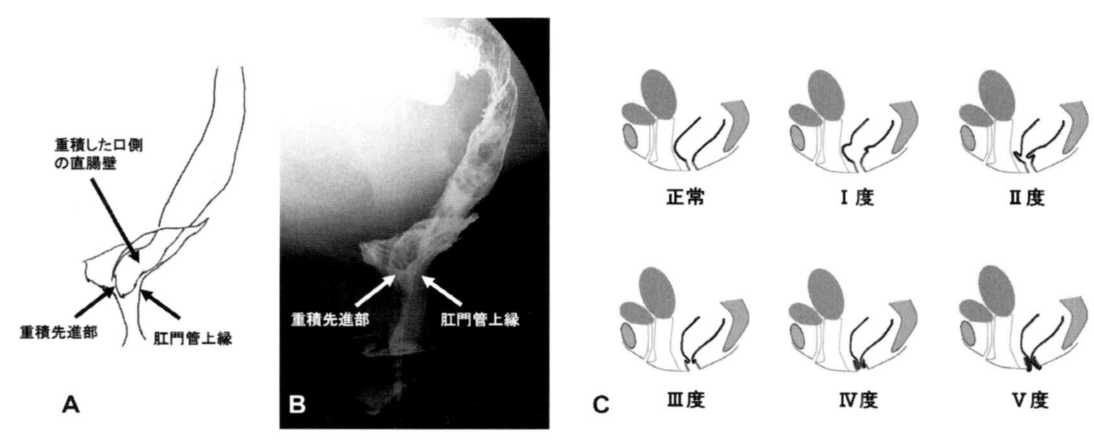

図1　直腸重積（文献3より作成）
A：直腸重積の模式図，B：直腸重積の排便造影検査画像
口側の直腸が肛門側の直腸内に重積し，その先進部は肛門管上縁に達しており，III度の直腸重積である．
C：直腸重積のOxford分類
I度：高位直腸・直腸重積，II度：低位直腸・直腸重積，III度：肛門管上縁に接する直腸・肛門重積，IV度：肛門管内に入り込む直腸・肛門重積，V度：肛門管外に脱出する直腸脱

門内圧が安静時より高くても便は直腸から排出される．実際，排便障害症状をまったく有しない健常者において本検査を施行すると，怒責動作時に肛門内圧が上昇することが圧倒的に多い．Grossiら[8]が，排便障害症状を有しない健常者85人に本検査を施行したところ，Rome基準に従えば74人（87%）が機能性便排出障害と診断された．偽陽性率が高すぎるため，「直腸肛門内圧検査は，機能性便排出障害を診断する検査法として不正確で有用性が低い」と結論付けている．したがって，骨盤底筋協調運動障害を直腸肛門内圧検査で診断するのは不適切である．

ただし怒責時の腹圧上昇能力を評価するのには有用で，本検査において怒責動作時の直腸内圧を測定して，安静時からの直腸内圧上昇分が45 mmHg未満の場合は便排出力低下と診断する．

5）　鑑別診断

便排出障害の鑑別診断として，真の便秘ではない排便強迫神経症がある[1-3]．排便強迫神経症とは，強迫観念のために，本来体外に排出すべき糞便が直腸内に存在しないにもかかわらず，残便感（偽の便意）を訴えて過度に怒責したり頻回にトイレにいったりする病態で，真の便秘症ではない．すなわち，この病態における排便困難感や残便感は，直腸や肛門に原因があるのではなく強迫観念が病因である，したがって治療としては，便を排出させるための便秘症の治療は無意味で，病態の説明による認知行動療法や精神・心理療法が必要である．排便強迫神経症の患者では，排便造影検査において，擬似便が迅速かつ完全に排出されて便排出障害の所見をみとめず，直腸瘤や直腸重積の所見もなく，直腸に擬似便がまったく残っていないにもかかわらず強い残便感を訴えるのが特徴である．このように排便造影検査は，便排出障害を機能性と器質性に鑑別するのみならず，便秘ではない排便強迫神経症の患者を便秘ではないと鑑別診断する点においても，きわめて有用である．

6）　治　療

便排出障害に対する治療法として，排便習慣指導，下剤，坐薬・浣腸も，ある程度は有効である．しかし機能性便排出障害には，バイオフィードバック（biofeedback: BF）療法がもっとも有用である．また直腸瘤や直腸重積の患者では，排便造影検査の動画を見せながら病態を説明するだけで，排便困難感や残便感の理由を理解して納得・安心するため，それ以上の治療を希望しない場合も多い．治療を希望する場合は手術も適応であるが，手術によって構造的な異常が改善しても，必ずしも症状も改善するとは限らないため，症例選択と術前説明がきわめて重要である．

i）バイオフィードバック療法　機能性便排出障害にはバイオフィードバック療法が有用で，本邦における慢性便秘症診療ガイドライン 2017 でも，「機能性便排出障害による慢性便秘症に対して，バイオフィードバック療法は有用であり，施行することを提案する（推奨の強さ 2, エビデンスレベル A）」と記載している．本療法はおもに骨盤底筋協調運動障害（排便協調障害）に対する治療であるため，その詳細は別項（4-4-3 A. 排便協調障害）に譲る．

ii）直腸瘤修復術　直腸瘤の治療法として，下剤やバイオフィードバック療法もある程度は有効であるが，根本的治療法は直腸瘤修復術による直腸腟中隔の修復・補強である．慢性便秘症診療ガイドライン 2017 では，「便秘症の原因が直腸脱，直腸瘤，直腸重積などである場合は外科的治療が有効であり，行うことを提案する（推奨の強さ 2，エビデンスレベル B）」と記載している．直腸瘤に対する治療法の詳細は，別項（4-4-4 A. 直腸瘤）に譲る．

iii）ventral rectopexy　ventral rectopexy は「腹側直腸固定術」とも訳され，直腸重積に対する外科的治療の 1 つである．本術式では，固定が不良な直腸の下端腹側にメッシュを縫合し，口側に吊り上げて岬角に固定することで直腸重積を修復する．一般的には，Oxford 分類で III，IV 度の直腸・肛門重積が本術式の手術適応とされる[9]．比較的新しい術式であることから，腹腔鏡やロボットを用いて行われるのが一般的である．

Grossi ら[9]による 18 文献（1238 例）の ventral rectopexy に関するシステマティックレビューによれば，平均観察期間 31 か月（12 ～ 72）で，全般的な症状改善率は 83%（95%信頼区間 74 ～ 91%）と良好で，直腸重積の解剖学的な再発率も 2 ～ 7%と低率である．合併症発生率は 5 ～ 15%で，その多くは創部感染や尿閉などの軽微なものである．腹腔鏡下手術から開腹術への移行率は 2%（0 ～ 8%）と低率で，もっとも懸念されるメッシュ関連合併症の発生率も 0.5%（95%信頼区間 0 ～ 3.9%）とされる．しかし，メッシュ関連合併症はいったん発生すると深刻な状態になる場合が多く，それが，本術式があまり普及しない理由と思われる．

おわりに

便排出障害のおもな病態とその診断・治療に関して解説した．下剤などを用いて軟便になっても排便困難や残便感を訴える場合は，下剤療法を継続するのではなく，排便造影検査などにて病態を評価したうえで，病態に応じた適切な治療を行うことが望ましい．

take-home message

便排出障害は，直腸にある糞便が，たとえ軟便でも十分量かつ快適に排出できない病態で，排便困難感，残便感などの症状を生じる．原因は骨盤底筋協調運動障害などの機能性便排出障害と直腸瘤などの器質性便排出障害に分類され，その診断には排便造影検査がもっとも有用である．機能性便排出障害にはバイオフィードバック療法が有用であり，器質性便排出障害には直腸瘤修復術などの手術が有効な場合があるが，その手術適応は慎重に決定する必要がある．

［味村俊樹］

文　献

1) 味村俊樹：便排出障害（直腸肛門機能障害）．診断と治療．2013; 101: 285–290.
2) 味村俊樹ほか．慢性便秘症の診断と治療．日本大腸肛門病学会雑誌．2019; 72: 583–599.
3) 味村俊樹ほか．便排出障害の診断と治療．診断と治療．2022; 110: 85–92.
4) Voderholzer WA et al. Clinical response to dietary fiber treatment of chronic constipation. Am J Gastroenterol. 1997; 92: 95–98.
5) 味村俊樹ほか．機能性便排出障害．別冊日本臨床領域別症候群シリーズ No.12, 消化管症候群, 第 3 版．日本臨牀社；2020: 383–390.
6) 味村俊樹ほか．直腸瘤．別冊日本臨床領域別症候群シリーズ No.12．消化管症候群，第 3 版．日本臨牀社；2020: 377–382.
7) 味村俊樹ほか．慢性便秘症の機能検査．消化器・肝臓内科．2019; 5: 163–173.
8) Grossi U et al. Diagnostic accuracy study of anorectal manometry for diagnosis of dyssynergic defecation. Gut. 2016; 65: 447–455.
9) Grossi U et al. Surgery for constipation: systematic review and practice recommendations: Results II: Hitching procedures for the rectum (rectal suspension). Colorectal Dis. 2017; 19: 37–48.

4-4-4 器質的疾患に伴う直腸肛門機能障害

anorectal dysfunction due to organic disease

A. 直腸瘤 rectocele

1) 概念・定義

直腸瘤は，直腸肛門の構造異常のため直腸にある便を有効に排出できない器質性便排出障害の原因疾患の1つであり[1]，直腸膣中隔の脆弱化により直腸前壁が膣後壁方向へ脱出した状態である[1, 2]．本邦では当初，直腸膣壁弛緩症とも呼ばれていたが，現在では直腸瘤の呼称が一般的である．骨盤臓器脱の1つであり，他の骨盤臓器脱を合併することも少なくない[3]．多くは無症状であるが[4]，排便困難や残便感，便秘など有症状の場合には治療の対象となる．

2) 疫 学

欧米での有病率は，50歳以上の女性の30～50%であるといわれているが，本邦での報告はない．欧米の報告では，出産経験のない18～24歳の女性で1 cm以上の直腸瘤を有する頻度は12%との報告もある．発症年齢は，本邦の報告では20～80歳のどの年齢層でも発症するが，好発年齢は40～60歳である．

3) 原因・病態生理

直腸膣中隔の脆弱化は，経膣分娩時の直腸膣中隔の過伸展や排便困難に対する慢性のいきみによる直腸膣隔膜の断裂が原因とされている[5]．加齢，肥満，閉経後の骨盤底の支持組織の脆弱化，骨盤底筋群の神経障害も病因とされている．

通常の排便では，いきむと腹圧により直腸内圧が上昇し便が肛門側に排出される．直腸瘤では，直腸内圧が脆弱になった直腸膣中隔すなわち直腸前壁側（膣後壁）にかかり，直腸瘤のなかに便が残存し，取り込まれることで排便困難や残便感などの症状を呈する（**図1**）．立位時や夕方になると，これらの病態が，会陰部重圧感や会陰部痛として現れる．直腸瘤患者でみられる用手介助排便（膣後壁を指で押して排便すること．digitationと呼ばれる）では，脆弱化した直腸膣中隔を指で支えることにより，直腸膣中隔にかかる圧が肛門方向にかかるようになり，排便がスムースに行われる．

4) 診断基準

直腸前壁が膣後壁方向へ脱出した状態が直腸瘤であるが，実際には無症状であることが多いため，有症状の場合にのみ直腸瘤として診断することが多い．直腸瘤の大きさは排便造影によって明らかとなるが，排便造影で3 cm以上の大きさ（長さ，深さ）の場合を直腸瘤と診断する報告もある（**図1**）[6]．

5) 診断および鑑別診断

症状として，排便困難や残便感，会陰部重圧感・不快感，会陰部痛，会陰部下垂感，膣腫瘤などを訴える場合に，直腸瘤を疑い診察や検査を行う．問診では，用手介助排便の有無，出産・手術歴も確認する．直腸瘤患者の40%に便失禁，21%に尿失禁がみられたとの報告もあるため，失禁の有無についても問診を行う[3]．

i) 診 察　直腸，膣，会陰部の視診，指診，双指診を行い診断する．診察では必ず怒責診を行う．視診では，怒責時の膣後壁の脱出，合併する可能性のある膣脱，子宮脱，膀胱脱，膀胱瘤や直腸脱，会陰下垂などの診断も行う[3]．肛門指診では，膣側に指をフックすることで直腸瘤が確認できる（**図2**）．双指診では，いきみ時に膣と直腸との間にS状結腸や小腸，腹膜などの陥入（S状結腸瘤，小腸瘤，腹膜瘤）がないかどうかも確認する．

ii) 画像診断検査　排便造影では，いきみ時に直腸瘤の存在や大きさを（**図1**），排便時には造影

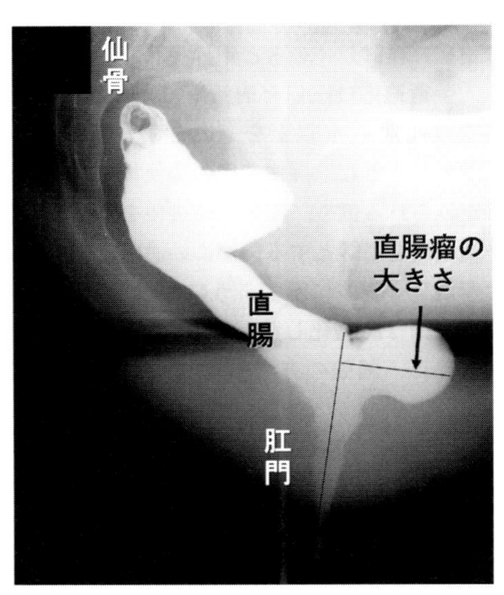

図1　直腸瘤の排便造影所見

表3 直腸脱の外科治療

経会陰手術	・Gant-Miwa 法 ・Thiersch 法 ・Delorme 法 ・Altemeier 法
経腹手術	直腸固定術（開腹，腹腔鏡，ロボット支援） ・Ripstein 法 ・Wells 法 ・Suture rectopexy （+resection rectopexy：Frykman-Goldberg 法） ・Ventral rectopexy

Thiersch によって報告され，外肛門括約筋の外側に銀線を全周性に通して肛門管を縫縮することにより，直腸の脱出を防ぐ術式である．現在ではナイロンやテフロン，ポリエステルテープなどで実施されることが多い．創感染がもっとも頻度の高い合併症で，再発率も高いが，局所麻酔下に実施可能なため，高リスク症例によい適応となる．

③ Delorme 法：フランスの軍医 Edmond Delorme によって 1900 年に報告された術式で，欧州では広く実施されている．脱出腸管の粘膜をスリーブ状に切除し，露出した筋層を縫縮して，最後に粘膜断端を縫合する術式である．

④ Altemeier 法：1952 年米国の William Altemeier が報告した，経肛門的に余剰な直腸 S 状結腸を全層切除・縫合して直腸前方の肛門挙筋形成術を付加する術式で，おもに欧米で行われている．前述の Gant-Miwa + Thiersch 法や Delorme 法が 5 cm 程度までの比較的軽度の脱出例へのよい適応であるのに対して，本術式は脱出腸管径が長い症例が適応となる．縫合不全のリスクがあり，口側腸管に一時的ストーマを造設することがある．

ii） 経腹手術　経腹手術による直腸固定術の再発率は経会陰手術にくらべ低率で，全身麻酔の耐術能がある症例に対して第一選択となる．直腸を十分に剝離して頭側に吊り上げて，仙骨前面に固定する．テフロンメッシュを用いて前壁から包み込むように固定する Ripstein 法，Ivalon スポンジを使用し後壁を固定する Wells 法，直接直腸間膜を仙骨に縫合する suture rectopexy が代表的な術式である．ventral rectopexy は 2004 年にベルギーの D'Hoore らによって報告された比較的新しい術式で，下部直腸の前壁と仙骨岬角をメッシュで固定する[5]．直腸背側の自律神経が温存されるため，術後の便秘の発症率が低いとされている．一方，システマティックレビューでは，経会陰手術および経腹手術において術後 QOL は改善したが，術式別の有意差はみとめなかった[6]．

結　語

直腸脱に対する経腹手術は再発率が低く，とくに低侵襲な腹腔鏡手術の手術件数が増加している．年齢や全身状態など患者側の因子と設備面（全身麻酔）など施設側の因子により，術式が選択されているのが実情であるが，各術式の特徴を十分に理解しておくことが重要である．

take-home message

・直腸瘤や膣脱・子宮脱，膀胱脱を合併する骨盤底臓器脱の病態を念頭に術前診断を行う．

・診断に難渋する場合は，怒責診や排便造影検査などを実施可能な専門的施設への紹介を検討する．

・腰椎麻酔や局所麻酔で施行可能な経会陰手術は，全身的な影響が少なく，多くの施設で実施されているが，経腹手術は全身麻酔が必要となるため，限られた専門施設で実施されている．経腹手術は，経会陰手術に比して再発率が低く，腹腔鏡手術は保険適用である．

［勝野秀稔］

文　献

1) 前田耕太郎ほか．骨盤底臓器脱．Modern Physician. 2017; 37: 75-77.
2) 花井恒一ほか．完全直腸脱に対する術式の選択と腹腔鏡下直腸固定術の手技とその工夫．手術．2009; 63: 1697-1702.
3) Ayav A et al. Robotic-assisted pelvic organ prolapse surgery. Surg Endosc. 2005; 19: 1200-1203.
4) 小出欣和ほか．直腸脱に対する直腸固定術の手技と成績．日本大腸肛門病学会雑誌．2012; 65: 840-846.
5) D'Hoore A et al. Long-term outcome of laparoscopic ventral rectopexy for total rectal prolapse. Br J Surg. 2004; 91: 1500-1505.
6) Tou S BS et al. Surgery for complete (full-thickness) rectal prolapse in adults. Cochrane Database Syst Rev. 2015; 11: 1-66.

4-5 Case Discussion

4-5-1 排便困難感

feeling of evacuation difficulty

序　論

排便困難（evacuation difficulty）は，肛門から糞便を円滑に排出できない状態と定義され，排便困難感（feeling of evacuation difficulty）は，その排便困難を感じることである．排便困難感は，排便回数減少型便秘でも硬便のために生じることが多いが，排便困難型便秘に特徴的な症状でもある．排便困難型の原因として，硬便を伴う便秘型過敏性腸症候群のほかに，軟便でも排出しづらい便排出障害（defecation disorder）があり，実際に直腸内の糞便を排出するのが困難なために生じることが多い．便排出障害は，骨盤底筋協調運動障害（pelvic floor incoordination）や排出力低下（inadequate defecatory propulsion）などの機能性便排出障害（functional defecation disorder）と直腸瘤（rectocele）や直腸重積（rectal intussusception）などの器質性便排出障害（structural defecation disorder）に分類される[1]．

しかし，直腸に糞便が存在しないにもかかわらず，偽の便意のために無駄に排便努力をして排便困難感を訴える病態も存在する．これは強迫観念が原因であり，排便強迫神経症とよばれる．

症例提示（機能性便排出障害）

【症　例】53歳，女性
【主　訴】排便困難感
【既往歴】特記事項なし
【現病歴】1か月前からの排便困難感を主訴に来院．ポリエチレングリコールLD製剤4包/日，およびエロビキシバット水和物2錠/日を内服し，浣腸を3回/週頓用使用した状態で，排便回数は1回/2日～10回/日と不安定であった．また便性状はブリストル便形状スケール（BSFS）でタイプ5～6と軟便だが，便意があって息んでも排便できず，どのように息めばいいかわからないとの訴えもあった．
【直腸肛門診所見】肛門周囲感覚は正常．直腸内に糞便は触知せず，肛門の安静時トーヌスも収縮力も正常．怒責時には，骨盤底筋の収縮による会陰上昇はみとめなかったが，会陰下降は不十分であった．

臨床経過

軟便でも排便困難感を訴えているため，便排出障害の精査目的に排便造影検査（defecography）を施行した．

1）　排便造影検査所見

擬似便排出のための怒責動作では，正常ではみられる会陰下降を認めない骨盤底筋協調運動障害の状態であった．また，擬似便が半分以上排出されない不完全排出であり，その不完全な排出にも，遅延排出の診断基準となっている20秒以上の時間を要した．

以上より，骨盤底筋協調運動障害による機能性便排出障害と診断し，バイオフィードバック（biofeedback: BF）療法の適応と判断した．

2）　治療経過

肛門筋電計を用いたBF療法と直腸バルーン排出訓練（**図1**）を理学療法士による指導のもと，月1回，計5回実施した．BF療法では肛門を収縮させた後いったん弛緩させ，その後怒責動作を行うよう指導し，収縮・弛緩・怒責動作を繰り返して，怒責時の肛門筋電計の波形が極力上昇しない範囲で，腹筋筋電計の波形が最大限に上昇するよう，患者に試行錯誤してもらった．1回目のBF療法では，怒責時に肛門括約筋の活動度が10 μVと上昇波形を示し（**図2左**），排便造影検査と同様に骨盤底筋協調運動障害を認めた．また腹筋収縮度も20 μV程度と弱く，排出力低下も併存していた．さらに直腸バルーンは自力では排出できずに強い牽引を要した．3回目のBF療法から怒責時の腹筋活動度が上昇し始め，4回目からは直腸バルーンの自力排出が可能となった．5回目には，怒責時に肛門括約筋の活動度は4 μVと弛緩状態を保ったまま，腹筋活動度は50 μV（**図2右**）

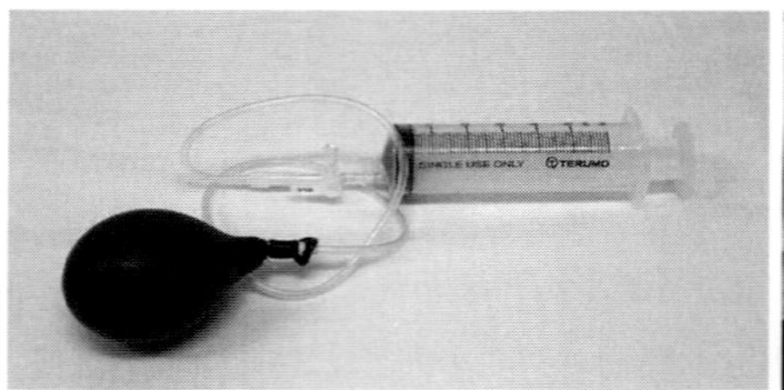

A：直腸バルーン

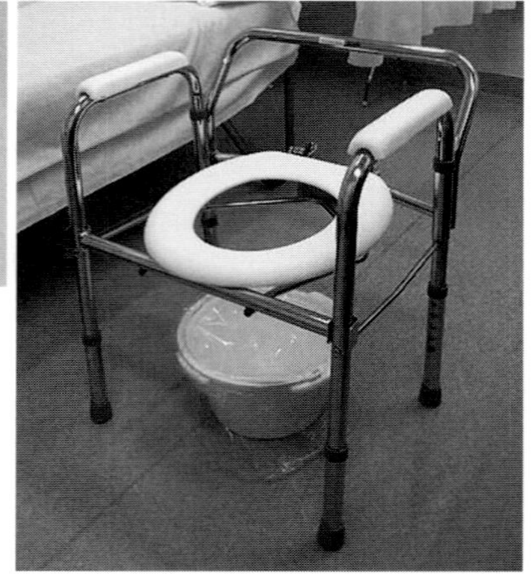

B：直腸バルーン排出訓練時に使用する簡易便座

図1　直腸バルーン排出訓練
側臥位で患者の肛門内に直腸バルーン（A）を挿入し，バルーンを50 mLの空気で膨張させて直腸下縁に密着させ，肛門の上下運動を確認する．
次に簡易便座（B）で座位となり，バルーン排出訓練を行う．

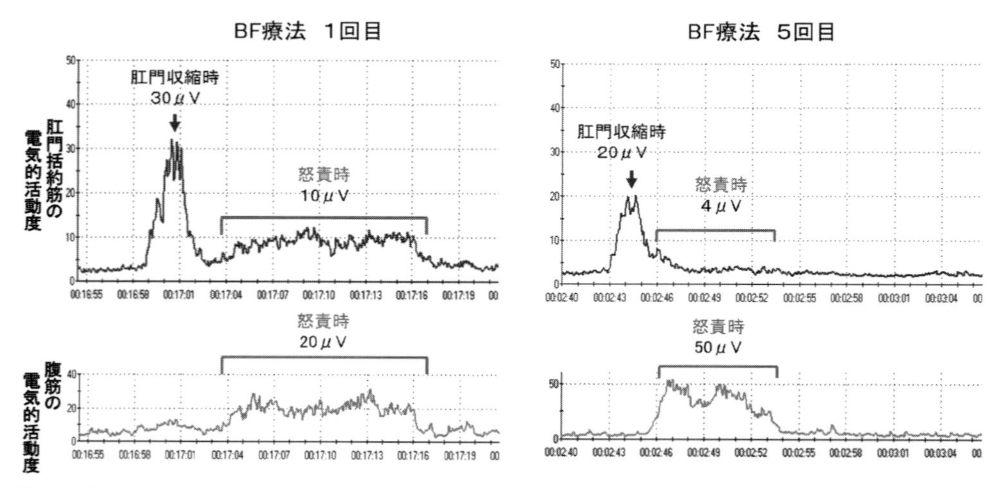

図2　便秘に対するバイオフィードバック（BF）療法の波形
BF療法1回目（左側）では，怒責時に腹筋の収縮とともに肛門括約筋の活動度が10 μVと上昇波形を示している．しかしBF療法を行うことで，終了時の5回目（右側）には，怒責時に肛門括約筋の活動度は4 μVと弛緩状態を保ちながら，腹筋の活動度は50 μVと1回目の20 μVにくらべて明らかに上昇している．

と1回目の20 μVに比べて明らかに上昇した．排出力低下と骨盤底筋協調運動障害の改善とともに臨床的にも排便困難感が消失したため，BF療法は5回で終了した．ポリエチレングリコールLD製剤は4包/日を継続したままエロビキシバット水和物を中止し，浣腸は不要になって，排便回数は1〜2回/日と安定した．便性もBSFSタイプ5〜6から4に有形化したが，排便困難感は消失したままであった．

考　察

本患者は，骨盤底筋協調運動障害と排出力低下による機能性便排出障害であった．骨盤底筋協調運動障害は，排便協調障害（dyssynergic defecation）ともよばれ，排便のための怒責時に本来は弛緩状態を保つべき恥骨直腸筋を含む骨盤底筋や外肛門括約筋が弛緩しないか，逆に収縮してしまうことが原因で起こる．排出力低下は，腹筋の筋力低下のために，怒責時に腹圧を十分に上げられないことが原因である[1]．

機能性便排出障害の診断には排便造影検査が有用である．本検査は，実際の排便状態を忠実に再現する検査で，機能性便排出障害だけでなく器質性便排出障害である直腸瘤や直腸重積も診断できる．正常者の排便造影検査では，怒責時に会陰が下降して肛門管が開き，疑似便が 20 ～ 30 秒以内にほぼ完全に排出される．しかし機能性便排出障害では，怒責時に会陰が下降しないか逆に上昇し，肛門管は開かず疑似便が排出できない，または肛門管が開いても疑似便が完全に排出されない．本症例では，怒責時に会陰が下降せず，肛門管は開いたが疑似便が完全に排出できなかったことから，機能性便排出障害（骨盤底筋協調運動障害）と診断した．

機能性便排出障害の治療には，BF 療法が有用である[2]．機能性便排出障害に対する BF 療法の目的は，怒責時に腹筋を十分に収縮させながら，骨盤底筋・外肛門括約筋は弛緩状態を保つことである．機能性便排出障害の患者は，怒責時に有効な腹筋収縮ができず，さらに骨盤底筋・外肛門括約筋が同時に収縮することが多いが，患者自身はその状態を把握できていない．BF 療法では，肛門筋電計や腹筋の表面筋電計を用いて患者に自分自身の肛門の動きや腹筋の動きを意識化させ，排便時の前傾姿勢や怒責時の有効な腹圧のかけ方を治療者が指導し，患者と治療者が協働してともに骨盤的筋協調運動障害を改善させていく．また直腸バルーン排出訓練では，直腸内に留置したバルーンを 50 mL の空気や水で膨張させて疑似便とし，骨盤底筋の弛緩状態を保って自力でバルーンを排出できるように訓練する[3]．

機能性便排出障害に対する BF 療法の有効率は 70 ～ 80％程度と報告されている[2]．Enck ら[3]による RCT 4 編のメタアナリシスでは，骨盤底筋協調運動障害による便秘症に対する BF 療法は，他の治療法と比較してオッズ比が 3.7（2.1 ～ 6.3）と有意に有効であった．また直腸バルーン排出訓練を加えた肛門筋電計 BF 療法でも，症状や生活の質の有意な改善が報告されている[5]．本邦における『慢性便秘症診療ガイドライン 2017』でも，機能性便排出障害に対する BF 療法は，エビデンスレベル A，推奨度 2 として推奨されている[6]．エビデンスレベル A にもかかわらず推奨度 2 と低いのは，本邦で BF 療法を施行できる施設が少ないためである．今後，本邦においても排便造影検査や BF 療法が普及し，本症例のような患者を救える施設が増えることを願っている．

take-home message

排便困難感は排便困難型便秘に特徴的な症状で，硬便を伴う便秘型過敏性腸症候群のほかに，軟便でも排出しづらい便排出障害が原因となる．便排出障害は排便造影検査で機能性か器質性かを診断し，機能性便排出障害（骨盤底筋協調運動障害・排出力低下）であった場合は BF 療法が適応となる．排便困難感を訴えた場合，便性を確認し，軟便でも症状が持続する場合は排便造影検査が実施可能な施設への紹介を検討する必要がある．

［本間祐子・味村俊樹］

文　献

1) 味村俊樹ほか．便排出障害の診断と治療．診断と治療．2022; 110: 85–92.
2) 本間祐子ほか．理学療法（骨盤底筋訓練，バイオフィードバック療法）—排便障害．排泄リハビリテーション理論と実際，第 2 版．中山書店；2022: 373–377.
3) 味村俊樹．骨盤底筋協調運動障害を呈する便排出障害型便秘症に対する直腸バルーン排出訓練によるバイオフィードバック療法の効果に関する検討．バイオフィードバック研究．2011; 38: 43–50.
4) Enck P et al. Biofeedback therapy in fecal incontinence and constipation. Neurogastroenterol Motil. 2009; 21: 1133–1141.
5) 味村俊樹ほか．骨盤底筋協調運動障害を呈する便排出障害型便秘症に対する肛門筋電計と直腸バルーン排出訓練によるバイオフィードバック療法の効果に関する検討．バイオフィードバック研究．2012; 39: 23–31.
6) 日本消化器病学会関連研究会，慢性便秘の診断・治療研究会編．CQ5-10 慢性便秘症にバイオフィードバック療法は有効か？　便秘診療ガイドライン 2017．南江堂；2017: 82–84.

4-5-2 残便感
feeling of incomplete defecation

序　論

残便感（feeling of incomplete defecation）は，排便後にまだ便が残存しているような感覚と定義され，実際に直腸にある糞便を十分に排出できないために生じることが多い．しかし，糞便が完全に排出されて直腸が空虚にもかかわらず残便感を感じる，いわゆる「偽の便意」が原因の排便強迫神経症とよばれる病態もある[1]．

残便感は，軟便でも排便困難を訴える便排出障害（defecation disorder）に共通してみられる症状である．便排出障害は，直腸瘤（rectocele）や直腸重積（rectal intussusception）などの器質性便排出障害（structural defecation disorder）と骨盤底筋協調運動障害（pelvic floor incoordination）などの機能性便排出障害（functional defecation disorder）に分類され，その診断や排便強迫神経症の鑑別には排便造影検査が有用である[2]．

症例提示（器質性便排出障害：直腸瘤）

【症　例】 51歳，女性
【主　訴】 残便感，排便時の腟膨隆
【既往歴】 特記事項なし
【現病歴】 4年前から残便感と排便時の腟膨隆を自覚しており，他院にて3年前と2年前に直腸瘤の診断のもと経肛門的直腸瘤修復術を受けた．いったんは症状が改善したが，1年前に残便感と排便時の腟膨隆が再度出現して当科を受診した．下剤を内服した状態で，便形状はブリストル便形状スケールでタイプ5と軟便，排便回数は4～5回/日とやや頻回であった．排便時に排便困難感はないが，排便の最後に残便感を感じるため，腟に挿入した指で腟膨隆部を押しながら怒責して，直腸瘤内の便の排出を繰り返すことで残便感を解消していた．
【直腸肛門診所見】 肛門周囲感覚は正常．直腸内に糞便は触知せず，直腸前壁に深く大きい直腸瘤を認めた．肛門の安静時トーヌスはやや高く，収縮力は正常範囲であった．また側臥位の怒責診では，腟口からの直腸瘤脱出は認めなかった．

臨床経過

2回の直腸瘤修復術にもかかわらず直腸診で深く大きい直腸瘤を触知し，残便感の症状も直腸瘤に特徴的なため，直腸瘤の評価目的に排便造影検査を実施した．

1） 排便造影検査所見

擬似便排出のための怒責動作に伴って直腸前壁が腟側に膨隆し，深さ2.1 cmの直腸瘤を認めた（**図1A**）．怒責終了時に直腸内の擬似便は完全に排出されたが，疑似便の一部が直腸瘤内に残存するtrapping所見を認め（**図1B**），残便感も訴えた．患者本人に，日頃の排便時と同様に指で腟膨隆部を圧迫してもらいながら怒責すると，直腸瘤内の擬似便は完全に排出されるとともに残便感も消失した．

2） 術前診断

日常の排便において残便感に対して経腟用指排便介助（vaginal digitation）が有効で，また排便造影検査でもvaginal digitationが有効であることを確認できた．したがって病的意義の高い直腸瘤と診断し，手術による症状改善率が80%程度であることを含めて手術の利点・欠点を説明したところ，患者が手術を希望したため，直腸瘤修復術を実施した．

3） 治療経過

経会陰的アプローチで腟と直腸の間を剥離し，恥骨直腸筋を縫合して直腸腟中隔を修復・補強するanterior levatorplastyを施行した．周術期合併症なく，術後6日目に退院した．術後に残便感は消失し，vaginal digitationも不要となった．

4） 排便造影検査所見（術後7か月目）

怒責時に，最頭側の小さな膨隆を除いて直腸瘤は消失した（**図2A**）．怒責終了時に疑似便は，ほぼ完全に排出されてtrappingも認めなかった（**図2B**）．また残便感の訴えもなかった．

考　察

残便感は便排出障害に共通して訴えられる症状で，その診断には排便造影検査が有用である．排便造影検査は，実際の排便状態をできるだけ忠実に再現する検査で，直腸瘤や直腸重積などの器質性便排出障害や骨盤底筋協調運動障害などの機能性便排出障害の診断のみならず，それらの治療適応の判断にも用いられる．

直腸瘤は，器質性便排出障害の原因の1つで，直腸腟隔壁の脆弱化のために，排便時など怒責に伴う腹腔内圧上昇時に直腸前壁が膣腔内に膨隆する女性特有の病態である[2]．直腸膣隔壁脆弱化の原因として，加齢や経腟分娩のほかに，骨盤底筋協調運動障

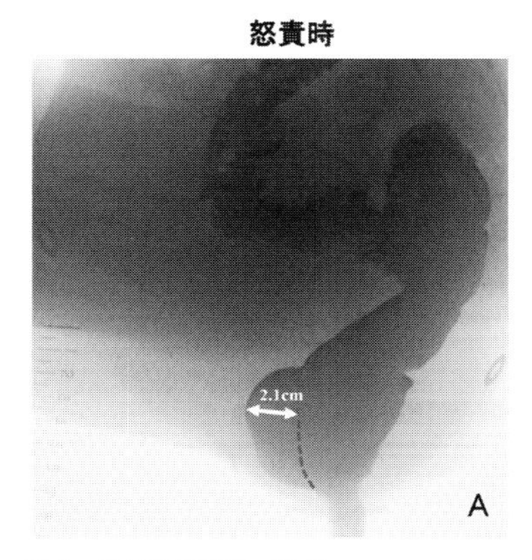

図1　排便造影検査　術前
怒責時(A)で，直腸前壁に2.1 cmの膨隆(点線)を認め，直腸瘤と診断した．怒責終了時(B)には，直腸瘤内に疑似便が貯留している像（trapping：矢頭）を認め，残便感も訴えた．

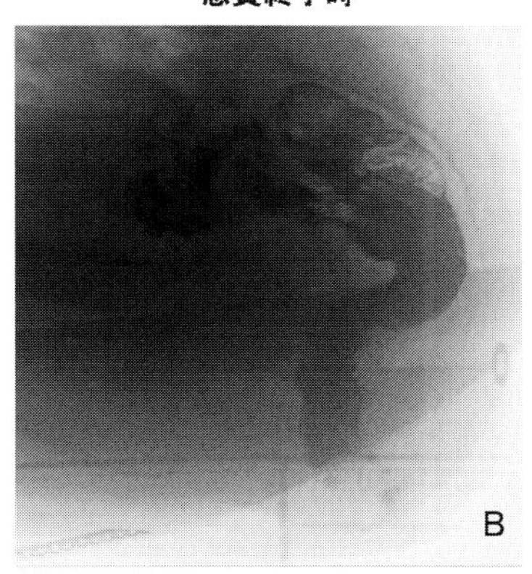

図2　排便造影検査　術後7か月
怒責時（A）：最頭側の小さな膨隆（白矢印）を除いて，直腸瘤は消失している．
怒責終了時（B）：Aで認めた小さな膨隆は消失してtrappingを認めず，擬似便は，ほぼ完全に排出され，残便感も訴えなかった．

害による排便困難のための慢性的な怒責が考えられている．正常者では，怒責時に直腸内圧が上昇して生じる便排出力のベクトルが肛門方向に向かって，便を排出することができる．しかし直腸瘤では，直腸前壁が膨隆して便排出力のベクトルが膣方向に分散するため，便の排出が不十分となって残便感の原因になる．また，直腸内の便が完全に排出されても，便の一部が直腸瘤内に残る，いわゆるtrappingが生じることで残便感の原因にもなる．一方，直腸瘤を有していても無症状である健常者も多い．直腸瘤を有することが必ずしも残便感の原因になるわけではなく，治療の対象にもならないことが，直腸瘤治療の難しさでもある．

直腸瘤は，直腸指診で直腸前壁を圧迫したときの直腸膣隔壁全体の異常な弛緩や，壁の一部にヘルニア門としての欠損を触知することで，存在を確認することができる．また排便造影検査で，怒責時に直腸前壁が本来の直腸前壁の仮想ラインを越えて膣方向に向かって膨隆する所見をみとめれば，直腸瘤と診断できる．直腸瘤の病的意義に関しては，排便造影検査所見が有用である．まず直腸瘤の大きさであるが，Shorvonらが無症状の未経産婦21例に対して行った排便造影検査で，17例（83%）に直腸瘤をみとめたが，そのうち16例は2 cm以下の直腸瘤で，2 cm を越えたのは 1 例のみであった[3]．すなわち 2 cm 以下の直腸瘤は病的意義が低いことになる．また，疑似便排出後に疑似便の一部が直腸瘤内に残存する所見（trapping）をみとめて，同時に残便感を訴える場合は，直腸瘤が残便感の原因としての病的意義が高いことになる．さらに，患者自身に用指排便介助（vaginal digitation）を施行してもらい，疑似便の trapping 消失とともに残便感も消失すれば，残便感の原因として直腸瘤の病的意義がきわめて高いと判断できる．

直腸瘤の根本的な治療は直腸腟隔壁の補強を目的とした外科的治療である．前述したごとく，排便造影検査所見は直腸瘤の病的意義の評価に有用であるため，当施設では直腸瘤の手術適応を患者に説明する際に，その検査所見を利用している．すなわち，排便造影検査所見として，①大きな直腸瘤（2 cm 以上），②疑似便 trapping 陽性，③用指排便介助有効，の 3 条件を手術による症状改善の予測因子とし，満たす条件の数が増えるに従って手術による症状改善の成功率（当施設では予測因子 0 個で成功率：50%，1 個：60%，2 個：70%，3 個：80%）が上がることを説明している．そして，該当する成功率を理解したうえで手術を希望する患者にのみ手術を施行するため，成功率 80% でも手術を受けない患者もいれば，成功率 50% でも手術を受ける患者もいる．本症例は，成功率 80% の説明で手術を受け，実際に残便感の症状が消失した．

術式は，アプローチ法だけでも経肛門，経腟，経会陰，経腹の 4 通りあり，各アプローチ法のなかでもさらに術式が分かれる．各術式には長所・短所があり，報告されている手術成績も適応，経過観察期間，成功の定義によってさまざまで，施設や術者の方針，経験によって選択されているのが実情である[2]．当施設では，指導医の経験から経会陰アプローチで恥骨直腸筋縫合術（anterior levatorplasty）または直腸腟隔壁欠損部修復術（defect specific repair）を基本術式としている．

Grossi ら[4] によるシステマティックレビューでは，術式間で手術成績に大きな差はないとされ，全般的な症状改善率は 73%（95% 信頼区間 67 ～ 78%）と比較的良好である．しかしながら各症状別に改善率をみると，過度の怒責は 38%（27 ～ 50%），残便感は 44%（30 ～ 59%），用指排便介助 43%（35 ～ 51%）と必ずしもよくない．

上述したように排便造影検査は手術適応の判断に有用であるが，患者に対する病態説明にもきわめて有用である．患者によっては残便感や排便困難の原因が直腸瘤であることを排便造影検査の画像で理解し，用指排便介助が有効な理由も理解すると，その病態説明に満足して手術を希望しない場合も多い．生命にかかわらない良性疾患であるだけに，残便感の原因としての直腸瘤の治療方針決定においては，最終的に患者自身が選択できるよう，患者の病態に合わせた丁寧な説明が重要である．

take-home message

残便感は便排出障害に共通してみられる症状である．便排出障害は器質性と機能性に分類され，排便造影検査で診断する．器質性便排出障害には直腸瘤や直腸重積が含まれ，それらの根本的な治療法は手術だが，手術による症状改善の程度には幅があるため，器質的変化がどの程度症状出現に影響しているかを見極める必要がある．最終的に患者自身が治療法を選択・決定できるよう，個々の病態に合わせた十分な説明を行うことが重要である．

［本間祐子・味村俊樹］

文　献

1）味村俊樹ほか．慢性便秘症の診断と治療．日本大腸肛門病会誌．2019; 72: 583-599.
2）味村俊樹ほか．直腸瘤（消化管症候群 Ⅳ）．日本臨牀．2020; 12: 377-382.
3）Shorvon PJ et al. Defecography in normal volunteers: results and implications. Gut. 1989; 301737-301749.
4）Grossi U et al. Surgery for constipation: systematic review and practice recommendations; Results IV: Recto-vaginal reinforcement procedures. Colorectal Dis. 2017; 19: 73-91.

4-5-3 肛門痛
functional anal pain

序　論

検査や病理学的検討において鑑別することのできない直腸または肛門の痛みは機能性直腸肛門痛とされる．原因として内肛門括約筋や恥骨直腸筋を含めた骨盤内の筋肉の攣縮，ストレスなどの心理的要因，直腸重積や骨盤底後方区画脱，また骨盤内の神経障害が挙げられるが明確ではない．治療は確立されたものはないが電気治療，薬物治療を中心として多くの治療法が報告されている[1]．

症例提示

【症　例】 45 歳，男性
【主　訴】 肛門痛
【既往歴】 なし
【家族歴】 特記事項なし
【アレルギー歴】 特記事項なし
【喫煙歴】 なし
【飲酒歴】 機会飲酒
【現病歴】 以前から長時間座位にて直腸肛門痛あり．最近は立位でも疼痛あり．排便時に増悪はしない．

臨床経過

まずは IBD，大腸がん，肛門狭窄，直腸脱，直腸瘤，痔ろう，裂肛などの器質的疾患を除外するために直腸肛門指診，肛門鏡診，経肛門超音波検査，S 状結腸内視鏡などを行い異常をみとめなかった．

［肛門内圧検査］ 静止圧 134 mmHg，随意圧 302 mmHg

［肛門電気感覚］ 下部 1.0mA，上部 1.6mA

［直腸感覚バルーン検査］ 初期感覚閾値 10 mL，便意発現最小値 30 mL，最大耐用量 80 mL

上記より肛門括約筋がやや過緊張であり，また肛門および直腸が過敏な状態であると考えられ，機能性直腸肛門痛と診断し，脛骨神経刺激療法およびプレガバリン内服を開始した．1 か月半行うも効果不十分にて経肛門電気刺激療法，バイオフィードバック療法，サインバルタ内服へ移行した．疼痛はやや軽減するもフェイスペインスケール 4 にて効果不十分であったため脊髄刺激療法を行うこととした．

第一段階で脊椎 L3 ～ 4 間から硬膜外腔に刺激電極を刺入．頭側に進入し電極を Th9 から L2 付近に留置した．1 週間の試験刺激の後効果がみとめられたため，第二段階の刺激装置植え込みを行った．

その後疼痛は軽減したため，定期的な刺激装置フォローを行っている（**図 1**）．

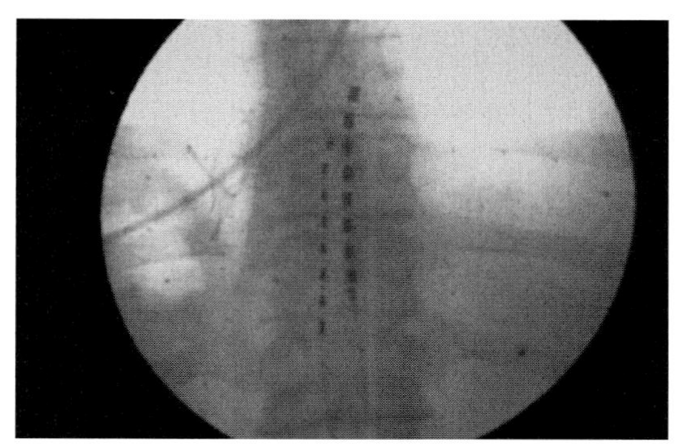

図 1

考　察

機能性直腸肛門痛の原因として内肛門括約筋や恥骨直腸筋を含めた骨盤内の筋肉の攣縮，ストレスなどの心理的要因，直腸重積や骨盤底後方区画脱，また骨盤内の神経障害が挙げられるが明確ではない．

機能性直腸肛門痛は原因が明らかではないため治療法も確立したものはないが下記に示す治療が報告されている．

- 薬物療法：ジアゼパムなどの抗痙攣薬，プレバガリン，三環系抗うつ薬，トラマール系の薬剤などが挙げられる[2]．
- バイオフィードバック療法：肛門筋電図または肛門内圧計を肛門に挿入し，患者に変化をモニターなどで視覚的に認識させ行うトレーニング方法．
- 電気刺激治療：脛骨神経刺激療法，経肛門刺激療法など低周波の電気刺激を数回に分けて行う[3]．
- また，硬膜外腔に刺激電極を刺入し，刺激装置を皮下に留置し継続的に電気刺激を行う脊髄刺激療法は保険適応があり，本邦でも行われている．
- 神経ブロック注射：陰部神経，仙骨神経，下腹動脈神経叢，不対神経節などをターゲットとしたブロックが報告されている．
- 筋切開術：内括約筋が 3.5 mm 以上のとき内括約筋を切開する．肛門挙筋症候群の場合は恥骨直腸筋を切開する．
- そのほか：恥骨直腸筋マッサージ，温熱療法，ボツリヌス毒素注射，温水浣腸などが挙げられる．

take-home message

直腸肛門痛を訴える患者の中には精神疾患を伴う場合も多く，治療効果に対する不満，不安を訴えられるケースが少なくない．様々な治療法を述べたが，すべての治療においてエビデンスが高いとは限らない．しかし，より多くの治療法を会得し，患者のために選択肢を用意することが重要と考える．

［高野正太］

文　献

1) Magnus Simren Curr Gastroenterol Rep. 2017; 19: 15.
2) Gary KA. Dis Colon & Rectum 54: 7 (2011)
3) Takano S. Colorectal Dis. 2016; 31(5): 1053–1054.

4-5-4 便失禁
fecal incontinence

序　論

便失禁は「無意識または自分の意思に反して肛門から便が漏れる症状」と定義される[1]．便失禁の症状は便意を伴わず気付かないうちに漏らす漏出性便失禁，便意を感じるがトイレまで我慢できずに漏らす切迫性便失禁，両者の混在する混合性便失禁の3タイプに分類される[1]．便失禁のおもなリスク因子は内外肛門括約筋の収縮力低下，直腸の感覚や容積の変化，便性状の異常，中枢・末梢神経障害などである[2]．一般に固形便の漏れ，液状便の漏れ，ガスの漏れの順に重症と考えられる．重症度の評価には失禁の頻度と日常生活への影響を考慮したWexnerスコア（**表1**）が簡便で，よく用いられている[1]．下着が少し汚れる程度であれば，必ずしも治療の必要はない．漏れが多く臭いが気になる，着替えを持参しないと外出できない，肛門周囲がただれる，引きこもるなど，心身の健康や日常生活に悪影響があれば何らかの治療が必要となる[2]．

症例提示（漏出性便失禁）

【症　例】　70歳，女性
【主　訴】　排便後の下着の汚れ
【既往歴】　60歳から高血圧
【出産歴】　経膣分娩2回
【現病歴】　以前から肛門が濡れたように感じることがあった．半年ほど前から排便の数時間後にトイレに行くと下着が便で汚れていることがあり，その頻度が増加したため受診した．
【理学的所見】　特記事項なし．
【排便習慣】　軟便を1日数回排便．下剤使用なし．
【Wexnerスコア】　12点（**表1**）

臨床経過

肛門診察では膣口の左後方に会陰切開によると思われる瘢痕を認めた．示指による直腸指診では安静時の肛門の締まりが弱く感じた．続いて肛門を随意収縮させると示指が強く締め付けられた．直腸鏡検査では直腸内に黄土色の軟便と粘液を少量認めた．

肛門内圧検査では最大静止圧が17 mmHg（自施設の基準値：40 ～ 100 mmHg）で，最大随意収縮圧が146 mmHg（同：80 ～ 200 mmHg）であった．肛門管超音波検査では内外肛門括約筋に明らかな断裂像はみとめなかったが，内肛門括約筋の厚さが1 mm弱（施設基準値：≧ 2 mm）と薄かった（**図1**）．

以上の所見から内肛門括約筋機能低下による漏出性便失禁と診断した．固形便の漏れはないため，便

表1　Wexnerスコア（クリーブランドクリニック便失禁スコア）

	なし	＜1回/月	＜1回/週	＜1回/日	≧1回/日
固形便の漏れ	⓪	1	2	3	4
液状便の漏れ	0	1	2	③	4
ガスの漏れ	0	1	2	③	4
パッドの使用	0	1	2	3	④
生活への影響	0	1	②	3	4

各症状の点数を合計する．0点が正常で20点が最重症である（文献1に基づいて作成）
○印：提示症例のスコア

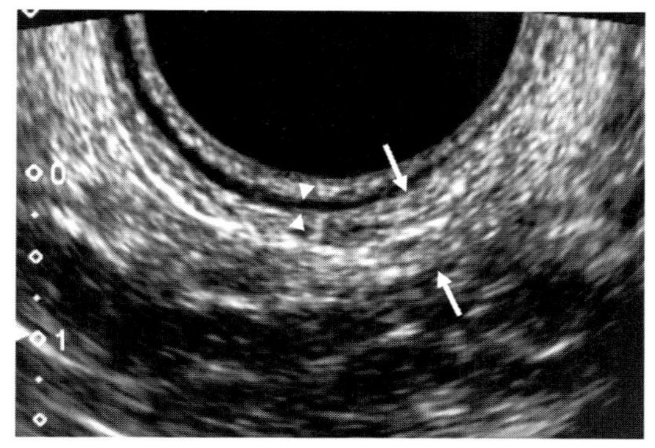

図 1 肛門管超音波像
内肛門括約筋（矢頭）と外肛門括約筋（矢印）に断裂像は認めないが，内肛門括約筋が 1 mm 以下に菲薄化している．

性を少し固形化すれば便失禁を軽減できると考え，ポリカルボフィルカルシウム（1 回 0.5 g，1 日 3 回）を投与したところ奏効した．

考　察

便失禁の原因でもっとも多いのは内肛門括約筋機能低下とされる[3]．これは内肛門括約筋の線維化や菲薄化によって肛門静止圧が低下して漏出性便失禁を呈するもので，比較的軽症で高齢者に多くみられる．本病態は内外肛門括約筋の断裂を認めないため，従来は特発性便失禁に分類されていた[4]．本症の患者は「肛門が濡れる感じがする」とか「排便後しばらくしてトイレに行くと下着が汚れている」などと訴える（排便後漏出性便失禁）．

肛門括約筋は肛門手術，分娩，外傷，直腸脱，加齢などで障害され，内肛門括約筋が傷害されると肛門静止圧が低下して漏出性便失禁が生じやすく，外肛門括約筋が障害されると随意収縮圧が低下して切迫性便失禁が生じやすい[2]．肛門括約筋機能が正常でも，直腸感覚過敏や慢性下痢症の患者では切迫性便失禁が起こりやすい．一方，直腸感覚低下の患者では便排出能が低下するため，残便が漏出したり直腸に便が充満して溢流性便失禁を起こしたりする[4]．

便失禁は良性疾患で生命の危険はないため，薬物療法や骨盤底筋訓練療法などの保存的治療から試みるのが原則である[1]．便失禁の発症には下痢や便秘などの排便異常が関連していることが多い．一般には便の水分量が多く，排便回数が多いほど便失禁が起こりやすい．よって軟便や下痢を伴う便失禁に対しては，膨張性薬剤（食物繊維，増粘剤など）や止痢剤による便性の固形化が初期治療として推奨されている[5]．薬剤の用量は便性がブリストル便形状スケールのタイプ 3（やや硬め）からタイプ 4（普通）になるように調整する[1]．過敏性腸症候群（IBS）治療薬のポリカルボフィルカルシウムは，小腸や大腸の中性条件下で高い吸水性を示して膨潤・ゲル化する[6]．本剤は消化管内の水分保持作用および消化管内容物の輸送調節作用を併せ持つため，下痢型と便秘型のどちらの IBS にも用いられる．ポリカルボフィルカルシウムには膨張性薬剤としての作用があるため，国内の専門施設で便失禁治療に頻用されている[3,6]．ポリカルボフィルカルシウムで便性が十分に固まらない場合は，ロペラミド塩酸塩を少量から追加する[1]．

一方，直腸感覚の低下や排便困難型の便秘に由来する便失禁に対しては，坐剤や浣腸を用いた定期的な直腸の空虚化が有効な場合がある[5]．小児の便塞栓や遺糞症（溢流性便失禁）に対しては，ポリエチレングリコール（マクロゴール 4000）の投与が推奨されている[5]．また，便排出能が低下した高齢者の便失禁に大建中湯が有効であったとの報告がある[7]．大建中湯に関しては，便秘症患者の直腸感覚や便排出能を改善したとの観察研究が複数報告されている[7]．

骨盤底筋体操やバイオフィードバック療法などの理学療法が便失禁に有効な場合がある[1]．本症例では内肛門括約筋の機能が低下し，外肛門括約筋機能の指標とされる最大随意収縮圧は正常であった．外肛門括約筋を含む骨盤底筋群が体性神経支配であるのに対して，内肛門括約筋は自律神経支配であるため，これらの随意的な収縮訓練が内肛門括約筋機能の改善に有効かどうかは不明である[2]．

take-home message

軽症の便失禁は薬物療法が奏効しやすく，一般の施設でも十分に治療が可能である．溢流性便失禁は下痢便が漏出するので，誤って止痢薬が処方されるケースがある．したがって慢性便秘症が背景にある患者では，直腸指診や画像検査で直腸便塞栓の有無を確認すべきである．保存的治療が無効な場合や重症例では，肛門括約筋形成術や仙骨神経刺激療法などの外科治療の実施を検討する．

［安部達也］

文　献

1) 日本大腸肛門病学会編．便失禁診療ガイドライン 2017 年度版．南江堂；2017: 52–57.
2) 安部達也ほか．便失禁の診断と治療．Medicina. 2016; 53: 1428–1431.
3) 味村俊樹ほか．本邦における便失禁診療の実態調査報告—診断と治療の現状．日本大腸肛門病会誌．2012; 65: 101–108.
4) 安部達也．便失禁の診たて方と治療．すべての臨床医が知っておきたい便秘の診かた．羊土社；2022: 143–149.
5) 安部達也．薬物療法概論．排泄リハビリテーション－理論と臨床，改訂第 2 版．中山書店；2022: 446–450.
6) Abe T et al. Calcium polycarbophil in the management of fecal incontinence. BJMMR. 2016; 12: 1–7.
7) Abe T et al. Clinical efficacy of Japanese herbal medicine daikenchuto in the management of fecal incontinence: a single-center, observational study. J Anus Rectum Colon. 2019; 3: 160–166.

4-6 トピックス

4-6-1 消化管運動が外科治療後の排便機能に与える影響：低位前方切除後症候群（LARS）

low anterior resection syndrome: LARS

低位前方切除後症候群（low anterior resection syndrome: LARS）とは，直腸がんに対する肛門括約筋温存手術（sphincter preserving operation: SPO）後に生じる排便障害が原因となり，そのために患者が心理的・社会的影響を受けている病態であり，約 80％の症例でその発現があると報告されている[1]．排便障害の種々の症状があるために，結果的に患者の生活の質や社会活動の低下を伴う症候群であると近年，定義された[2]．その成因は多因子にわたるが，正常の排便生理をつかさどる多くの因子が術中に損傷を受け，機能障害をきたすことが原因と考えられる[3]．そのなかでも本稿においては，LARS 発症の 1 つの背景因子と考えられる，手術操作によって生じる術前とは異なる大腸運動と，これに関連した術後排便機能障害について解説する．

a. SPO で直腸の代用として用いる左側結腸の神経支配と手術の影響

低位前方切除術をはじめとした直腸がんに対する肛門温存手術（SPO）において，病変のある直腸は病変の高さによって部分切除ないしほぼ全切除がなされ，切除された直腸の代用として，多くは左側結腸を用いて再建がなされる．新直腸として用いられる左側結腸に分布する外部神経は，副交感神経として骨盤神経叢からの上行枝があり，腸間膜内を上行して左側結腸に分布する．一方，下腸間膜動脈（inferior mesenteric artery: IMA）に近い交感神経幹から動脈に沿って左側結腸に分布する交感神経を主体とした下行枝があり，脾彎曲近傍までの下行結腸，S 状結腸，直腸に分布する[4]．直腸がん手術時のリンパ節郭清のため，IMA を根部，ないしは根部を温存して上直腸動脈（superior rectal artery: SRA）分枝後に切離した場合には，これらの動脈に沿って左側結腸に分布する交感神経下行枝は切離される．また，腫瘍の存在する直腸の口側における腸間膜処理によって，骨盤神経叢から上行して左側結腸に分布するはずの副交感神経が切離されるため，結果的に直腸再建に用いる残存左側結腸は，外部からの交感神経および副交感神経がともに絶たれた，脱神経された新直腸（denervated neorectum）となる（**図 1**）．

IMA を根部で切離するか，SRA のみの切離にするかによって，神経が絶たれた左側結腸の長さ，すなわち denervated neorectum の長さは変わり，IMA 根部処理によって，より長い denervated neorectum となる[5]．

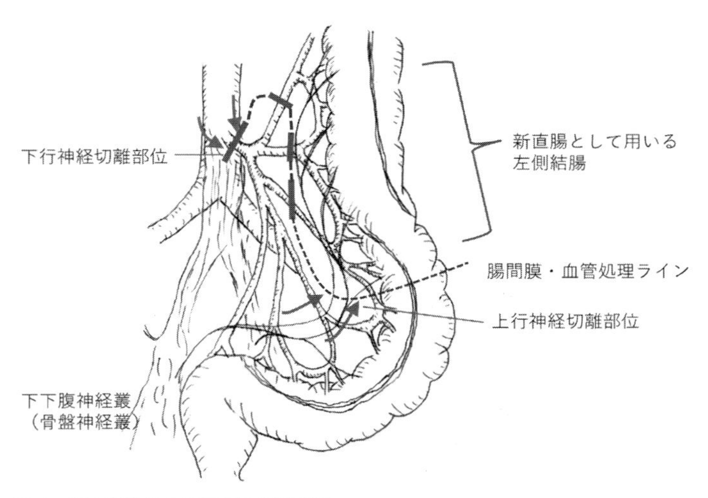

図1　術中操作による新直腸の脱神経
骨盤神経叢からの上行枝 IMA 近傍からの下行枝ともに切離される．

b. 低位前方切除術後の残存直腸への神経支配

下部直腸，肛門管への神経支配に関しては，下下腹神経叢（骨盤神経叢）からの神経線維が直腸の2時，10時方向より肛門縁から約8 cm，前立腺の頭側あたりの高さで直腸壁に侵入し，下部直腸に分布することが報告されている[6]．したがって低位の直腸がんの手術においては，この近傍でこれらの神経を損傷ないし切離する可能性があると思われる．このことがどのように肛門機能，ないし下部直腸機能に関与して LARS の発症に関与しているのかはいまだ明らかにされていないが，術中に肛門括約筋に手術操作が加わらなくても術後に括約筋機能の障害が生ずる理由の1つと考えられる[3]．

c. 消化管運動と LARS

1)　結腸の過剰運動と外部神経切離

上記のように，低位前方切除術をはじめとする SPO の手術操作により，左側結腸や残存直腸で再建される新直腸の神経支配は術前とは大きく変貌することとなり，結果的に術後の新直腸の運動能は，術前とは大きく異なってくる可能性がある．近年の Keane らの研究では，食後にみられる左側結腸の反射，すなわち順行性および逆行性の結腸反射が，LARS の症例では LARS のない症例にくらべてともに減少しており，LARS の原因の1つであると報告された[7]．また Mochiki らによると，バロスタットを用いて測定した低位前方切除後の吻合部口側にみられる胃結腸反射は，LARS の症状の強い患者においてはより強く認められ，食後の強い胃結腸反射が LARS の原因の1つである可能性が示唆されている[8]．同様の報告は，LARS スコアを考案した Emmertsen らによっても報告されており，食後にみられる新直腸の過剰運動が重症の LARS 患者には，そうでない患者にくらべてより多くみられることが示され，LARS 発現には術後の形態変化よりも神経ダメージがより影響していることが示唆されている[9]．

われわれの動物を用いた検討では，拡大鏡で観察しながら外部神経を切離した結腸においては，通常よりも結腸の運動が亢進し，血管を温存して血流の影響を排除しても，約150%にまでの運動亢進がみられた[10]．同様の報告は他にもあり，脱神経によって130%の結腸運動の亢進があり，これが LARS 発現に関与している可能性があるとする報告がある[11]．このように脱神経された結腸を用いた新直腸（denerevated neorectum）の運動亢進は，LARS 発現の原因の1つである可能性がある．

ヒトの研究では，直腸癌の肛門温存手術後1年目，定時の内視鏡検査時に，大腸内に圧センサーを留置して大腸の蠕動波を検討した結果，新直腸の部分に，過剰で無秩序な蠕動（spastic wave）を観察した49人の患者へのアンケート結果では，強度の便意逼迫感（urgency）を訴える人は12人（24%），中等度の便意逼迫感を訴える人は18人（37%）であった．一方で，無秩序な蠕動が1時間の測定中に認められなかった88人の患者では，強度の便意逼迫感，中等度の便意逼迫感はそれぞれ6人(7%)，28人(32%)と有意に少ないことを報告した．すなわち，新直腸にみられる無秩序で過剰な運動は，ヒトにおいてもLARSの原因になる可能性があると考えられた．さらに，下腸間膜動脈（IMA）を温存して，上直腸動脈（SRA）にて切離を行うと，理論上は脱神経された新直腸の長さは，IMAを根部で結紮切離するよりも短くなるが，この場合には新直腸の過剰運動スパズム（spasm）の発現は根部で処理して長い新直腸になる場合よりも頻度が低くなることを報告した[5]．

近年，ラジオアイソトープを用いて大腸の輸送時間をみた研究では，高いLARSスコアの患者においては，大腸通過時間がLARSの症状が少ない患者よりも短くなっていることが報告されており，大腸の過剰運動はLARS発現になんらかの影響があることが示唆された[12]．

2）　直腸S状部ブレーキの関与

近年では一昔前に広く用いられた3～4チャネルの内圧センサーではなく，1～2cmに1つの内圧センサーをもつ，high-resolution colon manometryを用いた大腸運動機能の測定が行われるようになり，さまざまな知見が報告されている．とくに肛門縁から10～17cmあたりにあるとされ，19世紀に提唱されたO'Beirneの括約筋（the sphincter of O'Beirne）の存在が再度見直され示唆されている．Chenらは高解像度マノメトリーを用いて大腸運動を評価したところ，大きな蠕動波に反応して直腸S状部（roctosigmoid）領域の収縮や弛緩が観察され，これは肛門括約筋の収縮や弛緩と一致しており，禁制を保つために重要な機能であり，19世紀に報告されたO'Beirneの括約筋の存在が確認されたと報告している[13]．また，強度の便秘をもつ患者ではこの部位の弛緩が得られず，ビサコジルを投与することではじめてこの部位の弛緩が得られ，強度の蠕動と相まって排便が起きることを報告している[14]．また，Linらは，やはり高解像度マノメトリーを用いた検討から，便失禁患者において，食後にみられる結腸反射，すなわち直腸S状部領域からの食後逆行性の蠕動波が少なく，また食後の順行性の蠕動波も少なく，これが便失禁の原因の1つであると報告している．さらに，仙骨神経刺激療法（sacral neuromodulation: SNM）を行うことによって，直腸S状部領域からの逆行性蠕動波が有意に増強された．すなわちrectosigmoid brake[15]とよばれる，直腸に内容物を流入させない機序が，便失禁において重要であるとともに，SNMが便失禁に対して有効な治療である作用機序の1つがroctosigmoid brakeの関与であると報告している[16]．

直腸がんの手術では，rectosigmoid brakeと称されることのある，この逆行性の蠕動を生じる直腸シグモイド領域は切除される．このことがLARSの発現にどの程度の関与があるのかは，今後の検討課題であろう．少なくとも便失禁の患者さんにおいてrectosigmoid brakeの機序が障害されていることは，LARSにみられる便失禁と関連がある可能性があるが，このことに関する報告は今のところは見当たらない．

high-resolution manometryを用いたLARSの検討もなされている．それによると，LARSの患者9人においてはビサコジル投与後において順行性の短いサイクルの蠕動が，LARSのない患者に比べて多く，LARSスコアと相関していた．また，正常にみられるような右側結腸から左側に向かう大きな蠕動波はLARS患者に少なかったと報告されている[17]．

まとめ

LARSの成因は，術後の肛門機能障害とともに，新直腸の機能障害もその原因となりうるため，複数の要因が症状の形成に関与しているものと考えられる．新直腸の運動能に関しての詳細については，現在も検討が続けられているが，このことを明らかにすることは，症状の軽減方法を考えるうえで非常に有用な情報を与えるものであると考えられる．

take-home message

直腸がんに対する肛門括約筋温存手術（SPO）後の排便障害は，この術式が広まった1980年代以降よく知られた事象であったが，これがLARSとしてメジャーな医学雑誌で取り上げられるようになったのは2010年以降であり，まだその研究の歴史は浅い．とくにSPOではさまざまに外部神経が切離され，正常排便に必要な自律神経の反射や腸管機能が損なわれる可能性が高い．がんとしての手術の根治性を保ったまま，極力機能温存を図る手術アプローチが考察されるべきであり，今後さらに肛門機能，新直腸運動能などの障害された機能を補う治療法も検討されてくるものと考えられる．

［幸田圭史・小杉千弘・碓井彰大］

文　献

1) Martellucci J. Low anterior resection syndrome: a treatment algorithm. Dis Colon Rectum. 2016; 59: 79-82.
2) Keane C et al. International consensus definition of low anterior resection syndrome. Dis Colon Rectum. 2020; 63(3): 274-284.
3) Koda K et al. Etiology and management of low anterior resection syndrome based on the normal defecation mechanism. Surgery Today. 2019; 49(10): 803-808.
4) Netter FH. The Netter Collection of Medical Illustrations. USA: Novartis; 1997.
5) Koda K et al. Denervation of the neorectum as a potential cause of defecatory disorder following low anterior resection for rectal cancer. Dis Colon Rectum. 2005; 48(2): 210-217.
6) Ishiyama G et al. Nerves supplying the internal anal sphincter: an immunohistochemical study using donated elderly cadavers. Surg Radiol Anat. 2014; 36(10): 1033-1042.
7) Keane C et al. Altered colonic motility is associated with low anterior resection syndrome. Colorectal Disease: The Official Journal of The Association of Coloproctology of Great Britain and Ireland. 2021; 23(2): 415-423.
8) Mochiki E et al. Barostat examination of proximal site of the anastomosis in patients with rectal cancer after low anterior resection. World J Surg. 2001; 25(11): 1377-1382.
9) Emmertsen KJ et al. A hyperactive postprandial response in the neorectum — the clue to low anterior resection syndrome after total mesorectal excision surgery? Colorectal Disease : The Official Journal of The Association of Coloproctology of Great Britain and Ireland. 2013; 15(10): e599-606.
10) Shimizu K et al. Induction and recovery of colonic motility/defecatory disorders after extrinsic denervation of the colon and rectum in rats. Surgery. 2006; 139(3): 395-406.
11) Lee WY et al. Surgical autonomic denervation results in altered colonic motility: an explanation for low anterior resection syndrome? Surgery. 2008; 143(6): 778-783.
12) Ng KS et al. Colonic transit in patients after anterior resection: prospective, comparative study using single-photon emission CT/CT scintigraphy. British J Surg. 2020;107(5):567-579.
13) Chen JH et al. The sphincter of O'Beirne — Part 1: study of 18 normal subjects. Digestive Dis Sci. 2021; 66(10): 3516-3528.
14) Chen JH et al. The sphincter of O'Beirne—Part 2: report of a case of chronic constipation with autonomous dyssynergia. Digestive Dis Sci. 2021; 66(10): 3529-3541.
15) Lin AY et al. The "rectosigmoid brake" : Review of an emerging neuromodulation target for colorectal functional disorders. Clin Exper Pharmacol Physiol. 2017; 44(7): 719-728.
16) Lin AY et al. Faecal incontinence is associated with an impaired rectosigmoid brake and improved by sacral neuromodulation. Colorectal Disease : The Official Journal of The Association of Coloproctology of Great Britain and Ireland. 2022; 24(12): 1556-1566.
17) Asnong A et al. Exploring the pathophysiology of LARS after low anterior resection for rectal cancer with high-resolution colon manometry. Neurogastroenterology and Motility : The Official Journal of the European Gastrointestinal Motility Society. 2022; 34(11): e14432.

4-6-2 小児の機能性消化管疾患：慢性機能性便秘症

pediatric functional disorders of intestinal tract : pediatric chronic functional constipation

小児の機能性消化管疾患は，成人同様に食道から始まり肛門に至るまで多彩で，成長による改善，悪化もさまざまであるが，ここではその1つとして慢性機能性便秘症について述べる．

小児慢性機能性便秘症は，日本小児栄養消化器肝臓学会と日本小児消化管機能研究会とで，小児慢性機能性便秘症診療ガイドライン（以下「ガイドライン」）作成委員会により，診療ガイドラインが作成され，2013年に発表された[1]．委員会メンバーは，小児消化器内科医，小児外科医が中心で，2023年に改訂版のための委員会が発足している．

a. 小児の便秘症とは（定義）

「ガイドライン」では，便秘とは「便が滞った，または便が出にくい状態」と定義し，便秘症を，「便秘」による症状が表れ，診断や治療を必要とする場合」としている．具体的ではないため臨床上使いにくい定義のようにみえるが，自覚されにくい病態なので，この便秘の定義は重要である．小児の場合，症状を判断するのは周囲の大人であり，進行しないと気付かれないことが多い．子どもは症状をなかなか訴えない，というだけでなく，乳幼児期からの便秘ゆえに便秘が普通の状態であり，あらためて苦し

便秘は少なく，多くは慢性便秘の急性悪化であるため，その場での対処だけでなく，必ず再診するように指導する．

e. 便秘の治療

便秘で苦しんでいればすべて治療対象であり，診断基準にこだわる必要はない．治療のゴールは,「便秘ではない状態」すなわち，週3回以上，楽にスッキリ（残便なく）排便できる状態を保つことである．

1） 説　明

治療開始に先立ち便秘の病態と患児の便秘の現状を，患児自身を含め養育者/保護者に説明し，治療内容の理解を求める．

2） 便塊除去（disimpaction）

まず糞便塞栓の有無をチェックし，糞便塞栓があるならそれを除去する．

除去の手段の原則は経直腸的で，摘便，グリセリン浣腸，洗腸などで行うが，数日以上かかることもある．程度が強い場合など，入院し鎮静下での経直腸的除去が適応されることもある．ある程度除去できれば，内服薬を開始する．

糞便塞栓の程度が軽ければ，とくに年長児などで経直腸的実施が難しそうなら，緩下剤の内服で除去する．症状が一時悪化する可能性，リスクなどを説明しておく．

3） 維持治療

糞便塞栓がない場合，直腸に溜まっていても軽度で直腸拡張が軽い場合は維持治療を開始する．治療困難，治療反応不良例は早めに判断し，専門ないし経験の多い施設に紹介する．

i） 生活，排便，食事指導　診断基準を満たさない程度の軽症例では，まず生活調整などを試みる[4]．1か月ほど続けて改善がなければ，あるいはすでに養育者が試みているのであれば，薬物治療を開始する．薬物治療で症状が改善すれば，自然に生活・食事はある程度改善するし，その時点で指導したほうが,受けれやすく効果的である．調整が困難，受け入れないこだわりの強い子ども，したくてもできない家庭環境もあるので,強制的にならないよう，養育者の負担が多過ぎないように留意する．

生活指導：排便に関する環境（トイレなど）整備，過度なストレスの除去，規則正しく余裕のある生活など，自律神経を整える生活を指導する．十分な睡眠は重要で早寝早起きが望ましい．とくに排便に効く運動というものはなく,適度な全身運動を勧める．

食事指導：規則正しく，栄養的にバランスのとれた食事が重要であるが，とくに朝食摂取は便秘改善に有用とされ，食物繊維を十分摂取し，偏食をなくすように指導する．しかし少食，偏食は性格的なものが関与するし，それも含めて改善には成長が必要で，すぐには修正できないことも多い．患児が嫌いなものを強制するよりも，好きなものを中心に，楽しく食事できるようにして，食事量自体を増やすようにしたほうがよい．養育者の食事についての誤解もよくみられるため，栄養士による食事指導も考慮する．

排便指導：排便を我慢しないことが便秘の予防・治療には何より重要だが，幼児には説得，強制は通用しない，まず薬物治療で出しやすい便性にするのがよい．トイレ排便が可能なら，毎日定時に排便を促すことが有効な場合があり，これは維持治療でも同様である．便意の有無にかかわらずトイレで息むように習慣付けると，最初は出なくても次第にできるようになることがある．トイレ滞在は長過ぎないように，嫌がれば中止する．朝排便にこだわる必要はなく，余裕のあるときでよい．

排便日誌：排便に問題がないようにみえる子どもでも，年に1～2回，1週間程度の排便を記録すると，潜在している便秘に気付き，早期治療開始に役立つ．治療を前提とした排便日誌は，行動療法の一環として全例に指導するが，養育者の負担が大きいなら強制はしない．治療内容，排便時間，便性・量などとともに，生活上のイベントを記録するのが一般的である．

ii） 薬物による維持治療　糞便塞栓除去後，あるいは糞便塞栓のない便秘では，内服薬と経直腸的治療を組み合わせて,「便秘ではない状態」を続ける．

4） 内服薬

浸透圧性下剤：第一選択薬である．軽度の場合はラクツロース，オリゴ糖，マルツエキスなどの糖類下剤で有効なことがあるが，おもに1歳以下が対象である．塩類下剤の酸化マグネシウムは，小児の適応は添付文書では（5歳以下は不可の文書もある），記載がないが多用され，どの年齢でも有効である．0.2g～1.5g/日程度を1～3回に分けて内服する．

多量投与が必要なら，他剤に変更，または浣腸などを併用したほうがよい．副作用として高 Mg 血症が問題になったが，小児では基礎疾患がなければ問題はない．マグネシウム値評価のための採血も一般的には行われていない．

最近は，ポリエチレングリコールが多用されつつある．欧米のガイドラインで推奨され，日本でも使用経験が蓄積し，有効性，安全性が確認されている．2 歳以上が適応である．

刺激性下剤：ピコスルファートナトリウムは，浸透圧性下剤で「便秘ではない状態」が保てないときにレスキューとして用いられる．飲みやすいため連日単独内服することもある．腹痛，便意窮迫がおきることがあるので，通園，通学している場合は使いにくいかもしれない．成人用のセンナ系薬物は漢方薬も含め，小児では勧められないのが一般的だが，10 歳ごろからは使われている．

上皮機能変容薬，胆汁酸トランスポーター阻害薬は，小児ではあまり用いられないが，思春期前後からは症例によっては用いられる．

消化管運動賦活薬，センナ系を除く漢方薬，整腸剤は，有効な場合もあるが，基本的には補助的なものである．腸管の過敏性の高いものでは，ポリカルボフィルカルシウムを用いることがある．

内服は長期にわたるので，飲みやすさも考え，生活に合わせて選択する．薬剤の効果には個人差があり，刺激性，浸透圧性にこだわらなくてもよい．

経直腸的治療：内服薬では「便秘ではない状態」が保てない，便性が緩く内服が使えない，内服では便意出現が不定で通園，通学上不都合，という場合は，浣腸・座薬を内服薬に併用ないしレスキューとして，また単独でも使用する．糞便塞栓除去の最終手段として使い苦しんだ経験があると，患児も養育者も経直腸的治療に拒否的になるが，糞便塞栓をつくらないよう維持治療として使うのだと理解でき，やりかたを十分指導すれば，有効性は明らかなので，持続的に使える．

f. 予　後

便秘は高率に再発するとされている．症状が改善しても便秘の病態が完全に消失するとは限らない．症状が明らかでなくなれば治療を中止し，そのまま成長により，排便状態が良好に保てることもあるが，軽度便秘のままなら，すぐに再発することもあるし，成人期再発もある．維持治療で「便秘ではない状態」を保ち，薬剤を漸減し，中止しても「便秘ではない状態」が保てることを確認することが重要である．

小児期に良好な直腸，結腸を整えることは，成人期の健康の基礎になるものであり，便秘はもっと積極的に治療するべきであろう．

take-home message

便秘自体は「よくある症状」だが，便秘を主訴として受診するような小児では，本人，家族とも自覚してはいなくても，慢性化し，直腸の鈍さが進行している，つまり「病気」であることが多い．苦しんでいるのだから，生活・食事指導などの一般的指導で時間をむだに費やさずに，すぐに投薬治療を開始したほうが良い．投薬で症状がある程度とれて患者自身が楽になったところで，生活指導を導入するのが効果的である．また，治療は「なおす」というより「付き合う」，直腸・結腸を良い状態に保ち心身の成長を待つ，という姿勢が重要である．

こどもの排便，便秘については，一般人には，時には医療者にも誤解が多い．ふだんから排便に関心を持ち，便秘の早期発見と軽症の時期の生活指導などの啓発も考えてほしい．

［中野美和子］

文　献

1) 日本小児栄養消化器肝臓学会，日本小児消化管機能研究会編．小児慢性機能性便秘症診療ガイドライン，診断と治療社：2013.
2) 厚生労働省．平成 28 年度国民生活基礎調査.
3) NPO 法人日本トイレ研究所．トイレラボ調査. https://www.toilet.or.jp/activitiess/?id=research
4) 中野美和子．特集：小児の便秘を科学する「生活・排便指導はどうするか」．小児科診療．2020; 51: 757–763.

第5章

診療の実際

5-1「病は気から」を科学する

はじめに

日本では古来より「病は気から」ということわざがある．確かに，気持ちのもちようで，病にもなりうるのは誰しも経験的に感じるところである．精神的なストレスにより，消化性潰瘍が生じることはよく知られ，あの阪神淡路大震災（1995年）や東日本大震災（2011年）のときの調査でも裏付けられた[1, 2]．ストレスにより機能性消化管疾患の過敏性腸症候群（IBS）が発症したり[3]，悪化したりする．またストレスにより，器質的消化管疾患である炎症性腸疾患が悪化することも報告されている[4]．

IBSは一般人口の中でも高頻度に認められるが（non-patient IBS），医療機関を受診するIBS（patient IBS）とは何が違うのであろうか．これまでの報告から，patient IBSは，消化器症状が強いことと独立して，精神的な問題，健康懸念があると医療機関を受診する傾向が知られている[5]．すなわち，医療機関を受診したpatient IBS（病）は，健康懸念（気）から，その患者行動が体現したものととらえることもできる．「病は気から」は広く認知されているが，そのメカニズムとして解明されるべき問題は大きく残されている．

a. 神経系と免疫

「病は気から」を科学的にとらえるためには，神経系（気）による免疫調節破綻（病）制御のメカニズムを知る必要がある．神経系による免疫制御について，これまでの研究成果を以下に示す．

1）交感神経系と免疫調節

交感神経による免疫調節がある[6]．交感神経系の生理活性物質であるカテコラミンの受容体β_2受容体はリンパ球表面に発現している．交感神経からの入力がリンパ球に発現するβ_2アドレナリン受容体を刺激することによって，リンパ節からのリンパ球の脱出を抑制し，交感神経がリンパ球の体内動態の恒常性を保っている．さらにβ_2アドレナリン受容体とケモカイン受容体のクロストークが示されており，神経系からのシグナルを免疫系からのアウトプットに変換する機能がある．このβ_2アドレナリン受容体を介した交感神経によるリンパ球動態の制御が，炎症性疾患の病態に関与する可能性がある．多発性硬化症とアレルギー性皮膚炎のマウスモデルにβ_2アドレナリン受容体の刺激薬を投与すると，いずれのモデルにおいても病気の進行が抑えられた．一方，β_2アドレナリン受容体の発現を欠損させたマウスでは，病勢が進行した．これらの結果から，β_2アドレナリン受容体からの入力は炎症を鎮静化する方向に作用することが示唆される．よって，交感神経によるリンパ球動態の制御が炎症性疾患の病態にも関与すること，したがって炎症性疾患（病）は交感神経（気）により制御されることが示唆される．

2）副交感神経系と免疫調節

Tracyらのグループは，2000年のNature誌でvagal cholinergic anti-inflammatory actionの概念を提唱した[7]．これは迷走神経の遠心路（コリン作動性：vagal cholinergic pathway）を刺激すると全身性の抗炎症作用を発揮するという概念である．以後，一連の研究のなかで，この迷走神経の遠心路として脾臓を支配する迷走神経の経路が重要であり，迷走神経の刺激は脾臓を介してマクロファージ上に発現するα7Ach受容体を活性化し，TNFαなどの炎症性サイトカインの産生を抑えることで全身の炎症を抑制するというメカニズムである[8]．すなわち副交感神経系（気）による炎症（病）制御とそのメカニズムを示した．さらに，近年慶應義塾大学の金井教授のグループは，消化管の情報が肝臓を経て迷走神経肝臓枝から求心性に中枢神経系に伝達され，その情報が統合され迷走神経遠心路を介して腸管T_{reg}の制御を通して腸炎などを制御するダイナミックな免疫制御システムの存在を，2020年Nature誌に報告した[9]．この副交感神経系による免疫制御とその関連疾患への役割について，急速に研究が進展している．また，これらの迷走神経の炎症制御を利用して，迷走神経を刺激し，いくつかの疾患を制御する試みも進行している．近年，関節リウマチや炎症性腸疾患であるクローン病において，迷走神経電気刺激で病態を改善できたとする報告がなされている[10-12]．

b. 中枢神経系と消化管機能調節：脳腸相関の関与と IBS 病態メカニズム

上記のように自律神経と免疫制御に関わる研究成果は蓄積されつつある一方で，中枢神経系と内臓機能の関係性についての知見は乏しい．われわれは，この 35 年あまり一貫して，中枢神経系による消化管機能調節の研究を継続してきた．最近は，内臓知覚と腸管透過性に関する中枢制御機構の網羅的解析を試みている．この脳腸相関の理解の重要性は，2016 年に改訂された Rome IV 基準のなかでも明記されている[13]．この脳腸相関が関与する IBS の主要病態である内臓知覚過敏や leaky gut のメカニズムを明らかにし，それをもとに，新たな治療法を開発することは合理的である．以下，われわれの取り組んでいる神経ペプチドであるオレキシンを中心とした中枢性の腸管機能調節メカニズム研究と，それに基づく IBS の病態を考察する．

1） オレキシンとは

オレキシンは，1998 年 Sakurai ら[14]によって，オーファン G 蛋白質共役型受容体を用いた新規生理活性物質の探索のなかで同定された神経ペプチドである．オレキシンは脳内でも外側視床下部の神経細胞でのみ産生されるという，非常にユニークな特徴がある．この外側視床下部は摂食中枢であることが知られており，合成オレキシンをラットの脳室内に投与すると摂食量を増加させたことから，Sakurai らの最初の報告で，オレキシンは摂食亢進作用を有する可能性が提唱された．以後，オレキシン神経は脳内の広い範囲に投射され，さまざまな神経経路に影響を及ぼすことが明らかにされている．オレキシンは覚醒の維持に重要な役割をもち，ナルコレプシーはオレキシン神経系の欠損によることが示されたのみならず，オレキシン受容体拮抗薬が睡眠薬としてすでに実臨床の場で使用されている[15]．われわれはこれまで継続してオレキシンの消化管機能に及ぼす影響を検討し，世界に先駆けてオレキシンが中枢神経に作用して消化管機能を亢進させることを見出し，報告してきた．本稿では，われわれの研究成果をもとに脳内オレキシンと消化管機能およびその病態生理学的意義を述べる．

2） オレキシンと胃酸分泌，消化管運動

ラットの脳室内にオレキシン A を投与すると，用量依存性に胃酸分泌を亢進させた[16]．この胃酸分泌亢進はオレキシン A の腹腔内投与やオレキシン B の脳室内投与では再現されず，オレキシン A は中枢神経系に作用して胃酸分泌刺激作用を有することが明らかになった．また，構造－活性相関の研究から，オレキシン A の有する 2 個の SS 結合が胃酸分泌刺激作用の発現に重要であることも明らかになった[17]．オレキシンによる胃酸分泌亢進は，アトロピンの前処置や外科的迷走神経切断で完全にブロックされるなど，迷走神経依存性であることがわかっている．オレキシンの脳内作用部位に関しては，胃を支配する迷走神経の起始細胞が延髄迷走神経背側核にあること，迷走神経背側核の神経細胞に外側視床下部のオレキシン含有神経細胞からの直接の軸索投射が認められること，迷走神経背側核の神経細胞はオレキシンによって興奮することなどから，オレキシンが迷走神経背側核の神経細胞上の特異的受容体を活性化した結果，迷走神経の興奮を誘導したものと考えられる．2-デオキシ-D-グルコース（2-DG）静注による胃酸分泌亢進作用がオレキシン 1 受容体（OX1R）拮抗薬，SB334867 によってブロックされることから，脳内の内因性オレキシンが確かに胃酸分泌調節に関与することも明らかになった[18]．さらに，この経路ではオレキシンが OX1R に作用した結果であることも明らかになった．以上の知見を総合すると，外側視床下部のオレキシン神経細胞は，延髄迷走神経背側核の神経細胞に発現する OX1R に作用して神経細胞を興奮させ，迷走神経の活動を刺激した結果，胃酸分泌を亢進させると考えられる．加えて，オレキシンは中枢神経系に作用して胃運動や大腸運動を亢進させること，この運動亢進作用も胃酸分泌同様に迷走神経依存性であることを明らかにした[19,20]．

3） オレキシンと内臓知覚調節

内臓知覚過敏とは，消化管の知覚が過敏になっていることである．1973 年 Ritchie らは，IBS の患者では直腸伸展による痛み閾値が低いことを示し[21]，これが内臓痛出現のメカニズムであろうことを報告した．以後この概念は確立し，IBS を代表とする機能性消化管疾患の患者の腹痛発現メカニズムの主要因と考えられている．われわれはオレキシンの内臓知覚に及ぼす影響を検討した．オレキシンは中枢神経系に作用して内臓知覚を鈍麻させることを見出した[22]．そのオレキシンによる内臓知覚鈍麻作用の下流にはドパミン，オピオイド，アデノシン，カンナビノイドシグナルが関与することが明らかになった．また，オレキシン以外にグレリンやオキシトシンにも中枢神経系を介した内臓知覚鈍麻作用があり，グレリンはオレキシン神経系を利用し内臓知覚鈍麻作用を発揮すること，オキシトシンによる内臓知覚鈍麻の上流におけるオレキシン神経が作用するメカニズムの存在が示唆された[23]．

4） 腸管バリア機能の中枢神経性調節

腸管バリア機能の破綻や leaky gut が，過敏性腸症候群（IBS）などの消化管疾患に加え，アルツハイマー型認知症などの様々な疾患の主病態であることがわかり，注目されている[24]．leaky gut は，下痢型，便秘型，混合型の型を問わずに IBS で見出されている．腸管バリア機能の調節機構に関しては，末梢のメカニズムに関しては多くの研究成果が報告されているものの，中枢神経系がどのように関与するのかは未解明であった．われわれは脳内オレキシン，グレリンやオキシトシンシグナルが leaky gut を改善することをラット leaky gut モデルで明らかにした[25-27]．この神経を介する迅速な腸管バリア制御は，ストレスの影響をうける IBS を含む leaky gut 関連疾患の病態を理解するうえで意義深いと考えている．外側視床下部のオレキシン神経細胞は迷走神経系を興奮させ，vagal cholinergic pathway を介して leaky gut を改善する．このように中枢神経系は迷走神経などの自律神経系を介して腸管バリア機能調節に関与することが明らかになってきた．IBS は精神的な異常（抑うつ気分，不安障害）を高率に併存していることが明らかにされているが，腸管バリア機能障害も精神的な異常も中枢神経にその一因を求めることが可能で，このことは IBS の病態に脳が深く関与することを一元的に説明しうる根拠になると考える．

5） オレキシンと IBS

われわれの研究結果をもとに考えると，オレキシンシグナルが正常な場合（健常人）では正常な消化管運動や内臓知覚機能が維持され，直腸伸展による痛み閾値も正常域にある．もし，オレキシンシグナルが低下したら，消化管運動障害，内臓知覚過敏，leaky gut の状態が誘導される可能性がある．さらに，オレキシンは食欲亢進，睡眠覚醒調整や抗うつ作用を有していることが多くの研究者より報告されている．そのため，オレキシンシグナルの低下は睡眠障害，食欲不振，うつ状態を引き起こす可能性が考えられる．消化管運動障害，内臓知覚過敏，leaky gut に加えて睡眠障害，食欲不振，うつ状態を併存しているのは，まさに IBS 患者の典型的な臨床像である．すなわち，オレキシンの作用が減弱した状態は IBS の複雑な病態を 1 つの因子で説明可能にする．したがって，何らかの原因で脳内オレキシンシグナルが低下すると，IBS の病態を形成する可能性がある．以上より IBS（病）は脳内オレキシンシグナルの低下（気）から引き起こされうるので，「病は気から」が成立する（**図 1**）．

c.「病は気から」を臨床に生かす

これらの事実から考えると，動物実験とはいえ脳内機能が変化（オレキシン脳室内投与により）すると，IBS の病態も制御可能となる可能性がある．この知見はやはり，臨床現場に還元されるべきであろう．IBS のような機能性消化管疾患は，腹痛や便秘，下痢などの消化器症状が前面に現れている患者と対峙するので，どうしても消化器症状をコントロールするという治療戦略が主体となりやすい．この場合，薬剤を使うにしても，消化管に直接作用し，その機能を制御することがまずは想起される．しかしながら，それらの薬剤で十分な治療効果が得られない症例が多数存在することも明らかである．やはり「病は気から」を考えると，「気」を調節する治療戦略が必要になる．これには中枢神経に作用する抗不安薬，抗うつ薬などが選択肢になる．しかし，「気」の調節には，良好な患者－医師関係が重要であることは忘れてはならない．IBS ではプラセボ効果が高いことが知られており，このプラセボ効果を有効なほうへ導くのも，良好な患者－医師関係が構築されていることが重要である．プラセボ効果の発現メカニズムに中枢神経が関与することは明らかである．また，「決して生死に直接関係する病気ではないこ

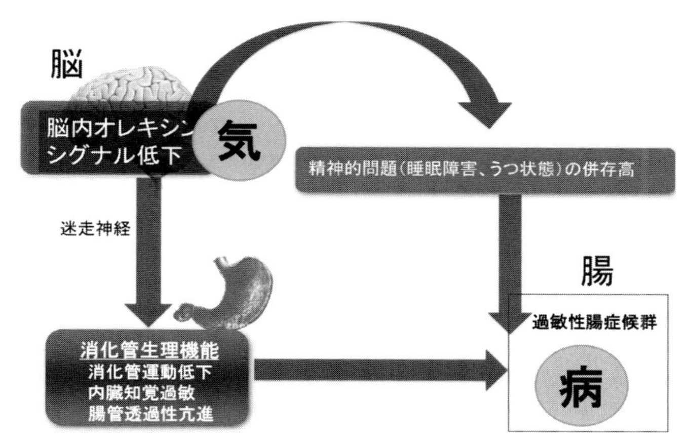

図 1 IBS の病態とオレキシン「病は気から」
脳内オレキシンシグナルが低下（気）すると，迷走神経を介して IBS（病）の主要病態である消化管運動機能不全，内臓知覚過敏，leaky gut が誘導される．脳内オレキシンシグナルの低下は，IBS 患者に併存する消化管外症状である睡眠障害やうつ状態も誘導することによって IBS の病態を一元的に説明する．

第5章 診療の実際

と」の説明や，「必ずよくなること」の保証は「気」の調節に役立つ．とくに，「脳腸相関からの病態：なぜ検査で異常がないのに腹部症状が出るのか」の説明は，患者にとってきわめて重要である．なぜなら，症状の原因が身体にあるはずなのに，検査で異常が指摘されないのは何かを見逃しているからだという考えのもと，ドクターショッピングを繰り返す可能性がこの IBS の患者の一部に存在するからである．

IBS で「病は気から」が成立することが示されたが，そのことでまったく新たな観点から治療法の開発に結びつくことも期待される．「病は気から」のメカニズム解明は，多くの疾患制御に結びつく大きな可能性を有している．

take-home message

IBS のような機能性消化管疾患は，腹痛や便秘，下痢などの消化器症状が前面に現れた患者と対峙するので，どうしても消化器症状をコントロールするという治療戦略が主体となりやすい．この場合，消化管に直接作用し，その機能を制御することがまずは想起されるが，それらの薬剤で十分な治療効果が得られない場合，やはり「病は気から」を考え，「気」を調節する，治療戦略が必要になる．

［奥村利勝］

文　献

1) Aoyama N et al. Peptic ulcers after the Hanshin-Awaji earthquake: increased incidence of bleeding gastric ulcers. Am J Gastroenterol. 1998; 93: 311-316.
2) Kanno T et al. Peptic ulcers after the Great East Japan earthquake and tsunami: possible existence of psychosocial stress ulcers in humans. J Gastroenterol. 2013; 48: 483-490.
3) Fukudo S et al. Evidence-based clinical practice guidelines for irritable bowel syndrome 2020. J Gastroenterol. 2021; 56: 193-217.
4) Araki M et al. Psychologic stress and disease activity in patients with inflammatory bowel disease: a multicenter cross-sectional study. PLoS One. 2020; 15: e0233365.
5) Levy RL et al. Psychosocial aspects of the functional gastrointestinal disorders. Gastroenterology. 2006; 130:1447-1458.
6) Nakai A et al. Adrenergic control of lymphocyte trafficking and adaptive immune responses. Neurochem Int. 2019; 130: 104320.
7) Borovikova et al. Vagus nerve stimulation attenuates the systemic inflammatory response to endotoxin. Nature. 2000; 4 05: 458-462.
8) Huston et al. Splenectomy inactivates the cholinergic antiinflammatory pathway during lethal endotoxemia and polymicrobial sepsis. J Exp Med. 2006; 203: 1623-1628.
9) Teratani T et al. The liver-brain-gut neural arc maintains the Treg cell niche in the gut. Nature. 2020; 585: 591-596.
10) Koopman FA et al. Vagus nerve stimulation inhibits cytokine production and attenuates disease severity in rheumatoid arthritis. Proc Natl Acad Sci USA. 2016; 113: 8284-8289.
11) Genovese MC et al. Safety and efficacy of neurostimulation with a miniaturised vagus nerve stimulation device in patients with multidrug-refractory rheumatoid arthritis: a two-stage multicentre, randomised pilot study. Lancet Rheumatol. 2020; 2: E527-E538.
12) Sinniger V et al. A 12-month pilot study outcomes of vagus nerve stimulation in Crohn's disease. Neurogastroenterol Motil. 2020; 32: e13911.
13) Drossman DA et al. Rome IV-Functional GI disorders:

disorders of gut-brain interaction. Gastroenterology. 2016; 150: 1257-1261.
14) Sakurai T et al. Orexins and orexin receptors: a family of hypothalamic neuropeptides and G protein-coupled receptors that regulate feeding behavior. Cell. 1998; 92: 573-585.
15) Bassetti CLA et al. Narcolepsy—clinical spectrum, aetiopathophysiology, diagnosis and treatment. Nat Rev Neurol. 2019; 15: 519-539.
16) Takahashi N et al. Stimulation of gastric acid secretion by centrally administered orexin-A in conscious rats. Biochem Biophys Res Commun. 1999; 254; 623-627.
17) Okumura T et al. Requirement of intact disulfide bonds in orexin-A-induced stimulation of gastric acid secretion that is mediated by OX1 receptor activation. Biochem Biophys Res Commun. 2001; 280: 976-981.
18) Yamada H et al. A selective orexin-1 receptor antagonist, SB334867, blocks 2-DG-induced gastric acid secretion in rats. Neurosci Lett. 2005; 376: 137-142.
19) Nozu T et al. Endogenous orexin-A in the brain mediates 2-deoxy-D-glucose-induced stimulation of gastric motility in freely moving conscious rats. J Gastroenterol. 2012; 47: 404-411.
20) Nozu T et al. Central orexin-A increases colonic motility in conscious rats. Neurosci Lett. 2011; 498; 143-146.
21) Ritchie J. Pain from distension of the pelvic colon by inflating a balloon in the irritable colon syndrome. Gut. 1073; 14; 125-132.
22) Okumura T et al. Antinociceptive action against colonic distension by brain orexin in conscious rats. Brain Res. 2015; 1598: 12-17.
23) Okumura T et al. Central regulatory mechanisms of visceral sensation in response to colonic distension with special reference to brain orexin. Neuropeptides. 2021; 86: 102129.
24) Camilleri M. Leaky gut: mechanisms, measurement and clinical implications in humans. Gut. 2019; 68: 1516-1526.
25) Okumura T et al. Brain orexin improves intestinal barrier function via the vagal cholinergic pathway. Neurosci Lett. 2020; 714: 134592.
26) Ishioh M et al. Ghrelin acts in the brain to block colonic hyperpermeability in response to lipopolysaccharide through the vagus nerve. Neuropharmacology. 2020; 173: 108116.
27) Okumura T et al. Oxytocin acts centrally in the brain to improve leaky gut through the vagus nerve and a cannabinoid signaling in rats. Physiol Behav. 2022; 254: 113914.

5-2 心身医学的治療で課題を探る

a. 心身症の定義

心身症とは「身体疾患のなかで，その発症や経過に心理社会的因子が密接に関与し，器質的ないし機能的障害の認められる病態をいう．ただし，神経症やうつ病など，他の精神障害に伴う身体症状は除外する」（日本心身医学会，1991）と定義されている．過敏性腸症候群（irritable bowel syndrome: IBS），片頭痛，高血圧などの身体疾患において，心理社会的因子が症状の発現，持続，改善に深く関与する場合には心身症としてとらえることになる．すなわち心身症は，疾患名ではなく病態名である．診断名を診療録に記載する場合には，たとえば過敏性腸症候群（心身症）とする．症例（状況）によって，心身症としてとらえたほうがよい代表的な身体疾患を**表1**に示す．

米国精神医学会が作成する，精神疾患・精神障害の分類マニュアルであるDSM「精神疾患の診断・統計マニュアル（Diagnostic and Statistical Manual of Mental Disorders）」が2013年に改訂され，DSM-5が公開された（最新はDSM-5-TR：2022年3月である）．DSMでは心身症という用語は採用されていないが，「身体症状症および関連症候群」の章で「他の医学的疾患に影響する心理的要因」（**表2**）に記載がある．診断的特徴として「よくみられる臨床例としては，不安により悪化する喘息，急性の胸痛に対する治療の必要性の否認，および体重を減らしたい糖尿病のインスリン操作があげられる．（中略）好ましくない影響には，急性で即座に医学的結果を引き起こすもの（例：たこつぼ型心筋症）から慢性，長期に及ぶもの（例：慢性の職業上のストレスによって引き起こされた高血圧症）がある．影響を受ける医学的疾患には，病態生理が明らかなもの（例：糖尿病，癌，冠動脈障害），機能性症候群（例：片頭痛，過敏性腸症候群，線維筋痛症），あるいは特発性の医学的症状（例：痛み，倦怠感，めまい）などがある」との記載がある．

ICD-10（国際疾患分類第10回改訂版．ICD-11は2022年1月にWHOが正式に発効し，本邦に導入準備中）では，心身症に相当する箇所は，生理的障害および身体的要因に関連した行動症候群（behavioral syndromes associated with physiological disturbances and physical factors）という項目（F5）のなかにおける，摂食障害（F50），性機能障害（F52），ほかに分類される障害あるいは疾患に関連した心理的および行動的要因（F54）などである．F54の使

表1　心身症としてとらえたほうがよい身体疾患

呼吸器系	気管支喘息，過換気症候群，神経性咳嗽，喉頭痙攣，慢性閉塞性肺疾患など
循環器系	本態性高血圧症，本態性低血圧症，起立性低血圧症，冠動脈疾患（狭心症，心筋梗塞），一部の不整脈など
消化器系	過敏性腸症候群，機能性ディスペプシア，胃・十二指腸潰瘍，急性胃粘膜病変，潰瘍性大腸炎，胆道ディスキネジー，慢性膵炎，慢性肝炎，呑気症，心因性嘔吐，びまん性食道痙攣，食道アカラシアなど
内分泌・代謝系	摂食障害（やせ症，過食症），甲状腺機能亢進症，糖尿病，心因性多飲症，愛情遮断性小人症，単純性肥満症，偽性バーター（pseudo-Bartter）症候群など
神経・筋肉系	緊張型頭痛，片頭痛，慢性疼痛，痙性斜頸，書痙，眼瞼痙攣，三叉神経痛など
そのほか	関節リウマチ，線維筋痛症，腰痛症，多汗症，円形脱毛症，慢性蕁麻疹，アトピー性皮膚炎，更年期障害，顎関節症，舌痛症，口内炎など

筆者作成

表2　DSM-5にみられる心身症に該当する記載
他の医学的疾患に影響する心理的要因（Psychological Factors Affecting Other Medical Conditions）

診断基準	316（F54）
A. 身体症状または医学的疾患が（精神疾患以外に）存在している． B. 心理的または行動的要因が以下のうち1つの様式で，医学的疾患に好ましくない影響を与えている． （1）その要因が，医学的疾患の経過に影響を与えており，その心理的要因と，医学的疾患の進行，悪化，または回復の遅延との間に密接な時間的関連が示されている． （2）その要因が，医学的疾患の治療を妨げている（例：アドヒアランス不良）． （3）その要因が，その人の健康へのさらなる危険要因として十分に明らかである． （4）その要因が，基礎的な病態生理に影響を及ぼし，症状を誘発または悪化させている．または医学的感心を余儀なくさせている． C. 基準Bにおける心理的および行動的要因は，ほかの精神疾患（例：パニック症，うつ病，心的外傷後ストレス障害）ではうまく説明できない． ▶現在の重症度を特定せよ 軽症：医療上の危険性を増加させる（例：高血圧の治療においてアドヒアランスが安定しない）． 中等度：基礎にある医学的疾患を悪化させる（例：喘息を悪化させる不安）． 重度：入院や救急受診に至る． 最重度：重篤で，生命を脅かす結果になる（例：心臓発作の症状を無視する）．	

日本精神神経学会監修．DSM-5精神疾患の診断・統計マニュアル．医学書院：2014：317-320より引用．

用例として，喘息，皮膚炎と湿疹，胃潰瘍，潰瘍性大腸炎，蕁麻疹などが挙げられる．そのほか，神経症性障害，ストレス関連障害および身体表現性障害（neurotic, stress-related and somatoform disorders）の項目（F4）では，身体表現性自律神経機能不全（F45.3）があり，本邦で汎用されてきた自律神経失調症に相当する．

b. 心身症の分類

これまで積み重ねてきた臨床経験から，心身症は以下の3つのカテゴリーに分類される．

①第1グループ

心理社会的ストレスが身体疾患の悪化因子，あるいは発症因子の1つとなっている場合である．「ライフイベントの変化（進学，就職，転居，身内の死など）」や「日常生活のストレス（対人関係の問題，勉強や仕事の負担など）」が疾患の発症や再燃に先行してみられる．また，心理状態（不安，抑うつ，怒りなど）が症状に影響を与える．

②第2グループ

慢性疾患（気管支喘息，関節リウマチ，悪性腫瘍など）では，慢性・再発性に経過し，改善の見通しが立ちにくく，治療にかかる肉体的，精神的，経済的負担が大きい．心理社会的苦痛が加わり，抑うつや不安も惹起される．

③第3グループ

心理社会的因子によって身体疾患に対する適切な治療や管理を行うことが妨げられ，治療や経過に悪影響を与える．医療に対する強い不信感などを認める．

c. 心身症での評価項目

1）横断的視点

身体疾患の経過に心理社会的因子がどのように関

連しているかを整理することが必要である．たとえば，学校・職場での人間関係でのストレスと腹痛の程度・頻度（例：排便日誌），職場での昇進・異動と頭痛の程度（例：頭痛ダイアリー）などをセルフモニターできるような日誌の活用があげられる．

2） 縦断的視点

症状発現（転換点）前の状態（準備因子：場合によっては幼少時の特性），発症前後のできごと（誘発因子：たとえば進学，就職，結婚，事故など），さらに症状の持続，改善を妨げる因子（持続因子：たとえば学業・仕事への不適応，新しい生活での負担，保障問題のこじれなど）の時間軸で整理することが，心身症の診断と治療につながる．

3） ライフイベントや日常的ストレス

表3に示すライフイベントや日常的ストレスの存在の有無を個々に把握する必要がある．少子高齢化（労働人口の減少），ソーシャル・ネットワーキング・サービス（social networking service: SNS）・オンラインゲームの広がり，働き方の多様化，がんなどの疾患治療をしながらの就労，新型コロナウイルス感染症による在宅勤務・オンライン授業や会議など，社会現象の変化に伴う新たなストレス（**表3**の*）にも目を向ける．

4） 生物・心理・社会的モデル

Engel GL が提唱した生物・心理・社会的モデル（Bio-Psycho-Social Model）は，疾病，疾病行動（例：わずかな体調不良で受診する）を理解するもので，病める対象を心身両面から把握する心身医学の立場と共通するものである．

これらの視点に沿って整理すべき評価項目を**表4**に示す．

5） 心身症患者の性格傾向・行動上の問題

心身症を有する患者では，ストレスによる身体症状の発症（身体化）しやすい性格や行動パターンがみられることが多い．

i） 完全主義・執着性気質　何事もきちんとしなくてはいけないと思うタイプ，いつまでもくよくよ考えすぎるタイプである．

ii） 過剰適応　自分の感情を抑制し，思っていることを口に出さず周囲に合わせ，その期待に応えようと努力する．一見，表面上は対人関係に問題がないようにみえるが，内面では不満や怒り，自己嫌悪感などを抱くなどストレスが蓄積しやすい．

iii） アレキシサイミア　Sifneos PE によって心身症の症状を説明する概念として提唱された性格特性である．その特徴を**表5**に示す．心身症以外の精神障害でもみられることがある．また，心身症の患者は身体感覚への気付きも鈍い傾向が指摘され，これは失体感症（アレキシソミア：alexisomia）とよばれる．なお，アレキシサイミア（alexythimia.

表3 ライフサイクルと発達課題ならびに心理・社会的ストレッサーとなり得るもの

1. 小児期
　乳幼児期：基本的信頼感（安心感），基本的生活習慣（自律性）
　　母親との関係－愛情・スキンシップ不足，見捨てられる不安など
　　家族の雰囲気－両親の不和・別居・離婚・病気・死亡，嫁・姑の関係など
　　しつけ－厳しすぎる（干渉しすぎる），一貫性がない，放任，虐待*など
　　同胞との関係－弟妹の出生，親をめぐる葛藤，一人っ子*など
　学童期：社会的適応性の基礎（適格性）
　　家庭生活－両親との関係，母親不在　父親不在，厳しすぎるしつけ，両親（夫婦）の関係，ゲーム依存*，貧困*など
　　学校生活－友人や教師との関係，学業成績，いじめなど
2. 思春期・青年期：自我同一性・性的同一性の確立（主体性）
　家庭生活－親からの自立（依存・独立の葛藤）など
　学校生活－友人（異性を含む）・教師との関係，学業成績，進学問題，受験失敗，クラブ活動など
　社会生活：恋愛，結婚，就職など
3. 成年期・中年期：親密感，“育み，世話”
　家庭生活－結婚，配偶者との関係，不妊*，子どもの出生・育児，親の役割，子どもの教育*，子どもの独立，両親との関係の変化，住居の条件，単身赴任，共働きなど
　社会生活－就職，仕事内容と適性，出世競争，配置転換，昇進，上司・同僚・部下との関係，職場環境，過重労働*，育児・介護・治療と仕事の両立*，通勤時間，転職，倒産，失業，地域社会の人々との関係，在宅勤務*，オンライン会議*など
4. 初老期（退行期，更年期）・老年期：統合感，“英知”
　家庭生活－子どもの独立，子どもとの関係の変化，配偶者の病気・死亡，近親者の病気・死亡，老老介護*，離婚*など
　社会生活－退職，経済不安，役割喪失，生きがいの喪失，再雇用*，地域社会の人々との関係など

吾郷晋浩．心身症．大塚俊男ほか編．こころの健康百科．弘文堂：1998：290-305 より作成．*は筆者が追加した項目

表4　患者評価項目表

	現　在	発症前後	幼児期
身体的（生物的）	身体症状・所見 理学的所見 使用薬剤 検査成績の異常	初発症状 身体状態の変化 使用薬物の変更	身体的疾患の既往歴 身体的・精神的疾患の家族歴
心理的	身体的・心理的主訴 心理状態 治療への期待	心理状態の変化 気分・行動の変化 心理学的テスト 心理的援助依頼	パーソナリティの発達 防衛機制・対人反応 精神疾患の既往
社会的	同居者 職業 社会的ストレス 物理的環境	経済状態の変化 職業の変更 生活環境の変化 物理的環境の変化	両親の職業歴 人生早期の人間関係

Leigh H et al. The patient evaluation grid: a systematic approach to comprehensive care. Gen Hosp Psychiat. 1980; 2: 3: 内科学書，第9版．中山書店；2019：88より作成．

表5　アレキシサイミアの特徴

1. 空想生活が貧弱なこと
2. 葛藤が言語化できないこと
3. 情動の体験と表出が制限されていること
4. 情動を表現したり，葛藤を回避するのに行動が使われやすいこと
5. 面接者とのコミュニケーションが困難なこと
6. 感情よりむしろ些細な事柄を際限なく述べること
7. 思考内容が内的な空想や情動よりも外的な出来事に関連していること

内科学書，第9版．中山書店；2019：88より引用．

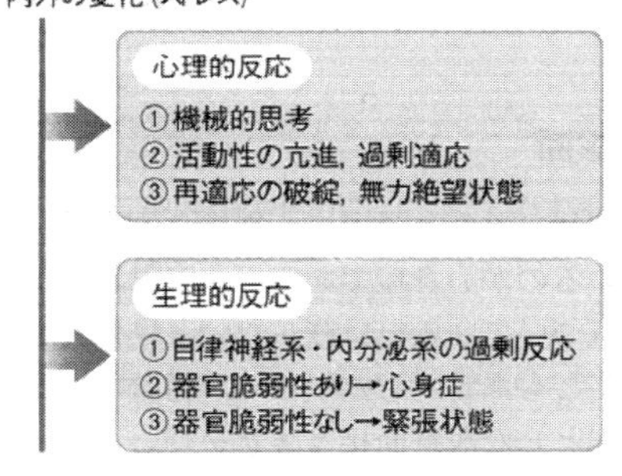

図1　心身症の症状形成

Sifneos PE et al. The phenomenon of alexithymia observations in neurotic and psychosomatic patients. Psychother Psychosom. 1977; 28: 47.
内科学書，第9版．中山書店；2019：89より引用．

失感情症）からみた心身症の症状形成仮説が病態理解に役立つ（**図1**）．

iv）　タイプA行動様式　特徴は，①攻撃的，②野心的，③競争心をあおる，④いつも時間に追い立てられている，であり，冠動脈疾患の危険因子とされてきたが，近年異論もみられる．

6）　鑑別が必要な精神疾患

うつ病患者が最初に受診するのは内科領域が多いことが知られているが，身体症状を主訴（例：頭痛，嘔気，不眠）とする精神疾患は少なくない．これらの症例のなかには心理社会的要因が発症に関与することもあり，つねに精神障害との鑑別が必要となる．鑑別すべき精神疾患を**表6**に示す．発達障害（神経発達症）による身体感覚異常のために身体症状をきたす場合も多く，心身症では発達障害を念頭に置くことが必要である．たとえばIBSには注意欠如が併存することが報告されている．ただし，発達障害の過剰診断が取りざたされていて学業・就業に多大なる影響がある場合などに限定するなど，慎重にすべきである．

d. 病因・病態の基礎

心身症の病因・病態を考える際に，心理社会的因子（ストレスなど）と身体機能を生物学的にも理解する必要がある．

1）　ストレス学説

生物学的なストレスとは，さまざまな外的刺激（ストレッサー）が加わったときに生じる生体内の歪みの状態をいう．身体・物理的ストレッサー（寒冷，拘束など）によって①胃・十二腸潰瘍，②胸腺の萎縮，③副腎皮質の肥大の3症候が引き起こされるが，心理的ストレッサーでも同様な反応が起きることをSelye Hが明らかにした．このストレッサーの種類によらない非特異的反応群は，生体防衛反応であり，適応の維持獲得と考え「一般適応症候群」(general

表6　心身症と鑑別が必要な代表的精神疾患

気分症（気分障害）：うつ病
不安症（不安障害）：パニック障害，社交不安障害，外傷後ストレス障害，急性ストレス障害，全般性不安障害，強迫性障害
身体表現性障害（身体症状症*）
境界性パーソナリティ障害
統合失調症
詐病，虚偽性障害
問題行動や習癖
発達障害（神経発達症）*

内科学書，第9版．中山書店；2019：88より作成．＊は筆者が追加した項目

adaptation syndrome）として発表した．一般にはストレス学説として知られている．3段階（警告反応期，抵抗期，疲憊期）に分けて考えられている．

2）　情動の情報処理

情動とは，怒り，恐れ，喜び，悲しみなどの突然引き起こされる一時的で急激な感情をさす．生物学的には，個体・種族維持のための生得的な欲求が脅かされる，満たされる，または満たされないときの感情体験とそれに伴う身体反応である．アレキシサイミアでは情動体験の言語化過程に問題があるか，情動体験自体が障害されていることが推定される．それぞれ，脳の右半球と左半球の連絡，あるいは大脳辺縁系と大脳皮質間の連絡に障害があることを示唆する報告がある．

3）　視床下部－下垂体－副腎軸

生体にストレスが加わると，視床下部室傍核で産生された副腎皮質刺激ホルモン放出因子（corticotropin-releasing factor: CRF）は下垂体門脈を介して，下垂体前葉より副腎皮質刺激ホルモン（adorenocorticotropic hormone: ACTH）の分泌を促す．さらにACTHは副腎皮質よりコルチゾールの分泌をもたらし，視床下部－下垂体－副腎軸（hypothalamic-pituitary-adrenal axis: HPA axis）として知られる生体反応を引き起こす．この反応は自律神経系の賦活化とともに生命維持に不可欠である．HPA軸反応性は出生直後の母子分離，あるいは授乳期での親の養育行動低下により亢進することが齧歯類で明らかにされている．また，腸内細菌叢とHPA軸反応性の関連も報告され，HPA軸反応の安定性には，腸内細菌叢が関与する．

e. 病因・病態に沿った心身症診断

①症状に関連する器質的疾患の除外，精神疾患の除外という消極的診断と，②症状と心理社会的因子との関連（心身相関）を把握する積極的診断の組合せとなる．

1）　除外診断

器質的疾患の診断に関しては，一般内科・身体医として実施する（例：慢性の腹痛と便通異常の場合は，大腸がんあるいは炎症性腸疾患の症候の有無を医療面接，身体診察，さらに一般的な血液検査，便潜血反応などの検査を実施して検討する）．専門医（消化器科など）へのコンサルテーションが必要な場合（例：大腸がんあるいは炎症性腸疾患を示唆する危険症候がある場合に大腸内視鏡検査等の精密検査依頼）は連携して診断をする．精神疾患が疑われる場合は精神科に紹介する．精神科受診に抵抗がある場合は，当面は併診することを伝える．

2）　積極的診断

身体症状の発現と経過に心理社会的因子が密接に関与しているのが心身症であるが，実際には患者がそのことに気付いているとは限らない．場合によっては否定することもある．したがって，初診では徹底した傾聴を基本とした医療面接と診察を行い，良好な患者－医師関係を築くことが大切である．その結果，心身相関の患者の気付きを促し，診断のみならず治療方針の決定にも結びつくことになる．

3）　心理テスト

心理テストには性格検査や知能検査が知られている．パーソナリティ傾向やストレス対処法，生活の質（QOL）を評価する検査もある．あくまでも診断のための補助手段である．テストへの患者の抵抗感も考慮して，必要性を説明しながら可能な範囲で実施する．一方，単一のテストで患者の人格や全体を把握することは不可能であり，目的に応じて，さまざまな心理テストを選択したり，組み合わせたりすることが必要になる．この組合せをテスト・バッテリーとよび，一般的には質問紙法テストと投影法テストを組み合わせて数種類を選び，お互いに補完するように工夫する．病院不安・うつ尺度（hospital anxiety depression scale: HADS）は簡便で，著作権もないため臨床研究でよく使用される質問紙法である．

4） 精神生理学的検査法

中枢神経の働きを調べる脳波や脳機能画像などと，臓器レベルでの自律神経機能を調べる検査がある．後者には，起立試験，瞳孔検査，胃電図，指尖容積脈波検査，心拍変動検査などがある．睡眠時呼吸障害の診断に不可欠なポリソムノグラフィ（polysomnography: PSG）は，睡眠状態と呼吸状態モニターの組合せである．心身症を病態心理と病態生理から評価することで，難治性の解明や治療法の選択が可能になる．すなわち，病態生理を可視化することで，患者と一緒に病態の理解が進むことが期待される．とくに脳機能画像（single-photon emission computed tomography: SPECT, positron emission tomography: PET, functional magnetic resonance imaging: fMRI）や近赤外線分光法（near-infrared spectroscopy: NIRS）などによる脳機能可視化が，一般臨床レベルで利用可能になることが期待される．

f. 心身症の治療

おもな心身医学的治療を**表7**に示す．心理療法のうち，自律訓練法（autogenic training: AT），交流分析，行動療法，認知療法が心身医学領域でよく実施されている．

1） 自律訓練法

AT は，催眠状態に入ること自体の健康増進効果に着目して開発された自己催眠に近い方法であるが，その本質は自己リラクセーションである．当時の催眠では「眠る」という語が多用されており，被暗示性の亢進に覚醒水準の低下やリラクセーションが加わっていたため，それらの効果が混同されたのかもしれない．いずれにせよ，AT は独自の発展を遂げ，ポピュラーな心療内科的治療となった．もっとも一般的である標準練習（**表8**）は，背景公式と6つの公式からなり，両腕の重温感をはじめ，特有の身体的変化を引き起こすような公式を心のなかで唱える．それ以外にも，特定器官に絞って肯定的な変化を引き起こす特定器官公式，行動面の変化に焦点を当てた意志訓練公式，さらに応用的な黙想練習や自律性中和法など，応用範囲は広い．機能性消化管疾患（functional gastrointestinal disorders: FGID）が，ストレスに対する交感神経系の過剰活性化といった単純な仕組みで説明できるのであれば，副交感神経系を活性化させるリラクセーション技法はすべて有効なはずである．しかし，機能性ディスペプシア（functional dyspepsia: FD）に対する AT の効果についてはエビデンスがないばかりか，IBS に対しても有効性を示す研究がほとんど見当たらない．質の高いランダム化比較試験（RCT）の集積が求められる．患者に AT の本やビデオを与えて，独自に練習するよう指導する治療者もいるようだが，AT が効果を示すには，心理教育で動機付けを高め，最初は何度かガイドをしたうえで，さらに自身で練習状況を記録しながら，何度も反復練習させる必要がある．なお，AT は自律神経の訓練が目的ではない．AT の「自律」は“autogenic”であるのに対して，自律神経系の「自律」は“autonomic”である．“autogenic”とは“self-generating”という意味があり，自己発生的という AT の特徴を示してい

表7 おもな心身医学的治療

1. 一般内科ないし臨床各科の身体療法
2. 生活指導
3. 面接による心理療法（カウンセリング）
4. 薬物療法（向精神薬，漢方など）
5. 環境調整
6. 自律訓練法，筋弛緩法
7. 精神分析療法：交流分析
8. 行動療法：バイオフィードバック療法
9. 認知療法
10. 家族療法
11. 箱庭療法
12. 読書療法
13. 音楽療法
14. 集団療法
15. 絶食療法
16. 東洋的療法：森田療法，内観療法，鍼灸療法，ヨーガ療法，禅的療法，気功法
17. ゲシュタルト療法
18. そのほか

内科学書，第9版．中山書店；2019：92.

表8 自律訓練法の標準練習の公式

公式	練習内容	公式の内容
背景公式	安静練習	気持ちが落ち着いている
第1公式	四肢重感練習	両腕と両脚が重たい
第2公式	四肢温感練習	両腕と両脚が温かい
第3公式	心臓調整練習	心臓が静かに規則正しく打っている
第4公式	呼吸調整練習	呼吸が楽だ
第5公式	腹部温感練習	お腹の辺りが温かい
第6公式	額部涼感練習	額が心地よく涼しい

金子 宏ほか．機能性ディスペプシア治療の期待される展開―心療内科的アプローチを中心に―．日消誌．2016; 113: 947-958.

ている．そのためには，的確な診断とエビデンスに基づいた薬物療法・非薬物療法を適切に行うことが基本である．症状あるいは生活への悪影響の改善がみられない場合は，症状発生の病態モデルを医療者が患者とともに構築して縦断的に治療を継続することが必要である．

take-home message

的確な診断とエビデンスに基づいた薬物療法・非薬物療法を適切に行うことが基本である．難治例では「症状をもちつつもその患者の社会活動／社会的存在意義が上がる治療」の多くを医療者が引き受ける覚悟が必要となる．その際に心身医学的知識・態度・行動が求められる．

［金子　宏］

文　献

1) 小牧　元ほか編．心身症診断・治療ガイドライン．協和企画；2006.
2) 金子　宏．内科学総論—心身症．南学正臣総編集，伴信太郎部門編集．内科学書，第9版，Vol. 1．中山書店；2020: 86-92.
3) 久保千春編．心身医学標準テキスト，第3版．医学書院；2009.
4) 日本心身医学会用語委員会・日本心療内科学会学術研修委員会編．心身医学用語事典，第3版：e-book．三輪書店；2020.
5) 金子　宏ほか．機能性ディスペプシア治療の期待される展開—心療内科的アプローチを中心に—．日消誌．2016; 113: 947-958.
6) 日本消化器病学会編．機能性消化管疾患診療ガイドライン 2021—機能性ディスペプシア（FD），改訂第2版．南江堂；2021.
7) 日本消化器病学会編．機能性消化管疾患診療ガイドライン 2020—過敏性腸症候群（IBS），改訂第2版．南江堂；2020.
8) 金子　宏：機能性ディスペプシア．中井吉英ほか編集代表．心療内科学—診断から治療まで—．朝倉書店；2022: 173-177.

5-3 腹部の理学的所見

5-3-1 視診・聴診・打診・触診

physical findings

はじめに

機能性疾患の診療には器質的疾患の完全除外が大前提である．理学的所見の評価は診療の基本中の基本であるが，近年，とくに消化器科領域では理学的所見の診察よりも画像検査が重視される傾向にある．成書においても，「腹部の理学的所見の診察方法」については年々記載項目が減っている．

CT検査では腹腔内の腫瘤・炎症・腹水は一目瞭然で，ガスや便とその貯留部位を観察できる．エコー検査やMRI検査では胆管・膵管内の微細な状況も描出できる．内視鏡検査は侵襲があるものの，腸管全域の評価ができる．短時間で施行できて見逃しが少なければ，腹部診察の衰退はやむを得ない面がある．

ただし腹部診察では，愁訴があるまさにそのとき，その状態を，画像検査では不可能な体位変換や呼吸変動による影響を含めて直接観察できる．診察室では，腸管運動や知覚過敏など機能性疾患診療のヒントは現状，体表面の視診，聴診，打診，触診からしか得られない．診察すること自体が患者とのコミュニケーションを高め，機能性疾患診療に活用することができる．

ここでは，腹部診察における理学的所見のとりかたを「旧来のもの」を含めて解説し，機能性疾患のメカニズムとあわせて当該病態の腹部X線やCTコロノグラフィー，内視鏡画像を提示して解説する．

a. 診察前準備

診察前に，理学的所見をとる方法とその内容をあらかじめ告知する．患者のプライバシーの確保と羞恥心を招かない対応が必要である．大部屋ではカーテンを閉め，スカートの女性には膝にタオルをかける．異性の診察時は，患者と同性の看護師を同席させる．

患者との位置関係は肝臓の触診など，患者の右側からのアプローチが有利である．

患者への感染媒介や皮膚へのダメージ，冷感などについての配慮が必要で，患者ごとの手洗いが必須である．爪の管理を行い，触診にあたっては手や聴診器を温める．

b. 診察の順番

腹部診察には視診，聴診，打診，触診の 4 種類がある．その順番としては侵襲が少ないものから行うべきで，視診，聴診，打診，触診の順に行う．腹部は以下の 9 領域（**図 1**）に分割して行う．

c. 視　診

準備：恥骨上部あたりまで露出させ，膝を伸ばす．

1. 腹壁：必要に応じて体位変換や呼吸を指示

A)　形態

①膨隆：立位正面，側面，仰臥位で呼吸変動や腹筋の緊張の有無での変化を観察する．

⇒仰臥位で両側腹部背側の突出は腹水を示唆

⇒立位での膨隆は総腸間膜症（**図 2**）や姿勢[1)]

総腸間膜症は立位で全結腸が骨盤内に落ち込む．姿勢や呼吸の影響で肝臓が下垂して腹部膨満を訴えることがある．両者とも仰臥位で症状が解消する．

②術後瘢痕の確認：術後癒着は便秘を含め機能性疾患全般に影響する．

・胃切除：術創の大きさを確認，切除範囲を聴取

⇒ダンピング症候群，ブラインドループ症候群

・膵臓術後⇒膵酵素欠乏での消化不良

・胆嚢摘出⇒排便リズム攪乱や胆汁性下痢症

・大腸術後・虫垂炎術後：切除した範囲を聴取

⇒回腸末端切除で胆汁性下痢症

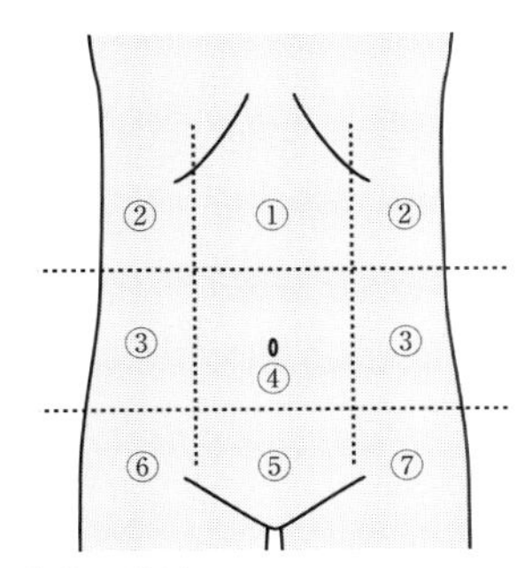

図 1　腹部の分割

①心窩部，②季肋部，③側腹部，④臍部，⑤下腹部，⑥回盲部（右腸骨窩部），⑦左下腹部

・婦人科臓器術後　⇒骨盤内癒着での排便障害

③静脈怒張・くも状血管腫：肝機能障害や肝機能

⇒アルコール過剰摂取，ラクツロースによる下痢

④皮膚線条，臍の形からみた皮下脂肪の厚さ

⇒大きな体重変動や内分泌疾患

⇒摂食量過剰または，食事制限での通過正常便秘

⑤臍ヘルニア，鼠経ヘルニア（**図 3**）

⇒鼠径ヘルニア内に大腸が入り込むこともある（**図 3**）．排便障害に関与することもある

⑥腹壁直下の腫瘤：腹筋を緊張させると明瞭化

⇒呼吸性変動で身体の前後移動は腹壁，上下移動は腹腔内，後腹膜由来は動かない

⑦クールボアジェ徴候：痛みの伴わない胆嚢腫大

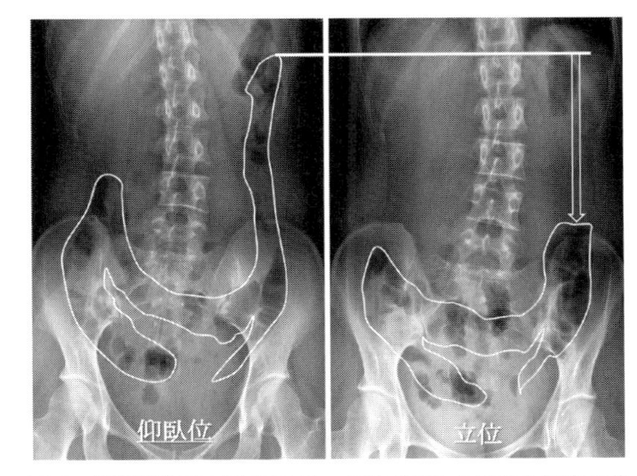

図 2　総腸間膜症の腹部 X 線．立位で結腸全体が骨盤内に落ち込む

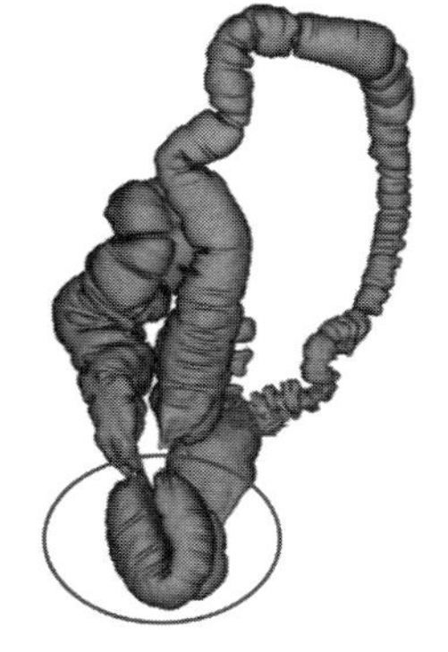

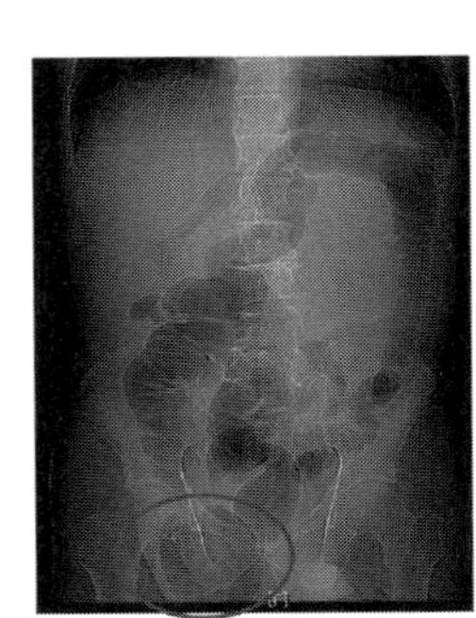

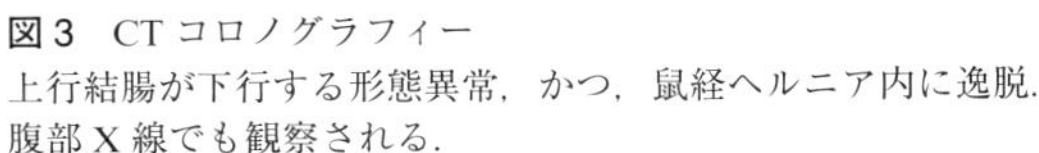

図 3　CT コロノグラフィー

上行結腸が下行する形態異常，かつ，鼠経ヘルニア内に逸脱．腹部 X 線でも観察される．

⇒胆管がん，乳頭部がん

⑧グレイ－ターナー徴候（側腹部の斑状出血），カレン徴候（臍領域の斑状出血）：

⇒重症膵炎など出血性滲出液の血管外遊出

B） 腹直筋の固縮（パーキンソン病）

⇒日常生活動作（ADL）低下を示唆

2. 呼吸：

呼吸数が多くて呼吸が浅い：腹膜刺激症状

⇒深呼吸で疼痛が増強する（肝膿瘍やフィッツ－ヒュー－カーティス症候群など）

深くて速い呼吸

⇒：クスマウル呼吸（糖尿病性ケトアシドーシス）

d. 聴診：腸管機能の評価と血管病変の除外

1. 血管雑音：動脈に沿った部位（**図4**）の雑音
   ⇒腹部動脈瘤や心臓弁膜症，血管炎など
2. 腸管雑音：食事やストレスに関連する腸管運動．下痢症状で亢進，便秘症状では低下し，「正常」「減少」「消失」「亢進」の4つに分類．通常は低音で4～12回/分で，食後は高音で12回/分以上．

病的なもの：

・5分以上無音は腸管雑音「消失」⇒機能的イレウスや腹膜炎の可能性

・高音で12回/分以上の腸管雑音「亢進」継続
⇒下痢や機械的イレウス

・腸閉塞で聴取される「メタリックサウンド」は内容物と腸粘膜が擦れて生じる．

生理的なもの：

・<u>食事関連の腸管運動</u>

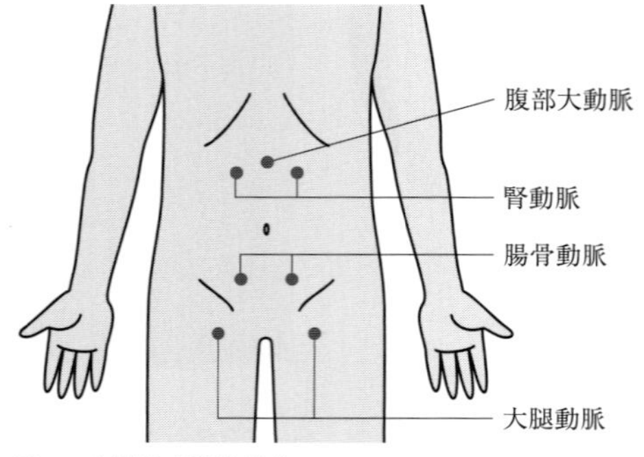

図4 血管雑音聴取部位

1. 食後2～4時間は胃内に停滞，撹拌運動 ⇒食事に伴って嚥下した空気は一定時間，胃に停滞し，まれに体動で大きな音を発する．
2. 徐々に胃内容は流出し，小腸に達すると腸管筋層反射で蠕動運動が3～8時間持続 ⇒食後3～8時間は無症状者でも小腸で消化に伴う蠕動
3. 結腸は6～7 cmを一単位として，①撹拌と②輸送性収縮の2つの働きがある．

①撹拌は非輸送性運動

②輸送性収縮は起床後と食事に回腸内容が上行結腸に移行し，胆汁が結腸内に流入する「胃結腸反射」で起きる巨大伝播性収縮．1日に1～2回結腸全長を肛門側に伝播し糞便を右結腸から左結腸へと移動させる塊運動（直腸S状結腸でいったん停止） ⇒撹拌は弱い運動で聴取は困難．輸送性収縮は移動する強い腸管雑音で患者は切迫する便意を自覚することが多い．IBS患者は胆汁酸に対する反応性が亢進し，食後の大腸運動亢進が遷延[2]．

・<u>ストレス関連の腸管運動</u>

IBS患者では，心理的ストレス負荷[3]で腸管運動は亢進し，ストレス負荷後も持続する[4]．

1. 胃の通過時間は健常者とIBS患者で差がない[5]．
   ⇒呑気症を除き，心窩部の胃泡関連の音はストレスの影響を受けない
2. 小腸の運動異常もストレス負荷時に指摘され[6]，腹部膨満を自覚するIBSでは小腸通過時間が短縮する[7]．
   ⇒腹部膨満を自覚するIBSで小腸運動亢進を聴取する可能性がある
   ⇒呑気症など大量の空気を嚥下した場合や小腸内細菌異常増殖症（small intestinal bacterial overgrowth: SIBO）など小腸ガスが存在すると腸管雑音が亢進
3. 大腸では平滑筋筋電図に分節運動，推進性運動，大蠕動の3つがあり，下痢型では食後大蠕動とS状結腸の分節運動の欠如，便秘型では分節運動と推進性運動が観察される．筆者は無麻酔大腸内視鏡で，下痢型の多くで蠕動（**図5**）が，便秘型（**図6**）の一部で分節運動が観察され，リラクセーションで消失することを報告した[8]．

⇒下痢型の内視鏡検査では腹鳴が聞かれる，聴

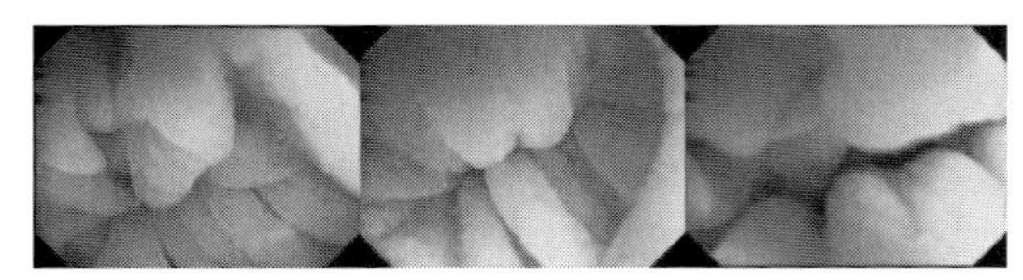

図5　下痢型 IBS の強い蠕動

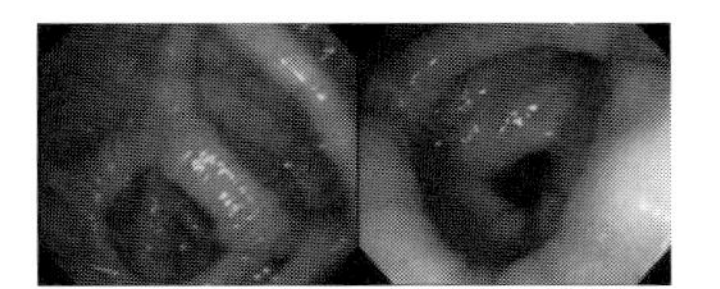

図6　便秘型 IBS の分節運動

診でも患者の緊張に応じて強い蠕動音を聴取.

⇒便秘型 IBS の分節運動は腸管雑音が聞かれない.

e. 打　診

肝臓の大きさ，ガスの存在や分布がわかる．打診に伴う疼痛は腹膜刺激症状，炎症範囲を示す.

1. 肝臓の評価：右季肋下部の打診で季肋下部に突出する肝臓を推定する（**図7**）．心窩部に聴診器をあてて右季肋下部を擦過して，音の伝わりから推測.
   ⇒患者が肝臓突出を腹部違和感ととらえるケースがある
2. 打診に伴う疼痛：腹膜刺激症状など
   ⇒右季肋下部：胆嚢炎や胆管炎，肝膿瘍や肝腫大
   ⇒肋骨脊柱角：尿管結石や腎結石
   ⇒背部：膵炎，腎結石など
3. ガスの存在と分布：腸内ガス量の正常値は 200 mL 程度[9]，ほとんど認めないこともある（**図8**）．空気の嚥下による「窒素・酸素」，発酵での「水素・メタン」，胃酸と重炭酸塩で発生する「炭酸ガス」がある．炭酸ガスは速やかに胃粘膜より吸収されるため，問題となるのは呑気症と発酵によるガスである.
4. 胃泡：食事，もしくは呑気症（**図9**）で嚥下した空気．食直後は炭酸ガスの可能性もある.
   ⇒心窩部に大きな鼓音（低音）を認める.
5. 小腸ガス：小腸の通過時間は早くなり，通常はほとんど存在しない．消化不良や SIBO，もしくは大量に呑気する場合に存在
   ・慢性膵炎などの膵外分泌低下（**図10**）
   ・ガストリノーマによる膵酵素活性化不良
   ・小腸内腸内細菌異常増殖（SIBO）：
   ・アルコール症などの小腸通過時間加速（**図11**）
   ⇒臍周囲に広がる範囲で鼓音（やや高音）．ガスが小腸発生由来かは心窩部のガスの有無が参考になる
6. 結腸ガス：胃・小腸ガスの移行，便秘など
   ⇒結腸存在部位に低めの鼓音，仰臥位で体の上位に位置する横行結腸，S 状結腸に集積

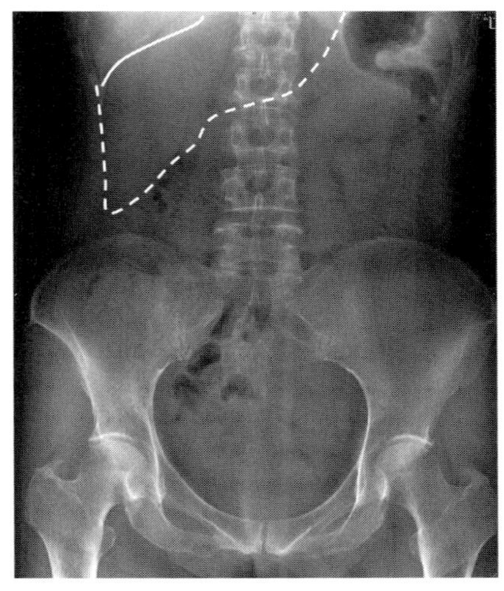

図7　肋骨下縁から 2 椎体分，肝臓が下垂している

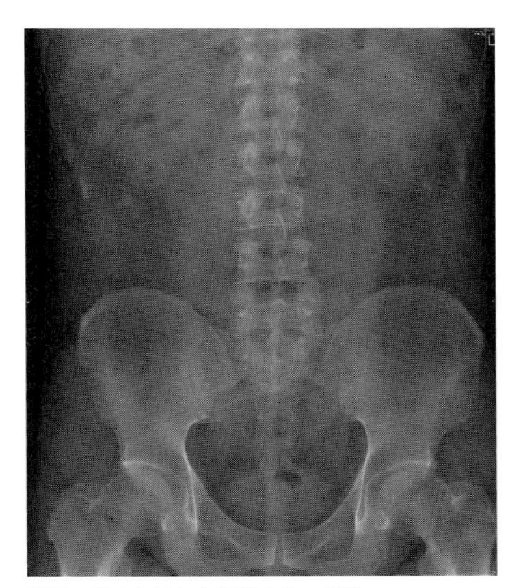

図8　ガスをほとんど認めない症例

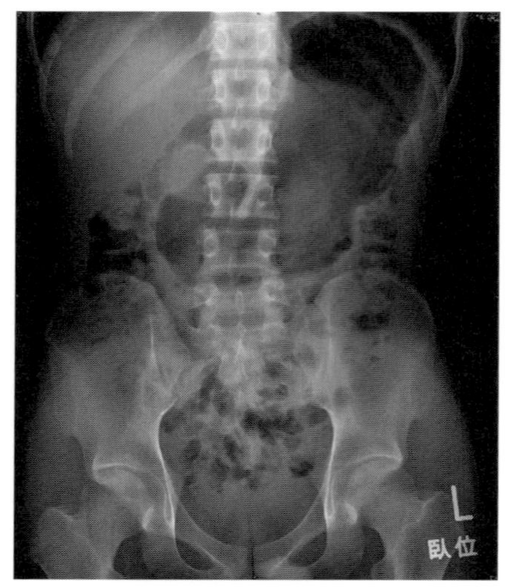

図9　呑気症患者の巨大な胃泡

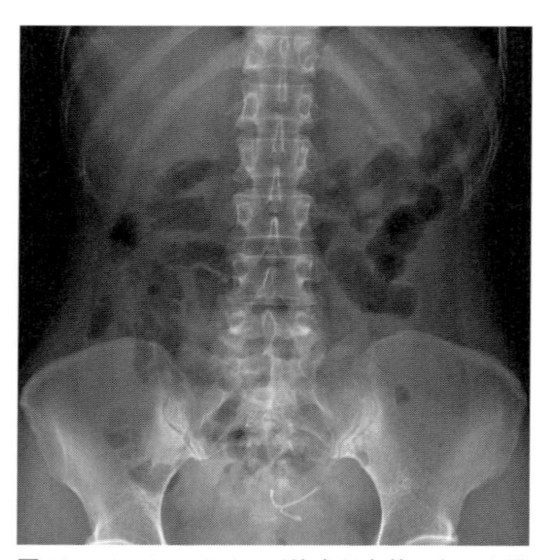

図10　パンクレリパーゼ治療が有効であった膵外分泌機能障害

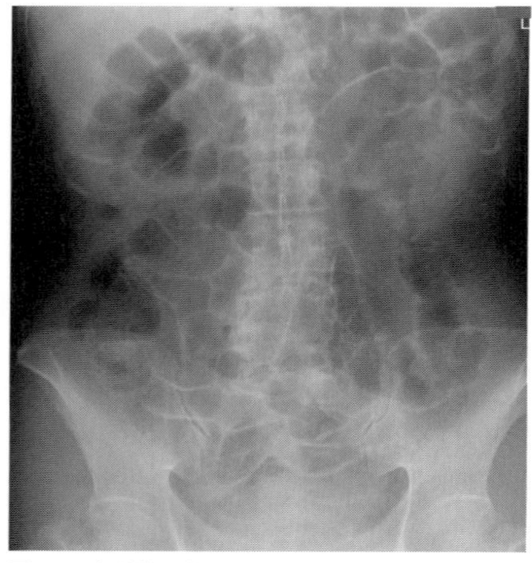

図11　大量飲酒者でみられる小腸ガス

便秘に伴うガスはおもに結腸に存在．小腸ガスが併存する場合は上記病態の併存．

ただし，教科書的腸管形態[10]（**図12**）は日本人ではまれであり，下行結腸が体幹中央を走行するケース（**図13(a)**），結腸全体が骨盤内に存在するケース（**図13(b)**），結腸過長で腹腔全体に分布するケース（**図13(c)**）など非常に多様である．ことに便秘型IBSでは腸管形態異常が高頻度である[8]．

想定した部位に結腸がない，もしくは想定外の部位に存在する可能性を考慮して診察する．

・臍周囲の大きなガスによる低い鼓音
　⇒S状結腸軸捻転症（**図14**）
・肝表面でガスによる低い鼓音
　⇒キライディティ症候群：肝臓と右横隔膜間に消化管（多くは結腸）が陥入，肝横隔膜間結腸嵌入症ともよばれる（**図15**）．

f. 触　診

圧痛点から腹腔内の炎症の推測，腹腔内臓器の大きさや固さ，表面形状を評価できる．軟部組織より硬いもののみ認識できるため，管腔臓器では内容物の量や固さを評価する．

爪を整える，手を温めるなどの配慮で腹壁をやさしく圧迫し，腹腔内の状況を探る．肥満や腹筋が厚いケース，とくに腹筋の緊張が強いケースでは評価が難しい．腹筋の緊張が強いケースは，患者の呼吸に合わせ徐々に力を加えると腹筋の抵抗が弱まる．

・肝臓の評価：肝腫大や肝臓表面形状の評価
・腎臓や婦人科臓器，腹腔内動脈：
　⇒巨大な卵巣嚢腫，子宮筋腫，動脈瘤など．腸骨動脈を便と誤認することもあるため注意．
・圧痛点（**図16**）：腹膜刺激症状と関連痛，おもに腹腔内炎症の診断（旧来のものも提示する）．
　1. マーフィー徴候：右季肋下に手指を挿入し，大きく吸気させると痛みで吸気が止まる．
　⇒急性胆嚢炎
　2. マックバーニー圧痛点，ランツ圧痛点，モンロー点
　⇒虫垂炎
　3. ローゼンシュタイン徴候：臍右部位を圧迫すると仰臥位より左側臥位で強い痛み．
　⇒腹膜炎や急性虫垂炎

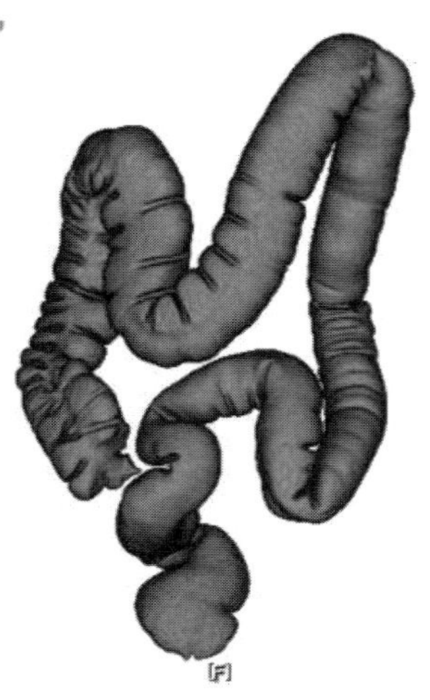

図 12　教科書的な腸管形態
上行結腸と下行結腸が後腹膜に固定されている[10].

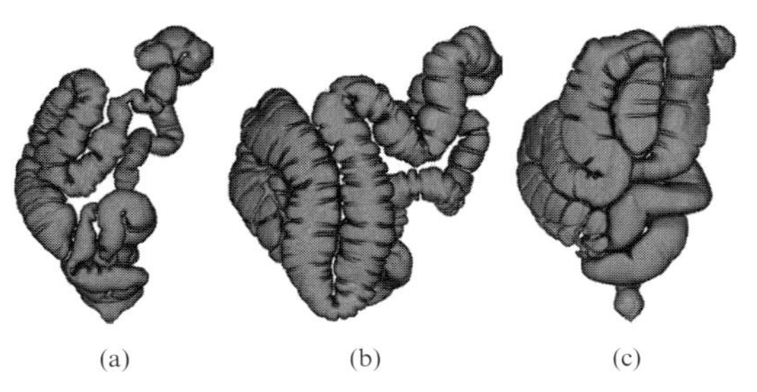

図 13　腸管形態異常の例
(a) 下行結腸が中央を走行, (b) 結腸が骨盤内に位置, (c) 結腸が長く腹部全域に存在.

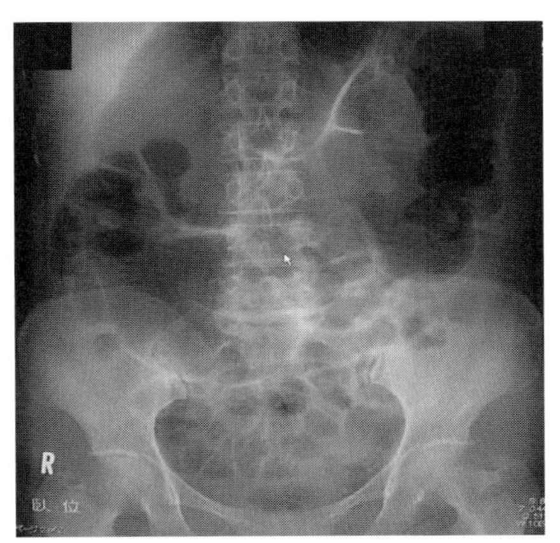

図 14　S 状結腸軸捻転症, 腹部 X 線ではコーヒービーンサイン

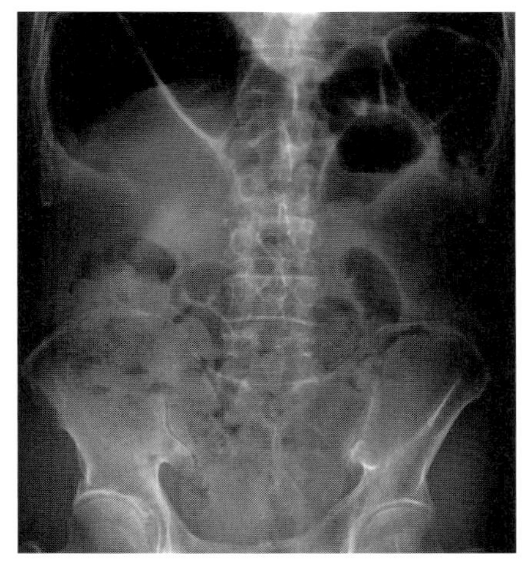

図 15　キライディティ症候群：肝臓と右横隔膜間に結腸が陥入した状態.

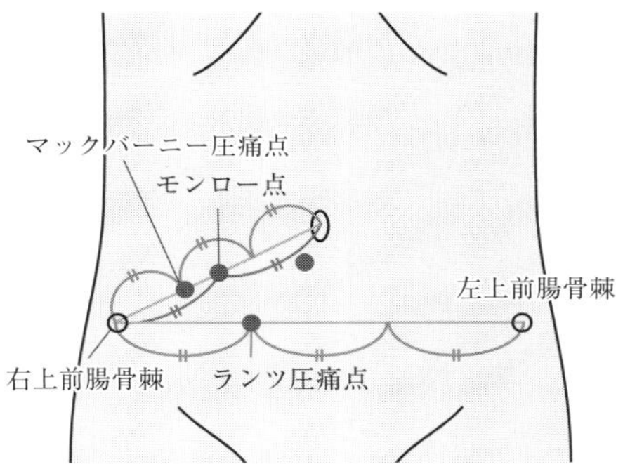

図 16　圧痛点

4. ロブシング徴候：腹壁を強く圧迫した状態で左下腹部を圧迫すると右下腹部の痛みが増強.
⇒腹膜炎
5. ブルンベルグ徴候：腹壁を手で垂直に圧迫し, 急に離すと鋭い痛みを感じる「反跳痛」.
⇒腹膜炎
6. ボアス点：第 10 ～ 12 胸椎の左側.
⇒胃潰瘍
7. ボアス胆嚢点：第 9, 第 10 胸椎の右側.
⇒胆道疾患

・腸管内の便形状と量の推測：軟部組織とのコントラストで触知するため, 下行結腸領域以降, かつ便が通常の有形便以上に硬い場合に触知. 日本人の腸管形状はバリエーションに富み, 触診部位に結腸が存在しない場合もある[8]. 完全に排便されるとしばらくは左半結腸に便が存在しない.

・排便後に下行結腸領域に便を触れる.
　⇒排出障害で固い便を出し切れない状況（図17）

・便意欠如でも直腸に便が触れる.
　⇒直腸感覚低下（いわゆる直腸性便秘）（図18）

・ストレス関連の知覚過敏：ストレスがIBS患者の知覚閾値の低下に影響を及ぼし[11]，消化管運動が正常でも，消化管の知覚閾値の低下が指摘されるケースがある[6].
　⇒器質的疾患が否定された状況で，触診で腹痛がある場合は知覚閾値の低下を示す可能性

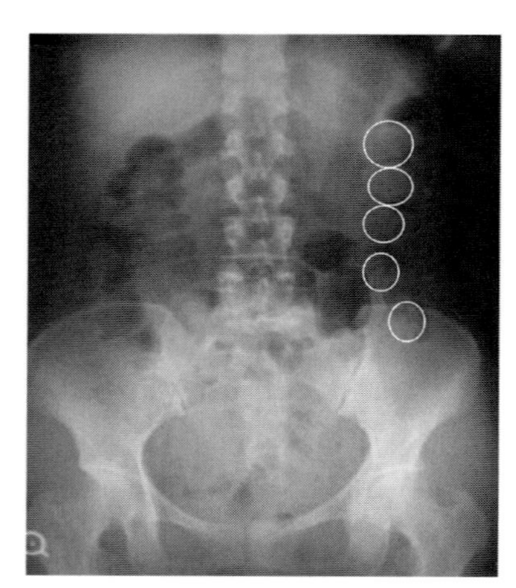

図17　下行結腸に有形便が残る

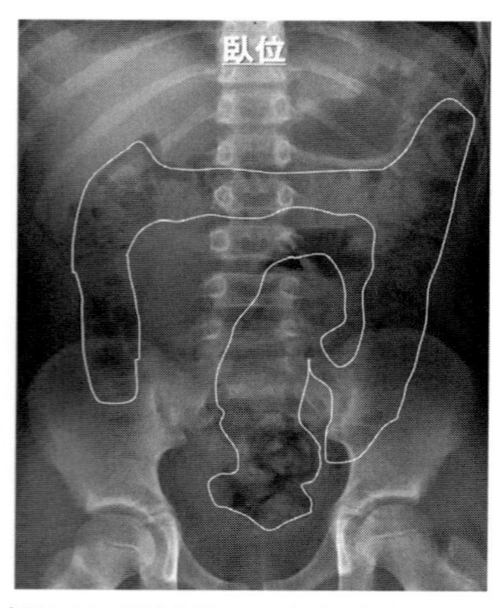

図18　直腸に固い便塊を認める．便意を欠如した直腸性便秘

おわりに

腹部の理学的所見とその診察方法につき，機能性疾患の病態と症例画像をあわせて提示した．患者の状態，時間とコストを考えあわせ，画像検査を補完する形で活用していただきたい.

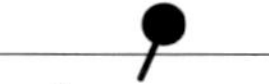

take-home message

理学的所見はリアルタイムで得られることを含め情報量は多い．画像診断の補完，リアルタイムで患者が訴える所見の検証を含め活用したい.

［水上　健］

参考文献

・慢性便秘の診断・治療研究会．慢性便秘症診療ガイドライン 2017．南江堂；2017.
・日本消化器病学会編．機能性消化管疾患診療ガイドライン 2020．南江堂；2020.

文　献

1) Barba E et al. Visible abdominal distension in functional gut disorders: objective evaluation. Neurogastroenterol Motil. 2023; 35: e14466.
2) Narducci F et al. Colonic motility and gastric emptying in patients with irritable bowel syndrome. Effect of pretreatment with octylonium bromide.Dig Dis Sci. 1986; 31: 241-246.
3) Almy TP et al. Alterations in colonic function in man under stress; experimental production of sigmoid spasm in healthy persons Gastroenterology. 1949; 12: 425-436.
4) Fukudo S et al. Brain-gut response to stress and cholinergic stimulation in irritable bowel syndrome. A preliminary study. J Clin Gastroenterol. 1993; 17: 133-141.
5) Nielsen OH et al. Gastric emptying rate and small bowel transit time in patients with irritable bowel syndrome determined with 99mTc-labeled pellets and scintigraphy. Dig Dis Sci. 1986; 31: 1287-1291.
6) Mayer EA et al. Role of visceral afferent mechanisms in functional bowel disorders. Gastroenterology. 1990; 99: 1688-1704.
7) Hebden JM et al. Abnormalities of GI transit in bloated irritable bowel syndrome: effect of bran on transit and symptoms. Am J Gastroenterol. 2002; 97: 2315-2320.
8) Mizukami T et al. Colonic dysmotility and morphological abnormality frequently detected in Japanese patients with irritable bowel syndrome. Intestinal Res. 2017; 15: 236-243.
9) Zar S et al. Aliment Review article: bloating in functional bowel disorders. Pharmacol Ther. 2002; 16: 1867-1876.
10) 水上　健ほか．浸水法を用いた大腸内視鏡検査の開発と応用．日本消化器内視鏡学会雑誌．2023; 65: 19-28.
11) Drossman DA et al. Alterations of brain activity associated with resolution of emotional distress and pain in a case of severe irritable bowel syndrome. Gastroenterology. 2003; 124: 754-761.

5-3-2 直腸指診

digital rectal examination

はじめに

一般内科外来において，身体診察は診断の5～15%に寄与しているといわれており，丁寧な身体診察を行うことはきわめて重要といえる．直腸指診は，下血を主訴とする患者以外にも実施すべき検査といえるが，医師のみならず患者にも羞恥心があって省略されがちであるため，あらかじめ患者にはその必要性を十分説明しておく必要がある．とくに女性患者の場合には，必ず同性の看護師の立ち合いが必要といえる．

機能性消化管疾患の診療では，器質的疾患の除外が必須であるだけでなく，直腸・肛門領域の機能性疾患のスクリーニング目的として直腸指診の果たす役割は大きい．すなわち，直腸指診は，身体診察においてきわめて重要な手技であり，肛門周囲の皮膚の視診，遠位直腸と肛門管の触診，場合によっては手袋に付着した糞便を用いて便潜血検査を追加することで，その後の診療指針の決定に大いに寄与する．

a. 直腸指診の適応

直腸指診によって，肛門括約筋の機能，緊張と感覚，糞便の有無とその性状，下剤の効果，摘便の必要性を評価することができる[1]．また，直腸腫瘍や男性では前立腺腫瘍を除外するためにも有用な手技と考えられる．

b. 直腸指診の禁忌

直腸指診の絶対的禁忌は，患者の同意が得られない場合である．直腸指診の相対的禁忌事項は，直近に肛門手術の既往のある患者，肛門狭窄，肛門部に強い痛みがある患者が挙げられる．しかしながら，肛門部に強い痛みがある患者の場合には，患者の同意のもと麻酔下に検査を行うことは許容される[2]．

c. 直腸指診に関連する解剖

直腸は直腸S状結腸移行部から始まり，結腸と異なり結腸ヒモがみられないことで区別される（**図1**）．肛門管は，肛門直腸移行部から始まり，恥骨直腸筋の付着部上縁の肛門直腸輪によって境界される．一般に成人の場合，肛門管の長さは3～5 cmとされ，肛門管上皮と肛門周囲の皮膚の境界部（肛門縁）で終わる．肛門管は歯状線によって上下に分かれており，歯状線上方6～12 mmは円柱上皮，立方上皮，重層扁平上皮からなる移行帯上皮であり総排泄腔層（cloacogenic zone）ともいわれる．肛門管のこの部分には，自律神経線維がびまん性にみ

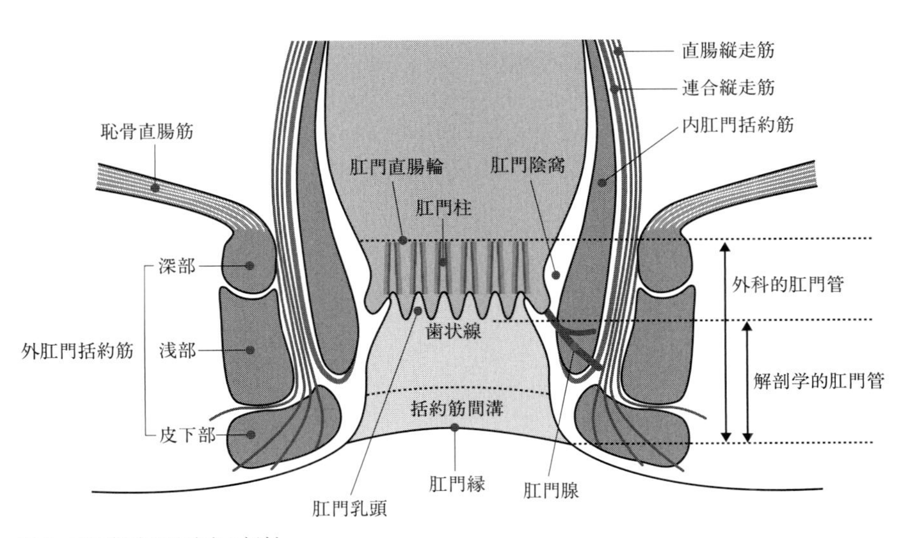

図1 直腸指診に関連する解剖

第5章 診療の実際

られる．歯状線より下方の肛門縁までは，毛嚢，皮脂腺，汗腺などの皮膚付属器を欠いた重層扁平上皮であり，この部分を肛門上皮（anoderm）ともいう．肛門管のこの部分には体性神経線維が豊富に認められ，肛門痛を伴う肛門疾患の大半が肛門管下部に生じる理由の1つとなる[3]．肛門管の内側の筋層が内肛門括約筋であり，この筋肉が肛門を持続的に収縮させることで，排便間隔を空けることができる．肛門管の外側の筋層は，外肛門括約筋であり，この筋層は随意的なコントロール下にあり，便意を感知した場合に随意的に収縮させることで，排便動作の抑制につながる．

d. 直腸指診の手順[4]

直腸指診（**図2**）は，立位，胸膝位，腹臥位などさまざまな姿勢で行うことができるが，一般的には左側臥位で行うことが多い．術後患者など側臥位になることが難しい場合もあり，どの体位で行うかについては，医師の好みだけでなく，患者の体位保持能力も勘案して決定する必要がある．

検査を始める前に，利き手に手袋を2枚装着し，利き手でないほうの手に1枚手袋を装着し，会陰部の観察から始める．次に，両手で臀部を軽く広げ，肛門周囲を観察する．この操作により，外部病変を明らかにする．たとえば，激しい肛門痛のある患者で，裂肛や血栓性外痔核が観察された際には，直腸指診は必ずしも必要ではなく，省略できる場合がある．また，患者の症状から直腸脱が疑われる場合には，患者に力ませることで，痔核や直腸粘膜の脱出を直接観察することができる．

次に，肛門管と直腸を触診するための準備を行う．利き手の人差し指と患者の肛門に潤滑剤を塗布し，肛門括約筋を緩めるため，患者に息を吐くように伝え，患者が不快感を自覚しないように極力配慮しながら人差し指を肛門管に挿入し，指を直腸内に進める．指が直腸に入る前に，肛門直腸移行部の肛門直腸輪付近で人差し指が少し締めつけられる．指先が直腸内に入ったら，直腸壁の小さな病変を見逃さないように注意しながら，手を直腸の周囲にゆっくり回転させるようにして，直腸の壁をくまなく触診する．

次に，指を再び肛門管まで引き戻し，患者に肛門を締めるように指示するだけでなく，排便をするときのように実際に力んでももらう．この動作を行うことで，括約筋の緊張を判断できると同時に，肛門管内の結節や凹凸，圧痛がないかを確認できる．なお，男性患者の肛門管を検査する際には，指を前方に回転させながら前立腺も触診し，前立腺の大きさ，形，硬さに注意し，結節や圧痛がないかを確認する．

指を抜く前に，もう一度患者に力んでもらい，その後肛門括約筋を緩め，肛門から指を引き抜きながら，手袋に血液の付着がないか，糞便が付着していれば糞便の性状などを確認する．出血などが疑われるものの，肉眼的な血液の付着がみられない場合には，手袋に残った糞便で便潜血検査を適宜実施する．

e. 直腸指診の有用性

便失禁患者における直腸指診の精度に関しては，これまでにいくつかの研究で評価されており，安静時および肛門収縮時のパラメータと十分な相関性がみられるとする報告[5]と，相関性は低いとする[6]相反する報告の両方がなされていた．しかしながら，

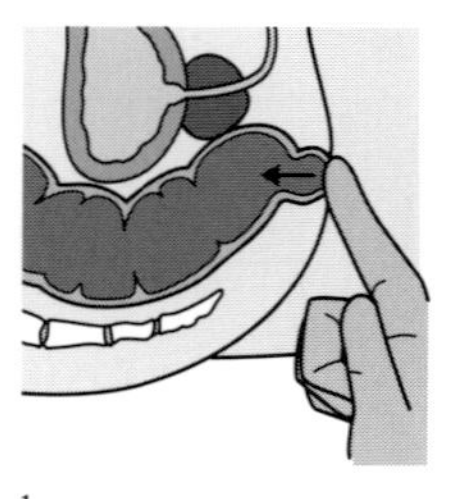

1
手袋をした人差し指の先端を肛門に挿入する

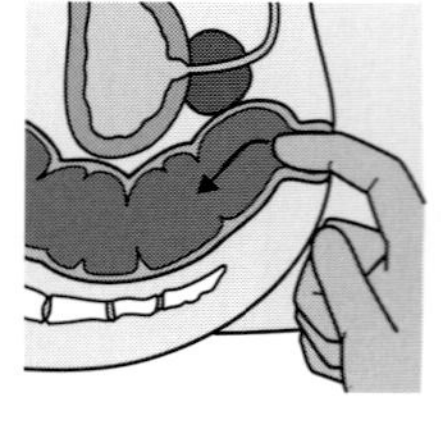

2
仙骨のカーブに沿うように，指を挿入する

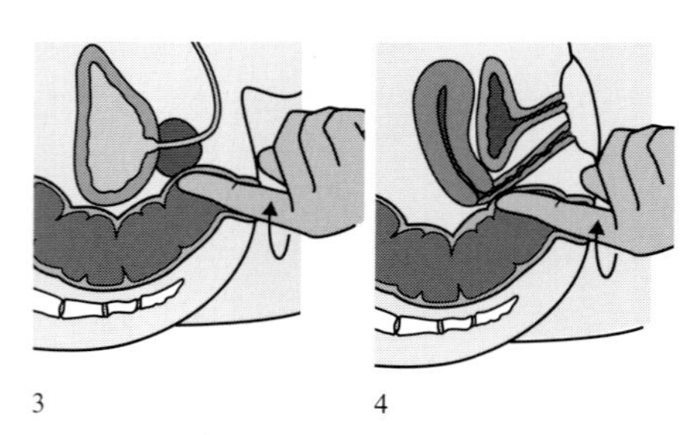

3　4
指を前方に回転させ，前外側壁と側壁，前立腺または子宮頸部を触知する．

図2　直腸指診の手順（文献4より作成）

近年では0〜5段階の尺度を用いた直腸指診スコアリングシステム（DRESSスコア）が開発されており（**表1**）[7]，肛門内圧検査結果と良好な相関性が得られている．直腸指診と超音波検査で肛門括約筋の欠損の程度について比較した検討では，括約筋の欠損が大きい場合（150〜270°）は両者の間に良好な相関がみられているが，括約筋の欠損が小さい場合（< 90°）では相関が悪いとされている[8]．一方，Couraらは同様な検討を行い，感度は90%と良好であったが，特異度は28%と，満足のいく結果ではなかったとしている[9]．

したがって，検者の指の太さに影響される可能性や，検者の技術，経験年数，患者の協力性など多くの要因が検査結果に影響を及ぼすため，検者間格差が生じやすく，直腸指診による肛門括約筋評価は便失禁患者では信頼性が低いとされている．ただし，最近の研究では，十分に訓練された検者が直腸指診を行った場合には，ほかのモダリライで評価した肛門括約筋機能との相関性が向上することも示されている[10]．

これに対して，直腸括約筋協調運動障害の患者に対して肛門内圧検査と直腸指診を行った結果を比較検討した前向き研究では，感度75%，特異度87%，陽性的中率は97%と非常に良好な結果が得られており[11]，別の研究でも同様な結果が確認されている．また，画像検査で診断した直腸瘤に関しても，直腸指診の結果と中程度の一致が認められている[12]．上記のことから，直腸指診はベッドサイドで直腸括約筋協調運動障害を評価したり，肛門内圧検査などの生理学的検査を行うべき患者をスクリーニングするための，信頼性の高い検査手技であるといえる．

f. 合併症

一般的に直腸指診に伴う合併症はまれであり，生じたとしても比較的軽度なものと考えられる．おもな合併症としては患者の不快感や，肛門周囲の擦過傷が生じる可能性が挙げられるが，これらは潤滑剤を十分に使用することで予防できる．なお，患者が極度に緊張して肛門に力が入ると痛みを訴えることが多くなるため，そのような場合には患者に大きく息を吐くように伝えるとともに，不快感の強い場合には，状況に応じて局所麻酔薬の入った潤滑剤を使用する[13]．

おわりに

直腸指診は，便排出障害などの診断に寄与するだけでなく，肛門内圧検査などの精密検査を受けるべき患者のスクリーニング検査になりうることから，一次的な直腸肛門機能評価としてベッドサイドで行うべき有用な手技と考えられる．すなわち，直腸指診で正常と判断されれば，多くの直腸肛門機能障害は除外できるといえる．したがって，直腸指診でさらに精査が必要と判断した場合には，肛門鏡などを用いた器質的疾患の精査のみならず肛門内圧検査な

表1　digital rectal examination scoring system（DRESS）スコア

安静時スコア	
0	肛門のトーヌス（緊張度）がまったくなく，開ききった肛門
1	きわめて低いトーヌス
2	やや低いトーヌス
3	正常なトーヌス
4	やや高いトーヌス
5	きわめて高いトーヌス
収縮時スコア	
0	まったく収縮しない
1	軽度の収縮
2	かなり収縮するが，正常よりも弱い
3	正常な収縮
4	強い収縮
5	きわめて強い収縮で，診察している人差し指が痛いくらい

どの機能検査を行うことになる．

米国では，臨床実習を受けたにもかかわらず研修医の直腸指診の技術が不足していることが指摘されており，実際に便失禁患者の肛門括約筋の緊張程度を評価できない研修医が想像以上に多いことが示され，問題視されている[14]．この状況はわが国も同様といえる．最近の研究では，客観的な評価とされる肛門内圧検査と比較しても，直腸指診は同等の評価ができ，その臨床的有用性に関するいくつかのエビデンスが得られている．同時に，適切な直腸指診習得には訓練が必要であることも強調されている．

take-home message

直腸指診を行うことで，直腸肛門機能を評価できるだけでなく，肛門内圧検査などの精密検査を受けるべき患者のスクリーニングもできることから，直腸指診は便失禁患者あるいは慢性便秘症患者の診療においてベッドサイドで行うべき有用な手技といえる．

［眞部紀明］

文　献

1) Royal College of Nursing. Digital Rectal Examination and Manual Removal of Faeces: Guidance for Nurses, 3rd ed. RCN, London; 2003.
2) Muris JW et al. The diagnostic value of rectal examination. Fam Pract. 1993; 10: 34-37.
3) Barleben A et al. Anorectal anatomy and physiology. Surg Clin North Am. 2010; 90: 1-15.
4) Steggall MJ. Digital rectal examination. Nurs Stand. 2008; 22: 46-48.
5) Hallan RI et al. Comparison of digital and manometric assessment of anal-sphincter function. Br J Surg. 1989; 76: 973-975.
6) Hill J et al. History and examination in the assessment of patients with idiopathic fecal incontinence. Dis Colon Rectum. 1994; 37: 473-477.
7) Orkin BA et al. The digital rectal examination scoring system (DRESS). Dis Colon Rectum. 2010; 53: 1656-1660.
8) Dobben AC et al. Anal inspection and digital rectal examination compared to anorectal physiology tests and endoanal ultrasonography in evaluating fecal incontinence. Int J Colorectal Dis. 2007; 22: 783-790.
9) Coura MM et al. Is digital rectal exam reliable in grading anal sphincter defects? Arq Gastroenterol. 2016; 53: 240-245.
10) Evans P et al. Validating the inter-rater reliability of an anorectal assessment tool. Gastrointest Nurs. 2015; 13: 42-46.
11) Tantiphlachiva K et al. Digital rectal examination is a useful tool for identifying patients with dyssynergia. Clin Gastroenterol Hepatol. 2010; 8: 955-960.
12) Rachaneni S et al. Digital rectal examination in the evaluation of rectovaginal septal defects. Int Urogynecol J. 2017; 28: 1401-1405.
13) Talley NJ. How to do and interpret a rectal examination in gastroenterology. Am J Gastroenterol 2008; 103: 820-822.
14) Attaluri A et al. Trainee vs expert assessment of digital rectal examination (DRE) for anorectal dysfunction: does experience matter? A prospective study. Am J Gastroenterol. 2009; 104: S484-500.

5-4 難治性腹痛への対応

内視鏡検査が幅広く普及している日本において，医師は検査で異常がない患者を「病気として認めない」という診療姿勢に陥りやすい．しかし機能性の腹痛を経験しない人間はいない．そのため腹痛患者の診療では，器質的な疾患と同列に，機能性消化管疾患（functional gastrointestinal disorder: FGID）もつねに念頭に置く必要がある．FGID 患者は診療に納得できないと，不安が高じてドクターショッピングに陥り，その結果として腹痛がさらに悪化する．そしてドクターショッピングを繰り返し，難治性腹痛患者となる[1]．中枢性腹痛症候群（centrally mediated abdominal pain syndrome: CAPS）は FGID のなかでももっとも対応が困難な腹痛疾患の 1 つであり，患者の QOL を強く障害する．本稿では，難治性腹痛疾患として CAPS を取り上げる．

a. 定　義

CAPS は，Rome IV 基準で規定される FGID のなかで唯一，機能異常の責任消化器臓器では分類されない疾患である[2]．CAPS の Rome IV 基準を示す（**表 1**）．CAPS の腹痛は，食事，排便，月経といった末梢臓器が関与するイベントとの関連性に乏しい．

表1　中枢性腹痛症候群(CAPS)の診断基準(文献2より，和訳)

以下のすべての項目があてはまること
1. 持続性あるいはほぼ持続性の腹痛 2. 痛みと生理的現象（摂食，排便，月経）との関連はないか，あったとしてもまれである[a] 3. 痛みにより日常生活に何らかの支障がある[b] 4. 痛みは嘘（詐病）ではない 5. 痛みを説明するような他の器質的，機能性消化管疾患，薬剤性の障害が存在しない

6か月以上前から症状があり，最近3か月は上記の基準を満たしていること．
CAPSは多くの場合精神疾患を合併するが，その診断が可能となる特徴的な所見はない．
a：ある程度の消化管機能異常は存在するかもしれない．
b：日常生活とは仕事，友人，社会との活動，余暇，家族生活，セルフケアあるいは他人への介護活動を含む．

b. 疫　学

欧米のコミュニティーベースの調査では，一般人口の0.5～2.2%が本疾患と診断されると報告されている[3]．女性の頻度が高く，35～40歳台に発症ピークがある[3]．またうつや不安障害などの精神疾患の合併，医療機関受診回数，内視鏡検査の施行回数，腹部骨盤手術を受ける頻度が高いことが知られている．ドクターショッピングの傾向が強く，痛みでQOLが高度に障害され，高次医療機関で診る頻度が高い[1,4]．

c. 診　断

まず器質的疾患を否定する必要がある．その後，症状をRome IV基準（**表1**）に照らし合わせて診断を行う．痛みの表現では，「腸がじりじりして熱いような」，「ナイフでえぐられるような」というものが多く，大部分の患者は痛みの部位を正確に示すことができない．原因として精神的な因子との関連を指摘すると，不機嫌になり否定するといった行動もしばしば認められる．また家族との死別や流産などの喪失体験，ストレスが発症や症状の増悪に関与することもよく経験される．強い痛みを訴えているわりに，発汗・頻脈といった自律神経の反応が乏しいことも特徴である．

d. 病態生理

1)　神経障害性疼痛

CAPSでは，低用量の三環系抗うつ薬（tricyclic antidepressant: TCA）がしばしば奏効することから，神経障害性の機序が考えられている．このタイプの疼痛には，末梢と中枢，両レベルでの内臓知覚過敏という機序が考えられる．CAPSの腹痛は摂食や排便との関連が乏しく，腸管が刺激を受けて，末梢感覚神経の発火増加により痛みを生じるというシナリオは考えにくく，中枢レベルでの異常すなわち中枢性内臓知覚過敏の存在が推測されている．

2)　中枢性内臓知覚過敏の確立

中枢での知覚過敏が関与しているとすると，それはどのような機序で起こりうるのだろうか．内臓感覚を伝える末梢感覚神経がなんらかの原因で傷害されると，神経損傷に伴い中枢（脊髄，脳）に持続的な神経入力が生じる．それにより中枢レベルで感作と呼ばれる現象が惹起され，知覚過敏が誘導される．治癒機転が働いて，やがて末梢から中枢へのこの持続的な神経入力は消失するが，一度この感作が生じると，神経刺激が消失してもこの現象は継続し，持続的な中枢性知覚過敏が完成する．このような状態では，腸管からの感覚神経刺激がなくても，痛みを持続的に自覚する状態となりCAPSが発症すると考えられる．CAPSでは腹部手術が繰り返される症例をしばしばみるが，逆に手術がきっかけで発症する患者も少なくない．手術が神経損傷の原因となりうるし，また妊娠，分娩や感染，薬物なども同様の神経障害の起点となる．

3)　CAPSの内臓感覚機能

われわれはヒトの内臓感覚機能について，バロスタットという機器を使用して評価を行っている．内臓感覚は，腸管にバルーン伸展を負荷して，痛みを誘発するバルーン内圧（閾値圧）を測定することで，その評価が可能である．この実験によると，過敏性腸症候群患者の大部分では，直腸の痛覚閾値が低下しており，知覚過敏が認められた[5]．一方，CAPS患者の痛覚閾値は健常人と差を認めず，内臓知覚過敏は存在しない[5]．この結果は，腸管伸展により末梢の感覚神経活動が刺激され痛みとして自覚されるが，この反応はあくまで正常であることを意味しており，CAPSは中枢レベルの異常であるとする疾患概念と矛盾しない．次に，痛覚を誘発する強い伸展刺激ではなく，健常人が痛みを自覚しないレベルの生理的な伸展を負荷して，そのとき生じる感覚の強さを視覚的アナログスケール（visual analogue scale: VAS）を使用して測定した．その結果，過敏性腸症候群では感覚強度が高く，これに対してCAPSでは健常者と比較して低い結果であった[5]．これは，CAPSでは生理的な伸展刺激に対しては，感覚鈍麻が存在するということである．これらの結果が意味することは何だろうか？

直腸の生理的な刺激（便やガスの存在）に反応するのは仙髄副交感神経（骨盤神経）であることから，CAPSでは骨盤神経の障害が起きている可能性がある．なんらかの原因で骨盤神経が障害されると，脊髄への持続的な神経入力が生じて中枢での感作が生じる．一方，神経障害により末梢神経機能は低下しているため，腸管の生理的な刺激に対しての反応性は低下する．このように解釈すると，CAPSの病態をうまく説明できるかもしれない．

4) 下行性痛覚調節

消化管からの痛みを伝える求心性の神経信号は，下行性痛覚調節系という神経機構でコントロールされている．この調節機構は，脳幹からのノルアドレナリンやセロトニン作動性の神経系で構成され，脊髄後角レベルで神経の興奮性を調節し，過剰な中枢への神経入力を抑制している．CAPSではこの抑制調節系の障害が起きている可能性が指摘されている．中枢のセロトニンシグナルの低下は，うつなどのさまざまな精神疾患で起きており，これはCAPSがうつを含む精神疾患を高頻度に合併するという事実と一致する．

e. 鑑別を要する疾患

消化器・泌尿生殖器系の悪性腫瘍，炎症性腸疾患，骨盤腹膜炎，急性間欠性ポルフィリン症などがおもな鑑別疾患であるが，画像診断や血液生化学検査，微生物学検査で異常が検出できるため，これらの除外は比較的容易である．

腹痛は腹腔内臓器だけではなく，腹壁に起因する場合もある．前皮神経絞扼症候群（anterior cutaneous nerve entrapment syndrome: ACNES）は腹壁痛をきたす疾患のなかで割合が15～30％と高く[6]，CAPSを含むFGIDと誤認される頻度も高い[7]．腹壁の感覚をつかさどる脊髄神経前皮枝は，腹直筋の外側で90°屈曲し，筋を貫き，皮膚に至る．ACNESでは，この神経がこのレベルで絞扼されることで腹壁痛が誘発される．原因としては肥満，着衣締め付けによる腹圧上昇，妊娠や経口避妊薬によるエストロゲン，プロゲステロン上昇の結果，神経周辺組織の浮腫による圧迫などが知られているが，原因不明のことも多い．症状は腹直筋外縁の慢性的な痛みであり，特徴的なのは，圧痛を示す部位の面積が非常に狭く（直径2 cm未満），ピンポイントである．圧痛点周囲の皮膚に異常知覚（感覚過敏あるいは鈍麻など）を伴うこともある．腹壁を緊張させると痛みが増悪することが特徴であり，仰臥位で痛みは改善し，立位，運動，咳嗽などで増悪をみる．局所麻酔薬を圧痛点に局注すると，痛みは改善する．血液検査や画像診断では異常を指摘することができない．

そのほか一般的な検査で異常を指摘できない慢性の腹痛をきたす疾患として，てんかんの一種で脳波異常とともに腹痛をきたす腹部てんかんや，悪心・嘔吐を伴うが頭痛を認めず，腹部正中部の痛みを繰り返す腹部片頭痛がある．いずれも，まれではあるがCAPSと鑑別が必要である．

f. 治　療

一般的な内科医・消化器内科医が本疾患の治療を完結するのは困難である．精神科的な治療アプローチが必要であるが，精神科医へのコンサルテーションは困難なことが多い．まずは良好な患者－医師関係を確立し，腹痛軽減のために精神科的な治療が必要であることを理解してもらうというプロセスが必須である．検査で異常がないことをただ告げるだけでは，患者の納得は得られない．なぜ異常がないかを，CAPSの病態を含めて繰り返し説明することが重要であり，それが自己の疾患理解にもつながり，治療の第一歩になる．患者は診療に納得できないとドクターショッピングに陥り，あるいは夜間救急外来を受診し，その場で安易に麻薬性鎮痛薬が処方されると，容易に依存に陥ることさえある．困っている痛みのコントロールのために，内科とともに，精神科医にも治療チームの一員になってもらうよう提案するとよい．精神科へ紹介した後も，内科で継続して診療に関わっていくという姿勢を示すことで，患者の信頼が得られやすい．

治療を開始する際には，まず治療目標を明確にすることが重要である．慢性疼痛患者は，痛みの完全消失を期待する症例が多く，完璧を目指すことがむしろ症状の悪化，持続の原因になっていることも多い．そこで治療は，日常生活に支障がないレベルまでの腹痛軽減を目指すことを患者とともに確認する．薬物としては，TCA，セロトニン・ノルアドレナリン再取り込み阻害薬，選択的セロトニン再取り込み阻害薬が使われる．そのほかに認知行動療法，催眠療法なども行われる．

結　語

腹痛は消化器疾患の主要な兆候であるが，器質的疾患が原因であるよりも，消化管機能異常の結果として生じることのほうが多い[3]．それゆえ，内科・消化器内科医がFGIDと真摯に向き合わなければ，医師としての責任を果たすことはできない．CAPSは患者のQOLを著しく障害する．医療者として，そのような重症のCAPS患者をつくらないためにも，内科・消化器内科医の役割はきわめて重要である．

take-home message

中枢性腹痛症候群は，消化管機能と関連が乏しい慢性の腹痛をきたす疾患である．中枢性の内臓知覚過敏の存在が推測されており，うつや不安障害などの精神疾患を高率に合併する．またドクターショッピングを繰り返すような，QOLが高度に障害された難治性の腹痛症例が多い．良好な医師－患者関係の構築が疾患対応として特に重要であり，腹痛診療を担う医師は本疾患概念を理解しておく必要がある．

［野津　司］

文　献

1) 野津　司．消化管機能異常症（Functional gastrointestinal disorders）の臨床的解析．内科専門医会誌．2001; 13: 713-718.
2) Keefer L et al. Centrally mediated disorders of gastrointestinal pain. Gastroenterology. 2016.
3) Drossman DA et al. U.S. householder survey of functional gastrointestinal disorders. Prevalence, sociodemography, and health impact. Dig Dis Sci. 1993; 38: 1569-1580.
4) Nozu T et al. Inadequate health care-seeking behavior of Japanese patients with functional gastrointestinal disorders: a preliminary survey. J Gastroenterol. 2002; 37: 231-232.
5) Nozu T et al. Altered rectal sensory response induced by balloon distention in patients with functional abdominal pain syndrome. Biopsychosoc Med. 2009; 3: 13.
6) Srinivasan R et al. Chronic abdominal wall pain: a frequently overlooked problem. Practical approach to diagnosis and management. Am J Gastroenterol. 2002; 97: 824-830.
7) van Assen T et al. Chronic abdominal wall pain misdiagnosed as functional abdominal pain. J Am Board Fam Med. 2013; 26: 738-744.

5-5 漢方治療の最前線

はじめに

従来，漢方薬は証（しょう）に基づいて処方すべきであるとされてきた．しかし，近年，証によらないランダム化比較試験（randomized controlled trial: RCT）などによってその有効性が証明されつつあり，機能性消化管疾患に関しても漢方薬が有効であったとする研究が増加している．

最初に，証を考えるうえで重要となる陰陽虚実（いんようきょじつ）について簡単にふれる[1]．病気に抵抗する体力の多い状態を「実（じつ）」，不足した状態を「虚（きょ）」とし，実証，中間証，虚証と分類する．また，全身的・局所的に熱のある新陳代謝の亢進状態を「陽（よう）」とし，逆に冷えていて新陳代謝が低下した状態を「陰（いん）」とする．陰陽と虚実の組合せにより，患者の状態を陽・実証，陽・虚証，陰・実証，陰・虚証の4つに分類し，処方の手がかりとする．

腹診上の所見から処方が選択される場合もあり，以下に例を挙げる．

- 心下痞硬（しんかひこう）：心窩部を圧迫したときの痛みや不快感・抵抗のことで，人参湯（にんじんとう）類と瀉心湯（しゃしんとう）類に適応となる．

・胃部振水音：心窩部を軽く叩いたときに聞こえる水の音で，人参湯などの適応．
・胸脇苦満：肋骨弓下の抵抗感で，柴胡が含まれる方剤が適応となる．

a. 機能性消化管疾患に対する漢方薬の使いかたと臨床的エビデンス

1) 食道疾患

PPI治療によって症状が改善しない，いわゆるPPI抵抗性胃食道逆流症（gastroesophageal reflux disease: GERD）患者は，非びらん性GERD（NERD）患者の40〜50%程度に認められる．PPI抵抗性GERDでは，投与量や投与法の変更を試みることが多いが，そのほか，漢方薬，消化管運動賦活薬，制酸薬や粘膜保護剤を併用することもある．PPI抵抗性GERD患者を対象としたRCTにおいて，六君子湯あるいは半夏瀉心湯の併用は，PPI倍量投与と同等の効果が認められている[2]．また，小児のGERD患者において，六君子湯は食道の酸曝露時間の減少と食道クリアランスの亢進作用を有することが報告されている[3]．このように，PPI抵抗性GERDに対して，六君子湯や半夏瀉心湯の併用は期待できる治療法と考えられる[4]．わが国の胃食道逆流症（GERD）診療ガイドラインにおいても，「消化管運動機能改善薬，漢方薬など酸分泌抑制薬との併用で上乗せ効果が期待できる薬剤はあるか？」とのクリニカルクエスチョン（CQ）に対し，「PPIとの併用により症状改善効果が得られる」と記載されている[2]．

2) 機能性ディスペプシア

機能性ディスペプシア（functional dyspepsia: FD）に漢方薬が使用される場合，その使い分けに関してはある程度のコンセンサスが得られている[3,4]（**図1**）[5]．

食後愁訴症候群（PDS）では，六君子湯を第一選択とし，特徴的な自覚症状，他覚所見があればそれに応じて半夏瀉心湯，茯苓飲，人参湯を使い分ける．これらが無効なとき，抗不安・抗うつ作用を期待できる香蘇散，平胃散を考慮する．心窩部痛症候群では安中散を第一選択とし，特徴的な自覚症状，他覚所見があればそれに応じて半夏瀉心湯，茯苓飲，人参湯，黄連湯，柴胡剤（大柴胡湯，柴胡桂枝湯，四逆散）を使い分ける．これらが無効なとき，香蘇散，平胃散を考慮する．

六君子湯は，わが国でFDに対してもっとも用いられている方剤である．胃もたれや早期飽満感を訴える場合に有効性が高く，とくに食欲不振を伴う症例では第一選択薬と考えてよい．虚実間証から虚証を中心に広く使用可能であるが，疲れやすい，朝起きるのが辛い，食後に眠くなりやすく，だるくなりやすいという虚証の代表的な症状があるとより使いやすい．腹部所見では心下痞硬，胃部振水音を目標とするとされるが，症状のみを目標として用いても大過なく使える．半夏瀉心湯は六君子湯と使い分けすべき処方としてもっとも重要な方剤である．体格，体力的には中等度以上（虚実間証）で，極端にやせている場合は用いないほうがよい．典型的には自覚症状としての心窩部のつかえ・不快感，腹部所見では心下痞硬を目標に用いるが，腹鳴，下痢などの随伴症状を目標にすることもある．茯苓飲はげっぷが

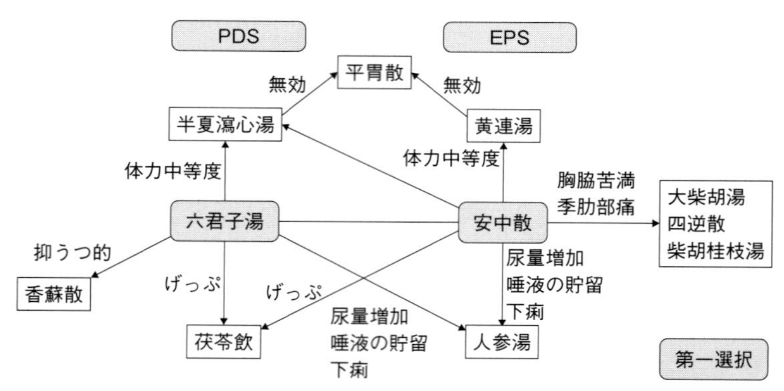

図1　FDに対する漢方治療（文献5より作成）

多く，げっぷが出ると楽になるという例によいとされる．半夏瀉心湯よりは虚証で，六君子湯よりは実証の場合に用いられ，心下痞硬，胃部振水音を目標とする．人参湯は六君子湯よりも冷えが強い場合に用いてみる．また，以上の方剤が無効な場合に試みる処方として，平胃散・香蘇散がある．これらの構成生薬には「気剤」が含まれているため，抗不安・抗うつ作用が期待できる．一方，心窩部痛症候群の第一選択薬は安中散である．心窩部痛のほか，胸やけを認める例に考慮される．虚証タイプに用いる．構成生薬の1つである延胡索に含まれるアルカロイドが，強い鎮痛効果を発揮すると考えられている．

最近，FDに対する六君子湯の効果が，複数のRCTによって明らかにされつつある[3,4,6]．最初のRCTはTatsutaら（1993）によるもので，ゲファルナートを対照薬として42人のFD患者を対象に行われ，7日間の六君子湯投与後，胃排出とディスペプシア症状の改善を認めた．原澤ら（1998）は，運動不全型のFDに対する多施設共同RCTを行い，六君子湯の上腹部症状改善効果を示した．この試験で注目すべき点として，胃もたれ感とともに食欲不振の改善効果が高かったことがあり，六君子湯がほかの運動改善薬にない作用メカニズムを有することを示唆している．Suzukiら（2014）は，247人のFD患者を対象としたプラセボ対照RCTを行い，六君子湯投与群で8週間後に心窩部痛が有意に改善し食後のもたれ感も改善傾向を認めたことを報告した．post-hoc解析において，*H. pylori*陰性者のなかで血漿グレリン濃度が低い患者において六君子湯がより有効であることが示された．また，Tominagaら(2018)によるプラセボ対照多施設RCT（DREAM Study）において，六君子湯がディスペプシア症状およびQOLの有意な改善をもたらすことが示されている．

以上のRCTの成績をふまえ，日本消化器病学会のFD診療ガイドラインでは，FDの治療薬として，漢方薬は有用か？　とのCQに対し，「六君子湯は有用であり使用することを推奨する（エビデンスレベルA）」「六君子湯以外の漢方薬は有用である可能性があり使用することを提案する（エビデンスレベルB）」と記載された[6]．

3）過敏性腸症候群

過敏性腸症候群（irritable bowel syndrome: IBS）の治療において，しばしば漢方薬が用いられている．最初に証に基づいた各漢方薬の使い分け（随証治療）を簡単に述べるが，詳細はほか[4]（**図2**）[7]を参照いただきたい．

桂枝加芍薬湯（虚証～中間証）は，混合型IBSの第一選択薬であり，腹部が膨満し，腹痛があり，裏急後重（テネスムス）を伴う下痢・便秘の場合に用いる．柴胡桂枝湯（虚証～中間証）は，腹力が比較的軟弱で胸脇苦満と腹直筋の緊張が目標となる．四逆散（中間証～実証）は，不安，不眠，イライラや抑うつなどの精神症状がある場合に適応となる．小建中湯（虚証）は，桂枝加芍薬湯に膠飴（麦芽糖）を加えた処方であり，より体力が低下したものや小児に使用されることが多い．下痢型IBSの第一選択薬は人参湯（虚証）であり，手足の冷え，食欲不振など気虚の症状があり，体力の低下している場合が目標となる．真武湯（虚証）は，全身倦怠感，四肢の冷感，下痢，腹痛，めまい，心悸亢進などの症状を伴うもので，腹痛を伴わない慢性下痢がよい適応となる．半夏瀉心湯（中間証～虚証）は，みぞおちが痞え，腹鳴を伴う例に用いる．桂枝加芍薬湯大黄湯（中間証～虚証）は，便秘型IBSの第一選択薬であり，痙攣性の腹痛，腹部膨満感が目標となる．大建中湯（虚証）は，ガスで腹が張り，腹鳴が激しく，激しい腹痛を伴うものに使用する．一般に便秘

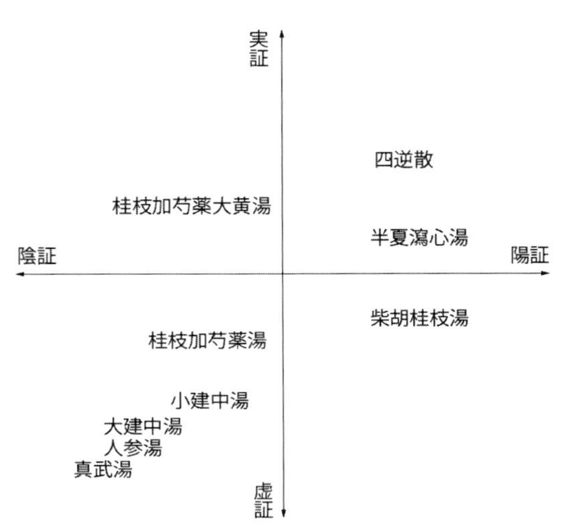

図2　IBSにおける漢方薬の使い分け（文献7より作成）

型に用いられるが，下痢型でもよい．

IBS に対して漢方治療を行うにあたっては，随証治療を行うことによってその有効性が高まるとされるが，桂枝加芍薬湯に関しては，漢方医学的な診断を行わなくても，IBS（とくに交替型）に対する有効率はきわめて高く，少ないながら臨床的エビデンスも存在する[4, 8]．たとえば佐々木ら（1998）は，IBS に対する桂枝加芍薬湯について，低用量を対照とした RCT で検討し，下痢型において有意な腹痛改善効果を認めると報告している．また，水野ら（1985）は，IBS に対する桂枝加芍薬湯と臭化メペンゾラートとの RCT を行い，最終全般改善度は桂枝加芍薬湯で有意に高く，便通異常，腹痛，ガス症状，腹部膨満感などの症状が対照群よりも有意に改善されると報告した．一方，武田ら（2010）は腹部膨満を伴う便秘型 IBS では，大建中湯が有効性であると報告している．

まとめると，混合型 IBS では桂枝加芍薬湯，下痢型 IBS では人参湯，便秘型 IBS では桂枝加芍薬大黄湯，腹部膨満を伴う便秘型 IBS では大建中湯を，証にかかわらず第一選択薬としてよい．しかしながら，これらの薬物で効果が得られない場合は，改めて証を検討したうえで治療を試みるべきであろう．日本消化器病学会の IBS 診療ガイドラインでは，IBS に漢方薬は有用か？　との CQ に対して，「IBS に対して一部の漢方薬は有用であり，投与することを提案する（エビデンスレベル C）」と記載されている[8]．

4）機能性便秘

機能性便秘に使用される漢方薬の第一選択は大黄甘草湯である[4, 9]（**図 3**）[10]．虚弱者や高齢者の硬いコロコロ便には潤腸湯や麻子仁丸を用い，便秘型 IBS では桂枝加芍薬大黄湯が推奨される．これらはいずれも大黄を含んでおり，センノシド A，B などが瀉下作用を発揮する．しかし大黄の薬効として，消炎作用，向精神作用，循環改善作用なども知られており，下剤の目的だけで適応されるわけではない．これで効果が得られない場合は塩類下剤ともいえる芒消（含水硫酸ナトリウム）を含む承気湯類や防風通聖散が使用される．大黄を含まない方剤としては小建中湯，大建中湯があり，それぞれ虚弱な小児の便秘，腸管ガス貯留による腹部膨満感を伴う症例に使用される．

漢方薬に限らず，古くから使用されてきた刺激性下剤や塩類下剤は，臨床的エビデンスに乏しいが，大建中湯は術後の腸閉塞を予防・改善する効果が証明されている．なお，麻子仁丸や潤腸湯は，リナクロチドと同様にクロライドチャネルの 1 つである CFTR（cystic fibrosis transmembrane conductance regulator）を介した腸管の水分泌の増加による排便の促進効果が動物実験で報告されている[9]．

5）機能性下痢

下痢は陰陽の観点から陰の下痢（慢性の下痢）と陽の下痢（急性の感染性下痢）に分類される．陰の下痢には，人参や乾姜，附子，朮などが配剤された方剤，陽の下痢は治療には大黄，黄連，芍薬などが配剤された方剤がおもに使用される[4]．一般的には

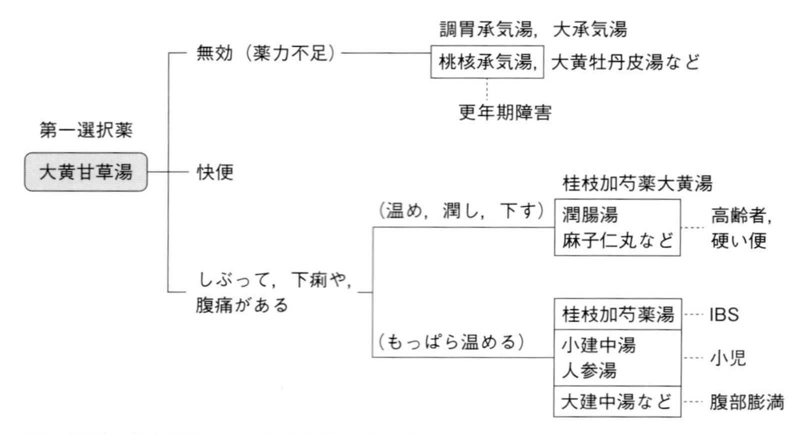

図 3　便秘の漢方治療チャート（文献 10 より作成）

慢性の下痢に対し使用されることが多いが，慢性の水様下痢はいわゆる虚弱な者に多い症状でもある．このような患者には，まず真武湯を考える．寒冷刺激で下痢をするものによいとされるが，めまいを伴うもの，全身倦怠感が強く消耗した状態が伴えば，より適合する確率は高いと思われる．真武湯が無効な場合，食欲不振・食後の胃もたれを伴う場合は人参湯を考慮する．人参湯には，冷えを改善する乾姜が含まれているが，これで効果が不足する場合は，附子を追加する．これらの処方で改善しない場合は，真武場と人参場を合方するとエキス剤にはない茯苓四逆湯という処方に近くなり，効果が得られることが多い．心下痞硬があり，腹中雷鳴を伴う下痢には半夏瀉心湯が用いられている．興味深いことに，半夏瀉心湯は，トポイソメラーゼI阻害薬であるイリノテカンの副作用として知られる遅発性下痢に対して有効であることが，RCTによって明らかにされている[11]．

b. 主要な漢方薬の作用メカニズム

漢方薬は複数の生薬から構成され，さらに各生薬は多数の生理活性物質を含む．このため，通常は漢方薬の臨床効果を薬理学に説明することは困難である．しかしながら，いくつかの漢方薬については，その臨床効果の基盤となる薬理効果が明らかにされている．

1）　六君子湯

六君子湯は，虚証の患者に使用される代表的な漢方方剤である．構成生薬は，蒼朮，人参，半夏，茯苓，大棗，陳皮，甘草，生姜の8種類である．使用目標は，食欲不振，全身倦怠感，心窩部不快感や膨満感，心窩部振水音などであり，適応疾患は，胃炎，胃アトニー，胃下垂消化不良，食欲不振などである[3,4]．従来，六君子湯の作用機序として，胃排出能や胃適応性弛緩の改善作用が重要であろうと考えられてきた．われわれは，六君子湯の構成生薬の1つである陳皮に含まれるフラボノイドなどの複数の成分が，セロトニン2Bおよび2C受容体に拮抗することによりグレリン分泌を促進し，食欲を回復させせることを報告した[12,13]．さらに，その後の研究によって，これらの成分が，セロトニン受容体に加えて，消化管および中枢神経系の複数の標的に作用することで，生体のグレリンシグナルを増強することが明らかとなっている（**表1**，**図4**）[13,14]．ヒトにおいても六君子湯により血漿アシルグレリンが増加することが報告されており，六君子湯の薬理作用が科学的に裏付けられたと考えられる．

2）　半夏瀉心湯

半夏瀉心湯は，7種類の生薬（半夏，黄芩，黄連，人参，乾美，大棗，甘草）で構成され，FDや機能性下痢に使用される．また，がん患者においては，口内炎やイリノテカンによる細胞傷害型下痢に使用されている．作用機序としては，プロスタグランジンE_2（PGE_2）の過剰産生を抑制することが明らかにされている．なお，イリノテカンによる下痢の抑制に関しては，黄芩に含まれるバイカリンのβ-グルコシダーゼ阻害により，腸内細菌によるイ

表1　グレリンシグナルに対する六君子湯の作用[14]

機序	標的分子に対する作用	ヒトで体内移行するおもな活性成分
血中グレリンレベルの増加		
グレリン分泌充進	$5\text{-}HT_{2B}$ 受容体遮断（末梢）	HMF，hesperetin，nobiletin，naringin（陳皮）
	$5\text{-}HT_{2C}$ 受容体遮断（中枢）	isoliquiritigenin，glcycoumarin（甘草） hesperetin（陳皮）
	α2アドレナリン受容体遮断（末梢）	glcycoumarin（甘草），8-shogaol*（生姜）
	1型CFR受容体遮断（中枢）	glycyrrhetinic acid，glcycoumarin（甘草） nobiltin（陳皮）
グレリン分解抑制	CES，BuChE抑制（末梢）	pachymic acid（茯苓），glcycoumarin*（甘草） 8-shogaol*，8-gingerol*（生姜）
グレリン抵抗性解除		
	$GHSR_{1a}$ 活性増強（中枢，末梢）	atractylodin（蒼朮）
	PDE_3 抑制（中枢）	HMF，nobiletin（陳皮），isoliquiritigenin（甘草）

*：これらの成分は血中では抱合体でのみ検出される

・ Tominaga K, Sakata Y, Kusunoki H, et al.: Rikkunshito simultaneously improves dyspepsia correlated with anxiety in patients with functional dyspepsia: A randomized clinical trial (the DREAM study). Neurogastroenterol Motil. 2018 Mar 2. doi: 10.1111/nmo.13319.
・ 佐々木大輔，上原　聡，樋渡信夫他：過敏性腸症候群に対する桂枝加芍薬湯の臨床効果 臨床と研究 75：1136-1152, 1998.
・ 水野修一，永田勝太郎，吉田勝彦他：過敏性腸症候群に対する桂枝加芍薬湯エキスの治療効果 診断と治療 73：1143-1152, 1985.
・ 武田宏司，中川宏治，武藤修一，大西俊介，浅香正博：消化器内科領域における漢方．日本東洋心身医学研究 25: 37-41, 2010.

5-6 家庭医診療の実際

はじめに

腹痛や便秘などを主訴として家庭医を受診する患者は数多い．病状を正しく評価するためには，症状の特徴を詳しく問診し，さらに既往歴や家族歴などを聞き出し，的確な身体診察をすることが肝要となる．さらに，必要に応じて，血液検査，尿検査，X線検査，超音波検査，CTスキャン，消化管内視鏡検査などを考慮する．これらを総合して，器質的疾患が認められない場合，機能性消化管疾患と診断し，適切な治療を開始することになる．

「胃が痛い」と訴える患者を筆者が受診した症例をまとめてみると，最終診断は多岐にわたっている．具体的には，消化器疾患がもっとも多いものの，ほかには解離性腹部大動脈瘤，心筋梗塞，肺梗塞，急性虫垂炎，帯状疱疹，妊娠，不安神経症などもあり，内科はもとより外科疾患，皮膚科疾患，産婦人科疾患，精神神経科疾患などに及んでいる．これらを的確に鑑別し，可及的速やかに専門医へ適切なコンサルテーションしていくことは，まさに家庭医としての難しいところであると同時に，醍醐味でもある．家庭医にはたゆまざる日々の研鑽が求められている．

a. 示唆に富む症例

機能性消化管疾患を考えるうえで，示唆に富む症例を経験したので提示する．

【症例提示 1】

26 歳の男性．11 月 21 日に心窩部痛と嘔気を訴えて初診．本人の希望で 11 月 25 日に上部消化管内視鏡検査を施行したが異常所見は認められず，便秘もあったので過敏性腸症候群として基本処方を 2 週分出した．しかし，嘔気と腹痛が続いているとのことで 12 月 26 日に再診した．院内での血液検査で貧血（ヘモグロビン 9.5 g/dL）が認められたので，翌年 1 月 11 日にクローン病などの炎症性腸疾患を疑って，大腸内視鏡検査を施行した．しかし，予想に反し，内視鏡検査では上行結腸に内腔をほぼ占拠する腫瘍病変が認められ（**図 1**），生検の結果，腺がんであることが判明した．直ちに，近くの総合病院外科へコンサルテーションし，準緊急手術が施行された．大腸がんの家族歴もなく，26 歳という若年で発症した孤発性の進行性大腸がんだった．振り返ってみると，初診時の主訴である腹痛と嘔気は腫瘍病変によるサブイレウスと考察される．機能性消化管疾患の診療の難しさを痛感する症例であった．

【症例提示 2】

26 歳の女性（職業は助産師）．2 日前より突然，胸やけ，心窩部灼熱感が出現して初診．上部消化管内視鏡検査を勧めたが，「逆流性食道炎だと思うので，まずは薬を希望する」とのことで，ボノプラザンを処方した．しかし，症状が持続するとのことで翌日再診となった．本人の同意のもと，内視鏡検査を施行した．**図 2** のとおり，食道下端にアニサキスが刺入していたので，生検鉗子で摘出したところ，症状は速やかに消失した．逆流性食道炎や機能性ディスペプシアを疑わせる症状を訴えていたが，原因は食道アニサキス症だったわけである．食道アニサキス症では，胃アニサキス症と異なり，腹痛ではなく胸やけや心窩部灼熱感を訴えるケースがあると学ぶことができた[1]．

b. 機能性消化管疾患患者の受療行動

Nozu らは北海道大学病院総合診療部を初診した

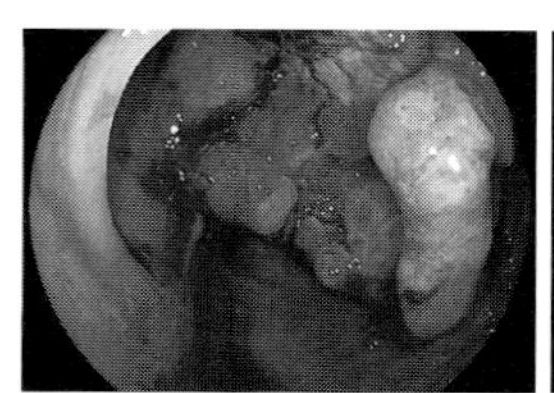
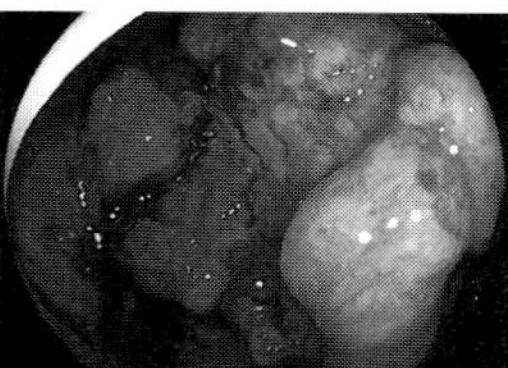

図 1　症例 1. 肝彎曲部を超えた上行結腸に管腔をほぼ占拠するがん病変が認められた

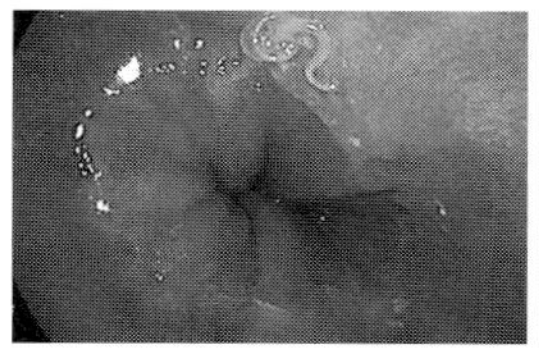
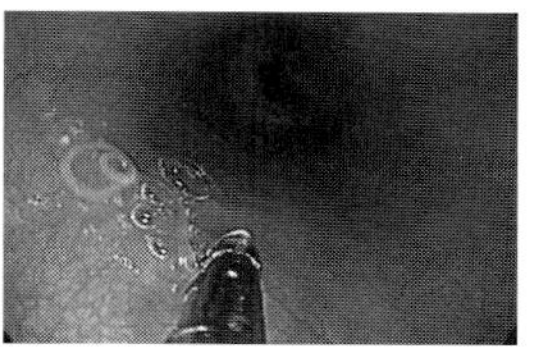

図 2　症例 2. 食道胃移行部にアニサキスが刺入していたので，生検鉗子で摘出した

表 1　機能性消化管疾患患者の受療行動[2)]

	機能性消化管疾患 （63 人）	ほかの疾患 （3721 人）
ほかの医療機関の受診歴あり	89% （56/63）	22% （811/3821）
紹介状ありの受診	21% （12/56）	67% （542/811）
紹介状なしの受診	79% （44/56）	33% （269/811）

3784 人の患者を対象に，機能性消化管疾患と診断された 63 人と他疾患 3721 人の 2 群に分けて，受療行動について比較検討している[2)]．**表 1** に示すように，機能性消化管疾患群では 89% が受診前にほかの医療機関への受診歴があるものの，前医からの紹介状を持参して来院した患者がわずか 21% という結果であった．一方，他疾患群では前医受診歴を有する患者は 22% で，そのうち 67% は紹介状をもってきていた．すなわち，機能性消化管疾患を有する患者では，いわゆるドクターショッピングする傾向が強いという受療行動が示唆された．換言すると，多くの機能性消化管疾患患者では家庭医で提供される医療サービスに満足していないといえる．その原因の 1 つとして，Nozu らは，家庭医はもとより消化器病専門医ですら機能性消化管疾患の診断と治療に対する熱意が不足していることを指摘している．そのために不適切な診断と治療が行われてしまい，それが患者の不安や不満を増強し，ドクターショッピングへつながっているという考察である．そのような不幸な患者をつくらないためには，家庭医が機能性消化管疾患についての知識を高め，個々の症例に則して的確な対応ができるようにならなければならない．

c. 治療の実際

機能性消化管疾患と診断した場合，まずは患者へ病態を詳しく，わかりやすいように説明するのが，治療の第一歩となる．この段階を経ることなく薬物治療を開始しても，期待される治療効果は得られない．疾患についての理解を深めてもらうためには，製薬メーカーから提供される冊子（機能性ディスペプシアや下痢型過敏性腸症候群など）も積極的に活用するとよい．また，ストレスが誘因となっている症例も少なくないため，ストレス管理などの生活習慣の重要性を伝えることも大切である．これらの努力を惜しまないことが，ドクターショッピングという不幸なケースをつくらないためにもっとも肝要なところである．

薬物治療は，それぞれの疾患で作成されている治療ガイドラインに基づいて行う．さらに，機能性消化管疾患の治療には漢方薬が奏効するケースも少なくなく，さらに，筆者が漢方専門医でもあることから，当院では漢方治療も積極的に活用している．機能性ディスペプシアには六君子湯を頻用し，過敏性腸症候群には基本処方として桂枝加芍薬湯を用い，便秘型には桂枝加芍薬大黄湯，下痢型には半夏瀉心湯などを活用している．

しかし，薬物治療を開始しても経過が思わしくないケースでは，心因の関与が大きい場合があり，臨床心理士に心理カウンセリングを依頼したり，精神神経科へコンサルテーションしたりしている．

d. 機能性ディスペプシアへの漢方治療の工夫

漢方薬を積極的に用いているなかで，機能性ディスペプシアへの漢方治療について新しい知見を蓄積しつつあるので，ここに紹介したい．日本消化器病学会から出された最新の機能性ディスペプシアの治療フローチャート（**図 3**）では，一次治療として酸分泌抑制薬，運動機能改善薬（アコチアミド）に加えて，漢方薬の六君子湯が明記されている[3)]．六君

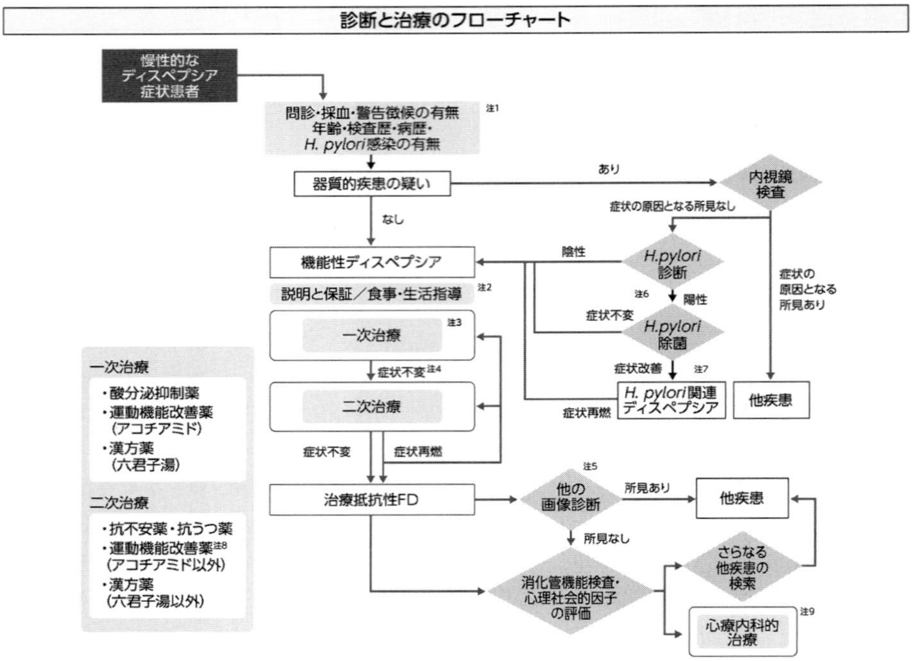

図 3　日本消化器病学会の機能性ディスペプシアの診断と治療のフローチャート

子湯に関する多くの基礎的・臨床的エビデンスをふまえての改訂となった．しかし，実際の臨床の現場では，六君子湯が期待するほどの効果を示さないケースもあることが実感される．その原因を追求するなかで，胃内視鏡検査施行時に，胃前庭部の逆蠕動亢進が観察される症例が少なくないことに気付いた．そのような症例には六君子湯が効かず，平滑筋の緊張を和らげる作用を有する茯苓飲（ぶくりょういん）や大柴胡湯（だいさいことう）が著効することがわかってきた．すなわち，胃平滑筋の弛緩や蠕動減退を呈する場合は六君子湯，胃前庭部の過緊張がみられる場合は茯苓飲や大柴胡湯を処方することにより，機能性ディスペプシアの治療成績がさらに高まることが判明した．漢方医学的に，前者を「気虚タイプ」，後者を「気滞タイプ」と亜分類することにより，よりきめ細かい治療が可能になると考えられている（**表 2**）[4]．なお，両者の鑑別としては，内視鏡検査時に，幽門輪から胃前庭部に及ぶ逆蠕動，少量の送気でゲップの出現および胆汁の胃内逆流の所見がみられた場合に，「気滞タイプ」と診断している．さらに，漢方医学での気虚の診断基準（**表 3**）および気鬱（気滞）の診断基準（**表 4**）も活用して[5]，亜分類診断している．

表 2　機能性ディスペプシアの漢方治療のコツ[4]

機能性ディスペプシアの漢方病態分類と治療		
病態分類	気虚 胃の筋肉の弛緩と蠕動減退	気滞 胃の筋肉の過緊張と逆蠕動 幽門括約筋の過緊張
適応処方	六君子湯	茯苓飲 大柴胡湯

表 3　気虚の診断基準[5]

気虚スコア			
身体がだるい	10	眼光・音声に力がない	6
気力がない	10	舌が淡白紅・腫大	8
疲れやすい	10	脈が弱い	8
日中の眠気	6	腹力が軟弱	8
食欲不振	4	内臓のアトニー症状	10
風邪をひきやすい	8	小腹不仁[注]	6
物事に驚きやすい	4	下痢傾向	4

顕著に認められるものに当該スコアを与え，程度の軽いものには半分のスコアを与える．総計 30 点以上を気虚とする．
注：小腹不仁とは下腹部に力が入らず，軟弱無力になること

結　語

機能性消化管疾患を有する患者はドクターショッ

表4 気鬱の診断基準[5)]

気鬱スコア			
抑うつ傾向	18	時間により症状が動く	8
頭重・頭冒感	8	朝起きにくく調子が出ない	8
喉のつかえ感	12	排ガスが多い	6
胸のつまった感じ	8	げっぷ	4
季肋部のつかえ感	8	残尿感	4
腹部膨満感	8	腹部の鼓音	8

顕著に認められるものに当該スコアを与え，程度の軽いものには半分のスコアを与える．総計30点以上を気鬱とする．

ピングに陥りやすいという受療行動パターンがあり，家庭医が果たす役割は大きい．不幸な転帰をたどるケースをつくらないためには，家庭医が機能性消化管疾患の病態をしっかりと理解したうえで，適切な診断および治療を日常的に実践できるようにしなければならない．そのうえで，必要があれば臨床心理士や精神神経専門医へのコンサルテーションも躊躇せずに行う必要がある．

take-home message

筆者の恩師である旭川医大第三内科初代教授の並木正義先生は「病気そのものを診るのではなく，病気を持った患者さん全体を診なさい」，「消化管の内視鏡をやる者は心の内視鏡もやりなさい」などの言葉を用いて，良好な医師・患者関係に基づく全人的医療の重要性を強調された．機能性消化管疾患を診る家庭医にとって，これに勝るクリニカルパールはないと確信する．

［上原　聡］

文　献

1) Uehara A et al. Esophageal anisakiasis mimicking gastro-esophageal reflux disease. Am J Gastroenterol. 2017; 112: 532.
2) Nozu T et al. Inadequate health care-seeking behavior of Japanese patients with functional gastrointestinal disorders: a preliminary survey. J Gastroenterol. 2002; 37: 231-232.
3) 日本消化器病学会編．機能性消化管疾患 診療ガイドライン 2021 ―機能性ディスペプシア（FD），改訂第2版．南江堂；2021.
4) 福冨稔明著．山方勇次編．漢方123処方 臨床解説―師・山本巌の訓え―．メディカルユーコン；2016.
5) 寺澤捷年．症例から学ぶ和漢診療学，第3版．医学書院；2012.

5-7 Case Discussion

5-7-1 食　道
esophagus

食道機能異常の診断法

一般に食道機能異常に由来する症状は，胸痛，嚥下困難，つかえ感，嘔気・嘔吐，胸やけ，誤嚥，咳嗽など多岐にわたる．一般にこれらの症状を自覚した場合，循環器科，耳鼻咽喉科，呼吸器科，消化器科などを受診する可能性が高いが，おのおのの科で検査を行っても器質病変を認めないことも多い．その後，心因性を疑われて精神科や心療内科などを受診するも，不安障害やうつ病など曖昧な診断名のもと，漫然と向精神薬の投与がなされ，症状が遷延化し，医療機関を転々とする症例も多く経験する．患者にとっては誠に不幸なことである．食道機能異常を正確に診断できない要因としては，食道内圧検査機器を備えた医療機関が少なく，一般に普及していないことに加えて，食道機能異常の存在に対する医師の認知度が低いことも挙げられる．

このような背景を受けて筆者の施設では食道内圧検査機器をいち早く導入し，それを有効活用するためのスクリーニング検査法としてバリウムを用いた上部消化管ビデオ透視を取り入れてきた．冒頭に述べた食道機能異常を疑う症状を認めた場合，一般的な画像検査を行って器質病変を除外し，食道運動異常を積極的に診断するためのアルゴリズムを提唱し，報告してきた[1)]．**図1**にその診断アルゴリズムを示した．このうち上部消化管ビデオ透視については，レントゲン透視を備えた施設であればどこの医療機関でも行うことが可能である．ただ，これまでこの領域に関する論文はごくわずかしかみられない[2, 3)]．ビデオ透視に関しての標準的な検査方法に

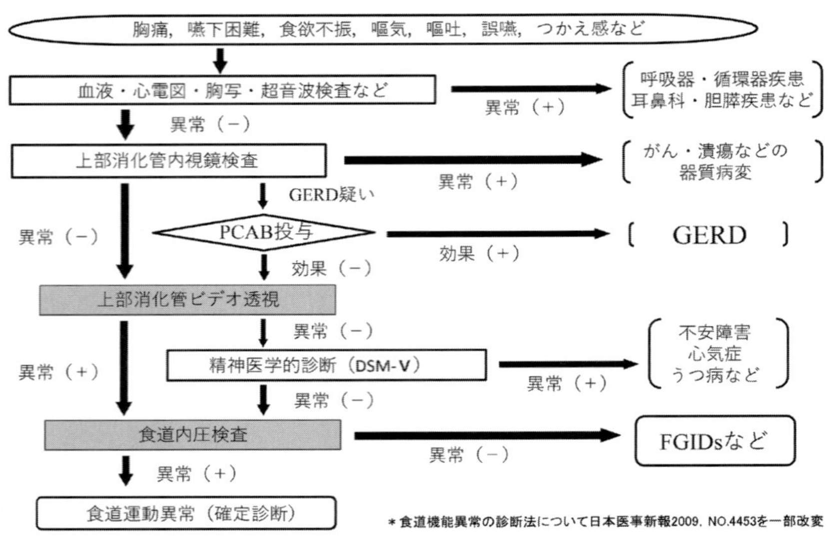

図1　食道機能異常の診断アルゴリズム

ついても，診断基準が曖昧で客観性に欠ける[4]．そこでわれわれの施設では，上部消化管ビデオ透視の検査法を標準化するため，健常者を対象として食道径や食道通過時間などの基準値を設定し，8項目からなる診断基準を提唱して報告してきた[5]．胃透視で用いるバリウムを服用しながら動画で観察するもので，画像から多くの情報が得られることに加えて，動画を直接患者に供覧することでの心身医学的な治療効果も得られることが最大の利点である．

その診断基準を**表1**に示した．おのおの8項目をそれぞれ3段階に分けて評価しており，（－）が正常で（＋）または（＋＋）が異常と判定している．診断基準の(1)は摂食障害の有無や認知機能低下などの評価で，(2)は嚥下機能の評価，(3)，(4)は食道通過障害の評価，(5)は食道運動異常の評価で，(3)～(5)で異常を認めた場合は食道運動異常が疑われ，確定診断のため食道内圧検査まで行うこととなる．食道運動異常の診断に関しては，2020年に提唱されたシカゴ分類ver4.0[6]に従って診断する．診断基準の(6)は胃食道逆流症（GERD）の評価で，GERDを疑えばプロトンポンプ阻害薬（PPI）やカリウムイオン競合型アシッドブロッカー（PCAB）などのチャレンジテストを行う．(7)は胃運動の評価で，運動不全を疑えば消化管運動賦活系の薬剤などを検討する．最後の(8)は十二指腸の通過状態の評価で，とくに上腸間膜動脈（SMA）症候群などのスクリーニングに有用である．

次項では，この診断アルゴリズムに従って診断・治療を行った食道運動異常の2症例を提示し，若干の考察を加えながら述べていきたい．

症例提示1（過剰収縮食道）

【症　例】　39歳　男性
【主　訴】　胸痛
【現病歴】　職場のストレスで体調不良に陥り，それを契機に7月より胸痛が出現するようになり7月25日医療機関を受診．上部消化管内視鏡検査を行うも，原因となりうる器質病変を認めず．その後も胸痛のため仕事を続けることができなくなり，休職．胸痛の精査目的に8月3日当院受診となった．
【既往歴】　8歳虫垂切除術
【家族歴】　特記事項なし
【生活歴】　飲酒（－），喫煙（＋），アレルギー（－）
【身体所見】　胸部：心音（整）
腹部：平坦，軟，圧痛（－），腸雑音正常
【診断までの経過】　血液検査，心電図，胸部CT検査を実施するも，異常を認めず．GERDを疑いPCABチャレンジテストを実施するも，胸痛は変わらなかった．食道運動異常を疑い，上部消化管ビデオ透視を行った（**図2**）．食道全体に

表1　上部消化管ビデオ透視の診断基準

	(−)	(+)	(++)
(1) バリウムの摂取状況	検査時間内に全量摂取	検査時間内に一部のみ摂取	まったく摂取不可能
(2) 口腔から食道への嚥下異常	問題なし	梨状陥凹に貯留または左右差あり	気管への誤嚥あり
(3) 食道拡張像	3.0 cm 未満	3.0 ～ 4.0 cm	4.0 cm 以上
(4) 食道内のバリウム貯留	10 秒以上の貯留なし	10 秒以上貯留あり	鏡面像形成
(5) 食道痙攣像	痙攣性変化なし	痙攣性変化あり	逆蠕動あり
(6) 胃食道逆流	逆流なし	少量の逆流あり	多量の逆流あり
(7) 胃運動不全	連続的な胃運動	間歇的な胃運動	胃運動なし
(8) 十二指腸への流出不全	Treitz 靭帯を越える	十二指腸への流出あり	流出なし

＊食道機能異常の診断法について日本医事新報 2009, NO.4453 を一部改変

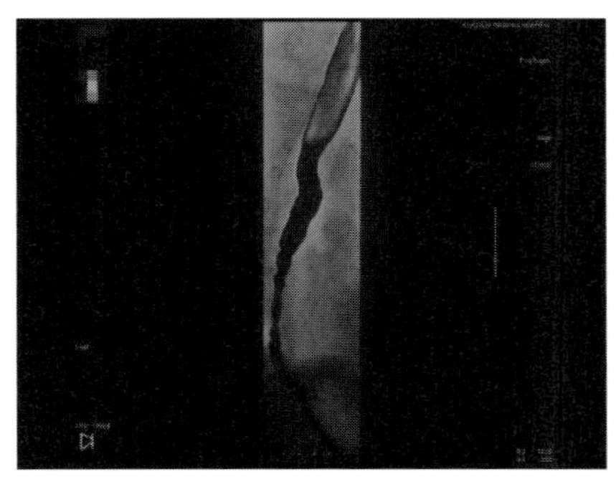

動画

図2　症例1の上部消化管ビデオ透視（コークスクリュー様の痙攣像を認める）

コークスクリュー様の食道痙攣像を認めた．このビデオ画像を患者に供覧し，食道運動異常が疑われることを説明し，食道内圧検査を実施した（図3）．IRP（積算弛緩圧），DL（遠位潜時）は正常範囲であったがDCI（積算遠位収縮）の平均値は7181.4 mmHg/s/cm でDCI 8000 以上を10回中4回認め，過剰収縮食道（シカゴ分類ver3.0[7]ではジャックハンマー食道）と診断した．

【診　断】　＃過剰収縮食道（ジャックハンマー食道）

治療経過

治療薬としてCa 拮抗薬（ジルチアゼム）内服と胸痛時には亜硝酸薬（ニトログリセリン）の噴霧剤で対応した．薬物治療を開始し胸痛は徐々に軽減した．またストレスに対して自律訓練法を導入することで，心身のリラクセーションが得られるようになり胸痛は消失した．QOL が改善し2か月後には職場に復帰することが可能となった．治療開始4か月後，治療効果判定のため食道内圧検査を実施したところDCI は2688 mmHg/s/cm で8000 以上は認めず正常範囲となった．その後，ジルチアゼムの服用は継続し現在も外来にて経過観察中である．

考　察

胸痛を認めるも心臓に異常のないものを総称して非心臓性胸痛（non-cardiac chest pain: NCCP）と呼び胸痛の約7割を占めるといわれている．NCCPの頻度は高く，欧米では約25%，アジア（中国）でも約19%の有病率を示したという報告がある[8]．シカゴ分類ver3.0を用いた研究ではNCCP患者のうちGERDが35%ともっとも頻度が高く，食道運動異常の頻度は31%であった[9]．胸痛患者で食道運動異常を認めることは決してまれではなく，2割程度は存在することを念頭に置くべきである．一般に食道運動異常の治療薬に関しては，亜硝酸薬やCa拮抗薬など狭心症治療薬と同じものが使用される．食道も冠動脈と同じ平滑筋で構成されているので，平滑筋弛緩作用をもつ同剤が使用されるわけである．ここで注意していただきたいのは，狭心症の診断的治療としてこれらの薬物を使用する場合，食道運動異常にも効果を認めることから安易に狭心症と診断すべきではないことである．NCCPの非薬物治療としては催眠療法や弛緩法などが推奨されている．催眠療法に関する研究では，対照群23%に比較して催眠治療群では80%に効果を認めたという報告がある[10]．本症例に対しても催眠療法を応用した自律訓練法を導入し良好な治療効果が得られた．

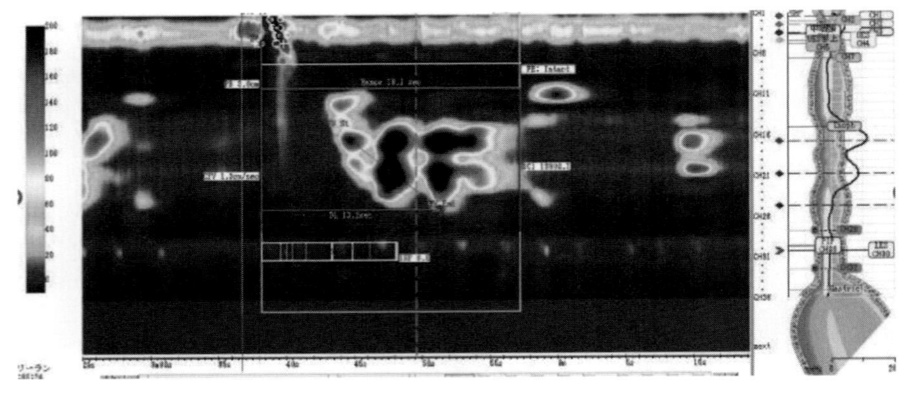

動画

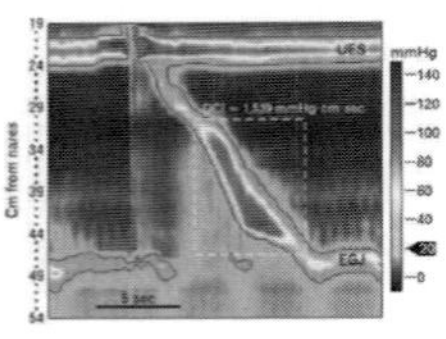

DCI(distal contractile integral)
積算遠位収縮（mmHg/s/cm）
＝収縮強度×持続時間×長さ
食道収縮の強さ（正常：8000未満）

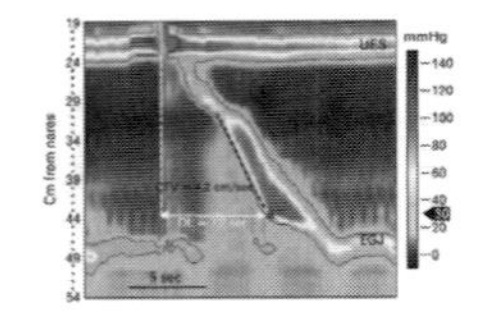

DL(distal latency)遠位潜時（秒）
＝嚥下開始～下部食道の蠕動波伝達時間
食道痙攣の検出（正常：4.5秒以上）

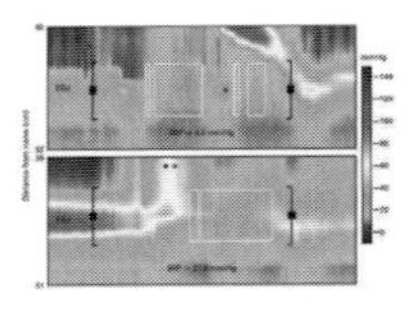

IRP(integrated relaxation pressure)
積算弛緩圧(mmHg)
＝嚥下時のLES弛緩圧の平均値
（正常：15mmHg以下）

図3　症例1の食道内圧波形（DCI＝7181.4と上昇，DCI 8000以上が4/10回で過剰収縮食道と診断）（口絵28）

症例提示2（アカラシア）

【症例2】 80歳男性
【主　訴】 嚥下困難，食欲低下
【現病歴】 5年前にパーキンソン病と診断され当院脳神経内科にて通院加療中．3年前より嚥下困難が出現．症状が徐々に強くなり食欲低下，体重減少も出現したため，3月当科を受診した．
【既往歴】 75歳パーキンソン病（治療中）
【生活歴】 飲酒（－），喫煙（－），アレルギー（－）
【身体所見】 身長160 cm，体重48 kg
【神経学的所見】 安静時手指振戦（＋），小刻み歩行（＋）
【胸部・腹部】 異常所見なし
【診断までの経過】 嚥下困難の原因となる器質病変の除外を目的に胃内視鏡検査を実施するも異常を認めず．続いて上部消化管ビデオ透視を行ったところ，食道拡張（最大径3.2 cm）と食道内のバリウム残留を認め，アカラシアが疑われた．確定診断のため食道内圧検査を実施したところ，IRP 31.8 mmHgと上昇，DL3.5秒と短縮を認め，アカラシアIIIと診断した（**表2**）．
【診　断】 #1 アカラシアIII
#2 パーキンソン病

治療経過

アカラシアIIIはアカラシアに食道痙攣を合併した病態と考えられ，嚥下困難の原因はこの両者の病態が関連していると考えられた．アカラシアIIIに対して亜硝酸薬の長時間作用型の貼付剤と亜硝酸薬の噴霧剤を頓用で使用した．症状は著明に改善し，食欲も出てきて体重は50 kgまで増加した．しかし翌年7月豪雨災害により所有していた山に土砂崩れが発生．近隣住民の家屋に被害が発生して賠償問題に発展した．それを契機に徐々に嚥下困難，食欲低下が再燃するようになった．8月に外来でビデオ透視を実施したところ，アカラシアの増悪（食道最大径3.5 cm）と気管支への誤嚥を認めた（**図4**）．食道内圧検査でもIRP＝32.8 mmHgと若干の上昇を認めた（**図5**）．賠償問題のことを考えると夜も眠れなくなりとてもつらいと語られる患者の訴えに共感し傾聴した．その後，保険会社との間で賠償問題に対しての解決策が提示され，患者の不安も軽減し

表2 食道運動異常の診断基準（シカゴ分類 Ver4.0 の一部を改変和訳）

Disorders of EGJ Outflow：EGJ 通過障害：IRP ≧ 15.0 mmHg
Achalasia I（アカラシア I）：100% Failed Peristalsis Achalasia II（アカラシア II）：100% Failed Peristalsis with PEP ≧ 20% swallows Achalasia III（アカラシア III）：≧ 20% Premature contraction（DL < 4.5 sec） EGJOO（EGJ outflow obstruction＝EGJ 通過障害）： アカラシアの基準満たさず，TBE or FLIP にて異常あり
Disorders of Peristalsis：蠕動障害：IRP < 15.0 mmHg
Absent Contractility（無収縮）：100%Failed Peristalsis（無蠕動） Distal Esophageal Spasm（DES＝遠位食道痙攣）：≧ 20%（未熟収縮：DL < 4.5sec） Hypercontractile Esophagus（過剰収縮食道）：≧ 20%（過剰収縮 DCI > 8000 mmHg・s・cm） Ineffective Esophageal Motility（IEM＝非効果的食道運動）： > 70% ineffective(非効果的) or ≧ 50% failed swallows（無蠕動嚥下）

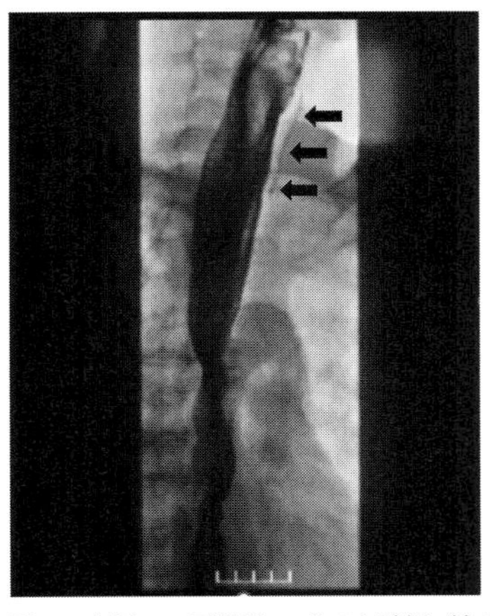

動画

図4 症例2の再燃時のビデオ透視（矢印：気管支への誤嚥を認めた）

た．それとともに嚥下困難も改善傾向となった．1年後，経過観察のビデオ食道透視ではアカラシアの改善（食道最大径 2.5 cm）とともに誤嚥の所見も認めず，改善を確認した．現在も経過良好でパーキンソン病の治療継続中である．

考　察

本症例はもともとパーキンソン病にて治療中で嚥下機能の低下があるなかでアカラシアを発症した．いったん治療により改善を認めたが，その後自然災害に関連したストレスにより再燃．心身医学的治療の介入により改善に至った．ただ，じつは再燃当初

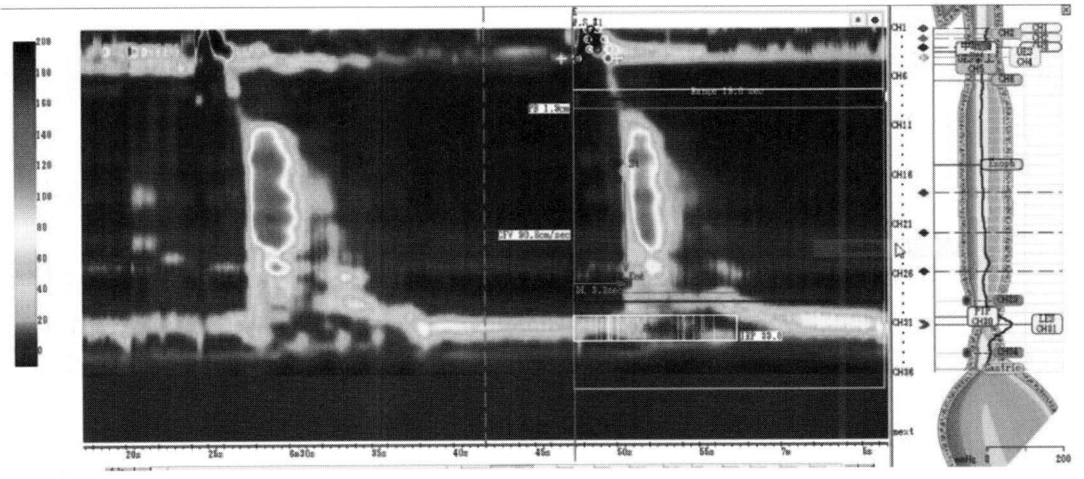

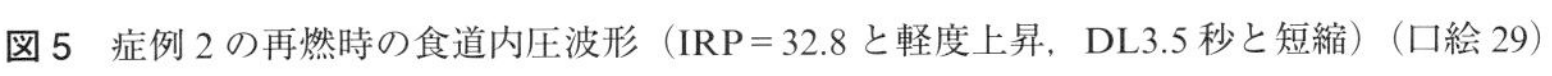

LES 静止圧＝ 51.0 mmHg（正常 15 ～ 45 mmHg）
LES 積算弛緩圧（IRP）＝ 32.8 mmHg（正常 15 mmHg 以下）
遠位潜時（DL）＝ 3.5 秒（4.5 秒未満が 70%）
遠位積算収縮（DCI）＝ 2877 mmHg/s/cm（正常 8000 以下）

動画

図5 症例2の再燃時の食道内圧波形（IRP＝32.8 と軽度上昇，DL3.5 秒と短縮）（口絵 29）

は賠償問題に関わっていることは語られず，回数を重ねて傾聴を繰り返す過程で患者本人より語られたという経緯があり，改めて患者に寄り添う受容・共感の姿勢が重要であると実感させられた症例である．アカラシアは以前よりストレスと関連する心身症として認知されている．47例のアカラシア患者のうち34%に発症前になんらかの情動ストレスの関与が確認されたという報告がある[11]．本症例は災害関連のストレスによりアカラシアが再燃し，心身医学的治療により改善したが，その経時的変化をビデオ透視や食道内圧検査にて客観的に確認できた点でも貴重な症例である．

take-home message

胸痛，嚥下困難，嘔気・嘔吐，食欲低下など実臨床で多く経験する症状を診る際には，食道機能異常の存在を念頭に入れて診療することが重要である．そのスクリーニング検査としてビデオ透視は有用でレントゲン装置のある医療機関であれば実施可能で是非取り入れもらいたい．そこで異常を認めた場合は，食道内圧検査を備えた医療機関へ紹介し，その後の治療に繋がれば患者にとっては有難いことである．この分野の一般臨床への普及を強く望む．

［土田　治］

文　献

1) 土田　治. 食道機能異常の診断法について. 日本医事新報. 2009: 4453; 59-64.
2) Hanning C et al. Esophageal motility disorders. Radiology. 2007; 47; 123-136.
3) Brusori S et al. Role of videofluorography in the study of esophageal motility disorders. Radiol Med. 2001; 101: 125-132.
4) Cedric GB et al. Esophageal Disease and Testing, Taylor & Francis; 2005: 1-52.
5) 土田　治：胸が痛い—原因は食道だった．悠飛社：2011.
6) Rena Y et al. Esophageal motility disorders on high-resolution manometry: Chicago classification version 4.0. Neurogastroenterol Motil. 2021; 33: e14058.
7) Kahrilas PJ et al. The Chicago classification of esophageal motility disorders, v3.0. Neurogastroenterol Motil. 2015; 27: 160-174.
8) Fass R et al. Non-cardiac chest pain. J Clin Gastroenterol. 2008; 42: 636-646.
9) Juan GC et al. Factors predictive of gastroesophageal reflux disease and esophageal cardiac chest pain. 2018; 53: 643-649.
10) Jones H et al. Treatment of non-cardiac chest pain: a controlled trial of hypnotherapy. Gut 2006; 55: 1403-1408.
11) Cardi M et al. Cardial achalasia and emotional stress. Consideration on 47 clinical cases. Minerva Med. 1984; 75: 405-408.

5-7-2 胃十二指腸病変の具体的臨床例

specific example of gastroduodenal disorders

症例提示1：食後愁訴症候群と心窩部痛症候群および精神疾患の併存

心窩部不快感および心窩部痛を呈する上腹部の機能性病変は，以前から神経性胃炎や胃アトニーと呼ばれ，その定義も曖昧であった．しかし1980年代以降はnon-ulcer dyspepsiaの呼称で統一され，胸やけ，胃部膨満感，心窩部痛を主とする逆流型，胃炎型，潰瘍型のサブタイプに分類されていた．しかし1990年代に入り，このうち逆流型が胃食道逆流症（gastroesophageal reflux disease: GERD）として独立し，Rome III以降，食後の膨満感および心窩部痛を中心とした機能性ディスペプシア（functional dyspepsia: FD）として確立された（5-2参照）．

【症　例】 48歳，女性，主婦
【主　訴】 食欲低下，胃部膨満感，胃痛
【現病歴】 以前から心窩部痛～右季肋部痛で通院することが多かった．昨年1月夕食後より，心窩部の不快感と心窩部痛が継続．OTC製剤などを内服するも改善せず近医受診を経て，総合病院消化器内科に紹介受診したが，上部内視鏡検査含め粗大病変認めず，本年1月心療内科外来を紹介受診となった．
【既往歴】 パニック障害
【心理社会的背景】 3人姉弟の長女．建築関係の父親と主婦の間に生誕．子煩悩な父親とやや干渉的な母親に育てられた．高校卒業後バイト活動を経て25歳で親の反対を押し切り旧家出身の夫と結婚．しかし義両親の過干渉に耐えられず30歳で離婚．その後別の男性と再婚し，現在は消化器症状を除き，日常生活に大きな支障なく過ごせている．
【検査結果】
病院不安抑うつ尺度（hospital anxiety depression scale: HADS）：不安8　抑うつ3

消化器症状評価尺度（gastrointestinal symptom rating scale: GSRS）：胃痛 6　胸やけ 6　逆流 6　吐き気 6　胃部膨満感 6　便秘 3

臨床経過

心理社会的背景として，親からの過干渉的な養育と，嫁入り先のトラウマ体験，さらに自身の過剰適応な病前性格が準備因子として考えられた．投薬は当初六君子湯（りっくんしとう）を処方しながら，不安傾向もあり当初からロフラゼプ酸エチルを加え，さらに外来での心理的介入（ブリーフセラピー）を進めた．6 週後には胃部不快感は過食時以外小康状態となったが，胃痛は継続．このため初診 90 日目に PPI 製剤を追加したところやや軽減．その後も間欠的に胃痛や胃膨満感が続くため，135 日目に漢方方剤を安中散に転方したところ著効し，現在良好な経過をたどる．

考　察

食後の胃部膨満感および早期飽満感（少量の食事で胃部膨満を訴える）を呈する食後愁訴症候群（post-prandial distress syndrome: PDS）と，食事とは無関係に心窩部痛および心窩部灼熱感を訴える心窩部痛症候群（epigastric pain syndrome: EPS）に分類されるが，両者が重複することは稀有ではない[2]．日本消化器病学会の FD ガイドラインでは，エビデンスのある投薬として，プロトンポンプ阻害薬や H_2 遮断薬などの酸分泌抑制薬，およびアコチアミド，六君子湯が記載されているが，それ以外に頻用される処方として，モサプリドやイトプリドなどの消化管運動調整薬や，安中散などの漢方方剤も選択肢として存在する．臨床現場では，症状に応じ処方の検討を柔軟にすべきである．また本症例ではパニック障害など不安症の合併が認められ，早期から抗不安薬を併用しているが，こうした精神疾患の重複は機能性胃腸疾患（functional gastrointestinal disorders: FGIDs）では多く認められる．こうした観点から，同病変を疑う場合消化器症状のスコアリングとともに，抑うつ不安の程度も評価することが望ましい．本例で用いた HADS は簡便な抑うつ不安の尺度で，一般内科外来での精神症状の評価に有用である．

症例提示 2：機能性ディスペプシアと他の機能性消化管疾患との合併

機能性消化管疾患の範疇において，過敏性腸症候群（irritable bowel syndrome: IBS）や機能性ディスペプシアはおのおのの合併が多いことが知られているが，同様に胃食道逆流症（以下 GERD）との合併も少なくない．

【症　例】 35 歳，女性，事務職
【主　訴】 下痢および便秘，早期飽満感，間欠的胸部違和感
【現病歴】 2 年前の 6 月頃より出社時に下痢が頻回に出現，その後，便秘と下痢を交互に反復するようになった．この時期より胸部の閉塞感が間欠的に出現．さらに食後の腹満が著明で食事量の低下もあり，近医受診を経て総合病院内科および消化器内科を受診．内視鏡検査を含めて精査されたが，器質的異常を認めず．症状継続のため心療内科外来に紹介受診．
【既往歴】 片頭痛
【現　症】 腹部：平坦・軟，心窩部および右季肋部から回盲部にかけ鼓音をみとめる．腸蠕動は不穏．
GSRS：胃膨満感 6　胸やけ 5　早期飽満 4
出雲スコア：胸やけ 0/1/0　胃痛 2/1/3　胃もたれ 4/4/4　便秘 4/3/3　下痢 4/3/1
胃食道逆流症症状頻度尺度（frequency scale for the symptoms of GERD: FSSG）：酸逆流　7/28　運動不全　15/28
【心理社会的背景】 3 人姉弟の長女．公務員の父と主婦の元 2 人兄妹の第二子として出生．家族仲も良好で小学校，中高一貫校を経て，法学系大学に進学．大学卒業後アパレル会社に就職したが，接客の仕事で緊張することが多く 30 歳で転職．現在の繊維関係の会社に就職した．対人関係も良好であったが新規事業の責任者を任された 2 年前以降は残業することが多くなり，その時期より腹部症状が発現した．

臨床経過

本例は機能性消化管疾患のうち，FD，IBS さら

に胃食道逆流症（GERD）の合併が認められた．FD や GERD については初診時の主訴に記載がなく，病歴聴取および自記式の症状評価によって早期飽満感や胸部違和感の存在が明らかとなり，それぞれの疾患の診断に至った．なお GERD については，さらに上部消化管内視鏡検査を実施し，非びらん性胃食道逆流症（non-erosive reflux disease: NERD）と診断した．薬物療法としては，FD についてエビデンスと漢方医学的診察結果も考慮し，六君子湯を処方．また IBS にはポリカルボフィル Ca や整腸剤，NERD については，ランソプラゾールを投与した．さらに環境要因についてつぶさに問診し，職場での仕事量の問題や対人関係などを聴取した．そのうえで，職場側とも連絡をとりながら，休職および段階的な復職の道筋を取り決めた．その後おのおのの症状とも軽快し，休職を経て初診後 100 日目で復職が可能となった．

考　察

FGID については，各疾患概念が合併する傾向がある一方，複数の症状をもつ患者は，初診時にすべての症状を訴えないことも多い．したがって，主訴以外の症状を把握するために，自記式の消化器症状の評価表は大変有用である．今回使用した GSRS，出雲スケール，FSSG などいくつかの検査表を組み合わせると効率的に診断できる．FD と IBS あるいは GERD の合併例では，多剤投与を回避すべく，投薬内容の相互作用や内服する回数を考慮すべきである．また GERD は，これまでの胃食道吻合部のびらんの有無で逆流性食道炎（reflux esophagitis: RE）と NERD の 2 つに分類されていたが，近年は，RE 以外に，NERD，逆流性知覚過敏，機能性胸やけの計 4 つに分類されつつある．治療はプロトンポンプ阻害薬が中心であるが，抵抗性のある場合，向精神薬や神経遮断薬の使用の報告もみられる．

症例提示 3：機能性ディスペプシアと他の機能性身体症候群との合併

機能性消化管疾患を有する患者において，消化器系以外の機能的疾患の合併が，臨床上よくみられる．こうした機能性の疾患群は，機能性身体症候群（FSS）と呼称される（**表 1**）．

【症　例】 56 歳，男性
【主　訴】 食後胃部不快感および間欠的心窩部痛，後頭から頭頂部痛
【現病歴】 5 年前より夕刻に出現する後頭部の鈍痛が間欠的にみられたが放置された．本年春より食後の上腹部違和感が加わり，頭痛も激痛が混じるようになり，部位もさらに頭頂部まで拡大した．このため他院総合内科および消化器内科受診にて精査を施行されたが粗大病変を認めず，本年 6 月心療内科外来を紹介受診となった．
【現　症】 腹部：心窩部やや膨隆し軽度圧痛あり　蠕動音正常
GSRS：胃膨満感 6　嘔気 5　空腹時痛 3　胃痛 3
出雲スコア：胸焼け 0/1/0　胃痛 2/1/3　胃もたれ 4/4/4　便秘 1/0/0　下痢 1/1/0
FSSG：酸逆流関連症状 7/28　運動不全症状 15/28
（頭痛評価は省略）
【心理社会的背景】 3 人兄弟の末子として出生．寛容な両親のもと，中学時代まで北陸で過ごした．その後，父親の転勤で転居し，商業高校，さらに私立大学商学部に進学した．大学卒業後，一般商社に就職したが，上司との折り合いが悪く 30 歳で転職した．その後，営業職に従事したが，会社のノルマ制で長時間の勤務を余儀なくされ，大きな精神的負担となった．さらに 40 歳代後半より，肩こりや背部痛，さらに 50 歳代から時に眩暈を伴う頭痛の間欠的出現に至った．

臨床経過

FD の診断のうえ，薬物療法として，酸分泌抑制薬ファモチジンを選択した．また頭痛については緊張型頭痛（tension-type headache: TTH）に片頭痛の症状が加わり，混合性頭痛と診断．症状改善のために入眠前に少量のアミトリプチリンおよびプロプラノロールを処方した．この結果，上腹部は間欠的な痛みの出現のみとなり，頭痛もやや改善したものの，症状は遷延した．そこで投薬調整として消化管機能の調整を目的にアコチアミドを追加するととも

表1　機能性身体症候群（FSS）の一覧

疾患分野	症候群
消化器系	機能性消化管疾患（機能性ディスペプシア，過敏性腸症候群など）
婦人科系	慢性骨盤痛，月経不順
リウマチ，膠原病系	線維筋痛症候群
循環器系	非心臓性胸痛
内分泌系	機能性高体温症（心因性発熱）
心臓血管系	起立性調節障害
整形外科系	慢性下背部痛症候群
神経内科的	慢性機能性頭痛（片頭痛，緊張型頭痛など）
その他	慢性疲労症候群，咽喉頭異常感症

に，職場での環境調整を狙い，勤務時間や職務内容について一定の配慮を求めるような内容で診断書を作成．この結果，残業の回避や，勤務時間のフレックス制度導入など職場環境が変化し，それと同時に頭痛や腹痛の症状もほぼ消失するに至り，初診から290日目に，近医に投薬継続のため紹介受診となり，当科は終診となった．

考　察

本例では，FDとして心窩部痛症候群と食後愁訴症候群に加え，TTHと片頭痛を合併した混合性頭痛の様相を呈した症例である．頭痛と機能性消化管疾患の合併については，以前からその関連性を指摘されており，しばしば報告がみられる．

心身相関を伴うことが多いFGIDでは，初診時に生活環境を丁寧に聴取し，毎回の再診外来では，腹部症状の増悪または軽快する状況を，細かく聴取することが肝要である．同時にFSSの合併にも留意し，あわせて治療に臨むことが望ましく，状況に応じ他分野の専門家の協力を仰ぐべきである．

症例提示4：機能性ディスペプシアとピロリ感染性ディスペプシアの鑑別

数年前から，*Helicobacter pylori* 菌（HP）による胃病変として，ピロリ関連性胃潰瘍および胃炎の病名が医療保険上認められ，ピロリ除菌療法の適応となっている．一方でFDと類似したピロリ菌由来のディスペプシア症状の発現も臨床上多くみられる．このような病態について，近年ピロリ関連ディスペプシア（*H. pylori*-associated dyspepsia: HpD）の概念が確立されている．HpDはその治療法の違いから，FDと異なる病態とされている．病理学的には胃酸または食事抗原曝露後に，ピロリ菌による好酸球増多を伴う顕微鏡的微少炎症が胃粘膜に発現し，胃の運動機能異常および腹腔神経知覚過敏を呈すると考えられている．

【症　例】 75歳　女性　無職
【主　訴】 心窩部の灼熱感と痛み，食後の嘔気，下痢
【現病歴】 7月より急に心窩部の灼熱感と痛みおよび一日数回の下痢が出現．近医より大学病院消化器科を紹介受診．検査入院をしたが，上部消化管内視鏡検査で軽度の胃炎を指摘されるのみであった．9月に別病院の消化器内科を受診し，投薬調整が実施されるも症状が改善しなかった．やむなく同年11月に，心因性の病変を疑われ心療内科外来に紹介受診した．
【既往歴】 脳内出血（後遺症なし）
【家族歴】 父：狭心症　母：高血圧，慢性腎不全
【生活歴】 喫煙なし，機会飲酒
【心理社会的背景】 両親とも教師の家に4人兄妹の第2子として出生．台湾から終戦で帰還．兄弟仲は良好．小学校～高校にかけ，やや対人緊張が強かったが，勤勉家であった．高校卒業後事務員を経て，20歳より洋裁学校に進学．印刷業の現夫と結婚し，以後，転居が多かったが，一男一女をもうけた．夫婦関係も良好だったが，夫が数年前から糖尿病，肺気腫を患い，看病などの負担が強くなった．
【現　症】 特記所見なし
GSRS：胸焼け5　胃膨満感5　空腹時痛4　嘔気4　胃痛4　下痢4　軟便4　心窩部違和感4
出雲：胸やけ2/3/3　胃痛2/4/5　胃もたれ2/3/2　下痢5/4/3　便秘4/2/1
FSSG：酸逆流　15/28　運動不全　20/28

臨床経過

上部消化管内視鏡検査において，すでに前回実施

から数年が経過していたため，改めて心療内科にて上部および下部消化管内視鏡検査を実施したが，所見はC-III程度の萎縮性胃炎のみであった．検査時に，HPの生検および組織培養法を実施したところ，陽性であったため，HpDを疑い，ランソプラゾール，アモキシシリン，クラリスロマイシンを組み合わせたHP除菌療法を実施した．1回の治療実施でHPは陰性化し，その後，胃部膨満感や嘔気は改善したものの，ストレスによる下痢は遷延した．環境調整として夫の介護について話し合い，介護認定などの変更による公的サービスの利用といった環境調整を促した結果，下腹部症状は徐々に軽快し，現在はプロトンポンプ阻害薬と消化管機能調整薬で経過観察となっている．

考察

本例はHpDとIBSの合併例である．HpDとFDの鑑別診断は，ピロリ菌陽性所見だけでなく，除菌による臨床効果の有無にて判断される．本例では，それまで他院で指摘されなかったHPの存在が明らかとなり，病態を考慮しHP除菌を実施した．その結果，上腹部症状には一定の治療効果が認められた．一方で下腹部症状は継続していた．前項でIBSとFDの合併が多いことを述べたが，一方でIBSに合併する上腹部症状が，必ずしもFDとは限らないことも理解しておくべきである．器質的疾患がなく上腹部症状を伴うピロリ菌陽性例で，除菌後陰性化しても症状寛解がなければ，臨床的にHpDを否定し，上部消化管に影響を及ぼさないピロリ菌感染とFDの合併と診断する．このようにFGIDにおける上腹部症状とHP除菌療法との関連性は，その経過から病態をきちんと把握したうえで，治療や診断を柔軟に行うことが求められる．

take-home message

心身相関を伴うことが多いFGIDでは，同じ概念のFD，IBSなど各疾患同士，抑うつ不安など精神疾患，さらにほかの機能性疾患（FSS），それぞれの合併が多いことを理解する．治療対策として初診時に消化器症状や抑うつ不安，消化器以外の疾患の有無を評価する問診は重要で，さらに上腹部症状では，ピロリ菌感染も鑑別する．

これに加え，生活環境を丁寧に聴取し，再診枠では，必ず腹部の診察を実施し，症状の寛解や増悪を細かく把握するという医療者側の姿勢が，治療成功に導くポイントとなる．

［奥見裕邦］

文献

1) 日本消化器病学会．機能性消化管疾患診療ガイドライン2021—機能性ディスペプシア（FD），改訂第2版．2021; 57-58, 61-63.
2) Tominaga et al. Rikkunshito simultaneously improves dyspepsia correlated with anxiety in patients with functional dyspepsia(the DREAM study). Neurogastroent Motil. 2018; 30: e13319.
3) Palsson OS et al. Development and validation of the Rome IV diagnostic questionnaire for adults. Gastroenterology. 2016; 150: 1481-1491.
4) Ohara et al. Survey on the prevalence of GERD and FD based on the Montreal definition and the Rome III criteria among patients presenting with epigastric symptoms in Japan. J Gastroenterol. 2011; 46: 603-611.
5) Afari N et al. Psychological trauma and functional somatic syndromes: a systematic review and meta-analysis. Psychosom Med. 2014; 76: 2-11.
6) Aurora et al. A link between gastrointestinal disorders and migraine: insights into the gut-brain connection. Headache. 2021; 61: 576-589.
7) 日本ヘリコバクター学会ガイドライン作成委員会編．H. pylori 感染の診断と治療のガイドライン 2016，改訂版．先端医学社；2016.
8) Zhao B et al. Efficacy of Helicobacter pylori eradication therapy on functional dyspepsia: a meta analysis of randomized controlled studies with 12 month follow up. J Clin Gastroenterol. 2014; 48: 241-247.
9) Suzuki H et al. What is the difference between Helicobacter pylori-associated dyspepsia and functional dyspepsia? J Neurogastroenterol Motil. 2011; 17: 124-130.

5-7-3 催眠療法など心理療法
psychotherapy (hypnotherapy)

序　論

機能性消化管疾患に対する心理療法

本疾患には，認知行動療法（cognitive behavioral therapy: CBT）や力動的精神療法，リラクセーションのエビデンスに加えて，とくに腸指向催眠療法（gut-directed hypnotherapy: GDH）の特異的効果が知られている．こうした知見をふまえて，代表的な機能性消化管疾患であるIBSやFDの診療ガイドライン[1,2]では，標準的治療に反応しない場合に，催眠療法を含む心理療法が推奨されている．

GDHの効果研究に先鞭をつけたのは，いわゆるマンチェスターアプローチである[3]．本法は，漸進的リラクセーションや自我強化，自己催眠の練習，腸機能の正常化と自己コントロールを目指した腸指向の治療暗示からなる．多くの効果研究で，本法またはその発展形が使われることが多い．

最近では，通称North Carolina Protocol（North Carolina Hypnosis Treatment Protocol for IBS: NCP）[4,5]と呼ばれるGDHが目覚ましい成果を上げている．本法は，気そらしや自我強化，脱感作などの要素を含んだ包括的アプローチであり，患者の催眠感受性に左右されにくく，IBSのどのサブタイプにも効果的で，難治例にも適用できるようにデザインされている．

わが国において，IBSに対する催眠療法の実際と課題については福井[6]が，FDに対する心理療法の適用については金子ら[7]がそれぞれ詳しい．

ところで，わが国においては，機能性消化管疾患に対する心理療法の事例研究[8,9]がほとんどなく，エビデンス研究も皆無であるため，患者側にも治療者側にも具体的な治療プロセスのイメージが湧かないことが，低いアクセシビリティの一因であると考えられる．

そこで，代表的な機能性消化管疾患である下痢型IBSの難治例に，GDHとトラウマ焦点化心理療法を組み合わせた包括的アプローチを適用した事例を示し，その具体的な内容と課題について考察したい．

事例呈示（下痢型IBS）

【クライエント】 40代女性．
【主　訴】 下痢，腹痛，強迫的な排便行為，不安
【現病歴】 3年前に夫からの家庭内暴力（DV）が原因で離婚成立も，子の親権を巡って調停を経験．その後，福祉職に就職．約1年前の同僚とのトラブルを契機に，腹痛と下痢症状を呈し，近医受診．胃腸薬を2か月間服用するも改善なし．大学病院で，下痢型IBSと診断．排便の不安から，電車通勤に支障をきたし，片道60分の距離を自転車で通うようになった．途中，数か所の公園やコンビニのトイレで強迫的に用を足す．近医の紹介で心療内科受診．抗不安薬と抗うつ薬を1か月間服用するも無効．自己判断で服薬中断．心理療法適用と判断され，筆者に紹介された．
【面接構造】 私設心理臨床．初回（80分）と2回目，13回目（各50分）を除いて，1回100分を1～2週に1回のペースで来談．

面接経過

初回では，疲労困憊の様子．主訴と現病歴を聴取．早口で話すが，内容的には迂遠かつ冗長であった．過去の職場でのトラブルや夫のDVについて話そうとするが，トラウマ記憶の活性化による症状悪化を懸念したため，その旨を伝えて，話を遮ることもしばしばであった．

2回目では，IBSに関する基礎知識と，予防的に強迫的な用便を重ねることで生じる回避条件付けのリスクについて心理教育を提供．GDHのエビデンスや適用可能性について説明し，実施の同意を得た．

3回目では，GDHを導入し，上述した標準的NCPを実施．内容を自身のスマートフォンに録音してもらい，次回までに自宅で何度も聞くよう課した．

4回目には，全般的な症状の主観的苦痛度が，0～10の尺度で10→8に低下したが，逆に排便の失敗について不安が強まった．そこで，不安の管理のために，拡張版コンテイナーテクニック（extended container technique: ECT）[10]を導入した．本法は，

叢相関（brain-gut-microbiome interaction）へと，より包括的な説明モデルが提唱されている[20]．こうしたモデルに，GDHを位置づけることで，メカニズム研究がさらに進むことが期待される．

さらに，一般の人々の心理療法（特に催眠療法）へのアクセシビリティが限定されている点も課題である．その克服には，治療者側への周知とともに，期間の短縮化や集団療法化が挙げられる．さらに最近では，IBSを対象としたGDHを携帯端末とアプリで提供する介入が試みられている[21]．こちらも今後の発展が期待される領域である．

take-home message

わが国では，催眠に付随する否定的イメージの蔓延により，催眠という言葉だけで，拒絶反応を示すクライアントがいるかもしれない．GDHの導入に際しては，こうした点に留意して，丁寧かつ正確な説明が求められる．

また，催眠を万能視してはならない．上述したように，催眠は他の介入の増幅装置にすぎない．催眠抜きでできないことは，催眠状態でも達成できないのである．介入の効果を最大にするには，治療者側がGDHの各構成要素の内容や機能を十分に理解した上で適用する必要がある．

これらの点に留意しつつ，GDHに積極的に取り組んでもらいたい．

［福井義一］

文　献

1) 日本消化器病学会編：機能性消化管疾患診療ガイドライン2020，改訂第2版—過敏性腸症候群（IBS）—．
2) 日本消化器病学会編：機能性消化管疾患診療ガイドライン2021，改訂第2版—機能性ディスペプシア（FD）—．
3) Whorwell PJ et al. Hypnotherapy in severe irritable bowel syndrome: further experience. Gut. 1987; 28: 423-425.
4) Palsson OS. Standardized hypnosis treatment for irritable bowel syndrome: The North Carolina protocol. Int J Clin Exper Hypnos. 2006; 54: 51-64.
5) Palsson OS et al. Hypnosis and guided imagery treatment for gastrointestinal disorders: Experience with scripted protocols developed at the University of North Carolina. Am J Clin Hypnos. 2015; 58: 5-21.
6) 福井義一．わが国における過敏性腸症候群（IBS）に対する催眠療法の実際と課題．心身医学．2021; 61: 347-353.
7) 金子　宏ほか．機能性ディスペプシア治療の期待される展開—心療内科的アプローチを中心に—．日本消化器病学会雑誌．2016; 113: 947-958.
8) 横山顕子．単回の年齢退行催眠療法が有効であった下痢型過敏性腸症候群男性患者の1例．心身医学．2019; 59: 251-257.
9) 藤田査織ほか．術後の麻痺性イレウスに対する催眠の著効例．臨床催眠学．2015; 16: 43-52.
10) 福井義一．（2016）EMDRにおけるコンテイナー・エクササイズの拡張とその応用—三重の包み込みの各段階における活用とその実際—．日本EMDR学会第11回学術大会抄録集．2016: 16.
11) 梶原都香紗ほか．パニック症に対し安定化技法による介入を行った1例．第2回日本心身医学関連学会合同集会・第60回日本心身医学会総会ならびに学術講演会抄録集．2019; 287.
12) 上田彩葉ほか．拡張版コンテイナー・テクニックのストレス低減効果—大学生を対象とした介入研究—．第64回日本心身医学会総会ならびに学術講演会抄録集．2023; 175.
13) Korn DL et al. Preliminary evidence of efficacy for EMDR resource development and installation in the stabilization phase of treatment of complex posttraumatic stress disorder. J Clin Psychol. 2002; 58: 1465-1487.
14) Shapiro F. Eye Movement Desensitization and Reprocessing: Basic Qrinciples, Protocols, and Procedures, 2nd ed. Guilford Press and Paterson Marsh. 1995, 2001. 市井雅哉監訳．EMDR外傷記憶を処理する心理療法．二瓶社；2004.
15) 福井義一．自我状態療法．松下正明監修．身体的苦痛症群 解離症群 心身症 食行動症または摂食症群．2021: 165-168.
16) Watkins JG et al. Ego state: Theory and therapy. W.W. Norton; 1997. 福井義一ほか監訳．自我状態療法：理論と実践．金剛出版；2019.
17) Melchior C et al. Relationship between abuse history and gastrointestinal and extraintestinal symptom severity in irritable bowel syndrome. Psychosomatic Medicine.2022; 84: 1021-1033.
18) Kearney DJ. Prevalence of gastrointestinal symptoms and irritable bowel syndrome among individuals with symptomatic posttraumatic stress disorder. J Clin Gastroenterol. 2022; 56: 592-596.
19) 高石　昇ほか：現代催眠原論：臨床・理論・検証．金剛出版；2012.
20) Mayer EA et al. The neurobiology of irritable bowel syndrome. Mol Psychiatry. 2023; 28: 1451-1465.
21) Peters SL et al. Smartphone app-delivered gut-directed hypnotherapy improves symptoms of self-reported irritable bowel syndrome: a retrospective evaluation. Neurogastroenterol Motil. 2023; e14533.

5-8 トピックス

5-8-1 心身医学療法と医療報酬

medical remuneration for psychosomatic therapy

わが国の大学総合診療科の外来受診患者の33%が機能性疾患であり，このうちの47%に心理社会的問題があると判断されたとの報告がある[1]．身体医としての適切な対応で，症状に対する不安が軽減すれば，問題は解決することも多いが，心理社会面への介入が必要な患者も一定の割合で存在する．第5章の他項で述べられたように，機能性消化管疾患でも心理面への働きかけが有効な場合があるが，心理面への働きかけは，どのようなものであるにしても通常よりも長い診療時間を費やすことになる．これらに対して，心身医学療法として保険制度から診療報酬を得ることができる．ここでは診療報酬請求に値する心身医学療法とはどういうものを指すのか，どの場合に算定すべきかについて述べる．

厚生労働省の別表第一 医科診療報酬点数表[2]の第8部 精神科専門療法，第一節 精神科専門療法料のなか，区分I004に心身医学療法がある（**表1**）．また，別添通知[3]のI004に算定に関する詳細が述べられている（**表2**）．この通知の内容に沿って解説する．

通知の第1項で，心身医学療法とはなにかについて述べている．「心身医学療法とは，心身症の患者について，一定の治療計画に基づいて，身体的傷病と心理・社会的要因との関連を明らかにするとともに，当該患者に対して心理的影響を与えることにより，症状の改善又は傷病からの回復を図る治療方法をいう」とあり，具体的に「自律訓練法，カウンセリング，行動療法，催眠療法，バイオフィードバック療法，交流分析，ゲシュタルト療法，生体エネルギー療法，森田療法，絶食療法，一般心理療法及び簡便型精神分析療法が含まれる」とある．しかしこのうちのカウンセリング，一般心理療法については，行為自体に明確な様式があるわけではなく，通常の診療行為との境界の判断が難しい．ここで重要なことは，後半の具体例ではなく，前半の「心身医学療法とは…（略）…症状の改善又は傷病からの回復を図る治療方法をいう」とあることである．

通常の診療との違いは，「身体的傷病と心理・社会的要因との関連を明らかにする」ことと，「患者に心理的影響を与えることにより，症状の改善又は傷病からの回復を図る」という二点が満たされる必要があると述べている．言い換えれば，心身相関の見立てと，それへの治療的介入，介入の効果についての見通しがあれば，心身医学療法を実施したと考えてよいということになる．したがって心身医学療法を算定する場合には，どのような治療法を用いるかに限らず，いずれの場合にも診療録に心身相関の見立て，治療介入とその効果について記載することが必要である．

通知の第2項には，「心身医学療法は，当該療法

表1 医科診療報酬点数表[2]

I004 心身医学療法（1回につき）
1 入院中の患者 150点
2 入院中の患者以外の患者
イ 初診時 110点　ロ 再診時 80点

注1 精神科を標榜する保険医療機関以外の保険医療機関においても算定できるものとする．
2 区分番号A000に掲げる初診料を算定する初診の日において心身医学療法を行った場合は，診療に要した時間が30分を超えたときに限り算定する．
3 入院中の患者については，入院の日から起算して4週間以内の期間に行われる場合にあっては週2回，入院の日から起算して4週間を超える期間に行われる場合にあっては週1回に限り算定する．
4 入院中の患者以外の患者については，初診日から起算して4週間以内の期間に行われる場合にあっては週2回，初診日から起算して4週間を超える期間に行われる場合にあっては週1回に限り算定する．
5 20歳未満の患者に対して心身医学療法を行った場合は，所定点数に所定点数の100分の200に相当する点数を加算する．

第5章 診療の実際

表 2　医科診療報酬点数表に関する事項[2)]

I004 心身医学療法

(1) 心身医学療法とは，心身症の患者について，一定の治療計画に基づいて，身体的傷病と心理・社会的要因との関連を明らかにするとともに，当該患者に対して心理的影響を与えることにより，症状の改善又は傷病からの回復を図る治療方法をいう．この心身医学療法には，自律訓練法，カウンセリング，行動療法，催眠療法，バイオフィードバック療法，交流分析，ゲシュタルト療法，生体エネルギー療法，森田療法，絶食療法，一般心理療法及び簡便型精神分析療法が含まれる．
(2) 心身医学療法は，当該療法に習熟した医師によって行われた場合に算定する．
(3) 心身医学療法は，初診時（区分番号「A000」初診料の「注 3」のただし書に規定する初診を含む．以下この項において同じ）には診療時間が 30 分を超えた場合に限り算定できる．この場合において診療時間とは，医師自らが患者に対して行う問診，理学的所見（視診，聴診，打診及び触診）及び当該心身医学療法に要する時間をいい，これら以外の診療に要する時間は含まない．なお，初診時に心身医学療法を算定する場合にあっては，診療報酬明細書の摘要欄に当該診療に要した時間を記載する．
(4) 心身医学療法を算定する場合にあっては，診療報酬明細書の傷病名欄において，心身症による当該身体的傷病の傷病名の次に「(心身症)」と記載する．例「胃潰瘍（心身症)」
(5) 心身医学療法を行った場合は，その要点を診療録に記載する．
(6) 入院の日及び入院の期間の取扱いについては，入院基本料の取扱いの例による．
(7)「5」に規定する加算は，必要に応じて児童相談所等と連携し，保護者等へ適切な指導を行った上で，20 歳未満の患者に対して，心身医学療法を行った場合に，所定点数を加算する．
(8) 区分番号「I001」入院精神療法，区分番号「I002」通院・在宅精神療法又は区分番号「I003」標準型精神分析療法を算定している患者については，心身医学療法は算定できない．

に習熟した医師によって行われた場合に算定する」とある．現在のところ，精神科専門療法に分類されているものの，何科の医師でも算定することはできる．機能性消化管疾患の治療を行う医師は，消化器内科医，総合内科医，総合診療医，心療内科医がほとんどと思われるが，そのうちの「心身医学療法に習熟した医師」とは，第一行の解説で述べたように，「心身相関の見立てができ，それへの効果的治療介入ができる医師」ということになる．すべての医師は，患者の心理面の問題に関しての教育を受けるようになってきているが，多因子が関わる心身の相関は，単純なものではなく，心身相関の見立ては簡単ではない．心理面，社会面への深い理解と洞察が必要である．また治療介入も，適切で効果的かどうかは，十分に研修を行わないと自己判断は難しく，危険でもある．必ずしも心療内科専門医である必要はないが，心身医学療法の実施には，指導医からのスーパーバイズを含む教育研修を受けていることが必要である．

第 3 項は，初診時の診察時間についての規定である．初診時の心身医学療法算定要件としては，問診，診察，心身医学療法に要する時間が 30 分を超えた場合に算定できる．一般内科外来や消化器内科外来で，初診所用時間が 30 分を超えることはあまりない．しかし心身相関の見立てや治療介入も含めた場合，問診と身体診察の時間だけで 30 分を超えることは必至である．初診はもともと医師，患者間の信頼関係構築にとってもっとも大切な時間であり，安定した信頼関係こそが効果的な心理介入の土台であることを考えると，30 分以上という規定は当然といえる．ただ 30 分以上，専門能力を駆使した場合の診療報酬が妥当かどうかは，別の問題である．

第 4 項は，傷病名の記載についてである．心身医学療法算定の当該身体的傷病の傷病名の次に「(心身症)」と記載することになっている．機能性消化管疾患についても同じで，機能性の診断名の次に(心身症）とすることになる．「機能性ディスペプシア（心身症)」のように記載する．病状からは，精神科病名である身体症状症に近いと考えられても，身体症状症（心身症）や身体表現性障害（心身症）という記載はありえない．病名併記は問題ないが，必ず身体病名に（心身症）を付記することに注意が必要である．

第 5 項は，診療録への記載についてであり，第一項ですでに述べた．

第 6 項は入院の日及び入院期間の取扱いであり，解説は必要ないと思われる．

第 7 項は 20 歳未満の患者に対して，心身医学療法を行った場合に，200％を加算できるというもの．若年者への心身医学療法の重要性の大きさからだが，患者本人への介入のみでなく，児童相談所などとの連携や，保護者への適切な指導を重視している．保護者を含めた若年者をとりまくシステムへの介入は，時間的にも労力的にも負担が大きくなることへの加算である．

第8項は，入院精神療法，通院・在宅精神療法，標準型精神分析療法を算定している患者については，それぞれを上位の精神療法として心身医学療法は算定できないことを述べている．精神科病名と身体病（心身症）の併存は，論理的には両立するが，実際の介入が別個に行われることはないとの考えからか，より高い診療報酬のみが認められている．ただし入院精神療法，通院・在宅精神療法を算定できるのは，精神科を標榜している施設においてのみである．

まとめ

ここまで，心身医学療法の算定要件について述べた．要件を満たす医師は，心身症の診療に習熟している必要があることが理解できたであろう．

このような厳しい要件で認められた実際の診療報酬について最後に触れておく．**表1**に示すように，入院中の患者については，はじめの4週は週2回，以降週1回の心身医学療法の診療報酬150点が認められる．外来については，先に述べた要件を満たした場合，初診110点，再診80点の診療報酬となる．20歳未満の患者では，報酬額は3倍となる．20歳以上の患者の診療報酬が，要件の厳しさに比して低すぎるのではないかというのが，関連する日本心身医学会および日本心療内科学会が主張するところとなっている．

心身相関の知識をもち，心身への治療介入ができるエキスパートが，長い診察時間をかけて，患者を治療することは，医師としての責務であるが，報酬面では意欲を削がれる状況にあるといえる．近い将来に20歳以上の患者に対しても，20歳未満の患者と同様の診療報酬が認められることを期待する．

take-home message

第8項の解説で精神科病名と身体病（心身症）の併存は論理的には両立すると書いたが，機能性の消化管疾患にうつ病や不安症が併存する頻度は実際にはむしろ高い．うつ病や不安症が自ら診療可能な病態であれば，心療内科医は精神と身体を分けず全体として診療することになる．繰り返しになるが，施設が精神科標榜をしていない限り，身体病の診療に加えてうつ病や不安症の治療を行っても，認められる診療報酬は心身医学療法となることには気をつけたい．

［福永幹彦］

文　献

1) Nishiyama J et al. Characteristics of outpatients with functional somatic syndromes at a university hospital's general medicine clinic. J Gen Fam Med. 2022; 23: 268–274.
2) 厚生労働省．医科診療報酬点数表．https://www.mhlw.go.jp/content/12404000/000907834.pdf
3) 厚生労働省．医科診療報酬点数表に関する事項．https://www.mhlw.go.jp/file/06-Seisakujouhou-12400000-Hokenkyoku/0000205632.pdf

5-8-2 患者の満足度を重視した診療

patient satisfaction focused medical care

機能性消化管疾患（functional gastrointestinal disorders: FGID）は，2016年のRome IV基準により腸と脳の相互作用（disorder of gut–brain interaction: DGBI）として再定義された．その理由にスティグマの概念を重視している．スティグマとは「人に対する否定的な固定観念に基づく社会的切り下げ/差別」または「信用を深く失墜させる属性」と定義される．DGBI治療では，このネガティブな相互関係が大きな阻害因子となる[1]．DGBIは重度の症状があるが器質的疾患がなくそれを伝えるときに切り下げ（スティグマ）が患者・医師相互に生じる．Rome委員会は患者の理解を深めネガティブな印象を与えないように「障害」の言葉を用いず「相互の作用」とした．2018年のRome IVワーキングチームレポートで，良好な患者–医師関係を構築後の薬物療法の重要性を強調し[2]，DGBI治療は患者の満足度がもっとも重要としている．本稿ではDGBI

の治療目標と薬物治療以外の治療法とその重視されるゆえんについて述べる．

a. 治療目標

機能性消化管疾患診療ガイドライン 2021 改訂第2版，機能性ディスペプシア（functional dyspepsia: FD）では器質的な病変や血液生化学的異常がなく，「患者が満足しうる症状改善」を FD の治療目標としている．機能性消化管疾患ガイドライン 2020 改訂第2版，過敏性腸症候群（irritable bowel syndrome: IBS）では明確な治療目標の明記はないが，Rome IV では患者－医師関係の重要さを説いている[3]．

b. 説明と保障・良好な患者－医師関係

まず必要なのは説明と保証である．FD ガイドラインではフローチャートの薬物一次治療の前に「説明と保証」が記載され，IBS ガイドラインではフローチャートの説明部分に「病態生理を患者が理解できる言葉で十分に説明し納得を得る」と記載がある．消化管の機能的変調である DGBI の病態を説明し，生命予後に影響しないとの保証をすることで症状を改善させる効果がある．検査で異常所見がなく症状改善がなくても，信頼関係と十分な説明と保証がプラセボ効果に相加相乗的に作用する．メタアナリシスでのプラセボ効果は平均 56% と高い結果である．まず，患者の訴えと傾向を理解する．患者は性急に医師が適切な診断手法に基づき診断を下し，すぐさま症状が解決されることを期待し，痛みから逃れたい気持ちが強い．とくに治癒の可能性がわからない慢性・再発性の症状への対応も重要である[4]．Rome 委員会設立者の Douglas Drossman 提唱の治療関係を構築するためのガイドライン（**表 1**）に基づき患者ケアを実践する．このガイドラインの活用でドクターショッピングは減少し，DGBI 患者は DGBI のない人に比し 1.5 倍から 3 倍多いとされる不必要な手術の減少に寄与する[4]．

表 1　患者の治療関係を構築するガイドライン[5]

1	患者が疾患（DGBI）とその概念を理解しているかどうかを決定するために積極的に耳を傾ける
2	障害（DGBI）について最後まで正しく説明する
3	患者が，①何に困っているのか，②何を期待しているのか，特定して対応する
4	現実的で一貫した目標を設定する
5	治療の選択に患者に関与してもらう
6	ケアへの長期的な展望を確立する

c. 多元的アプローチ

DGBI 治療は多元的に行う必要がある（**表 2**）．患者－医師の関係性や症状の重症度，心理社会的合併症の存在やその組合せなどの患者への多岐にわたる影響を多元的にアプローチする必要がある．これら総合的な対処により満足度の向上が得られる．

d. 精神疾患の併存

FGID 患者を Rome III の心理社会的警告症状質問票 1 ～ 3 を用い調査したところ，63.8% になんらかの心理社会的問題があり，最多はコーピング障害であった（51.1%）．次いで抑うつが 23.4% で不安も 17.0% あった．強い身体痛を訴える例が 20.2%，消化器症状のために日常生活に支障があるが 14.9% あった．DGBI 患者ではうつや不安などの精神科・心療内科疾患が高率に合併し，消化器症状がそれら疾患の症状の一部と考えられる症例もある．

e. 心理的行動的治療

心理的行動的治療は，前頭葉の「実行」領域に作用し，深い脳領域に作用する薬剤の効果を助ける[8]．認知行動療法（cognitive behavioral therapy: CBT）は，破壊的な思考を減らし，コントロール感を高め，脅威に対応する力の再構成に役立つ．これらの脳の変化は，痛みを有意に抑え心理的幸福と腸機能を改善する．CBT は FGID 症状に対するランダム化比較試験で薬物治療の補助として効果があるとのエビデンスがある[9]．CBT，催眠療法[10]，マインドフルネス瞑想[11] は多く研究されている．もっとも有意な中等度の改善は，腹痛強度，IBS 症状の重症度，生活の質，不安，抑うつ，日常機能の改善で，CBT は有意な短期的症状改善があった[9]．催眠療法は長期的な有効性があった[12]．CBT とリラクゼーションおよび食事療法を組み合わせた包括的な自己管理

表2 多元的アプローチ MDCP（multi dimentional clinical profile）で IBS 患者を分類するためのアルゴリズム[6)]

MDCP カテゴリー	どのように取得するか？	例
A：Rome 基準診断	Rome IV 基準に基づき診断する	Rome IV 基準参照[7)] 過去3か月間に平均して週に少なくとも1日の再発性腹痛，以下のうち≧2つに関連している： 排便に関連する，便の頻度の変化に関連する，便の形態（外観）の変化に関連する *診断の少なくとも3か月前に症状が発症した過去6か月間に満たされた基準
B：臨床修飾因子	患者に臨床症状や身体的徴候や検査結果や生理学的検査を確認する	Rome 基準を参照[7)] IBS-C: BM の > 25% が BSFS 1 ～ 2，< 25% が BSFS 6 ～ 7 BM は主に便秘と報告．IBS-D：BM の > 25% が BSFS 6 ～ 7，< 25% が BSFS 1 ～ 2 BM は主に下痢．IBS-M：BSFS 1 ～ 2 の BM の > 25%，BSFS 6 ～ 7 の BM の > 25%．または患者は，異常な BM は通常便秘と下痢の両方． IBS-U：IBS 基準に合致するが，排便習慣が上記の3つに分類できない
C：日常生活への影響	患者さんに聞く「全体として，あなたの症状は現在，生活（仕事，学校，社会活動，セルフケア，集中力，パフォーマンス）にどの程度支障をきたしていますか？」	なし，軽度，中度，重度
D：心理社会的修飾因子	精神保健の専門家でなくても，患者からの報告によって精神医学的診断を下したり，社会的影響を判断したりすることができる．また，DSM-5の基準や，HAD（病院不安・抑うつ尺度）スコアなどの検証された調査結果を利用することもできる	不安障害，大うつ病性障害，心的外傷後ストレス障害，身体症状障害
E：生理的特徴，バイオマーカー	カテゴリー別 Rome 診断とそのサブクラスの基礎となる生理学と関連する検査，および画像検査を検討する	乳糖不耐症を示す IBS-D 患者における乳糖負荷試験

DSM：精神障害の診断と統計マニュアル，IBS：過敏性腸症候群，IBS-C：便秘型過敏性腸症候群，IBS-D：下痢型過敏性腸症候群，IBS-M：混合型過敏性腸症候群，IBS-U：分類不能過敏性腸症候群，FGID：機能性消化管疾患，IBS：過敏性腸症候群，MDCP：多次元臨床像，BM：bowel movement，BSFS：Bristol stool form scale

介入も IBS 患者の短期と長期（12か月）で有用だった[10)]．IBS やほかの DGBI の消化器症状の治療を行う看護師・臨床心理士などのメディカルスタッフは欧米で増えている．日本でも疼痛医学に代表される専門家が関与する疼痛の学際的治療戦略は，慢性疼痛の長期管理に役立つ可能性がある[13, 14)]．

f. 仮想治療

仮想治療とはウェブ環境が整い実際に対面でなく離れたところでも医療者・患者がウェブカメラを通じた面談を行ったり，連絡ツールアプリを通した治療支援を行うことをさしている．こういった環境が整うことでより細やかな治療を行える可能性がある．

インターネットやモバイル電子プラットフォーム等のツールを利用した仮想治療は DGBI 患者にとって効果的な選択肢となる可能性があると報告があり，看護師主導の仮想治療での IBS 症状改善の催眠療法も有用である．

g. 健康関連の生活の質とオーバーラップ

臨床研究環境では，SF-36 や sickness impact profile などの測定ツールや，IBS-QOL，Nepean Dyspepsia Index などの疾患固有のアンケートを使用し，健康関連の生活の質（QOL）が測定されている．転帰に重要な影響を与える危険因子と疾患変数を理解し，医師が疾患の影響を評価し，臨床的予測因子の測定を行うために使われる．心理社会的ストレスは，FD 症状や炎症の悪化に関連している．Rome IV では，Rome Foundation Global Epidemiology Study（RFGES）が DGBI の有病率とオーバーラップ，QOL などを検討した．6大陸，26か国の5万4127人，22種類の DGBI が分析され，DGBI が1つ以上ある人はない人よりも QOL が低く，さらに重複する領域の数が増えるにつれてQOLは段階的に低下し，複数のDGBIの存在がQOLを有意に低下させていた．64%の患者にFD/IBSの重複があるが，うち23%しか重複に関するカルテ記録がなく，医療者の重複についての認識が低かった[16]．FDとIBSは，DGBIのなかでも，罹患率とともに併存頻度も高い．

h. 生活習慣の改善および心理療法

学術的エビデンスは少ないが，生活習慣の改善の指導も重要である．FGIDの調査で，生活の規則性の乱れやストレス，抑うつ傾向などがディスペプシア症状発現と関連があることが報告されている．食事指導では，暴飲暴食や早食い，不規則な食事，過剰な香辛料，高脂肪食を避けるなど一般的な指導を行う．運動習慣や規則的な生活，だんらんの場としての食事，ストレス回避や発散，家族や友人と楽しく過ごすなどが大切である．

i. 患者の認識と受け入れ，スティグマ

DGBI症状に対して，腸と脳の相互作用の障害の治療であるにもかかわらず神経調節薬などを処方すると，患者が精神疾患として治療されていると考えてしまうことがある．臨床医はこれらの治療の価値や，社会に存在するスティグマの悪影響を患者がよく理解できるように説明する必要がある．単に治療を推奨するのみで，理解に基づいた患者との関わりがないと，服薬拒否や，薬と関係ない服用に関連する不安から執拗に副作用を報告することがある．

j. 症状の理解を教育する

患者にとっては症状についての詳細な理解が重要で，医師は患者の知識レベルの評価や，理解を深める情報提供を反復的に行う必要がある．患者は通常，自分の症状の原因を理解したいし，自分の症状が本物であると確かめたいものである．たとえばFDについて患者が「私の主治医は私がFDだといっていますが何か見逃していないか不安です」と伝えてきたときには「検査から器質的な異常は何も見つかっておらず，Rome基準から機能性疾患に合致しています」と伝える．「新しい問題にはお互いに注意しましょう」と付け加える．患者が「私の下痢は感染症ではないでしょうか？」とたずねた場合，「感染の証拠はありません．感染後IBSという疾患があります．幻肢という現象に似ていて，何かが原因で手や足を失ってもそこに手や足がある感覚が残ることがあります．損傷した神経の感受性を下げるのにお薬の助けを借りるとよく改善しますから，あなたの感染後IBSにも，感受性をコントロールするようなお薬を使いましょう」と伝えると理解が深まる．病態の理解にはITを用いたe-ラーニングやwebを用いた患者家族会なども寄与するため，適切に活用したい．

k. 脳腸相関の生理学的根拠を提供する

慢性的な腹痛は腸と脳のバランス軸が崩れているために発生することも多い．消化管（内臓過敏症）または脊髄（中枢性過敏症）からの神経信号が増加し，脳がその神経信号を制御する方法（脱抑制）との関連が問題となる．すなわち，消化管での神経スパークの増加と痛みの信号を遮断する脳の能力の低下の組合せで慢性的な腹痛が起こる．慢性的に痛む腸の症状は，不安やうつを引き起こし，痛みの閾値を下げ，症状を悪化させる．患者－医師関係のなかで「私たちはあなたの身体的症状とそれに関連する精神的苦痛の両方を理解し，治療する必要がある」との認識が疼痛軽減に寄与する．

おわりに

機能性消化管疾患の治療は，まず患者の訴えに耳を傾けることから始まり，多元的なアプローチで良好な患者－医師関係の構築が重要である．DGBIの概念に取り上げられたスティグマの悪影響を患者，医療者ともに理解し，解消に努める．これら総合的な関与は患者の生活と密着したものである必要があり，地道な作業である．近年の遠隔診療やITを活用した治療，メディカルスタッフによるチーム医療の実現で，効率的で有用な治療効果が得られ，患者の満足度の向上につながると考えられる．

take-home message

DGBIの患者を診療するとき，症状があるのに器質的疾患は存在しないことを患者が十分理解できるまで説明しよう．そのときにスティグマを与えない対応，すなわち「あなたの症状を私は心から深く理解しています」というメッセージが患者に伝わると症状の軽減に寄与する．看護師，臨床心理士などのメディカルスタッフの力を借りることも重要である．

[山本さゆり・春日井邦夫]

文　献

1) Feingold et al. Deconstructing stigma as a barrier to treating DGBI: Lessons for clinicians. Neurogastroenterol Motil. 2021; 33: e14080.
2) Drossman DA et al. Gastroenterology. 2018; 154(4): 1140-1171.e1.
3) Van Oudenhove L et al. Gastroenterology. 2016.
4) Drossman DA Ann Intern Med. 1995; 123: 688-97.
5) Drossman DA et al. Gastroenterology. 2021; 161: 1670-1688.
6) Lin LD et al. Am J Gastroenterol. 2018; 113: 453-456; doi: 10.1038/ajg.2017.477; published online 19 December 2017.
7) Mearin F et al. Gastroenterol. 2016; 150: 1393-407.
8) Mayberg HS et al. Am J Psychiatry. 1999; 156: 675-682.
9) Ford AC et al. Am J Gastroenterol. 2014; 109: 1350-1365; quiz 1366.
10) Lee HH et al. J Neurogastroenterol Motil. 2014; 20: 152-162.
11) Aucoin M et al. Evid Based Complement Alternat Med. 2014. 2014: 140724.
12) Lindfors P et al. Scand J Gastroenterol. 2012; 47: 414-420.
13) Zia JK et al. Clin Gastroenterol Hepatol. 2016; 14: 212-219. e1-2.
14) Guzman J et al. Cochrane Database of Systematic Reviews. 2002(1).
15) Ushida T. J Orthop Sci. 2015; 20: 958-66.12.
16) Sperber AD et al. Clin Gastroenterol Hepatol. 2022; 20: e945-e956.

第 6 章

エキスパートへの道：専門医を目指して

問　題

1 食　道

Q1-1　食道の運動機能検査　［栗林志行］

（1）食道内圧測定検査に関する記述について誤っているものはどれか．１つ選べ．

a．食道内圧測定検査を行わないと食道運動障害は検出できない．

b．食道内圧の測定方法には infused catheter 法と intraluminal transducer 法がある．

c．intraluminal transducer 法を用いた高解像度食道内圧測定検査（high-resolution manometry: HRM）ではスリーブセンサーは使用できないが，e-sleeve 機能を使用することにより，食道胃接合部の持続測定を行うことができる．

d．シカゴ分類における integrated relaxation pressure（IRP）は嚥下による食道胃接合部弛緩の評価パラメータである．

e．シカゴ分類では，一次蠕動波高の評価として distal contractile integral（DCI）が用いられている．

（2）高解像度インピーダンス食道内圧測定検査（high-resolution impedance manometry: HRIM）に関する記述について誤っているものはどれか．１つ選べ．

a．食道胃接合部の通過障害の評価に有用である．

b．rumination syndrome や excessive supra-gastric belching の評価に有用である．

c．食道の伸展性を評価する試みが報告されている．

d．検査では，蒸留水の水嚥下を行う．

e．咽頭領域の嚥下評価にも有用である．

（3）食道造影検査に関する記述について正しいものはどれか．２つ選べ．

a．食道造影検査では定量的な評価ができない．

b．食道アカラシアの拡張型の評価には食道造影検査より HRM が有用である．

c．食道造影検査では食道アカラシア以外の食道運動障害は検出できない．

d．食道造影検査では液体のバリウムに加えて，固形物（固形食）を用いると診断感度が高くなる．

e．timed barium esophagram は食道アカラシアの治療効果判定に有用である．

本文のここを見てみよう！「1-2 食道の運動機能検査」

Q1-2　機能性食道障害　［千葉俊美］

機能性食道障害について誤っているものはどれか．１つ選べ．

a．機能性胸やけの診断は高解像度食道内圧測定検査で特徴的な所見を認める．

b．機能性胸やけと逆流過敏症 (reflux hypersensitivity) は，食道 pH 検査もしくは食道インピーダンス・pH 検査により鑑別する．

c．非心臓性胸痛（NCCP）の原因として GERD，食道運動障害，不安障害が多い．

d．PPI 抵抗性の食道球患者では食道運動異常が確認されることが多い．

e．機能性嚥下障害の診断では GERD と好酸球性食道炎の除外が重要である．

本文のここを見てみよう！「1-4-1 胸やけ」

Q1-3　非びらん性逆流症　［星川吉正・岩切勝彦］

（1）非びらん性逆流症（NERD）の診断・特徴として正しいものはどれか，2つ選べ．

a．内視鏡検査で食道粘膜傷害をみとめない．

b．大部分の患者はプロトンポンプ阻害薬（PPI）が有効である．

c．診断に24時間逆流モニタリング検査が必須である．

d．逆流症状は軽度である．

e．報告や論文によって定義が異なるため注意が必要である．

（2）非びらん性逆流症に対する診療について正しいものはどれか，2つ選べ．

a．ボノプラザンが第一選択薬である．

b．薬物療法よりも，認知行動療法を検討すべき場合がある．

c．胃酸分泌抑制薬を使用して効果がなかったので心因性と判断し，心療内科・精神科受診を強く勧める．

d．機能性ディスペプシアや過敏性腸症候群などほかの機能性消化管疾患の合併も考慮して診療を行う．

e．治療効果判定として，症状よりも内視鏡や逆流モニタリング検査の結果を優先する．

本文のここを見てみよう！「1-3-4 非びらん性逆流症（逆流過敏性食道を含む）」

Q1-4　アカラシア　［秋山純一］

アカラシアについて正しいものはどれか．1つ選べ．

a．下部食道括約筋の弛緩不全をみとめるが，食道体部の蠕動運動は正常である．

b．若年者に好発し，高齢で発症することはない．

c．高解像度食道内圧検査により，3つのタイプに分類されている．

d．高解像度食道内圧検査により，すべての症例で診断が確定される．

e．Type III アカラシアでは，POEMの適応はない．

本文のここを見てみよう！「1-3-5 アカラシア」

2 胃・十二指腸

Q2-1　胃・十二指腸の運動機能検査　［富田寿彦］

胃の適応性弛緩反応，排出能の両方を評価できる検査について正しいものはどれか．2つ選べ．

a．胃電図

b．飲水負荷試験

c．体外式超音波法

d．バロスタット検査

e．胃シンチグラフィ検査

本文のここを見てみよう！ 「2-2-2 胃排出時間測定 A. シンチグラフィ検査」

Q2-2 機能性ディスペプシア [永原章仁]

食後の胃もたれ，胃痛を訴える例で，機能性ディスペプシアと診断できないものはどれか．２つ選べ．

a．胃全摘後
b．うつ病の既往
c．びらん性胃炎
d．NSAID 内服例
e．下痢と便秘を繰り返す

本文のここを見てみよう！ 「2-3-1 機能性ディスペプシア」

Q2-3 機能性胃・十二指腸障害 [藤原靖弘]

excessive supragastric belching について正しいものはどれか．２つ選べ．

a．胃底部に貯留したガスを頻回に吐出する．
b．会話中にげっぷを認めることが特徴である．
c．認知行動療法が有効である．
d．一過性下部食道括約筋弛緩を伴う．
e．食道インピーダンス検査が診断に有用である．

本文のここを見てみよう！ 「2-3-2 げっぷ障害」

Q2-4 胃麻痺 [三輪洋人]

胃不全麻痺について正しいものはどれか．２つ選べ．

a．胃不全麻痺の症状には「早期満腹感」は含まれない．
b．胃不全麻痺と異なり，機能性ディスペプシアでは「悪心」「嘔吐」を呈する患者は少ない．
c．胃不全麻痺の二大原因は「糖尿病」と「パーキンソン病」である．
d．「胃不全麻痺」の病名は日本以外のアジアの各国で頻用されている．
e．胃不全麻痺の診断には胃排出遅延を証明することが必須である．

本文のここを見てみよう！ 「2-3-5 胃不全麻痺」

3 小腸・大腸

Q3-1 小腸・大腸の運動機能検査 ［大久保秀則］

シネ MRI について誤った記述はどれか．２つ選べ．

a．腸液は低信号に描出される．

b．軸状断で腸管蠕動を評価する．

c．慢性偽性腸閉塞症（CIPO）では健常者とくらべて収縮率が大きく低下する．

d．消化管分野以外にも，心血管分野での臨床応用が盛んである．

e．消化管内圧検査（マノメトリー）と比べ患者侵襲が少ない．

本文のここを見てみよう！「3-2-3 シネ MRI 検査」

Q3-2 過敏性腸症候群 ［福土 審］

(1) 25 歳女性．腹痛と急に生じる便意のため受診した．腹痛は鈍痛で 60 分ほど持続し，そのような日が月に 6 日程度生じる．腹痛は排便すると改善することが多く，腹痛が強い日は排便頻度が 1 日 1 回から 1 日 4 回に増加し，便形状も泥状便に変化する．腹部不快感，腹部膨満感，腹鳴，排便時の残便感も伴っている．普段の便形状は直径 35 mm 程度でソーセージ状の固形便が 90％であるのに対し，腹痛を感じる日は泥状便の割合が 45％になるが，排便初期は兎糞状便でその割合が 30％を占める．尿検査，血液生化学検査，大腸内視鏡検査では異常がなかった．正しい診断はどれか．1 つ選べ．

a．中枢性腹痛症候群

b．過敏性腸症候群下痢型

c．過敏性腸症候群便秘型

d．過敏性腸症候群混合型

e．過敏性腸症候群分類不能型

(2) 前記問題の患者に対して投与するのに適切な薬物はどれか．1 つ選べ．

a．モサプリド

b．エロビキシバット

c．トラマドール

d．ペンタゾシン

e．トリメブチン

本文のここを見てみよう！「3-3-1 過敏性腸症候群」

Q3-3 機能性腸障害 ［金澤 素］

機能性腸障害患者の便秘症状に対する治療薬について正しい説明はどれか．2 つ選べ．

a．つねに硬便を認める患者に対しては，プロバイオティクスの投与量を控えるべきである．

b．腎機能障害患者に対しては，酸化マグネシウムの投与量を控えるべきである．

c．妊娠している女性患者に対しては，ルビプロストンを第一選択薬として用いるべきである．
d．便秘型過敏性腸症候群患者に対しては，リナクロチドの投与によって腹痛の軽減が期待できる．
e．大建中湯には大黄成分が含まれており，長期連用を控えるべきである．
f．エロビキシバットは粘膜上皮機能変容薬に分類される．

本文のここを見てみよう！「3-3-2 機能性便秘症」

Q3-4　偽性腸閉塞症・巨大結腸症 ［冬木晶子］

慢性巨大結腸症について誤っているものはどれか．１つ選べ．
a．半年以上持続する原因不明の腹部膨満をきたす場合，本疾患が鑑別にあげられる．
b．本疾患の診断にはCTあるいは単純X線検査が有用である．
c．外科治療を行う場合は，結腸全摘術が推奨されている．
d．ポリエチレングリコール内服が有効である．
e．便秘改善のため食物繊維の積極的な摂取を指導する．

本文のここを見てみよう！「3-3-6 巨大結腸症」

4 直腸・肛門

Q4-1　直腸肛門の機能検査 ［高野正太］

(1) 疾患と検査法の組合せで誤っているものはどれか．１つ選べ．
a．便失禁－肛門内圧検査
b．便失禁－肛門エコー
c．奇異性収縮－Defecography
d．神経障害－陰部神経伝導時間
e．直腸瘤－呼気中水素濃度測定法

(2) 疾患と重症度評価法の組合せで誤っているものはどれか．１つ選べ．
a．Cleveland Clinic Florida Constipation Scoring System－便秘症
b．Cleveland Clinic Florida Fecal Incontinence Score－便失禁
c．Fecal Incontinence Severity Index（FISI）－便失禁
d．Low Anterior Resection Syndrome Score－直腸術後機能障害
e．Obstructed Defecation Syndrome Score－大腸通過遅延型便秘症

(3) 便失禁に関する検査で誤っているものはどれか．１つ選べ．
a．肛門鏡検査
b．肛門内圧検査
c．経肛門超音波検査
d．肛門電気感覚検査
e．直腸バルーン感覚検査

(4) 70 歳女性．便排出困難を主訴に来院．排便造影（defecography）の怒責時の画像を下に示す（図 1）．所見として正しいものを 2 つ選べ．

a．小腸瘤
b．直腸瘤
c．直腸重積
d．奇異性収縮
e．外括約筋の損傷

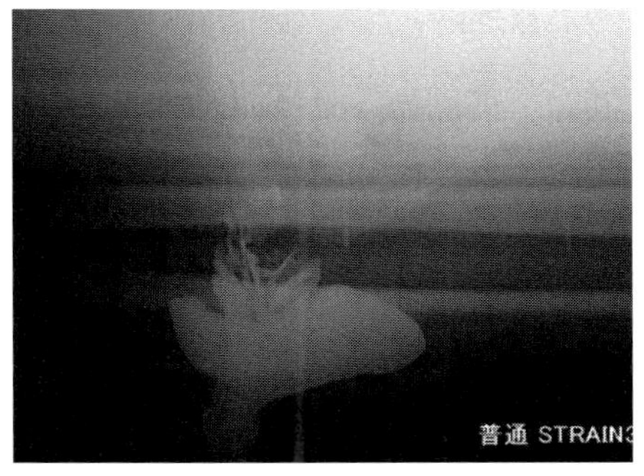

図 1

(5) 図に示す排便造影について正しいものを 2 つ選べ．

a．A は直腸肛門角を表す．
b．B は肛門管長を表す．
c．C は恥骨結節と尾骨末端を結んだ線である．
d．正常の場合，A の値は安静時にくらべ，怒責時に小さくなる．
e．正常の場合，B の値は安静時にくらべ，怒責時に小さくなる．

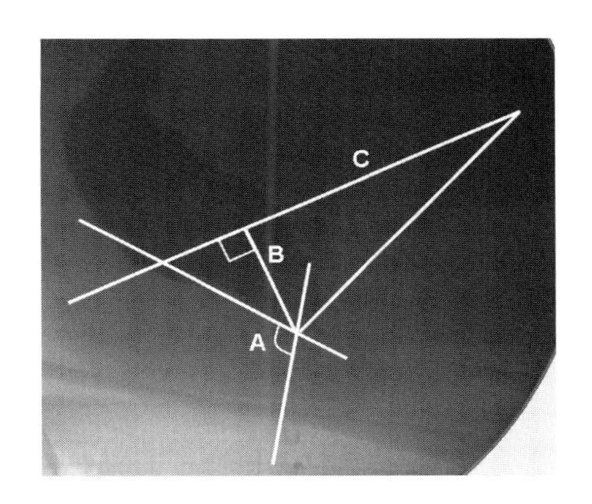

本文のここを見てみよう！「4-3 直腸・肛門の機能検査」

Q4-2 便失禁 ［味村俊樹］

便失禁の病態に関連する記述において正しいものはどれか．1 つ選べ．

a．本邦における便失禁診療ガイドライン 2017 年版では，便失禁は，「不随意的な便のもれ」と定義されている．
b．内肛門括約筋機能低下に特徴的な便失禁の症状は，切迫性便失禁である．
c．直腸糞便塞栓に特徴的な便失禁の症状は，漏出性便失禁である．
d．肛門指診で安静時の肛門管緊張度と収縮時の肛門収縮力を主観的に評価するスコアは，Cleveland Clinic Florida Fecal Incontinence Score である．
e．経肛門的洗腸療法は，2023 年 1 月の時点で，直腸切除術後の排便障害である低位前方切除後症候群に対して保険適用を有する．

本文のここを見てみよう！「4-4-1 便失禁」

Q4-3　機能性直腸肛門痛　［前田耕太郎］

(1) 肛門挙筋症候群の診断基準に当てはまらないものはどれか．１つ選べ．

a．慢性もしくは反復性の直腸の痛み．

b．30 分以上持続する痛み．

c．恥骨直腸筋の牽引による圧痛がない．

d．直腸痛を引き起こす器質的疾患が除外できる．

e．6 か月前より症状があり，最近 3 か月は診断基準を満たす．

(2) 直腸瘤について当てはまらないのはどれか．

a．直腸前壁が膣後壁方向に脱出する．

b．直腸膣中隔の脆弱化によって引き起こされる．

c．排便困難，残便感などの症状がある．

d．直腸診では指を直腸前壁にフックして診断できる．

e．まず手術的治療を行う．

本文のここを見てみよう！　「**4-4-2 機能性直腸肛門痛**」

Q4-4　機能性排便障害　［高橋知子］

排便協調障害診断に適切でない検査はどれか．１つ選べ．

a．肛門管超音波検査

b．肛門内圧検査

c．排便造影検査

d．肛門体表筋電図検査

e．バルーン排出検査

本文のここを見てみよう！　「**4-4-3 機能性排便障害 A. 排便協調障害**」

Q4-5　器質的疾患に伴う直腸肛門機能障害　［勝野秀稔］

直腸脱について正しいものはどれか．２つ選べ．

a．浅いダグラス窩・直腸膀胱窩が解剖学的特徴である．

b．直腸重積の診断に排便造影検査は有用である．

c．経腹手術の再発率は経会陰手術より高率である．

d．Delorme 法は経腹手術の代表的な術式である．

e．Wells 法は直腸後方固定術である．

本文のここを見てみよう！　「**4-4-4 器質的疾患に伴う直腸肛門機能障害 B. 直腸脱**」

5 診療の実際

Q5-1「病は気から」を科学する ［奥村利勝］

「病は気から」を裏付ける副交感神経系による免疫調節（vagal cholinergic anti-inflammatory pathway）に関与する受容体はどれか．１つ選べ．

a．β_2 アドレナリン受容体
b．H_2 ヒスタミン受容体
c．α7Ach 受容体
d．5-HT_3 受容体
e．カンナビノイド CB_2 受容体

本文のここを見てみよう！ 「5-1「病は気から」を科学する」

Q5-2 心身医学的治療で課題を探る ［金子 宏］

誤っているものを１つ選べ．

a．機能性消化管疾患の生命的予後は一般的に良好である．
b．機能性消化管疾患では診療時間が長いほど，治療成績がよいとは限らない．
c．機能性消化管疾患では多職種で協同が必要な場合がある．
d．機能性消化管疾患の治療目標は症状の完全消失のみである．
e．患者の解釈モデルを知ることは治療に役立つ．

本文のここを見てみよう！ 「5-2 心身医学的治療で課題を探る」

Q5-3 腹部診察から消化管機能を推定する ［水上 健］

10歳代男性 腹痛を伴なわない腹部膨満感で来院．幼少時より排便回数が少なく，便秘といわれるが治療を受けておらず，便意を自覚することはない．得られる可能性がある身体所見を選べ（複数選択可）．

a．視診で下腹部中心の膨隆を認める
b．聴診で腸管雑音の亢進
c．聴診で腸管雑音の減弱
d．打診で腹部全体に鼓音
e．触診で下腹部に固い塊を触れる

本文のここを見てみよう！ 「5-3-1 視診・聴診・打診・触診」

Q5-4　家庭医診療の実際

［上原　聡］

(1) 機能性消化管疾患の診療における家庭医の役割について正しいものはどれか．１つ選べ．

a．機能性消化管疾患の患者はドクターショッピングに陥るケースが多いので，できるだけ速やかに精神神経科へ紹介するのが望ましい．

b．診断には精密検査が必要なので，消化器内科専門医へ精査を依頼することが必須である．

c．診断および治療において，家庭医が果たす役割は大きいので，その重責を担うためには機能性消化管疾患の診断や治療を十分に学ぶ必要がある．

d．機能性消化管疾患の治療には漢方薬が活用されているが，いまだエビデンスは乏しく，治療ガイドラインには明記されていない．

e．胃痛を訴えて家庭医を受診する患者は多いが，ほとんどは消化器疾患が原因なので，他科の専門医へコンサルテーションする機会はきわめて少ない．

(2) 機能性ディスペプシアにおける漢方治療について正しいものはどれか．３つ選べ．

a．日本消化器病学会の治療フローチャートには，一次治療薬として六君子湯が明記されている．

b．六君子湯が効かない症例では，ほかの漢方薬を選択する余地はない．

c．機能性ディスペプシアを漢方医学的に「気虚タイプ」と「気滞タイプ」に亜分類して，前者には六君子湯，後者には茯苓飲や大柴胡湯が適している．

d．漢方医学的亜分類を行うためには上部消化管内視鏡検査が必須である．

e．食道アニサキス症では，胃アニサキス症と異なり，逆流性食道炎や機能性ディスペプシアに類似した症状を呈するケースもある．

本文のここを見てみよう！「5-6 家庭医診療の実際」

解答と解説

1 食　道

A1-1　食道の運動機能検査

［栗林志行］

(1)　解答：a

a．×　食道内圧測定検査以外に，食道造影検査や上部消化管内視鏡検査でも食道運動障害を検出することができることもある．

b．○　食道内圧の測定方法として，infused catheter 法と intraluminal transducer 法があり，世界的に使用されている ManoScan™ や本邦で使用されている Starlet® は intraluminal transducer 法が用いられている．

c．○　呼吸性に変動する食道胃接合部を持続的に測定するにはスリーブセンサーが有用である．スリーブセンサーは infused catheter 法を使用しているが，intraluminal transducer 法でも e-sleeve 機能を使用することにより，食道胃接合部を持続的に測定することができる．

d．○　integrated relaxation pressure（IRP）は嚥下に伴う食道胃接合部弛緩を評価するパラメータである．

e．○　distal contractile integral（DCI）は一次蠕動波高を評価するパラメータである．

(2)　解答：d

a．○　食道胃接合部の通過障害の評価に高解像度インピーダンス食道内圧測定検査（high-resolution impedance manometry: HRIM）は有用である．

b．○　rumination syndrome や excessive supra-gastric belching の評価に HRIM は有用である．

c．○　HRIM では圧とインピーダンス値から cross-sectional area を計算することができ，食道の伸展性を評価する試みが行われている．

d．×　水嚥下ではインピーダンス値を評価することができないため，薄めた生理食塩水などが用いられている．

e．○　HRIM は咽頭領域の嚥下評価にも有用である．

(3)　解答：d, e

a．×　食道造影検査でも timed barium esophagram では定量的な評価が可能である．

b．×　食道アカラシアの拡張型の評価には，食道内圧検査より食道造影検査が有用とされている．

c．×　esopahgo-gastric junction outflow obstruction や diffuse esophageal spasm などは食道造影検査でも検出できる．

d．○　食道造影検査では液体のバリウムに加えて，固形物（固形食）を用いると診断感度が高くなる．

e．○　timed barium esophagram は食道アカラシアの治療効果判定に有用である．

A1-2　機能性食道障害　［千葉俊美］

解答：a

a．×　機能性胸やけは高解像度食道内圧測定（high-resolution manometry: HRM）および高解像度インピーダンス内圧測定（high-resolution impedance manometry: HRIM）で1次蠕動波を含め食道運動障害を示唆する所見をみとめない．

b．○　食道内圧検査により食道運動機能が正常であることを確認し，次に24時間食道インピーダンス・pH（MII-pH）検査からsymptom index（SI）を算出すると，SIは，24時間での症状の総数に占める逆流による症状の割合で50％以上を陽性とし，symptom association probability（SAP）はMII-pH検査の測定結果から症状発現の有無と逆流の有無の関係を算出し，95％以上で陽性としている．機能性胸やけはSIおよびSAPのいずれも陰性で，逆流過敏症はSIまたはSAPが陽性であることで診断される．

c．○　NCCPに含まれる疾患で，日常臨床遭遇する機会が多いはGERD，食道運動障害およびパニック障害などの不安障害などである．

d．○　PPI抵抗性の食道球患者では高頻度にUESの圧上昇を認め，症状とUES圧上昇の関連が示唆されている．

e．○　機能性嚥下障害の診断は，上部消化管内視鏡検査により器質的疾患を除外し，食道内圧検査，pHモニタリング検査により食道運動障害を除外する．

A1-3　非びらん性逆流症　［星川吉正・岩切勝彦］

（1）　解答：a, e

a．○　逆流症状を有し，かつ内視鏡検査で食道粘膜傷害をみとめないことが広義のNERD診断の条件となる．ただしプロトンポンプ阻害薬（PPI）などの胃酸分泌抑制薬内服下だと，粘膜傷害が治癒した状態をみている可能性があるため，治療前か胃酸分泌抑制薬を可能なら2週間中止後に検査することを勧める．本邦で使われている改訂ロサンゼルス分類のgrade Mは一般にNERDに含まれる．

b．×　PPIで症状が改善する広義のNERD患者は半数程度であり，残り半数はPPI抵抗性NERD患者である．

c．×　Rome IV基準における狭義のNERDは，病的な食道内酸逆流を逆流モニタリング検査で認めた場合に診断されるが，広義のNERDの診断に逆流モニタリング検査は必須ではない．

d．×　症状の重症度と食道粘膜傷害の重症度の間に相関はない．逆流性食道炎患者でも2～3割に逆流症状を認めないことが報告されている．なお一般的に胸やけと食道内を上がってくる感覚である逆流感（regurgitation）が典型的な逆流症状といわれている．

e．○　広義のNERDは，内視鏡検査で粘膜傷害をみとめず逆流症状を有する状態である．狭義のNERDは，広義の条件に加えて病的酸逆流を逆流モニタリング検査で認めた状態である．

（2）　解答：b, d

a．×　NERDに対して，ボノプラザンがPPIに比べて有用であるという報告はない．ただし，逆流モニタリングで過剰な酸逆流を伴う症例に対しては，ボノプラザンがより有効である可能性がある．なお，ボノプラザンはNERDに対する保険適用はない．

b．○　NERD患者のなかには，行動障害（behavioral disorder）によるものが含まれる．代表的な疾患として supragastric belching と rumination syndrome（反芻障害）がある．PPI/ボノプラザン抵抗性の症例のなかに 20 ～ 50％程度これらの疾患が含まれているとの報告もある．これらに対しては，胃酸分泌抑制薬よりも認知行動療法が第一選択になる．

c．× PPI などの胃酸分泌抑制薬の効果が乏しい場合，胃酸分泌を十分に抑制できていない，胃酸分泌は抑制できているが食道知覚過敏などの要因によって逆流症状が続く，前述の行動障害などの可能性，またはそのほかの要因が考えられる．これらの鑑別のために，食道インピーダンス pH 検査が推奨される．逆流過敏性食道や機能性胸やけの患者に，一部抗うつ薬などの精神科薬剤の有効性が報告されており，精神科受診も選択肢に挙がるが，まず優先すべきことではない．

d．○ 機能性消化管疾患は複数の疾患が合併しやすいことが報告されており，患者一人一人の症状に合わせて治療を調整する必要がある．

e．× 狭義の NERD 症例（異常な酸逆流が継続→バレット食道→食道腺がんリスク）を除き，NERD が患者の生命予後に影響を与える可能性は低いと思われる．NERD の治療指標は症状や Quality of Life など Patient Reported Outcome が主体となるべきである．

A1-4 アカラシア ［秋山純一］

解答：c

a．× アカラシアでは，下部食道括約筋の弛緩不全および食道体部の蠕動障害を認める．食道体部の蠕動波（の一部）がみられる場合には，EGJ outflow obstruction（EGJOO）に分類される．

b．× アカラシアは，男女差なく，小児から高齢者まで幅広い年齢層で起こり，30 ～ 60 歳に好発する．ただし，高齢者の場合には，悪性腫瘍の食道への直接的な閉塞または腫瘍随伴症として偽性アカラシアを引き起こすことがあるので，注意を要する．

c．○ 高解像度食道内圧検査により，アカラシアは type I, II, III の 3 つに分類される．

d．× 下部食道括約筋の弛緩の指標は，積算弛緩圧（integrated relaxation pressure: IRP）である．IRP は高値であるものの食道体部に蠕動波（の一部）が認められるもの，100% failed peristalsis であるが IRP が正常範囲内であるものでは，inconclusive achalasia となり，TBE や FLIP による補助診断が必要となる．

e．× Type III アカラシアは，食道体部に未熟収縮（premature contraction）を 20％以上に認めるものである．POEM では筋層切開の長さを自由に設定できるため，type III アカラシアはよい適応であり，内視鏡的バルーン拡張術と比較して治療成績が向上した．

2 胃・十二指腸

A2-1 胃・十二指腸の運動機能検査 ［富田寿彦］

解答：c, e

a．× 胃電図は胃の活動電位を体表面から測定する方法で，経皮的胃電図（electrogastrogtaphy: EGG）が挙げられる．胃の電気活動は，胃体上部のペースメーカーから 1 分間に約 3 回の正常波が規則的な周期で発生し，胃運動を調整している．機能性ディスペプシア患者の半数に EGG の異常を認めるとの報告もある．

b．× 飲水負荷試験は，胃の適応性弛緩反応，内臓知覚を評価する検査法であり，等間隔に飲水負荷を加えながら最初の知覚を生じるまでの飲水量を評価する方法である．症状が出現するまで飲水を続けるために，患者が心理的・身体的な負担を強いられることや，飲水量と体重差が考慮されていないことが問題点として挙げられる．

c．○　試験食摂取前後の前庭部横断面の面積変化で評価する体外式超音波法は，被験者への侵襲がほとんどなく，胃適応性弛緩反応（胃内に食物が流入した後に胃内圧を上昇させることなく，胃底部が拡張する現象），胃排出能の両方の評価法として用いられている．

d．×　バロスタット検査は胃適応性弛緩反応や内臓知覚閾値の評価法である．胃底部に経口または経鼻でバルーンを留置し，胃底部に留置したバルーンの容積や内圧の変化を記録する方法である．この検査法はバルーンを胃内に留置するため，被験者の苦痛を伴い，侵襲度も高く，さらに高額機器であるため，実地医家にはあまり頻用されていない．これまでの研究結果から，この胃適応性弛緩障害はFD患者の30～40%にみられると報告されている．

e．○　胃シンチグラフィ検査は胃運動機能測定検査のゴールドスタンダードである．この検査法はアイソトープでラベリングされた試験食摂取後に胃内の放射能活性を測定することで，消化管の動きを直接画像として観察でき，非侵襲的かつリアルタイムに，視覚的に消化管運動機能を評価することが可能である．また固形食での評価が可能で，最近は胃貯留能，胃排出能を含めた総合的胃運動機能の評価法として使用可能である．しかしRI標識化合物の取扱いが煩雑で，シンチレーションカメラが必要であるため，専門機関で検査が行われることが多い．

A2-2　機能性ディスペプシア　［永原章仁］

解答：a, d

a．×　術後であり，機能性疾患ではない．

b．○　機能性ディスペプシア（FD）は，不安，うつ症状を併存する例が多く，FDと診断できる．このような例は精神科医と連携して診断治療にあたる必要がある．

c．○　軽微な内視鏡所見が症状の原因となるわけではない，すなわち，本例の症状が胃びらんに由来しているわけではなくFDと診断できる．

d．×　NSAID内服例では，薬剤起因性の症状をまず考える．

e．○　過敏性腸症候群（IBS）の症状であるが，FDとIBSの合併は多い．

A2-3　機能性胃・十二指腸障害　［藤原靖弘］

解答：c, e

a．×　gastric belchingにみられる現象である．

b．×　supragastric belchingは通常会話中に認めないことが臨床的特徴である．

c．○　会話療法や腹式呼吸法による認知行動療法はexcessive supragastric belchingへの有効性が証明されている．

d．×　gastric belchingにみられる現象であり，supragastric belchingでは通常下部食道括約筋は閉じたままである．

e．○　気体通過によりインピーダンス値は上昇することから，インピーダンス値変動の食道部位によりgastric belching，supragastric belching，空気嚥下の鑑別が可能である．

A2-4　胃麻痺　［三輪洋人］

解答：b, e

a．×　胃不全麻痺（gastroparesis: GP）は器質的な閉塞機転がないにもかかわらず胃排出遅延をきたす疾患で，これによって早期飽満感，食後膨満感，悪心，嘔吐，げっぷ，胃もたれ，腹痛などの症状をきたすと定義されている．

b．○　胃不全麻痺と機能性ディスペプシアの症状の大きな違いは，機能性ディスペプシアでは「悪心」「嘔吐」を呈する患者が少ないことである．

c．×　胃不全麻痺の最大の原因は「糖尿病」と「特発性（原因不明のもの）」である．

d．×「胃不全麻痺」の病名は日本を含めたアジアの各国ではほとんど用いられていない．

e．○　胃不全麻痺の診断には，検査（固形食を用いた検査）で胃排出遅延を証明することが必須である．

3 小腸・大腸

A3-1　小腸・大腸の運動機能検査　［大久保秀則］

解答：a, b

a．×　T2 強調画像での評価であり，腸液は高信号に描出される．

b．×　冠状断にて評価する．

c．○　健常者の小腸収縮率は 70%以上，一方で CIPO 患者は 20%未満と大きく低下している．

d．○　記述どおり．

e．○　マノメトリーは圧センサー付きカテーテルを経鼻的もしくは経肛門的に消化管に挿入して内圧検査を行うもので，患者負担が大きい．シネ MRI はこのような負担がなく非侵襲的な検査である．

A3-2　過敏性腸症候群　［福土　審］

(1)　解答：d

a．×　中枢性腹痛症候群：持続する腹痛で生理的刺激と無関係.

b．×　過敏性腸症候群下痢型：泥状または水様便＞ 25%かつ兎糞状またはその集簇便＜ 25%（悪化時）.

c．×　過敏性腸症候群便秘型：兎糞状またはその集簇便＞ 25%かつ泥状または水様便＜ 25%（悪化時）.

d．○　過敏性腸症候群混合型：泥状または水様便＞ 25%かつ兎糞状またはその集簇便＞ 25%（悪化時）.

e．×　過敏性腸症候群分類不能型：泥状または水様便＜ 25%かつ兎糞状またはその集簇便＜ 25%（悪化時）.

(2)　解答：e

a．×　モサプリド：大腸推進運動の惹起作用，IBS-C に適切.

b．×　エロビキシバット：大腸推進運動＋分泌の惹起作用，IBS-C に適切.

c．× トラマドール：オピオイド，麻薬性腸症候群（narcotic bowel syndrome: NBS）作成のリスク．
d．× ペンタゾシン：オピオイド，NBS 作成のリスク．
e．○ トリメブチン：IBS のどのタイプにも使用可．

A3-3 機能性腸障害 ［金澤 素］

解答：b, d

代表的な便秘治療薬に関する問題である．

a．× プロバイオティクスはわが国では慢性便秘症に対して保険適用はされていないが，腸内細菌叢のバランスを改善する作用があり，慢性便秘症患者に対する有効性が示されている．プロバイオティクスは便形状の改善や便の回数減少だけでなく，便秘に伴う諸症状を改善させるため，誤りである．

b．○ 腎機能障害患者は酸化マグネシウムを服用すると高マグネシウム血症を認めやすくなるため，適宜血中マグネシウム濃度を測定しながら慎重に投与する必要がある．したがって，重度の腎機能低下患者に対しては，別の処方薬を検討することが望ましい．

c．× 動物実験においてルビプロストンの投与によって流早産の頻度の増加が確認されている．したがって，妊婦あるいは妊娠している可能性のある女性に対しては，ルビプロストンは投与禁忌となっている．

d．○ グアニル酸シクラーゼ C 受容体アゴニストのリナクロチドは，腸管上皮細胞内の cGMP 量を増加させる．この増加した cGMP により，腸管粘膜下の知覚神経刺激が抑制され，排便促進作用だけでなく消化管知覚過敏も改善させる効果を有する．したがって，便秘型過敏性腸症候群患者の腹痛を軽減させる効果が期待できる．

e．× 慢性便秘症に対して用いられる漢方薬の 1 つである大建中湯は大黄成分が含まれていないために習慣性がなく，連用することができる．大建中湯には山椒成分が含まれており，これが消化管運動を促進することによって便通ならびに腹部膨満症状の改善が期待できる．

f．× エロビキシバットは胆汁酸トランスポーター阻害薬である．回腸末端での胆汁酸の再吸収を一部阻害することで大腸への胆汁酸流入を増加させることで，大腸運動の促進と大腸での水分分泌を促進させる作用を有する．したがって，エロビキシバットは粘膜上皮機能変容薬には分類されない．

A3-4 偽性腸閉塞症・巨大結腸症 ［冬木晶子］

解答：e

a．○ 慢性性巨大結腸症に特異的な臨床症状は存在しないため症状のみでの診断はできないが，原因不明の腹部膨満の場合，本疾患も鑑別に考え，精査を進めるべきである．

b．○ 画像検査で病的な腸管拡張の有無を確認する必要がある．原因としての器質的な疾患の除外も必要である．

c．○ 結腸全摘術が第一選択となる．部分的切除は残存腸管の拡張を高率にきたすとされている．

d．○ 薬物療法では，排便コントロールのため，ポリエチレングリコールなどの浸透圧下剤を検討する．そのほか，整腸剤や浣腸なども選択肢となる．

e．× 食物繊維の摂取により便の容積が増大し，腹部症状がさらに悪化する可能性がある．低残渣食が推奨されている．

4 直腸・肛門

A4-1 直腸肛門の機能検査 ［高野正太］

（1） 解答：e

a．○
b．○
c．○
d．○
e．× 呼気中水素濃度測定法は腸管通過時間を測定する方法．直腸瘤（直腸腟壁弛緩）の検査としては defecography（排便造影）が有用である．

（2） 解答：e

a．○
b．○
c．○
d．○
e．× 便排出困難型便秘に対するスコアである．

（3） 解答：a

a．× 便失禁に関する情報は少ない．怒責写真検査や直腸肛門指診が優先される．
b．○
c．○
d．○
e．○

（4） 解答：b, c

図より診断は直腸瘤，直腸重積である．
a．× 画像からは判断できない．
b．○
c．○
d．× 画像からは判断できない．
e．× 画像からは判断できない．

（5） 解答：a, c

a．○ 記述どおり．
b．× 肛門管長は通常排便造影では判断しない．
c．○ 記述どおり．
d．× 通常，怒責時に鈍化する（大きくなる）．
e．× 通常，怒責時に延長する（大きくなる）．

A4-2 便失禁 ［味村俊樹］

解答：c

a．× 本邦における『便失禁診療ガイドライン 2017 年版』では，便失禁は，「無意識または自分の意思に反して肛門から便がもれる症状」と定義されている．これは，漏出性便失禁（便意を感じることなく，気付かないうちに便が漏れている症状＝無意識に肛門から便がもれる症状）と切迫性便失禁（便意を感じるが，トイレまで我慢ができずに漏れる症状＝自分の意思に反して肛門から便がもれる症状）という 2 種類の異なる便失禁症状を便失禁の定義に組み入れるためである．便失禁を「不随意的な便のもれ」と定義しているのは，日本・ストーマ排泄リハビリテーション学会が編集した『ストーマ・排泄リハビリテーション学用語集』である．

b．× 内肛門括約筋機能低下によって肛門管静止圧が低下すると，直腸内容物に肛門管方向に重力がかかる座位や歩行時には，その直腸内容物が肛門管を通って肛門外に漏れ出し，便失禁が生じる．直腸感覚能が正常な場合，便意を感じていないときは直腸内に有意な量の便は存在せず，便の色が付いた粘液が存在するだけなので，この漏れ出す直腸内容物は少量の便汁（液状便）であり，便意を感じない状態での便失禁であるので，症状としては漏出性便失禁である．その一方，外肛門括約筋機能低下に特徴的な便失禁の症状は，切迫性便失禁である．

c．○ 直腸に大量の糞便が貯留する直腸糞便塞栓では，その貯留した便の一部が直腸から肛門管を通して肛門外に溢れ出す溢流性便失禁としての漏出性便失禁が特徴的な症状である．溢流性便失禁は，内肛門括約筋機能低下が原因の漏出性便失禁とは異なり，直腸内容物に肛門管方向の重力がかかることとは無関係なので，睡眠中など臥位の状態でも生じることが多い．

d．× 肛門指診で安静時の肛門管緊張度と収縮時の肛門収縮力を主観的に評価する方法として，安静時スコアと収縮時スコアを 0 ～ 5 の 6 段階で評価する DRESS（Digital Rectal Examination Scoring System）が有用である．経験豊富な者によって評価された DRESS スコアは，肛門内圧検査結果と良好な相関関係を示すことが確認されている．Cleveland Clinic Florida Fecal Incontinence Score（CCFIS）は，便失禁症状の重症度を評価するスケールである．

e．× 経肛門的洗腸療法（transanal irrigation: TAI）は，経肛門的な洗腸で定期的に直腸と左側結腸を空虚化することによって便失禁を防ぐ治療法である．ペリスティーン®アナルイリゲーションシステム（コロプラスト，東京）を使用した TAI は，脊髄障害を原因とする難治性排便障害（直腸手術後の患者を除く）に対してのみ，2018 年 4 月に保険適用となった．TAI は，高度な排便障害を呈することの多い低位前方切除後症候群にも有効性が報告されているが，重篤な合併症としての大腸穿孔発生への懸念から，2023 年 1 月の時点では，低位前方切除後症候群に対して保険適用を有していない．

A4-3 機能性直腸肛門痛 ［前田耕太郎］

(1) 解答：c

肛門挙筋症候群では恥骨直腸筋の牽引による圧痛があり，ほかの診断基準を満たすが圧痛のない非特異性直腸肛門痛と鑑別できる．

(2) 解答：e

直腸瘤があっても，症状がない場合には治療の対象にならない．
症状があれば，まず排便習慣の指導や薬物療法（緩下剤投与）などの保存的治療を行う．

保存的治療で症状の改善が十分でないときに，外科治療を考慮する．

A4-4 機能性排便障害 ［高橋知子］

解答：a

a．○ 肛門管超音波検査は肛門括約筋の形態異常を検出する検査であり，便失禁診療で使用する．

b．× 肛門内圧検査は，怒責時に直腸内圧を同時に測定して協調運動障害の有無を検出する．

c．× 排便造影検査は，擬似便排出困難の有無，または怒責時恥骨直腸筋奇異性収縮の有無により，排便協調障害の診断につながる．

d．× 肛門体表筋電図検査は肛門内圧検査と同じように腹圧と肛門収縮の協調障害を検出できる．

e．× バルーン排出検査は，排便協調障害に高い特異性をもつ検査である．

A4-5 器質的疾患に伴う直腸肛門機能障害 ［勝野秀稔］

解答：b, e

a．× 直腸脱の解剖学的特徴として，深いダグラス窩・直腸膀胱窩，S状結腸の過長，直腸間膜の伸長，会陰の下垂，肛門括約筋の開大などが挙げられる．

b．○ 直腸重積の症例は怒責や腹圧で肛門外へ腸管が脱出しないため，身体診察では診断することができない．そのため，排便造影検査による診断が必要となる．

c．× 経腹手術の再発率は経会陰手術より有意に低率である．

d．× Delorme 法は欧米で広く実施されており，経肛門的に脱出腸管の粘膜をスリーブ状に切除し，露出した筋層を縫縮して，最後に粘膜断端を縫合する経会陰手術の代表的な術式である．

e．○ Ripstein 法が前方から直腸を包み込むように仙骨に固定するのに対して，Wells 法は直腸の後方を固定する術式である．

5 診療の実際

A5-1 「病は気から」を科学する ［奥村利勝］

解答：c

副交感神経系と免疫調節

Tracy らのグループは 2000 年の Nature 誌に vagal cholinergic anti-inflammatory action の概念を提唱した．これは迷走神経の遠心路（コリン作動性）：vagal cholinergic を刺激すると全身性の抗炎症作用を発揮するという概念である．以後一連の研究のなかで，この迷走神経の遠心路として脾臓を支配する迷走神経の経路が重要であり，迷走神経の刺激は脾臓を介してマクロファージ上に発現する α7 Ach 受容体を活性化し，TNF α などの炎症性サイトカインの産生を抑えることで全身の炎症を抑制するというメカニズムである．すなわち副交感神経系による炎症制御とそのメカニズムを示した．

Borovikova et al. Vagus nerve stimulation attenuates the systemic inflammatory response to endotoxin. Nature. 2000; 405(6785): 458–462.
Huston et al. Splenectomy inactivates the cholinergic antiinflammatory pathway during lethal endotoxemia and polymicrobial sepsis. J Exp Med. 2006; 203(7): 1623–1628.

交感神経系と免疫調節

交感神経からの入力がリンパ球に発現するβ_2アドレナリン受容体を刺激することによって，リンパ球のリンパ節からの脱出を抑制し，交感神経がリンパ球の体内動態の恒常性を保つ役割を果たしている．

A5-2　心身医学的治療で課題を探る　［金子　宏］

解答：d

機能性消化管疾患の治療目標は症状の完全消失・改善と患者の満足度である．社会活動能力の改善も目標となる．そのためには多職種との協同が必要となることが多い．慢性便秘の患者の死亡率が非患者より高いという報告はあるが，一般的には生命予後は良好である．そのことも医療間関係者の治療意欲の低下にも関係しているかもしれない．

A5-3　腹部診察から消化管機能を推定する　［水上　健］

解答：c, d, e

幼少時発症の若年者の便秘は直腸知覚低下による直腸性便秘である．

幼少時に排便困難や肛門痛からの排便忌避で直腸知覚低下を起こし，直腸反射が消失するため便意を欠くもので，大量の便貯留があっても腹痛を認めることは少ない．画像では直腸から臍上まで巨大な便塊を認め，結腸にも大量の便とガスを認めた．

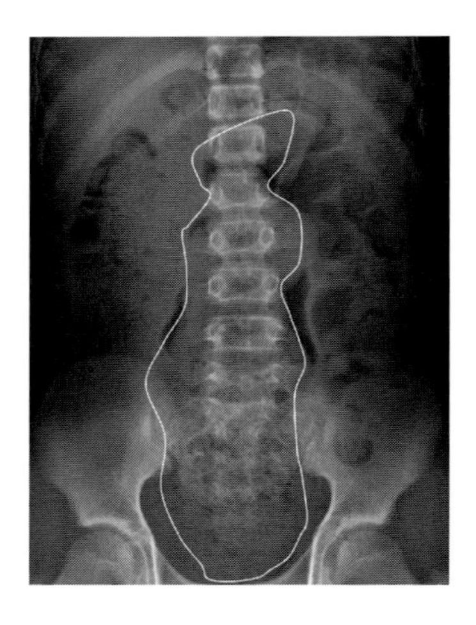

a．×　視診で下腹部中心の膨隆を認めるのは，立位での総腸間膜症である．直腸性便秘で腹部膨満を自覚症例では直腸をはじめとして全結腸に大量の便貯留を認める．

b．×
c．○ ］直腸反射が消失し，蠕動が低下するため，腸管雑音は減弱する．

d．○　打診では便貯留とともにガスの貯留を認めることが多く，腹部全体に鼓音を認める．

e．○　触診では直腸に残存する大きな便塊を触れる．長期間残存しているため硬い便である．

A5-4　家庭医診療の実際　［上原　聡］

(1)　解答：c

a．×　家庭医はドクターショッピングのケースをできるだけつくらないように対応しなければならない．なお，心因の関与が強い症例では精神神経科へのコンサルテーションが必要になってくる場合もある．

b．×　欧米のガイドラインでは，専門医での検査代が高額という側面もあり，詳しい問診と診察所見，および簡単な検査だけで機能性消化管疾患の診断を下し，治療を開始することが勧められている．ただし，器質的疾患が疑われる場合や治療を開始しても症状の改善のみられない場合には，しかるべき専門医へ紹介することが指示されている．

c．○　記述のとおりである．

d．×　わが国の機能性ディスペプシアの治療フローチャートには，六君子湯が一次治療薬の1つとして明記されている．

e．×　胃痛を訴えて家庭医を受診する患者のなかには，解離性腹部大動脈瘤，心筋梗塞，肺梗塞，急性虫垂炎，帯状疱疹，妊娠，不安神経症などが紛れ込んでいる可能性があり，緊急治療が必要なケースもある．

（2）解答：a, c, e

a．○　記述のとおりである．

b．×　わが国の機能性ディスペプシアの治療フローチャートには，二次治療薬として「六君子湯以外の漢方薬」と明記されている．

c．○　記述のとおりである．

d．×　漢方医学的亜分類を行うためには「気虚の診断基準」や「気鬱（気滞）の診断基準」も活用できる．

e．○　記述のとおりである．

第 7 章

腸脳相関疾患への新たな視点

「忘れられた消化管ホルモン」ガストロンが教えるもの

a. FGID/DGBIの概念の確立

機能性消化管障害（functional gastrointestinal disorders: FGID）は，目に見えない消化器疾患としてとらえられ，その大きな要因として消化管運動障害の存在に注目が集まってきた．そのため，FGIDは消化管運動障害（gastrointestinal motility disorders: GIMD）としばしば混同される．消化管運動研究自体が，画像としてとらえられない消化器症状の病態解明の糸口とされてきた．しかし，1980年代後半になり，当時の目に見えない消化管疾患の代表としてNUD（non-ulcer dyspepsia）と過敏性腸症候群（irritable bowel syndrome: IBS）を中心として，その病態解明のための国際的研究者集団による検討が始まった．1988年にローマで開催された国際消化器病学会（International Congress of Gastroenterology）に合わせて最初の活動が始まり，NUDとIBSについて，それぞれにそれぞれのコンセンサスレポートが発表され[1-3]，さらにそれを発展させるべく，The Functional Gastrointestinal Disorder（機能性消化管障害）の単行本[4]が1994年に発刊されている．これがその後のRome分類の基礎となることから，実質的にRome Iと評価されることになる．これらの研究の中心には，Drossman，Talley，Thompson，Torsoliなどの名前が連なっている．1998年，Romeで開催されたUnited European Gastroenterology Weekにあたって，再びこのメンバーが集合し，機能性消化管障害の再検討を行ったものをRome IIと名付けて1999年のGut誌特集号[5]に，そして2000年の単行本[6]の出版につながる．その後は，研究者集団はさらに大きく，より国際的になり，カバーする領域も拡大していることは衆知のことであり，2024年中にはRome Vの発表が計画されている．

Rome委員会の改訂作業のなかで特筆すべきことは，“functional/機能性”の用語を用いることで，必ずしも消化管運動異常との関連性に囚われることなく，知覚過敏，精神神経機序の関与に焦点を当てていったことが挙げられる．そのため，Rome III[7]では腸脳相関疾患（diseases of gut-brain interaction: DGBI）の概念を強調するようになった．FGIDが消化管運動障害とは異なる概念を強調したことを受けて，Wingateを中心とした国際研究者グループは，消化管運動疾患（gastro-intestinal motility disorder: GIMD）の新たな体系化を提言し，2002年に公刊した[8]．しかしながら，Rome分類においても，そして多くの研究者の間でも，FGIDとGIMDとの概念の混同があることも事実であり，Rome IV[9]の段階でもDrossmanは再度，DGBIの概念を強調している．Rome委員会のなかでも，明らかなGIMDとすべきようなオピオイド誘発便秘が含まれていることは皮肉である．

そのようななか，本書が改めてFGIDの概念普及に取り組んでいることは，この領域の研究の発展と臨床での適切な対応法普及に大きな貢献を果たすものと考えられる．そこで，改めてGIMDではない，FGIDもしくはDGBIを考えるための1つの，そして重要な側面について，触れたい．

b. 消化管ホルモン研究の歴史

消化管は動物の進化の過程で真っ先に構築される器官である．生体の栄養摂取器官であり，生体の代謝制御の基盤を形成する．その機能は，発達の段階で神経内分泌器官の発達によって，そして中枢神経系の発達によって制御を受けることになる．摂取食物を適切な場所に動かし，さまざまな消化酵素の分泌，食物との攪拌，栄養素の吸収，異物・老廃物・吸収されなかった残渣の排除，などがあり，それはとりもなおさず代謝の基盤を形成するものでもある．また，消化管粘膜は摂取食物や腸内細菌など，いわゆる生体外界と直接に接する臓器であり，管腔内細菌環境の制御も重要な消化管機能の1つである．

その機能制御において，消化管内分泌はきわめて合目的性をもって構築されている．内分泌ホルモンの発見の歴史でも，セクレチン[10]，ガストリン[11]は内分泌ホルモンのなかでもかなり早い時期に発見されたものである．セクレチンは十二指腸酸性化，すなわち胃酸が十二指腸に流入することでS細胞から分泌され，酸の中和のための膵重炭酸を分泌するものであり，食物摂取による胃内の酸度低下および蛋白刺激は胃前庭部のG細胞からガストリン分泌を促し，胃壁細胞からの塩酸分泌によって蛋白分解酵素の活性化を介して食物消化を促す．消化管ホルモン研究は，その後，CCK，GIP，VIPなどのホルモンが次々に発見され，1970年代の消化管ホルモン研究のブームを迎えた．しかしその研究は残念ながら断片的なものであったように思う．

一方，Pavlovは1900年代初頭に有名な条件反射理論を確立し[12, 13]，胃酸分泌機能が迷走神経支配下にあることを証明した．消化管生理学研究は，この時点で神経性制御に重きを置くことが主流となり，セクレチン，ガストリンの発見に続く消化管ホルモン研究は大きな潮流を形成することはなく，内分泌研究はインスリンの発見[14]以降，その流れが変わっていった．Bayliss & Sterling[10]の発見したセクレチンは十二指腸粘膜からの粗な抽出物であり，そのなかのさらなる解析の研究が進められた．北京にある協和医学院生理学の小坂隆雄らは，腸管脂肪灌流後の粘膜抽出物および血液中に除神経後の胃粘膜に対する強力な胃酸分泌抑制ガストロンを，そして回腸粘膜からも同様の作用を示すエンテロガストロンを発見した[15, 16]．同じころ，ベルギーのLaBarreらは，十二指腸粘膜抽出物中にインスリン分泌促進作用をもつインクレチンを発見した[17]．

消化管ホルモン研究は，インスリンのラジオイムノアッセイ（RIA）の確立[18]まで，一時停滞することになる．そんななか，カナダのBrownは消化管運動促進作用をもつモチリンと，運動抑制および酸分泌抑制作用をもつGIP（gastric inhibitory（poly-）peptide）を発見した[19, 20]．モチリン研究はいうまでもなく伊藤漸（群馬大学）の独壇場となって，空腹期の消化管運動機能に果たす役割が次々に解明され[21]，今日まで連綿と続く日本の消化管運動研究の先駆けとなった．Brownは十二指腸粘膜から抽出された胃酸分泌抑制物質に前述のようにgastricの名称を冠したが，後にこの物質にLaBarreらが提唱したインクレチンの作用があることを確認し，みずからGIPの名称をglucose-dependent insulinotropic peptideの略称とすると公表した[22, 23]．すなわち，インクレチンと胃運動抑制ホルモンが同一物質であることが明らかにされたのであるが，GIPはこの名称変更以降は消化管抑制ホルモンの意義よりもインクレチンとしてのみ注目されるようになってしまった．

c. 消化管機能制御の合目的性

動物，ことに哺乳動物は，栄養を必要とするときに摂取し，必要量の摂取が終わると摂食をやめる．摂食後の消化管運動がそうであるように，摂食行動もなんらかの機序で制御される．消化管粘膜から分泌される消化管ホルモンはその重要な担い手である．このメカニズムの理解は，おそらく，DGBIの病態解明に重要な役割を果たすのではないだろうか．

食後の消化管ホルモン動態の詳細は避けるが，大雑把にいって，摂食後に胃G細胞からガストリン，胃および小腸のD細胞からソマトスタチン，十二指腸S細胞からセクレチン，I細胞からCCK，K細胞からGIP，遠位回腸のL細胞からGLP-1と続く．最初の段階は消化促進のプロセスであるが，セクレチンファミリーとされるセクレチン，GIP，VIP，GLP-1やソマトスタチンはそれぞれに効果の強弱はあるものの酸分泌抑制，消化管運動抑制，そして摂食行動抑制に作用する．GIPおよびGLP-1は消化管機能および摂食行動抑制とともにインクレチンとしてインスリン分泌に作用する．すなわち，十二指腸への栄養素流入開始とともに摂食後の胃の酸分泌および運動抑制と，血糖の過剰上昇を抑制するGIPの分泌によって摂食行動の抑制が起こる．過剰栄養摂取は空腸で摂取しきれなかった糖質の遠位回腸への流入となり，GLP-1分泌を起こす．GLP-1は自覚症状としてこれ以上の食物摂取を抑制する症状としての満腹感・膨満感・悪心を，消化管機能として胃酸分泌抑制と胃運動抑制を，そして代謝面ではさらなる血糖上昇を抑制するためにインスリン分泌を誘発する．すなわち，過剰栄養摂取への対応として，消化管では内容物の移送を抑制することで栄養素吸収速度を抑制し，行動面では摂食を抑制するための症状が，代謝面では血糖上昇を抑制する，というきわめて合目的な一連の反応が起こっていると解釈できる．

胃内容物が全量排出されると，十二指腸には強い酸性刺激が加わり，モチリン分泌が起こる．その結果，空腹期消化管運動（inter-digestive motor complex: IMC）運動パターンに入り，強い収縮運動を起こす第3相（phase III）が起こると，非消化物の移送，上部消化管管腔内の細菌環境調整が行われる．この状態は次の摂食の受入準備ができた状態であり，それを知らせる症状として，胃の第3相運動に合わせて「空腹感」の症状を誘発する．グレリンは食欲増進作用を有するとされるが，その分泌制御機序は必ずしも明確ではない．

d. 摂食行動と関連する消化器症状

糖尿病治療薬のインクレチンとして登場したGLP-1受容体作動薬は，そのインクレチン作用と食欲抑制作用とが注目され，インスリン分泌促進による血糖抑制効果と食欲抑制効果とが注目されている．GIP/GLP-1あるいはガストロン／エンテロガストロンは，消化器の面からは酸分泌抑制および胃運動抑制，そして摂食行動抑制が，代謝面からはインクレチン作用が確認されていた．これは，過剰栄養摂取に対する生態防御反応と解釈することが可能であろう．「食欲抑制」と称する現象は，食欲不振もしくは上腹部不快症状に伴う摂食行動抑制と解釈すべきものであろう．

摂食後の満腹感は摂食行動を抑制し，摂取食物の消化促進を促すための消化管ホルモンによって制御されているであろう．脳内報酬系の陽性反応は満腹感であるが，陽性反応がないときには摂食行動抑制として悪心・嘔吐，あるいは上腹部不快症状となるであろう．低栄養はグレリン上昇により食欲増進に，短期的飢餓は空腹感につながるであろうが，その病態生理学的機序の詳細は不明である．しかし，脳内報酬系の関与の有無が，摂食行動抑制時の満腹感と膨満感あるいは食後愁訴と，摂食誘発の食欲と食欲を伴わない空腹感との違いを説明する要因になりうるであろうし，DGBIにおける心理情動要因の関与の説明にもなりうるのではないだろうか．

消化管ホルモンをDGBIの症状発現機序の一環として考えると，DGBIがGIMDとは明らかに異なる概念であることがより明確に理解されるであろうし，将来の研究領域の1つになる可能性がある．

おわりに

1930年代初頭，日本人生理学者の小坂隆雄らが発見したガストロン／エンテロガストロンが後にgastric inhibitory（poly-）peptide（GIP）と命名され，さらにglucose-dependent insulinotropic（poly-）peptideと解明された．GIP/GLP-1はそのインクレチン作用からGLP-1受容体作動薬が糖尿病治療薬として，そして米国では食欲抑制薬として肥満治療にも用いられるようになった．もとはといえば，過剰栄養摂取の後始末として分泌されるガストロンは，消化管機能，摂食関連行動，そして糖代謝制御に対してきわめて合目的的に作用するものであることをFGID/DGBI研究者として再認識する必要がある．不快な消化器症状の発現にこのような機序も関与しうることを，昨今のGLP-1受容体作動薬による食欲抑制にまつわる騒ぎが思い起こさせてくれた．ガストロン／エンテロガストロンを発見した小坂隆雄，日本の神経消化器病学の礎を築いた伊藤漸の業績のうえに，新たな日本の神経消化器病学が発展することを期待している．　［本郷道夫］

文　献

1) Torsoli A et al. The WTR's, the Delphic Oracle and the Roman Conclaves. Gastroenterol Int. 1991; 4: 44–45.
2) Talley NJ et al. Functional dyspepsia: a classification with guidelines for diagnosis and management. Gastroenterol Int. 1991; 4: 145–160.
3) Tompson WG et al. Functional bowel disease and functional abdominal pain. Gastroentrol Int. 1992; 5: 75–91.
4) Drossman DA et al eds. The Functional Gastrointestinal Disorders: Diagnosis, Pathophysiology and Treatment, 1st ed. Degnon Associates; 1994.
5) Drossman DA. The functional gastrointestinal disorders and the Rome II process. Gut. 1999; 45(suppl 2): II1–5.
6) Drossman DA ed. Rome II: The Functional Gastrointestinal Disorders: Diagnosis, Pathophysiology, and Treatment: A Multinational Consensus. Degnon Associates; 2000.
7) Drossman DA et al ed. Rome III: The Functional Gastrointestinal Disorders, 3rd ed. Degnon Associates; 2006.
8) Wingate D et al. Disorders of gastrointestinal motility: Towards a new classification 1. J Gastroenterol Hepatol. 2002; 17: S1–S14.
9) Drossman DA et al. Rome IV Functional GI Disorders: Disorders of Gut-Brain Interaction. Gastroenterology. 2016; 150; 1257–1261.
10) Bayliss W et al. The mechanism of pancreatic secretion. J Physiol (London). 1902; 28: 325–352.

11) Edkins JS et al. On the chemical mechanism of gastric secretion. Lancet. 1905; 166: 156.
12) Pavlov IP. The scientific investigation of the psychical faculties or processes in the higher animals. Science. 1906; 24: 613-619.
13) Pavlov IP. Conditioned Reflexes: An Investigation of The Physiological Activity of The Cerebral Cortex. Oxford University Press; 1927.
14) Banting FG et al. The effect of pancreatic extract (insulin) on normal rabbits. Am J Physiol—Legacy Content. 1922; 62: 162-176.
15) Kosaka T et al. Demonstration of the humoral agent in fat inhibition of gastric secretion. Proc Soc Exp Biol Med. 1930; 27: 890-891.
16) Kosaka T et al. On the mechanism of the inhibition of gastric secretion by fat. A gastric-inhibitory agent obtained from the intestinal mucosa. Chin J Physiol. 1932; 6: 107-128.
17) La Barre J. Sur les possibilitiés d'un traitement du diabète par l′ incrétine. Bull Acad R Med Belg. 1932; 12: 620-634.
18) Yalow RS et al. Immunoassay of endogenous plasma insulin in man. J Clin Invest. 1960; 39: 1157-1175.
19) Brown JC. Presence of a gastric motor-stimulating property in duodenal extracts. Gastroenterol. 1967; 52: 225-229.
20) Brown JC. A gastric inhibitory polypeptide. I. The amino acid composition and the tryptic peptides. Can J Biochem. 1971; 49: 255-261.
21) Itoh Z et al. Changes in plasma motilin concentration and gastrointestinal contractile activity in conscious dogs. Am J Dig Dis. 1978; 23: 929-935.
22) Dupre J et al. Stimulation of insulin secretion by gastric inhibitory polypeptide in man. J Clin Endocrinol Metabo. 1973; 37: 826-828.
23) Brown JC et al. Physiology and pathophysiology of GIP. Gastrointest Hormon Pathol Digest Syst. 1978: 169-171.

索　引

サ　行

タ　行

ナ　行

ハ　行

マ　行

ヤ　行

ラ　行

ワ　行

欧　文

機能性消化管疾患の診断と治療
—神経消化器病学への招待—

定価はカバーに表示

2024年10月 1 日　初版第1刷

編集者　金子　宏
千葉　俊美
福土　審
前田　耕太郎
三輪　洋人
発行者　朝倉　誠造
発行所　株式会社　朝倉書店
東京都新宿区新小川町 6-29
郵便番号　162-8707
電話　03(3260)0141
FAX　03(3260)0180
https://www.asakura.co.jp

新日本印刷・渡辺製本

ISBN 978-4-254-32272-9　C3047

Printed in Japan

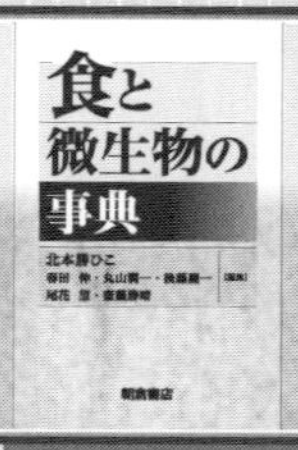

食と微生物の事典

北本 勝ひこ・春田 伸・丸山 潤一・後藤 慶一・尾花 望・齋藤 勝晴 (編)

A5 判／ 512 ページ　ISBN：978-4-254-43121-6 C3561　定価 11,000 円（本体 10,000 円＋税）

生き物として認識する遥か有史以前から，食材の加工や保存を通してヒトと関わってきた「微生物」について，近年の解析技術の大きな進展を踏まえ，最新の科学的知見を集めて「食」をテーマに解説した事典。発酵食品製造，機能性を付加する食品加工，食品の腐敗，ヒトの健康，食糧の生産などの視点から，200 余のトピックについて読切形式で紹介する。〔内容〕日本と世界の発酵食品／微生物の利用／腐敗と制御／食と口腔・腸内微生物／農産・畜産・水産と微生物

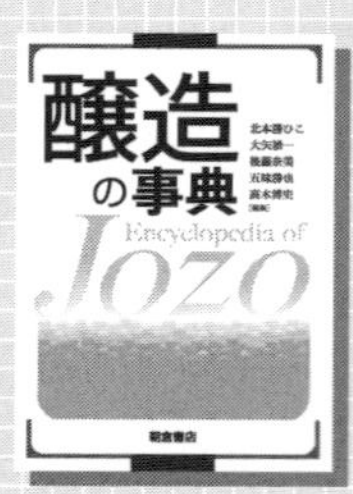

醸造の事典

北本 勝ひこ・大矢 禎一・後藤 奈美・五味 勝也・高木 博史 (編)

A5 判／ 504 ページ　ISBN：978-4-254-43125-4 C3561　定価 13,200 円（本体 12,000 円＋税）

人類は，微生物の存在を認識するよりはるか以前からその働きを食品加工・保存に活用してきた。われわれの食文化は醸造抜きには語れないといっても過言ではない。また，近年のゲノム解析技術や情報科学の発展により，醸造は未来を拓く技術としても注目されている。醸造の歴史と文化，微生物の役割，成分やその健康効果，各種醸造製品の製造法など約 200 項目を見開き形式で解説。醸造・発酵の研究に携わる研究者・技術者はもちろん，醸造や食文化に関心のある一般読者にも。

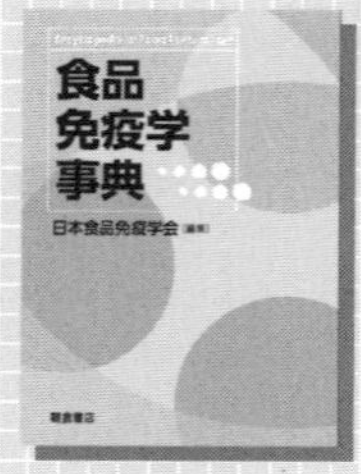

食品免疫学事典

日本食品免疫学会 (編)

A5 判／ 496 ページ　ISBN：978-4-254-43126-1 C3561　定価 13,200 円（本体 12,000 円＋税）

近年，食品が免疫機能に及ぼす作用に注目が集まっている。日本食品免疫学会が総力を挙げ，食品や免疫に関する基礎から食品免疫研究の最新知見まで，約 220 のトピックを各 2 頁で解説。主な読者対象は食品学・免疫学分野の学生や研究者，機能性食品等を開発する食品メーカーの研究員など。〔内容〕食品の意義／消化管の機能／免疫の働き／免疫の病気／腸内細菌と免疫／免疫調節食品・成分／食品機能の評価法／食品の免疫調節作用／制度と現状

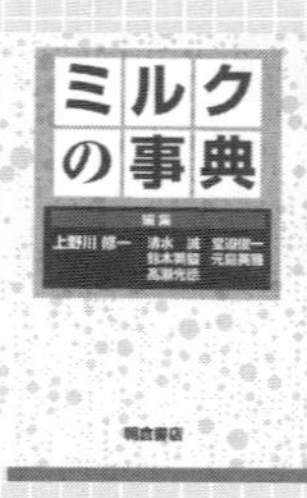

ミルクの事典

上野川 修一・清水 誠・鈴木 英毅・髙瀬 光德・堂迫 俊一・元島 英雅 (編)

B5 判／ 580 ページ　ISBN：978-4-254-43103-2 C3561　定価 19,800 円（本体 18,000 円＋税）

ミルク（牛乳）およびその加工品（乳製品）は，日常生活の中で欠かすことのできない必需品である。したがって，それらは生産・加工・管理・安全等の最近の技術的進歩も含め，健康志向のいま「からだ」「健康」とのかかわりの中でも捉えられなければならない。本書は，近年著しい研究・技術の進歩をすべて収めようと計画されたものである。〔内容〕乳の成分／乳・乳製品各論／乳・乳製品と健康／乳・乳製品製造に利用される微生物／乳・乳製品の安全／乳素材の利用／他

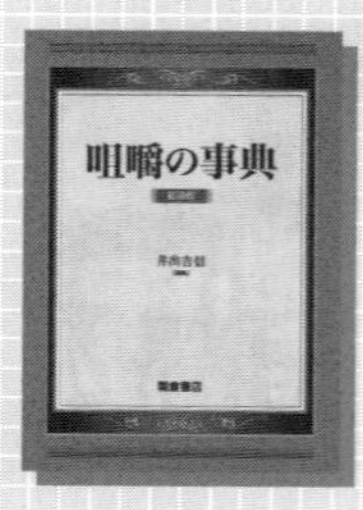

咀嚼の事典　（新装版）

井出 吉信 (編)

B5 判／ 368 ページ　ISBN：978-4-254-30124-3 C3547　定価 11,000 円（本体 10,000 円＋税）

咀嚼は，生命活動の基盤であり，身体と心のパフォーマンスの基本となる。噛むこと，咀嚼することは，栄養の摂取という面だけではなく，脳をはじめ全身の機能の発達や維持と密接に関わっている。咀嚼を総合的にまとめた本書は医学，歯学，生物学，看護科学，保健科学，介護・福祉科学，医療技術，健康科学，スポーツ科学，栄養学，食品科学，保育学，教育学，パフォーミング・アーツ，心理学などの学生・研究者・実務家，咀嚼と健康の関わりに興味・関心のある人々の必携書。

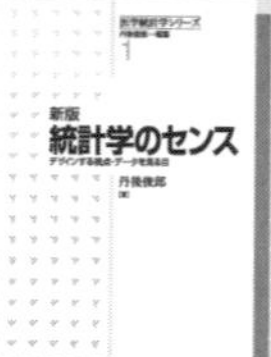

医学統計学シリーズ 1 新版 統計学のセンス ―デザインする視点・データを見る目―

丹後 俊郎 (著)

A5 判／ 176 ページ　ISBN：978-4-254-12882-6 C3341　定価 3,520 円（本体 3,200 円＋税）

好評の旧版に加筆・アップデート。データを見る目を磨き，センスある研究の遂行を目指す〔内容〕randomness／統計学的推測の意味／研究デザイン／統計解析以前のデータを見る目／平均値の比較／頻度の比較／イベント発生迄の時間の比較

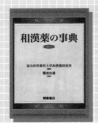

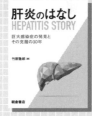

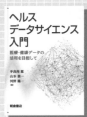

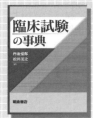

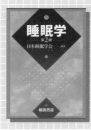

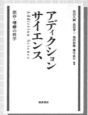

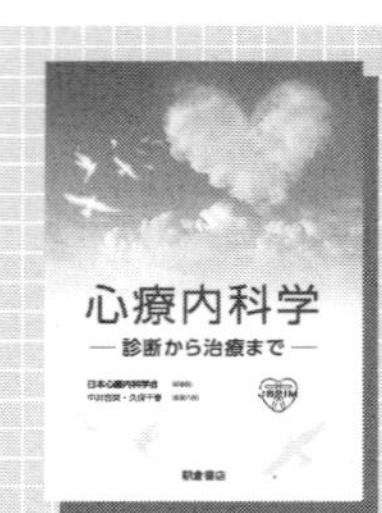

心療内科学 —診断から治療まで—

日本心療内科学会 (総編集) ／中井 吉英・久保 千春 (編集代表)

B5 判／ 500 ページ　ISBN：978-4-254-32265-1 C3047　定価 14,300 円（本体 13,000 円＋税）

・心療内科専門医の取得に必須のテキスト
・心療内科学の立場と視点，および臨床に主眼を置いた最新の内容
・全人的なアプローチを目指すすべての医師・コメディカルに
※一部でご案内しておりました付録 DVD はなくなりました.

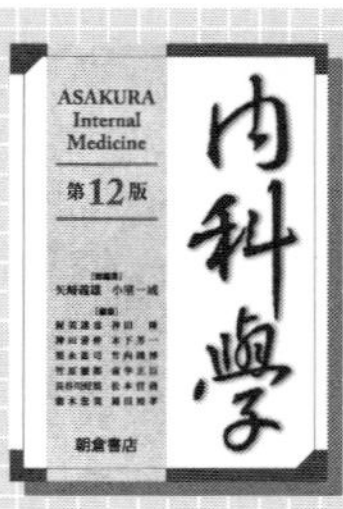

内科学 第 12 版

矢崎 義雄・小室 一成 (総編集)

四六倍判／ 2572 ページ　ISBN：978-4-254-32280-4 C3047　定価 31,900 円（本体 29,000 円＋税）

初版（1977年）が掲げる理念を受け継ぎ，病態生理を中心に内科的疾患の最新の知見を集大成した「朝倉内科」の改訂12版。本文5巻と別巻1巻の分冊構成。日本で最も信頼のおける標準的な内科学書として医学生・研修医・医師に必携。疾患に関する現在の考え方，治療方針などがきわめて明快に理解されるようにエビデンスに基づく記述を行い，内科学を学ぶ教科書としての使い方だけでなく，より精しい知識を得るための辞書，参考書，手引書としても極めて有用。動画・音声を含めた豊富なデジタルコンテンツを付録としてウェブ掲載。

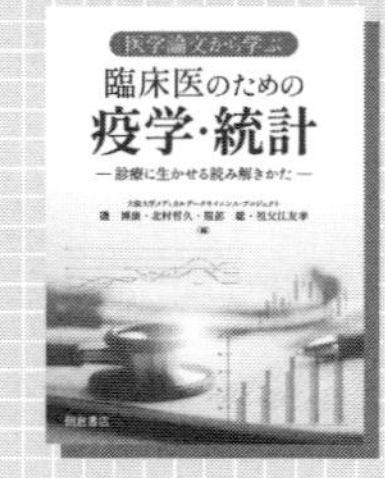

医学論文から学ぶ　臨床医のための疫学・統計 —診療に生かせる読み解きかた—

磯 博康・北村 哲久・服部 聡・祖父江 友孝 (編)

B5 判／ 288 ページ　ISBN：978-4-254-31098-6 C3047　定価 6,600 円（本体 6,000 円＋税）

◆よくある「理論→実例」という順番とは逆に，実例（論文）からさかのぼって解説する，現場目線の疫学・統計書◆34の療科・講座が選定した超・重要論文65件を題材に「診療に生かせる論文の読みかた」が身につく，臨床医・研修医・医学生に必携の1冊◆主要ジャーナルの論文，ガイドライン変遷やパラダイムシフトの根拠となったランドマーク的な論文などから，疫学・統計の考えかたや手法，研究デザイン，ピットフォールなどを実践的に学べる◆文献抄読カンファレンスを疑似体験できるような，実践的なエクササイズ・ディスカッションが満載

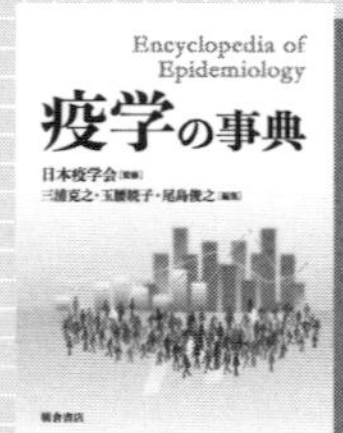

疫学の事典

日本疫学会 (監修) ／三浦 克之・玉腰 暁子・尾島 俊之 (編集)

A5 判／ 576 ページ　ISBN：978-4-254-31097-9 C3547　定価 16,500 円（本体 15,000 円＋税）

◆疫学（人の集団における病気の原因，診断，治療，予防対策などを明らかにする学問）の重要なキーワードを見開き単位で簡潔に解説した事典．◆従来の教科書とは異なり，豊富な事例で読みやすく実践的な内容．◆「再生産数」など，新型コロナウイルス感染症（COVID-19）の報道で注目される疫学的な用語・知見の理解のためにも必携の一冊．

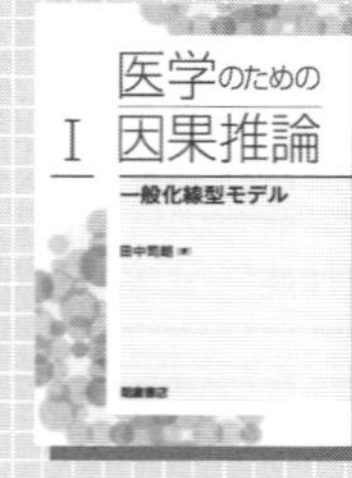

医学のための因果推論 I —一般化線型モデル—　／ II —Rubin 因果モデル—

田中 司朗 (著)

I：A5 判，192 頁　978-4-254-12270-1 C3041　定価 3,520 円（本体 3,200 円＋税）
II：A5 判，224 頁　978-4-254-12271-8 C3041　定価 3,850 円（本体 3,500 円＋税）

I：因果推論の主要な手法のうち，一般化線型モデルの理論と統計手法を学び，豊富な事例を通して医学研究への応用までを解説する。II：1 巻目の一般化線型モデルに続き，Rubin 因果モデルの理論と統計手法を学び，豊富な事例で医学研究への応用までを解説。

皮膚ガスのはなし —体臭は心と体のメッセージ—

関根 嘉香 (著)

A5 判／ 136 ページ　ISBN：978-4-254-10305-2 C3040　定価 2,750 円（本体 2,500 円＋税）

体臭の原因となる「皮膚ガス」について，基礎知識から，体臭タイプ別の原因物質・対策まで，信頼できる情報をわかりやすくまとめた 1 冊．〔内容〕皮膚ガスは体臭のもと／体臭の傾向と対策（加齢臭，中年男性臭，疲労臭，汗臭，腋臭，ダイエット臭，ニンニク臭，お酒臭，たばこ臭）／情報としての皮膚ガス／皮膚ガスが拓く未来　ほか

上記価格は 2024 年 9 月現在